W0395896

PROF. DR. LOUIS LEWIN
DIE GIFTE IN DER WELTGESCHICHTE

# Die Gifte in der Weltgeschichte

Toxikologische allgemeinverständliche Untersuchungen der historischen Quellen

von

PROF. DR. LOUIS LEWIN

PARKLAND VERLAG

MEINER FRAU, DER GEFÄHRTIN
EINES LANGEN ARBEITSLEBENS,
DER TREUEN HELFERIN AUCH
AN DIESEM WERK, ZUGEEIGNET.

2000 Lizenzausgabe für Parkland Verlag, Köln
© MECO Buchproduktion, Dreieich
Alle Rechte vorbehalten
Umschlagentwurf: Klaus Dempel
Druck und Bindung: Graphischer Großbetrieb Pößneck

ISBN 3-88059-972-6

Printed in Germany

# Vorwort.

Die folgenden Blätter schildern einen nicht unwichtigen und bisher noch nicht behandelten Teil der Menschheitsgeschichte. Auf ihnen ist verzeichnet, wie viele, die auf den Höhen des Lebens wandelten, deren Name nicht untergegangen ist, das Giftverbrechen verübten oder erdulden mußten. Nur von solchen liegt Kunde vor, nicht von jenen, an Zahl weit Überlegenen, die heute unbekannt, unbenannt, in das Nichts der Vergessenheit gesunken sind, beladen mit des Verbrechens Last oder den Schmerzen des Duldertums. Dieses Verbrechen hat eine besondere, keinem anderen sonst gleichende Eigenung: Nur der Verüber, der aus sicherem Dunkel heraus Krankwerden oder Tod gesandt hat, kennt die Ursache des Unheils. Der Betroffene ahnt es nur selten, weil das was ihn heimgesucht für ihn nichts anderes als eine Krankheit ist. Der Arzt aber wird, nur wenn er ganz besonders auf diesem Gebiete Erfahrungen und Wissen besitzt, Verdacht schöpfen und die Ursache des Leidens an ihren richtigen Ort und in ihre richtige Art verlegen. Andernfalls können die Eigenschaften der Gifte jäh den Tod an den Menschen treten zu lassen oder die Gesundheit in ein längeres Leiden zu wandeln, das eine oder das andere mit Dunkel decken. So war es stets, ob nun eine fremde Hand dem Gifte die Bahn in den Körper geöffnet oder die eigene es getan hat um die Selbstbefreiung aus des Lebens Wirrnissen zu bewerkstelligen. Wie überaus viele solcher haben, auch ohne selbst von herbem Schicksal heimgesucht worden zu sein, nach einem dem Sokrates in den Mund gelegten Worte gehandelt: haben so lange im Leben wie in einem Theater geweilt, als sie es für anständig hielten Zuschauer der Handlung zu sein, und haben dann den Giftbecher zum Munde geführt oder eine andere Sterbensart als Befreiungsmittel des Ich aus des Leibes Hülle gewählt!

Verbrechen und Selbstvernichtung knüpfen sich an die energetische Kraft der Gifte. Verhältnißmäßig von nur wenigen, die dadurch geendet, gibt die Geschichte Kenntnis. Und selbst von diesen haben Historiker manchen mit einem ganz unbegreiflichen Eifer, gleichsam als wenn es eine Unehre wäre, durch andere vergiftet, umgekommen zu sein, geglaubt von einer solchen Lebensbeendigung freisprechen zu sollen. Nur Laien waren solche Bezweifler, solche, die nicht müde wurden und werden mit dem

Überzeugungston der Kennerschaft die Vergiftungen von Fürsten oder hohen kirchlichen Würdenträgern zum großen Teil auf Einbildung und falsches Urteil von Aberglauben erfüllter Zeiten zu künden. Sie schauen überlegen auf die Leichtgläubigen herab, die dem Gifte auch eine Rolle in bestimmenden Geschehnissen der Welt zuschreiben. Sie ahnen aber gar nicht wie wissensnackt sie sind, und wie wenig angetan, ein Urteil über die Beziehungen des Giftes zum Leben des Menschen zu fällen. Nichts ist in der Toxikologie falscher als das Wort: »Dubia etiam pro falsis habenda.« Mit dem Rüstzeug des toxikologischen Wissens — und nur mit einem solchen — kann unter Umständen eine nackte geschichtliche Angabe, aus der ein Historiker nur Zweifel oder Verneinung zu schöpfen geneigt ist, als wahrscheinlich oder sicher erkannt werden. Hier hat die nur subjektive Empfindung des Laien keine Stätte. An ihre Stelle tritt das Urteil des Toxikologen, der auf der Grundlage positiver oder negativer Zeichen und der Umstände entscheidet. So ist das, was aus allen Zeiten an Beziehungen von geschichtlichen Menschen zu Gift auf uns gekommen ist, was in seiner Gesamtheit einen eigenartigen Ausschnitt aus den moralischen Verirrungen der Menschheit darstellt, hier durchweg nach den Quellen erzählt und toxikologisch beleuchtet worden. Es war überdies erforderlich das wichtigste des Beurteilungsinstrumentes, auch dem Laien faßbar, zum besseren Verständnis darzubieten. Dies ist, wie ich meine, so geschehen, daß damit zugleich ein Fortschritt in der Erkenntnis mancher allgemeiner und spezieller Bedingungen für Giftwirkungen angebahnt wurde. Ein solcher ist erforderlich. Denn die unheimliche Bedeutung der Gifte ist sehr im Wachsen begriffen. Sie sind jetzt aus den nachtbedeckten Grenzen der tückischen, verbrecherischen Waffe gegen fremdes Einzelleben oder als Vernichtungsmittel des eigenen Lebens herausgetreten und sind auch offen einem in der zivilisierten Welt niegeahnten Zwecke, dem der bewußten Massenvergiftung im Kriege dienstbar gemacht worden. Diese schwellende, nimmermehr eindämmbare, verheerende Giftflut ist ein weltgeschichtliches Ereignis hoher Ordnung. Zu ihm muß die Toxikologie, die auch die moralische Seite des Vergiftungstuns der Menschen an sich in ihren Beurteilungskreis zu ziehen Gelegenheit hat und verpflichtet ist, gleichfalls Stellung nehmen. In dem Rahmen alles übrigen hat auch dies hier seinen Raum gefunden.

Aus einem an Erfahrungen, Forschen und Lehren reichen Leben heraus ist dieses Werk entstanden, und für andere, und auch für andere Zweige menschlichen Wissens ist es als Bereicherung gedacht.

*L. Lewin.*

# Inhaltsübersicht.

## Viertes Buch.

Seite

# Die Beziehung von Gesetzen zu Gift.

### Erster Abschnitt.

Gesetzliche Maßnahmen und Strafen für Giftverwendung bei Menschen.



### Zweiter Abschnitt.

Gifte als Strafvollziehungsmittel.



## Fünftes Buch.

# Vergiftungen durch Ärzte oder Laien mittels Arzneien.



## Sechstes Buch.

# Giftbeibringung auf absonderlichen Wegen.

## Siebentes Buch.

Seite

# Selbstmorde durch Gift.



## Achtes Buch.

# Alter und Bedeutung der Arsenverbindungen als Gifte.



## Neuntes Buch.

# Hervorragende, geschichtliche Menschen als Verüber oder Erdulder von Vergiftungen.

### Erster Abschnitt.

Griechenland. Palästina. Rom.



### Zweiter Abschnitt.

Mohammed. Die Assassinen. Die Zeiten der Kreuzzüge.



### Dritter Abschnitt.

Beziehungen deutscher Fürsten des dreizehnten bis fünfzehnten Jahrhunderts zu Gift.



### Vierter Abschnitt.

Vergiftungsvorkommnisse in Frankreich, Burgund und den Niederlanden im dreizehnten bis fünfzehnten Jahrhundert.

## Zwölftes Buch.

Seite

# Gifte als Kriegsmittel.

### Erster Abschnitt.

### Die heimliche Beibringung von Gift in Feinde.



### Zweiter Abschnitt.

### Gifte als fernwirkende Kriegsmittel.



### Dritter Abschnitt.

### Giftliefernde Feuerwaffen und ausgesandte Gasgifte.

# Einleitung.

Scribitur ad narrandum
non ad probandum.
Quintilian

Es gab keine Zeit in der Menschheitsgeschichte, in der nicht Gifte durch ihre dämonische Eigenart schon an sich, und besonders dann Eindruck auf Menschen gemacht haben, wann sie, gewollt oder ungewollt, ihre Kraft in ihnen entfalteten.

Die Ursache liegt in der Besonderheit dieser Stoffe.

Zur Handhabung eines Schwertes oder eines andern, mechanisch schädigenden Einflusses für Mensch oder Tier bedarf es nur der Körperkraft oder einer gewissen Geschicklichkeit in der Zielerlangung mit dem zerstörenden Mittel — um mit Giften den gleichen Erfolg zu erzielen auch des Wissens, das in alten Zeiten schwer zu erlangen war und auch heute trotz vieler Giftbücher nur in seinen rohesten Umrissen verbreitet ist.

Das unheimliche Walten eigenartiger Kräfte bei der Wirkung der Gifte erfüllte stets mit Furcht und Grauen. Die Möglichkeit, ungesehen und doch sehend damit schaden zu können, die geringe Aussicht auf Abwehr oder Gegenwehr, das völlig ohnmächtige Unterliegen des Körpers mit seinen lebendigen Kräften, auch wenn ihrem Gewicht nach verschwindend kleine Mengen von Gift zur Wirkung gelangten, der oft so schnelle und eigenartige Ablauf der Giftkrankheit und ihr nicht immer leichtes Erkennen — alles dies unterscheidet sich so sehr von allem andern was in der Natur als Schädiger vorkommt, daß soweit menschliche Überlieferungen uns davon Kunde geben, Menschen und Staaten stets bestrebt waren vorbeugend vor dem Übel zu schützen, man immer versucht hat, Gifte den Menschen möglichst unzugänglich zu machen und, falls eines Menschen Schuld am Giftmord erwiesen werden konnte, so schwer strafte, wie sonst Menschenverletzung nicht geahndet wurde.

Die Sühne war schlimmer als der Fluch gegen die Giftschlange: »Du wirst ihn in die Ferse stechen und er wird dir den Kopf zermalmen.«

Waren auch die in der Grausamkeit auf das denkbar höchste Maß gesteigerten Strafen gegen Giftmord so, daß nie eine Zeit kommen wird, die ähnliches an Strafbarbarei wieder sanktionieren kann, so wird man entschuldigend doch daran denken müssen, daß das Gift die Ohnmacht und die Feigheit stark macht, die Hinterlist triumphieren läßt, der Rachsucht auch des Schwächsten Stillung gibt, der Habgier Erfolg verschafft und noch schlimmer ist, als das aus dem Hinterhalte feige gegen einen Feind gesandte Geschoß.

Es reizte von jeher geradezu zur Lust am Töten mit solchen Stoffen, die nur Wenigen zugänglich, von Wenigen in ihrer Wirkungs- und in ihrer Verwendungsart gekannt waren und die eine so große Sicherheit des Erfolges gaben. Um dabei noch immer als Freund oder als Gleichgültiger oder als nicht mehr grollender oder nachtragender Gegner zu erscheinen, während der Todesstoß bereits unsichtbar versetzt war, um Herrschsucht, Habsucht, Rachegelüste zum Ziele kommen zu lassen, um Menschen, die für alles dies Hindernisse darstellten, zu beseitigen — kurz um alles, was auf dem Grunde verderbter seelischer Empfindungen an Gelüsten sich regen kann, zur sehnsüchtig erwarteten Erfüllung zu führen: dafür waren die stygischen Gifte jederzeit bereite Helfer.

Und was sollte wohl gegen diese unheimliche Gewalt schützen? Alles was Menschen zur Hilfe ersinnen konnten ward betätigt, als man inne wurde, daß es Vergifter gab, daß ein Stück Naturwissens auf irgendeinem Wege in den Besitz Übelwollender gelangt war. Hochgestellte der Erde — oft durch ihr häßliches Tun prädestinierte Objekte für Vergiftungen — suchten sich dadurch zu wahren, daß sie keine Mahlzeit zu sich nahmen, die nicht zuvor von Vorkostern auf ihr Unvergiftetsein geprüft worden war. Und trotzdem fand, wie die folgenden Blätter lehren werden, die List Wege, um auch diesen Schutz hinfällig werden zu lassen. Gar oft wurde in der Menschheitsgeschichte verwirklicht was Lucianus im Hamlet spricht, bevor dem schlafenden König Gift in das Ohr gegossen wird:

*»Gedanken schwarz, Gift wirksam, Hände fertig,*
*Gelegne Zeit, kein Wesen gegenwärtig.*
*Du schnöder Trank, aus mitternächt'gem Kraut,*
*Dreimal vom Fluche Hekates betaut!*
*Daß sich dein Zauber, deine grause Schärfe*
*Sogleich auf dies gesunde Leben werfe!«*

Man ersann neue Arten der Giftbereitung um den zu treffen, dem anders beizukommen man nicht vermochte: So starben Fürsten, Könige, Kaiser, Päpste eines Gifttodes, vor dem sie auch nicht eine berühmte Abhandlung über »Den Schutz des Fürsten vor Gift« zu bewahren vermochte. Wer aber wollte diese Todesursache völlig sicher wissen? Weder Ärzte noch Laien vermochten es früher — und auch heute noch ist es schwer oder gar unmöglich manchen wirklichen Vergiftungstod seiner speziellen Art nach objektiv zu erweisen, weil vor allem die Chemie noch nicht die genügenden Handhaben hierfür besitzt. Für viele Gifte ist noch wahr, was vor etwa achtzehnhundert Jahren von Quintilian geschrieben wurde: »Credite mihi, judices, difficilius est venenum invenire quam inimicum »Schwerer ist es Gift zu erkennen als einen Feind.« Dies liegt auch in der Natur der Vergiftung, die stets im Dunkeln schleicht und das Dunkel als absolute Bedingung ihrer Ausführung und ihres Gelingens hat. Und wie so vieles in der Weltgeschichte nachträglich als wahr erkannt worden ist, obschon

Dokumente, es zu bestätigen, nicht erlangbar waren, und nur ein Gerücht davon geraunt hatte, ein Gerücht, das oft nichts anderes ist als die trotz aller Geheimhaltung durchsickernde teilweise oder ganze Wahrheit, so ist es auch mit verbrecherischen Vergiftungen Hoch- oder Nichthochgestellter und sogar mit Giftselbstmorden gewesen.

Die Fürstentode durch Gift machen hiervon keine Ausnahme. Es ist geistreich, was einst Alfred de Vigny aussprach: »Il y a deux choses que l'on conteste bien souvent aux rois: leur naissance et leur mort. On ne veut pas que l'une soit légitime, ni l'autre naturelle«, — eine teilweise Variation der alten Bemerkung von Tacitus: »atrociore semper fama erga dominantium exitus«, das Gerücht verbindet gern den Tod von Herrschern mit Grausamkeiten — aber es ist mindestens ebenso wahr, daß das stete Bezweifeln von Gifttoden solcher belanglos ist, weil die Elemente toxikologischen Wissens — des notwendigsten Erfordernisses für die Beurteilung — den Zweiflern oder Verneinern fast immer gefehlt haben. Im Besitze derselben und von praktischer Erfahrung hätten sie derartige Fälle richtig lesen können. Die Begleitumstände und die Symptome hätten sich dann oft unter einem ganz andern Lichte dargeboten.

Gifte haben stets ihre Verwendungszwecke gefunden und die Kunst, sie gebrauchen zu lassen, erbte sich, wie das Unheil, auf der Welt fort. Aus dem orientalischen und italischen Quell schöpften jahrhundertelang hin- und herwandernde Völker, wie z. B. die Normannen im 9. und 10. Jahrhundert, ihr Giftwissen, und trugen es als praktisch verwendbares weit fort durch die Lande. Dadurch gelangte es auch zu Unlauteren, die es in den Dienst des Zahlenden stellten. Ein Erfolg schuf neue Verlanger: Mächtige und Schwache. Das Beispiel wirkte ansteckend. Die furchtbarste aller Infektionen ist die Nachahmung dessen, was andere, und besonders, was Hochgestellte an Nichtnachahmenswertem tun. Und diese setzten sich oft über Gesetz und gute Sitten hinweg. Recht lag bei ihnen in der Macht, und in der Macht der freie Wille zu tun was man wollte. Macht wurde erstrebt durch Länder-, Gold- und absoluten Menschenbesitz. Über Leichen von Hoch- und Niedrigstehenden führte der Weg zu ihr. Über Vernichtung und Verwüstung alles dessen, was Verstand, Kunst und Arbeit der Hände aufgebaut. Über jedes religiöse Gefühl hinweg, mit allen Mitteln und auch mit dem tückischsten: den Giften.

Ich glaube daran, daß die Summe aller ethischen und unethischen Betätigungen in der Welt sich in allen Zeiten gleichbleibt. So wie materiell nichts verloren gehen kann so bleibt auch das der Materie zugehörende, aus ihr emanierende Immaterielle, die energetische Äußerung, in ihrer Gesamtsumme konstant, weil Moral und Unmoral, ethisches Empfinden und das Gegenteil, so zum Menschentum gehören wie Schönheit und Häßlichkeit, wie verschiedenfarbige Augensterne und verschiedengeformte Nasen, wie Verstand und Unverstand, wie Gesundheit und Krankheit. Die seelischen Betätigungen nach Gut und Böse hin wechseln nur ihre Gestalt, von der

Zeiten Färbung beeinflußt. Die innerlichen Hemmungen für das Begehen unmoralischer Taten sind quantitativ immer die gleichen geblieben und nur die äußerlichen bringt der Zeiten Zwang in die verschiedenste Gestalt, und da auch dieser dem Wechsel unterworfen ist so brauchen Hemmungen, die gestern noch vorhanden waren und deren Nichtachtung unter Umständen gesetzliche Ahndung mit sich brachte, heute nicht mehr zu gelten. So werden die eben noch als unmoralisch verrufenen Kriegsgifte plötzlich erlaubte Kampfmittel.

In der Beurteilung der Gifte als Schädigungsmittel der Menschen wird dadurch nichts geändert. Ob sie als Tötungsmittel in Geschossen versendet, oder in Zeiten von Epidemien gebraucht werden weil sie, gut gewählt, Symptome wie eine gerade herrschende Infektionskrankheit erzeugen und unter deren Flagge ungestraft segeln können, oder ob sie sonst irgendwo und irgendwie Verderben bereiten: aus welcher Hand sie auch immer kommen mögen, ob aus der des abendländischen Menschen oder ob, wie so überaus häufig, ostasiatische oder afrikanische, westindische oder südamerikanische, papuanische oder malayische Menschen sie heimlich in Kost oder Getränk spenden — immer werden sie eine verabscheuenswerte Waffe bleiben und nie kann ein Zweck sie heiligen.

## Erstes Buch.

# Die Entwicklung, Verbreitung und Verwendung der Giftkenntnisse in alter Zeit.

## Erstes Kapitel.

### Gifte im Altertum. Berühmte Vergifterinnen und Vergifter. Erwerbung und Verbreitung des Wissens über Gifte.

1. Dem ganzen Altertum stellte der Begriff »Gift« ein beinahe in das Leben gehörender dar. Er bezeichnete ein so gewöhnliches, fast notwendiges Übel, vor dem man sich nur zu schützen lernen müsse, daß es nicht wundernehmen kann, daß die Berichte über stattgehabte Vergiftungen einzelner Menschen als etwas nicht Absonderliches und nicht Seltenes angesehen wurden. DIOSKORIDES[1]) schrieb schon vor fast zweitausend Jahren: »Die Vorbeugung gegen Gifte ist schwierig, weil die, welche heimlich Gift geben, es so anstellen, daß auch die Erfahrensten getäuscht werden. Die Bitterkeit nehmen sie den Giften dadurch, daß sie Süßes hinzufügen, und den schlechten Geruch decken sie durch Duftmittel. Sie mischen Gifte auch Arzneimitteln hinzu, die, wie sie wissen, zu Gesundungszwecken gegeben werden. ... Sie tun sie in Getränke, in Wein, Suppen, in Honigwasser, in Linsengerichte und anderes was eßbar ist.«

2. Jede alte Epoche hatte ihre hervorragenden, von allen gekannten Vergiftertypen. Solche waren z. B. die sagenhafte MEDEA und KIRKE, die Töchter der HEKATE. Ihr Wissen hatten sie von ihrer Mutter, der Kennerin jener tod- und heilbringenden Pflanzen, die in dem Zauberlande des Königs AIETES, in Kolchis, wuchsen. Zauberinnen hießen sie: φαρμακίδες. Also auch Giftmischerinnen. Von Kolchis bis nach Paphlagonien hatte die Göttin HEKATE ihre Tempel. Ihre Priesterinnen waren gleichfalls Giftkundige. *Mandragora*, *Belladonna* und wahrscheinlich auch *Scopolia atropoides* wurden zur Erzeugung von Sinnestäuschungen und Schlaf benutzt. PINDAR[2]) nennt MEDEA, die vielleicht mit der »giftkundigen«

---

[1]) DIOSCORIDIS ANAZARBEI *Liber de venenis,* ed. SPRENGEL, t. II, p. 2: ». . . διὰ τὸ τοὺς λάθρα διδόντας οὕτω μηχανᾶσθαι, ὡς καὶ τοὺς ἐμπειροτάτους ἐξαπατᾶν· τὰς μὲν γὰρ πικρίας ἐξαιροῦνται τῶν φθαρτικῶν φαρμάκων ταῖς μιγνυμέναις γλυκύτησι· τὰς δὲ δυσωδίας ταῖς τῶν ἀρωμάτων καταμίξεσιν . . . .«

[2]) PINDAR, *Pyth.* 4, 223: »πολυφάρμακος ξείνη«.

AGAMADE des HOMER identisch ist, die Gift- oder Heilmittelreiche, genau so wie auch KIRKE bezeichnet wird, die durch ihre Giftsäfte Menschen in Tiere zu verwandeln vermag, oder richtiger: dadurch versteht, sie glauben zu machen, daß sie solche seien. ARISTOPHANES läßt den KARION, einen Sklaven, der das Orakel gefragt hatte, ob er seinen Sohn als Bösewicht erziehen soll, mit Bezug hierauf sagen[1]):

»*Zu meiner Rache spiel' ich traun die Zauberköchin Kirke,*
*Die jüngst, ihr wißt es in Korinth, des Philonides Gefährten*
*Zu rechten Schweinen machte* . . . .«

MEDEA gibt dem JASON gegen das Versprechen der Ehe das prometheische Schutzmittel[2]), wodurch er befähigt wird, die ihm vom König AIETES auferlegte Aufgabe des Ackerns mit den feuerspeienden Stieren zu lösen. Sie schläferte auch mit einem Mittel den Drachen, den Hüter des goldenen Vließes, ein. Sie sprengte — so heißt die Sage — mit dem Zweige einer Wachholderstaude unter Zaubersprüchen den Zaubertrank über seine Augen. Das goldene Vließ, das nun geraubt werden konnte, brachte JASON nach Jolkos zum König PELIAS, der ihm aber trotz dieses Preises die väterliche Herrschaft nicht zurückgeben wollte. Aus Rache senkte ihn MEDEA in Schlaf und seine eigenen Töchter töteten ihn, weil MEDEA ihnen versprochen hatte, durch ihre Zauberkünste den alten Mann, nachdem er gestorben, mit Jugendkraft ausgerüstet, wieder erstehen zu lassen. So läßt der Dichter PLAUTUS in einer seiner Komödien einen Koch sagen[3]):

». . . . . . . . . . . . . . . . . *Weil ich dich*
*Durch meine Schlürfereien heute eben*
*Dahin zu bringen denke, wo Medea*
*Den aufgekochten Pelias hinbrachte,*
*Den sie durch Arzneien und Gifte*
*Aus einem Greis zu einem Jüngling machte.*
*So mach' ich's auch mit dir!* . . . . . .«

Nicht nur betäubende Tränke kannte MEDEA, sondern auch hautentzündende Gifte. Mit einem solchen bestrich sie das Hochzeitskleid und den Kranz der GLAUKE (KREUSA), der Tochter des Königs KREON von Korinth, die ihr die Liebe ihres Mannes JASON geraubt hatte. Von den heftigsten Qualen der Entzündung gepeinigt starb GLAUKE. Als Zauberin, d. h. Vergifterin, lebte MEDEA in der Vorstellung der alten Welt. Auf den

---

1) ARISTOPHANES, *Comoediae, Plutus,* vers. 302:

»ἐγὼ δὲ τὴν Κίρκην γε τὴν τὰ φάρμακ' ἀνακυκῶσαν,
ἣ τοὺς ἑταίρους τοῦ Φιλωνίδου ποτ' ἐν Κορίνθῳ
ἔπεισεν ὡς ὄντας κάπρους.«

2) APPOLLONIUS 3, 845: »φάρμακον Προμήθειον«.

3) PLAUTUS, *Pseudolus,* Akt 3, Szene 2:

»*Quia sorbitione faciam ego te hodie mea*
*Item, ut Medea Peliam concoxit senem:*
*Quem medicamentis et suis venenis dicitur*
*Fecisse rursus ex sene adolescentulum.*
*Item te ego faciam.*«

bildlichen Darstellungen trägt sie als Attribute das Giftkästchen und den Zauberwedel. Die »dira barbarae venena Medeae«[1]), die grausen Gifte der grausamen MEDEA, galten in Rom als Vorbilder für Vergifterinnentypen, wie die CANIDIA oder die SAGANA.

Aus jener mythischen Zeit schon wird von einem Pflanzen- oder Zaubergarten berichtet, den die Kolchische Herrscherfamilie am Phasis angelegt hatte. Neun Klafter hohe Mauern umgaben ihn, dreifache eherne Tore führten hinein und die schreckliche ARTEMIS und Hunde mit feurigen Augen bewachten ihn. In ihm wuchsen auch angebliche Gegengifte, die geprüft wurden. In der orphischen Argonautenfahrt wird ein Verzeichnis der dort gezogenen Pflanzen gegeben[2]). Sicherlich liegen dieser mythischen Überlieferung Tatsachen zugrunde. Das dem Menschen eingeborene Streben nach Naturerkennen hatte am frühesten in dem Erkennenwollen von Pflanzenkräften Befriedigung gefunden. Zufällige Heilungen oder Vergiftungen nach Anwendung von Pflanzen gaben den ersten Anlaß eingehenderen Suchens. Das Suchen ließ finden. Jedes Menschengeschlecht vergrößerte, auch durch zufälliges Finden, den Wissensschatz. Mit dessen Zunahme wuchs das Bedürfnis nach weiteren Hilfsmitteln gegen Krankheiten. So lernte man in vielen Heilmitteln Gifte mit neuen, auch verbrecherischen Verwendungszwecken kennen.

Manche Länder standen in dem besonderen Rufe reich an Giftkräutern und Giftverwenderinnen zu sein. So, außer Kolchis bzw. dem Pontus Euxinus, noch Iberien und Thessalien. Römische Dichter kommen in der Schilderung von Giftmissetaten immer wieder auf diese drei Gebiete zurück. In einer seiner Oden an die Giftmischerin CANIDIA ruft HORAZ aus: »Du, eine Werkstätte kolchischer Gifte, arbeitest immer auf mich los, bis ich, zu Asche verbrannt, ein Spiel frecher Winde werde[3])«. Oder an anderer Stelle: »Welche Zauberin, welcher Beschwörer wird durch thessalisches Gift dich losmachen[4])?« Er läßt die CANIDIA »Kräuter mischen, die Jolkos (in Thessalien) und Iberien, das an Giften furchtbare«, senden. Ein anderer Dichter, CLAUDIAN, läßt sich in seinem Sang über den Getenkrieg so vernehmen[5]):

»*Thessalische Hexen folgen dem Lager des Feindes und schänden*
*Mit heimischem Gifte greulich den Schimmer des Mondes.*«

---

1) HORAZ, Epoden, Ode 5, Vers 61.

2) ORPHEUS, Argonautica, 1. 916, 917. Vgl. SPRENGEL, Geschichte der Arzneikunde, Bd. 1, 3. Aufl., S. 46.

3) HORAZ, *Epoden*, Ode XVII, Vers 35:

». . . . . . . *Tu donec cinis*
*Injuriosis aridus ventis ferar,*
*Cales venenis officina Colchicis.*«

4) HORAZ, *Oden*, lib. I; Ode 27, Vers 20:

»*Quae saga, quis te solvere Thessalis*
*Magus venenis, quis poterit deus?*«

5) CLAUDIAN, *De bello Getico*, vers. 237:

». . . . . . . . . . . . . . . . *sed castra secutas*
*Barbara Thessalidas patriis lunare venenis*
*Incestare jubar* . . . . . .«

Und LUCANUS sagt von dem Thessalierland, es erzeuge auf seinem Felsenboden schädliche Gewächse. Vieles keime dort hervor, das die Götter selbst bedränge[1]).

Schon frühzeitig machte man auf die Gefahren aufmerksam, die eine Vulgarisierung des Giftwissens mit sich bringen könnte: GALEN tadelte den HORUS, ORPHEUS, HELIODOR und ARATUS, weil sie die Kunst der Giftbereitung gelehrt hätten.

3. Die Giftkenntnisse, die der Orient dem Abendlande durch Tradition überantwortet hatte, wurden durch die frühen Eroberungszüge nach dem Morgenland gemehrt, erlangten aber auch eine Zunahme durch Erfahrungen, die in Europa gemacht wurden. So fand man, gewiß durch Zufall, daß es Pflanzen gäbe, die eine *Geisteskrankheit* von einer gewissen Dauer veranlassen können, was heute zum Bestande toxikologischen Wissens gehört. HORAZ konnte schon als Tatsache sagen: »Diebe und Raubvögel machen mir weniger zu schaffen als jene Vetteln, die durch Zauberlieder und giftige Tränke den Menschen den Kopf verrücken[2]).« Positiver ist das Folgende: ANTONIUS war in den Jahren 37 und 38 gegen die Parther gezogen, die im Orient einen fast unüberwindlichen Damm gegen römische Herrschaftsgelüste bildeten. Wie so mancher andere vor und nach ihm richtete er nicht nur nichts aus, sondern mußte fast täglich Demütigungen von diesem Volke erfahren. Der Rückzug der Truppen, auf dem auch der Führer FLAVIUS GALLUS getötet wurde, war ein trauriger. Nahrung fehlte. Die Soldaten mußten ihre Zuflucht zu Wurzeln und Kräutern nehmen, die sie nicht kannten und deswegen erst auf ihre Genießbarkeit prüfen mußten. So stießen sie auch auf ein Kraut, das tötete, nachdem es geisteskrank gemacht hatte: »wer etwas davon gegessen hatte, vergaß was er bisher getan und erkannte nichts[3])«. Nichts anderes vollbrachte er mit großem Ernst — wie wenn es eine schwere Aufgabe wäre —, als jeden Stein, den er antraf, um und um zu wenden. Man sah ein Feld, auf dem die Soldaten nur dies taten. Nach einiger Zeit trat galliges Erbrechen ein und sie starben, als kein Wein — das einzige Heilmittel hierfür — vorhanden war. Es wird sich hier um ein tropeinhaltiges Nachtschattengewächs — vielleicht eine *Datura*- oder *Hyoscyamus*-Art gehandelt haben,

---

1) LUCANI *Pharsalia siv. de bello civili*, lib. VI, vers. 438:

> »*Thessalia quin etiam tellus herbasque nocentis*
> *Rupibus ingenuit, sensuraque saxa canentis*
> *Arcanum ferale Magos. ibi plurima surgunt*
> *Vim factura deis* . . . .«

2) HORAZ, *Sermonum* lib. I, satyra 8, vers. 17:

> »*Cum mihi non tantum furesque feraeque suetae*
> *Hunc vexare locum, curae sunt atque labori,*
> *Quantum, carminibus, quae versant atque venenis*
> *Humanos animos* . . . . .«

3) APPIANI *Histor. Roman. parthica*, edit. SCHWEIGHÄUSER, tom. III, p. 91: »ἀναγκαζόμενοι δὲ πειρᾶσθαι καὶ τῶν ἀγεύστων πρότερον, ἥψαντό τινος πόας ἐπὶ θάνατον διὰ μανίας ἀγούσης· ὁ γὰρ φαγὼν οὐδὲν ἐμέμνητο τῶν ἄλλων, οὐδὲ ἐγίνωσκεν . . . . .« — PLUTARCH, Antonius, cap. XLV.

von denen man sich solcher Wirkungen versehen kann. In Kleinasien kommt vorzüglich *Hyoscyamus albus* vor.

Ähnliches begegnete den Römern, als sie Korsika und Sardinien von den Karthagern im Jahre 238 v. Chr. erlangt hatten. Sie fanden dort ein pflanzliches Gift, das, wenn man es mit der Nahrung nähme, Sinne und Verstand raube und durch einen eigentümlichen Krampf die Lippen so verziehen lasse, wie es beim Lachen geschieht. Ungefähr um das Jahr 70 n. Chr. gab DIOSKORIDES von dieser Pflanze, die er »σαρδωνία πόα«, d. h. Sardonisches Kraut, nennt und die er für »eine Art Hahnenfuß« hält, an, daß das von ihr erzeugte Bild des Lachens ein Zustand sei, von dem das *sardonische Lachen* — mit nicht guter Bedeutung im Leben — sich ableite. Diese Pflanze ist für *Ranunculus languinosus* L. oder auch für *Ranunculus sceleratus* L. gehalten worden. Es handelt sich aber mit viel größerer Wahrscheinlichkeit um *Atropa Belladonna* oder eine der benachbarten, Tropein enthaltenden Nachtschattengewächse.

4. Der Erkenntnis von Giftwirkungen der Naturprodukte muß eine Erfahrung am Menschen vorangegangen sein. Eine solche könnte sich auch aus einer langen und ungeeigneten arzneilichen Verwendung von Stoffen allerlei Art entwickeln. So bestand z. B. in altrömischer Zeit die Meinung, daß man durch Auflegen einer Bleiplatte[1]) auf die Brust die Stimme verbessern könne. Gesangsvirtuosen taten dies vielfach und ihnen tat es NERO nach. Wenn dies häufig gemacht wurde, konnte das durch die Haut aufgenommene und in die Säftebahnen geführte Blei eine chronische Bleivergiftung erzeugen. Eine solche, schließlich erlangte Erkenntnis führte unter anderem dazu, Menschen durch auf den Leib gelegte Bleiplatten zeugungsuntüchtig zu machen. Daß dieser Erfolg durch Blei erzielt werden kann — auch wenn man es anders und in anderer Gestalt verwendet, daran darf nicht gezweifelt werden[2]). In Rom wußte man dies schon. Daraufhin zielt auch JUVENAL[3]), wenn er von dem berufsmäßig daraufhin arbeitenden Weib sagt:

»*So viel vermag durch Kunst und Mittelchen*
*Das Weib, das unfruchtbar zu machen weiß*
*Und Menschen mordet in dem Mutterleib.*«

Nicht übergangen werden darf, daß auch das sehnende Verlangen nach Abtreibungsmitteln und Liebestränken solche immer wieder von neuem finden und überaus oft in ihren Giftwirkungen erkennen ließ. Auch dies gab Erweiterungen des Wissens über Gifte.

Noch ergiebiger war die Beobachtung, daß gewisse Pflanzen, wie z. B. *Euphorbia*-Arten, *Aconit* und dergleichen mehr, von Tieren, trotz Hungers,

---

1) SUETON nennt diese Platten »chartae plumbeae«, PLINIUS: »plumbea lamina« und JOSEPHUS: μολύβδινοι χάρται«.

2) L. LEWIN, Die Fruchtabtreibung durch Gifte, 2. Aufl. 1904. Berlin. klin. Wochenschr. 1904, Nr. 41.

3) JUVENAL, *Satira VI*

»*Tantum artes hujus, tantum medicamina possunt,*
*Quae steriles facit, atque homines in ventre necandos*
*Conducit* . . . . .«

nicht berührt werden. Man vermutete mit Recht in ihnen Gift. Durch ihre absichtliche Darreichung in Ködern lernte man die Symptome und die Verlaufsart der Vergiftung kennen. So vergiftete man Wölfe mit Aconit, Füchse, Panther und anderes Raubzeug mit der Asclepiadee *Cynanchum erectum* L., und Menschen mit alledem, was unauffällig sich anwenden ließ.

## Zweites Kapitel.

**Giftprüfung. Giftsammlungen. Vergiftungsversuche. Giftvertriebe. Verbreitung der Vergiftungen im alten Rom. Gifte und Magie. Hexengifte. Erzeugung von Geistesstörungen, Auszehrung, Hautleiden durch chronische Vergiftung. *Solanaceen. Mandragora.* Kröten. Lepra. ATTALUS. MITHRIDATES. KLEOPATRA.**

1. Um Gifte auf ihre Wirkungen zu prüfen, sind sicherlich auch direkte Versuche angestellt worden. Am pontischen, pergamenischen und alexandrinischen Hofe, wo man reichlich Gift hatte, verfuhr man so. Gab es doch dort eine wirkliche Giftpflege. ATTALUS III. PHILOMETOR, der zu Rom erzogen worden und der letzte König von Pergamon war — er starb im Jahre 132 v. Chr. — hatte einen *Giftgarten.* Er zog darin allerlei Heil- und Giftpflanzen, nicht nur Bilsenkraut und Nieswurz, sondern auch Schierling, Aconit und »*Dorycnium*«. Diese säte und verpflanzte er, lernte Samen und Säfte kennen und alles zur rechten Zeit einzusammeln.

Von diesen Kenntnissen machte der blutige königliche Wüterich den entsprechenden Gebrauch. Viele Menschen ließ er durch Gift sterben, Freunde seiner Vorgänger und andere angesehene Männer und sogar seine eigenen Freunde. Aus Vergnügen am Giftmord sandte er ihnen aus seinen Gärten eine Mischung von genießbaren mit giftigen Pflanzen. Verfolgt von Gewissensbissen über seine Verbrechen verschloß er sich in seinem Schloßgebiete und starb am Sonnenstich, als er im Garten für seine Mutter STRATONIKE ein Denkmal errichtete[1]).

Aus dem letzten Jahrhundert vor unserer Zeitrechnung wird von MITHRIDATES EUPATOR eine Giftkenntnis berichtet, die nur auf dem Wege des Experimentes erworben sein konnte. Es wird auch ausdrücklich angegeben, daß er Missetätern für diesen Zweck Gifte reichen ließ[2]). Wenn auch nicht er selbst, wie die Sage berichtet, sich durch Gift schnell töten konnte, weil er sich an die zu seiner Zeit bekannten durch häufiges Einnehmen gewöhnt hatte, so gelang ihm dies doch bei zweien seiner Kinder: MITHRIDATES und NYSSA, die zu gleicher Zeit mit ihm endeten: »Als die

---

1) PLUTARCHI *Vitae, Demetrius,* cap. XX, edit. SINTENIS, vol. IV, p. 310: "Ατταλος ὁ Φιλομήτωρ ἐκήπευε τὰς φαρμακώδεις βοτάνας, οὐ μόνον ὑοσκύαμον καὶ ἐλλήβορον, ἀλλὰ καὶ κώνειον καὶ ἀκόνιτον καὶ δορύκνιον, αὐτὸς ἐν τοῖς βασιλείοις σπείρων καὶ φυτεύων, ὀπούς τε καὶ καρπὸν αὐτῶν ἔργον πεποιημένος εἰδέναι καὶ κομίζεσθαι καθ' ὥραν.« — JUSTINUS, *Histor. Philippicae,* lib. XXXVI, cap. IV, edit. GRAEVII 1683, p. 537: ». . . gramina seminabat, et noxia innoxiis permiscebat, eaque omnia veneni succo infecta, velut peculiare munus amicis mittebat.«

2) GALENUS, *De antidotis,* lib. I, cap. 1, edit. FROBEN, *Basil.* 1571, p. 199: ». . . . sedulo vim expertus est in hisce hominibus qui morte condemnati fuerant.«

Not an ihn herantrat, tötete er seine Weiber und noch übrigen Kinder durch Gift und trank den Rest des Giftbechers aus; aber weder dadurch noch durch das Schwert konnte er den Selbstmord bewirken. Denn das Gift, so tödlich auch die Art desselben war, griff ihn nicht an, weil er sich durch täglich in großer Menge genommene Gegengifte schon abgehärtet hatte, und der Stich mit dem Schwert war, teils wegen der durch Alter und seine jetzige trostlose Lage entkräfteten Hand, teils wegen des genommenen Giftes, so schwach es auch bei ihm wirken mochte, nicht tief genug eingedrungen. Unter diesen Umständen überfielen ihn die von seinem Sohne gesandten Mörder und töteten ihn durch Schwerter und Lanzen«[1]).

Wie dieser König als Vergifter gewirkt hat, ist auch aus einer Bemerkung von PLUTARCH zu ersehen. »In dem Kastell Kanon fielen dem POMPEJUS auf der Verfolgung des MITHRIDATES auch dessen geheime Schriften in die Hände und er las sie mit viel Vergnügen durch, da sie über den Charakter des Königs viel Licht verbreiteten. ... Man ersah daraus, daß er außer vielen anderen auch seinen Sohn ARIARTHES vergiftet hatte sowie den Sardier ALKAEUS, weil er von ihm im Wettrennen übertroffen worden war«[2]). KLEOPATRA, die in Bereitung von Giften sehr bewanderte, trug kein Bedenken, solche Versuche an Menschen anzustellen. ANTONIUS, der sich vor ihren Giftkünsten fürchtete, und nichts bei ihr aß, was nicht ein Vorkoster zuvor als unbedenklich festgestellt hatte, wurde einmal bei einem Gelage aufgefordert, die Blumen ihres Kranzes in Wein zu nehmen. Schon setzte er den Trank an die Lippen, als er von ihr selbst zurückgehalten wurde. Sie hatte die Blüten an den Spitzen vergiftet und wollte ihm dadurch beweisen, daß sie ihn trotz Vorkosters, dessen Vorhandensein für sie eine Beleidigung sei, vergiften könne. Ein aus dem Gefängnis herbeigeholter Mann mußte den Wein trinken und starb alsbald[3]).

In Rom scheint man angenommen zu haben, daß solche Vergiftungsversuche an Menschen zum Kennenlernen der Wirkung eines Giftes für verbrecherische Zwecke vorkämen. In der Rede, die CICERO für den COELIUS hielt, findet sich etwas derartiges. Dem Römer COELIUS, der mit der CLODIA ein Verhältnis gehabt, sie aber verlassen hatte, wurde durch das rachsüchtige Weib ein Prozeß wegen verschiedener angeblicher Verbrechen gemacht, unter andern die CLODIA selbst haben vergiften lassen zu wollen. Das Gift, das ihm von seinem Freunde LICINIUS in einer Büchse gebracht worden sei, hätte sich in seinem Hause befunden und wäre an einem Sklaven versucht worden, den man zu diesem Zwecke angeschafft habe. Dessen rasches Verscheiden hätte den Beweis für die Güte des Giftes geliefert[4]).

Für die Giftversuche wurden außer Menschen, über die Despoten sich eine freie Verfügung anmaßten, auch Tiere benutzt. Und Tiere und Menschen unterlagen auf diesem Wege nicht nur einfachen, sondern auch

---

1) DIONIS CASSII Histor. Roman., Francof. 1592, p. 36.
2) PLUTARCH, Pompejus, cap. XXXVII.
3) PLINIUS, Histor., lib. XXI, cap. IX, edit. LITTRÉ, tom. II, p. 44.
4) CICERO, Pro Coelio, cap. XVI.

kombinierten Giften. Es wird später berichtet werden, wie NERO solche Tierversuche anstellen ließ. In Frankreich ließen seit dem Ausgange des 15. Jahrhunderts, also seit LUDWIG XI., die Richter in angeblichen Vergiftungsfällen mit dem erlangbaren Gifte Versuche an Hunden vornehmen.

2. Römische Kaiser, die den Besitz von Giften aus naheliegenden Gründen hochschätzten, legten sich davon Sammlungen an um für bestimmte Zwecke mit den jeweilig geeigneten versehen zu sein. CALIGULA hatte eine solche. Eines der Gifte, womit er die Wunde des COLUMBUS vergiftete, trug die eigenhändig von ihm gemachte Bezeichnung: »columbinisches Gift«. Es mag ein zusammengesetztes gewesen sein. Nach seinem Tode ließ der Kaiser CLAUDIUS die großen Vorräte von Gift, die im Palast gefunden wurden, verbrennen, zugleich mit den Büchern des PROTOGENES[1]).

Eine eigentümliche Begebenheit, die gleichfalls auf eine Giftsammlung schließen läßt, wird von NERO berichtet: »Seine Tollheit kannte so wenig Schranken, daß er den ANTONIUS, einen Ritter, als Giftmischer, ungehört hinrichten und Gifte auf öffentlichem Markte verbrennen ließ[2]).« Aus dieser Mitteilung ist nicht ersichtlich, um was für Gifte es sich gehandelt hat und woher sie kamen. Mehr erfährt man aus späterer Zeit über kaiserliche Giftliebhabereien, vor allem über den Orient als Bezugsquelle für Gifte: »Man fand nach dem Tode des CARACALLA eine große Zahl *von Giften jeder Art, die im oberen Asien vorkommen*, und die er sich teils hatte kommen lassen, teils auch für den Preis von $7^1/_2$ Millionen Denaren oder fünfmalhunderttausend Drachmen gekauft hatte, um sich aller derer, die zu töten ihm beliebte, dadurch auf verschiedene Weise zu entledigen.« Wahrscheinlich benutzte er den an anderer Stelle schon erwähnten SEMPRONIUS RUFUS, den DIO CASSIUS einen Giftmischer (φαρμακεύς) und Zauberer (γόης) nennt, für die Ausführung solcher Giftmorde. »Alles was man davon in seinem Palaste fand, wurde auf einen Haufen geworfen und verbrannt. Gerade dieser Fund vermehrte noch den Haß der Menschen gegen sein Andenken[3]).« Diese vielleicht übertriebene, aber im Kern unzweifelhaft wahre Angabe ist bisher toxikologisch unberücksichtigt geblieben. Und doch lehrt sie nicht nur Asien als Lieferanten von Gift kennen, sondern auch, daß es mannigfaltige, wahrscheinlich in der Stärke verschiedene Stoffe waren, die als *überaus teure* Handelswaren von Eingeweihten nach Rom und gewiß auch weiter hinein in das römische Reich vertrieben wurden. Und es läßt sich ferner daraus schließen, daß jedes der verschickten Gifte als Signatur die Menge, die zum Vergiften erforder-

---

[1]) DIO CASSIUS, l. c. lib. IX, *Claudius*, cap. IV: »Τὰ δὲ φάρμακα ἃ πολλὰ ἐν τοῖς τοῦ Γαΐου εὑρέθη καὶ τὰ βιβλία κατέφλεξεν.

[2]) DIO CASSIUS, l. c., *Nero*, lib. XVI, cap. VII: »Καὶ οὕτω γὰρ ἐκφρονεῖν ἄντικρυς ἤρξασο ὥστε καὶ Ἀντωνιόν τινα ἱππέα αὐτίκα ὡς καὶ φαρμάκεα κολάσει, καὶ προσέτι καὶ τὰ φάρμακα δημοσίᾳ καταφλέξαι.«

[3]) DIO CASSIUS, l. c. lib. LXXVIII, *Caracalla*, cap. VI: ».... πολλὰ γὰρ καὶ ποικίλα παρὰ τῶν ἐν τῇ ἄνω Ἀσίᾳ ἀνθρώπων, τὰ μὲν μετεπέμψατο τὰ δὲ καὶ ἐπρίατο ὥστε ἑπτακοσίας καὶ πεντήκοντα μυριάδας ἐς αὐτὰ ἀριθμηθῆναι, ἵνα καὶ παμπόλλους ὅσους ἂν θελήσῃ καὶ διαφόρως δολοφονήσῃ καὶ ἐκεῖνα μὲν ἐν τῷ βασιλικῷ μετὰ ταῦθ' εὑρηθέντα, συμπάντα κατεκαύθη.«

lich war, die Art der Zubereitung und die Wirkungsweise bekommen hat. Die Empfänger in Rom schöpften daraus die beste Erkenntnis. So wanderte und verbreitete sich ein solches Wissen, das, wie alles ungewöhnliche, die Jahrtausende überdauert hat, und überhaupt als unverlierbar angesehen werden muß. Die Nachricht läßt auch mit Sicherheit annehmen, daß das, was so im Beginn des dritten Jahrhunderts in Übung war, auch in späteren Zeiten sich fortgesetzt haben wird: Asiens Boden lieferte auch weiter Gifte und asiatische Giftkenner ermöglichten viele jener Vergiftungsgreuel, die im byzantinischen Reich und im Abendlande vorkamen, und noch heute Abscheu erregen.

3. Will man eine Vorstellung davon haben, wie ausgedehnt um diese Zeit schon die Erfahrungen über Gifte waren, so genügt ein Blick in das Material, das in Schriften vom vierten Jahrhundert v. Chr. an, also bei THEOPHRASTUS von Eresus bis zum zweiten Jahrhundert n. Chr. bei CELSUS, PLINIUS, DIOSKORIDES und GALEN zu finden ist. Bezüglich der Verwendung solcher Gifte zu Vergiftungen von Menschen sah es in Rom noch nach der Mitte des vierten Jahrhunderts schlimm aus. Ein Stück Sittengeschichte jener Zeit lernt man aus dem Lesen des folgenden Berichtes kennen, der sich auf das Jahr 364, unter der Regierung des Kaisers VALENTINIAN bezieht: »APPRONIAN, der Stadtpräfekt von Rom, ein nie bestochener, strenger Richter, glaubte unter anderen Sorgen, die mit diesem Amt gar oft verbunden sind, dies eine der ersten sein zu lassen müssen, daß er die Giftmischer, so selten sie auch damals zu werden anfingen, greifen und, wenn sie bei der Untersuchung anderen geschadet zu haben überführt werden konnten, nach Entdeckung der Mitschuldigen, am Leben strafen ließ[1]), um durch das warnende Beispiel andere unbekannte Vergifter zu veranlassen, die Stadt zu meiden. Daß er gerade hierin so eifrig war, rührte daher, daß er glaubte, durch Gift ein Auge verloren zu haben. Einen Wettfahrer HILARIN, der überwiesen und geständig war, seinen jungen Sohn von einem Giftmischer in gesetzwidrigen Geheimnissen unterrichten gelassen zu haben — um später aus ihm durch dieses Wissen Nutzen ziehen zu können — verurteilte er zum Tode[2]). Beim Wegführen durch den Henker entwischte er und flüchtete sich in eine Kapelle der Christen, wurde aber sogleich herausgeholt und enthauptet.

## Magie. Hexengifte.

4. Zu dem damals bekannten Material trat in späteren Jahrhunderten, zumal in arabischer Zeit und nachher, manches Neue. Menschliche Tücke

---

[1]) AMMIANUS MARCELLINUS, *Rerum gestarum libr. XXXI*, edit. ERNESTI, Lips. 1773, p. 365: »id primum opera curabat enixa ut veneficos, qui tunc rarescebant captos, postque agitatas quaestiones nocuisse quibusdam apertissime confutatos indicatis consciis morte multaret.«

[2]) Ibid. ». . . . . Hilarinum aurigam convictum atque confessum vixdum pubescentem filium suum venefico tradidisse docendum secretiora quaedam, legibus interdicta, ut nullo conscio adminiculis juvaretur internis capitali animadversione damnavit.«

und List und die Wohlfeilheit des Menschenlebens fanden für alle solche Stoffe ein weites Versuchs- und Verbrauchsfeld. Und als gar der Aberglaube über des Menschen Leben und Leiden so schlimme Formen angenommen hatte, wie nie zuvor — auch nicht in den Zeiten primitivsten Menschendaseins — als, etwa vom 13.—17. Jahrhundert die »*Magie*« mit ihrem tollen Spuk, stärker noch als in alter Zeit, die Köpfe eingenommen und derartig verwirrt hatte, daß sonst wirklich intelligente Menschen sich ihrem Einflusse nicht entzogen, da war auch für »Behexung« scheinbar auf übernatürlichem Wege, tatsächlich aber oft durch äußerlich oder innerlich verwendete Gifte, die Bahn gebrochen. In jenen Zeiten wurde von den meisten Menschen geglaubt und in Wort und Schrift dargelegt, daß es mit Macht ausgestattete »*Hexen*« gäbe. THOMAS ERASTUS[1]), ein Basler, definierte eine Hexe als eine Frauensperson, die, nachdem sie Gott und die Religion abgeschworen, sich dem Teufel ergeben hat, damit sie von ihm unterrichtet würde, wie sie mit Zauberworten, Kräutern und anderen Dingen die Elemente in Unordnung bringen, den Menschen, Vieh, Äckern und Früchten Schaden zufügen könnte[2]). Mediziner, die ja im allgemeinen leichtgläubig sind, soweit Verknüpfungen von Ursachen und Wirkungen bei Vorgängen im Menschenleib in Frage kommen, stimmten dieser Definition zu[3]).

Das war die Zeit, in der, wie ein alter Schriftsteller es ausdrückte, besonders Deutschland in dem Rufe stand, voller Zauberer und Hexen zu sein. Als der Papst INNOCENZ VIII. als Kardinal CIBO Legat in Deutschland war, hatte er von Pfaffen und Nonnen viele Klagen über die große Zahl von Hexen, Zauberern und Ketzern vernommen. Kaum war er Papst geworden, so erließ er am 5. Dezember 1484 eine Bulle, durch die er diesem Übel steuern wollte. Es sei ihm zu Ohren gekommen, daß in den Gebieten von Mainz, Köln, Trier, Salzburg, Bremen, in Städten und Dörfern viele Menschen männlichen und weiblichen Geschlechts sich fänden, die sich mit dem Teufel fleischlich vermischten, durch Zauberei die Weiber unfruchtbar machten, die Geburten vereitelten, Kinder abtrieben, die Früchte der Erden, Weinberge, Bäumen, Felder . . . verdürben, Getreide und Hülsenfrüchte vernichteten, Menschen und Vieh behexten, ihnen unsägliche Schmerzen verursachten, die Männer unfähig machten, Kinder zu zeugen usw.[4]). Deshalb setzte er zwei Dominikaner zu Inquisitoren ein mit unumschränkter Gewalt, die Zauberei auszutilgen. Im Kurfürstentum Trier sollen durch die Dominikaner in wenigen Jahren 6500 Männer und Frauen auf dem Scheiterhaufen ihr Ende gefunden haben.

---

1) ERASTUS, Disputatio de lamis seu strygibus Basil. 1572.

2) In Berlin wurden im Jahre 1553 zwei Weiber grausam getötet, die angeblich ein Kind ihrer Nachbarin zerschnitten und gekocht hatten, um damit Fraß zu machen, der die Früchte zum Verderben bringen sollte!

3) PLATER, Praxis medica, Basil. 1736, p. 87, 91, 106. — PAULUS GRILLANDUS, De sortilegiis, Quaest. 6, no. 12.

4) REMIGIUS, *Daemonolatria,* Colon. Agripp. 1596, lib. II, cap. VIII, p. 249, gibt Beispiele davon, wie der Teufel an Menschen Gift gegeben habe, das, auf Wege, an die Kleider oder die Haustüren gestreut, Krankheit oder Tod bewirken konnte.

Unter diesen Opfern des Irrwahns und der kirchlichen Zwingherrschaft fanden sich auch sicherlich manche, die aus unpersönlichen oder persönlichen Gründen zu Übeltätern mit Arzneien und Giften geworden waren. Des vagierenden Volkes gab es genug, das die Länder durchzog und aus unsauberen Brunnen ein Wissen hob, das nur selten zu guten, ehrlichen Zwecken von ihnen verlangt wurde. Die Kenntnisse über Pflanzengifte waren groß genug geworden, um sie den verschiedensten Zwecken dienstbar zu machen, und auch Beibringungsorte hatte man kennen gelernt, die den gewünschten Zweck unauffällig zustande kommen ließen.

5. So kamen die berüchtigten *Hexensalben* auf. Zumal zwischen den Jahren 1500 und 1600 war, zum Unglück für die alten Weiber eine geheime Salbe in Gebrauch gekommen, mit welcher sich diejenigen schmieren mußten, die den Zusammenkünften des Teufels beiwohnen wollten. Neugierde und der Wunsch, vom Teufel irdische Vorteile zu erlangen, reizten zur Anwendung. »Die Salbe wurde unter den Armen, in den Mastdarm und wahrscheinlich auch in die Scheide so tief als möglich eingeschmiert[1]). Dann wartete man, mit einem Besenstiel zwischen den Beinen, auf das was kommen sollte. Nach einiger Zeit stellte sich die Wirkung der Salbe ein. Die Individuen fielen in eine Art von Betäubung und Schlaf mit verwirrter Phantasie, in welcher sie alles sahen und zu empfinden glaubten, was sie von anderen hatten erzählen gehört. Nach einigen Stunden kamen sie wieder zu sich.«

Andreas Lacuna, der Leibarzt Karls V. hat in seinen Anmerkungen zum Dioskorides von der Wirkung der Hexensalben bemerkt, daß sie nicht nur besinnungslos machten, sondern auch Vorstellungen erregten, die so deutlich und lebhaft seien, daß die, welche die Salbe gebrauchten, auch wenn sie wieder zu sich kämen, sie für wahr hielten und als wirklich gesehene Vorkommnisse erzählten. Der berühmte Gassendi traf einst einen Hirten, der ihm versicherte, daß er eine Salbe besitze, durch welche er auf den Hexensabbat gelangen könne. Mittels einer Röhre brachte er sich dieselbe in den After. Bald wurde er dadurch benommen und fiel in einen lange anhaltenden Schlaf. Er erzählte dann seinen Genossen merkwürdige Visionen, die er gehabt habe ohne zu verraten, daß sie durch eine Hexensalbe hervorgerufen worden seien. Es gelang Gassendi festzustellen, daß der Schäfer schwarzes Bilsenkraut (*Hyoscyamus niger*) sammelte, das er mit Fett und Öl zu einer Salbe verrieb. Ein Pfarrer, der in der Predigt dargelegt hatte, daß das »Fahren der Hexen« nur Träume seien, wurde von einem alten Weib deswegen angeredet. Sie wollte ihm beweisen, daß es Wirklichkeit sei. Er ging mit ihr und sah, wie sie sich mit einer Salbe einrieb. Bald danach schlief sie ein. Im Schlaf bewegte sie

[1]) Lerchheimer, *Christliche Bedenken und Erinnerung von Zauberey,* Straßburg 1586, S. 129: »Sie schmieren sich mit Salbe, die sie ir Meister [der Teufel] hat lehren zurichten .... Bald überfällt sie ein tieffer harter schlaff.... der gibt oder machet jenen also außdrückliche scheinbarliche Träume durch Würkung des Teuffels, dz sie nicht anders meinen, sie fahren hie und dorthin zu Gaste, seind da mit andern, deren sie ein theil kennen .... Werden also starck in jrem wahn betrogen ..... bekennens wann sie gefangen peinlich gefragt werden ....«

ihre Gliedmaßen und ihren Leib so hin und her, daß sie von ihrem Lager fiel. Nach ihrem Erwachen glaubte sie den Pfarrer von ihrer Hexenfahrt überzeugt zu haben[1]).

Es hat natürlich in alten Zeiten genug Menschen gegeben, die »Hexen«-Aussagen richtig beurteilten, wenngleich sie den Teufel dabei eine Rolle spielen ließen: »Denn das übrig so sie bekennen, und so sie vielleicht groß achten möchten, als mit dem nächtlichen Fahren zu den Täntzen und mit den Gemeinsamen mit den bösen Geistern, achten wir für lauter Phantasmata, Triegerey und Gespenst, damit der Teuffel solche arme Leut einimpt und verblendet, da es doch im Grund lauter Traumwerck ist.« Ein als Prediger berühmter Benediktinermönch in Poitiers, GUILLAUME DE CURE, auch HAMELINE genannt, hatte gepredigt, daß die satanischen Versammlungen nur Hirngespinste wären. Dafür wurde er im Jahre 1453 zu ewigem Gefängnis verurteilt, »indem sich ergeben habe, daß er selbst an solchen Versammlungen theilgenommen und mit dem Teufel einen Bund geschlossen habe«. Solcher Beispiele, in denen Gerechtigkeit und Vernunft erschrekkende Gegensätze bildeten, in denen das eiskalte Gesetz Wahne heiligte, birgt die Geschichte der Menschheit noch genug andere.

Es gibt eine Reihe narkotischer Pflanzenstoffe, die geeignet sind Wirkungen, wie die bezeichneten, hervorzurufen, z. B. der indische Hanf, Opium, der Fliegenpilz u. a. mehr. Ganz besonders eignen sich jedoch hierfür die tropeinhaltigen Pflanzen aus der Familie der Nachtschattengewächse, vor allem das *Bilsenkraut* und die *Belladonna*. Sobald von einer geeigneten Körperstelle aus den wirksamen Prinzipien dieser Pflanzen, dem Atropin und den ihm chemisch nahestehenden und in der toxischen Wirkung identischen anderweitigen Alkaloiden der Übergang in die Säftebahnen gelingt — und vom Mastdarm aus gelingt dies besonders leicht —, dann rufen sie mehr oder minder lange anhaltende Sinnestäuschungen: Halluzinationen, Visionen und Illusionen mit Geistesabwesenheit, eventuell auch mit Erregungsäußerungen mannigfaltiger Art hervor. Dies ist empirisch, zumal von dem Bilsenkraut sehr lange bekannt. Es hieß im Altertum: *Herba Apollinaris*, vermutlich weil es auch bei den Orakeln des APOLLO zur Betäubung und zu visionären Äußerungen der pythischen Jungfrauen Veranlassung geben sollte. Auf dieses Kraut lassen sich auch die sogenannten Verwandlungen der KIRKE, oder die Verwandlungssalben der PAMPHYLE bei APULEJUS und die Begeisterung der heidnischen Priester zurückführen. Daß hierbei es sich um Giftwirkungen gehandelt habe, nahmen schon die Alten an. Auf ein solches Mittel bezieht sich, was VIRGIL[2]) eine seiner Personen sagen läßt:

*»Diese Gewächse und Gifte, für mich im Pontus gesammelt,*
*Hat mir Möris geschenkt, im Pontus wachsen ja viele!*
*Oftmals sah ich, wie Möris, durch sie zum Wolfe geworden,*
*Sich in den Wäldern verbarg, oft Geister aus Tiefen der Gräber*
*Rief, und anderswohin die gesäeten Ernten verpflanzte.«*

---

1) GARIDEL, Histoire des plantes qui naissent aux environs d'Aix, 1719, p. 236. — Anderes noch: PORTA, Magia naturalis, lib. II, cap. 26. — LERCHHEIMER, l. c. S. 131.

2) VIRGIL, Bucolica, Ecloga VIII, vers. 95.

Es ist selbstverständlich, daß durch ungeeignete Dosen eines solchen Mittels oft auch eine weitergehende Vergiftung entstanden sein muß. Der den vorgenannten Stoffen nahestehende Stechapfel (*Datura Stramonium*) sowie »*Solanum somniferum*«, d. h. *Scopolia atropoides*, diente gleichfalls für Zauberei. Sie haben die nämliche Wirkung. Als weitere Pflanze gesellte sich *Mandragora*, der Alraun hinzu, um Menschen für eine Zeit geistesabwesend zu machen. Die Vorschrift lautete: Tue *Mandragora*-Wurzel in jungen, gärenden Most und belasse sie darin drei Monate. Wer davon trinkt, wird von Schlaf umfangen und unsinnig. »Aber nach dem Schlaf löst sich die Geistesstörung und keine sonderliche Schädigung erwächst daraus [1]).« Dies ist in jeder Beziehung zutreffend. Nur wem häufig davon gereicht wurde, der kam schwerlich so gut davon. Es entsteht dadurch ein Dämmerschlaf, den man jetzt bei Kranken durch *Scopolamin*, das sich auch in der Mandragora findet, erzeugt. Schlimmer in der Wirkung war die Verwendung des *Aconit* zu »Hexensalben«, weil, wenn davon eine gewisse Menge in den Körper gelangte, die Vergiftung nicht wie durch die angeführten Solanaceen, große Hoffnung auf Wiederherstellung gab.

Nach einem italienischen Aberglauben des 16. Jahrhunderts sollten Hexensalben bereitet werden, z. B. aus Aconit, Rinderfett, Pappellaub und Ruß, oder aus »*Solanum somniferum*«, Fledermausblut, Sium usw. PARACELSUS, der innig an Hexen und Hexentaten glaubte und sie sogar genau zu kennen vermeinte, läßt eine solche Salbe hergestellt werden aus dem Fleische neugeborener Kinder, dem hinzugefügt würden: Mohn, *Solanum*, Schlerling und anderes mehr. Würde sie mit den Worten: »Obenauß und nirgent an« eingerieben, so flöge die Hexe durch den Schornstein oder andere Öffnungen der Wohnung mit Hilfe des Teufels davon. Auch Leichenteile, besonders von Gehenkten, sowie der Aufhängestrick waren — so glaubte man — für Hexengifte beliebt.

6. Die bestimmte Absicht, Menschen heimlicherweise durch Gifte zu schädigen, geht aus Vorschriften hervor, die zumal in dem 16. Jahrhundert bekannt gegeben worden sind. Hier spielten nicht mehr nur pflanzliche, sondern auch tierische und tückischerweise sogar Krankheitsgifte sowie Blei und Arsen eine Rolle. So gibt es aus jener Zeit Vorschriften, um *Krötengift* zu extrahieren und dasselbe dann Menschen beizubringen: »Man tue«, so heißt es, »eine Kröte in ein Säckchen, in dem sich wenig Salz befindet. Alsdann bewege man die Kröte hin und her, nehme das Salz für das Eingeben an Menschen heraus.« Für chronische Vergiftungen präparierte man Krötengift so, daß man das Tier einen halben Monat in dem Salz beließ, und das letztere dann reinigte. Wer hiervon häufiger nähme, dem würden die Eingeweide verletzt, das Blut infiziert und der Tod erfolge nach kurzer Zeit [2]). Es ist nicht nur als sicher anzusehen, daß

---

1) »Post somnum solvitur dementia, nec malum defert multum.«

2) »Qui id esitaverit, internas percurrens partes, laedet et sanguinem inficiet et is brevi morietur intervallo.«

auf dem bezeichneten Wege durch den Reiz des Salzes die Kröte mehr Gift aus ihren Drüsen absondert und das Salz dadurch stark gifthaltig wird, sondern daß auch unangenehme Giftwirkungen, unter denen digitalisartige Herzstörungen obenanstehen, durch Aufnahme solchen Salzes sich ausbilden können. Diese Erfahrung ist wahrscheinlich des öfteren gemacht worden; denn italienische Giftmischer haben ein solches Krötengift für die langsame, d. h. wiederholte Vergiftung benutzt.

Man teilte sogar Vorschriften für Mittel mit, die dazu dienen sollten, Menschen »hektisch« zu machen, d. h. toxische Stoffwechselstörungen mit Abmagerung hervorzurufen. Sie enthielten im wesentlichen Bleiazetat oder Bleikarbonat oder Bleiglätte, die mit Wasser und dem Saft der Meerzwiebel lange in Berührung gebracht worden waren. Gelang es solches Gift einem Menschen unauffällig beizubringen, so war das Entstehen des chronischen Saturnismus mit seinen so mannigfaltigen Äußerungen, und besonders eine Kachexie sehr nahe gerückt.

Die Tücke des heimlichen »magischen« Vergiftenwollens ersann aber noch mehr Wege, um zu ihrem Ziele zu gelangen. Man kam auf die Idee der Übertragung von *Lepra*. Die Vorschrift lautete: Man nehme Blut und Urin von Leprösen und lasse darin Weizen lange stehen bis er ganz mit den Stoffen gesättigt ist. Alsdann nehme man ihn heraus und verfüttere ihn an Hühner und Tauben. Wer ein solches Geflügel dann äße, würde von Lepra ergriffen. Es ist wahrscheinlich, daß das letztere bei dieser Vergiftungsart nicht eintritt, aber schon die Absicht, eine solche Krankheit zu übertragen, läßt erkennen, daß der Vergiftungshorizont im 15. und 16. Jahrhundert schon ziemlich weit gestreckt war.

Nicht immer waren die Mittel für die Vergiftungsabsicht klar. So wird bereits aus der Mitte des 13. Jahrhunderts, also aus der Zeit HEINRICHS III. mitgeteilt, daß in England vornehme Leute durch ein eigentümliches Gift »die bläuliche Flüssigkeit« vergiftet worden seien. Man hatte diese in verschlossenen Gefäßen an sehr heimlichen Stellen gefunden. Sie wurde als ein tötendes Gift bezeichnet[1]). Hunde wollten sie nicht nehmen. Nachdem sie aber, mit Speise gemischt, von ihnen verschluckt worden war, sollen sie schnell daran gestorben sein[2]). Der ganze Bericht trägt den Stempel der Unwahrscheinlichkeit an sich, obschon es sich nicht erraten läßt, um welche Art von Substanz es sich gehandelt haben könnte. Immerhin ist es bezeichnend, daß man derartige Massenvergiftungen für möglich hielt.

---

1) MATTHAEI PARISIENSIS *Chronica majora ad ann. 1258,* edit. LUARD, London 1880, vol. V, p. 707: ».... divulgatum est in circuitu et conquestum, potionem quandam venenosam per Angliam et mortiferam maxime magnatibus propinari, ejusque rivos lacrimabiliter ubique diffundi .... In locis insuper quibusdam secretissimis vasa quaedam quae costrelli vocantur, veneno hujusmodi reperiuntur plena, serisque tutissimis munita, quibus, licet vi magna reseratis, inventus est, ut generaliter dicitur, liquor caeruleus, venenum videlicet letale.«

2) Ibid.: ».... permixtus alteri cibo eisdem offertur et confestim moriuntur.«

# Drittes Kapitel.

Gifte zur freiwillig oder gezwungen vorgenommenen Tötung bzw. Abtreibung der menschlichen Frucht im Mutterleibe. DOMITIAN, EUSEBIA, LUDWIG XI. Die Liebestränke. Gesetze über sie. Ihre Bestandteile. LUCREZIUS CARUS. LUCULLUS. PROSPER COLONNA.

1. Frühzeitig schon waren die Giftwirkungen von nicht wenigen pflanzlichen und einigen mineralischen Stoffen dadurch bekannt geworden, daß man sie als Fruchtabtreibungsmittel oder Liebestränke in zu großen Dosen gereicht hatte. Die Gründe darzulegen, weshalb die vorzeitige Entfernung des Kindes aus dem Mutterleibe und die meistens dadurch bedingte Tötung desselben allen Zeiten der Menschheitsgeschichte eigen geblieben ist, habe ich an einer anderen Stelle unternommen[1]). Mit diesem Tun, das ich, auch biologisch, als Menschenmord auffasse, war stets die Vorstellung von Giften als seinem besten Helfer verbunden. Manche Arten von diesen sind in den alten Kulturzentren verwendet, aber nur selten genannt worden. PLATO betrachtete, wie es scheint, die Ausführungsmöglichkeit als selbstverständlich und praktisch leicht: »Haben die Frauen und Männer, die zum Kinderzeugen bestimmte Zeit überschritten, dann geben wir ihnen frei der Liebe zu pflegen mit wem sie wollen ... indem wir ihnen ans Herz legen, vor allem keine einzige Leibesfrucht, wann sie sich bilden sollte, das Licht erblicken zu lassen[2]). »Und ebenso gibt ARISTOTELES kurzweg den Rat, daß »wann eine Frau, die schon die gesetzmäßige Zahl Kinder hat, schwanger würde, man die Frucht, ehe sie Leben und Empfindung hat, abtreiben lassen müsse[3]). Die Abtreibung durch Gift wird in hippokratischen Schriften so berichtet, als wäre sie ein ganz gewöhnlicher Eingriff, und später schrieb man in Griechenland: »Viele greifen zu verderblichen Stoffen, gleich den unzüchtigen Weibern, die um die Wollust ununterbrochen genießen zu können, Abtreibungsmittel verwenden[4]). »Weder in Griechenland noch in Rom gab es Rechte für den keimenden Menschen. Und als Jahrhunderte nach dem Verfall der alten Welt, nach dem Dahinschwinden des West- und Oströmischen Reiches neue Lebens-, Sitten- und Rechtsanschauungen sich über die Welt verbreiteten, als entsetzliche Strafen für die Fruchtabtreibung festgesetzt und oft ganz arbiträr zuerteilt wurden, weil die Ursache einer vorzeitigen Geburt falsch gedeutet wurde, da spottete trotzdem, wie heute, wo die Strafen milder aber noch schlimm sind, das Verlangen nach Befreitwerden von der Frucht jeder Strafandrohung. So sind ungezählte und unzählbare menschliche Leben direkt *aus dem Dunkel der Gebärmutter in das Dunkel des Hades* gewandert. Unbekannt, unbenannt, wie Billiarden von Menschen, die anderen Todesursachen unterlegen sind, gehören sie kaum als Schattenfleckchen dem weltgeschichtlichen Geschehen an. Aber innerhalb

---

1) L. LEWIN, Die Fruchtabtreibung durch Gifte, 2. Aufl. 1904.

2) PLATO, Πολιτεία, cap. V, 9, edit. SCHNEIDER, p. 82.

3) ARISTOTELES, Politicorum libr. octo, edit. SCHNEIDER, vol. I, p. 309.

4) PLUTARCHI Scripta moralia, edit. DÜBNER, Parisiis, tom. I, p. 160.

dieses Rahmens gab es auch Vorgänge, die an Hochgestellten dieser Welt sich abspielten und wie alles, auch Schändliche von diesen, unvergänglich aufgezeichnet worden ist. So warf NERO der OCTAVIA, sicher mit Unrecht, die Abtreibung von Leibesfrüchten vor[1]). Der Wüstling DOMITIAN verführte seine verheiratete Nichte JULIA und nötigte sie, da sie von ihm schwanger geworden war, die Frucht abzutreiben. Sie bezahlte diesen Eingriff mit ihrem Leben[2]). JUVENAL[3]) hat diese Tat genügend deutlich gekennzeichnet:

»...... *Ein solcher Mensch hat kürzlich erst*
*Durch unheilvolle Buhlschaft sich befleckt,*
*Und trotzdem Satzungen aufs neu erdacht,*
*So schlimm, daß Venus selbst und Mars davon*
*Erschauern: Als er Julias Schoß durch Zwang*
*Geöffnet, und die Embryonen draus*
*Entschlüpften, ihrem Oheim ähnlich* ......«

Auch in dem Palaste der christlichen römischen Kaiser kam die Abtreibung, wie in dem der heidnischen vor, so daß von einem Historiker des vierten Jahrhunderts berichtet werden konnte, wie in seiner Zeit weibliche Eifersucht Gift zur Erreichung dieses Zieles benutzt hat: »Zu derselben Zeit war auch HELENA des CONSTANTIUS Schwester und JULIANS Gemahlin von vorgespiegelter Zärtlichkeit geblendet in Rom angekommen. Im Grunde aber hatte sie eine tückische Feindin an EUSEBIA, der Kaiserin [der Gemahlin CONSTANTIUS II.], die, selbst von jeher unfruchtbar, jene durch einen listigen Betrug einen Gifttrank zu nehmen verleitete, der die Kraft hatte, jedes Kind, mit dem sie schwanger ging, abzutreiben[4]). Kurz vorher hatte sie ein Knäblein, von dem HELENA in Gallien entbunden worden war, dadurch aus der Welt geschafft, daß sie die Hebamme bestach, das Kind sogleich nach der Geburt durch zu tiefes Abschneiden der Nabelschnur zu töten. So sorgfältig suchte man zu verhindern, den tapferen jungen Mann [JULIAN] in Kindern fortleben zu sehen.«

Etwa 1100 Jahre später vollbrachte LUDWIG XI. von Frankreich eine ähnliche schändliche Tat. Wie später noch eingehender mitgeteilt werden soll, ließ er die Frau des getöteten Grafen JOHANN V. von Armagnac zwingen, mit Erfolg einen Abortivtrank zu nehmen, so daß dadurch das ganze Geschlecht ein Ende nahm.

## Liebestränke.

2. Der Glaube an die Wirksamkeit von Liebestränken, den Pocula amatoria, d. h. im engsten Sinne des Begriffes Tränken, die einen Menschen wider seinen Willen gegen eine bestimmte Person, meist den Darreicher

---

1) TACITUS, *Annalen*, lib. XIV, 63: »At NERO praefectum in spem sociandae classis corruptum, et incusatae paulo ante sterilitatis oblitus abactos partus conscientia libidinum, eaque sibi conperta edicto memorat insulaque Pandataria Octaviam claudit.«

2) SUETONII TRANQUILLI Opera, Domitianus, edit. ROTH 1862, p. 233.

3) JUVENAL, Satira II.

4) AMMIANUS MARCELLINUS, *Rerum gestar. libr.*, edit. ERNESTI 1773, p. 83: »Quaesitum venenum bibere per fraudem illexit ut quotiescunque concepisset, immaturum abjiceret partum.«

selbst, zur Liebe entflammen sollte, ist alt, und doch bis in unsere Tage lebendig geblieben. Eigentlich handelt es sich um »Pocula libidinis«, Mittel, die nicht etwa — was ja unmöglich ist — die Erregung reiner Gefühle der Zuneigung zu veranlassen vermögen, sondern entweder eine gewisse, meist mit Ausschaltung des besonnenen Willens einhergehende Unordnung in der Funktion von Teilen des Zentralnervensystems schaffen, die auf den Geschlechtstrieb einen Einfluß ausüben, oder den Geschlechtsapparat in irgendeinem Grade direkt krankhaft reizen und dadurch das den Geschlechtstrieb zügelnde moralische Übergewicht lähmen. Der Erfolg auf die eine oder andere Weise wurde für sicher gehalten. HORAZ läßt ein Weib, dem der erste derartige Versuch nicht gelungen war, ausrufen: »Einen stärkeren Trank will ich dir bereiten, einen stärkeren dir kredenzen, dir, der du mich verschmähst. Eher soll der Himmel unter das Meer sinken und die Erde über ihn emporsteigen als daß du nicht in Liebe zu mir entbrennen sollst so wie Harz zu schwarzen Flammen«[1]).

Die Vorstellung lebte, daß durch die Liebestränke mehr als der rein materielle, sinnliche Liebesdrang erregt würde. Dies geht aus der folgenden Schilderung JUVENALs[2]) des Sittenlebens im kaiserlichen Rom hervor:

*Der eine bietet Magier-Zaubergesang,*
*Thessal'schen Liebestrank der andre*
*Dem Weibe, das damit des Mannes Geist berücken will.*

Derartiges ist, wie schon bemerkt wurde, nicht erzielbar, auch nicht immer auf dem Wege, den SENECA angibt: »Ich will dir ein Liebesmittel ohne Arzneistoff, ohne Giftkraut, ohne jeden Bezauberungssang einer Giftmischerin nennen: Willst du geliebt werden, so liebe!«[3]). Gar manche als Folge von Liebestränken angesprochene Zuneigung eines Mannes zu einem fremden Weibe ist auf die berückende Schönheit oder das angenehme Wesen einer solchen zurückzuführen. Als OLYMPIAS, die Mutter ALEXANDERs des Großen, gehört hatte, daß ein thessalisches Weib ihr die Liebe ihres Gatten, des Königs PHILIPP von Mazedonien durch Liebestränke geraubt habe, ließ sie diese kommen, um mit ihr entsprechend zu verfahren. Als sie jedoch vor ihr stand, rief sie die Worte aus: »Du bedarfst wahrlich keines Liebestrankes, du hast ihn in dir selbst«[4]).

---

1) HORAZ, *Epoden*, Ode V:

»*Majus parabo, majus infundam tibi*
*Fastidienti poculum:*
*Priusque coelum sidet inferius mari,*
*Tellure porrecta super,*
*Quam non amore sic meo flagres, uti*
*Bitumen atris ignibus.*«

Vergleiche auch: LUCANUS, Pharsalia, lib. VI, vers. 452 ff.

2) JUVENAE, *Satira VI*, vers. 1113:

»*Hic Magicos affert cantus, hic Thessala vendit*
*Philtra, quibus valeant mentem vexare mariti.*«

3) SENECA, *Epistol.* lib. X: »Hecaton ait: Ego tibi monstrabo amatorium sine medicamento, sine herba, sine ullius veneficae carmine. Si vis amari, ama!«

4) PLUTARCH. *Moralia.* — Conjugalia praecepta, cap. 23. edit. BERNARDAKIS, vol. I, p. 345: »Ὁ βασιλεὺς Φίλιππος ἤρα Θεσσαλῆς γυναικὸς αἰτίαν ἐχούσης καταφαρμακεύειν αὐτόν·

Es ist gewiß, daß ein beträchtlicher Teil der Liebe erregen sollenden Mittel harmlose, dem Aberglauben entstammende, oft auch Ekel erregende Stoffe darstellten: Katzen- oder Eselsgehirn, männlicher Samen, Menstrualblut, Blut und Schweiß der Liebeheischenden, gepulverte Haare der Schamteile usw. Sie sind völlig wirkungslos trotz eines Gutachtens der Leipziger Fakultät, die im Jahre 1697 entschied, daß dergleichen Dinge, noch mehr aber »magische Mittel« Liebe zu erzwingen vermögen. In die gleiche Kategorie gehören: *Elaphomyces*, oder Hirschbrunst, die aus parasitisch lebendem Mycelium sich entwickelnden, knollenförmigen, von dunklen Sporenmassen erfüllten Fruchtkörper der Pilzgattung *Tuberacei*, die noch heute gebraucht werden, sowie das im Altertum berühmte *Hippomanes*, die Roßwut, dessen schon ARISTOTELES[1]) als eines Produktes des Liebestollseins der Pferde gedenkt: »Sobald das Übel sie befällt, lassen sie niemand nahe kommen, bis sie entweder durch die Anstrengung ermatten oder an das Meer gelangen; sodann geben sie etwas von sich, das man, wie bei den Neugeborenen Hippomanes nennt. Es ist aber wie der Ebergeil, und es suchen dies vor allem die Zauberinnen.« Der Deutungen dieses Hippomanes gibt es mehrere. Die einen hielten es für ein in Arkadien vorkommendes Kraut, nach dessen Genuß die Pferde toll oder liebeswütig würden[2]):

*»Roßwut ist ein Gewächs in Arkadien, kostens die Füllen,*
*Kostens die flüchtigen Stuten, so rasen sie wild im Gebirge.«*

Andere hielten es für den Brunstschleim der Stuten[3]). Gewöhnlich wurde darunter ein angeblich dem Maule, der Stirn oder den Genitalien des neugeborenen Fohlens aufsitzendes Gewächs verstanden. Wahrscheinlich ist dies nichts anderes als Ballen von Meconium (Kindspech), die sich aus dem Fruchtwasser an verschiedenen Teilen des Fohlens festkleben. Gerade diese Masse scheint als Liebesmittel beliebt gewesen zu sein:

*»Kräuter auch werden gesucht, die die eherne Sichel im Mondschein*
*Abgemäht, vollstrotzend von Milch des dunkelen Giftes.*
*Auch wird gesucht was der Stirn des geborenen Füllens man abriß.«*

Alle diese Stoffe sind wirkungslos und von Einsichtigen stets dafür gehalten worden. Sagt doch schon OVID[4]): »Derjenige betrügt sich, der seine Zuflucht zu magischen Künsten nimmt und sich desjenigen Teiles, den er von der Stirn des Füllens abreißt, bedient. Die Kräuter der Zauberin MEDEA und die mit magischen Tönen verbundenen Medikamente werden nicht bewirken, daß die Liebe rege werde.«

---

ἐσπούδασεν οὖν ἡ Ὀλυμπιὰς λαβεῖν τὴν ἄνθρωπον ὑποχείριον. ὡς δ' εἰς ὄψιν ἐλθοῦσα τό τ' εἶδος εὐπρεπὴς ἐφάνη .... ‘χαιρέτωσαν’ εἶπεν ἡ Ὀλυμπιὰς αἱ δίαβολαί· σὺ γὰρ ἐν σεαυτῇ τὰ φάρμακα ἔχεις.«

1) ARISTOTELES, Περὶ ζώων ἱστορία (Tiergeschichte), lib. VI, cap. XVIII.

2) THEOKRIT, Idyllen, II, Vers 48.

3) VIRGIL, Georgicon, lib. III, vers. 281. — DIOSKORIDES bezeichnet als *Hippomanes* eine »*Apokynon*« genannte Pflanze, die nichts anderes ist als *Cynanchum erectum L.* Ihr Milchsaft ist so brennend, daß Tiere, die sie gefressen, vor Magenschmerzen wohl mehr als unruhig werden können.

4) OVID, De arte amandi, lib. II, vers. 99.

3. Gegenüber allen diesen bedeutungslosen Stoffen steht die Gruppe derjenigen, die giftig wirken und dem Nichtsahnenden schweres Kranksein oder den Tod gebracht haben. Der angebliche Liebestrank war wahrscheinlich auch gar nicht so selten nur der Deckmantel für wirklichen Gifttrank. OVID charakterisiert schon richtig solche Mittel:

»*Nicht nutzt's gibt man der Frau bleichmachende Liebesgetränke. Schädlich sind sie dem Geist und sie erregen zur Wut*[1]).«

Man stellte deswegen im alten Rom Abortivmittel und Liebestränke, in einer strafrechtlichen Feststellung über sie, in eine Reihe[2]). ALEXANDER SEVERUS bestimmte, daß wer ein Abtreibungsmittel oder einen Liebestrank verabreiche, falls er aus dem Volke war, zur Strafarbeit in die Bergwerke, wenn er zu den Vornehmen gehörte, in die Verbannung geschickt würde, selbst wenn die Verabfolgung ohne böse Absicht schaden zu wollen, z. B. nur durch Bitten anderer bewogen, geschehen war. Diese Strafen galten nur für die erfolgte Gesundheitsbeschädigung, war jedoch der Tod eingetreten, so wurde auch über den Vergifter die Todesstrafe verhängt.

Die Liebestränke wurden von JUSTINIAN rechtlich den magischen Künsten gleichgestellt und nach der Lex Cornelia bestraft: »Ebenso werden die Zauberer zum Tode verurteilt, die durch böse Künste, Gift oder magische Beeinflussung Menschen getötet haben[3]).« Die Strafe der »Zauberei« bestand in Kreuzigung oder Vorgeworfenwerden den wilden Tieren für Personen niederen Standes, der Hinrichtung für Vornehme, soweit sie Auftraggeber für das Verbrechen waren. Die »Zauberer« selbst wurden lebendig verbrannt[4]). Wie überaus oft mögen natürliche Leiden eines Menschen bei böswilligen oder nur dem Aberglauben entsprungenen Anklagen gegenüber einem angeblichen Verursacher zu Rechtsverbrechen geführt haben!

Noch im 13. Jahrhundert erließ Kaiser FRIEDRICH II. ein Gesetz, wonach der Verkauf, Kauf und das Verabfolgen von Liebestränken schwer geahndet wurden[5]). Das Geben von Liebestränken, wodurch jemand in Lebensgefahr kommt, soll mit dem Tode, das Geben unwirksamer aber mit mehrjährigem Gefängnis bestraft werden; »denn obgleich für die, welche die Wahrheit und Natur der Dinge kennen, es töricht und fabelhaft erscheint, die Gemüter der Menschen durch Speise oder Trank zu Liebe oder Haß zu bewegen, wenn anders nicht Verdacht oder Angst des Empfängers wirken, so soll doch der freche Vorsatz zu schaden nicht ungestraft bleiben«. Dreihundert Jahre später wurde für die Verabfolger von Liebestränken durch welche »gänzliche Entnervung und allmähliches Dahinschwinden«

---

1) OVID, *De arte amandi,* lib. II, vers. 105:
»*Philtra nocent animis vimque furoris habent.*«

2) PAULUS, Digesta XLVIII, 19. De poenis 38. Rec. MOMMSEN, vol. II, p. 853.

3) JUSTINIAN, *Institut.* De publ. jud. IV, 18, 5: »eadem lege et venefici capite damnantur, qui artibus odiosis, tam venenis, vel susurris magicis homines occiderunt.«

4) PAULUS, l. c. V, 23, 15. — REIN, Kriminalrecht, S. 906.

5) Constitutiones regum regni utriusque Sicil. mandante Friderico II Imp. per Petrum de Vinea concinnatae, Neap. 1786, lib. V, no. 108.

veranlaßt würde, eine noch schlimmere Strafe als für Vergifter gefordert, weil derartige Tränke den Menschen nicht eines, sondern vieler Tode sterben ließen[1]). Dies ist in jedem Falle eine unzulässige Übertreibung!

Noch das allgemeine Preußische Landrecht aus dem Ende des 18. Jahrhunderts hat es für erforderlich erachtet, für die Verabfolgung von Liebestränken eigenartige Strafparagraphen zu ersinnen[2]):

§ 867. Wer durch Liebestränke tötet, hat eine zehn- bis fünfzehnjährige Festungs- oder Zuchthausstrafe verwirkt.

§ 868. Im Falle eines dadurch veranlaßten unheilbaren Wahnsinns soll acht- bis zehnjährige Festungs- oder Zuchthausstrafe stattfinden.

§ 869. Ist durch einen solchen Liebestrank eine andere Krankheit verursacht worden, so soll nach Beschaffenheit ihrer Gefahr und Dauer eine vier- bis achtjährige Zuchthaus- oder Festungsstrafe erkannt werden.

Daß durch Gifte, die als Liebestränke gereicht worden sind, oft Menschen ein vorzeitiges Ende gefunden haben, ist unbezweifelbar. Ein Opfer eines solchen wurde nach alten Berichten der Dichter LUCRETIUS, der geistvolle Verfasser des Werkes »Über die Natur der Dinge«. Eine eifersüchtige Geliebte oder seine eigene Frau LUCILA soll ihm einen solchen gegeben haben. Römer und Christen haben das angebliche geistige Leiden dieses originellen antiken Denkers, ein jeder für ihre Zwecke, sich dienstbar gemacht. Ob es eine Fabel oder Wahrheit ist, ob LUCREZ, durch den geistesstörenden Trank veranlaßt, sich in so jungen Jahren das Leben genommen hat — immer leuchtet die Tatsache aus den Mitteilungen hervor, daß man Liebestränke auch als Gifttränke angesehen hat, die nicht nur Kranksein, sondern auch den Tod herbeiführen können. PLINIUS wies auf die Verderblichkeit solcher Philtra unter Anführung eines Beispiels hin: »Ich erinnere mich,« so sagt er, »daß LUCULLUS, ein sehr berühmter Befehlshaber, durch einen Liebestrank zugrunde gegangen ist[3]).

Schon im dritten Jahrhundert v. Chr. ließ THEOKRIT[4]), ein liebestolles Weib, eine »Zauberin«, deren Geliebter sich von ihr abgewendet zu haben schien, sagen:

*»Hat nicht andere Lust er gesucht und unser vergessen?*
*Jetzt nun mit Liebestränken umfang' ich ihn. Aber wofern er*
*Mehr mich betrübt — bei den Moiren! An des Hades Tor soll er klopfen!*
*Solch ein verderbliches Gift bewahr' ich ihm, mein' ich im Kästlein,*
*Wie ein assyrischer Fremdling, o Herrscherin, mich es gelehrt.«*

---

1) HIPPOLITI DE MARSILIIS *Commentarii,* Lugduni 1551, § ad legem Corneliam p. 2: »quod non semel moriuntur sed millies«.

2) Allgemeines Landrecht für die Preußischen Staaten, Zweiter Teil, Titel 20, Berlin 1794, Bd. 4, S. 1299.

3) PLINIUS, *Histor. natur.,* lib. XXV, cap. VII: »..... memor Lucullum imperatorem clarissimum amatorio periisse.«

4) THEOKRIT, *Idyll.,* II, Vers 159:

»νῦν μὰν τοῖς φίλτροις καταδήσομαι αἰ δ' ἔτι καί με
λυπεῖ, τὰν 'Αίδαο πύλαν ναὶ Μοίρας ἀραξεῖ.
τοῖά οἱ ἐν κίστᾳ κακὰ φάρμακα φαμὶ φυλάσσειν,
'Ασσυρίω δέσποινα παρὰ ξείνοιο μαθοῖσα.«

Als Giftstoffe von besonders unangenehmem Charakter, die zu Liebestränken Verwendung gefunden haben, gehören in erster Reihe die tropeinhaltigen Nachtschattengewächse und voran unter diesen der Stechapfel, *Datura Stramonium*, dessen Samen in weinigem Auszug oder als Pulver eingegeben wurde, und das schwarze Bilsenkraut, *Hyoscyamus niger*. Der Stechapfel galt stets als ein Mittel der Hurenwirte, schlimmer Mädchenverführer, entarteter Buhlerinnen und frecher Wollüstlinge, um ihre Opfer außer in einen Zustand von mehr oder minder starker Besinnlosigkeit noch in den der geschlechtlichen Raserei zu versetzen. Auch der Alraun (*Atropa Mandragora*) diente in bestimmten Mengen diesem Zwecke.

Eine dritte Gruppe von giftigen Liebesmitteln, die auch freiwillig eingenommen werden, decken sich in ihren Folgen am Menschen mit dem pharmakologischen Begriffe des Aphrodisiacums: Sie enthalten meist Stoffe, die den Genitalapparat eventuell bis zur Entzündung reizen können. Dahin gehören vor allem die Mischungen, die spanische Fliegen oder anderes, kantharidinhaltiges Material in sich schließen und als »Diavolini di Napoli, Love powder, Pastilles galantes« usw. bezeichnet werden. Schon im alten Rom fanden die Kanthariden reichlich für diesen Zweck Verwendung. Der berühmte PROSPER COLONNA, der Heerführer der gegen FRANZ I. von Frankreich in der vom Papst HADRIAN VI., dem Kaiser KARL V., dem König von England, von Mailand, Florenz usw., gebildeten Liga soll im Jahre 1523 an einem solchen Mittel gestorben sein. Als der Admiral BONNIVET in Italien eingezogen war, befand sich der alte COLONNA schon in keinem guten Gesundheitszustande. Er ließ sich in einer Sänfte tragen, als er dem sich zurückziehenden BONNIVET folgte. In Mailand jedoch starb er, wie berichtet wird, weil er ein Aphrodisiacum in geiler Unmäßigkeit genommen hatte.

Man nahm sogar an, daß man auch noch lange nach dem Einnehmen eines Liebestrankes sterben könne. Dies ist möglich, wenn z. B. durch Kanthariden oder ähnlich wirkende Stoffe eine chronische Nierenentzündung bewirkt worden ist. So wird berichtet, daß der Dichter PETRUS LOTICHIUS (SECUNDUS) an einem ihm in Bologna kredenzten Liebestrank mehrere Jahre später (1560) in Heidelberg gestorben sei[1]).

4. Außer den Tränken für die Erregung von Liebe zu einer bestimmten Person wurden auch solche gereicht, *die Liebe auslöschen* oder sogar dafür *Haß zu erregen* geeignet sein sollten, was natürlich unmöglich ist. In den Deklamationen des QUINTILIAN, die sehr wahrscheinlich an Vorkommnisse seiner Zeit anknüpften, wird die Klage eines Jünglings vorgeführt, der wegen eines von seiner Geliebten ihm gereichten derartigen Trankes die Klage auf Vergiftung erhob[2]).

Auf dem Konzil in Pavia im Jahre 850 wurden die Haß erregenden den Liebestränken in der Beurteilung und der Verurteilung gleichgestellt.

---

1) LEYSER, Meditat. ad Pand. Spec. DCIX med. 25, vol. IX, p. 174.

2) QUINTILIAN, *Declamat.*, Decl. XV: »Veneficii agis ... ita bibisti potionem, quae finem cupiditatibus daret, premeret ardorem, desideria restringeret?

Mit Recht sah man in den Darstellerinnen und Verabfolgerinnen auch Vergifterinnen[1]).

## Viertes Kapitel.

### Aberglaube in bezug auf Gifte. Kreuzzüge. Pest. Angebliche Brunnenvergiftungen durch Juden und Christen.

1. Neben dem Wissen über Gifte bestand auch Unwissenheit bzw. Aberglaube darüber. Manche Stoffe wurden zu Gift gestempelt, die keine waren, oder man gab auch unter dem Scheine nicht giftiger Stoffe starke Gifte ein. So schildert JUVENAL, daß CAESONIA, die letzte Frau des CALIGULA ihrem Manne als Liebestrank »das Hirn eines frischgeborenen Füllens«, oder, wie andere übersetzen, des »frischgeworfenen Füllens Stirngallerte[2]«) eingegeben habe, wodurch er geisteskrank geworden sei. In seiner so erlangten krankhaften Gehirnerregung hätte er, ohne Unterschied des Standes, Senatoren wie Ritter foltern und töten lassen. Nach SUETON hätte man seinen Zustand, der mit dauernder Schlaflosigkeit, mit schreckhaften Äußerungen und Sinnestäuschungen einherging, geglaubt, auf eine Vergiftung durch CAESONIA zurückführen zu müssen[3]). Die ganze Erzählung trägt den Stempel der Unwahrscheinlichkeit, selbst wenn man annehmen wollte, daß ihm wirklich ein erregendes Gift — freilich nicht das, was als solches berichtet wurde —, vielleicht sogar wiederholt beigebracht worden ist; denn CALIGULA war schon in seiner Jugend ein Epileptiker[4]) und litt später, meiner Überzeugung nach, an *epileptischem Irresein.*

Eine andere Jahrhunderte hindurch geglaubte Unmöglichkeit ist die, daß der Meerhase, *Aplysia depilans*, eine ganz besonders starke Giftwirkung besäße. Im 18. Jahrhundert berichtet man als Ergebnis von Versuchen, daß der Saft dieser Meerschnecke Entzündung und Schwellung der Haut erzeuge. Dem ist widersprochen worden. Das Tier birgt in sich einen Anilinfarbstoff, den es, auch freiwillig, von sich gibt. Aber selbst wenn ihm örtliche Reizwirkungen zukämen, so würde, entgegen alten Berichten[5]), eine Allgemeinvergiftung dadurch nicht erzielt werden können. TITUS soll — so nahm man fälschlich an — dadurch von DOMITIAN vergiftet worden sein.

---

1) MANSI, *Sacror. conciliorum nova collectio*, Venetiis 1769, tom. XIV, p. 938: »Quia pestiferas adhuc stirpes et reliquias artis magicae in tantum vigere ad nos perlatum est ut quaedau maleficae *illicitum amorem* aliorum mentibus, aliis vero *odium immittere* dicantur, quaedam etiam venenariae sunt ut quosdam peremisse multo populi rumore deferantur; hujusmodi diaboli ministras ... sub acerrima poenitentia redigendas statuimus.«

2) Vgl. vorher Hippomanes.

3) SUETON, *Caligula*, cap. 50: »Creditur potionatus a Caesonia uxore amatorio medicamento sed quod in furorem verterit. Incitabatur insomnia maxime .....«

4) Ibidem: »Puer comitiali morbo vexatus .....«

5) GLYCAS, *Annales*, Venet. 1729, III, p. 27: ὁ λαγωὸς ὁ θαλάσσιος ταχεῖαν καὶ ἀπαραίτητον τὴν φθορὰν ἐπιφέρονται«, d. h. der Meerhase bringt den Menschen einen schnellen und unerbittlichen Tod. Auch ibid. p. 185.

Eine noch weitere Verbreitung hatte die törichte Meinung gefunden, daß der gepulverte Diamant vermöge seiner Härte Menschen töten könne. So erzählt JOHANNES VICTORIENSIS, der ungefähr um das Jahr 1300 lebte, daß Kaiser FRIEDRICH II. dadurch »vergiftet« worden sei; denn dieser Stein, »welcher die Kraft habe Eisen anzuziehen, hätte ihm die Eingeweide zerrissen«. In Wahrheit kann der gepulverte Diamant, ebenso wie gepulvertes Glas ohne Schaden verschluckt werden. Deswegen ist durch ihn auch nicht — wie man angegeben findet — ein Markgraf LUDWIG von Brandenburg gestorben[1]). Vielleicht war dem Diamantpulver — wofern überhaupt ein Wahrheitskern in der Erzählung liegt — Bleiazetat zugemischt worden in jener Zusammensetzung, die angeblich das übelberüchtigte »Poudre de succession« gehabt haben soll.

## Angebliche Brunnenvergiftung durch Juden und Christen.

2. Handelte es sich in den berichteten vereinzelten Fällen um Irrtümer in der Beurteilung von Wirkungen gewisser Stoffe, die ohne Konsequenz war, so lag in dem Wahnwitze der Brunnenvergiftung vorzüglich durch Juden, der jahrhundertelang namenloses Unglück, Menschenpein und Menschenverzweiflung über Hunderttausende von Unschuldigen gebracht hat, System. Freilich war es nur eine neue Form des uralten Systems der Judenbeschuldigungen, von denen es ja so gar viele und mannigfaltige gab, und deren eine, nach dem für so gewissenhaft geltenden TACITUS lautete: Die Juden beten in ihrem Tempel in Jerusalem einen Esel an[2]). Jede Zeit schuf neue und oft auch eigenartige Varianten von Gründen für die Massenverfolgung und Tötung dieser über die Welt Zerstreuten, die in Frankreich von LUDWIG IX. und PHILIPP IV., und in Nachahmung davon in Deutschland, besonders von dem Hohenstaufen FRIEDRICH II. und den Luxenburgern HEINRICH VII. und seinem Enkel, dem immer geldgierigen KARL IV., als Leibeigene und noch mehr als Verschacherungsobjekte behandelt wurden. Wie es zur Zeit des ersten Kreuzzuges in dieser Beziehung zuging, meldet kurz und bündig voller Menschenliebe und geschmackvoll der deutsche Chronist EKKEHARD: »Diese [von dem Priester GOTESCALC durch Ostfranken geführten Kreuzzügler] vernichteten auch die so verruchten Überreste der Juden, als wirkliche geheime Feinde der Kirche, in den Städten durch welche sie zogen entweder gänzlich oder nötigten sie zur Taufe ihre Zuflucht zu nehmen, von denen die meisten jedoch später wieder wie Hunde zum Unrat zurückkehrten.« Man darf nicht glauben, daß nur in jener Zeit solche Gesinnungen möglich waren. In einem Geschichtswerk des vorigen Jahrhunderts wurden als Gründe für die Massenmorde an Juden zur Zeit des zweiten Kreuzzuges angeführt: »ihr frecher, zudringlicher Wucher«. Sie wurden verfolgt »wegen ihres hartnäckigen Ver-

---

[1]) ZAPATA, *Mirabilia siv. Secreta medico-chirurgica* per D. SPLEISSIUM 1696, p. 21: »Illustrissimum principem Ludovicum Marchionem Brandeburgensem adamantino pulvere, detestabili manu exhibito, paucis ab hinc annis vita privatum esse, ex relationibus habuimus.«

[2]) TACITUS, Histor., lib. V, cap. IV, edit. NISARD, p. 424.

harrens in ihrem Unglauben, Frechheit im Wucher und betrügerischer Überlistung der Christen, vornehmlich ihrer boshaften und zudringlichen Schlauheit, mit welcher sie auch damals selbst von christlichen Fürsten Begünstigung ihres gottlosen Wesens sich zu verschaffen wußten«. Solche Auslassungen können für bewußte Lügen oder für Produkte platter Unwissenheit in bezug auf die Geschichte der Juden und die sozialökonomischen Zustände jener Zeiten gehalten werden. Ich nehme das letztere an, weil die Dummheit doch noch verbreiteter ist als die Bosheit. In Deutschland wurde um das Jahr 1146, zumal durch das Hetzen eines anmaßlichen Kuttenträgers RADULPH, in den rheinischen Städten so gemordet, daß sich schließlich der heilige BERNHARD von Clairvaux genötigt sah, gegen diesen Menschen aufzutreten.

Es kam noch schlimmer! Zwischen 1313 und 1350 wurden die Aussätzigen als von den Juden bezahlte und ausgenutzte Giftträger bezeichnet und demgemäß behandelt: »LUDWIG X. von Frankreich hatte die Juden etliche Male aus dem Königreich vertrieben und zuletzt wieder aufgenommen. Sie rächten die Schmach; denn sie machten die Aussätzigen im Lande anhängig und erhandelten, daß sie *die Brunnen allenthalben vergiften* sollten. Die Aussätzigen empfingen Geld darauf und schwuren den Juden es zu tun. Und sie taten es an vielen Orten. Sie nahmen etwas ihres aussätzigen Blutes und Harns, kneteten damit einen Teig, mengten Krötenlaich und giftige Kräuter darunter und senkten solchen Teig, zu Kügelein gemacht, mit angebundenen Steinen in den Grund der Brunnenquellen. Viele, die davon getrunken, wurden aussätzig, etliche starben.« In die Regierungszeit PHILIPPs V. von Frankreich (gest. 1322) fällt die Zusammenrottung der fanatischen Bauern, »pastoureaux« genannt, die das Heilige Land befreien wollten. Sie begingen wohin sie kamen, und selbst in Paris, in das sie gezogen waren, Schandtaten. Auf ihrem Zuge nach dem Süden vernichteten sie überall die Juden. Man beschuldigte diese, im Verein mit dem König von Granada und den Aussätzigen durch Quellenvergiftung die Christen ausrotten gewollt zu haben. PHILIPP überließ sie dem Volkswahnsinn. Viele starben den Feuertod[1]). Auch die Aussätzigen verbrannte man. Ihr Nachlaß bereicherte den königlichen Schatz, der immer leer war, obschon die im Großen betriebene Falschmünzereien PHILIPPs IV., des Schönen, viel Geld eingebracht hatten. Könige brauchten nicht nur viel, sondern immer noch mehr Geld!

Die schlimmste akute Seuche, die je die Menschheit heimgesucht hat, der schwarze Tod, die *Pest*, hielt ihren Zug über die Erde, ließ Millionen von Menschen sterben und fachte gleichzeitig jene andere, nie vergehende Seuche, den Judenhaß, zum Lodern an. Dieser ist nur ein Kind jener pandemischen Seuchen, die dem Menschengeschlechte eingeboren sind und deshalb immer waren und immer sein werden, unabhängig von dem äußerlichen Anstriche, den man den sogenannten Kulturepochen noch wird

---

[1]) MEYER, *Annales rerum Flandricarum*, lib. XI, 1561, p. 116: »per totam Galliam et Flandriam capi leprosos tam foeminas quam viros jussit et vivos cremari, ideo quod fontes aquarum ac puteos veneno infecisse dicerentur, conducti ad id a Judaeis et Saracenis.«

geben mögen: der stumpfsinnigen Roheit, der neidischen Habsucht und der organisierten Lüge. Wer das, was in den Jahren 1349 und 1350 am Juden verübt wurde, nur »schreckliche Wirkungen von Volksvorurteilen« nennt, bezeichnet mit diesem glätten sollenden Ausdruck doch nichts anderes als die eben bezeichneten moralischen Seuchenformen, die, keiner Zeit und keinem Erdenraume fremd, ihre verheerende Energie zeitweise nur scheinbar latent sein lassen. Sie sind immer lebendige Kraft, die sich heute als Verfolgung Andersgläubiger, morgen der Andersdenkenden, übermorgen als Kriegsgeschrei gegen Erbfeinde kundgibt, und in Ewigkeit im Grunde nur Habenwollen im weitesten Sinne des Begriffes bleiben wird, auch wenn es nur immaterielle Seelen oder Gesinnungen sind.

Mit Ausnahme von Litauen, wo die Juden auf Bitten ESTHERs, der Geliebten CASIMIRs des Großen von Polen, von diesem in das Land aufgenommen und geschützt wurden, schuf ihnen auch der Papst CLEMENS VI. in Avignon eine Sicherheit des Heims und des Lebens. So berichtet KOENIGSHOVEN, der 1393 Kanonikus an der Thomaskirche in Straßburg war[1]: »Von diesen sterbotte wurdent die Juden in der welte verlümet [verleumdet] und gezigen [geziehen] in allen landen, das sü es gemacht hattent mit vergift die sü in wasser und in burnen soltent geton han. und derumb wurdent die Juden verbrant von dem mer untz in dütsche lant one zu Avion [Avignon], do beschirmete sü der bobest [Papst].«

Ähnlich hatte es schon vorher der gerade um die angegebene Zeit lebende MATTHIAS von Neuburg erzählt: »Man beschuldigte die Juden, daß sie diese Pest veranlaßt oder verschärft hätten dadurch, daß sie Gift in Quellen und Brunnen geworfen[2]). Man verbrannte sie vom Meeresufer an bis nach Deutschland, nur nicht in Avignon, wo sie der Papst CLEMENS VI. schützte.« Am scheußlichsten verfuhr man mit ihnen zuerst in der Schweiz, von Chillon bis Basel und Bern. Man baute in Basel hölzerne Schuppen, trieb sie dort hinein und verbrannte sie. Dasselbe geschah in Freiburg im Breisgau. Damit war für die rheinischen Städte die Methode geliefert, die in Straßburg, Speyer, Worms usw. getreulich befolgt wurde[3]), wenn nicht, wie in Worms und Speyer, die Gepeinigten vorzogen, sich selbst in ihren Häusern oder Synagogen zu verbrennen. In Speyer stahlen dann die biederen Ratsherren alle Werte in Gold und Silber in dem Judenviertel. In Straßburg hatte der gottesfürchtige Pöbel den zur Verbrennung Geführten die Kleider vom Leibe weggeraubt mit dem Gelde, das darin war. Am 14. Tage des Jahres 1349 wurden in Straßburg fast 2000 Juden verbrannt. Der damalige Bürgermeister, der edle, später seines Vermögens beraubte und verbannte PETER SCHWARBER, warf den Bürgern vor, daß das größte Verbrechen der Juden ihr Reichtum wäre[4]). Leider wehrten sich — wie

---

1) KOENIGSHOVEN in Chronik deutscher Städte, Bd. 9, S. 760.

2) MATTHIAE NEOBURGENSIS *Chronica*, edit. STUDER, Zürich 1867, cap. 116, p. 159: »Et infamati sunt Judei, quod hujusmodi pestilenciam fecerint vel auxerint, fontibus et puteis injecto veneno. Et cremati sunt a mari usque ad Alamanniam preterquam Avionionis ....«

3) FRITSCHE CLOSENERS *Chronik* in: Chronik der deutschen Städte, Bd. 8, S. 104: »Do man zalte 1349 jor, da wurdent die Juden zu Strosburg verbrant in irenem Kirchof uf eime hultzinen geruste ....«

4) SCHOEPELINI Alsatia illustrata, tom. II § 636, p. 343.

eine gerade damals verfaßte Chronik meldet —[1]), die Juden nur in Mainz, wo sie mannhaft an zweihundert Christen erschlugen. Zwölftausend von ihnen verbrannten sich aber selbst in ihren Häusern. Der Kaiser KARL IV. vermochte nicht zu helfen. Ja, es gab sogar einen gemütvollen deutschen Fürsten, den Landgrafen FRIEDRICH von Thüringen, der den Rat der Stadt Nordhausen aufforderte, die Juden, weil sie Gift in die Brunnen geworfen hätten, um die Christen zu töten, »Gott zu Lobe« zu verbrennen, wie er selbst es hätte tun lassen[2]). Der Erzherzog ALBERT von Österreich belegte die Stadt Krems, in der auch gemordet worden war, mit Brandschatzung und plünderte auch andere Städte, in denen dies geschehen war. In Straßburg, wo die Juden hohes Schutzgeld zahlten, versuchte die Behörde sie zu schützen. Schon waren die Zünfte beruhigt worden, als die Fleischer das Brennen und Stehlen begannen und den Pöbel hetzten: »Die stat [Straßburg] hette gut genomen von den Juden und hetten sü getroste uf ein zil und hette in das briefe wol versigelt geben und hettent ouch solichen friden ... derzu viel ein gezig uf die Juden daz sü soltent die bürnen und die wasser han vergiftet. Des murmelte daz volk gemeinliche und sprechent, man solt sü verburnen. *Des wolt der rot nüt dun*[3]).«

Es bedarf nicht des Hinweises, daß es absolut unmöglich ist, die Pest zu erzeugen oder zu befördern, dadurch, daß man lepröse Abfälle in eine Quelle oder einen Brunnen wirft. Die Pest nahm ihren Ausgang wahrscheinlich von China und wanderte dann über Indien weiter aus Ländern und in Gebiete, in denen es keine Juden gab. Und wo sie auf Juden traf, da tötete sie dieselben prozentual so, wie sie Christen, Mohammedaner und »Heiden« tötete, weil die Krankheiten bis jetzt noch glücklicherweise nach Naturgesetzen ihre Opfer treffen und nicht nach amtlich bescheinigtem Stand und Religionsbekenntnis.

Das Gift sollte in Säckchen von den Juden in die Brunnen geworfen worden sein. Das Mordgesindel machte sich dies zu Nutzen und — viele solcher Beutel fanden sich in Brunnen, von ihm hineingeworfen. Die Juden ließen durch die angesehensten Ärzte öffentlich erklären, daß die Pest lediglich durch Ansteckung sich verbreite. Die beutelüsterne Menge, geführt von den fanatischen Geißelbrüdern, erschlug die Gutachter samt den Juden. Es nützte auch nicht, auf das Naheliegendste hinzuweisen, daß die Juden ja das gleiche Wasser wie die Christen tränken, mithin nicht gegen ihr eigenes Leben handeln würden: die Hetzer hatten das Volk in der Hand. Dummheit im Verein mit Habsucht und schnödem Blendwerk angeblicher religiöser Schwärmerei herrschten über die Gaue, besonders Deutschlands[4]). Dabei wurden an vielen Orten, z. B. in Goslar und Wien,

---

[1]) Annales HAINRICI Mnachi ad annum.

[2]) Das Schreiben ist abgedruckt in: LESSER, *Histor. Nachrichten von Nordhausen,* S. 613 und vollständiger in HAESER, *Geschichte der epidem. Krankheiten,* Jena 1865, Anh. S. 43: »Ir Ratesmeyster unde rat der stat zcu northuzen wysset, daz wir alle unze Juden haben lozen burnen .... wenne sy die kristenheit getot wolden haben mit vor gift dy sy in alle borne geworfen haben ... dor umme roten wir uch dazir uwere Juden lozet toten gote zcu lobe ...«

[3]) FRITSCHE CLOSENER's Chronik (1362) l. c. S. 127.

[4]) Mit Bedauern muß festgestellt werden, daß noch in einem modernen Geschichtsauszug, der in die Hände der Jugend gelangt, steht, daß die damaligen Judentötungen sich »gegen,

ebenso viele, ja noch mehr Juden von der Pest befallen als Christen, und manche Städte wurden verheert, in denen, wie z. B. in Magdeburg und Leipzig, keine Juden wohnten. Über zwei Jahre hielten die Grausamkeiten an.

Da, wie ich auseinandersetzte, die Gründe für das Entstehen von Ereignissen, wie die Judenverfolgungen, nicht durch äußere Umstände, sondern durch die verfolgenden Menschen bedingt sind, so darf es nicht wundernehmen, wenn auch in anderen Zeiten irgendwelcher Anstoß als Auslöser von blödem Aberglauben und destruktiven Tendenzen gewirkt hat. So verfolgte man in Italien im Jahre 1536 Leute, die die Pest dadurch erregen und sich fortpflanzen lassen sollten, daß sie Türpfosten und Türklopfer der Häuser beschmierten und giftige Pulver den Menschen in die Kleider streuten. Während der Pest, die 1630 in Mailand wütete, verfolgte man die angeblichen Verursacher derselben, die »Salber«, die an die Häuser giftige, infektiöse Salben schmierten. An den Mauern sah man hier und da solche Flecke[1]). Dieser Wahn übertrug sich auch auf Deutschland. Aus dem Jahre 1670 liegt die folgende obrigkeitliche Mitteilung vor:

»Nachdem auch in Erfahrung kommen, daß eine Anzahl Landstreicher sich in Teutschland, theils als Pilgrim, theils als Krämer und Citronen Händler eingeschlichen, die eine *gelbe Salbe* bei sich führeten, womit sie die Brunnen und andre Sachen so die Menschen brauchen und berühren müssen, vergiftet, als sind in verschiedenen Reichs-Städten Patente angeschlagen und jedermann gewarnte auch zu fleißiger Achthabung erinnert, wie denn auch würklich ertappt und darum bestraft worden.« Ja, im Jahre 1546, während des Schmalkaldischen Krieges, veröffentlichten der Kurfürst JOHANN FRIEDRICH von Sachsen und der Landgraf PHILIPP von Hessen ein Manifest, in dem sogar der Papst PAUL III., »der Römische Antichrist, des Teufels Werkzeug, beschuldigt wird, den Krieg begonnen, vor Jahren durch bestellte Brenner das Land Sachsen arg heimgesucht zu haben und jetzt auch Vergifter aussende, welche die Brunnen und andere stehende Gewässer vergiften sollten, so daß, was von Brand und Schwert übriggeblieben, durch Gift zugrunde ginge«[2]). Sie ermahnten jedermann, solche Mörder zu ergreifen und ihnen den Prozeß zu machen. Einige Tage später kündete der Herzog JOHANN WILHELM des Kurfürsten Sohn, daß in der Nähe von Weimar ein Italiener festgenommen worden sei, der bekannt habe, der Papst hätte ihm Geld gegeben, um Deutschland mit Brand und Gift heimzusuchen. Diese Manifeste tragen mindestens den Stempel einer sehr regen Phantasie.

---

die durch Verleihen von Geld gegen Zinsen reich gewordenen Juden richteten. Sie sollten die Brunnen vergiftet haben.« *Diese Darstellung fasse ich als böswillige Jugendvergiftung auf.*

[1]) J. RIPAMONTIUS, *De peste*, Mediolani 1641, p. 74: ». . . . ut eodem tempore et unctores in urbe quotidie punirentur . . . . Ac mirum sane dictu: reperti quidam sunt instructi arculis et ampullis et omni apparatu flagitii . . . . Prima et certissima lethalium, unguentorum et humanae fraudis in creanda vel alenda peste suspicio sedit animis, posteaquam frontes parietesque aedium, per totam urbis longitudinem dextra, laevaque grandioribus per intervalla maculis contaminati apparuere . . . .«

[2]) SLEIDANUS, *De statu religionis et reipublicae* . . . . 1555, fol. 299 v.: »pontificem, antichristum Romanum, organum sathanae . . . . nunc emisisse veneficos, qui puteos et aquas stagnantes corrumpant, ut quod ferro supererit et armis, hoc isti veneno perdant.«

Noch im 19. Jahrhundert, also schon in einer Zeit, in der, nach der törichtsten Phraseologie, das Volk »aufgeklärt« sein sollte, kam es in Süditalien zu Ausbrüchen verheerenden Wahnes. Unter FERDINAND II. (1830—1859) war großes Elend in Palermo. Das Volk geriet nach und nach in eine unbeschreibliche Erregung, so daß es schließlich bei jedem Unglück, von dem es betroffen wurde, annahm, daß der König es veranlaßt habe. Infolgedessen fand denn auch, als 1837 die Cholera ausbrach und bei den schlechten sanitären Verhältnissen in fünf Wochen 27000 Menschen in Palermo starben, das Gerücht allerwärts Glauben, der König habe seinen Helfershelfern und den Ärzten befohlen, die Einwohner zu vergiften. Er habe es nicht ungern gesehen, daß Sizilien heimgesucht werde. Infolge dieses Wahnes kam es zu den entsetzlichsten Tötungen von Menschen, die in den Ruf gekommen waren, Vergifter zu sein. Man glaubte nur noch an Giftwirkungen. Überall flog bei dem Volke das Wort Gift von Mund zu Munde. Die Kranken verbarg man, Ärzte und Arzneien lehnte man ab. Jeder auf der Straße wurde als Giftträger verdächtigt. Ein Knabe, der eine Blechschachtel trug, wurde der Polizei übergeben, weil man in der Schachtel Gift vermutete. Es waren darin Kürbissamen, die zum Beweise ihrer Harmlosigkeit gegessen werden mußten. Ein Brunnenmeister wurde beschuldigt, das Wasser vergiftet zu haben. Man ermordete ihn, schleifte seinen Leichnam durch die Straßen von Palermo und suchte die Bevölkerung zu weiteren Tötungen von verdächtigen Vergiftern aufzustacheln. Zwei der Täter wurden durch kriegsgerichtliches Urteil erschossen, andere kamen für viele Jahre auf die Galeere, die minderjährigen ins Gefängnis[1]).

Im Jahre 1853 wütete die Cholera im Finisterre und sonst in Frankreich. Als die Hauptstadt heimgesucht wurde, klagte das niedere Volk von Paris die Regierung an, Ursache der Epidemie zu sein: Sie hätte Getreide und Wasserquellen vergiftet[2]). Ich werde im letzten Buche über die Quellvergiftung das Erforderliche sagen.

---

[1]) ALF. SANSONE, Gli avenimenti dell 1837 in Sicilia, Palermo 1890, p. 45 ff.

[2]) SOUVESTRE, Les derniers Bretons, Paris 1858, p. 15.

Zweites Buch.

# Die Vergiftungen in ihrer Erscheinung als Krankheiten. Das Erkennen einer Vergiftung.

## Erstes Kapitel.

**Vergiftungen können Krankheiten täuschend ähnlich sehen. Vergiftungen mit einer Zeitgrenze. Aconit. ATTILIUS REGULUS. ARATOS. DRUSUS. GERMANICUS. PLANCINA.**

1. Schon früh erkannten die Menschen, daß unauffälliger und ärztlich schwerer nachweisbar als eine akute, jäh ablaufende Vergiftung die langsam sich ausbildende und abspielende bewerkstelligt werden könne. Bei ihr entwickeln sich das Anwachsen des anfänglichen, durch das Gift bedingten Hauptleidens und die Abhängigkeitssymptome von diesem so wie bei einer Krankheit.

Je mehr die Gesamtheit der Vergiftungssymptome einer sog. natürlichen Krankheit ähnelt, um so schwerer ist das unterscheidende Erkennen — zumal wenn der Verdacht auf ein künstliches Herbeigeführtsein der Erkrankung nicht rege wird. Denn eine natürliche Krankheit ist nichts anderes als eine örtliche oder allgemeine Vergiftung. Aus dieser Erkenntnis ergibt sich als notwendige Folgerung, daß es Verlaufsarten von akuten einmaligen und wiederholten Vergiftungen und natürlichen Krankheiten gibt, die einander zum Verwechseln ähnlich sein können. Es geht dies ja so weit, daß es Erkrankungen an bösartigen Geschwülsten gibt, die nur durch wiederholte Zufuhr bestimmter Giftgruppen entstehen und nicht von gleichartigen zu unterscheiden sind, die ihre Ursache in innerlichen Gründen haben. Um ein natürliches Leiden vorzutäuschen ist es demnach nur erforderlich, Gift und Giftdosis so zu wählen, daß die Symptome möglichst in allmählicher Entwicklung zu der gewünschten Höhe kommen. Eine gewisse Geschicklichkeit darin haben Eingeweihte zu allen Zeiten besessen und auch Erfolge gehabt. Sie kannten und benutzten hauptsächlich zwei der hierfür geeignetsten unorganischen Stoffe: das *Blei* und das *Arsen*. Jedes von ihnen kann ein Siechtum mit sich sukzessiv steigernden Krankheitssymptomen und mit Aussicht auf einen tödlichen Ausgang hervorrufen. Man nahm sogar an, daß von bestimmten Giften auch nur eine einzige Dosis — die man freilich kennen müsse — genüge, um anfangs keine sinnlich wahrnehmbaren Symptome und doch eine allmähliche Untergrabung der Gesundheit zu veranlassen.

2. Ja, man ging sogar so weit, voraussagen zu wollen, wann und selbst an welchem Tage ein solches Gift nach dem Willen des Vergifters Krankheit oder Tod herbeiführen würden. Eine derartige Eigenschaft schrieb man dem Aconit zu, jener Pflanze, die zu besitzen bei Todesstrafe verboten gewesen sein soll: »Man kann Aconit so zubereiten, daß es den Tod in ganz bestimmter Zeit hervorbringt: in zwei, drei, sechs Monaten, in einem, ja sogar in zwei Jahren. Am schwersten töte es nach längerer Zeit, wo der Körper sich abzehre — »venenum lentum et tabificum«[1]) — am leichtesten, wenn es auf der Stelle wirkt[2]).«

Den Scythen sollten ebenfalls Gifte bekannt gewesen sein, die in längerer oder kürzerer Zeit wirkten. Einigen von ihnen sprach man die Eigenschaft zu, eine jahrelange Abzehrung zu veranlassen.

Die Frage, ob es *Termingifte*, »venena ad tempus« oder »venena lenta in certum tempus definita« oder »venena terminata« oder »venena moratoria« gäbe, ist von älteren Ärzten oft behandelt worden. Die besten von ihnen: ein AMBROISE PARÉ, MATTHIOLUS und andere leugneten es, gestützt auf Vernunft- und Tatsachengründe, ohne doch die unbegründete Bejahung der Frage aus der Welt schaffen zu können. So hat sich die törichte Annahme, die schon in früher Römerzeit bestand und die die elementarste Grundlage aller Giftwirkungen, nämlich die individuellen Verhältnisse unberücksichtigt läßt, viele Jahrhunderte lang erhalten können. PARÉ[3]) wies schon gegen das Ende des 16. Jahrhunderts darauf hin, daß das Verhältnis des Menschen zum Gift für dessen Wirkung entscheidend sei: »Es ist sicher, daß das gleiche Gift in gleicher Menge verschiedenen Personen von verschiedener Veranlagung beigebracht, die einen in einer Stunde, die anderen in vier, noch andere in einem Tage töten und gewisse Menschen kaum berühren wird.« Die alte Welt hat manchen Bericht über angebliche Terminvergiftungen geliefert, die — ihre Tatsächlichkeit vorausgesetzt — nichts anderes als chronische, oder besser wiederholte Vergiftungen darstellen. So erzählte der Geschichtschreiber TUDITANUS, von dessen Schriften sich nur Fragmente bei anderen Schriftstellern erhalten haben, daß der von den Karthagern im Jahre 255 bei Tunes geschlagene und gefangene ATTILIUS REGULUS, als er später zu Verhandlungszwecken nach Rom gesandt worden war, dort den vorgeschlagenen Gefangenenaustausch, in den er selbst einbezogen worden wäre, widerraten habe. Die Karthager hätten ihm, so sagte er, ein langsam wirkendes Gift beigebracht, das ihm den Tod durch Siechtum geben würde[4]), nachdem er die Verhandlungen zu einem ihnen günstigen Abschluß gebracht haben würde.

3. Berühmt geworden ist auch die Vergiftung, die ARATOS, der Sikyonier, der den Achäischen Bund öfter geleitet hatte, durch PHILIPP II. von Maze-

---

1) SUETON, Tiberius, Kap. LXXIII.

2) THEOPHRASTUS, Histor. plantar., lib. IX, cap. XV und XVI.

3) AMBROISE PARÉ, Œuvres, livre XXI, chap. III, Paris 1614, p. 750.

4) AULUS GELLIUS, *Noctium Atticarum commentarius*, lib. VI, cap. IV: .... »venenum sibi Carthaginienses dedisse non praesentarium, sed ejusmodi quod mortem *in diem* proferret; eo consilio, ut viveret quidem tantisper quoad fieret permutatio, post autem, grassante sensim veneno, contabesceret.«

donien im Jahre 213 v. Chr. erleiden mußte. Dieser gab, wie PLUTARCH[1]) und POLYBIUS[2]) berichten, dem TAURION den Befehl, den ARATOS auf eine unmerkliche Weise, am liebsten durch Gift, aus dem Wege zu räumen, wenn er selber nicht zugegen wäre. TAURION begann damit sich mit ARATOS anzufreunden. Dann brachte er ihm Gift bei, jedoch kein rasch wirkendes, starkes Gift, sondern eines, das zuerst im Körper eine Fieberhitze und einen trockenen Husten erregt und dann so ganz allmählich den Zustand in eine Auszehrung überführt. ARATOS, der die Ursache seines Leidens kannte, ertrug es still, *wie wenn er an einer gewöhnlichen Krankheit litte.* Nur einmal, als ein Bekannter, KEPHALON, sah, wie er wieder Blut auswarf, sagte er: »Das ist der Lohn für königliche Freundschaft.«

Die Art des angeblich aufgenommenen Giftes ist nicht sicher feststellbar. Falls es sich hier nicht um eine Lungenaffektion, die mit hektischem Fieber, Husten und zeitweiligen Blutungen einherging, gehandelt haben sollte, so käme nur *Blei oder Arsen* in Frage. Von beiden findet sich schon bei CELSUS die Angabe, daß sie Abzehrung erzeugen könnten. Arsen macht auch, wenn es chronisch vergiftet, gelegentlich Lungenblutungen und Arsen und Blei vermögen Fieber zu erzeugen.

Eine ganz andere Art von Gift sollte derselbe PHILIPP dem Sohn des ARATOS, dessen Frau er verführt hatte, beigebracht haben. »Es war keines von den tödlich wirkenden, sondern von denen, die nach Berechnung die Vernunft verlieren und in Wahnsinn versinken lassen. Er verfiel dadurch in fürchterliche, eigenartige Zustände, in denen er häßliche, schändliche Taten als Ausfluß krankhafter Leidenschaften beging[3]).« Obschon man im Altertume zur Genüge Solanaceen mit einem Gehalt an Tropeinen, z. B. *Hyoscyamus niger,* das Bilsenkraut, in ihren, die seelische Verfassung störenden Wirkungen kannte, wird eine solche hier wohl kaum zur Verwendung gelangt sein. Mir scheint es sich hier um eine idiopathische Geisteskrankheit gehandelt zu haben.

4. So berichtet auch TACITUS, daß der übermächtige Günstling des Kaisers TIBERIUS, SEJANUS, der den zunehmenden Groll des Kaisersohnes DRUSUS gegen ihn und seine wachsende Machtfülle merkte, in einem gegebenen Augenblick (im Jahre 23 n. Chr.) ihn durch den Eunuchen LYGDUS vergiften ließ. Es wurde ein Gift gewählt, dessen langsame, unmerk-

---

1) PLUTARCHI *vitae,* edit. BEKKER, LXVI, p. 191: .... »Ταυρίωνα δὲ ἐκέλευσεν ἀδήλῳ τρόπῳ τοῦτο πρᾶξαι, μάλιστα διὰ φαρμάκων, αὐτοῦ μὴ παρόντος· ὁ δὲ ποιησάμενος τὸν Ἄρατον συνήθη φάρμακον αὐτῷ δίδωσιν οὐκ ὀξὺ καὶ σφοδρόν, ἀλλὰ τῶν θέρμας τε μαλακὰς τὸ πρῶτον ἐν τῷ σώματι καὶ βῆχα κινούντων ἀμβλεῖαν, εἶτα οὕτω κατὰ μικρὸν εἰς φθορὰν περαινόντων. οὐ μὴν ἔλαθέ γε τὸν Ἄρατον. ἀλλ᾽ ὡς οὐδὲν ἦν ὄφελος ἐλέγχοντι, πρᾴως καὶ σιωπῇ τὸ πάθος, ὡς δή τινα νόσον κοινὴν καὶ συνήθη νοσῶν, διήντλει. πλὴν ἑνός γε τῶν συνήθων ἐν τῷ δωματίῳ παρόντος ἀναπτύσας δίαιμον, ἰδόντος ἐκείνου καὶ θαυμάσαντος, »ταῦτ᾽ εἶπεν ὦ Κεφάλων ἐπίχειρα τῆς βασιλικῆς φιλίας᾽.«

2) POLYBII *Historiae,* lib. VIII, cap. XIV, Parisiis 1839, p. 396: .... »καὶ γὰρ ἦν ἡ δύναμις οὐ τῶν παρ᾽ αὐτὸν τὸν καιρὸν ἀπολλυουσῶν, ἀλλὰ χρόνον ἔχουσα, καὶ διάθεσιν ἐργαζομένη.«

3) PLUTARCHI *vitae,* edit. BEKKER, LXVI, p. 193: .... »τὸν δ᾽ υἱὸν αὐτοῦ ὁ Φίλιππος οὐ θανασίμας ἀλλὰ μανικοῖς ἐξέστησε τοῦ λογισμοῦ φαρμάκοις, καὶ παρέτρεψεν εἰς δεινὰς καὶ ἀλλοκότους ἐπιφοράς, πράξεων ἀτόπων καὶ σὺν αἰσχύνῃ παθῶν ὀλεθρίων ὀρεγόμενον.«

liche Wirkung *die Fortschritte einer natürlichen Krankheit widerspiegeln sollte*[1]).

Wie der Sohn, so wurde, wie man annahm, auch der Neffe des TIBERIUS, GERMANICUS, auf Betreiben des Statthalters LUCIUS CALPURNIUS PISO im Jahre 19 in Antiochia vergiftet. In seiner im Senat gegen PISO gehaltenen Rede hielt TIBERIUS diese Todesursache zwar noch für zweifelhaft und erst zu erweisen[2]), und von dem Giftmorde schien sich PISO in seiner Verteidigungsrede auch reingewaschen zu haben, doch blieb manches in den Vorgängen unaufgeklärt. Man hat den Eindruck, als wenn TIBERIUS, der den Tod des PISO unter allen Umständen erfolgen lassen wollte, noch eine zweite Vergiftungsaffäre in seiner Familie von der Öffentlichkeit fernzuhalten bestrebt war, zumal er dem GERMANICUS nicht sehr günstig gestimmt war und dem PISO sogar Verhaltungsmaßregeln gegen diesen (mandata in Germanicum) gegeben hatte. Es ist möglich, daß die Frau des PISO, die PLANCINA den Giftmord geplant und hat ausführen lassen. Denn es wird berichtet, daß SENTIUS, als er Führer der Truppen in Syrien durch Wahl geworden, ein wegen ihrer Vergiftungen in der Provinz verrufenes und der PLANCINA sehr teures Weib, MARTINA, verhaften und nach Rom schicken ließ, von wo sie durch VITELLIUS, VERANIUS und andere Ankläger reklamiert wurde[3]). Bezeichnenderweise starb diese Vergifterin, die Mitwisserin vieler Geheimnisse, auf dem Transporte plötzlich in Brundisium. Man fand Gift in einem ihrer Haarknoten[4]). Wahrscheinlich lag es nach damals nicht seltener Mode in der hohlen Haarnadel verborgen[5]).

## Zweites Kapitel.

Geistesstörungen durch Gifte. Betäubung verurteilter Hexen. Altsitzerkraut. ARRHIDAEUS. SILVANUS. CARACALLA. ALDALOAD. AJO. TOMMASO ANIELLO.

1. Neben anderen durch gewisse Gifte erzeugbaren Krankheitsäußerungen oder bleibenden Schädigungen des menschlichen Körpers können durch Gifte auch vorübergehende oder nicht mehr weichende Nerven- bzw. Geistesstörungen als Nachleiden sich einstellen, selbst wenn nur eine einmalige akute Giftwirkung stattgefunden hat. Es braucht z. B. nur an die so sehr vielen Geisteskranken erinnert zu werden, die das Kohlenoxyd in allen seinen Vorkommensformen oder der Schwefelwasserstoff, z. B. bei den »wahrsagenden« Pythiae in Delphi oder der Alkohol, oder Blei, oder Arsen, oder Quecksilber, oder die Jodsalze, oder Jodoform, oder

1) TACITUS, *Annales*, lib. IV, cap. VIII: »Igitur Sejanus, maturandum ratus, deligit venenum, quo paullatim irrepente, *fortuitus morbus assimularetur.*«

2) TACITUS, *Annales*, lib. III, cap. XII: »Nam quo pertinuit nudare corpus [Germanici] et contrectandum vulgi oculis permittere differrique etiam per externos tanquam veneno interceptus esset, si incerta adhuc ista et scrutanda sunt?«

3) TACITUS, *Annales*, lib. II, cap. LXXIV: »Isque infamem veneficiis ea in provincia, et Plancinae percaram, nomine Martinam, in urbem misit, postulantibus Vitellio ac Veranio ...«

4) TACITUS, ibid., lib. III, cap. VII: »venenum nodo crinium ejus occultatum ...«

5) Vgl. Buch 7, Cap. 1, Kleopatra.

der Schwefelkohlenstoff, oder von pflanzlichem Material: Tollkirsche, Bilsenkraut, Stechapfel, Mandragora, Coca, Opium u. a. m. dazu gemacht hat. Es kann nicht wundernehmen, daß es solche Stoffe gibt, weil die Geistesstörungen »aus inneren Ursachen«, z. B. die durch Syphilis entstehenden letzten Endes auch nur, direkt oder indirekt, durch chemische Stoffe zustande kommen können. Hat man in früherer Zeit *mentale Gifte* gekannt? Zweifellos! Daß sie bewußt für den genannten Zweck, auch chronisch, verwendet worden sind, scheint mir sicher zu sein. Historisch ist es mehrfach angegeben worden.

2. Der älteste von mir gefundene derartige Bericht bezieht sich auf den Bruder ALEXANDERS des Großen, ARRHIDAEUS, den Sohn PHILIPPS II. und der Tänzerin PHILINNA von Larissa. Diesen, der angeblich vorher geistig gesund gewesen war, soll OLYMPIAS, die Mutter ALEXANDERS, durch Gifte schwachsinnig gemacht haben[1]). Tatsächlich war er es, regierte aber nominell sechs Jahre über Mazedonien. In Wirklichkeit war PERDIKKAS der Regent. Nach dessen Tod wurde ARRHIDAEUS auf Befehl der OLYMPIAS im Jahre 324 v. Chr. ermordet.

Ich führte ferner schon an, wie die Soldaten des ANTONIUS nach Verzehren eines giftigen Krautes akut geisteskrank geworden sind, und daß die berüchtigten Hexensalben, um Sinnestäuschungen und anderes mehr hervorzurufen, Verwendung gefunden haben. Gewisse pflanzliche, narkotische Stoffe besitzen solche Eigenung neben manchen anderen anorganischen und synthetischen.

3. Einen weiteren Bericht über eine angeblich durch Gift erzeugte Geisteskrankheit liefert TACITUS. Aus unbekannten Gründen hatte der Prätor SILVANUS seine Frau APRONIA oben vom Hause auf das Straßenpflaster herabgestürzt. Sein Schwiegervater APRONIUS schleppte ihn vor TIBERIUS. Der Gattenmörder gab, wie es den Anschein hatte verworren, an, die Frau hätte, während er schlief, Selbstmord begangen. TIBERIUS begab sich sofort in das Haus und fand die Zeichen eines gewaltsamen Vorganges. Als damit das Schicksal des Mörders besiegelt war, ließ er sich die Adern öffnen. Man beschuldigte seine erste Frau NUMANTINA, durch Behexung und Giftmischerei den Verstand des Mannes so gestört zu haben, daß er den Mord beging[2]). Sie wurde indessen von dieser Anklage freigesprochen. Hieraus geht die damalige allgemeine Annahme eines solchen Könnens mit Giften hervor. In dem Falle selbst lag irgendein anderer Beweggrund vor, der SILVANUS zum Mord veranlaßt hat.

4. Eine Fabel ist es auch, was die Alemannen, deren der Mordbube CARACALLA tückischerweise viele hatte hinschlachten lassen, später

[1]) ZONARAS, *Annales,* lib. III, cap. VI, Paris. 1686, tom. I, p. 127: »»ἀτελῆ δὲ τὴν φρόνησιν ὄντα, οὐ φύσει τοιοῦτον προαχθέντα, ἀλλὰ τῆς Ὀλυμπιάδος φαρμάκοις διαφθειράσης αὐτῷ τὴν διάνοιαν.«

[2]) TACITUS, *Annales,* lib. IV, cap. XXII, edit. NISARD, p. 101: »Mox Numantina, prior uxor ejus, accusata injecisse carminibus et veneficiis vecordiam marito, insons judicatur.«

behaupteten — als sie nämlich gehört hatten, daß er geisteskrank geworden sei — sie selbst hätten ihn durch magische Künste, oder besser durch künstliche Mittel um den Verstand gebracht[1]).

5. An den Longobardenkönig ADLOALD, der zur Zeit des HERACLIUS, um das Jahr 625 lebte, knüpft sich ein Vergiftungsbericht, der einen der frühesten Hinweise auf die an anderer Stelle dieses Werkes eingehender behandelten Zauber- und Hexensalben darstellt. Der erste Teil desselben beruht im wesentlichen auf Aberglauben, der zweite, der von des Königs Tod durch Gift handelt, kann als wahr angenommen werden. So lautet er: »Der König ADLOALD empfing den EUSEBIUS, den Gesandten des Kaisers MAURICIUS. Er war in schlauer Absicht zu ihm gekommen. ADLOALD wurde nämlich einmal im Bade von ihm, ich weiß nicht mit welcher Salbe gesalbt und seitdem konnte er nichts mehr tun als was ihm EUSEBIUS riet. Dieser riet ihm, die longobardischen Großen umzubringen und sich dann mit allen Longobarden dem Kaiser zu unterwerfen. Zwölf ließ er mit dem Schwerte hinrichten, ohne daß sie etwas verschuldet hätten. Die übrigen wählten, da sie ihres Lebens nicht mehr sicher waren, den Schwager ADLOALDs, den CHAROALD zum König und brachten ADLOALD durch Gift um[2]).«

Ebenso wie dieser Bericht ist der folgende zu beurteilen: »Der Herzog ARICHIS von Benevent sandte seinen Sohn AJO zum Longobardenkönig ROTHARI. Als er in Ravenna angekommen war, wurde ihm hier von schlechten Römern ein Trank gegeben, der ihn um seinen Verstand brachte, und seit jener Zeit war er nie wieder bei vollen und gesunden Sinnen«[3]).

6. Wie nicht nur die Möglichkeit in früher Zeit allgemein angenommen wurde, Menschen für eine gewisse Zeit geistesgestört machen zu können, sondern wie häufig auch diese Praxis geübt worden sein muß, geht unter anderem aus der an anderer Stelle angeführten gesetzlichen Bestimmung der Wisigoten hervor, die jene Frauen treffen sollte, die ihren Männern einen giftigen Trank beibrachten, um sie ihrer Sinne zu berauben. Daß auch Männer zu solchen Mitteln gegenüber ihren Frauen griffen, ersieht man daraus, daß Kaiser LEO einen Mann, der durch ein Gift seine Frau in einen Wutzustand versetzt hatte, um von ihr, als einer Geisteskranken, getrennt werden zu können, scheren und als Mönch in ein Kloster sperren

---

1) DIO CASSIUS, edit. BECKER, tom. II, p. 412: ». . . . ὅτι τὸν Ἀντωνῖνον ἔκφρονα καὶ παραπλῆγα αἱ τῶν πολεμίων ἐπῳδαὶ πεποιήκεσαν. ἀκούοντες γάρ τινες τῶν Ἀλαμαννῶν ἔφασαν ὅτι μαγγαναίαις τισὶν ἐπ᾽ ἐκπλήξει τῶν φρενῶν αὐτοῦ κέχρηνται.«

2) *Chronicarum* FREDEGARII lib. IV, cap. 49: »Legato Mauricio imperatoris nomen Eusebio ingeniose ad se venientem benigne suscepit. Junctus in balneo nescio quibus ungentes ab ipsi Eusebio persuadetur et post inuncionem nec quicquam aliud, nisi quod ab Eusebio hortabatur, facere non potebat . . . . Adloaldus rex venino auctus interiit.«

3) PAULI *Historia Langobardorum*, lib. IV, cap. 42: »Ad hunc regem Arichis dux Beneventi filium suum Ajonem direxit. Qui cum Ravennam venisset, Ticinum pergens, ibi ei Romanorum malitia talis potio data est, quae eum mente excedere faceret; atque ex eo tempore numquam pleni sanique sensus fuit.«

ließ[1]). Kaiser JUSTINIAN verordnete, daß die Darreichung solcher Tränke als Enterbungsgrund zu gelten hätte[2]).

7. Auch viel spätere Jahrhunderte weisen mehr wie einen Bericht über Geisteskrankheiten auf, die, der Annahme nach, durch Gift erzeugt worden waren.

Die für das damalige Frankreich so unheilvoll gewordene Geisteskrankheit KARLs VI. (1380—1422) wurde in seiner Zeit für eine Vergiftungsfolge gehalten. Die eingesetzten Regenten, seine Onkel, ließen das Gerücht verbreiten, daß seine Minister die Vergiftung bewerkstelligt hätten[3]). Tatsächlich litt er wohl an zirkulärem Irresein.

Anders sieht das folgende Ereignis aus.

Spanien hatte durch seine Kriege mit Frankreich Neapel und Sizilien fast zum Verbluten gebracht. Trotzdem wurde im Jahre 1647 eine neue Steuer auf Früchte gelegt. Dies brachte schließlich den Volksunwillen zur zerstörenden Tat. Unter Führung eines jungen Fischers TOMMASO ANIELLO, genannt MASANIELLO aus Amalfi wurde das Schloß des Vizekönigs Grafen D'ARCOS zerstört und dieser verjagt. Man legte auch viele Häuser derjenigen in Asche, die bei der Steuerfestsetzung oder -erhebung beteiligt waren. MASANIELLO, der Raub von Eigentum nicht duldete, war anerkannter Führer einer nach vielen Tausenden zählenden, wenn auch schlecht bewaffneten Volksmenge. Bei einer Verhandlung mit Abgesandten des Vizekönigs wurde auf ihn von gedungenen Banditen, mitten in einer Kirche ein Mordanfall versucht, dem er entging. Mehr als hundert der vom Vizekönig gedungenen Banditen wurden getötet. Am 11. Juli 1647 kam es zu Verhandlungen, die in jeder Beziehung für das Volk günstig verliefen. Nach ihrer Beendigung wurde MASANIELLO, der bisher als Fischer gekleidet war, genötigt, eine reiche Gewandung anzulegen und mit Begleitung eines Kardinals und von Offizieren durch die Stadt zu reiten. In einer Anrede an das ihm zujubelnde Volk erklärte er, da nun Friede gekommen sei, werde er fortan wieder unter ihnen als Fischer leben. Im Palaste umarmte der Vizekönig den sich vor ihm Niederwerfenden. Am 13. Juli, nach einer kirchlichen Feier, legte er seine kostbaren Kleider ab und ging zu Fuß in seine Hütte. An diesem oder dem nächsten Tage änderte sich das Wesen dieses Mannes: er wurde tobsüchtig und beging in diesem Zustande Handlungen wie ein Wahnsinniger. Am 15. Juli mußte er gebunden in sein Haus gebracht werden. Am 16. Juli ging er in die Kirche und sprach zum Volke. Bald nachher überfielen ihn vier vom Grafen D'ARCOS gedungene Banditen und töteten ihn. Man schnitt ihm den

---

1) Novell. LIII.

2) Ann. 542, Nov. (CXV) CXXXVI: JUSTINIANI *Novellae*, edit. LINGENTHAL, pars II, p. 185:
§ 4 .... εἰ μετὰ φαρμάκων ὡς φαρμακὸς συναναστρέφεται ...
§ 5 .... εἰ τῇ ζοῇ τῶν ἰδίων γονέων διὰ φαρμακείας ἢ ἄλλῳ τρόπῳ ἐπιβουλεῦσαι πειραθείη.

3) FROISSART, *Chroniques*, liv. IV, chap. XXX: »on avait le roy, au matin avant, qu'il issit hors du Mans, empoisonné et ensorcelé pour détruire et honnir le royaume de France.«

Kopf ab und zog seinen Leichnam durch die Straßen. Der Graf ließ in der Kathedrale einen Dankgottesdienst abhalten.

Man nahm schon damals an, daß der Vizekönig MASANIELLO, den er am 13. oder 14. Juli zu einem Mahle eingeladen hatte, mit einem akut geistesgestört machenden Stoffe vergiftet habe.

Es kann keinem Zweifel unterliegen, daß Ereignisse, wie sie sich damals im ganzen innerhalb des 7. und 13. Juli abgespielt haben, ein nicht ganz fest gefügtes Gehirn eines plötzlich zum alleinbestimmenden Volksführers erwählten armen Fischers aus dem Gleichgewicht zu bringen geeignet wären. Ist es nur die große seelische Erregung gewesen, die dies bei ihm bewirkt hat? Es liegt ein großes Maß von Wahrscheinlichkeit dafür vor, daß dies nicht der Fall war, sondern daß MASANIELLO wirklich vergiftet worden ist. Gestützt wird diese Annahme durch den Verlauf des Leidens. Am 12. bzw. 13. Juli war dasselbe noch nicht vorhanden. Wäre es der jähe Wechsel seiner Lebensverhältnisse gewesen, der es zuwege gebracht haben sollte, so war dafür in den vorangegangenen, sturmbewegten Tagen mehr Anlaß vorhanden als am 14. Juli, wo das alte Geleise wieder betreten wurde. Wenn er dagegen — was anzunehmen ist — an diesem Tage bei dem Mahle des Vizekönigs oder sonstwo ein Belladonna-Präparat oder Bilsenkraut oder Stechapfel bekommen hat, dann mußten die Symptome alsbald eintreten und eventuell in zwei bis drei Tagen abklingen. Dies war auch der Fall; denn am 16. Juli ging er zum Feste der Mutter Gottes vom Berge Karmel und sprach dort öffentlich. Der Vizekönig sah sich in seinen Hoffnungen in dem Verlaufe der Giftwirkungen getäuscht und ließ ihn deshalb töten. Auch die Symptome sprechen für die Vergiftung durch eines der genannten Nachtschattengewächse: der starke Bewegungsdrang, der Verfolgungswahn, der ihn mit einem Schwerte auf allen und jeden, sogar auf seine Genossen zuschlagen ließ, ferner das berichtete unzusammenhängende Sprechen, das auf Gedankenflucht hinweist, wie sie Tropeine erzeugen, und schließlich der unstillbare Durst — eine Folge der Abnahme aller Drüsenfunktion.

8. Eine Pflanze aus der Gruppe der Nachtschattengewächse, das schwarze Bilsenkraut, hat, wie es scheint, auch sonst als Mittel, das die Sinne betäubt, das Bewußtsein trübt, eine Rolle gespielt. In Luzerner Stadtrechnungen des 16. Jahrhunderts findet man Ausgaben für »Hexentränke aus Bilsamsamen« angesetzt, die man den Scharfrichtern gab, um die von ihnen hinzurichtenden »Hexen« aus einem Rest von Mitleid heraus vorher in eine Art von halbempfindenden Dämmerschlaf zu versetzen. Und noch weiter ging das Verwendungsgebiet von *Hyoscyamus niger* bzw. ihm nahestehender Nachtschattengewächse, zumal der *Scopolina atropoides* (*Hyoscyamus scopolia* L.). Mancher Mord ist mit Hilfe dieses Mittels verübt worden; besonders kamen vor Zeiten in einigen Teilen Litauens solche Vergiftungen bei sog. »Altsitzern«, d. h. alten Männern und Frauen, die sich ins Ausgedinge gegeben hatten, so häufig vor, daß dort noch heute diese Pflanze den Namen des »Altsitzerkrautes« führt, als pflanzliches Gegenstück zum Arsenik, der, dem gleichen Zweck dienend,

als »Altsitzerpulver« bezeichnet wird. Die *Scopolia* war und ist erhältlich. Sie findet sich z. B. in Ostpreußen und Schlesien verwildert in Gras- und Baumgärten. Gelegentlich wurde sie als Präservativ gegen Scharlach und gegen syphilitische Halsgeschwüre gebraucht.

## Drittes Kapitel.

### Das Erkennenwollen einer Vergiftung aus dem Leichenbefunde.

1. Soweit zeitlich zurück die Möglichkeit überhaupt vorliegt, Nachrichten darüber zu erhalten, findet man Angaben über einzelne Befunde an Leichen, die das Vorliegen eines Vergiftungstodes erschließen lassen sollten. Ein zusammenhängendes Bild der alten Anschauungen hierüber ist uns nicht überliefert worden, wohl aber Bemerkungen, die es wahrscheinlich machen, daß man einzelne, auch bei Laien geläufige Kriterien hierfür zu besitzen glaubte. Jedenfalls haben Ärzte nach solchen, angeblich für eine Vergiftung sicheren Merkmalen gesucht. Dies geht aus der Bemerkung von GALEN hervor[1]), »daß Ärzte danach zu forschen pflegen, ob es spezifische Zeichen einer Vergiftung gäbe, da sie, auch ohne daß eine solche vorläge, Veränderungen gefunden haben wollten, wie sie nach genommenem Gifte erkennbar wären.« Bei TACITUS findet man, gelegentlich des Todes der MARTINA die Worte, daß in einem ihrer Haarknoten zwar Gift, aber an ihrem Körper keinerlei Zeichen dafür gefunden worden sei, daß sie davon auch etwas eingenommen habe[2]). Die Voraussetzung, daß anderenfalls ein solcher Nachweis ein sicheres Ergebnis geliefert haben würde, erscheint hier als selbstverständlich, ebenso wie in einer Bemerkung von CICERO in seiner Rede für CLUENTIUS[3]), daß an der Leiche einer Giftgemordeten »alles das, was Zeichen und Wirkung von Gift zu sein pflegt«, gefunden worden sei, als eine Erfahrungstatsache hingestellt wird. Diese Bemerkung bezieht sich nicht auf einen Sektionsbefund, sondern auf Zeichen an der Haut der Leiche.

2. Einzelne solcher angeblich sicherer Vergiftungszeichen finden sich schon in früher römischer Zeit angegeben und sind als wahr viele Jahrhunderte hindurch angenommen worden. Dahin gehören besonders *die dunklen Flecken und die Farbenveränderung an der Haut der Leiche.* In einer der Deklamationen des QUINTILIAN, die von einem vorausgesetzten Giftmordversuch handelt, wird geradezu als Grundsatz ausgesprochen,

---

1) GALEN, *De locis affectis,* lib. V, cap. VII, opera Basileae 1561, p. 69 u. p. 81.

2) TACITUS, *Annales,* lib. III, cap. VII: »... nam vulgatum erat missam a Cnejo Sentio famosam veneficiis Martinam subita morte Brundusii extinctam, venenumque nodo crinium ejus occultatum *nec ulla in corpore signa sumpti exitii reperta.*«

3) CICERO, Oratio pro Cluentio, cap. X, 30.

daß, falls man eine Vergiftung annehmen wolle, man auch den faulen, blaufleckigen, zerfallenden Körper aufweisen müsse[1]). GALEN führt in einer mehr als skeptischen Form, aus der seine Zweifel an der Berechtigung einer solchen Meinung hervorgehen, an, daß »wie die Ärzte sagen« der Körper eines durch Gift Gestorbenen entweder blauschwarz oder schwarz oder gefleckt aussähe, und weiter: daß er auseinanderflösse oder übel röche[2]). So überzeugt war man von der Zuverlässigkeit eines solchen Schlusses, daß viele die Todesursache ALEXANDERs des Großen deswegen nicht in einem Gifte sehen wollten, das ANTIPATER nach Rat und Anweisung des ARISTOTELES gemischt habe, weil die Leiche, obschon sie mehrere Tage, während des Streites der Feldherrn untereinander an einem warmen Orte gelegen habe, sie keine Veränderung wie nach Gift aufgewiesen, sondern sich wie frisch gezeigt habe[3]). Natürlicherweise mußten jedem, der öfter Leichen gesehen hatte, derartige angebliche Vergiftungszeichen sofort als irrige erscheinen, weil sie sämtlich gewöhnliche Leichenerscheinungen darstellen, die in sehr verschiedenartigen Kombinationen sich zu zeigen pflegen. Denn die Totenflecke sind allgemein die Produkte des dem Gesetze der Schwere folgenden Blutes, das sich aus diesem Grunde an den jeweiligen tiefst gelegenen Stellen des toten Körpers oder an denjenigen Teilen, die nur im Vergleiche zu anderen eine größere Tiefe besitzen, in kleineren oder größeren Mengen ausbreiten. Ja, diese Flecke bilden sich sogar bisweilen auf den höchstgelegenen Körperteilen bei der Rückenlage der Leiche an der vorderen Fläche der Beine, wenn dem Tode starke Stauungen im Kreislaufe vorangegangen sind, z. B. bei Erstickten, bei Lungenödem, bei Alkoholismus usw. Gerade dieses Auftreten könnte bei Unerfahrenen die Vorstellung erweckt haben, als läge hier etwas ganz Besonderes, also vielleicht eine Vergiftungsfolge vor. Die Farbe der Leichenhaut könnte nur dann begründetes Auffallen erregen, wenn ein Blutgift während des Lebens eingewirkt hat. Ein derartiges Gift, das in alter Zeit oft genug getötet hat, ist der *Kohlendunst*[4]). Dieser macht aber meistens hellrote Totenflecke und nicht blauschwarze.

Auch der *Schwefelwasserstoff* verändert die Blutfarbe. Er konnte aber als Vergiftungsmittel nicht in Frage kommen. Und selbst wenn er im Kloakengas einmal einen Menschen vergiftet haben sollte, so konnten die gelegentlich danach auftretenden grünlichen Totenflecke keinen Anlaß geben auf Vergiftung zu schließen, da man einmal solche toxische Be-

---

1) QUINTILIANI *Declamationes*, edit. BURMANNII, Lugd. Batav. 1720, p. 310: »veneficium si arguas, oportet ostendas putre livoribus cadaver, inter efferentium manus fluens tabe corpus.«

2) GALEN, l. c., lib. VI, cap. V, p. 81.

3) ZONARAE *Annales*, lib. IV, cap. XIV, Paris. 1886, tom. I, p. 197: »φασὶ δέ τινες μετέπειτα λόγον γενέσθαι ὡς ὑπὸ φαρμάκου διέφθαρτο, καὶ τὸν Ἀριστοτέλην Ἀντιπάτρῳ σύμβουλον γενέσθαι τῆς πράξεως .... οἱ δὲ πλείους πεπλάσθαι φασὶ τὸ φαρμάκῳ θανεῖν τὸν Ἀλέξανδρον, καὶ τοῦτο τεκμηριοῦνται ἐκ τοῦ τὸ σῶμα ἐφ' ἡμέρας πλείονας κείμενον ἐν τόποις θερμοῖς ἀτημέλετον τῶν ἡγεμόνων πρὸς ἀλλήλους στασιασάντων, μηδὲν ἐμφῆναι τοιαύτης φθονᾶς σημεῖον ἀλλὰ καθαρὸν διαμεῖναι καὶ δοκεῖν πρόσφατον.«

4) L. LEWIN, Die Geschichte der Kohlenoxydvergiftung, Arch. f. d. Geschichte d. Medizin, Bd. III, Heft 1, 1909.

ziehungen nicht kannte, andererseits aber auch bei der schnellen Fäulnis einer jeden Leiche der Schwefelwasserstoff des Darmes z. B. die Bauchdecke fleck- oder streifenweis grün färben kann. Auch durch faulige Zersetzung der Hautdecke können solche Verfärbungen entstehen. Selbst heute noch ist nur bei derjenigen Gruppe von Blutgiften, die das braune Methämoglobin im Blute erzeugen, von Erfahrenen eine eigentümliche schieferfarbene Veränderung an der Hautdecke als Vergiftungszeichen erkennbar. Die Kenntnis und Zugänglichkeit solcher Gifte gehört der Neuzeit an.

Nach alledem muß auch für die Jetztzeit die Berechtigung abgelehnt werden, aus der Farbenbeschaffenheit der Haut einer Leiche einen Schluß auf das Vorliegen einer Vergiftung ziehen zu können, wenn nicht die angeführten Ausnahmen vorliegen. Aber auch innerhalb des Kreises dieser letzteren, einschließlich einiger anderer, z. B. nach Phosphoraufnahme bisweilen auftretenden Blutflecke oder Andersgefärbtsein der Haut, gibt es so überaus zahlreiche Variationen in den Erscheinungsformen und so oft fehlen diese Hinweise ganz, daß dadurch der Wert des betreffenden Erfahrungswissens nur gering eingeschätzt werden kann.

3. Außer den dunklen Flecken an der Leiche wurden noch andere Zustände als Vergiftungsveränderungen angesprochen. Einen Einblick in die alten willkürlichen, falschen Auffassungen darüber erhält man aus einer Bemerkung des SUETON. Als ein Zeichen dafür, daß GERMANICUS durch Gift umgekommen sei, führt er an, daß »außer den am ganzen Leibe befindlichen blauen Flecken und dem aus dem Munde des Leichnams fließenden Schaum, man auch unter seiner Asche *das Herz unversehrt* gefunden habe, das bei einem Vergifteten, wie man glaubte, nie vom Feuer angegriffen wird«. Noch im 16. Jahrhundert war der Aberglaube des unverbrennbaren Herzens verbreitet. ZWINGLI bat im Jahre 1531 den Rat von Zürich, sich von seinem Amt als Kathedralprediger zurückziehen zu dürfen. Dies wurde abgelehnt und er aufgefordert, sich an dem Zuge gegen Schwyz, Unterwalden, Uri usw. zu beteiligen. In dem Gefecht bei Cappel, das zu einem Gemetzel ausartete, fiel er am 11. Oktober 1531. Die fanatischen Sieger zerstückelten seinen Leichnam und sollen ihn dann verbrannt haben bis auf das Herz, das — wie verbreitet wurde — dem Feuer widerstanden habe[1]).

Wie alles dies, so sind auch die weiteren Zeichen, die viele Jahrhunderte hindurch bei Ärzten und Nichtärzten als Vergiftungshinweise galten, z. B. Schwellungen und Luftansammlungen in der Haut, übelster Geruch der Leiche, das Nichtangegriffenwerden von Vergifteten durch Würmer, der überaus schnelle Zerfall oder auch das Gegenteil: gute Erhaltung oder Mumifizierung als Fabeln anzusprechen.

---

[1]) THUANUS, *Histor. sui tempor.*, lib. I ad ann. 1531, edit. cit. tom. I, p. 38: »Tigurini vincuntur, ipse Zwinglius in primis ordinibus fortiter pugnans occubuit. Religionis tributum a Tigurinis et qui cum illis stabant, quod cadaver flammis ab hostibus tradito cor exuri non potuerit.«

4. Die älteren italienischen Rechtsgelehrten forderten, um eine Vergiftung als vorliegend beweisen zu können, daß Ärzte die landläufigen Kennzeichen des Gifttodes an der Leiche festgestellt hatten. Nur der auf die Leichenbesichtigung gegründete Ausspruch der Ärzte hierüber war gültig und ohne ihn wurden die Aussagen der Zeugen für unbedeutend gehalten und selbst das eigene Bekenntnis des Angeklagten nicht angenommen[1]). Wie viele falsche Ergebnisse bekamen dadurch Rechtskraft!

Um die Mitte des 17. Jahrhunderts faßte man die Vergiftungszeichen sogar noch, gewissermaßen als Leitfaden für die Obduzenten, zusammen. Unter anderem wurden als charakteristisch bezeichnet: schwarze oder bläuliche Papeln am ganzen Körper, besonders an dessen linker Seite, Ausfallen der Haare und bisweilen auch der Nägel, die, wenn sie nicht ausfielen, grün oder schwarz erschienen, übler Geruch des auch schwärzlich aussehenden Körpers, Verätzung und Schwärzung innerer Organe, siebartige Durchlöcherung des Magens usw.[2]).

5. Geht man aber weiter und wirft die Frage auf, ob die heutige pathologische Anatomie imstande sei, *aus dem Leichenbefund auf eine Vergiftung schließen zu können, so muß sie verneint werden.* Bis auf die Ätzgifte, die in jähem Ansturm auf die Gewebe eine mehr oder minder grobe Zerstörung ihrer Form veranlassen, sowie bis auf gewisse Blutgifte und einige Entzündungsgifte, wie die Kanthariden oder die Chromate, die die Nieren stark verändern oder einige Zeichen, die der Phosphortod hinterlassen kann, sind an der Leiche sichere Kennzeichen einer Vergiftung durch die Obduktion nicht erhältlich. Das große Heer schlimmster Pflanzengifte, die Alkaloide und Glykoside darstellen, die vielen eiweißartigen Gifte und schließlich die zahlreichen anorganischen oder organischen, künstlich herstellbaren und erhältlichen Stoffe, die das Nervensystem oder das Herz schädigen oder töten bzw. die Atmung lähmen, zeichnen ihre Wirkung nicht erkennbar in den Körper ein. An keiner Stelle zeigt sich die Ohnmacht der pathologischen Anatomie so, wie bei den durch die letztgenannten Gruppen erzeugten Vergiftungen, sobald sie nämlich versucht, bei solchen eine kausale Entscheidung aus Zeichen zu treffen, die für eine Vergiftung nichts bedeuten[3]). Ich habe mich oft, auch beim Lesen entsprechender Akten, über die Dreistigkeit gewundert, mit der z. B. ein Fettbefund an einem inneren Organ oder eine Blutüberfüllung an einem Körperteile oder subpleurale Ekchymosen als Beweis für das Vorliegen irgendeiner angenommenen, oder das Fehlen solcher bedeutungsloser Zeichen für das Nichtvorliegen einer bestimmten oder überhaupt einer Vergiftung angesprochen wurde. Vor mehr als zweihundert Jahren, als es eine pathologische Anatomie als Wissenszweig noch nicht gab, man aber doch, wie schon im römischen Altertum annahm, daß der Gifttod aus der Leiche diagnostizierbar sei, wurde von einem intelligenten Mediziner ausgesprochen,

---

1) Franciscus Casonius, De maleficiis. 1584, cap. IV.
2) Bulgetius, De morbis venenatis, 1657, p. 118.
3) L. Lewin, Lehrb. d. Toxikologie, 1897, S. 13.

daß »eine solche Annahme ebenso eine Gassenwahrheit sei wie die Meinung, daß jede Vergiftung sich während des Lebens symptomatologisch sicher erkennen lasse, da es ja genug Krankheiten gäbe, die mit gleichen Symptomen wie die Vergiftungen verliefen«. Diese Erkenntnis trifft in vollem Umfange auch heute noch zu. Deswegen muß man sich bescheiden und die Wahrheitsermittelung der analytisch-toxikologischen Untersuchung der während des Lebens beobachteten Symptome und der chemischen Erforschung, die vieles in dieser Beziehung zu leisten vermag, überlassen. Es gibt eine toxikologische Erkenntnis, die auf Erfahrung beruht, d. h. auf tausendfältigen, unter sehr verschiedenen Entstehungsbedingungen erfolgten Geschehnissen, die, in den Dienst der Beurteilung eines bestimmten Falles gestellt, die Wahrheit ermitteln kann, wo die pathologische Anatomie, nur geleitet von dem was sich dem Auge darbietet, zu ungenügenden oder falschen Schlüssen gelangt, falls sie auch ein kausales Urteil abgeben will. Eine Lungenentzündung oder eine Gehirnblutung, die bei einer Leiche gefunden werden, geben dem Nurobduzenten die Veranlassung, den Tod auf diese Veränderungen zurückzuführen. Über die Ursache derselben vermag er nichts auszusagen und oft weiß er auch leider nicht, daß Gifte Veranlasser sein können, ja, er bestreitet es sogar noch. Ich habe in dieser Beziehung des Auffälligen genug erlebt!

## Viertes Kapitel.

### Die Diagnose einer Vergiftung aus den Symptomen und den Begleitumständen.

1. Für das Vorliegen einer Vergiftung liefern in manchen Fällen die Erkrankungssymptome an sich sowie die Umstände ihres Entstehens und ihres Verlaufes Sicherheit oder eine an Gewißheit grenzende Wahrscheinlichkeit. Ein solches Erkennen erfordert jedoch eine große toxikologische Erfahrung. Es wächst an Zuverlässigkeit mit der Ausführlichkeit des Erkrankungsberichtes. Da den bestimmten Giftgruppen auch gewisse, in die Augen fallende Symptomengruppen zugehören, so vermag man dadurch die in einem konkreten Falle beobachteten Krankheitssymptome zu klassifizieren und zu deuten. Analyse und Synthese müssen in den Dienst des Lesenkönnens solcher Vorgänge gestellt werden. So kann man auch unter Berücksichtigung etwa vorhandener objektiver chemischer oder physikalischer Befunde im Blute und in Abscheidungen des Körpers oft genügende Näherungswerte erhalten. Trotzdem ist, zumal bei langdauernden Erkrankungen bisweilen nur die Feststellung der Möglichkeit einer Giftursache aber nicht Wahrscheinlichkeit oder Sicherheit erlangbar, weil, wie ich schon auseinandersetzte, Vergiftungsleiden solchen aus inneren Ursachen zum Verwechseln ähnlich sehen können.

2. *Die chemische Auffindung von Gift in der Leiche* oder in noch vorhandenen Resten des Beibringungsmaterials war in früheren Zeiten

unmöglich. Heute sind mineralische Stoffe ohne weiteres auch in kleinsten Mengen nachweisbar, auch organische und gewisse Pflanzenstoffe, soweit ihre chemische Natur genau bekannt ist. Es bleiben deren freilich noch viele übrig, die mangels ihrer bisherigen Erforschung schwer oder gar nicht erkennbar sind. Es können außerdem durch Verflüchtigung oder Zersetzung bekannter Giftstoffe die Bedingungen eines Nachweises aufgehoben werden.

Drittes Buch.

# Die Behandlungen der Vergiftungen in früheren Zeiten.

## Erstes Kapitel.

Der angebliche Schutz vor Vergiftungen durch giftanziehende Stoffe. Das Vorkostenlassen von Nahrungs- und Genußmitteln. Vorbeugungsmittel gegen Vergiftungen. Gegengifte. Moderne »Schutzstoffe«.

1. Keine Strafart hat zu irgendeiner Zeit vermocht die Vergiftungen zu verhindern. Es hat aber auch *nie ein Verfahren gegeben, sich vor ihnen zu schützen*, und nie ein Zeichen, wodurch sich ein Gift als solches verrät. Zu welchen absurden Annahmen man in dieser Beziehung kam, ist aus einem Bericht der im Beginn des 14. Jahrhunderts verfaßten Jahrbücher von Basel ersichtlich. Dort heißt es: »Zu Nollweiler [Ollweiler, zwischen Sultz und Wattweiler] wurde die Hirnschale einer großen Schlange und ihre Zunge, vom Volke ‚Noterzunge' genannt, aufgefunden und dem König RUDOLPH als Kleinod übergeben: sie besitzt die Kraft Gift zu verraten.«

In dem Gesetzbuch des MANU[1]) werden Vorschriften über das Verhalten der Könige gegeben. Bei dieser Gelegenheit wird auch erwähnt, daß für sie jedes Nahrungsmittel auf sein Freisein von Gift geprüft und durch Gebete geweiht sein müsse. Die letzteren seien geeignet etwa vorhandenes Gift zu zerstören. Man zeigte ferner die Speisen einem Rebhuhn. Seine Augen sollten rot werden, wenn Gift in ihnen vorhanden wäre. Trotzdem wird weiter angeordnet, daß stets den Nahrungsmitteln Gegengifte beigemischt werden müßten, und daß der König stets Edelsteine an sich haben sollte, weil diese geeignet seien, eventuelle Giftwirkungen aufzuheben. Besonders hoch in Ehren als Schutzmittel stand das Horn des fabulösen Einhorns, das »Abscheu vor jeder Unreinheit der Speisen« habe und bei

---

[1]) Manava-Dharma-Sastra, lib. VII, § 217, 218. — Les livres sacrés de l'Orient, Paris 1852, p. 401.

Vorhandensein von Gift in denselben schwitzen sollte. Da es ein Einhorn nicht gibt, so nahm man dafür im Mittelalter den Narwalzahn. Einen solchen fand man noch 1793 in St. Denis. Schon der große Chirurg AMBROISE PARÉ belustigte sich über diesen Aberglauben. Zu seiner Zeit kostete ein Pfund Gold 148 écus, aber ein. Pfund »Einhorn« (corne de licorne) 1536 écus.

Als zweites Gift verratendes Mittel wurde der Schlangenzahn benutzt, der in Wirklichkeit ein Haifischzahn war. Man benutzte ihn hauptsächlich zur Erprobung des Unvergiftetseins von Salz. Am Salzfaß war er mit einer kleinen Kette befestigt. Noch im 17. Jahrhundert stand in Frankreich neben dem Tisch die Kredenz (credere, vertrauen), ein kleiner sorgfältig geschlossener Schrank, der die Objekte für die Erprobung der Nahrungsmittel auf Freisein von Gift enthielt, darunter auch das in Gold gefaßte Einhorn und die Schlangenzunge[1]). Die Zahl der giftanzeigenden Mittel wurde aber, zumal in Italien, noch stark vermehrt. So schrieb im Jahre 1586 ein römischer Arzt, daß nicht nur das auf den Tisch gelegte Horn des Einhorns zu schwitzen anfinge, wenn Gift in einem aufgetragenen Nahrungsmittel sich befände, sondern daß das gleiche auch einträte, wenn man die Hörnchen der Hornviper dort liegen ließe, ja, daß sogar — wofür ALBERTUS Zeuge sei — die Hefte der Tischmesser zu schwitzen begännen. Noch viel mehr! Der Edelstein »Praser« verändere in Gegenwart von Gift seine grüne Farbe. Der aus dem Kopfe der Kröte entnommene Stein verbrenne die Hand. Der Stein Euax des arabischen Königs lösche, falls Gift zugegen ist, das Licht aus. Das gleiche bewirke ein Adlerfuß, der, zum Kandelaber umgearbeitet, auf dem Tische steht. Lege man aber gar einen Adlerstein (lapis aetites) unter ein Geschirr, in dem sich Gift befindet, so könnten die Speisenden die Nahrung nicht schlucken.

Am Ende des elften Jahrhunderts teilte ein sonst sehr geschätzter Chronist mit[2]), daß BOEMUND I., der Sohn von ROBERT GUISCARD aus Umsicht stets das Mittel verwendet habe, durch das Gift angezeigt werde: ein Messer, das vor dem Speisenden befestigt worden wäre. Selbstverständlich sind alle solchen Meinungen nichts anderes als närrischer Aberglauben.

2. Nicht einmal *das Vorkostenlassen der Speisen und Getränke* durch bestimmte Personen, das schon im alten Rom[3]) und Jahrhunderte hindurch im Orient und Occident an den Tafeln der Herrscher und der Reichen geübt wurde, war geeignet, eine Vergiftung zu verhüten, weil das Gift so gewählt werden kann, daß die Vergiftung erst nach einer viertel oder halben Stunde oder noch später eintritt. Die Speisen wurden aus Furcht, daß Gift hineingetan werden könnte, verdeckt auf den Tisch gebracht. Die Dienerschaft kostete die Speisen oder berührte sie mit einem der gift-

---

1) FRANKLIN, Variétés gastronomiques, 1891, p. 7.

2) WILLELMUS MALMESBIRIENSIS, Gesta regum Anglorum, lib. IV, § 387, London 1840, p. 601.

3) JUVENAL, Satiren, lib. VI, Vers 633.

anzeigenden Stoffe »Einhorn« oder Schlangenzunge oder mit einem Stück Serpentin oder Achat usw. Zu Ludwigs XIV. und Ludwigs XV. Zeiten benutzte man solche schützenden Mittel nicht mehr. Aber alle Nahrungsmittel wurden geprobt. Bei Hofe berührte der diensttuende Edelmann alle Tischgegenstände, Serviette, Löffel, Gabel, Messer, Zahnstocher mit einem Stückchen Brot, das alsdann der oberste Mundschenk essen mußte. Vorgekostet wurden Nahrungsmittel und Getränke. Als eine Besonderheit muß angesehen werden, daß man die Nahrungsmittel zuerst von Tieren fressen ließ. Der Kardinal Richelieu warf jede Speise erst seinen geliebten Katzen zum Kosten vor.

3. Die haltlose Vorstellung von dem Vorhandensein der *Alexipharmaka*, d. h. von Schutzmitteln oder Heilmitteln gegen alle oder nur gegen bestimmte einzelne Gifte hat Jahrtausende hindurch geherrscht. Sie führte z. B. dazu, daß römische Kaiser vor dem Essen ein Präservativ gegen Gift nahmen[1]). In dem Zeremoniebuch des Kaisers Constantin Porphyrogenetes ist als eine der Pflichten des Garderobemeisters angeführt, den Theriack, ferner das Hinidschin, d. h. *Silphium* oder *Asa foetida* und andere giftwidrige Mittel aufzubewahren und denen zu reichen, die vergiftet worden waren[2]).

Zumal der Orient stand in dem Rufe, die heilkräftigsten derartigen Gegengifte zu liefern. Eines solchen Produktes, das von einem lorbeerartigen Baume stammen sollte, gedenkt Virgil[3]):

*Medien hat Äpfel von widrigem Saft, nachschmeckend noch lange,*
*Aber gesegnet mit Kraft: denn schleunige Hilfe sie bieten,*
*Wenn Stiefmütter in bosem Wollen vergiften die Becher,*
*Die sie mit Kräutern versehen und nicht ganz harmlosen Worten.*

Die Meinung, daß es Hinderungs- und Heilmittel für Vergiftungen gäbe, ist nicht aus der Welt zu schaffen[4]), scheint vielmehr auf dem Gebiete der Infektionsvergiftungen neu aufgelebt zu sein im Denken und Tun aller derjenigen, die sich nicht bewußt werden, wie falsch sie beobachten und beurteilen. Sie ist ein Stück atavistischen, schlimmen Aberglaubens und leerer Einbildungen. Was ist nicht alles in dieser Beziehung ersonnen und jahrtausendelang geglaubt worden! Da war das Märchen des helfenden

---

1) Herodian, lib. I, cap. XVII, sagt vom Kaiser Commodus: »διὰ τὸ προλαμβανόμενον ὅπερ εἰώθασι βασιλεῖς ἑκαστότε προπάσης τροφῆς λαμβάνειν.«

2) Constantin Porphyrogenetes, *De ceremoniis aulicis Byzant.*, appendix ad lib. I, edit. Reiske 1751, p. 270: »θηριάκην, ἡνιτζιν, ἕτερα ἀντιφάρμακα σκευάστα καὶ μονοείδη, διὰ τοῦς φαρμακευμένους.«

3) Virgil, *Georgicon*, lib. II, vers. 126:

*»Pocula si quando saevae infecere novercae,*
*Miscuerunt herbas et non innoxia verba,*
*Auxilium venit, ac membris agit atra venena.«*

4) L. Lewin, Gift und Gegengift, XVI. Internat. Medizin. Kongreß, Budapest 1909. — Chemiker-Zeitung 1909.

und rettenden Theriaks und des Mithridat, da war der Glaube, daß das Fleisch der Landschildkröte, die »Gaukeleien der Magier unschädlich machen und ihr Blut das Gift von Schlangen, Spinnen und ähnlichen Tieren seiner Kräfte berauben könne«[1]). Da war die »Narrethey des Bezoarsteines«, da auch die der Krebssteine, der Gemsenkugeln u. a. m. Wenig geschätzt, aber benutzt wurde das Hirschhorn als Giftgegenmittel. Dagegen sah man als einen unschätzbaren Besitz einen Becher aus dem Horn des »Einhorns« oder des Nashorns an. Unter den Gaben, die der Papst CLEMENS VII. bei der Vermählung seiner Nichte CATHARINA V. MEDICI am königlichen Hof verteilte, befand sich ein zwei Ellen langes Horn des »Einhorns«, dem die Eigenschaft zugeschrieben wurde, das Gift in den Speisen unschädlich zu machen. BENVENUTO CELLINI hatte Zeichnungen für die Fassung dieses Gegenstandes entworfen, mußte aber gegen den mailändischen Goldschmied TOBIA zurückstehen.

AELIAN, der so verschiedenartiges erzählt, berichtet auch, daß Indien Pferde und Esel mit einem Horn hervorbringe. Aus diesem Horn würden Becher hergestellt. Gelangte in einen solchen ein tödliches Gift, so würde dem dasselbe Trinkenden nichts Schlimmes zustoßen, weil beider Tiere Hörner das Gift unschädlich machten[2]). Dieses Märchen ist älteren Datums: KTESIAS aus Knidos in Karien, Leibarzt des persischen Großkönigs ARTAXERXES MNEMON, schrieb, wie man in den erhaltenen Fragmenten seiner Schriften findet, um 415 v. Chr., daß die wilden indischen Esel von der Größe eines Pferdes seien, daß sie einen weißen Leib, einen purpurroten Kopf und auf der Stirn ein Horn von einer Ellen Länge besäßen. Wenn man von diesem Horn Späne in das Getränk täte, so könne man erfahren, ob Gift darin enthalten sei, und wenn man aus dem aus einem solchen Horn hergestellten Gefäße tränke, so würde man weder von Gift noch von sonstigen Krankheiten ergriffen. Es ist das Horn des Rhinozeros gemeint. Der Kaiser BABER besaß einen Trinkbecher aus solchem Horn. In Indien glaubte man auch: ein solcher Becher »komme in Schweiß«, wenn Gift in ihn gelange[3]). Noch in neuerer Zeit sah man in der Türkei solche Becher oder Tassen gebrauchen, die das Vorhandensein von Gift durch Aufbrausen anzeigen sollten.

Damit ist die Zahl der abergläubigen Dinge noch nicht erschöpft. Von ihnen, von den Perlen, den Amuletten, den Duftstoffen aus dem Tierreich, den Balsamen, Harzen, Pflanzen mit ätherischen Ölen, ferner von der *Terra sigillata*, den Edelsteinen (Amethyst, Saphir, Rubin) bis zu den heutigen »Gegengiften« und »Schutzstoffen« besteht *eine lückenlose Kette von wesenloser Selbsttäuschung*, die schon viel Unheil in der Welt angerichtet hat. Hier ist das Tummelfeld aller derer, die, unberührt vom wahren Geiste der Medizin — es gibt nämlich einen solchen — und von der Einsicht in

---

1) PLINIUS, Historia natur., lib. XXII, cap. XIV.

2) AELIAN, *De animalibus*, lib. III, cap. XLI, GILLIO et GESNERO interpr., p. 177: »In quae venenum mortiferum conjectum si quis biberit nihil grave perpetietur, quod cornu vi veneno adversa polleat.«

3) Denkwürdigkeiten des Kaisers BABER, S. 503.

das körperliche Leben des Menschen ausgetüftelte, griechisch und lateinisch geformte Wortklingsel als tiefgründige Wahrheit ausgeben und mit ernster Miene als solche unter Denkuntüchtigen oder Denkfaulen verbreiten. So ist in unserer Zeit der interessante Vorgang der Entstehung von sehr weit angelegtem und einflußreichem medizinischen Aberglauben noch frisch in seiner neuen Entwicklung zu studieren möglich. Man kommt dadurch auch in die Lage einzusehen, daß keine Form von grober, wissenschaftlicher Verirrung auf irgendeinem Gebiete a priori auszuschließen ist, wie auch immer der wissenschaftliche und allgemein intellektuelle Zustand der Menschheit beschaffen sein mag.

Gegenüber dem alten oder modernsten Gegengiftaberglauben versagen auch Beweise. Hat doch schon vor etwa 350 Jahren AMBROISE PARÉ die Torheit des Bezoarsteines als Gegengift experimentell am Menschen erwiesen, und doch hat man weiter daran geglaubt. Dem Könige KARL IX. brachte man in Clermont ein solches Konkrement, das aus dem Magen einer Ziege oder von Antilopen stammte. Obschon PARÉ dem König richtig auseinandersetzte, daß es ein Gegengift mit den angenommenen Wirkungen nicht geben könne, verlangte dieser dennoch Versuche damit an einem zum Tode verurteilten Verbrecher. Diesem versprach man nach dem Gifte ein Gegengift zu geben »et que ou il eschaperoit, il s'en iroit la vie sauve«. Er ging natürlich unter entsetzlichen Qualen zugrunde, weil ihm wahrscheinlich Sublimat beigebracht worden war.[1])

Der Glaube an den ursächlichen Zusammenhang von antidotarischem Tun und einer danach erscheinenden Besserungswirkung wächst schnell zum Aberglauben aus, dessen liebste Kinder die Wunder sind. Und so erleben viele Ärzte dauernd Wunder, wenn sie Gegengifte, zumal »spezifische Heilsera« verabfolgten. Antidota, Alexipharmaka, Spezifica, Antikörper usw. geben einen Ausschnitt aus dem großen Buche, das man den »Kreislauf des Unsinns« betiteln könnte. Wie stark der Giftschutz-Gegengift-Unfug in alter Zeit blühte, geht unter anderem daraus hervor, daß, wie MEGASTHENES berichtete, in Indien es Gesetz gewesen sei, daß, wenn jemand ein Gift gefunden und nicht gleich auch dafür das Gegengift, er mit dem Tode bestraft wurde, hätte er es jedoch gefunden, so sei er vom Könige mit Auszeichnungen belohnt worden. Auch jetzt noch wird der Finder von Krankheitsgegengiften von Königen mit sichtbaren Zeichen der Anerkennung begnadet.

Der Irrwahn der Gegengifte war früher die Folge der anthropozentrischen Vorstellung. Für die Gifte habe Gott, »dessen Apoteck die Erde ist«, auch Gegengifte geschaffen, damit der Mensch keinen Schaden leiden könne, wenn er einmal durch fertige, äußerlich beigebrachte oder durch innerlich entstandene Krankheitsgifte heimgesucht werde. In Wahrheit hat nie ein Alexipharmakon oder ein »spezifisches« Gegengift einen bestimmenden Einfluß — im Sinne der Unschädlichmachung eines Giftes — auf eine Vergiftung ausgeübt, weil dies unmöglich ist. Keine theoretische Spitzfindig-

---

[1]) PARÉ, l. c. livre XXI, chap. XLV.

keit hat der alten oder neuen Gegengiftlehre den Beweis für das Gegenteil ermöglicht. So sind unendlich viele Menschen trotz Gegengift am Gift gestorben zu allen Zeiten und in allen Erdteilen.

Kennte man den ganzen Umfang der bisherigen verbrecherischen Giftanwendung, so würde man erschrecken. So geheim die Vergiftungen bewerkstelligt werden, so verborgen blieb und bleibt ihre Zahl. Ob in Asien in vergangenen Zeiten ihnen mehr Menschen zum Opfer fielen als in Europa, ob das erstere das Ursprungsland der Giftkenntnis und der Giftmorde war oder ein anderer Erdteil, läßt sich sicher nicht ausmachen. In beiden Gebieten haben Gifte zu allen Zeiten ihre unheilvolle Energie — auch im politischen Leben — entfaltet. Um solche und andere Zwecke erfüllen zu können, gebrauchten Machtvolle und Machtlose diese Mittel — jene unter Verhöhnung der Gesetze straflos, diese oft mit ihrem Leben dafür gestraft, und beide heimlich. Diesem Tun haftet, ungleich allem anderen Töten, seiner Eigenart nach die Signatur der feigen, tückischen Heimlichkeit an. Dies haben die Griechen sinnreich dadurch ausgedrückt, daß sie die HEKATE, die Tochter der Nacht, in ihren Mythen als Schafferin von Giften bezeichneten.

## Zweites Kapitel.

Die Entleerung von Gift aus dem Körper. Das Verkehrtaufhängen. ALBRECHT I. HEINRICH von Breslau. WENZEL IV. SIEGISMUND. Brechmittel.

1. Wo man nach geschehener oder angenommener Vergiftung mit einem Gegengift glaubte nichts ausrichten zu können, da wandte man sich einem anderen Eingriffe zu, der bezwecken sollte, Gift aus den Eingeweiden nach außen, z. B. durch Mund und Nase, ja, wie man kindlich meinte, sogar durch die Augen laufen zu lassen, indem man den angeblich Vergifteten an den Beinen aufhing. Mehrfach begegnet man im Mittelalter der Schilderung eines solchen Vorgehens, das aber den erwünschten Erfolg kaum haben konnte, weil, um Mageninhalt austreten zu lassen, der Magenmund sich öffnen muß, was er nur unter ganz bestimmten Bedingungen, aber unter der angeführten für gewöhnlich nicht tut, wenn man nicht auch eine Magensonde einführte, was, wie es scheint, nur ausnahmsweise geschah. Die Öffnung des Magenmundes erfolgt jedenfalls nicht, wenn diese umgekehrte Körperstellung nur kurze Zeit dauert. Sehr lange aber dürfte die Überlastung des Gehirns durch das nach dem Gesetze der Schwere erfolgende Zuströmen des Blutes nicht ertragen werden. Immerhin ist die eigenartige Methode öfters an hervorragenden Personen geübt worden, und wurde, weil immer das Absonderliche, Törichte, Unmögliche in der Medizin Anhänger gefunden hat, lange für besonders wirkungsvoll gehalten.

So verwendete man sie bei ALBRECHT I., dem Sohne RUDOLPHS VON HABSBURG. Bald nachdem ADOLPH VON NASSAU zum Kaiser von Deutschland gewählt worden war, hatte ihn ALBRECHT, in alle möglichen Händel verwickelt, aus der Not der Umstände heraus anerkannt und ihm die bis dahin rechtlos zurückbehaltenen Reichskleinodien im Jahre 1292 ausgeantwortet. Zu dieser Resignation veranlaßte ihn vielleicht auch eine schwere, zum Verluste eines Auges geführt habende Erkrankung, die in alten Chroniken als Folge einer Vergiftung geschildert wird und als deren Urheber man den Erzbischof von Salzburg bezeichnete. Mit diesem hatte er einen Streit »des Salzwerks halben so sein Gemahl die Kaiserin Elisabeth aufgebaut hatte, bei Gmund. Und da der Bischof dem Kaiser mit Waffen und Volk nicht abehaben konnte: versuchte er sein Heil mit Giffte oder Vergebung: dingte durch große Gaben einen unter des Kaisers Dienern, der ihm in Speise und Trank so viel starkes Gifft beibrachte, daß er tod krank ward.« Aber die Ärzte erhielten ihn. »Sie bunden seine Beine oben an; das sein Haupt unten auff der Erden stund, und thaten ihm ein künstlich bereitetes Instrument in den Mund und Halß, das er sich immerdar erbrechen und das Gifft ausspeyen muste, und von dem Instrumennt Odem in sich zog, das er nicht erstickte: Also ist ihme in dieser künstlichen erbrechung das Gifft zum Munde, Nasen und Augen aus dem Leibe kommen, das er wieder gesund geworden, aber doch ein Auge darüber verloren hat. Das hatte er dem geistlichen Vater zu dancken, der hatte es vom Papste gelernt, Gifft für Artzeney, Tod für Leben zu geben, das zu Rom gar eine gemeine Kunst ist.« Hier hat der protestantische Eifer den Mund zu voll genommen!

Nach einer anderen Darstellung wurden ALBRECHT, als er in Judenburg an der Mur in Steiermark war — richtiger in Wien am 11. November 1295 — bei Tisch vergiftete Birnen von einem seiner Sekretäre, der sich von Gegnern für dreihundert Mark zu seiner Ermordung hatte kaufen lassen, beigebracht: »Alsbald nachdem der Herzog die Birnen genossen hatte, verbreitete sich das Gift durch seine Eingeweide. Es wurde jedoch durch die Ärzte aus *einem Auge herausgebracht* und so dem Fürsten Leben und Gesundheit gerettet[1]).«

In der etwa aus dem Jahre 1320 stammenden Chronik des MATHIAS VON NEUENBURG wird nur kurz darauf eingegangen: Er [ALBRECHT] wurde in Österreich vergiftet, war lange an den Beinen aufgehängt und kam mit dem Verluste eines Auges davon.

Aus dem Ende des 14. Jahrhunderts wird sogar törichterweise berichtet[2]), daß ihm die Ärzte ein Auge ausgestochen hätten, um dem Gifte auch aus dem Auge einen Ausgang zu verschaffen: »Dirre Künig richsete zehne jor one sechs Wuchen. Er was ein Gebursthen man und hatte nuwent

1) JOH. VICTORIENSIS, l. c., lib. VIII, cap. 1, in: BÖHMER, *Fontes*, tom. 1, p. 331: ».... venit Judenburch. Cui ibidem in mensa sedenti pira, quibus libenter vescebatur, toxica sunt allata, trecentis marcis ejus morte per tres occultos adversarios a quodam suo secretario comparata. Mox sumpto piro venenum per viscera se diffudit, sed a medicis per unum oculum est excussum.«

2) JACOB V. KOENIGSHOFEN, Chronicon Argentoratense, cap. II, fol. CVII.

ein Ougen, und das kam also. Im wort eines moles vergeben. Da hinget in die Artzete an die beine, und stochent im ein Ouge aus, und brochtent mit Artzenie zu, daß die vergifft alle gieng zu den Ougen us, und das er genas.«

So sehr lebte in alter Zeit die Überzeugung nicht nur, daß der Vorgang sich ähnlich abgespielt habe, sondern daß das Mittel der Aufhängung bei Vergiftungen wirksam sei, daß dem Kaiser HEINRICH VII. von ärztlicher Seite der Vorschlag gemacht wurde, sich ebenso wie ALBRECHT von Österreich behandeln zu lassen: In der »Cronica von der hilliger Stat Coellen« heißt es: »Dat he eme liess helpen sy hoffden an Got sy woelden eme dat veniin [Gift] tzo eyme Ougen her vyss bringen.« Wodurch ALBRECHT das Auge verloren hat, ist nicht mehr feststellbar. Ein neuerer Historiker schrieb, daß er es »infolge einer Krankheit verloren habe, welche viele (wie im Mittelalter bei inneren Krankheiten gewöhnlich) für eine Vergiftung hielten«[1]. Dies ist zu laienhaft, um darauf eingehen zu können.

2. Als etwa um dieselbe Zeit, im Jahre 1293, der Herzog HEINRICH von Breslau vergiftet worden war, rettete ihn — wie es heißt — der Meister Günzel dadurch, daß er ihn *in gewohnter Weise* bei den Beinen aufhing, wodurch er genesen sein soll[2]:

*»Dô er die gift enphangen het,*
*do emphant er an der stet,*
*daz sîn dinc uneben lac*
*ein ander arzât sin dô phlac*
*meister Gunzel genant.*
*Der hienc in do zuhant*
*ûf bî den füezen,*
*als sie den tuon müezen*
*die gift enphindent in in.*
*manigen meisterlichen sin*
*erzeigen er begunde,*
*so er beste kunde,*
*half er im genesen.«*

3. Mit Genesung endete auch eine angebliche Vergiftung, die an WENCESLAUS IV., dem Sohne des 1278 auf dem Marchfelde getöteten Königs OTTOKAR von Böhmen vollzogen worden sein soll. Die Königin KUNIGUNDE hatte OTTOKAR in den Krieg getrieben, wie der Chronist, der Mönch von Fürstenfeld angibt, weil sie in einem unerlaubten Verhältnis zu ZAWISCH II., dem Herrn von Krumman, aus der mächtigen böhmischen Familie der WITIGONEN lebte. Sie hoffte diesen — was auch wirklich geschah — nach dem Tode OTTOKARS heiraten zu können. Sie sann aber darauf, die übrigen Glieder ihrer Familie aus dem Wege zu räumen, um niemand mehr

---

1) BÖHMER, Regesta Imperii 1246—1313, 1844, p. 198.

2) OTTOKARS Österreichische Reimchronik in: Deutsche Reimchroniken, Monum. Germaniae hist., tom. V, p. 287.

fürchten zu brauchen. Ihr Plan war die Tötung des Erben des Reiches. Dieser wurde plötzlich krank. Die Ärzte eilten sofort herbei, um die unerklärliche Krankheit des Königs näher zu untersuchen[1]). Sie nahmen eine Vergiftung an: »Wir Schüler aber«, so berichtet der Chronist, »machten uns nach Art neugieriger Knaben, welche dabei sein müssen, wo immer etwas vor sich geht, schnell auf und erstiegen den Berg. Als wir in die Königsburg [den Hradschin] gekommen waren, erblickten wir den König an den Beinen mittels Stricken aufgehängt, den Kopf herabhängend, damit, wie die Ärzte rieten, das Gift, welches er zu sich genommen, aus den innersten Eingeweiden abflösse. Und in der Tat wurde er von dem tödlichen Stoffe befreit und entging unter Gottes Hilfe dem Tode[2]).«

Das Verkehrtaufhängen zwecks Giftentleerung wurde ebenso an König SIEGISMUND, wie an anderer Stelle geschildert werden wird, ausgeführt.

Man hat schon in römischer Zeit als ein anderes Mittel zur Entfernung von Gift aus dem Magen *Brechmittel* verwendet, oder durch Schlundreizung Magenentleerung herbeizuführen versucht. Diese Eingriffe können selbstverständlich von großem Nutzen sein, aber nur dann, wenn sie bald nach der Vergiftung vorgenommen werden, solange noch Gift im Magen sich findet. Denn die Aufnahme löslicher Gifte vom Magen in die Säftebahnen vollzieht sich zu irgendeinem Teile, der schon krank machen kann, in 5—15 Minuten. Unlösliche Gifte brauchen längere Zeit zu ihrer Lösung und um in entferntere Körperteile zu gelangen. Die Inkubationszeit, d. h. die Zeit zwischen Vergiftung und erstem Erscheinen von Erkrankungssymptomen, ist bei diesen sehr verschieden lang, gibt aber niemals die Berechtigung anzunehmen, daß, wenn man innerhalb ihrer Dauer den Magen entleert hat, auch keine Vergiftungssymptome erfolgen werden. Denn einmal brauchen manche Vergiftungssymptome längere Zeit für ihre Entwicklung, sodann können aber auch Teile des Giftes in den Darm gelangt sein und sich so ihrer Beseitigung durch Magenentleerung entzogen haben.

Außer den sinnlosen und wirkungsunmöglichen prophylaktischen oder kurativen Gegengiften und den Giftentleerungsverfahren scheint auch *Blut* gegen Schwächezustände benutzt worden zu sein — nicht wie in unseren Tagen Tierblut, sondern solches von jugendlichen Menschen, an das sich die abergläubische Vorstellung der verjüngenden Kraft für Alte oder Kranke knüpfte. Es ist nicht ohne Interesse daran zu erinnern, daß der Papst INNOCENZ VIII., im Jahre 1492 Blut von drei zehnjährigen Knaben, die dadurch gestorben sein sollen, zu seiner Heilung von einem Arzte erhalten hat. Der Arzt floh, als der Erfolg ausblieb[3]).

---

1) *Chronica de gestis Principum*, in BÖHMER, *Fontes*, tom. I, p. 9: »Vocantur confestim medici, assunt et morbum inextricabilem curiosius perscrutantur ....«

2) Ibid. ».... vidimus regem suspensum per pedes et pedicas deorsum, et resupinum submisso capite, ut sic, suffragantibus medicis, ab intimis visceribus efflueret, quod inbiberat vel gustaverat toxicatum ....«

3) STEPHANUS INFESSURA, Vitae romanor. Pontificum, in: MURATORI, Rerum italic. Script., tom. III 3, p. 1242.

Auch von dem König LUDWIG XI. wird berichtet, daß er im Jahre 1482 von seinem Arzte COTTIER, dem einzigen, der auf ihn einen Einfluß ausübte, weil er an seine rohe Kunst glaubte, Kinderblut verordnet bekommen und eingenommen habe[1]). Ja, er soll in solchem sogar gebadet haben.

---

[1]) ROBERTI GUAGUINI *Compendium super Francorum gestis,* lib. X, Paris. 1514, fol. 299 vers.: »Infirmatur indies magis ac magis ludovicus: nec prosunt miris modis quaesitae et raro antea excogitatae medicinae. Nam humano sanguine quem ex aliquot infantibus sumptum hausit salutem comparare vehementer sperabat.«

Viertes Buch.

# Die Beziehungen von Gesetzen zu Gift.

## Erster Abschnitt.

## Gesetzliche Maßnahmen und Strafen für Giftverwendung bei Menschen.

### Erstes Kapitel.

Gesetze gegen Giftbesitz, Giftverkauf und Vergiftung. Persien. Römische Gesetze. Griechenland. Palästina. Kanonische Bestimmungen. Vergiftung und Zauberei. Ungerichtliche Bestrafung.

1. Zu keiner Zeit haben Beschränkungen des Handelns, Haltens, Zubereitens oder der Verwendung von Giften Vergiftungen auch großen Stils verhindert und vielleicht nicht einmal sonderlich erschwert, weil Geld auch sehr fest verschlossene Giftschränke der Giftbesitzer stets hat öffnen können. Es nützte in Rom nichts, daß ein Senatskonsult die Arzneiwarenhändler wegen leichtfertigen Verkaufes von Giften: Schierling, Aconit, *Mandragora*, Kanthariden, *Buprestis*, Fichtennadelraupe, den Strafen der Lex Cornelia unterwarf, auch nicht, daß in Griechenland, wie schon einige Jahrhunderte früher THEOPHRAST schrieb, allein nur der Besitz von Aconit die Todesstrafe bedingte[1]), oder das mehr als anderthalb Jahrtausende später Gesetze in Frankreich und Deutschland schwere Strafen für unbefugtes Abgeben oder Beziehen von Gift festsetzten[2]).

Nirgendwo ist *in der Bibel* von Giftmischerei, und somit auch nicht von Gesetzen über Gift und Giftverwendung die Rede. Erst um den Beginn der jetzigen Zeitrechnung wurde von JOSEPHUS[3]) geschrieben: »Irgend ein Gift, ein tödliches oder in anderer Weise schädigendes bei sich zu bergen

---

1) THEOPHRAST, Historia plantarum, lib. IX, cap. XVI, Amstelodami 1644, p. 1131. — In Griechenland bestand ein solches Gesetz nicht. THEOPHRAST wird diese Bemerkung wohl auf indischen Gebrauch bezogen haben wollen. Davon konnte er durch die Begleiter ALEXANDERS des Großen Kunde bekommen haben.

2) Vgl. Buch 8: Arsen.

3) FLAVII JOSEPHI *Opera*, edit. NIESE, vol. I, *Antiquitat. Judaic.*, lib. IV, cap. VIII, 34: »Φαρμάκων μήτε θανάσιμον μήτε τῶν εἰς ἄλλας βλάβας πεποιημένων Ἰσραηλιτῶν ἐχέτω μηδὲ εἷς· ἐὰν δὲ κεκτημένος φωραθῇ τεθνάτω, τοῦτο πάσχων ὃ διέτηκεν ἂν ἐκείνους καθ' ὧν τὸ φάρμακον ἦν παρεσκευασμένον.

ist den Israeliten verboten. Wer dagegen handelte, sollte getötet werden und das erleiden, was er jenen zugedacht, für die das Gift bereitet worden war.« Schon hierin kommen die Folgen der innigen Berührung der Juden mit Griechen und Römern zum Ausdruck. Zur Zeit des Neuen Testaments war die Giftmischerei, worin die Araberinnen, die angeblich Gift als Liebestränke bereiteten[1]), sich hervortaten, weit verbreitet. Und auf sie haben wohl auch die Worte im Evangelium Marci Bezug, die denen, die Glauben haben, unter anderem, was unmöglich ist, auch Giftimmunität versprechen[2]). Solche vorbeugenden Gesetze haben in bezug auf die Verhütung des Verbrechens, selbst wenn der Verüber den Tod dafür erleiden muß, keine Bedeutung. QUINTILIAN[3]) läßt eine seiner Personen sagen: »Die Gesetze verbieten den Besitz, den Kauf und sogar die Kenntnis der Gifte, der in heimlicher Tücke wütenden Pest. Dort ist die Unschuld schlecht untergebracht, wo Menschen zur Begehung eines Verbrechens Gift besitzen.«

2. Und wie schlimm wurde für Vergiftung der Leib gestraft, ehe das Bewußtsein ihn verließ!

In *Persien* wurden die Giftmischer nach einem Gesetz so hingerichtet: Man legte ihren Kopf auf einen breiten Stein und schlug oder drückte mit einem anderen Stein so lange darauf, bis völlige Zermalmung eingetreten war[4]). So mußte die an einem Giftmorde beteiligte GIGIS sterben. Sie war Verwalterin der Gifte[5]) und die Vertraute der PARYSATIS, der Gemahlin DARIUS II. und Tochter von ARTAXERXES I. PARYSATIS liebte ihren jüngeren Sohn DARIUS mehr als den älteren ARTAXERXES und wollte ihm zur Thronfolge verhelfen. Nachdem er aber im Kampfe gefallen war, ließ sie alle an seinem Tode vermeintlich Schuldigen unter Martern sterben. Ihrer Schwiegertochter STATEIRA, der Frau ihres älteren Sohnes ARTAXERXES II. neidete sie die Liebe zu ihrem Manne und ließ sie durch die GIGIS vergiften, nachdem das Gift von einem Giftmischer herbeigebracht worden war. Ein gebratener Vogel wurde, so berichtet PLUTARCH, mit einem ***halbseitig vergifteten Messer*** durchschnitten. STATEIRA aß die vergiftete Hälfte und starb nach schwerer Erkrankung — Schmerzen und Zuckungen — und nachdem sie was ihr geschehen ihrem Mann offenbart hatte. ARTAXERXES ließ viele deswegen töten und schließlich auch die GIGIS in der obgemeldeten Weise durch Zertrümmern des Kopfes.

## Römische Gesetze.

3. In Rom wurde schon in früher Zeit in der Gesetzgebung auf Vergiftung Rücksicht genommen. Etwa um das Jahr 304 der Rom-Gründung

1) JOSEPHUS, l. c., lib. XVII, cap. VI.

2) MARCI *Evangelium* XVI, 18: ». . . . et si mortiferum quid biberint non eos nocebit.«

3) QUINTILIAN, Declamationes, ed. BURMANNII 1620, tom. II, p. 279.

4) PLUTARCH, *Artoxerxes*, cap. XIX: »λίθος ἔστι πλατύς· ἐφ᾽ οὗ τὴν κεφαλὴν καταθέντες αὐτῶν, ἑτέρῳ λίθῳ παίουσι καὶ πιέζουσιν, ἄχρι οὗ, συνθαλάσωσι τὸ πρόσωπον καὶ τὴν κεφαλήν.«

5) *Ctesiae Cnidii quae supersunt*, Götting. 1823, p. 153: »Γίγιν ἣν ὑπουργῆσαι τῇ φαρμακείᾳ«.

wurde in der siebenten der XII Tafeln festgesetzt, daß derjenige, der Zauberei übt und ein böses Gift gemacht oder gegeben hat, als Mörder gelten solle. Hier waren mithin schon die mit Zauberkünsten umgehenden »malifici« mit den Vergiftern »venefici« in eine Kategorie gestellt, weil die Vergiftung wahrscheinlich damals wie auch noch viel später in den Geschäftskreis der »Zauberer« gehörte. Die von diesen erzielten Erfolge waren gemeinhin Giftfolgen.

Im Jahre 81 v. Chr. wurde von dem Diktator CORNELIUS SULLA die nach ihm benannte »Lex Cornelia de sicariis et veneficis« gegeben. Im fünften Kapitel dieses Gesetzes wurden die Vergiftungen behandelt. Fragmente desselben finden sich in der berühmten Rede, die CICERO für CLUENTIUS AVITUS hielt, der angeklagt worden war, die Vergiftung des OPPIANICUS veranlaßt zu haben[1]). So heißt es dort: »Das Gesetz, nach welchem diese Untersuchung angestellt ist, befiehlt dem Oberrichter ... die angebliche Vergiftung zu untersuchen. Gegen wen zu untersuchen? Das ist unbestimmt. Wer es zubereitet, verkauft, gekauft, gehabt, beigebracht habe. ... Was fügt dasselbe Gesetz sogleich hinzu? Lies: Und über den soll das Urteil gesprochen werden.« Und später: »Das Gesetz bedient sich des Ausdruckes: Wer um jemand umzubringen Gift gemischt hat, oder haben soll ...«

Anfangs war als Strafe ohne Unterschied des Standes die republikanische »aquae et ignis interdictio«, die Achtserklärung — Verbannung aus den Grenzen Italiens ohne Verlust der Zivität festgesetzt, später wurde der gewöhnliche Mensch durch das Schwert getötet oder, wenn er gemeinen Standes war, den wilden Tieren vorgeworfen oder, falls er Sklave war, wohl auch gekreuzigt, Verbrecher von Rang und Würde, »honestiori loco positi«, nur deportiert[2]). Man strafte nach dem Grundsatze: »*Es ist schlimmer, einen Menschen durch Gift zu vernichten, als durch das Schwert*[3]).« Gelegentlich scheint auch einmal ein den besseren Ständen Zugehöriger arbiträr gekreuzigt worden zu sein. SUETON nennt den Kaiser GALBA in Bestrafung der Verbrechen unmäßig, weil er einen Vormund, der sein Mündel, von dem er substituierter Erbe war, mit Gift getötet hatte, mit dem Kreuze bestrafte, und da dieser sich auf die Gesetze berief und nachwies, daß er ein römischer Bürger sei, gleichsam als wenn er ihm zum Troste und zur Ehre die Strafe erleichtern wollte, eine Veränderung vornehmen und ihm ein weit höheres und mit weißer Farbe angestrichenes Kreuz aufrichten ließ.

JUSTINIAN faßte die weitere Ausdehnung, die die Lex Cornelia im Laufe der Zeiten erfahren hatte, zusammen in dem Satze: »Durch das gleiche Gesetz werden die Giftmischer zum Tode verurteilt, die durch böse Künste,

---

1) CICERO, *Oratio pro Cluentio,* cap. 54: »quicunque fecerit, vendiderit, emerit, dederit [venenum] ....«

2) PAULUS, Rec. Sent., V. 23, § 1. — MARCIANUS, lib. 3 § 5 ff. ad Legem Corneliam de sic. et venefic.

3) Codex Iustinianus, *De malefic. et mathemat.,* lib. I: »hominem extinguere veneno quam occidere gladio«.

sowohl durch Gift als auch durch magische Besprechungen Menschen getötet oder giftige Stoffe verkauft haben[1]).«

Wenn eine Vergiftung mit Elternmord zusammenkam, so wurde nach römischen Rechte der Täter in einen Sack mit einem Hunde, einem Hahne, einer Otter, einem Affen eingenäht und ins Wasser geworfen »damit er, lebendig, den Genuß der Elemente zu entbehren anfange, und ihm der Himmel lebendig, die Erde tot genommen werde[2]).« Die gleiche Strafe wurde verhängt, wenn jemand Gift kaufte, um es dem Vater zu geben, selbst wenn er es ihm nicht hatte beibringen können[3]). Der Bruder aber, dem es bekannt war, daß jener es gekauft und dem Vater nicht angezeigt hatte, wurde Landes verwiesen, und ein Arzt mit dem Tode bestraft[3]). Die Strafe des Vatermordes traf auch diejenigen, die von dem Verbrechen wußten, ebenso auch solche, die, damit das Verbrechen begangen werden könnte, Geld geliehen oder sich bemüht hatten, Geld dafür zu beschaffen[3]).

4. Eine gewisse Nachsicht herrschte im alten *Griechenland* bezüglich der Strafen für Vergiftungen. Hatte die Klage »φαρμάκων« oder »φαρμακείας« Erfolg, so wurde der Betreffende, der direkt oder indirekt vergiftet hatte, mit dem Tode bestraft. Es mußte aber das Gift getötet haben. War dies nicht der Fall, so war nur die Klage »τραύματος ἐκ προνοίας«, also gewissermaßen wegen Körperverletzung, möglich. PLATO[4]) freilich läßt einen seiner Disputierenden sogar vorschlagen, den Arzt zu töten, der nicht etwa einen Menschen durch Gift hat töten wollen, sondern sogar nur dessen Tiere oder dessen Bienen, während einem gewöhnlichen Mann für das gleiche Vergehen nach dem Ermessen des Richters eine Buße auferlegt werden soll.

Schwangere Frauen wurden wegen vollbrachten Giftmordes nicht getötet. Der Senat des Areopag hatte einmal eine Giftmischerin gefangen gesetzt, aber nicht eher das Urteil an ihr vollzogen, bis sie niedergekommen war[5]). Diese Übung galt auch in viel späteren Jahrhunderten bis in unsere Zeit hinein als heilig. Nur der Kaiser CLAUDIUS handelte in seinem Cäsarenwahnsinn gegen ein so natürliches Gesetz.

## Angaben jüdischer Historiker über Gifte.

5. Nachdem die palästinensischen Juden aus ihrer territorialen Zurückhaltung herausgetreten, nachdem sie mit dem für sie wenigen Guten und dem

---

1) IUSTINIAN, *Institutiones*, lib. IV, cap. 18, edit. HUSCHKE, p. 201: »Eadem lege et venefici capite damnantur, qui artibus odiosis tam venenis quam susurris magicis homines occiderint vel mala medicamenta vendiderunt.«

2) Lib. IX seq. De lege Pompejana de parricid. L. un. C. de his qui par. vel lib. occid. — EHRMANN, De veneficio doloso, Argentor. 1781, in SCHLEGEL, Collect. opuscul. ... vol. III, p. 180.

3) De lege Pompej., lib. I, II, VI, VII.

4) PLATO, *De legibus*, lib. XI: »Ὃς ἂν φαρμακεύῃ τινὰ ἐπὶ βλάβῃ, μὴ θανασίμῳ μήτε αὐτοῦ, μήτε ἀνθρώπων τῶν ἐκείνου, βοσκημάτων δὲ ἢ σμηνῶν, εἰτ᾽ ἄλλῃ βλάβῃ, εἰτ᾽ οὖν θανασίμῳ. ἐὰν μὲν ἰατρὸς ὢν τυγχάνῃ, καὶ ὄφλῃ δίκην φαρμάκων, θανάτῳ ζημιούσθω· ἐὰν δὲ ἰδιώτης, ὅτι χρὴ παθεῖν ἢ ἀποτίσαι τιμάτω περὶ αὐτοῦ τὸ δικαστήριον.«

5) AELIAN, *Variae historiae*, lib. V, cap. XVIII: »Ἡ ἐξ Ἀρειουπάγου βουλὴ ἐπεί τινα φαρμακίδα συνέλαβον καὶ ἔμελλον θανατώσειν, οὐ πρότερον αὐτὴν ἀπέκτειναν, πρὶν ἢ ἀπεκύησεν.«

vielen Schlechten, was Rom darbot, in Berührung gekommen waren und auch in Griechenland und in Ägypten viel von ihren Anschauungen, Sitten und Gewohnheiten Abweichendes kennen gelernt, brachten sie manches Ungute, was in dem Leben ihrer Väter keinen Platz gefunden hatte, in die Heimat zurück. Derartiges ging allmählich in die Übung über. So kam es, daß schließlich Gesetze erlassen werden mußten gegen Verbrechen, die die Bibel nicht enthielt, weil sie aller Wahrscheinlichkeit nach ihrer Zeit fremd waren. Dazu gehörten auch die Vergiftungen. Während, wie ich im vorstehenden angab, JOSEPHUS sich über sie nur kurz äußert, erwecken die Auseinandersetzungen von PHILO, dem Alexandriner, den Eindruck, als sei dieses Verbrechen kein ganz gewöhnliches auch unter seinen Glaubensgenossen gewesen. Seine wortreichen, viel überflüssiges Pathos enthaltenden Sätze können nicht, wie er zu imputieren scheint, als Grundlage die Bibel haben. Denn die Stelle, die allein in Frage kommen könnte[1]), handelt nur von einer Zauberin (Mechaschefa), die man nicht am Leben lassen solle, und nicht von Giftmischern und Giftmischerinnen. Sie würde nur verwendbar sein, wenn man annähme, daß das Geschäft der betrügerischen Zauberinnen auch die Giftverwendung in sich geschlossen habe. Das Gesetz — dies kann sich mithin nur auf das jüdische Gewohnheitsrecht seiner Zeit beziehen — will nicht, so sagt er, daß Vergifter und Vergifterinnen auch nur einen Tag, eine Stunde am Leben bleiben. Hätte man sie ergriffen, so sollte aus keinem Grunde die Strafe aufgeschoben werden[2]), weil sie nicht offen, sondern aus sicherem Hinterhalte heraus Böses haben zufügen wollen. Sie müßten das erleiden, was sie anderen zugedacht hätten. Diese Formel ist die gleiche, die JOSEPHUS gebraucht hat, was die Annahme nahelegt, daß beide den gleichen Gesetzestext zitiert haben. Die Vergifter müßten sterben. *Die Tötung solcher Menschen sei ein heiliges Werk*[3]).

Wie die Tötung bewerkstelligt wurde, ist nicht zu ersehen. Es scheint fast, als wenn Gift dazu benutzt worden wäre. Das rücksichtsloseste Vorgehen gegen solche Verbrecher begründet er auch damit, daß hier nicht, wie im offenen Kampfe nur ein Mensch oder wenige verletzt würden oder stürben, sondern unter Umständen viele, wenn z. B. *das tödliche Gift in der Mahlzeit gegeben wurde.* Auch diejenigen, die durch ein besonderes Gift langdauernde körperliche oder geistige Leiden erzeugten, denen ja oft der schnelle Tod vorzuziehen sei, müßten in gleicher Weise, also an ihrem Leben gestraft werden.

## Das kanonische Recht.

6. Das kanonische Recht ließ für Vergifter Strafen wie das weltliche eintreten[4]). Ihre Tätigkeit nahm man, wie schon die Römer es taten,

---

1) Exodus, Kap. 22, Vers 17.

2) PHILONIS Opera, edit. L. COHN 1906, *De specialibus legibus*, lib. III, cap. 92 (17), p. 176: »ὅθεν κελεύει φαρμακευτὰς καὶ φαρμακίδας μηδεμίαν ἡμέραν, ἀλλὰ μηδ᾽ ὥραν ἐπιβιοῦν, ἀλλ᾽ ἅμα τῷ ἁλῶναι τεθνάναι μηδεμιᾶς ἐγγινομένης προφάσεως εἰ εἰς ἀναβολὴν καὶ ὑπέρθεσιν τῆς τιμωρίας.«

3) Ibid. ». . . . καὶ νομίζοντας εὐαγὲς εἶναι . . . .«

4) GRATIANI Decretum 26, quaestio 1. 2. 3. 4. 5. — Constitutiones ALEXANDRI VI, ADRIANI VI, SIXTI IV. Decretal. lib. VII.

als eine zwiefache an. Das Christentum verquickte die eine Seite derselben, nämlich die magische, mit einer Beziehung zum Teufel, der den Vergifter dafür, daß er sich ihm verschrieb, befähigte, durch Zauberei (Incantatio, Carmina magica) oder durch Gifte (Veneficium) Menschen zu schädigen. Die Kirche schloß unter anderem den Vergifter vom Zeugnis und der kirchlichen Immunität aus, belastete ihn auch mit der Strafe der Infamie und mit noch viel Schlimmerem. Man bezog sich auf die Bibel, wo es heißt: »So aber jemand an seinem Nächsten frevelt und ihn umbringt mit List, von meinem Altar weg sollst du ihn führen zum Tode.«

## Zweites Kapitel.

Giftgesetze der deutschen Stämme. Sizilien. Sachsen- und Schwabenspiegel. Bambergensis. Carolina. Altbayerisches Stadt- und Landrecht. Die Strafe des Räderns. Der Münzmeister LIPPOLD. Das Rädern in Preußen. Gesetze unter Ludwig XIV. und Ludwig XV. Hausjustiz in Rom. Strafvollstreckung ohne richterliches Urteil.

1. Die alten Volksrechte der deutschen und diesen verwandter Stämme[1]) berücksichtigten — freilich nicht ohne Ausnahme — das Verbrechen der Vergiftung. So straften dies das salische, ripuarische, bayerische Gesetz und das Gesetz des Königs ROTHARIS mit einer Geldbuße (Wehrgeld) verschieden hoch, meist nach dem Stande des Verbrechers[2]). Das angelsächsische Gesetz ließ volles Wehrgeld bezahlen und überdies an den König eine besondere Buße in der dreifachen Höhe des Wehrgeldes. Mit der Todesstrafe belegte den Verbrecher das Gesetz der Wisigoten. Des Vergifters harrte ein schmachvoller Tod, wahrscheinlich durch Aufhängen. War der Erfolg nicht erzielt worden, so konnte der Vergifter dem Verüber irgendein Schicksal nach seinem Gutdünken bereiten. Die lombardische Konstitution HEINRICHS II. vom Jahre 1054 setzte für Giftmord Tod und Vermögensverlust fest, den Tod auch die Gesetze des Königs AETHELSTAN und WILHELMS des Eroberers. Unter Umständen ließen diese bei Vornehmen auch die Verbannung zu.

Manche der genannten Gesetze, z. B. die der Salier, Ripuarier, Westgoten, des Königs AETHELSTAN berücksichtigten zusammen mit der Vergiftung (Veneficium, engl. liblac) das Verbrechen der Zauberei (Maleficium, Sortilegium), andere, wie die Bestimmungen WILHELMS des Eroberers für die Angelsachsen faßten die Vergiftung als Menschenmord besonderer Art auf[3]). In dem Capitulare Carisiacense KARLS II., des Kahlen, vom Jahre 873, wurde die Todesstrafe nicht nur für den Vergifter und den Mittäter, sondern auch sogar für den Mitwisser festgesetzt. In der Constitutio Longobardica traf den Begünstiger Vermögensentziehung und Infamie.

---

[1]) LINDENBROG, Codex legum antiquar. 1613: Lex Ripuar., tit. LXXXIII. — Lex Langobardor., lib. I, tit. III, IV, V. — Lex Bajuvar., tit. III, cap. VI. — Lex Angliorum, tit. XIV. — BROMTON, Ancient laws.

[2]) »pretium mortui secundum qualitatem personae.«

[3]) GENGLER, l. c. p. 155 ff.

Die Todesstrafe bestand in Lebendigverbranntwerden oder im Hängen[1]) oder im Ertränken[2]). Der Beweis des Verbrechens konnte erbracht werden durch Zeugen oder durch Gottesurteil. So war es z. B. bei den Angelsachsen einer Frau, die ihren Mann vergiftet haben sollte, erlaubt, entweder einen Kämpfer zum Erweis ihrer Unschuld zu stellen, oder wenn sie keinen solchen fand, die Probe zu unternehmen über glühende Pflugscharen unversehrt hinwegzuschreiten[3]). Auch die Probe des siedenden Wassers fand Verwendung.

Die germanischen Rechte haben in bezug auf die Vergiftungsgesetze das Gemeinsame, daß sie eine Strafe erfolgen lassen auch wenn kein tödlicher Erfolg eingetreten ist[4]).

2. Im Beginn des zwölften Jahrhunderts verordnete König ROGER von Sizilien, daß »wer schlechte, schädliche Arzneimittel, die Geistesstörung verursachen, oder Gifte verabfolgt, verkauft oder besitzt, getötet wird«. Kaiser FRIEDRICH II. ließ den Besitzer oder Verkäufer von Giften aufhängen[5]).

Den Rechtssammlungen späterer Jahrhunderte sind dem Verbrechen der Vergiftung noch weitere, bis dahin hierfür nicht verwendet gewesene Strafen vorbehalten gewesen. Man sah mit Recht die Vergiftung als eine Verbindung der Infamie der Feigheit mit der Abscheulichkeit des Mordes an[6]). Dies kommt in dem Sachsenspiegel, in der Glosse zum Artikel 57 zum Ausdruck: »Der dem anderen vergebe stele jm sein leib[7])«. Die Strafe bestand demgemäß in Lebendigverbranntwerden[8]): »Welch Christen-Mann oder Weib ungläubig ist oder mit Zaubereien umgeht oder mit Giftmischerei und des überwiesen wird, den soll man auf einem Scheiterhaufen verbrennen.« Genau so verfügte der Schwabenspiegel[9]). Das altbayrische Stadt- und Landrechtsbuch des RUPRECHT VON FREYSING bestimmt in dem Kapitel: »Weliches mörder haissent«, daß darunter zu begreifen sei »auch der ainem gifft eingeit zu essen daran er stirbt . . . und die Mörder sol man all radprechen.«

---

1) Annales Fuldenses ad annum 899.

2) Monum. German. historic., tom. II, p. 601, 639, 652.

3) Tit. XIV: ». . . aut si campionem non habuerit ipsa ad novem vomeres ignitos examinanda mittatur.«

4) *Lex Salica* XXII, § 1: »Si quis alteri herbas dederit bibere et mortuus fuerit VIII M. den. qui faciunt sol. CC culpabilis judicetur. § 2: Si vero biberit et mortuus non fuerit MMD den. ille qui dedit culpabilis judicetur. — Lex Ripuar., tit. 83, § 2. — Lex Bajuvar., tit. III, cap. 6, 7. — Lex Visigothor, lib. VI, tit. II, § 2. — Lex Rothar., cap. 140 etc.

5) *Constitutio Sicula,* tit. XLI. Rex ROGERIUS: I »Mala et obnoxia medicamenta ad alienandos animos, seu venena qui dederit, vendiderit vel habuerit capitali sententia feriatur.« II Ibid. Imperator FRIDERICUS: »Quicunque toxicum aut malum venenum, quod ad confectionem utile vel necessarium non sit, habuerit vel vendiderit suspendatur.«

6) GENGLER, l. c.

7) Sächsisches Landrecht, Buch 1, Art. 57, herausgeg. von LOSS, 1545, fol. LXIV.

8) *Sachsenspiegel,* Buch 2, Art. 14, § 7: »Welk kersten man oder wif unglouich is unde mit touere ümme gat. unde mit uorgifnisse. unde des uorwumen wert. den scal men up ener hord bernen.«

9) *Schwabenspiegel* § 174: »Swel cristen mensche ungeloubig ist . . . .«

Es scheint als wenn eine Zunahme der Vergiftungen in jenen Zeiten eine noch schlimmere Verschärfung der Strafen notwendig gemacht habe. Die *Bambergensis*, die im Jahre 1507 für die stiftbambergischen, 1517 auch für die fränkisch-brandenburgischen Lande in Geltung gebrachte Halsgerichtsordnung des JOHANN VON SCHWARZENBERG, gibt im Artikel XLV dem Richter eine kurze Belehrung, auf welche Indizien hin er den der Vergiftung Verdächtigen peinlich befragen dürfe: »Item so der verdacht bewisen wurdet, das er gifft kaufft oder sönst damit umbgangen ist, das macht ein redliche anzeigung der missetat, er könnt dan mit glaublichem scheyn anzeigen, das er sölche gifft zu andern unstrefflichen sachen hat brauchen wöllen oder gebraucht het.«

Im Artikel CLV werden die Strafen für »heymlich vergeben« festgesetzt:

»Item wer yemant durch gifft an leyb oder leben beschedigt, ist es ein manßbilde, der sol einem furgesetzten mörder gleych mit dem rade zum tode gestrafft werden. Tet aber sölliche mißthat ein weibßbilde, die sol man ertrencken. Doch zu merer forchte andern, söllen sölche boßhafftige mißtettige person vor der endtlichen todstraff geschleyfft, oder etlich griff in jr leyb mit gluenten zangen gegeben werden, vil oder wenig nach ermessung der person und tödtung, wivor vom mordt deßhalb gesetzt ist.«

3. Im 16. Jahrhundert wurde die Vergiftung, als ein heimlich verräterisches Verbrechen, an dem Missetäter auch durch langsames Töten in siedendem Wasser gesühnt — eine Strafe, die im älteren deutschen Recht auch Ketzer erdulden mußten. Die Carolina, das Gesetzbuch KARLS V., hat in der Gestalt, in der sie im Jahre 1532 auf dem Reichstag zu Regensburg angenommen worden ist, die Gesundheitsschädigung durch Gift der Tötung gleichgesetzt: die Verüber strafte sie mit der Strafe des Rades und des Schwertes:

»Item wer jemandt durch gifft oder venen am leip oder lebenn beschedigt, jst es ein mannsbild, der soll, einem furgesetzten morder gleich, mit dem Rad zum tod gestrafft werdenn; Thett aber ein solliche Missthat ein Weipsbilldt, die soll man erdrenckenn oder inn andere weg nach gelegenheit vom dem lebenn zum tode richten. Doch zu merer forcht anndern sollenn solche boßhafftige missthatige personen vor der endtlichen todtstraff geschlaifft oder etliche griff jnn jr leib mit gluenden zangen gegeben werden, Viell oder wenig nach ermessunge der person und tödtunge.«

Ein Arzt, der aus Vorsatz das Leben eines Kranken mit Medikamenten verkürzt hat, wurde nach der Carolina mit der gleichen Strafe wie ein Vergifter belegt: »Hett aber eyn Artzt solche Tödtung willigklich gethon so wer er als eyn fürsetzlicher Morde zu bestraffen.«

Die Strafe des Rades oder Radbrechens hatte bei Männern zwei Grade, je nachdem die Zerstoßung der Glieder mit dem Rade oder der Keule von oben herab oder von unten hinauf vorgenommen wurde, das erstere bei heimlichem Giftmord oder solchem mit nachfolgender Gewaltanwendung. Frauen wurden nicht mit dieser Strafe bedacht, sondern enthauptet. Waren noch Verschärfungsgründe vorhanden, so wurde die Räderung von unten nach oben ausgeführt. Frauen wurden unter solchen Umständen ertränkt[1]), nachdem man vorher wohl auch eine Hand abgehauen hatte. Noch andere Modifikationen der Strafe führte man aus. So wurde in Breslau ein Sohn, der seinen Vater durch Gift getötet hatte, »auf einem Brett von einer Gasse zur anderen geschleift, mit heißen Zangen gezwickt, nachmals ihm Arme und Beine mit dem Rade zerstoßen«[2]). Schon aus dem 15. Jahrhundert berichtet der Chronist, daß eine Frau, die »het irm mann mit Gift vergebe« fast ganz nackt auf einem Wagen gefahren wurde, während der Henker sie mit glühenden Zangen gezwickt hätte[3]).

4. Wohl alle damals üblichen Strafen zusammen für eine angebliche Vergiftung erlitt infolge »eines ungerechten Urteils, das gegen alle gesunde Vernunft und natürliche Billigkeit verstieß« der kurfürstliche Kammerdiener und Münzmeister Lippold im Jahre 1573. Unter dem Kurfürsten Joachim II. durften die Juden gegen hohe Bezahlung wieder in der Mark Brandenburg leben, nachdem sie daraus 1510 verjagt worden waren. Lippold hatte es zu einer Vertrauensstellung gebracht, in der er sich, zum Teil auch durch sein aufgeblasenes Wesen viele Feinde gemacht hatte, darunter den Kronprinzen und späteren Kurfürsten Johann Georg. Auf dessen Betreiben wurde nach dem völlig natürlichen Tode Joachims II. eine Untersuchung gegen Lippold eingeleitet. Die Rechnungslegung seiner Verwaltung geschah zur Zufriedenheit. Da man ihm so nicht beikommen konnte, wurde ihm vorgeworfen, ein hebräisches Zauberbuch besessen zu haben. Dieses ließ sich der Kurfürst sogar übersetzen und lernte daraus unter anderem, wie man den Teufel in ein Glas zu locken und ihn dort einzusiegeln vermag. Diese Beziehungen zum Teufel brachten Lippold verschiedentlich auf die Folter und ließen die Anklage schaffen: »Der Jude hätte seine teuflischen Künste viele Jahre geübt und den Kurfürsten, seinen Herren mit einem sonderlich dazu eingerichteten Trank endlich davon geholfen: In diesen hätte er getan: Muskat, langen Pfeffer, Hüttenrauch [arsenige Säure] und Mercurius sublimatus [Sublimat].« Als er das in der Folter erpreßte Geständnis vor Gericht öffentlich wiederholen sollte, widerrief er alles. Deshalb wurde er auf dem berlinischen Rathause vom Scharfrichter so gepeinigt, daß ihm das Blut aus dem Halse lief. Sein Urteil wurde hiernach gefällt. Er wurde an verschiedenen Orten zehn Male mit glühenden Zangen gezwickt und auf dem Neuen Markte auf einem dazu erbauten Gerüst an Armen und Beinen mit vier Stößen gerädert, dann in vier Stücke zerhauen und seine Eingeweide mit seinem Zauberbuch verbrannt[4]). Von seinem Vermögen erhielt seine Witwe mit ihren neun Kindern großmütig tausend Taler, das übrige zog der Kurfürst ein. Sie ging nach Österreich und bat den Kaiser Maximilian II., ihres Mannes

[1]) Statuta und Willkuhr der Freyen und heiligen Römischen Reiches Stadt Mühlhausen, Buch 5, Art. XIV, § 1. Männer gerädert, Frauen ertränkt.

[2]) Roch, Neue Schlesische Chronik, S. 189.

[3]) Chroniken deutscher Städte, Bd. 10, S. 384.

[4]) Möhsen, Beschreibung einer Berliner Medaillen-Sammlung, Teil 2, 1781, S. 520.

Besitz für sie zu verlangen. Dieser tat es, aber erfolglos. Der Kurfürst behielt alles, »von Rechts wegen«.

Es kann als sicher angenommen werden, daß hier keine Vergiftung vorlag. Schon die gesamten Umstände schließen eine solche aus. Nach dem erfolgten Tode des Kurfürsten hat niemand davon gesprochen. Die Giftmischung, die verabreicht sein sollte, ist frei und dumm ersonnen, weil Sublimat mit seinem so auffallenden metallischen Geschmack auch von einem gefühlsstumpfen Menschen freiwillig nicht verschluckt werden kann, ohne daß sofort Zurückweisung erfolgt. Der Zusatz von Muskat und Pfeffer kann daran nichts ändern. Würde es aber verschluckt werden, so müßten, noch viel früher als nach eingenommenem Arsenik eine Reihe so auffälliger auch überaus schmerzhafter Symptome seitens des Magens und des Darmes auftreten, daß das schwere Krankheitsbild sofort den Vergiftungsverdacht wachriefe. Nichts von alledem war hier vorhanden. Wie in den damaligen märkischen Hexenprozessen, so war es auch hier: »Blinder Religionseifer, Rachsucht, Neid waren die Beweggründe der Anklage: Geiz und Habsucht beförderten deren Aufnahme und die Verbesserung der Gerichtssporteln und der richterlichen Einkünfte leiteten die Urteilssprüche[1])«. Hierzu kam, daß die Lehrer der Medizin es nicht unterließen, die Gewißheit und Wirklichkeit der magischen und durch Zauberei erregten Krankheiten ihren Zuhörern vorzutragen. Es geschah dies besonders auf den hohen Schulen, welche die märkischen Rechtsgelehrten und Ärzte besuchten[2]).

Das Rädern hat sich noch sehr lange als Strafmittel für Vergiftungen erhalten. In Preußen wurde es sogar als Strafe festgesetzt[3]), wenn das in Absicht zu töten beigebrachte Gift den Vergifteten wahnsinnig gemacht und die Wiederherstellung des verlorenen Vernunftgebrauches zweifelhaft war. Falls die Absicht bloß auf die Erzeugung von Wahnsinn gerichtet war, dann trat die Enthauptung ein, ebenso wenn das beigebrachte Gift eine Krankheit verursacht hatte, die den Vergifteten auf zeitlebens unbrauchbar oder unglücklich gemacht hatte. Sonderbarere Bestimmungen weist kein anderes Strafgesetz in der Welt auf! Der Verfasser dieser Paragraphen war entweder kein Mediziner oder, wenn er ein solcher gewesen sein sollte, ein jedenfalls medizinisch beschränkter und mindestens doch jeden toxikologischen Wissens baarer Mann. Diese Signatur tragen auch andere, auf Vergiftung und *Liebestrankverabfolgung* bezügliche Bestimmungen. Wer nach diesem drakonischen Landrecht zur Vergiftung durch Zubereitung oder Herbeischaffung des Giftes absichtlich geholfen hatte, wurde mit dem Schwerte hingerichtet. Im Wiederholungsfalle (!) wurde er zum Richtplatz geschleift und von unten nach oben gerädert.

Der Versuch der Vergiftung wurde noch in dem »Baierischen Malefiz-Proceß« von 1616 mit der Todesstrafe belegt: ». . . so soll doch ein solcher, der dem andern ein recht Gifft nicht nur zubereitet, sondern auch wirklich

---

1) MÖHSEN, l. c. S. 439.
2) MÖHSEN, l. c. S. 443.
3) Allgemeines Landrecht für die preußischen Staaten, Teil 2, Titel XX, § 862 ff.

in seinen Leib gebracht hat, mit dem Schwerdt von Leben zum Todt gebracht werden«.

5. In Frankreich wurde gegen Ende des 17. Jahrhunderts nicht nur der Versuch, sondern sogar schon die dolose Absicht und jede Begünstigungs- oder Teilnahmehandlung an einer Vergiftung bestraft. Um die angegebene Zeit machten zahlreiche häßliche Vergiftungsvorgänge, über die an anderer Stelle dieses Buches berichtet wird, es erforderlich, gegen diese im Dunkeln schleichende Pest energisch vorzugehen. Im Jahre 1680 tagte die Untersuchungskommission — Chambre ardente —, die einige der Vergifter, darunter die berüchtigte BRINVILLIERS abzuurteilen hatte. Das von LUDWIG XIV. im Jahre 1682 erlassene und von seinen Nachfolgern bestätigte Edikt lautete: Art. IV. Alle diejenigen, die überwiesen werden, daß sie sich der Vergiftung durch Gebrauch von Gift bedient haben, der Tod mag darauf erfolgt sein oder nicht, sowie auch solche, die überwiesen werden, daß sie Gift zubereitet oder, um zu vergiften, Gift ausgeteilt haben, sollen getötet werden. Art. V. »Diejenigen, die überwiesen werden, daß sie durch Gift nach jemandes Leben getrachtet haben, dergestalt, daß es nicht an ihnen gelegen, daß das Verbrechen nicht vollführt worden ist, sollen mit dem Tode bestraft werden«[1]). Die Todesstrafe konnte durch die Strafe des Lebendigverbranntwerdens oder des Rades verschärft werden. Der Verbrennungstod stand früher auch in Mailand auf Vergiftung[2]).

Wahrscheinlich wurde die Strafe für Giftmord, z. B. in älterer Zeit in Frankreich, nicht immer nach den Normen des geschriebenen Rechtes festgesetzt, sondern aus der Zahl der landläufigen schlimmsten arbiträr gewählt. So wird aus dem Jahre 1308, der Regierungszeit PHILIPPS des Schönen, berichtet, daß man den Herrn VON OLME in Paris festsetzte, weil er seine Frau, die schöne und liebenswürdige Tochter des MATHIEU DE TRIE habe vergiften lassen. Seine Konkubine und einige andere Begünstiger und Verüber der Tat wurden zum Tode verurteilt, einige davon verbrannt, andere lebendig begraben[3]).

6. Daß nicht immer der staatliche Rechtsweg eingeschlagen wurde, um die Strafe für Vergiftungen aussprechen und vollführen zu lassen, lehren Berichte aus alter Zeit. Als die PUBLICIA ihren Mann, den Konsul

[1]) Édit du Roi pour la punition de différens crimes, donné à Versailles au mois de Juillet 1682. — Renouvellé par la déclaration du Roi concernant les Empoisonneurs, donné à Versailles le 14. Mars 1780.

[2]) Constit. Domin. Mediolan., lib. IV, tit. de poenis. — AL. CREMANIUS, De jure crimin., tom. I, lib. I, pars 1, cap. 5, § 200.

[3]) JOHANNES A SANCTO VICTORE [Johannes monach. Paris.], *Memoriale historiarum ad ann. 1308* in: *Recueil des histor. des Gaules et de la France*, tom. XXI, p. 651: »Circa hoc tempus captus est dominus de Ulmeto, miles satis nobilis et dives, et ductus Parisius in castelleto, districtoque carceri mancipatus. Capti sunt etiam alii pro eadem causa, et ibidem incarcerati. Quae siquidem causa fuit quia uxorem suam nobilem dominam ... filiam domini Matthaei de Tria senioris ... ob amorem inordinatum suae concubinae procuraverat veneficiis vel maleficiis, occidi vel extingui secundum judicium medicorum. Ob hoc igitur dicta concubina et quaedam aliae criminis hujusmodi fautrices et reae, Parisius ductae, vitam turpiter amiserunt ignis combustione vel subterratione, prout dignae erant.«

POSTUMIUS ALBINUS und LICINIA den ihrigen, CLAUDIUS ASELLUS, tödlich vergiftet hatten, wurden sie auf Beschluß der nahen Verwandten erwürgt, weil die strengen Männer nicht meinten bei der Klarheit der Sachlage erst lange Verhandlungen abwarten zu brauchen[1]). Diese Art von Familienjustiz war nicht ungewöhnlich. Nach römischem Recht durfte z. B. der Ehemann, falls die Ehefrau Giftmord an den Kindern begangen hatte, sie töten. Noch mehr! Dem Hausvater stand gegen die in seiner Gewalt befindliche Tochter und deren Ehebrecher, das — freilich bezüglich der Vollzugszeit etwas eingeschränkte — Tötungsrecht, auch auf *Tötung durch Gift* zu. Selbst da, wo öffentliche Anklage gegen Verbrecher erhoben und Verurteilung erfolgt war, übergab man, wie ich an anderer Stelle berichte, in vorkaiserlicher römischer Zeit verurteilte Frauen den Verwandten zur schnellen Strafvollstreckung. Das Tötungsrecht des Vaters und des Ehegatten bezog sich aber nicht auf die Versuchshandlung der Tat, sondern nur auf die vollzogene Handlung[2]).

Ebenso kurz — aber sicher widerrechtlich — verfuhr CAESAR schon bevor er auf der Höhe seiner Macht war, als er seinen Schreiber, den Sklaven PHILEMON, der ihn zu vergiften seinen Feinden versprochen hatte, ohne vorgängige Martern hinrichten ließ[3]).

7. Das 18. Jahrhundert ließ Gesetze gegen eine bestimmte Gruppe von Vergiftern, nämlich *die Negersklaven* in französischen und englischen Besitzungen entstehen. Haß gegen ihre Herren und die Mißhandlungen, denen sie ausgesetzt waren, schufen die Benutzung der Gifte als Racheinstrumente. Sie wurden von besonders darin kenntnisreichen Negern hergestellt. Um diesen auch jeden Vorwand zu nehmen sich Gifte verschaffen zu können, wurde ihnen die arzneiliche Behandlung von Kranken, mit Ausnahme der von Schlangen Gebissenen, untersagt. Die Todesstrafe, auch durch Lebendigverbranntwerden, wurde dem zuteil, der Gift bereitet, verkauft oder dargereicht hatte, selbst wenn der Endzweck, die Tötung, damit nicht erreicht worden war. Vorzugsweise auf Jamaika, Martinique und in der Kapkolonie wurden diese Bestimmungen mit eiserner Strenge gehandhabt[4]).

---

[1]) VAL. MAXIMUS, *Factor. et dictorum memorabil. libr. novem*, lib. VI, cap. III, § 8: »Publicia, quae Postumium Albinum consulem, item Licinia, quae Claudium Asellum viros suos veneno necaverant, propinquorum decreto strangulatae sunt: non enim putaverunt severissimi viri in tam evidenti scelere longum publicae quaestionis tempus expectandum.«

[2]) SANIO, ad Leg. Corneliam, p. 39.

[3]) SUETON, l. c.: »Philemonem a manu servum qui necem suam per venenum inimicis promiserat, non gravius quam simplici morte puniit.«

[4]) Jamaique 1696, § 32. — Ordonance du Roi sur les vénéfices et poisons 1724, févr., Art. 1. 2. — Arrêt de Règlement du Conseil supér. du Cap, concernant les empoisonnements par les esclaves, 11 Mars, 1758. — Déclaration du Roi sur les nègres, qui composent des remèdes 1743, 1 févr. — Arrêt du Conseil souverain de la Martinique 1769, 5. Sept.

# Zweiter Abschnitt.

# Gifte als Strafvollziehungsmittel.

## Erstes Kapitel.

Die Strafvollziehung durch Schierling. Seine Wirkungsart. PHOCION. THERAMENES. SOKRATES. AISCHINES.

1. Unter den so überaus zahlreichen gesetzlichen Tötungsmitteln für Menschen, die in den Zeiten ersonnen worden sind, und deren Darstellung fast allein ein Buch füllen würde, wahren sich die Gifte ihre Eigenheit: Sie lassen die Körperform intakt. Sie wirken nicht so roh wie das Herabstürzen vom Tarpejischen Felsen oder irgendeine andere gestaltvernichtende Gewalt. Ob dieser Gesichtspunkt für ihre Wahl als gesetzliche Strafe in Griechenland in Betracht kam, oder ob vielleicht gerade der Schierling mit seiner langsamen, eigenartigen Wirkung, die das Bewußtsein fast bis zuletzt erhalten sein läßt, als Strafverstärkungsmittel erdacht wurde, kann nicht entschieden werden. Jedenfalls stützte man sich bei seiner Verwendung auf alte Erfahrungen.

Wann der Gifttod durch den Saft von *Conium maculatum* als Strafmittel in Athen eingeführt wurde, ist unbekannt. Die Meinung besteht, daß die 30 Tyrannen (404—403 v. Chr.), die reichlich ihnen Mißliebige verbannten oder töteten, diese Todesart strafrechtlich eingeführt hätten. Dies kann der Fall sein. Aber schon vor dieser Zeit war durch praktische Erfahrung die tötende Kraft des Schierlings bekannt geworden.

Denn schon ungefähr aus dem Jahre 370 v. Chr., also nur kurze Zeit nach dem Wirken der Tyrannen, wird ausdrücklich angegeben, daß THRASYAS aus Mantinea, ein Giftkundiger, eine Giftmischung aus Schierling und Mohnsaft bestehend, ersonnen habe, die leicht und schmerzlos töte. Einer solchen Verwendung muß das Wissen über des Schierlings Wirkung vorangegangen sein. Auf die richtige Auswahl des Schierlings hätte er Gewicht gelegt und nur Exemplare benutzt, die an kühlen und schattigen Orten, wie z. B. in Lusae, gewachsen seien. Nicht nur er selbst hätte sich auf Gifte verstanden, sondern auch sein Schüler ALEXIAS, der überdies in der Arzneikunst Meister gewesen sei[1]).

Die angegebene Mischung ist in jeder Beziehung zweckmäßig und für eine Euthanasie als richtig zu bezeichnen: Das Opium läßt Todesschrecken nicht aufkommen, weil es den Schlaf mit dem Tode vermählt, und, zusammen mit dem Schierling, lähmt es jene Gehirnstelle, von der aus die Atmung,

---

[1]) THEOPHRAST, *Histor. plantar.*, lib. IX, cap. 16: »Θρασύας δὲ ὁ Μαντεὺς εὑρηκέναι τι τοιοῦτον ἔλεγεν ὥστε ῥᾳδίαν ποιεῖν καὶ ἄπονον τὴν ἀπόλυσιν, τοῖς ὀποῖς χρώμενος κωνείου τε καὶ μήκωνος καὶ ἑτέρων τοιούτων . . .«

also das Leben, ermöglicht wird. Jedes von ihnen tötet durch Erstickung. Hier vollführen sie dies vereint.

2. Das Sterben durch Gift als Strafe wurde den Menschen in Athen freilich nicht so leicht gemacht. Hierfür wurde nämlich *nur* Schierling genommen, der den Vergifteten seinen schlimmen Zustand bis zuletzt empfinden läßt. »Der Schierling ist auch ein Gift, verhaßt durch den Gebrauch, den man in Athen davon machte, um Verbrecher zu töten[1]).« Diesem Ausspruch von PLINIUS schließt sich derjenige von TACITUS[2]) an: »Das Gift, durch das die rechtlich verurteilten Athener getötet wurden.«

Bezeichnend für diese, wahrscheinlich recht häufig betätigte Strafart und auch für die Popularität des Schierlings ist es, daß es ein besonderes Zeitwort »κωνειάζεσθαι« für das Trinken dieses Giftes gab. Man sprach gewöhnlich vom »Trinken des Schierlings«: »κώνειον πίνειν« oder nannte die Strafe: »ἡ τοῦ κωνείου πόσις«. Die Römer nannten es: »Sorbitio cicutae«, und den Trank auch »Calix venenatus«.

3. Ein so allgemein bekanntes Wissen führte natürlich auch zur Verwendung dieser Pflanze zu rachsüchtigen privaten Zwecken. So ließ der Tyrann KLEARCHOS von Heraklea (411—353 v. Chr.) am Schwarzen Meere, nachdem er anfangs mit Hilfe von MITHRIDATES I., dem König von Kappadozien, die Herrschaft von Heraklea hatte erwerben wollen, später es aber allein tat, viele ihm mißliebige Bürger heimlich durch Schierling töten. Erst nach zwölfjährigem Wüten wurde er selber, der sich als Gott verehren ließ, getötet.

Am besten unterrichtet über die Verwendung des Schierlings, die, wie DIODOR sich ausdrückte, »nach vaterländischer Sitte erfolgte«[3]), ist man natürlich durch die in Athen auch schon vor Sokrates vorgekommenen Tötungen politischer Männer. Ein Opfer dieses Giftes wurde z. B. PHOKION, der in den falschen Verdacht gekommen war, dem NIKANOR, dem Feldherrn des KASSANDER, den Hafen Piräus geöffnet zu haben. Es war die demokratische Partei, die dieses dekretierte. Sie galt nicht mehr viel, als Athen im Jahre 322 v. Chr. gezwungen worden war, eine mazedonische Besatzung in Munychia aufzunehmen, kam aber in den Kämpfen gegen KASSANDER noch einmal zur Herrschaft und wütete gegen die bisher leitenden Männer. Ohne Verteidigung wurde er zum Tode durch Schierling verurteilt, und erlitt ihn im Jahre 318 v. Chr. mit vier seiner politischen Freunde[4]), NIKOKLES, THUDIPPOS, HEGEMON und PYTHOKLES[5]). Später, als die Athener Reue über ihr Vorgehen gegen ihren besten Führer empfanden, töteten sie seinen hauptsächlichen Ankläger, während zwei seiner weiteren Feinde durch seine Söhne beseitigt wurden.

---

[1]) PLINIUS, *Histor. natur.*, lib. XXV, cap. 13: »Cicuta quoque venenum est, publica Atheniensium poena invisa.«

[2]) TACITUS, *Annales*, lib. XV, cap. 64: ». . . . venenum quo damnati publico Atheniensium judicio extinguebantur.

[3]) DIODORUS SICULUS, lib. XVIII: ». . . . κατὰ τὸ πάτριον ἔθος.«

[4]) AELIAN, lib. XII, cap. 49: ». . . . Φωκίων πολλάκις στρατηγήσας κατεγνώσθη θανάτῳ καὶ ἦν τῷ δεσμωτηρίῳ καὶ ἔμελλε πιεῖσθαι τὸ κώνειον.«

[5]) PLUTARCH, Phocion.

4. Die dreißig Tyrannen in Athen, die mit allen Hilfsmitteln ihre, nach kaum zwei Jahren vernichtete Macht aufrecht zu erhalten versucht hatten, und Mißliebige durch Angeber, die sogenannten Sykophanten, zur Anklage bringen ließen, töteten aus politischen Gründen im Jahre 404 v. Chr. vielleicht als ersten einen der Ihrigen, den THERAMENES, der zur Mäßigung im Vorgehen geraten und volksfreundliche Gedanken geäußert hatte, durch Schierling[1]). Auf dem Wege zum Gefängnis folgten ihm seine Verwandten und SOKRATES, dessen Schüler er gewesen war, und versuchten sogar die Liktoren zu verhindern, ihn abzuführen[2]). Er trank das Gift ohne Zaudern und weihte das letzte davon dem KRITIAS, auf dessen haßerfülltes Betreiben er verurteilt worden war. Sowohl dieser fand bald sein Ende als auch die dreißig. Sie fielen im Kampfe.

Außer THERAMENES war ihnen auch POLEMARCHOS, der Bruder des LYSIAS zum Opfer gefallen. Dieser erhob in seiner Rede gegen ERATOSTHENES[3]), einen der dreißig, die Anklage, ohne Urteil ihn getötet zu haben, nachdem er ihn auf der Straße hatte gefangen nehmen lassen.

## Der Tod des Sokrates.

5. Am tiefsten machte auf die späteren Menschen die Vergiftung des SOKRATES durch Schierling im Jahre 399 v. Chr. Eindruck. Er, der seinen Schüler THERAMENES ins Gefängnis zum Gifttod geleitet hatte, erlitt das gleiche Schicksal, nicht mehr unter der Schreckensherrschaft der dreißig Tyrannen, sondern etwa vier Jahre später. Das Strafmittel ist für den Tod eines so reinen Menschen ohne Bedeutung. Und SOKRATES würde im Gedenken der Menschen immer noch SOKRATES bleiben, wenn auch eine andere Todesart seinem Leben ein Ende gesetzt hätte. Es ist deswegen als eine völlige Verkennung der Bedeutung dieses so eigenartigen Denkers anzusehen, wenn der freilich ethisch sehr tief unter ihm stehende SENECA von ihm sagte, daß »der Schierling ihn groß gemacht habe«, oder: »daß er den Schierlingstrank genommen habe, sei nicht anders, als ein Mittel für seine Unsterblichkeit«[4]). Die Anklage, die seine Todesstrafe begründen sollte, lautete: »SOKRATES frevelt und treibt Torheit, indem er unterirdische und himmlische Dinge untersucht und Unrecht zu Recht macht und dies auch andere lehrt«[5]), oder nach den Anklägern ANITOS und MELETOS: »SOKRATES ist gottlos und verdirbt die Jugend[6]).« Und so wurde er

---

1) XENOPHON, *Historiae,* lib. II: ». . . . ἀποθνήσκειν ἀναγκαζόμενον τὸ κώνειον πιεῖν. — AELIAN, lib. IX, cap. 21: ». . . . ὑπὸ τῶν τριάκοντα ἀνηρέθη πιεῖν κώνειον κατὰ ἀναγκαθείς.«

2) DIODORUS SICULUS, Bibliotheca histor., lib. XIV, cap. 5.

3) LYSIAS, *Oratio contra Eratosthenem,* XI, cap. 5: ». . . . Πολεμάρχῳ δὲ παρέγγειλαν οἱ τριάκοντα τὸ ὑπ᾽ ἐκείνων εἰθισμένον παράγγολμα πίνειν κώνειον, πρὶν τὴν αἰτίαν εἰπεῖν δι᾽ ἥντινα ἔμελλεν ἀποθανεῖσθαι.«

4) SENECA, *Epistola* XIII: »Cicuta magnum Socratem fecit.« — *De providentia,* cap. III: »quod illam potionem publice mixtam non aliter quam medicamentum obduxit.«

5) PLATO, *Apologie,* 19: »Σωκράτης ἀδικεῖ, καὶ περιεργάζεται, ζητῶν τούτο ὑπὸ γῆν καὶ τὰ ἐπουράνια, καὶ τὸν ἥττω λόγον κρείττω ποιῶν, καὶ ἄλλους ταῦτα διδάσκων.«

6) DIODORUS, *Bibliotheca historica,* lib. XIV, cap. 37: »Ἀθήνησι δὲ Σωκράτης ὁ φιλόσοφος ὑπ᾽ Ἀνίτου καὶ Μελήτου καθηγορηθεὶς ἐπ᾽ ἀσεβείᾳ καὶ φθορᾷ τῶν νέων, θανάτῳ κατεδικάστη καὶ πιὼν κώνειον ἐτελεύτησεν.«

nach seiner Verurteilung den elf Männern übergeben, denen die Aufsicht über die Vollstreckung der Todesstrafe oblag. Im Gefängnis, in dem er nicht lange blieb[1]), wurde ihm der Trank schon zubereitet im Becher von dem Vollstrecker dargeboten. Er nahm ihn zu sich »ohne im mindesten zu zittern oder Farbe oder Gesichtszüge zu ändern«. Er hatte sich vorher über die Verlaufsart der Vergiftung von dem Giftbereiter unterrichten lassen. Was dieser ihm sagte, und was PLATO darüber berichtet, ist eine gute Umrißschilderung der heute toxikologisch-analytisch erkannten Wirkungsart des Schierlings, der durch seinen Gehalt an den Alkaloiden Coniin, Conydrin usw. eine Lähmung motorischer und sensibler Nervenendapparate, sowie eine Lähmung von Rückenmark und Gehirn hervorruft. Das Atmungszentrum im verlängerten Mark versagt zuerst den Dienst. Der Vergiftete erstickt, während das Bewußtsein bis zuletzt erhalten bleibt. Dem Tode gehen manchmal leichte Krämpfe voran. »Nichts weiter hast du zu tun,« sagte der Giftbereiter, »als wenn du getrunken hast herumzugehen bis dir die Beine schwer werden, und dann dich niederzulegen.« Als SOKRATES merkte, daß ihm die Schenkel schwer wurden, legte er sich gerade hin auf den Rücken. Darauf berührte jener ihn von Zeit zu Zeit und untersuchte seine Füße und Schenkel. Dann drückte er ihm den Fuß stark und fragte, ob er es fühle, was er verneinte. Und darauf die Knie und so ging er immer höher hinauf und zeigte den Umstehenden, wie er erkaltete und erstarrte. Zuletzt zuckte er. Als er aufgedeckt wurde, war er tot.

6. Sehr viele andere, wenig oder gar nichts für die Menschheit Bedeutende und deswegen in Vergessenheit Untergegangene mögen wie SOKRATES durch Schierling ihr Ende gefunden haben. Einer der wenigen, von denen — als Opfer dieses Giftes — die Geschichte Kunde gibt, ist der Redner AISCHINES. Es ist bekannt, daß, nachdem er sich im Jahre 338 v. Chr. der hohen von KTESIPHON für DEMOSTHENES geforderten Ehrung des goldenen Kranzes in einer berühmten Rede widersetzt hatte und deswegen von DEMOSTHENES öffentlich angeklagt worden war, er Athen verließ und sich nach Kleinasien begab. Im Jahre 323 lebte er auf Rhodos. Später ging er nach Samos. Dort starb er nach kurzem Aufenthalt, wie SUIDAS angibt[2]), im Gefängnis, in das er mit von ihm bestochenen Richtern hatte wandern müssen, vielleicht an Schierling, der als Strafmittel verabfolgt worden ist.

---

[1]) DIOGENES LAERTIUS, lib. II: ». . . . καὶ δεθεὶς μετ᾽ οὐ πολλὰς ἡμέρας ἔπιε τὸ κώνειον.«

[2]) SUIDAS, *Lexicon,* edit. KÜSTER, tom. I, p. 678 unter dem Worte: Ἑδημοσίωσαν und tom. I, p. 662 unter Aischines: »Ὁ δὲ Αἰσχίνης ἐπειδὴ συναίρων ἐν δίκῃ τινὶ διέφθειρε τοὺς δικαστὰς, ἐμπληθεὶς ἅμα αὐτοῖς ἐν δεσμωτηρίῳ, καὶ κώνειον πιὼν, ἀπέθανε. . .«

# Zweites Kapitel.

## Medizinische Schilderungen der Schierlingswirkungen. Herkunft des Schierlingssaftes. PHILOPOIMEN. JUSTINUS MARTYR.

1. Aus späterer Zeit fehlen natürlich nicht die Versuche einer vertiefteren, auf umfangreiche Erfahrungen gegründeten Schilderung der Wirkungsart des Schierlings, der, wie nebenbei bemerkt sein mag, in griechischer Zeit auch als Antaphrodisiacum benutzt worden zu sein scheint. Wenigstens findet sich bei dem Kirchenschriftsteller ORIGENES, der im Jahre 253 starb, der folgende Satz[1]: »Bei den Christen aber kann man Männer finden, welche die Anwendung des Schierlingssaftes nicht nötig haben, um Gott in Reinheit dienen zu können.« Darauf beziehen sich auch wohl die Worte des heil. HIERONYMUS, daß nämlich die Hierophanten in Athen bis zu seiner Zeit durch Trinken von Schierling »kastriert würden« und daß, wenn sie zu dem Vorsteheramt der eleusinischen Geheimnisse aufgestiegen wären, sie aufgehört hätten Männer zu sein[2]).

2. Liest man die Schilderung der Schierlingswirkung von NICANDER[3]) aus dem zweiten Jahrhundert v. Chr. toxikologisch richtig, so erweist auch sie sich als zutreffend:

»Merke dir ferner die Kennzeichen des schädlichen Schierlingstrankes. Dieses verderbenbringende Getränk sendet finstere Nacht auf das Haupt herab. Die Kranken blicken verwirrt, irren mit wankenden Füßen in den Straßen umher und kriechen auf ihren Händen. Ein quälendes Gefühl von Erstickung schnürt ihnen den schmalen Weg durch die Kehle zusammen. Die Glieder werden kalt, und an ihnen ziehen sich die großen Adern in der Tiefe zusammen. Die Atmung wird schwach wie bei einer Ohnmacht, und die Seele des Kranken erblickt den Hades.«

»Die finstere Nacht«, die auf das Haupt sich senkt, ist der in manchen Fällen sich einstellende Wahnsinn. Dazu gehört auch das Herumirren mit wankenden Füßen und das Kriechen auf den Händen. Das letztere bezeichnet zugleich das Stadium der Lähmung der Endigungen der Bewegungsnerven in den Muskeln. Das Gefühl der Erstickung, verbunden mit der Kälte der Hautdecke zeigen das letzte Vergiftungsstadium, nämlich die Lähmung des Atmungszentrums im verlängerten Mark an.

---

1) ORIGINES, Contra Celsum, lib. VII, cap. XLVIII.

2) ST. HIERONYMI Opera, Veronae 1735, tom. II, p. 320. Adversus Jovianum, lib. I.

3) NICANDER, *Theriaca*, vers. 186—206:

Καὶ τέ συ κωνείου βλαβόεν τεκμήρεο πῶμα,
Κεῖνο ποτὸν δὴ γάρ τε κορήατι φοινὸν ἰάπτει,
Νύκτα φέρον σκοτόεσσαν, ἐδίνησεν δὲ καὶ ὄσσε
Ἴχνεσι δὲ σφαλεροί τε καὶ ἐμπάζοντες ἀγυιαῖς
Χερσὶν ἐφερπύζουσι. κακὸς δ᾽ὑπὸ νείατα πνιγμὸς
Ἴσθμια καὶ φάρυγος στεινὴν ἐμφράσσεται οἶμον,
Ἄκρα δέ τοι ψύχει . . .

3. Was das Volk über Schierlingswirkung wußte, zeigt ARISTOPHANES, der Zeitgenosse des SOKRATES. In dem Stück »Die Frösche« schildert er die Wirkung dieses Giftes[1]). DIONYSOS fragt dort:

»... nur die Wege zeige mir, die nicht zu heiß und nicht zu kalt zum Hades führen«, worauf HERAKLES ihm zuerst das Erhängen, und als dieses als »zu heiß« abgelehnt wird, empfiehlt:

*»Noch ein andrer Pfad ist da, kurz und wohlgestampft:*
*Der durch den Mörser.*

*Dionysos*

*Wohl den Schierling meinst Du?*

*Herakles*

*Ganz richtig.*

*Dionysos*

*Kalt ist der zu sehr und winterlich,*
*Denn gleich gefriert das ganze Schienbein starr wie Eis.«*

Die Kenntnis der Giftwirkungen des Schierlings hatte sich in den folgenden Jahrhunderten gut erhalten. In Rom scheint man gelegentlich damit vergiftet zu haben. HORAZ schildert den SCAEVA, der seine Mutter vergiftet hat, um sie beerben zu können. Er hat sie nicht erdolcht oder erwürgt, denn dies, so meint der Dichter ironisch, ließ die kindliche Hand nicht zu. Gegen die Giftdarreichung bestand jedoch bei ihm kein Bedenken, weil der Tod dadurch mehr einem natürlichen ähnelte. Er gab ihr Schierlingssaft in Honiggetränk[2]). Im ersten Jahrhundert unserer Zeitrechnung schilderte SCRIBONIUS LARGUS kurz und richtig eine Variante dieser Vergiftung. Es träten ein: Geistesstörung, Kälte der Gliedmaßen und zuletzt Gefühllosigkeit und Erstickung.

DIOSKORIDES, aus der gleichen Zeit, charakterisiert den Schierling kurz so: »Auch er gehört zu den vernichtenden Giften. Er tötet durch innere Abkühlung[3]).« GALEN nennt ihn ein Tötungsmittel für Menschen[4]).

4. Der Schierlingssaft, »des verderblichen Krautes schädigender Saft«, wie APULEJUS ihn nannte, stammte sicherlich nur von *Conium maculatum.* Alle anderen, in früheren Zeiten ausgesprochenen Angaben, z. B. daß Aconit für *Conium* genommen, bzw. damit verwechselt worden sei, werden hinfällig, wenn man die ältesten Beschreibungen der verwendeten Pflanze und die angeführten alten Schilderungen ihrer Wirkung kennt und sie mit unserem Wissen vergleicht. Da der Gebrauch der Pflanze kein seltener war, so hatte man auch die Standorte der am kräftigsten

---

[1]) Vers 123.

[2]) HORAZ, *Satyrae,* lib. II, satir. 1:

*». . . . Scaevae vivacem crede nepoti*
*Matrem: nil faciet sceleris pia dextera: mirum!*
*Ut neque calce lupus quemquam, neque dente petit bos;*
*Sed mala tollet anum vitiato melle cicuta.«*

[3]) DIOSKORIDES, lib. IV, cap. 79: »Ἐστὶ δὲ καὶ αὐτὸ κώνειον τῶν φθαρτικῶν κατὰ ψύξιν ἀναιροῦν.«

[4]) GALEN, *De simplic.,* lib. III, cap. XVIII: »Οὕτως οὖν τὸ κώνειον ἄνθρωπον μὲν ἀναιρεῖ . . .«

wirkenden Pflanze herausgefunden und nannte als solche u. a. Kreta, Megara, Attika, Chios.

Man verwendete mit gutem Bedacht den aus den Samen ausgepreßten Saft; denn dieser enthält von dem wirksamen Prinzip, dem Coniin, 1 Prozent, während Wurzel und Stengel nur 0,05 Proz. davon besitzen. Daß der Saft ausgepreßt wurde, geht einmal aus den Worten des SOKRATES hervor: »Bringe mir einer den Trank, wenn er schon ausgepreßt ist, wo nicht, so soll ihn der Mensch bereiten«, sodann auch aus PLINIUS[1]), der von dem aus den zerriebenen Samen hergestellten Saft als einem Tötungsmittel spricht, ja sogar eine zweite Methode der Verabfolgung erwähnt, nämlich diesen Saft an der Sonne dick werden zu lassen und die Masse dann in Pastillenform zu bringen und in dieser einzugeben[2]).

Die tödliche Dosis des Giftes war dem Vollstrecker so gut bekannt, und wurde von ihm so exakt zugemessen, daß er dem Sokrates nicht erlauben wollte, eine Spendung vorzunehmen. »Wir bereiten«, sagte er, »nur so viel, als wir glauben, daß hinreichend sein wird[3]).« Es war somit ein bestimmtes Gewicht erforderlich. Dies ist auch aus der Schilderung des PLUTARCH im Leben des PHOKION ersichtlich. Nachdem die vier Genossen des PHOKION: NIKOKLES, THUDIPPUS, HEGEMON und PYTHOKLES, bereits ihre Giftdosis getrunken hatten, fehlte Gift für PHOKION. Der Scharfrichter wollte kein neues »reiben«, wenn er nicht 12 Drachmen, den Preis der erforderlichen Giftmenge, erhielte[4]). Eine attische Silberdrachme entsprach 0,79 *M*. Mithin würde der Schierlingstrank den sehr hohen Preis von 9,5 *M* gehabt haben. Dieser würde für eine »ὁλκή«, d. h. eine Drachme Gewicht, also etwa 4,5 g bezahlt worden sein. PHOKION bat einen Freund, das Geld zu geben mit der Bemerkung, daß Athen nicht einmal umsonst sterben lasse.

Es geht aus diesen Angaben auch hervor, daß der Gefängniswärter, der zugleich Scharfrichter war, das Gift kaufen mußte. Bei wem es vorrätig gehalten wurde, wird nicht angegeben. Es ist auch schwer, eine sichere Feststellung zu machen. Hätte der Staat es in Aufbewahrung gehabt, so wäre eine Bezahlung wohl nicht nötig gewesen. Die einzige, freilich entfernt liegende Stütze für eine solche Annahme findet sich in der bereits erwähnten Erzählung, daß das Gift, womit die Lebensüberdrüssigen in Massilia sich vergiften durften, staatlich aufbewahrt und vom Staate ihnen geliefert wurde. Dies wird der Fall gewesen sein. In Athen lagen dagegen die Verhältnisse, soweit das Gift als Strafvollstreckungsmittel verwendet wurde, ganz anders. Hier erstand sehr wahrscheinlich der Vollstrecker das Gift von einem Händler, ebenso wie heute der Henker den Strick oder der Scharfrichter das Beil für die Hinrichtung sich kauft, aber für seine Dienstleistung vom Staate bezahlt wird.

---

[1]) PLINIUS, Histor. natur., lib. XXV, cap. XCV.

[2]) Ibidem ». . . . Semine trito expressus, et sole densatus in pastillos, necat . . .«

[3]) ». . . . τοσοῦτον τρίβομεν, ὅσον οἰόμεθα μέτριον εἶναι πιεῖν.«

[4]) PLUTARCH. *Phocion.* »Πεπωκότων δὲ ἤδη πάντων τὸ φάρμακον ἀπέλιπε. καὶ ὁ δημόσιος, οὐκ ἔφη τρίψειν ἕτερον, εἰ μὴ λάβοι δώδεκα δράχμας, ὅσου τὴν ὁλκὴν ὠνεῖται.«

5. Wie leicht in Griechenland noch mehrere Jahrhunderte nach dem Tode des SOKRATES Gift von Staats wegen als Strafmittel gegeben wurde, geht aus der Geschichte des Achäischen Bundes hervor. Nachdem im Jahre 197 v. Chr. die mazedonische Herrschaft über Griechenland ein Ende gefunden und auch die Messenier sich demselben angeschlossen hatten, wurde PHILOPOIMEN zum Feldherrn des Bundes gemacht. Bald fielen jedoch die Messenier ab und in dem nun entstandenen Kriege wurde PHILOPOIMEN gefangen. Aus Furcht vor seiner Tapferkeit wagten sie nicht, ihn zu töten, sondern führten ihn zuerst auf das Theater, damit *er*, dessen Unterliegen keinem glaublich erschienen war, von allen begafft werden konnte, und dann ins Gefängnis. Hier gaben sie ihm aus Ehrfurcht vor seiner Größe Gift, das er so freudig nahm, als wenn er Sieger geblieben wäre[1]).

6. Noch aus späterer römischer Zeit wurde angegeben, daß JUSTINUS *der Märtyrer* durch Schierling getötet worden sei[2]). Römer schrieben, daß er und sechs Genossen auf Befehl des Präfekten RUSTICUS gegeißelt und getötet wurden, weil sie den Göttern nicht opfern wollten. Die Griechen teilten jedoch mit, daß er im Jahre 167, am 15. Juni den Schierlingsbecher habe leeren müssen.

Daß Schierling auch freiwillig zum Selbstmord genommen wurde, werde ich an geeigneter Stelle zeigen.

## Drittes Kapitel.

### Strafvollziehung durch Schlangenbiß, Blausäure, »Ophiusa«, Bilsenkrautsamen. Kohlenoxyd.

1. Eine ganz vereinzelt stehende alte Angabe lautet, daß Übeltäter auch zum Tode durch Schlangenbiß verurteilt worden seien. Dies hätte, so berichtet ATHENAEUS, der im 4. Jahrhundert v. Chr. lebende PHANIAS aus Eresus auf Lesbos, der Freund des Naturforschers THEOPHRAST, mitgeteilt. Eine Frucht »κεδρών« sollte sich gegen einen solchen Schlangenbiß als rettend erwiesen haben.

Es findet sich schließlich auch noch angegeben, daß die alten Ägypter zur Vollstreckung eines Todesurteils den Verurteilten viel Pfirsichsamen hätten verzehren lassen. Auf einem Papyrus des Louvre liest man: »Sprecht nicht den Namen IAO aus unter der Strafe des Pfirsich[3])«. Die Möglichkeit einer dadurch zustande kommenden tödlichen Blausäurevergiftung ist gegeben. Die Annahme, daß man durch Destillation der Blätter das Gift hergestellt habe, ist mehr als unwahrscheinlich.

---

1) JUSTINUS, lib. XXXII, cap. 1: »Inde in carcerem ducto verecundia magnitudinis ejus venenum dederunt, quod ille laetus ac si vicisset, accepit.«

2) »Ἰουστῖνον κώνειον ἦρεν ἐκ βίου.«

3) DUTEIL, Dictionnaire des hieroglyphes, zit. von HOEFER, Histoire de la Chimie, tom. I, 1866, p. 232.

Unter anderem Abergläubischem, was mit angeblichen Wirkungen von Pflanzen in Beziehung gebracht wurde, erwähnt PLINIUS[1]) eines häßlichen Gewächses »*Ophiusa*«, das auf der Insel Elephantine wachse und die Eigenschaft habe, als Getränk aufgenommen, dem Menschen einen solchen Schrecken vor Schlangen einzuflößen, daß sie sich dadurch den Tod zuzögen. Deswegen zwinge man auch die Tempelräuber, davon zu trinken. Diese rechtliche Tötungsart durch ein pflanzliches Gift kann wohl als wahr angenommen werden, wenngleich es unmöglich ist, den Pflanzennamen zu deuten.

2. Viele Jahrhunderte schwanden, bis, scheinbar unvermittelt, und, meiner Überzeugung nach, doch in einer gewissen Kontinuität, von der die Zwischenglieder noch gefunden werden müssen, das Eingeben von Giften an Verurteilte amtlicherseits berichtet wird. Aus dem Jahre 1570 wurden Luzerner, für die Stadt ausgestellte Apothekerrechnungen gefunden, von denen eine lautet:

> »*mer 8 Schilling umb bilsam Samen so des Henckers Chnecht uff 12 July durch Geheiß geben.*«

In einer späteren Rechnung vom Jahre 1575 kommen öfters »Hexentränke« vor. Es ist demnach zu vermuten, daß in dem berichteten Falle der Henker, bzw. sein Knecht den vergiftenden Trank selbst bereiteten, oder zubereitet aus der Apotheke entnahmen. Nach der dem Zwecke entsprechenden, gewiß nicht zaghaften Dosierung eines so stark wirkenden narkotischen Giftes, wie des Bilsenkrautes, wird nicht mehr viel Bewußtsein bei den maßlos schwer mißhandelnden Strafvollziehungen an »Hexen« vorhanden gewesen sein.

Sollte hier aus einem gewissen Gefühl von Mitleid heraus das Sterben erleichtert werden, so muß man aus einer in Basel aufgefundenen Gerichtsrechnung aus dem Jahre 1472 noch viel mehr erschließen, nämlich, daß die Richter auch vermittels beigebrachten Giftes einen Delinquenten vom Leben zum Tode bringen ließen. Das Dokument lautet:

> »*Sind 3 Pf. 4 ß. Kösten gangen, über das Landgericht zu Augst als man den Knecht gerichtet hat mit dem Gift.*«

Vielleicht ist diese Art der Tötung — wenn schon getötet werden muß — den Prozeduren des Kopfabschlagens oder Hängens oder Erschießens mit ihren entsetzlichen Erwartungsängsten vorzuziehen, besonders dann, wenn das Gift schnell und sicher wirkt und dem Individuum ohne sein Wissen beigebracht wird. Man kennt viele Giftmorde gerade durch Bilsenkrautsamen und die Samen des ihnen chemisch und toxikologisch sehr nahestehenden Stechapfels, in denen Schmerz- und Bewußtlosigkeit den Vergifteten in den Tod hinüberleiteten. Bei einem solchen Vergifteten spielte sich dies in 24 Stunden ab. Der Zeitraum kann auch

[1]) PLINIUS, *Hist. natur.*, lib. XXIV, cap. CII, edit. LITTRÉ, tom. II, p. 159: »Ophiusam in Elephantine ejusdem Aethiopiae, lividam, difficilemque aspectu, qua pota terrorem minasque serpentium observari, ita ut mortem sibi eo metu consciscant: ob id cogi sacrilegos illam bibere.«

kürzer sein. Die FLATTERsche französische Expedition gegen die Tuareg wurde von diesen durch Bilsenkraut, Hyoscyamus Falezlez Coss., vergiftet[1]). Fs ist auch mitgeteilt worden[2]), daß Zigeuner in Sibirien ein aus Stechapfel und Belladonna bereitetes Pulver »Dur« an Frauen verkaufen, die sich ihrer Männer entledigen wollen, und schließlich mag darauf hingewiesen werden, daß in Bengalen, Lahore usw. Hunderte von Giftmorden durch solches Material sich ereignen[2]).

Als Strafmittel wurde auch der Rauch mit seinem Kohlenoxyd benutzt. Dies scheint gelegentlich schon zu CICEROs Zeiten geübt worden zu sein[3]) und in den folgenden, wie später berichtet werden wird, noch häufiger. AVIDIUS CASSIUS sowie ALEXANDER SEVERUS und andere straften auf diese grausame Weise durch Verbrennung und Erstickung.

---

1) L. LEWIN, Lehrb. d. Toxikologie, 2. Aufl. S. 345.

2) L. LEWIN, ebendort, S. 347.

3) » . . . illum crucem sibi constituere ex qua tu eum arnte detraxisses, te curaturum fumo ut combureretur tota plaudente provincia.«

Fünftes Buch.

# Vergiftungen durch Ärzte oder Laien mittels Arzneien.

## Erstes Kapitel.

**Fahrlässige oder beabsichtigte Vergiftungen durch Ärzte. Wie dies in alten Zeiten beurteilt wurde. Vergiftungen durch Schlaftrunk. Pflichttreue Ärzte. Beschuldigungen jüdischer Ärzte als Vergifter. Dionysius I. Artaxerxes III. Nero. Vitellius. Marcus Aurelius. Septimius Severus und Caracalla. Constantin I. Wamba. Karl der Kahle und Zedekias. Herzog Heinrich von Breslau. Kaiser Günther von Schwarzburg. Bernardino Thomitano.**

1. Gifte zu reichen war im Altertum auch Ärzten untersagt. Der Eid der Asklepiaden enthielt den Satz: »auch auf Bitten niemand ein tödlich Gift zu gewähren«. Handelte es sich hier wohl nur um Selbstmordzwecke, oder vielleicht auch um den Zweck der Euthanasie, der, an sich begreiflich, doch gegen das Gesetz verstieß und verstößt, so haben späterhin Ärzte oft genug aus Unwissenheit oder Leichtfertigkeit ihren Kranken ein vorzeitiges Ende durch zu stark, d. h. giftig wirkende Arzneimengen bereitet. Wer wollte hier zu zählen versuchen? Die Römer der älteren Zeit machten nicht viel Aufhebens von solchen Vorkommnissen. »Es ist kein Gesetz vorhanden«, sagt Plinius[1]), »das die Unwissenheit bestraft. Auf unsere Gefahr hin lernen sie und machen Versuche durch Tötungen; nur der Arzt tötet ganz ungestraft.« Indessen fing man doch schon verhältnismäßig früh an hierfür Strafe eintreten zu lassen. Vergehungen dieser Art strafte man außer der Ordnung[2]). Als Grund wird angegeben, daß »unter dem Vorwande der menschlichen Unzulänglichkeit, das Vergehen dessen, der Menschen in Gefahr bringt, nicht ungestraft bleiben darf«. Berichtet werden solche Bestrafungen nicht. Wenigstens findet sich eine solche nicht angegeben z. B. gelegentlich der fahrlässigen Vergiftung des römischen Ritters Cossinus, eines Freundes des Kaisers Nero. Zu seiner Heilung von einem Flechtenübel ließ der Kaiser einen Arzt aus Ägypten kommen. Dieser

---

1) Plinius, Histor. natur., lib. XXIX, cap. 1.

2) De offic. praesid., lib. VI, § 7. De extr. cogn., lib. III. Ad leg. Cornel. de sicariis et venefic., lib. III, § 3. Ehrmann, De veneficio.

verordnete einen Trank aus spanischen Fliegen, der dem Kranken das Leben kostete[1]).

Schlimmer als der menschlich entschuldbare Mangel an Wissen und Einsicht ist das verbrecherische Tun mit Gift. Aus unlauteren Beweggründen haben Ärzte ihren Kranken, verdachtlos, Gift unter dem Scheine eines Heilmittels gereicht, oder auch anderen zu Vergiftungszwecken überlassen, und Verbrecher haben, ohne Wissen des Arztes, in von ihm verschriebene Heilmittel Gift getan.

## Dionysius I.

2. Die wohl älteste Nachricht, wie Ärzte einen tödlichen Schlaftrunk einem Fürsten reichten, stammt ungefähr aus dem Jahre 366 v. Chr. Dieser war DIONYSIUS I., der Tyrann von Syrakus, derselbe, der einstens, weil er sich in einer Unterredung mit PLATO durch dessen politische Ansichten beleidigt fühlte, ihn in Ägina als Sklaven hatte verkaufen lassen. DION, des HIPPARINUS Sohn aus Syrakus hatte zu diesem DIONYS verwandtschaftliche Beziehungen. Er war sein Schwager. DIONYS liebte ihn wie seinen Sohn. Als er aber in eine Krankheit verfallen war, fragte DION die Ärzte, wie es um seine Gesundheit stehe, und bat sie ihm zu sagen, ob etwa Lebensgefahr vorhanden sei; denn er wolle wegen etwaiger letztwilliger Verfügungen mit ihm reden. Die Ärzte teilten diese Frage dem Sohne des DIONYS mit und dieser zwang die Ärzte, seinem Vater einen Schlaftrunk zu geben, damit er nicht noch zugunsten der Familie DIONs die Herrschaft teile. Der Kranke nahm den Trank und verschied »gleich als ob er sich zu Tode geschlafen hätte«[2]). Was die Ärzte dem DIONYSIUS gegeben haben, war eine tödliche Dosis eines Schlaftrunkes. Sie würden es unter anderen Verhältnissen nicht getan haben. Hier wurden sie dazu gezwungen. Sie wußten, was ihrer harrte, wenn sie unfolgsam wären. Es kann hier nur Opium gereicht worden sein, nicht Schierling, der das Bewußtsein fast bis zum letzten Lebensaugenblicke bestehen bleiben läßt. Auch *Mandragora*, die als Hypnoticum, als Schlafmittel im engsten Sinne des Wortes, früher oft bezeichnet wurde[3]), kann nicht in Frage kommen, weil auch sie, von der man sagte, daß sie in ihrer Wirkung zwischen Gift und Schlafmittel stehe[4]), nicht so unauffällig wie Opium »die Empfindung raubt und den Tod dem Schlafe anpaßt«. Der Sohn des vergifteten DIONYSIUS, auf die dem DION zuteil gewordene Volksgunst eifersüchtig, entfernte ihn aus Syrakus, und seinen zurückgelassenen jungen Sohn suchte er, mit Erfolg, körperlich und geistig zu verderben. Nicht nur

---

1) PLINIUS, l. c., lib. XIX, cap. 30, edit. LITTRÉ, p. 312: ». . . . quum cantharidum potum praeparare voluisset, interemit.«

2) CORNELIUS NEPOS, *Dion*, 2: »Quo ille commotus ne agendi cum eo esset Dioni potestas, patri soporem medicos dare coëgit. Hoc aeger sumpto, somno sopitus, diem obiit supremum.« — PLUTARCH, *Vitae*, *Dion*, cap. VI: ». . . . οἱ δὲ ἰατροὶ τῷ μέλλοντι τὴν ἀρχὴν διαδέχεσθαι χαριζόμενοι καιρὸν οὐ παρέσχον, καὶ φάρμακον ὑπνωτικὸν αἰτοῦντι δόντες ἀφείλοντο τὴν αἴσθησιν αὐτοῦ θανάτῳ συνάψαντες τὸν ὕπνον«.

3) HESYCHIUS, *Lexicon:* Ὑπνωτικὸν: ὁ μανδραγόρας.

4) FRONTINUS, *Strategematon*, lib. II, cap. V, 12: ». . . . mandragora cujus inter venenum ac soporem media vis est.«

wurden dem Unerwachsenen Weiber zugeführt, sondern er wurde auch dauernd mit Wein überladen und ihm nicht Zeit gegeben, wieder nüchtern zu werden[1]). Er hat dann — wahrscheinlich in der Alkoholpsychose — Selbstmord begangen.

## Artaxerxes III.

3. In dem gleichen Jahrhundert spielte sich eine Gifttragödie auf dem persischen Throne ab. ARTAXERXES III. OCHUS hatte, um sich den Thron zu sichern, seine ganze Familie ausgerottet: zwei legitime Brüder und 80 illegitime Kinder seines Vaters, und dadurch viel Haß erregt. Überdies hatte er in Ägypten und Syrien grausam gewütet und das religiöse Empfinden der Ägypter aufs höchste verletzt. Gerade das letztere veranlaßte seinen Vezier BAGOAS, einen Ägypter, ihn aus dem Wege zu räumen und zwar mit Hilfe eines Arztes, der ihm Gift reichte[2]). Auf den Thron kam ARSES, der Sohn des OCHUS. Auch diesen ließ BAGOAS samt seinen Kindern, sehr wahrscheinlich durch Gift, umbringen. Die königliche Familie war dadurch beseitigt. An ihre Stelle gelangte DARIUS, ein Freund des BAGOAS. Als auch dieser durch Gift getötet werden sollte, entdeckte DARIUS den Anschlag, lud BAGOAS aufs freundlichste zu sich ein und nötigte ihn den Giftbecher auszutrinken.

4. Absichtliche Tötungen durch Ärzte oder durch Gifte, die man unter dem Scheine von Medikamenten reichte, waren in der römischen Kaiserzeit nicht selten. So nahm man an, daß die Kaiserin LIVIA sich des Leibarztes MUSA zur Tötung des MARCELLUS, des Sohnes der OCTAVIA bedient habe. Der Arzt EUDEMUS lieferte dem SEJAN und der LIVIA das Gift für die Beseitigung des DRUSUS, des Sohnes von TIBERIUS.

NERO versprach dem BURRUS, dem Anführer der Leibwache, ihm ein Heilmittel gegen sein Halsweh zu senden. Aus Mordlust schickte er ihm Gift. BURRUS nahm es und wurde dadurch zu Tode vergiftet[3]). Er war dem NERO dadurch lästig geworden, daß er ihm öfters furchtlos die Wahrheit gesagt hatte. Als er die OCTAVIA verstieß, um seine Konkubine SABINA zu heiraten, meinte BURRUS, er solle seiner Frau dann doch wenigstens das Reich, das er als Mitgift bekommen, zurückgeben[4]).

Wie weit die Grausamkeit dieser cäsarischen Mordbuben ging, ersieht man auch aus den Mitteilungen über VITELLIUS, der sogar seine ehemaligen Mitschüler und Kameraden nicht schonte. Einen derselben vergiftete er dadurch, daß er selbst ihm Gift in den Trunk kalten Wassers mischte, das er bei einem fieberhaften Anfall gefordert hatte[5]).

---

[1]) CORNELIUS NEPOS, l. c.: »Nam puero priusquam pubes esset, scorta adducebantur, vino epulisque obruebatur, neque ullum tempus sobrio relinquebatur.«

[2]) DIODOR, lib. XVII, cap. 5: »Βαγόας .... ἀνεῖλε φαρμάκῳ τὸν Ὦχον διά τινος ἰατροῦ.«

[3]) SUETON, *Nero:* ».... Burro praefecto remedium ad fauces pollicitus, toxicum misit.«

[4]) DIONIS CASSII *Historiae,* lib. LXII: »Sic enim Neroni dixerat: Dotem igitur ei, hoc est principatum, redde.«

[5]) SUETON, *Vitellius:* ».... etiam unum occidit veneno *manu sua* porrecto in aquae frigidae potione.«

5. Wahrscheinlich scheint zu sein, daß auch der Kaiser MARCUS AURELIUS ein Opfer von durch Ärzte gereichtem Gifte geworden ist. Denn der Geschichtschreiber DIO CASSIUS vermeldet von ihm[1]: »Die Ursache seines Todes war nicht eine natürliche Krankheit, von der er damals befallen war, sondern, wie ich aus sicheren Nachrichten weiß, die Gefälligkeit der Ärzte gegen COMMODUS. Seinem Ende nahe empfahl der Kaiser noch seinen Soldaten den COMMODUS, um nicht merken zu lassen, daß der letztere an seinem Tode schuld sei.«

6. Daß es damals Ärzte gab, die, ihrer Pflicht getreu, Zumutungen, an ihren Klienten unrecht zu handeln, abwiesen, ersieht man aus einer Mitteilung des zuverlässigen Geschichtschreibers HERODIAN. Als SEPTIMIUS SEVERUS auf dem Krankenlager dem Tode entgegensah, versuchte sein Sohn CARACALLA die Ärzte und die Diener des Greises dahin zu bringen, in der Versorgung des Kranken schändlich zu handeln, damit er schneller von ihm befreit werde. Dies geschah nicht. Deswegen ließ er, als er bald danach zur Regierung gekommen war, die Ärzte wegen ihrer Weigerung, den Tod des alten Mannes — natürlich durch Gift — zu beschleunigen, töten[2]).

7. Ein Opfer von Gift soll nach einer vereinzelten Angabe auch Kaiser CONSTANTIN I. geworden sein. SAPOR, der König der Perser, verlangte von ihm die fünf Provinzen zurück, die NARSES den Römern hatte überlassen müssen. CONSTANTIN zog gegen ihn, der Nisibis belagerte, im Jahre 337. Aber in Nicomedia wurde er fieberkrank und ließ sich von Ärzten behandeln. Sein Diener soll nun in die Arznei Gift getan und ihn dadurch getötet haben[3]). Es ist auffällig, daß dieses angebliche Ende des Kaisers so selten berichtet worden ist.

8. Wie außerordentlich gut man die Wirkungen mancher Gifte in der Dosis abzustimmen, und wie listig man sich eines solchen Wissens zu bedienen verstand, geht aus dem folgenden Bericht hervor. Auf die arianischen westgotischen Könige folgten diejenigen, die den katholischen Glauben angenommen hatten. Vom Jahre 672 an kam es zu innerer Zerrüttung des Reiches. Der erste König WAMBA, der auf RECESWINTH nach dem Verlangen der Großen folgte, hatte mit Empörungen solcher zu kämpfen, die den Thron der Westgoten als das Ziel ihres Ehrgeizes ansahen. Er schlug sie nieder, vor allem diejenige seines Feldherrn PAULUS, den er nach Einnahme von Narbonne besiegte. Der letzte, der sich gegen ihn erhob,

---

1) DIONIS, *Historiae Roman.*, lib. LXXI, ANTONINUS, cap. XXXIII, edit. STURZ, Vol. IV, p. 444: ». . . .μετήλλαξεν, οὐχ ὑπὸ τῆς νόσου ἣν καὶ τότε ἐνόσησεν, ἀλλ᾽ ὑπὸ τῶν ἰατρῶν, ὡς ἐγὼ σαφῶς ἤκουσα τῷ Κομμόδῳ χαριχομένων.«

2) HERODIANI *Historiar. libri octo,* lib. III, cap. XV, edit. IRMISCH, tom. II, Lipsiae 1785, p. 773: »᾽Ανέπειθέ τε ἰατροὺς καὶ ὑπηρέτας, κακουργῆσαί τι περὶ τὴν θεραπεῖαν τοῦ γέροντος, ὡς ἂν θᾶττον αὐτοῦ ἀπαλλαγείη . . . . τοὺς δὲ ἰατροὺς ἀνελών, οἳ μὴ ὑπήκουσαν αὐτῷ κελεύσαντι κακουργῆσαι καὶ τὸν θάνατον ἐπεῖξαι τοῦ γέροντος . . .«

3) HUTTICHIUS, *Imperatorum et Caesarum Vitae,* Lugduni 1550, p. 116: »Senex cum pararet copias in Persas, veneno a ministris ad id parato periit.«

war ERWICH, der Sohn ARDABASTS, eines Griechen, der, von seinem Kaiser verbannt, bei WAMBA Aufnahme gefunden hatte. ERWICH, nicht zufrieden mit der Grafenwürde, strebte nach dem Königtum und erreichte dies durch arge List. Er bereitete dem König ein giftiges Getränk, das ihn in einen Scheintod versetzte. Zu dem in Bewußtlosigkeit Daliegenden brachte er die Großen des Palastes und die Bischöfe. Für sie war die Ursache dieses Zustandes unerkennbar. Sie taten dem König, damit er als Bußfertiger im Grabe läge, ein Mönchsgewand an und schoren sein Haupthaar. ERWICH erhielt nun die erledigte Krone. Denn als WAMBA sich von der Bewußtlosigkeit erholt, und aus dem, was man an ihm getan, seine Unfähigkeit zum Weiterregieren erkannt hatte, erklärte er schriftlich ERWICH zu seinem Nachfolger und zog sich in ein Kloster zurück[1]). *Hier kann nur Opium bzw. eine Mohnkopfabkochung die schwere Narkose erzeugt haben.*

## Karl der Kahle.

9. Wiederholt beschuldigte man in alter Zeit besonders jüdische Ärzte, die ihre hervorragenden medizinischen Kenntnisse in den Dienst hochstehender Personen gestellt hatten, diesen Gift verabfolgt zu haben. Als die arabische Medizin, zumal in Spanien blühte, haben Juden sie dort in reicher Zahl studiert, waren den Heilkundigen des Ostens vielfach überlegen geworden, erregten aber dadurch auch Neid und Haß. Bis zum Aufblühen der Universitäten von Salerno und Montpellier, an deren Stiftung Juden nicht unwesentlich beteiligt waren, standen sie unter den wissendsten Ärzten des Abendlandes.

Im neunten Jahrhundert wurde dem Leibarzt KARLS des Kahlen, ZEDEKIAS, nachgesagt, den König tödlich vergiftet zu haben. KARL zog im Jahre 877 nach Italien, um dem Papst JOHANN VIII. Hilfe gegen die Sarazenen zu leisten, nachdem er von diesem im Jahre 875 in Rom zum Kaiser gekrönt worden war. Er, der, mehr Habsucht als Kraft besitzend, kaum sein eigenes Frankenreich zusammenhalten konnte, der List gegen Stärkere mit Gewalt gegen Schwächere verband, war nur durch solche Eigenschaften dahin gelangt, sich ein Reich zu schaffen, das größer war als das irgendeines seiner Brüder. Italien gehörte dem Kaiser LUDWIG II., dem Sohne LOTHARS I. Auch dieses wollte KARL besitzen, und um so mehr hoffte er es erwerben zu können, als im geheimen der Papst HADRIAN II. es ihm für den Fall, daß LUDWIG II. vor ihm sterben sollte, versprochen hatte. Kaum

[1]) LUCAE TUDENSIS *Chronicon mundi* in: *Hispania illustrata*, tom. IIII, Francof. 1608, p. 68: ».... Erwigius, qui cum esset in palatio Regis nutritus et honore comitis sublimatus, elatus superbia callide adversus regem Bambanem excogitavit, et potionem lethiferam dedit ei, ex qua Rex officium memoriae perdidit. Cumque episcopus civitatis suae, et optimates palatii qui erant fideles Regi et eis potionis causa latebat, vidissent regem jacentem absque memoria, causa pietatis commoti poenitentiam volentes illi perficere, unctionem sancti olei et communionem Christi corporis obtulerunt ....« — JUAN DE MARIANE, *Historia general de España*, tom. II, p. 516, p. 516, 1737: ».... que diessen al Rey a bever cierta agua en que avia estado esparto en remojo, que es bevida ponçoñosa y mala. Adolescio luego el Rey, y quedo privaldo de su sentido subitamente ....« — ROMEY, *Histoire d'Espagne*, chap. XVI, tom. II, p. 209: »Il fit donner au roi un breuvage empoisonné, qui le fit tomber en léthargie, au point qu'on le crut mort, ou du moins in extremis 14. Oct. 680.«

hatte sein Bruder LUDWIG der Deutsche im Jahre 876 die Augen geschlossen, und kaum war er dessen Söhnen in dem ihnen aufgedrängten Kampf um ihren Besitz unterlegen, als KAKL den zweiten Zug nach Italien unternahm. Der Nachfolger HADRIANS, der Papst JOHANN VIII, hatte seine Unterstützung gegen die sogar Rom bedrohenden Sarazenen verlangt. Vielleicht deswegen, wahrscheinlich aber um inneren Unordnungen seines Reiches zu entgehen oder seine Macht in Italien zu festigen, ging er über die Alpen und ließ seine Gemahlin RICHILDIS in Pavia vom Papste krönen. Als er jedoch vernommen hatte, daß KARLMANN, der älteste Sohn LUDWIGS des Deutschen, mit einer großen Armee schon in die lombardische Ebene hinabgestiegen sei, um ihm die Herrschaft über Italien und die Kaiserkrone streitig zu machen, ergriff er »nach seiner Gewohnheit« die Flucht[1]). Auf Hilfe konnte er nicht rechnen, da sowohl sein Schwager BOSO, dem er die Lombardei übertragen hatte, als auch der kriegerische Abt HUGO von Tours und andere Mächtige, die er als Bundesgenossen angesehen hatte, auf KARLMANNS Seite getreten waren. Um seine vorausgesandte Gemahlin in Savoyen zu treffen, nahm er den Weg über den Mont Cenis. Dort ereilte ihn sein Schicksal. Am Mont Cenis erkrankte er. Um die Wahrscheinlichkeit einer bewerkstelligten Vergiftung größer erscheinen zu lassen, stellte ein Erzähler die Erkrankung als leicht und ungefährlich dar. Dies hat er sich ausgedacht. Ein moderner Historiker läßt den Kaiser vom Fieberfrost geschüttelt werden. Alte Chronisten geben mit weniger pathopoetischem Rankenwerk an, daß er Fieber bekommen habe. Da es zehntweis Fieberursachen gibt, so kann nicht mehr festgestellt werden, welchen Grund dieses Fieber gehabt hat. Der Verlaufsart nach dürfte es sich wohl kaum um eine Malaria, viel eher um Dysenterie gehandelt haben. Man schaffte ihn über den Mont Cenis. Sein Leibarzt, ZEDEKIA, dem er ganz besonderes Vertrauen entgegenbrachte, verordnete ihm gegen das Leiden am 26. September 877 ein Pulver oder einen Trank. Besserung trat nicht ein. Wohl aber verschlimmerte sich die Krankheit, so daß man im Tale des Arc, in einem Orte Brides (Brios) haltmachen mußte. Hier in einer Hütte starb der dem Namen nach so reiche Kaiser und König wie der Ärmsten Ärmster am 6. Oktober, elf Tage nachdem er das Medikament genommen, in den Armen seiner schnell herbeigerufenen Gemahlin RICHILDE.

Hat der Kaiser von seinem Arzte Gift bekommen? Die kritische Untersuchung des Falles führt zu dem folgenden Ergebnis: Der Kaiser hatte sicherlich als Symptom eines Leidens Fieber, wogegen ihm ein Medikament gereicht wurde. Wäre es Malaria gewesen, so würde ihm nach dem Können der damaligen Medizin auf arzneilichem Wege mindestens eine Erleichterung verschafft worden sein. Da dies nicht eintrat, so liegen nur zwei Möglichkeiten vor: das Leiden war, wie es lag, unheilbar, anders-

---

[1]) *Annales Francorum Fuldenses* in: DUCHESNE, *Historia Francorum Script.*, tom. II, p. 571: »Karolus Galliae tyrannus aestivo tempore cum exercitu Italiam petiit . . . . magnopere nisus est qualiter Karlmanno illuc adventanti aditum denegaret in illam provinciam. Carlmannus vero cum manu valida . . . . Italiam ingreditur, contra Carolum dimicare volens. Quod cum Carolus comperisset, illico, juxta consuetudinem suam fugam iniit . . . et in eodem itinere morbo dysenteriae correptus cum magna periit tristicia.«

artig, oder es wurde ihm aus Unwissenheit oder Absicht[1]) Gift beigebracht. Für eine solche Tat seitens des Arztes liegt keinerlei, auch nur entfernt vernünftiger Grund vor. Denn daß dieser Können besaß, ist von vornherein anzunehmen, da die jüdischen Ärzte den fränkischen und italienischen damals weit überlegen waren. In dem Beginn des 15. Jahrhunderts erkannte man sogar die Überlegenheit des ZEDEKIA in übertriebener Weise an, indem man seinesgleichen damals nirgend finden zu können vermeinte — aber er wäre ein Zauberer und treuloser Mann gewesen[2]).

Sieht man von solchen mittelalterlichen Albernheiten ab, die sich zuerst in der Chronik des Abtes von Prüm, REGINO, finden und legt sich die Frage vor, was ZEDEKIA dazu getrieben haben könnte, an seinem Herrn Verrat zu üben, so ist auch nicht der kleinste Anhalt dafür zu finden. Von den Feinden des Königs könnte er nicht bestochen worden sein, denn diese wußten bestimmt, daß sie dieses schwachen, von keiner Seite unterstützten Mannes, der schon auf der Flucht war, Herr werden würden. Es ist auch niemals ein solcher Beweggrund für eine eventuelle Vergiftung angenommen worden. Nirgends verstieg sich der Neid und der Haß gegen den Juden bis zu einer solchen Verdächtigung. Da dies fortfällt und Haß oder Rache als Triebfedern einer solchen Handlung bei dem nahen Verhältnis beider zueinander absolut auszuschließen ist, so läßt sich nichts Weiteres ausdenken, was den Arzt veranlaßt haben sollte, einen Giftmord zu begehen. Als wenn ein Jude damaliger Zeit sich nicht schon glücklich geschätzt hätte, in seinem und auch im Interesse seiner Glaubensgenossen eine so einflußreiche Stellung durch sein bestes und aufopferungsvollstes Tun auszufüllen. Nichts konnte er, wie mit Recht hervorgehoben wurde[3]), gewinnen, und alles: Vermögen, Leben und Familie verlieren. Trotz alledem hielt sich das Gerücht, daß eine Vergiftung die Todesursache KARLs des Kahlen gewesen sei, seit dem zehnten Jahrhundert aufrecht — freilich, bis auf einige Ausnahmen[4]), meist nur als Gerücht[5]).

---

[1]) HENRIC. MUTIUS, *De Germanorum prima origine,* lib. XI, Basileae 1539, p. 95: »Carolus .... morbo correptus non periculoso neque gravi, in quo usus est medico Judaeo Sedechia, qui perhibetur illi dedisse venenatam potionem ignorantiane, ut saepe per imperitos medicinae professores fit, an ex composito ignoratur.«

[2]) DE DYNTER, *Chronique des ducs de Brabant,* livre II, chap. LII, Bruxelles 1854, tom. II, p. 443: ».... il morut, et dist-on qu'ung sien médecin nommé Sédechias, qui estoit Juif, luy donna ung buvraige à boire, duquel il mourut. Car en ce médecin comme mal advisé avoit-il très grant confidence, pour ce qu'on disoit *que son pareil de médicine n'avoit ou monde;* mais il estoit enchanteur et de mauvaise foy, pour quoy souvens pars ses ars diabolicques il illusionnoit et abusoit le peuple.

[3]) DE SISMONDI, Histoire des Français, 1821, tom. III, p. 213.

[4]) SIGEBERTI GEMBLACENSIS *Chronicon ad ann. 878,* Antwerp. 1608, p. 113: Qui audiens fratrueles suos, Karlomannum et Karolum contra se exercitum adducere, pavore solutus, reditum parat, et inter redeundum a quodam Sedechia Judaeo male potionatus, Mantuae [Nantuae] moritur.

[5]) *Reginionis Chronicon* in: *Mon. Germ. Hist. Scr.,* tom. I, p. 589: ».... aegritudine pulsatur; quam protinus mors subsecuta, finem vitae imposuit. Est autem fama, quod a quodam Judaeo, qui vocabatur Sedechias, poculum mortis ei propinatum sit, qui ei familiarius adhaerebat, eo quod in medendis corporum passionibus singularem experientiam habere diceretur; porro hic sycophanta erat et magicis praestigiis incantationibusque mentes hominum deludebat.« — HUTTICHIUS, *Imperatorum et Caesarum vitae,* Lugduni 1550, p. 192: »non sine veneni

In anderen wegen ihrer Zuverlässigkeit geschätzten zeitgenössischen Berichten ist nichts davon zu finden. So erwähnen die Fuldaer Annalen[1]) des Arztes überhaupt nicht, auch nicht des Vergiftungsgerüchtes. Von einer Reihe weiterer, z. B. der Chronik des FRODOARD[2]) kann das gleiche gesagt werden. Späte deutsche Skribenten haben es leichtfertig als Tatsache hingestellt und allerlei hinzugefabelt, z. B. daß, als der Kaiser einen Purgiertrank begehrte, ihm »der fromb ehrlich Jud« Gift gegeben habe, wonach er am zehnten Tage »unter schrecklichen Schmerzen« gestorben sei. Und ein versemachender Heidelberger Professor aus der Mitte des 16. Jahrhunderts hat in demselben Sinne sicher und fest gesungen:

»*Qui medici infidi fraude venena bibit.*«

Wie oft haben schon deutsche Professoren in der Überheblichkeit ihrer doch so oft klapprig mageren Kathederweisheit falsch gesungen!

Man dürfte noch daran denken, daß das Medikament, in bester Absicht gereicht, auf der Grundlage besonderer körperlicher Verhältnisse den Tod herbeigeführt habe. Hierbei könnte eine Unzweckmäßigkeit in der Auswahl, Form oder Dosis des Stoffes eine Rolle gespielt haben[3]). Ein Bericht der Bertinianischen Annalen ließe sich vielleicht so auffassen: »KARL, vom Fieber ergriffen, nahm ein Pulver zu sich, das ihm von seinem hochgeschätzten und mit Vertrauen geehrten Arzt, einem Juden namens ZEDECHIAS, zur Vertreibung von Fieber gereicht worden war, trank aber unheilbares Gift ...[4])« Es gab und gibt viele Menschen, denen Medikamente ohne böse Absicht zu Gift geworden sind. Der Annalist wird aber wohl mit dieser Ausdrucksform gleichfalls den Verdacht seiner Zeit zum Ausdruck haben bringen wollen.

Wäre dieser Verdacht im Jahre 877 oder den nächsten laut geworden und hätte ZEDEKIA — was anzunehmen ist — dann noch gelebt, so wäre sein Schicksal kein gutes gewesen; denn in jener Zeit galt ein Menschenleben nicht mehr als das Dasein eines Insektes, das der Fuß auf dem Boden zertritt. Mit welchem Vergnügen würde man dann berichtet haben, welche Qualen dieser Arzt für seine Missetat erduldet hätte! Nichts davon ist geschehen. ZEDEKIAS war nicht nur unschuldig an dem Tode des Kaisers,

---

suspitione dati a Sedechia Hebraeo.« — Solche Gerüchte werden sehr posthum für den Betreffenden noch in unserer Zeit fabriziert. So findet sich in RICHER, *Histor.*, lib. III, edit. WAITZ, p. 180, angegeben, daß HUGO CAPET mit einem Ausschlag am Körper durch Juden getötet sei: »Hugo rex papulis toto corpore confectus, in oppido Hugonis Judeis extinctus est.« Hierzu macht der Herausgeber ohne jede Begründung die Bemerkung: »a Judaeis, *medicis fortasse,* ut de Karolo Calvo Hincmarus scribit!«

[1]) Annal. Fuldens. Pars tertia l. c.

[2]) FRODARDI *Chronicon* in BOUQUET, *Recueil des Histoires des Gaules,* tom. III, p. 176: ».... Imperator Karolus .... temporalem finiens cursum feliciter, ut credimus, ad gaudia migravit aeterna.«

[3]) L. LEWIN, Die Nebenwirkungen der Arzneimittel, 2. u. 3. Aufl.

[4]) HINCMARI REMENSIS *Annales* (*Annal.* BERTINIANI pars tert.) in: *Mon. Germ. hist. Script.*, I, p. 504: »Carolus vero febre correptus, pulverem bibit quem sibi nimium dilectus ac credulus medicus suus, Judaeus nomine Sedechias, transmisit, ut ea potione a febre liberaretur, insanabili veneno hausto, inter manus portantium transito monte Cinisio perveniens ad locum qui Brios dicitur .... Et undecimo die post venenum haustum .... mortuus est.«

sondern lebte, sehr wahrscheinlich, weiter in dem Vertrauen von des Kaisers Gemahlin RICHILDE.

Hier kann weder eine arzneiliche unangenehme Nebenwirkung noch eine Vergiftung vorliegen, weil jede von ihnen anders verlaufen sein würde. Der Kaiser starb elf Tage nach der Arzneieinnahme, ein Zeitraum, der weit über die Spanne hinaus sich dehnt, in der von einer als Gift charakterisierten, als tötendes Gift verabreichten, oder durch die Umstände zu einem solchen gewordenen Substanz ein derartiger Ausgang zu erwarten ist. Um so weniger kann hier daran gedacht werden, als völlig sicher eine Erkrankung vorlag, gegen die erst ein Medikament verordnet werden sollte. Sie ist — wie immer die schlimmen Krankheiten der Fürsten in weit zurückliegenden Zeiten — unbekannt in ihrer Art geblieben. Ihr Ende war der Tod — kein Gifttod durch ein narkotisches oder ein Herzgift, weil diese in 24 bis 36 Stunden getötet haben würden, und kein gastrointestinales Gift, weil die Erscheinungen so auffällig und alarmierend nach Stunden aufgetreten wären, daß auch ein Nichtarzt sie als unnatürliche sofort beargwohnt hätte und ZEDEKIAS als für den Verdacht Nächster verhaftet und getötet worden wäre.

Die Leiche des Kaisers sollte nach St. Denis zur Gruft der Könige geschafft werden. Sie verbreitete indessen einen so unerträglichen Gestank, daß allerlei Konservierungskünste versagten[1]). Selbst nachdem man sie in ein verpichtes, mit Fellen überzogenes Faß gelegt hatte, war es unmöglich, sie zu tragen. So beließ man sie vorläufig in dem kleinen Kloster Nantua, wo sie erst nach sieben Jahren abgeholt wurde.

## Herzog Heinrich von Breslau.

10. Besonders interessant wegen der Herkunft des Giftes ist die zweimalige Vergiftung des Herzogs HEINRICH von Breslau im Jahre 1293. Der Bruder seines Arztes, ein Jurist, hatte ihm Geld unterschlagen und war nach Venedig geflohen. Von dort aus sandte er dem Arzte, dem er vorstellte, daß auch er gestraft werden könnte, Gift, das er dem Herzog beibringen sollte. Dies tat der Arzt, freilich ohne Erfolg, da der Herzog dieses Mal durch den Meister GÜNZEL gerettet wurde, ein zweites Mal jedoch nicht, wie an anderer Stelle zu finden ist:

»*Der selbe jurist:*
*dô wart sîn vermist,*
*dô man begunde suochen in,*
*wand er was des nahtes hin*
*entrunnen hinz Venedigen*
*wie er sich möht erledigen*
*vor des herzogen vorhte,*
*darûf er traht u. worhte*
*manigen valschen gedanc.*
*der boese und der muotes kranc*
*sich triun und êren gar bestroufte,*

1) HINCMARI REMENSIS *Annales* ad ann. 877: »Quem aperientes qui cum eo erant, ablatis interaneis, et infusum vino ac aromatibus quibus poterant ...«

*wand er ein bitter gift koufte;*
*die selben gift sand er sâ*
*sînem bruoder hinz Brezlâ,*
*des herzogen arzât.*
*den mant er sêr und bat,*
*wold er fristen ir beider leben,*
*sô müest er vergeben*
*dem herzogen mit der vergift.*
*owê der mortlichen unstift,*
*die der tiuvel blies zesamde!*
*der arzât verdamde*
*nach sînes bruoder lêre*
*mit der gift den fursten hêre.*[1])« ....

## Kaiser Günther von Schwarzburg.

11. Alte Chronisten verbanden auch ursächlich den im Jahre 1349 erfolgten Tod des Kaisers GÜNTHER VON SCHWARZBURG, eines »hochgemuthen Herrn«, mit Gift. Unwahrscheinlich ist dieser Zusammenhang nicht. Politische Gründe könnten diesen Giftmord verständlich machen. Der Gegenkaiser KARL IV., der Sohn des ehemaligen Böhmenkönigs JOHANN, der anfangs eigentlich nur den Papst und den König von Frankreich für sich hatte, sah sich gegenüber den von Mainz, Baiern und Brandenburg rechtmäßig gewählten GÜNTHER. Schließlich gewann er freilich sogar den Markgrafen von Brandenburg, aber GÜNTHER bereitete sich zum Kampfe vor. In dem Augenblicke, wo er in ihn ziehen wollte, erkrankte er leicht in Frankfurt. Es war mehr eine Indisposition als eine Krankheit. Er ließ sich von einem Arzt FREYDANCK (FRIDANK von Heringen) behandeln, einem berühmten Arzt, aber seit alten Zeiten den Grafen von Nassau gehörig. Dieser verschrieb ihm einen Trank. In ihn tat sein Diener heimlich Gift. Die Feinde KARLS IV. behaupteten, er hätte den Diener durch große Geschenke bestechen lassen. FREYDANCK brachte dem Kaiser den Trank, von dem er sagte, er würde ihm heilsam sein. Der wollte ihn nicht eher nehmen, oder die Umstehenden wollten es nicht eher zulassen, bevor jener davon getrunken hätte. Er tat es, obwohl ungern, und bezahlte es mit seinem Leben. Am dritten Tage starb er. Der Kaiser »nöthigte sich zum Brechen und brachte dadurch viel Gifftes von sich«. Ein Chronist läßt ihn in der Zeit von drei Tagen so anschwellen, daß er sich nicht mehr rühren konnte[2]). »Er ward dann am Leibe unkräftig und hinfüro für den Krieg ungeschickt.«

Er bekam eine Gliederlähmung, nach einem Chronisten eine Lähmung der Hände[3]). Unterhandlungen, die er mit KARL führte, hatten das Er-

[1]) OTTOKAR, Deutsche Reimchronik, Mon. German. histor. Bd. 5, p. 287.

[2]) MATTHIAE NEOBURGENSIS *Chronica*, edit. STUDER, Zürich 1867, p. 168: »Post hec in principio Maji infirmante Günthero in Franckenfurt, magister Fridank, famosus Medicus sed comitibus de Nassouvia antiquitus familiaris cum Günthero pocionem dederit eam temptavit, *licet invitus*. Post hoc Guintherus eam bibit. Mortuo autem medico infra triduum, Güntherus inflatus quoad valenciam [corporis statim] inutilis est effectus quod famulus medici injecisset venenum.

[3]) *Annales* HAINRICI MONACHI, Ingolstadt 1618: »Cum utraque pars se praepararet ad

gebnis, daß ihm als Entgelt für seine Entsagung 22000 Mark Silbers bewilligt wurden, wodurch er seine Gläubiger befriedigen und seine Kinder versorgen konnte. Außerdem erhielt er u. a. zwei Reichsstädte in Thüringen. Einige Tage nach dieser Abmachung und sechs Monate nach der angeblichen Vergiftung starb er.

Die Wahrscheinlichkeit ist nicht gering, daß ihm Arsenik gereicht worden ist, der ihm die Lähmung und den Tod bereitet hat. Dem Charakter KARLS IV. ist auch dieses Mittel zuzutrauen, um sich freie Bahn für seine Ziele zu schaffen.

12. Noch um die Mitte des 15. Jahrhunderts — wie auch später — wurden die Lügen über Gifte spendende jüdische Ärzte verbreitet. Die Barfüßermönche taten sich hierin besonders hervor. Einer von ihnen, BERNARDINO THOMITANO, unternahm einen Hassespredigerzug gegen die Juden durch Italien. Die Einwohner von Siena hatten einen jüdischen Arzt von Ruf angestellt, damit er die Stadt versorge. THOMITANO predigte gegen ihn. Er riet dringend und mit Erfolg davon ab, von ihm Medikamente zu nehmen. Es sei gottlos, einen Juden als Arzt zu haben. Er wisse, daß ein jüdischer Arzt von Avignon sich auf dem Totenbett gerühmt habe, durch seine trügerischen Arzneien Tausende von Christen getötet zu haben[1]). Es sind zu allen Zeiten nicht nur solche, sondern auch anders geartete freche Lügen gegen Juden ausgestreut worden.

Selbstverständlich sind Ärzte, die mit Vorsatz, d. h. mit Willen zu töten, Gifte angewendet haben, stets als Mörder angesehen und bestraft worden. Das Gesetzbuch KARLS V. unterscheidet richtig zwischen Vorsatz und Verschuldung des Arztes. Der erstere wurde mit dem Tode bestraft, die letztere, die in Nachlässigkeit oder Unerfahrenheit ihren Grund hat, konnte nur milder, wie heute noch, als »Kunstfehler« geahndet werden.

Die Tötung eines Menschen auf sein Verlangen durch einen Arzt bestrafte die Carolina als Mord: »hett aber eyn Artzt solche tödtung willigklich gethan, so wer er als eyn fürsetzlicher Mörde zu straffen«. Die Auffassung über die Schwere eines solchen Vergehens hat im Laufe der Zeiten — zumal wenn es sich um Befreiung von ihren unheilbaren Leiden flehende Kranke handelt — mannigfache Wandlungen erlebt.

---

bellum subito infirmitas invasit illum de Schvvartzenpurg *et contractus est manibus:* quod factum sibi plures asserebant ex veneno. Nam medicus suus, cum sibi potionem ministrare deberet, astantes sibi dicebant quod ipse praegustaret: qui cum primo quodammodo renueret tunc urgebant medicum sumere; qua modica sumpta, die tertia mortuus est medicus.«

1) WADDING, *Annales Minor.*, tom. VII, Lugduni 1648, p. 235, ad annum 1489: »Graviter reprehendit morbidos quosdam Christianos nimis familiares Hebraeorum amicos, et potentes patronos, quorum opera nuper stipendiis conductus erat civibus curandis medicus Hebraeus. Suasit insuper ne quispiam ab illo medico medicinam sumeret. Retulit S. Bernardinum, illorum concivem, narrasse medicum Hebraeum Avinione morientem, dixisse, non adeo illibenter se mori postquam praescriptis dolosis pharmacis occidit multa millia Christianorum.«

## Zweites Kapitel.

Vergiftungen durch Arzneimittel in zu großer Dosis. Gift in Pflastern. Kaiser OTTO II. AVICENNA. HEINRICH I. von Frankreich. AMALRICH. PIUS II. LEO X. JACOBAEA und SOLENANDER. Narkotische Mittel. Alkohol. VOLTAIRE. CLIVE. KATHERINA VON CASTILIEN.

1. Medikamente, die aus Unvorsichtigkeit oder in der Absicht, dadurch mehr an Wirkung zu erzielen, in giftiger Dosis genommen wurden, haben oft krank gemacht oder getötet. Es ist dies zu allen Zeiten eine fruchtbare Quelle von Unheil gewesen und ist es auch jetzt noch[1]).

Die Todesursache des Kaisers OTTO II. ist sicher auf eine solche unbeabsichtigte *giftige Dosis eines Arzneimittels* zurückzuführen. Er war stark verstopft und wollte eine Abführwirkung erzwingen. Zu dem Zwecke nahm er 16 g Aloe. Diese verursachten ihm nicht nur anhaltende Durchfälle, sondern auch Darmblutungen, die nicht einen Hämorrhoidalfluß darstellten, sondern durch übermäßige Reizung der untersten Darmabschnitte bedingt waren. Wahrscheinlich hatte er auch — was so ungeheuerliche Aloëdosen gewöhnlich veranlassen — Nierenblutungen gehabt. Die großen Blutverluste vereint mit den unausbleiblichen Allgemeinwirkungen der Aloe, zu denen Herzbeklemmungen, Atemnot, unfühlbarer Puls, Kollaps usw. gehören, brachten ihm, dem erst 28jährigen, nach einigen Tagen im Jahre 983 den Tod[2]). Auch in diesem Falle wurde die wahre Todesursache von Schriftstellern nicht gekannt, und ihr, wie gewöhnlich, der völlig nichtssagende des »Fiebers« substituiert. Andere meinten, er sei von einem sarazenischen Giftpfeile getroffen worden, »so das er sich mit solcher Wunden lange tragen muste und das Gifft ihm in den Leib schlug«. Daß er »Bauchflus und Durchlauff bekam, der nicht zu stillen war«, führte auch zu der Vermutung, daß ihm von den Römern, »die er hart hielt«, Gift beigebracht worden sei. Diese Symptome sind nur auf das freiwillig genommene Medikament zurückzuführen. Es hat natürlich auch hier nicht an Historikern gefehlt, die eine solche Todesart mit Stillschweigen übergingen und den Kaiser sterben lassen, weil Sorgen und Kummer ihn, der leicht erregbar war, angegriffen und seine Kraft verzehrt hätten[3]). Welch eigenartige Vorstellung von den Ursachen des Todes!

2. Gegen das Ende des sechsten Jahrhunderts, als GREGOR I. (590—604) Papst war, starb GREGORIUS, der Bischof von Antiochia, den der Kaiser MAURITIUS viel für wichtige Gesandtschaften verwendet hatte. Er war

---

[1]) L. LEWIN, Lehrbuch der Toxikologie, 2. Aufl. — L. LEWIN, Die Nebenwirkungen der Arzneimittel, 3. Aufl.

[2]) RICHERI *Historiar. libr. IV*, lib. III, cap. 16: »Post cum indigestione laboraret et intestini squibalas ex melancolico humore pateretur, aloen ad pondus dragmarum quatuor sanitatis avidus sumpsit. Conturbatisque visceribus diarria jugis prosecuta est. Cujus continuus fluxus emorroides tumentes procreavit. Quae etiam sanguinem immoderatum affundentes mortem post dies non plures operatae sunt.«

[3]) v. REUMONT, Geschichte der Stadt Rom, Bd. 2, S. 295.

vom Podagra besonders stark gepeinigt worden und suchte die Hilfe eines Arztes auf. Dieser gab ihm einen aus *Hermodactylus* gefertigten Trank, der ihn tötete[1]). Wahrscheinlich handelte es sich hier um die Knollen einer Herbstzeitlosenart. In Frage käme außerdem nur noch die *Iris tuberosa*, die, wie auch andere Irisarten, stark reizende bzw. entzündende Wirkungen auf den Magen-Darmkanal äußern.

3. Das Jahr 1036 sah eine Leuchte der medizinischen Wissenschaft aller Zeiten, den arabischen Arzt AVICENNA, sehr wahrscheinlich durch ein Arzneimittel zugrunde gehen. In seinem Vaterland hatte er sich politisch verdächtig gemacht und war deshalb verschiedene Male ins Gefängnis geworfen worden. Schließlich entkam er nach Persien. In Ispahan überhäufte man ihn mit Ehren. Infolge zu starker Zuneigung zu Wein und Weib unterlag sein sonst robuster Körper. Er bekam eine Dysenterie. Als er in diesem Zustande von heftigen Leibschmerzen gequält wurde, ließ er sich an einem Tage acht Klystiere mit langem Pfeffer geben, wodurch der Darm zu stark verletzt wurde und Krampfzustände sich einstellten. Er nahm dann das berühmte Mittel Mithridat ein. An diesem, bzw. an einer Opiumvergiftung starb er, weil sein Gehilfe ihm zu reichlich Mohnsaft in dasselbe getan hatte[2]).

4. Einer zu großen Dosis eines Abführmittels scheint auch König HEINRICH I. von Frankreich im Jahre 1060 unterlegen zu sein. Er forderte und erhielt von seinem Arzte JEAN DE CHARTRES einen Abführtrank »in der Hoffnung dadurch länger und gesunder zu leben.« Das Drastikum machte heftigen Durst, »wühlte in den Eingeweiden« und erzeugte gleichzeitig Angstzustände, an die sich der Tod am nächsten Tage anschloß[3]). Der Arzt, so erzählt der Chronist, begründete diesen Ausgang dadurch, daß der König, was er nicht gedurft hätte, wegen des Durstes und der quälenden Schmerzen im Leibe, Wasser vor der erfolgten Abführwirkung getrunken habe. Es war dies ein törichter Versuch, eine Schuld von sich abzuwälzen. Ich nehme an, daß ein Koloquintenpräparat gereicht worden ist, das in zu großer Menge Darmentzündung mit tödlichem Ausgange schon oft veranlaßt hat.

5. Ein giftig wirkendes Medikament ist vielleicht auch Schuld an dem Tode von AMALRICH, dem Bruder des Königs BALDUIN III. Er, der in den Besitz der königlichen Gewalt gekommen, war ein habsüchtiger, Erpressungen übender, geschlechtlich ausschweifender Mann. Im Jahre 1173, bei der Belagerung von Paneas, wurde er krank. Auf der Rückfahrt überfiel

---

1) NICEPHORI CALLISTI *Ecclesiastica historia*, lib. XVIII, cap. 26, Paris. 1574, p. 1135: »Tum Gregorius podagrico morbo, quo affligebatur, confectus, quum pharmacum in potione quae hermodactylus vocatur, a medico quodam data, sumpsisset, vitam finivit.«

2) SPRENGEL, Geschichte der Arzneikunde, Bd. 2, S. 421.

3) ORDERICI VITALIS *Historia ecclesiast.*, edit. Le PRÉVOST: »Henricus rex Francorum .... potionem a Johanne medico Carnotensi .... spe longioris et sanioris vitae accepit. Sed quia voto suo magis quam praecepto archiatri obsecundavit, et aquam, dum veneno rimante interiora nimis angeretur, clam a cubiculario sitiens poposcit, medicoque ignorante ante purgationem bibit, proh dolor! in crastinum .... obiit.«

ihn in Tiberias eine heftige Ruhr. Er ritt noch nach Jerusalem. Dort wurde er bettlägerig. Die Behandlung der Ärzte ist nicht ohne Schuld an seinem Tode. Sie brachten den Durchfall zum Stehen. Dafür trat Fieber ein und hartnäckige Verstopfung, die griechische und syrische Heilkundige trotz seines Bittens nicht zu beseitigen vermochten. In seiner Verzweiflung ließ er lateinische Ärzte kommen. Diese bewirkten einige Stuhlgänge durch eine Abkochung[1]). Vielleicht hat diese — wie damals üblich aus Koloquinten hergestellt — eine akute Darmentzündung mit tödlichem Ausgang bewirkt.

6. Unter vielem anderen Anführbarem mag noch erwähnt werden, daß auch der Tod von VOLTAIRE auf eine zu große Arzneidosis zurückgeführt wurde. In einem Zeitungsblatt vom Juni 1778 fand ich die folgende Mitteilung aus Paris: »Endlich ist der alte Philosoph und Dichter Herr VON VOLTAIRE am Sonnabend den 30sten Mai des Abends um 11 Uhr und zwar an den Folgen seiner Unvorsichtigkeit, weil er auf einmal zu viel Opium eingenommen, verstorben.«

7. Überaus groß ist der Totenzug derjenigen in Kunst, Wissenschaft, Politik usw. hervorragenden Männer, die *narkotischen Genußmitteln, vor allem dem Opium und Morphin* zum Opfer fielen. Die Gründe, welche Millionen von Bewohnern Afrikas und Asiens zu Opiumgenießern gemacht haben, schufen in anderen Weltteilen die gleiche Leidenschaft oder den Morphinismus. Begierde und Unerläßlichkeit des Gebrauches dieser Substanz wachsen bei jedem, der sie einige Zeit, auch für arzneiliche, schmerzstillende Zwecke benutzt. Wesentlich ist es der angenehm berauschende Zustand, der erstrebt wird. Wer jene eigentümliche, ein Nirwana erzeugende Wirkung des Opiums und Morphins kennen gelernt hat, greift zu ihnen, nicht nur wann unangenehme körperliche Zustände, nicht nur wann Affekte das Gemüt belasten, sondern auch wann stundenlanges, seliges Vergessen des Ich und der Welt verlangt wird. Losgelöst von allem, was den Menschen an die Erde fesselt, selbst frei von dem Gefühl, einen Körper zu besitzen, zufrieden, ohne anderen Wunsch als den, Morphin zu haben, lebt das Individuum eine oder mehrere Stunden in einer Traumwelt, ohne daß sein Bewußtsein zu fehlen braucht. Aber immer kürzer wird die Sklavenkette, immer häufiger und höher müssen die Dosen genommen werden, um das alte Vergnügen am Genusse hervorzurufen. Auf das Stadium des beginnenden Behagens folgt das des höchsten Genusses und nun erscheint ein Zustand, in welchem der nach dem Mittel sich sehnende Körper wohl noch darauf die alte Reaktion aufweist, in der Zwischenzeit zwischen zwei Dosen aber allerlei unangenehme Beschwerden empfinden läßt. Immer mehr von dem Mittel wird verbraucht, um die Störungen im Gefühlsleben sowie der Körperfunktionen und den Verlust der Schaffenskraft zu paralysieren. Der Erfolg besteht im Eintritt von Siechtum und Tod. Es läßt sich auch

---

[1]) GUILELMUS TYRUS, *Belli sacri historia*, l. c.: »dederunt ei decoctiunculam unam, qua sumta sine difficultate assellavit aliquoties ...«

nicht einmal annähernd bestimmen, wie lange ein Mensch arbeits-, denk- und lebensfähig unter solchen Einflüssen bleibt. Die Fristung des trostlosen Lebens kann lange währen und auch manches Jahr lang der Verlust an Arbeitsfähigkeit verdeckt werden. Schon nach 3—6 Jahren ist bei vielen die Kluft zwischen Arbeitspflicht und Können schwer zu überbrücken. Viele halten sich länger aufrecht. Ihre unverkennbare Wesensänderung wird dann meist auf irgendeine andere Ursache zurückgeführt.

Nicht selten ist eine tiefe Melancholie die Folge eines solchen Gebrauches. Sie kann ihr Ende in einem Selbstmordakt finden. Eines solchen Todes starb im Jahre 1774 ROBERT CLIVE, einer der erfolgreichsten politischen Vollbringer Englands und der Welt. Er, der Indien für England eigentlich eroberte, hatte, wie angegeben wird, durch Gallensteinkoliken veranlaßt, Opium gebraucht und war dessen Sklave geworden, solange er in Indien war. Zeitweilig versuchte er wohl die Mengen dieses Mittels herabzusetzen. Aber nach dem Gesetze, daß die auf ein solches Genußmittel nun einmal eingestellten Zellen sich die Mengen, die sie zuletzt bekommen haben, nicht nur nicht dauernd entziehen lassen, sondern sogar eine Erhöhung verlangen, wenn sie mit dem bisherigen Reizwert derselben nicht auskommen, kam CLIVE, der gelegentlich auch Schmerzen damit bändigen wollte, vor allem aber wahrscheinlich um sich Vergessen der Gemütserregungen, die ihm seine politischen Feinde verursachten, zu verschaffen, dahin, große Mengen davon zu verwenden. Als er nach Bengalen zurückgekehrt war, schrieb er an den Chef des Opiumgewinnungsdistrikts Patna, er möchte ihm fünf oder sechs Pfund nur reinsten Opiums besorgen, die für seinen persönlichen Gebrauch bestimmt seien[1]). Der melancholische Zustand, in den er gelangte, ging mit Trübung des Bewußtseins einher. Es wird berichtet, daß er sich schließlich durch einen Pistolenschuß entleibt habe.

Viel Unheil ist durch Menschen verübt worden, die auch anderen narkotischen Genußmitteln, vor allem dem *Alkohol*, ergeben waren. Trunksüchtige Fürsten und Nichtfürsten haben durch ihren Alkoholismus Missetat über Missetat begangen. Manches Blatt dieses Werkes gibt Belege hierfür. Auch Frauen gehören in diesen Kreis. So starb z. B. KATHARINA von Kastilien, die Mutter JOHANNS II. von Spanien, an Alkoholismus. Sie trank leidenschaftlich und zu viel Wein.

## Pius III.

8. Auch an die scheinbar so fernliegende Möglichkeit, *durch ein Pflaster* von einer Wundfläche aus Gift in die Säftebahnen eintreten zu lassen, hat man schon in alter Zeit gedacht. Tatsächlich ist eine Vergiftung auf diesem Wege möglich, wie häufigere Erfahrungen unserer Tage ergaben. Sowohl Metalle wie Blei, Quecksilber als auch Alkaloide, wie z. B. diejenigen aus der Belladonna, können auf diesem Wege vergiften.

---

1) MALCOLM, *The life of Robert Lord Clive* 1836, vol. III, p. 371: »... as this medicine is entirely for my own use and I find great difficulty in procuring any other than what has been adulterated.«

Eine solche Vergiftung sollte der Papst PIUS III., der frühere Kardinal FRANCESCO PICCOLOMINI, an sich erfahren haben, und zwar auf Veranlassung von PANDOLFO PETRUCCI, des Herrn von Siena, gegen den der Papst feindliche Gesinnungen hegte, oder durch den Anhang von ALEXANDER VI. Denn PIUS hatte als Ziel seiner Bestrebungen bezeichnet, dem Papsttum das durch seinen Vorgänger geschädigte Ansehen wiederzugeben und das, was CAESAR BORGIA sich angeeignet hatte, wieder dem Papste zu unterstellen. Es wurde berichtet, daß ihm ein vergiftetes Pflaster auf ein, wie es scheint, chronisches Unterschenkelgeschwür gelegt worden ist und er dadurch gestorben sei. Ich halte diese Vergiftung für unwahrscheinlich, weil die zuverlässigen historischen Berichte etwas anderes besagen. Danach hätte ihm sein Arzt, LODOVICO DI SAN MINIATO, ein unerfahrener Chirurg, an dem am linken Schienbein befindlich gewesenen Geschwür, aber auch im Gesunden, Einschnitte gemacht, infolge deren er gestorben sei[1]). Es ist anzunehmen, daß eine Wundinfektion durch die Einschnitte zustande kam, weil auch von schwerem Fieber, das der Papst bekommen habe, gemeldet wird. GIUSTINIANI[2]) berichtet vom 28. September 1503: Dem Papst sind am Bein zwei sehr schmerzhafte Einschnitte gemacht worden. Einige Tage später, am 6. und 14. Oktober, meldet er seiner Regierung in Venedig, daß Fieber auch mit Schüttelfrost und Erbrechen eingetreten sei, und am 15. Oktober, daß der Zustand wegen des Alters des Papstes — er war 72 Jahre alt — und wegen seiner allgemein schlechten Gesundheit gefährlich sei[3]). Am 16. Oktober änderte sich das Krankheitsbild nicht. Am 17. Oktober starb er.

Der ganze Verlauf spricht, obschon über den Zustand des Beines nichts berichtet wird, für eine Streptokokkeninfektion.

## Leo X.

9. Die an sich richtige Annahme, daß man aus einem gifttragenden Pflaster das Gift in eine Wunde und von da zu lebenswichtigen Körperteilen bringen könne, fand bei PIUS III., meiner Überzeugung nach, keine Verwirklichung. Es ist aber das Wissen einer solchen Resorptionsmöglichkeit an sich interessant.

Nur einige Jahre später war eine andere Art der Gifteinbringung in den Körper geplant. Im Jahre 1517 sollte der Papst LEO X. vergiftet werden. Er hatte den Kardinal ALFONSO PETRUCCI und seinen Bruder BORGHESE PETRUCCI, den wichtigsten Mann seiner Vaterstadt, aus Siena verjagen lassen, uneingedenk der Dienste, die dieser beiden Vater, PAN-

---

[1]) SIGISMONDI DEI CONTI, *Le Storie de' suoi tempi*, Roma 1883, p. 292: ». . . . che Lodovico da San Miniato un chirurgo mal pratico. per aver tagliata anche la parte sana rese mortale.«

[2]) GIUSTINIANI, *Dispacci*, Firenze 1876, p. 212, 240, 243, 248, 251: ». . . . Al Papa sono stati fatti due tagli alla gamba con molto dolore.«

[3]) Ibid. ». . . . el Pontifice ha abuto un parosismo di febre assai notabile . . . . Questo parosismo ha continuato con freddo e caldo tutto ozi con vomito e passion di stomaco; el qual durando, over rinfrescandosi, sarà con grandissimo pericolo di Sua Santità, considerata la etade, la mala valetudine e poca prosperità sua.«

DOLPHUS PETRUCCI, der Herr von Siena, den MEDICI für ihre Wiedereinsetzung in Florenz, und undankbar für die Dienste, die ALPHONSO ihm selbst bei seiner Erwählung zum Papst geleistet hatte. Die Rache wegen der Zurücksetzung trieb den lebenslustigen Kardinal, der sich auch der Mittel zu einem standesgemäßen Leben beraubt sah, dazu, im Jahre 1517 einen Vergiftungsversuch durch den ihm sehr befreundeten Chirurg BAPTIST von Vercelli zu planen. Dieser war in seinem Fache außerordentlich geschickt, charakterlich aber minderwertig: grausam, schlau, durchtrieben, trügerisch. Es war geplant worden, ihn an die Stelle des Leibarztes des Papstes zu bringen, um die Vergiftung zu bewerkstelligen. Der Papst litt nämlich an einer Mastdarmfistel, die öfter behandelt werden mußte. VERCELLI sollte und wollte nun, sobald er einmal als Arzt zugelassen wäre, in die Fistel vergiftete Scharpie bringen[1]). Es ist ohne weiteres die Möglichkeit einer auch tödlichen Vergiftung auf diesem Wege zuzugeben, vorausgesetzt, daß ein zweckentsprechend starkes Gift eingebracht wird. Es kam nicht dazu, weil der Papst Mißtrauen hatte, sich einem fremden Arzte anzuvertrauen.

Als PETRUCCI merkte, daß man ihn beargwöhnte, floh er, beging aber die Unvorsichtigkeit, Briefe in Chiffern an seinen Sekretär NINO zu schreiben, die LEO auffangen ließ und aus deren einem er besonders ersah, daß man ihm an das Leben gehen wollte. Er suchte den Kardinal im Jahre 1517, auch durch das Versprechen, seinen Bruder wieder in Siena einsetzen zu wollen, nach Rom zu locken, was ihm auch, nachdem er ihm freies Geleit zugesichert hatte, gelang. Hier wurde er aus dem Zimmer des Papstes heraus verhaftet und in die Engelsburg gesetzt. Man machte ihm den Prozeß, verurteilte und erwürgte ihn. Mit ihm wurde der Kardinal BANDINELLO SAULI verhaftet und auch der Chirurg. Der erstere löste sich mit Geld frei, den letzteren ließ man durch vier Pferde zerreißen.

Auf die Vorwürfe des spanischen Gesandten, daß der Papst gegenüber dem Kardinal PETRUCCI sein Wort gebrochen, erwiderte LEO, daß der Giftmord, durch göttliche und menschliche Gesetze verflucht, ein freies Geleit nichtig mache[2]).

Andere Kardinäle, wie SODERINI, CASTELLESI, die angeblich an dem Plane der Vergiftung beteiligt gewesen sein sollten, kauften sich, wie BANDINELLO, ein jeder durch hunderttausend Dukaten, frei[3]). RIARIO soll allein 150000 Dukaten haben zahlen müssen. BANDINELLO SAULI soll bald nach seiner Freilassung durch ein langsam wirkendes, auf Veranlassung von LEO gereichtes Gift gestorben sein.

Das Mißtrauen des Papstes brachte es zuwege, daß schließlich nur zwölf Kardinäle im Kollegium saßen. An einem Tage ernannte er deswegen 31 neue, die ihre Stellen hoch bezahlen mußten.

1) PAULI JOVII *Vitae vir. illustr.*, Basil. 1577, tom. II, p. 170: »Vercellium circumforaneum chirurgum admirandis quibusdam experimentis clarum .... maximis pollicitationibus perpulit ut in necem pontificis operam praestaret si curandae fistulae quae illi in ima sede nata erat, excluso vetere medico, vocaretur quando tum facile foret, nihil verentem linamentis venenato medicamine intinctis usque ulla tanti sceleris suspicione protinus enecare.«

2) GUICCARDINI, l. c., lib. XIII.

3) Journal d'un bourgeois de Paris, juin-juillet 1517, édit. BOURILLY, Paris 1910, p. 51.

Um die Mitte des 16. Jahrhunderts gab ein Arzt in Rom Hinweise auf Gifte und die Mittel sich vor ihnen zu schützen, aus denen man einen sicheren Schluß auf die große Häufigkeit heimlicher Vergiftungen ziehen kann. Er ermahnt, nur zuverlässige männliche und weibliche Bedienung ins Haus zu nehmen und sich vor verdächtigen Gästen zu hüten. Die Vorsicht gebühre auch Ärzten gegenüber. Es gäbe solche, die absichtlich Gift als Arzneimittel verabreichten, aber auch unerfahrene, oder dreiste, die anstatt heilsamen Trankes Gift nehmen ließen.

10. Als ein Beispiel eines pflichtgetreuen Arztes muß der Arzt und Hofapotheker Solenander angeführt werden. Er sollte der Tochter des in der Schlacht von Montcontour im Jahre 1569 gefallenen Markgrafen Philibert von Baden, Jacobaea, die an den später wahnsinnig gewordenen Herzog Johann Wilhelm von Kleve verheiratet war, auf dessen Wunsch einen Gifttrank brauen. Er weigerte sich. Die Unglückliche wurde später tot in ihrem Bett gefunden, vielleicht als Opfer ihrer Feinde.

## Sechstes Buch.

# Giftbeibringung auf absonderlichen Wegen.

## Erstes Kapitel.

**Die Giftaufnahme durch die Haut. Flüchtige Gifte. Vergiftungen durch Duftstoffe, parfümierte Briefe und Blumen. Idiosynkrasie der Düfte.**

1. Wunsch und Notwendigkeit, die Beibringung von Gift unauffällig vor sich gehen zu lassen, haben dazu geführt, den Eintritt desselben in den Körper möglichst unwahrnehmbar zu machen. Allerlei Verdeckungsmittel für Gift anzuwenden lag nahe. So wurden Nahrungs- und Genußmittel Träger desselben — vorzüglich die Getränke. Den Früchten, dem Fleisch und sogar dem Brot wurde es zugemischt. Dem von CICERO verteidigten CLUENTIUS wurde vorgeworfen, er habe den OPPIANICUS mit vergiftetem Brot getötet. Dagegen wandte sich CICERO[1]) mit folgenden Worten: »Wie seltsam, daß Gift gerade in Brot getan sein sollte! Hat dies leichter geschehen können als in einem Becher? oder heimlicher, wenn in einem Teile des Brotes als in Getränk? Hat es sich so geschwinder durch die Adern und die übrigen Teile des Leibes verbreiten können, als wenn es getrunken worden wäre?« Diese Einwände haben an sich nur eine Bedeutung, wenn das Brot groß gewesen ist. Wäre es ein kleines, von einer Person zu verzehrendes Brötchen gewesen, so konnte sehr wohl eine tödliche Giftmenge darin unauffällig untergebracht werden.

Auch andere Einhüllungsmittel für Gifte wurden gewählt, mit Vorliebe Früchte. Manche solcher angeblicher Vergiftungen finden sich in diesem Werke verzeichnet. So wurde u. a. der bekannten VALENTINA VISCONTI, der Tochter des Herzogs GIAN GALEAZZO VISCONTI von Mailand und Schwägerin des geisteskranken KARL VI. von Frankreich nachgesagt, sie hätte danach getrachtet, den Thronfolger zu vergiften, um ihren Sohn aus der Ehe mit LOUIS VON VALOIS, dem Bruder des Königs, zum Thron gelangen zu lassen. Sie hätte, als die beiden Kinder zusammen spielten, einen vergifteten Apfel so fallen lassen, daß ihr Neffe ihn nehmen und essen konnte. Anstatt dessen hätte ihr Kind es getan und sei dadurch gestorben. Hieran ist nur wahr, daß ihr Sohn an einer epide-

---

[1]) CICERO, Oratio pro Cluentio, cap. 61 u. 62.

mischen Krankheit gestorben ist. Dieser sittlich vornehmen Frau wäre ein solches Verbrechen auch nicht zuzutrauen gewesen[1]).

Die Gifteinführungen mit Speisen oder Getränken suchte man, da sie alltäglich waren, durch klügliches Ersinnen anderer absonderlicher Aufnahmewege, die einen Verdacht nach erfolgter Vergiftung gar nicht oder nicht so leicht aufkommen ließen, zu vermeiden. So kam man in vergangenen Zeiten dazu, vor allem die *Haut* als Eingangspforte für Gifte zu benutzen. Gegen die Möglichkeit, das Ziel erreichen zu können, sind schon frühzeitig Zweifel oder harter Widerspruch wachgerufen worden — freilich nicht immer von solchen, die genügende Gründe für ihre Ablehnung beizubringen vermochten. Manche dieser begnügten sich damit, den Glauben an eine solche Möglichkeit als absurd und kindisch zu bezeichnen. Es lohnt, der Frage wissenschaftlich näher zu treten. Dazu wird es notwendig sein, die Verhältnisse darzulegen, unter denen sich die Haut gegenüber dem Eindringen fremder Stoffe befindet.

Vergiftung setzt eine Berührung mit Geweben voraus. Handelt es sich um erkennbar gewebsverändernde Gifte, so kann die *Berührung mit der Haut* mehr oder weniger schwere, schnell, gewöhnlich aber langsam sich ausbildende und verschieden lange anhaltende Leiden hervorrufen. Ich habe die Überzeugung, daß alle diese Verschiedenheiten — abgesehen von den Schwankungen individueller Gewebswiderstände und äußeren Verhältnissen (Dauer und Innigkeit der Berührung) — begründet sind in eigenartigen Reizqualitäten, die jedem oder Gruppen der betreffenden Stoffe zukommen. Dies erkennt man z. B. an den scheinbar gleichen und doch im Auftreten und im Verlaufe voneinander abweichenden Wirkungen, die die verschiedenen chemischen Stoffe an der Haut erzeugen. Die bisher erkennbar gewesenen chemischen Grundlagen allein, wie z. B. die Eiweißfällung oder eine Reduktionswirkung, geben keine genügende Erklärung für die Verschiedenartigkeit der so entstehbaren Hautleiden.

So kann ein derartiges an die Haut gelangtes Gift unter günstigen Bedingungen seine Energie an dieser erschöpfen. Das erzeugte *Hautleiden* kann nach einer wechselnden Zeit ein Ende nehmen. Eine Aufnahme in die Blutbahn braucht nicht zustande zu kommen.

Es gibt aber Verhältnisse, die das letztere ermöglichen.

a) Stoffe, die den chemisch so zweckmäßigen Bau der Haut stören, können in sie bis zu den gefäßführenden Schichten vordringen und von da weiter in den Körper gelangen. Flüchtige Stoffe wie: Alkohol, Äther, Chloroform, ätherische Öle, lösen die fettartigen Schutzmittel der Haut und dringen ein, und die in solchen flüchtigen Stoffen gelösten Substanzen gehen mit ihnen mit.

b) Leidet der konstruktive Bau der Haut z. B. durch Stoffe, denen entzündungserregende oder ätzende Wirkungen zukommen, so wird ihr Widerstand gegen das Eindringen von Fremdartigem gleichfalls gebrochen.

---

[1]) Froissart, Chroniques, liv. IV, chap. I. — In einer Variante bei Monstrelet, Chronique, liv. I, chap. XXXIX.

Die Haut wird dadurch krank, weil eine Wundfläche der Schutzdecke beraubt ist. Lymphgefäße oder Blutgefäße, die mehr oder minder jetzt an ihr freiliegen, wehren dem Eintritte von Giften, durch welche sie bloßgelegt wurden, nicht mehr und gestatten auch, daß andere giftige Stoffe oder pilzliche Lebewesen eindringen und Vergiftung oder Infektion erzeugen. Allgemeine Vergiftungen durch Stoffe, welche auch die Wunden schlugen, kommen leicht zustande. So kann z. B. eine Hautverätzung durch Karbolsäure schwer vergiftende Mengen derselben in die Blutbahn eintreten lassen.

c) Durch länger dauernden hohen *mechanischen Druck* können auch kleinste Teilchen von Stoffen, wie z. B. Quecksilberkügelchen, aber auch Blei und andere in die Haut dringen und von hier nach einer weiteren chemischen Umwandlung in die Blutbahn gelangen. In die oberflächlichsten Hautschichten dringen durch hohen Druck und lange Berührung mit Wasser, wodurch Hautquellung entsteht, auch in Wasser gelöste Stoffe.

Nach alledem gibt es also Stoffe, die nicht nur örtlich an der Haut verändernd einwirken, sondern unter gewissen Bedingungen durch sie in die Säftebahnen gelangen können. Die Frage, ob früher solche Stoffe schon bekannt waren, kann bejaht werden. Es braucht für die flüchtigen Stoffe nur an die ätherischen Öle, und für die die Haut reizenden oder entzündenden z. B. an Aconit, Veratrum, Blei- und Arsenverbindungen erinnert zu werden.

Außer den ätherischen Ölen sind in früheren Jahrhunderten — soweit feststellbar ist — keine *flüchtigen Stoffe*, die eine Änderung von Körperfunktionen erzeugen könnten, gekannt worden. Die Meinung, daß Blausäure aus den Samen der Kernfrüchte hergestellt und als Duftgift verwandt worden ist, kann nicht durch Tatsachen gestützt werden. Nicht als ob man nicht schon sehr früh die giftige Wirkung von bitteren Mandeln gekannt hätte. DIOSKORIDES gibt — was bisher übersehen wurde — bereits an, daß Füchse, wenn sie davon genießen, sterben. Keinerlei Anhalt liegt darüber vor, daß vor dem Jahre 1803 das ätherische Bittermandelöl dargestellt worden ist. Sollte es aber der Fall gewesen sein, so würde durch die Parfümierung von irgendwelchen Bekleidungsstücken damit, z. B. Handschuhen, eine Vergiftung unmöglich sein. Falls, wie dies in der Natur der Hantierung liegt, wenig davon als Duftmittel auf ein Objekt gegossen wird, so ist eine Vergiftung nicht zu erzielen, selbst wenn der Blausäuregehalt des Öles hoch angesetzt wird. Falls viel genommen wird, so ist ein Erfolg gleichfalls nicht zu erwarten, wenn der damit behandelte Gegenstand lange an der Luft liegt; denn die Blausäure entweicht dann dem Benzaldehydcyanhydrin.

Allem Ermessen nach kannte man in vergangenen Zeiten flüchtige Stoffe mit vergiftenden Eigenschaften — bis auf Kohlenoxyd liefernde brennende Materialien, ferner Senkgrubengase und vielleicht noch den Schwefeldampf — nicht. Erst im 16. und 17. Jahrhundert wurden Quecksilber- und Arsendampf für allerlei Zwecke benutzt. Deswegen sind auch die Berichte, die über durch giftige Düfte vollzogene Vergiftungen gegeben wurden, als falsch anzusehen. Dies hat man schon vor 200 Jahren erkannt, als man die Behauptung zurückwies, daß ein *Brief* so mit einem flüchtigen Gase vergiftet werden könne, daß der Lesende sofort dadurch getötet wird[1]). Wohl wäre es dagegen möglich durch einen mit *Infektionsmaterial* vergifteten Brief zu schädigen. Der Papst ALEXANDER VI. behauptete, daß KATHARINA SFORZA, »der Samen der teuflischen Schlange« (semenza de la serpa indiavolata), den Versuch gemacht habe, ihn durch einen pestvergifteten Brief zu töten.

Man hat früher vielfach auch irrtümlich behauptet, daß *Blumen* so vergiftet werden könnten, daß dem daran Riechenden ein Schaden zu erwachsen vermöchte. Der Aberglaube einzelner ging im 17. Jahrhundert so weit, anzunehmen, daß der Wächter des Serails dem sich unbefugt Nähernden einen vergifteten Blumenstrauß wie im Scherze vor die Nase gehalten habe und der daran Riechende in zwei Stunden dadurch gestorben sei[2]).

2. Die nicht gar zu seltenen Berichte über unangenehme Einwirkungen von gewissen Duftstoffen auf Menschen sind nicht etwa auf ihnen beigemengte Gifte, sondern auf eine individuelle besondere Empfindlichkeit gegen sie zurückzuführen[3]). So erklärten sich Vorkommnisse, die von Unwissenden als Fabel oder von Argwöhnischen als Vergiftungen bezeichnet wurden. Schon HIPPOKRATES schrieb den Gerüchen neben angenehmen Eigenschaften auch die zu, den Menschen unangenehm zu beeinflussen. Der Duft von Pflanzen, z. B. der Rose, des Veilchens, der Lilie, der Aurikel, der Zwiebel, erzeugt bei manchen Menschen betäubende, narkotische, oder örtlich reizende Wirkungen und nach alten Berichten sogar vereinzelt den Tod. Der Geruch faulender Äpfel machte bei GOETHE, der SCHILLER besuchte und in dessen Abwesenheit sich an seinen Schreibtisch gesetzt hatte, in dem solche Äpfel als Delikatesse lagen, Betäubung, welche sich schnell bis zur Bewußtlosigkeit steigerte und erst wieder schwand, als man den Leidenden an die frische Luft gebracht hatte. Es gibt Menschen, die durch den Duft der Pfefferminze Kopfschmerzen, Schweiße u. a. m., und solche, die durch den Geruch des Essigs Ohnmachten bekommen.

Eine solche Idiosynkrasie könnte sich demnach verwirklichen, gleichgültig ob der betreffende Geruch einem »Duftapfel« oder Handschuhen oder einem Brusttuch entstiege, und der Schluß ist dann erlaubt, daß, wo eine Dufteinwirkung zu unangenehmen Symptomen ausnahmsweise einmal geführt hat, eine Idiosynkrasie die Ursache war.

---

1) SCHIRMER, *De laesionibus* .... 1728, p. 29: »Falsissima etiam est traditio tam penetrans et subtile venenum confici posse per artem quod chartae illitum epistola huic inscripta resignata, legentem illico interficiat.

2) LE BLANC, Voyages fameux, Paris 1699, 4, p. 128.

3) L. LEWIN, Die Nebenwirkungen der Arzneimittel, 3. Aufl., Einleitung.

## Zweites Kapitel.

Die Vergiftung durch Handschuhe. Kaiser OTTO III. CONAN. WILHELM der Eroberer. Vergiftung durch Kleidungsstücke und Gebrauchsgegenstände. Hemden. Perrücken. Entzündung erregende Pflanzen. Das NESSUS-Gewand. Arsenik.

1. Ganz anders liegen die Verhältnisse bei der Aufnahme von echten Giften durch die Haut. Ihr Wirkenkönnen wird hier zum Wirkenmüssen. Wie stark das letztere in die Erscheinung treten wird, hängt von Umständen ab, die selten nur ganz erkannt, also auch nicht bewertet werden können. Aber es ist so heute noch möglich wie es früher geübt wurde, Vergiftungen auf diesem Wege zu bewerkstelligen. Man kann z. B. *Handschuhe* so mit Arsenik vergiften, daß nach längerem Tragen derselben das in die Säftebahnen gelangte Gift in irgendeinem Umfange seine Wirkung entfaltet. Das gleiche ist mit Aconitextrakt usw. erzielbar. Dabei kann ganz außer acht gelassen werden, daß — was man als besonders wichtig bezeichnet hat — die mit dem Gifte in Berührung gekommene Hand solches gelegentlich an oder in den Mund bringt. Man kann aus diesen Gründen die Erzählungen solcher Vergiftungen — wenn sie nur sonst wahr sind — als möglich ansehen.

### Otto III.

2. Auf diese Weise soll Kaiser Otto III., noch jung an Jahren, sein Ende gefunden haben. Die Historiker berichten, daß er im Jahre 1002, niedergebeugt durch die politischen Verhältnisse, mit der Aussicht, daß an seiner Stelle in Deutschland ein anderer Kaiser gewählt würde, in Italien nichts Ordentliches gegen die rebellischen Städte bewirkend — krank an Fieber ins Kastell Paterno eingezogen sei, wo ihn der Hunger quälte und der Übermut der Vasallen bedrohte[1]). Sicher ist, daß sein Tod sagenhaft wurde, und daß mit diesem sehr oft STEPHANIA, die Witwe des CRESCENTIUS, des einstigen Herrn von Rom in Verbindung gebracht wurde. Dieser war durch die Deutschen unter Führung von ECKEHARD, Markgrafen von Meißen, in der Engelsburg belagert worden, hatte sich ergeben und wurde in einer unmenschlichen Art getötet. Man stach ihm erst die Augen aus, hieb ihm die Glieder ab und köpfte ihn dann. Die Enthauptung fand auf der Höhe des Kaisermausoleums statt. Jahrhunderte lang nannte deshalb das Volk die Burg: Turm des CRESCENTIUS. Sein Weib STEPHANIA wurde der Brutalität der deutschen Soldaten preisgegeben[2]). Hiermit würde die Ursache der Racheerfüllung seitens der angeblich Geschändeten und ihres Gatten Beraubten gegeben sein. Entweder als die Maitresse[3]) *oder als*

---

1) GREGOROVIUS, Geschichte der Stadt Rom, Bd. 3, S. 475.

2) ARNULPHI *Historia Mediolanensis,* lib. I, cap. XII, in: MURATORI, *Rer. ital. Script.*, tom. IV, p. 11: »Stephania uxor ejus traditur adulteranda Teutonibus.«

3) Mehrfach wurde auch behauptet — was als falsch anzusehen ist —, daß OTTO die STEPHANIA zur Frau genommen und sie dann verstoßen habe. So GLABER RODULFUS, *Histor.*, lib. I, in: *Monum. German. hist. SS.*, tom. VII, p. 57: »Interea minus idoneo usus consilio praedicti Crescentii in suam uxorem adsumens; quam etiam paulo post, ut inconsulte acceperat, divortium agens dimisit.«

*Ärztin* soll sie das Vertrauen OTTOs zu erlangen gewußt haben, um ihn zu heilen, in Wahrheit um ihn zu vergiften. Mehrere Varianten über die Art der Vergiftung gibt es: durch eine vergiftete Hirschhaut, in die er gehüllt worden war, durch einen Trank, durch einen vergifteten Ring oder durch vergiftete Handschuhe. »Bringt mir«, so sagte sie zu des Kaisers Umgebung, »ein frisches, noch blutiges Hirschfell, denn es ist für das Heil des Königs nötig, daß er in ein solches, mit Salben versehenes, eingehüllt wird«. Mit Einwilligung OTTOs wurde es besorgt. Sie rieb es mit giftigen Salben ein und der Kaiser wurde in die Haut gebettet. Sie hieß ihn dann sich ganz ruhig zu verhalten, nicht zu sprechen, ordnete die Diät und entfernte sich schnell [1]).

Alte deutsche Chroniken haben besonders die Vergiftung durch Handschuhe als Todesursache angeführt:

»Ob er wol noch jung und starck und lengers lebens wol wirdig so must er doch durch boßheit der neidischen Italiener für der zeit sterben. Dann als sich die Römer besorgten er würde sich wider in Deutschland stercken, sie überziehen und den geübten frevel und ungehorsam hertiglich an jnen rechen, da haben sie so viel bestaltung gemacht, das ihm ein Welsches Süplein unnd Trüncklein mit Giffte geschmelzet unnd gewürtzet heimlich beigebracht ist. Hierzu kam auch daß CRESCENTII Witwe so die schönste war unter allen Welschen Weibern unnd aus Hoffnung Kayserin zu werden weil OTTO ein junger Witwer war ihn zu ihrer Liebe gereitzet hatte, das er viel mit ihr zu schaffen gehabt. Da sie sahe das er aus Welschland weg wolte in zorne wider die Römer unnd marckte er wurde sie nun nicht freyen lies sie ein überaus schön par Hentschuh machen, die auswendig wol unnd sehr lieblich rochen, inwendig aber zum sterckesten vergifftet waren / die schickte sie ihme nach ... Er zeuhet sie an die Hende und brauchet ihr täglich. Also schlug ihm auch dis Gifft in Leib / das er balde tod kranck ward / und auff der Reise plötzlich starb [2]).«

Die direkten Folgen des Gebrauches dieser Handschuhe werden als »böse Blattern und Pestilenzflecke« bezeichnet. Solche Ausschläge könnten vom Arsen herrühren. Sie scheinen wirklich bei OTTO vorhanden gewesen zu sein, da man sie sogar für einen Masernausschlag oder für einen Petechialfieberausschlag hat nehmen wollen. Eine völlig sichere Entscheidung darüber, ob eine Vergiftung vorliegt, ist trotz der Bestimmtheit mancher Berichte [3]) nicht zu treffen, aber daß sie auf dem genannten Wege erzielbar

---

1) LANDULPHI senioris, *Mediol. Histor.*, lib. II, cap. XIX, in: MURATORI, *Rer. it. Script.*, tom. IV, p. 81: »dixit: .... corium cervinum recens atque sanguineum cursu velocissimo mihi adducite. Est enim ad salutem regis valde necessarium. Operae pretium est, ut rex huic cervino unguentis multis peruncto curiosissime involvatur .... Stephania caute et occultissime eum unguentis toxico infuso illico perunxit ...«

2) SACHSE, Neue Kaiser-Chronik, S. 156.

3) »Certe Otto III Romanorum imperator a Crescentii Romani consulis uxore missis chirothecis veneno perlitis e medio sublatus est.« LEO OSTIENSIS, LANDULPHUS, ROBERT TUIZIENSIS und viele andere Chronisten waren ebenso überzeugt von dem Vergiftungstod, der vielleicht sogar durch *innerlich gereichtes Gift* zustande gekommen ist. SIGMUND MEISTERLIN, *Chronik,* Buch 1, Kap. 12: »und da Ottoni zu Rom vergeben was ....« Vgl. auch MURATORI, *Annali d'Italia,* tom. VI, 1774, p. 10.

sein kann, darf wissenschaftlich als zutreffend bezeichnet werden. Da eine Gewißheit über das Vergiftungsereignis nach der positiven Seite hin nicht erzielbar ist — höchstens eine leichte Wahrscheinlichkeit liegt dafür vor —, so darf sie auch nicht nach der negativen behauptet werden. Es ist Willkür und Erfindung, von der Todesursache OTTOs zu sagen: »Seine zarte Natur war den Stürmen des Lebens und dem verzehrenden inneren Drange nicht gewachsen. Er lag im Fieber und starb nicht durch Gift, welches ihm die Sage, an CRESCENTIUS' Ende anknüpfend, durch dessen Witwe reichen ließ, sondern wie 300 Jahre später HEINRICH VII. als Opfer einer für Menschenkraft zu gewaltigen, mehr noch als bei HEINRICH durch irrige Voraussetzungen beirrten Aufgabe[1]).«

Welches Sterben müßte in der Menschheit herrschen, wenn solche Gründe für ein vorzeitiges Lebensende als maßgebend gelten sollten! Dagegen würde die Mortalitätskurve von Epidemien oder Pandemien infektiöser Krankheiten sehr niedrig ausfallen.

## Wilhelm der Eroberer als Vergifter.

3. Durch Handschuhe soll auch CONAN II., der Herzog von Bretagne, im Jahre 1065 tödlich vergiftet worden sein, und zwar durch WILHELM den Eroberer[2]). CONAN, der WILHELM zur Eroberung von England abziehen sah, wollte die Gelegenheit benutzen, um die Unternormandie wiederzugewinnen. »WILHELM«, so schreibt der Chronist, »war über die Androhung von Feindlichkeiten seitens CONANs einen Augenblick erschreckt. Aber bald erwies ihm Gott die Gnade, ihm Hilfe zu senden, die jede Drohung seiner Feinde leer sein ließ. Ein bretonischer Herr, der sowohl WILHELM als auch CONAN den Eid der Treue geleistet hatte, Kämmerer des letzteren war und als Bote zwischen beiden gedient hatte, versah das Hüfthorn CONANs, seine Handschuhe und die Zügel seines Pferdes mit Gift. CONAN hatte damals Chateau-Gonthier in der Grafschaft Anjou belagert und es eingenommen. Das Gift, das an den bezeichneten Gegenständen gehaftet, war an seine Hände und durch Berühren seines Mundes mit denselben in seinen Körper gelangt. Er erkrankte und starb. Der Verräter, der ihn vergiftet hatte, floh zu WILHELM, um ihm die Botschaft von dem Erfolge zu bringen[3]).«

Es scheint mir — da an einer Vergiftung des Herzogs nicht zu zweifeln ist — mit Rücksicht auf die Vorliebe WILHELMs für Gifte wahrscheinlicher zu sein, daß CONAN Gift innerlich beigebracht worden ist. Englands blutiger Eroberer, der Sohn ROBERTs II., des Teufels, schätzte jedes Vernichtungsmittel von Menschen, das Erfolg versprach. Er sah Gifte als zulässige Kampfmittel an und schreckte vor Giftmorden nicht zurück. In der Botschaft, die ihm CONAN zukommen ließ, heißt es: »Ich erfahre, daß du im

---

1) v. REUMONT, Geschichte der Stadt Rom, Bd. 2, S. 322.

2) ORDERICI VITALIS *Ecclesiastic. Historia,* par AUGUSTUS LE PRÉVOST, tom. II, p. 259: »Conanum quoque strenuissimum consulem veneno infecit.«

3) WILLELMI GEMETENSIS, Histor. Normannorum, lib. VII, cap. 33, in: DUCHESNE, Script. Normann., p. 286.

Begriffe bist, dir jenseits des Meeres ein Königreich zu erobern. Ich wünsche dir hierzu Glück, vorausgesetzt, daß du mir die Normandie wiedergibst, denn ROBERT, der Herzog der Normannen, dessen Sohn du sein willst, übergab meinem Vater ALAIN, seinem Vetter, seinen ganzen Besitz. Du aber, und deine Komplizen, ihr habt meinen Vater in der Nähe von Vimoutier [Vimeux] in der Normandie durch Gift umgebracht[1]). Damals war ich jung und konnte mich durch deinen Einfall in meinen Besitz nicht verteidigen. So behieltest du, der du doch nur ein Bastard bist, mein Land. Gib es mir wieder, sonst überziehe ich dich mit Krieg.«

Es ist bekannt, in welcher brutalen Weise WILHELM das Land, das ihn nicht geboren und das ihm nichts schuldete, heimsuchte. Weil die Angelsachsen sich gegen ihn, der sich im Dezember 1066 zu ihrem König hatte krönen lassen, wieder erhoben, verwüstete er die Grafschaften Yorkshire und Durham so schlimm, daß an 100 000 Menschen umkamen und noch 100 Jahre später das Land zwischen York und Durham mit Trümmern besät war. Er war so habsüchtig, daß er zuletzt 1442 Landgüter besaß und seine täglichen Einkünfte 106 Pfund Sterling betrugen — eine beträchtliche Summe, wenn man bedenkt, daß das Silber einen mehr wie zehnfachen Wert gegen jetzt hatte. Um seiner Jagdlust unbegrenzt frönen zu können, machte er dreißig Quadratmeilen eines reichen und bevölkerten Distrikts zwischen Winchester und der Küste öde, obschon er bereits 38 Forsten besaß, außer Parks und Tiergärten. Zur Sicherung erließ er barbarische Gesetze gegen Wildfrevel.

4. Noch ein weiterer Giftmord lastet — soweit es bekannt geworden — auf diesem »Helden«, der unersättlich im Landerwerb war. Der ältere HÉRIBERT hatte seine Grafschaft Maine an GEOFFROI MARTEL, Grafen von Anjou kommen lassen. Sein Enkel jedoch, HÉRIBERT der Jüngere, machte sie, nachdem dieser Graf gestorben war, WILHELM zum Geschenk, unter dessen Schutz er sich auch stellte. Nach dem Tode des kinderlos gebliebenen jüngeren HÉRIBERT zog WILHELM, obschon nähere Erben, nämlich GAUTIER III., Graf von Pontoise und dessen Gemahlin BIOTE, vorhanden waren, in Maine ein. Da auch die Einwohner von Maine nicht unter normannische Herrschaft kommen wollten, so kam es zu Kämpfen, die für die Normannen ungünstig waren. Da lud WILHELM kurzerhand den Grafen GAUTIER und seine Gemahlin zu Verhandlungen nach Falaise ein. Man aß zusammen und am andern Morgen waren beide zu Gast Geladenen dem ihnen gereichten Gift unterlegen[2]).

5. Die Möglichkeit durch Handschuhe als Giftträger vergiftet zu werden besteht, sie könnte meines Erachtens jedoch nur unter ganz besonders günstigen Bedingungen gelingen.

---

1) WILLELMI GEMETENSIS, Histor. Normannorum, lib. VII, cap. 33, in: DUCHESNE, Script. Normann., p. 286.

2) ORDERICI VITALIS, *Ecclesiast. Histor.*, par LE PRÉVOST, lib. IV, cap. XIII, tom. II, p. 259: »Gualterium Pontesii comitem Eduardi regis nepotem, cum Biota uxore sua, Falesiae hospitavit et nefaria potione simul ambos una nocte peremit.« Tom. II, p. 102: »lethali veneno fraudulenter infecti obierunt . . .«

Leichter ist schon die *Vergiftung von Hemden.* Hier könnte das Gift an einer viel größeren Körperfläche seine Wirkung entfalten. Die älteste Kunde, die von einer solchen Vergiftung gegeben wurde, gehört der Mythologie an, hat aber wahrscheinlich, wie alles hierzu gehörige, einen Wirklichkeitskern. Der Zentaur NESSOS war in dem Kampfe des HERAKLES gegen die Zentauren dem Tode entgangen und war Fährmann am Flusse Euenos geworden. Als HERAKLES mit seiner Gattin DEIANEIRA einst an diesen Fluß kam, selbst hindurchschwamm, aber die DEIANEIRA von NESSOS herübertragen ließ, wurde sie von dem letzteren vergewaltigt und Nessos deswegen von HERAKLES erschossen. Um sich an diesem zu rächen, gab er sterbend der DEIANEIRA einen angeblichen Liebeszauber: sein durch den Pfeil des HERAKLES vergiftetes Blut, welches sie mit seinem ihm noch entfallenden Samen mischen und vor Licht geschützt aufbewahren sollte. Die Gelegenheit kam. HERAKLES hatte später, nach der Besiegung des EURYTOS, die IOLE weggeführt. DEIANEIRA erhielt in Trachis davon durch einen Boten Kunde, dem sie im Auftrage des HERAKLES ein weißes Gewand übergeben sollte. Von Eifersucht geleitet, versah sie dieses Gewand mit dem NESSOS-Gift. HERAKLES legte es an und wurde dadurch so von Schmerzen gepeinigt, daß er sich das Fleisch mit dem festklebenden Gewande vom Leibe riß. Er bestieg aus Verzweiflung den Holzstoß, den POIAS oder dessen Sohn PHILOKTET anzündeten und dafür die mit der giftigen Galle oder dem Gifte der lernäischen Hydra versehenen Pfeile erhielten.

An dieser Mythe kann, mit dem Maßstabe unseres heutigen Wissens gemessen, wahr sein, daß das Gewand mit einem Gift versehen war, das die Haut bei innigster und langer Berührung in schmerzhafte Entzündung zu versetzen geeignet war, etwa so wie Brennesseln oder Quallen es tun. Mit Blut von einem durch Pfeilgift Vergifteten, dem eventuell auch Samen hinzugefügt worden ist, kann selbstverständlich eine solche Wirkung auch nur in angedeuteter Weise nicht erzeugt werden. Überdies hätte ein weißes Opfergewand nicht damit bestrichen sein können, weil es sofort gemerkt worden wäre. Ein solches Gift müßte farblos sein. Hierin hat der Mythus einen schlimmen Defekt. Ungefärbte Stoffe aus dem Pflanzen- und Tierreich, die solche Entzündungen zu bereiten vermochten, kenne ich nicht. Von leicht gefärbten könnte an den Saft der Hahnenfüße gedacht werden. So machen *Ranunculus acris*, *Ranunculus bulbosus*, *Ranunculus Flammula*, *Ranunculus sceleratus* u. a. m., auch wenn ihr Saft mit der Haut in enge Berührung gelangt, erst nach Stunden Schmerzen, Entzündung, Blasen und eventuell schmerzhafte Geschwüre, die langsam heilen. Solche Wirkungen sind nur *durch frisches Material* erzeugbar. Ähnlich wirken manche Arten von Mauerpfeffer, wie z. B. *Sedum acre*. Was sonst noch an pflanzlichem oder tierischem gewebsentzündenden Material vorhanden ist, wie z. B. die *Daphne Mezereum*, die *Anemone nemorosa*, die *Pulsatilla*, die *Clematis recta* (*Herb. Flammulae Iovis*), die *Euphorbia*-Säfte, die Kanthariden usw. waren in alter Zeit entweder in ihren Eigenschaften nicht bekannt oder nicht unauffällig verwendbar. Bis auf Senf, der, angefeuchtet, durch das ätherische Senföl wirkt, ist überhaupt eine sofortige Reizwirkung an der Haut nicht zu erwarten.

Eine legendarische Vergiftung durch ein als Geschenk übersandtes Gewand erscheint wieder im sechsten Jahrhundert. Der arabische Fürst und Dichter Amri el Kais (Amrilkais, Imru ul-Kejs), ein leichtsinniger, abenteuerlicher Mann, war von seinem Vater wegen seiner ausschweifenden Lebensart verstoßen worden. Nach dessen Ermordung lebte er der Blutrache für ihn, mußte aber vor seinen Feinden fliehen. Er wandte sich nach mancherlei von Ruhm- und Genußsucht erfüllten Irrfahrten nach Konstantinopel, wo er vom Kaiser Justinian Hilfe erbat. Der Kaiser nahm ihn wohl auf, erwies ihm viele Ehren und ließ ihn mit zahlreichen Hilfstruppen abziehen. Dann aber kam ein Mann namens Tammach, dessen Bruder von Amri el Kais getötet worden war, und teilte ihm unter anderem mit, daß der Begnadete mit der Tochter des Kaisers einen Liebeshandel unterhalten habe. Da sandte ihm der Kaiser nach der Sage einen vergifteten goldgestickten Mantel nach, vorgeblich als Ehren- und Liebeszeichen, das der Empfänger alsbald anlegen möchte. Als Amri el Kais dies getan, drang ihm das Gift in den Leib und seine Haut löste sich von den Knochen. Davon nannte man ihn später »den Mann mit den Beulen«. Manche Stelle in seinen Gedichten[1]) ist von der Sage mit der angeblichen Vergiftung in Verbindung gebracht worden. Schon Abulfeda bezeichnet diese als ein Märchen — wir sehen darin eine schlechtere Variante des vergiftenden Nessos-Gewandes. Amri el Kais war wahrscheinlich schon vor seiner Reise nach Konstantinopel krank, und zwar an einem Leiden, das mit geschwürigen Hautveränderungen und, wie es scheint, auch mit lähmungsartiger Schwäche einherging. Dies geht auch aus seinen eigenen Worten hervor[1]):

*Mich besucht mein altes Weh und rührt mich an;*
*Ich befürchte, daß ichs ab nicht schütteln kann.*

. . . . . . . . . . . . . . . . . . . . . .

. . . . . . . . . . . . . . . . . . . . . .

*Und nicht solche Noth des Lebens fürchtet' ich,*
*Daß ich nun nicht aufstehn noch mich anziehn kann.*

*Wär' es Eine Seel' und stürbe auf einmal,*
*Statt der Seele, die mir tropfenweis entrann!*

*Für Gesundheit tauscht' ich blutiges Geschwür;*
*Doch vielleicht, daß Schmerz den Tod abkaufen kann.*

Im 15. und 16. Jahrhundert findet man schon allerlei Vorschriften, um Wunden an der Haut zu erzeugen. Professionelle Bettler machten sich solche durch *Clematis* und vielleicht auch durch *Arum maculatum* und die Rinde von *Daphne Mezereum*, den Seidelbast, um Mitleid zu erregen. Um einen Menschen unbemerkt an der Haut zu verletzen, ihm eine sehr böse Wunde beizubringen, sollte man eine Kröte an einem feuchten Orte belassen und mit dem Safte das Linnen bestreichen, das dann, der Haut anliegend, den Erfolg zeitige[2]).

---

1) Fr. Rückert, Amrilkais, der Dichter und König, Stuttgart 1843, S. 114, 128.

2) ». . . talique madens linteus aqua vel omne nudam carnem contingens, saevissimam induit plagam.«

6. Als man erkannt hatte, daß Lösungen von Arsenik bei längerer Berührung die Haut krankhaft verändern und überdies Allgemeinvergiftung durch Aufnahme des Giftes von den entzündeten Teilen erzeugen können, wurden zweifellos Hemden damit oder mit einer Art von Arsenseife so vergiftet, daß man ihnen nichts ansehen konnte. Dies geht auch aus Aussagen der Chambre ardente hervor. Es entstanden zumal an den Teilen, die am engsten den Körper berührten, am Ende des Rückens und seiner Umgebung Entzündung und Schmerzen. So sind Menschen, z. B. der Herzog von Savoyen auch tödlich vergiftet worden. Da wo nach dem Erscheinen der Entzündung diese für syphilitisch gehalten wurde, erhielt das Opfer Quecksilber in krankmachenden Dosen oder andersartige vergiftende Stoffe unter dem Scheine von Heilmitteln.

7. Man kann sich auch vorstellen, daß, falls jemand eine innen mit mineralischem oder pflanzlichem Gift versehene, eng anliegende Perücke trägt, dadurch die geschilderten Körperstörungen erzielt werden können. An dem Herzog von Holstein soll im Jahre 1723 ein solcher Vergiftungsversuch vorgenommen, aber vereitelt worden sein. Der betreffende Perückenmacher sei gezwungen worden, die Perücke zu tragen. Nach einiger Zeit, »als der Kopf erwärmt gewesen sei«, sei er zur Erde gefallen[1]).

8. Nur unter Bedingungen, wie sie zuvor geschildert worden sind, ist an die Möglichkeit einer Berührungsvergiftung zu denken. Deswegen ist ein albernes Märchen, daß jemand durch vergiftete *Steigbügel*, wie man es von GIAN GALEAZZO, dem Herzog von Mailand, angab, oder durch *Sporen* oder durch Gift, das unter dem *Sattel* angebracht wurde, vergiftet werden könne. Das letztere wurde aus dem Jahre 1291 von einem Sultan berichtet[2]). Daß vielfach an solche Möglichkeiten geglaubt und deswegen auch der entsprechende Versuch gemacht wurde, ist sicher.

## Drittes Kapitel.

Vergiftungen vom Unterhautgewebe, Wunden, Schleimhäuten, weiblichen Genitalien, Mastdarm, der Nase, dem Ohre aus. Arsenik. Vergiftete Nadeln und Waffen. CALIGULA. GRIMOALD. CALPURNIUS BESTIA. THOMAS OVERBURY. HAMLET.

1. Nur selten ist die Art der Erlangung des Wissens über Gift oder von Methoden der Giftanwendung bekannt geworden. Was z. B. DIO CASSIUS über mysteriöse, unter DOMITIAN und COMMODUS zustande gekommene Massenvergiftungen berichtet, ist hierher zu rechnen.

---

[1]) Sammlung von Natur und Medizin, 1723, S. 512.

[2]) *Chronicon S. Petri vulgo Sampetrinum Erfurtense* in: MENCKENII *Script. rer. germ.*, tom. III, p. 299: »Quidam de Baronibus ejus quem olim turbaverat venenum sub sella equestri virulento serpenti subtiliter propinavit, qui mox acerbo viscerum dolore afflictus de temporali poena transivit ad aeternam mortem.«

In der Lebensbeschreibung des DOMITIAN[1]) sagt er: »Damals brachten auch einige die Sitte auf, *Nadeln mit Gift zu bestreichen* und, wen sie wollten, damit zu töten. Viele starben auf diese Art ohne etwas zu merken. Viele der Übeltäter aber wurden verraten und bestraft.« Diese Vergiftungsmethode hatte sich nicht nur in Rom, sondern fast in allen Provinzen ausgebreitet. Noch einmal kommt er bei der Besprechung der Ereignisse unter COMMODUS[2]) auf diesen so merkwürdigen Vorgang zurück: »Viele Menschen verloren in Rom und im übrigen Reich ihr Leben durch boshafte Menschen, die dünne Nadeln mit gewissen tödlichem Gift bestrichen, mit denen sie, durch Geld erkauft, anderen den Tod brachten. Diese Bosheit war schon vorher einmal unter DOMITIAN eingerissen.«

Ob diese so klug ersonnene Vergiftungsart, von der nie zuvor Kunde gegeben worden ist, hier wirklich dem Massensterben zugrunde gelegen hat, muß dahingestellt bleiben. Für die Tatsache der Gifteinbringung selbst besteht ein hoher Grad von Wahrscheinlichkeit. Ein alter Kommentator des DIO CASSIUS scheint das übertragene Gift für ein Seuchengift gehalten zu haben, womit er vielleicht der Wahrheit nahekommt, zumal gerade zu der gleichen Zeit, unter COMMODUS, eine Epidemie in Rom und anderwärts herrschte, die oft an einem Tage zweitausend Menschen hinraffte. Wichtig an sich ist schon, daß man im Altertum eine solche Giftübertragungsmöglichkeit kannte, gleichgültig ob sie mit einem infektiösen oder einem anderen Gifte betätigt wurde. Die Menge irgendeines nichtinfektiösen Giftes, die an einer Nadel haften könnte, halte ich übrigens für völlig ungeeignet, eine Vergiftung zu erzeugen.

2. Diese Methode, Gift in den Körper zu bringen, entspricht der Tätigkeit vergifteter Waffen: Pfeile, Speere, Schwerter u. a. m., der Methode, die viele Jahrhunderte in der Geschichte der Menschheit eine Rolle gespielt hat und sie in manchen Erdteilen, besonders in Afrika, heute noch spielt[3]). In einem späteren Kapitel wird näheres darüber berichtet werden. Es kann von Erfolg begleitet sein, was SHAKESPEARE den LAERTES über die Tötung HAMLETs zum König sagen läßt:

»*. . . . Ich will's thun*
*Und zu dem Endzweck meinen Degen salben.*
*Ein Charlatan verkaufte mir ein Mittel,*
*So tödlich, taucht man nur ein Messer drein,*
*Wo's Blut zieht, kann kein noch so köstlich Pflaster*
*Von allen Kräutern unterm Mond, mit Kraft*
*Gesegnet, das Geschöpf vom Tode retten,*
*Das nur damit geritzt ist; mit dem Gift*

---

1) DIO CASSIUS, LXVII, *Domitian* 11: »Ἐν δὲ τῷ χρόνῳ τούτῳ ἐπετήδευσάν τινες φαρμάκῳ βελόνας χρίοντες, κεντεῖν αὐταῖς οὓς ἐβούλουντο· καὶ πολλοὶ μὲν ἐκείνων μηδὲ αἰσθόμενοι ἔθνησκον πολλοὶ δὲ καὶ μηνυθέντες ἐπμωρήθησαν.«

2) Ibid., LXXII, *Commodus* 14: »Πολλοὶ δὲ καὶ ἄλλως οὐκ ἐν τῷ ἄστει μόνον ἀλλὰ καὶ ἐν ὅλῃ ὡς εἰπεῖν τῇ ἀρχῇ ὑπ᾽ ἀνδρῶν κακούργων ἀπέθανον. βέλονας γὰρ μικρὰς δηλητηρίοις τισὶ φαρμάκοις ἐγχρίοντες, ἐνίεσαν δε αὐτῶν ἐς ἑτέρους ἐπὶ μισθῷ τὸ δεινὸν· ὅπερ που καὶ ἐπὶ τοῦ Δομιτιανοῦ ἐγεγόνει.«

3) L. LEWIN, Die Pfeilgifte, Berlin 1894.

*Will ich die Spitze meines Degens netzen,*
*So daß es, streif ich ich ihn nur obenhin,*
*Den Tod ihm bringt ....*«

Hier sind es künstlich erzeugte Wunden, von denen aus das Gift im Körper sich verbreitet. Die Wirkung verläuft, vorausgesetzt daß die sonstigen Bedingungen günstig sind, etwas schneller als die Aufbringung auf bereits vorhandene Wunden, von denen aus eine Allgemeinvergiftung erzielt werden kann.

3. Eine *Aufnahme von Gift durch eine Wunde* scheint CALIGULA bewerkstelligt zu haben. Er, der die thrazischen Fechter bevorzugte, mochte die Myrmillonen nicht und nahm ihnen einen Teil ihrer Rüstung. Einem von ihnen, dem COLUMBUS, der zwar gesiegt, aber doch leicht verwundet worden war, ließ er ein Gift in die Wunde beibringen[1]), das er das Columbinische nannte. Daß er auch von anderen Giften dieser Sammlung Gebrauch machte, besonders für diejenigen, die schönere Wagen und Pferde als er zu haben sich erdreisteten, ist als sicher berichtet worden[2]).

4. Man hat gewiß manchmal in alter Zeit auch eine absichtliche Vergiftung von Wunden angenommen, wo nur eine zufällige Infektion oder ein embolischer Vorgang Erkrankung oder Tod bewirkt haben. Dies scheint mir bei dem König der Lombardei GRIMOALD I. der Fall gewesen zu sein. Am neunten Tage nach einem Aderlasse platzte ihm beim Bogenschießen eine Armvene. Die Ärzte legten ihm giftige Medikamente auf, die ihn im Jahre 667 töteten[3]).

Daß Aufbringen von Gift auf Wunden zum Tode führen kann, ist selbstverständlich und gewiß recht oft eingetreten[4]). Der Versuch ist oft unternommen worden[5]). Noch in neuerer Zeit wurde beobachtet, daß das Aufbringen von etwas Ceratsalbe, die aus *arsenhaltigen Lichten* bereitet worden war, auf eine durch ein Blasenpflaster verursachte Wunde bei dem Kranken erzeugte: Schmerzen in der Wunde, trockne, rissige, rote Zunge, unerträglichen Durst, Koliken, krankhafte Zusammenziehungen der unteren Gliedmaßen und des Rückens und einen kleinen, unregelmäßigen Puls. Am Abend starb der Kranke. In einem anderen Falle, in dem gleichfalls eine solche Salbe Verwendung fand, erschienen: Durst, Brechneigung, Schmerzen im Epigastrium und Konvulsionen. Hier erfolgte, da man frühzeitig die Ursache fand, Wiederherstellung.

Der Versuch, Menschen auf dem Wege der Wundvergiftung zu beseitigen, ist in früheren Zeiten oft genug gemacht worden. Freilich mag der Erfolg nur selten einmal den Wünschen entsprochen und oft, wie in

---

1) SUETON, l. c., *Caligula,* cap. 55: ».... venenum in plagam addidit quod ex eo Columbinum appellavit (sic certe inter alia venena scriptum ab eo repertum est).«

2) XYPHILINUS.

3) SIGEBERTI GEMBLACENSIS COENOBITAE *Chronicon,* Paris. 1511, p. 43, vers.: »vena brachii dirupta est, et supponentibus ei medicis venenata medicamina: defunctus est.«

4) Vgl. andere Stellen dieses Werkes.

5) Vgl. LEO X., Buch 5, Kap. 2.

dem Falle des Abtes von Luxeuil und Bischofs von Toul, ANTOINE DE NEUFCHATEL, ein Betrüger seine Auftraggeber geprellt haben. In diesem Falle wurde der Barbier ETIENNE BAILLARD im Jahre 1493 vor Gericht gestellt. Die Mittel, die er verwandt hatte, und zu denen auch das Besprechen mit magischen Formeln gehörte, waren erfolglos geblieben. Der hochbetagte Bischof war aus anderen Gründen gestorben.

5. Unter den absonderlichen Annahmen über Vergiftungsmöglichkeiten findet sich auch die, daß man in den *Geschlechtsteil einer Frau* Gift derart einbringen könne, daß der Mann beim Geschlechtsakte sich vergifte. Dies ist eine Fabel: 1. weil es kein Gift gibt, das, auf diese Weise angewandt, nur den Mann und nicht auch das Weib, die Trägerin des Giftes, vergiften würde, und 2. weil selbst wenn man das Unmögliche annehmen wollte, daß das Weib schadlos das Gift in sich bergen könnte, kein Gift einbringbar ist, das dem Manne eine akute tödliche Allgemeinvergiftung zu verschaffen geeignet wäre. Dies vermöchten nicht einmal infektiöse Gifte zustande zu bringen. Aus allen diesen Gründen ist es als ein Märchen anzusprechen, was BRANTÔME[1]) im 16. Jahrhundert aussprach: »le poison fut déposé dans la nature de la femme et le criminel empoisonna ainsi sans s'empoisonner«, und was vom König LADISLAUS von Neapel angegeben wurde: er sei von seinem Glied aus dadurch tödlich vergiftet worden, daß absichtlich Gift in die Scheide seiner Geliebten eingebracht worden sei[2]). Diese Geliebte sei die Tochter eines Arztes gewesen, der, von den Florentinern bestochen, seiner Tochter eine Salbe als angebliche Liebessalbe aus dem Safte von *Aconitum Napellus*[3]) übergeben habe, die sie in ihre Geschlechtsteile einbringen sollte. Dies habe sie getan und sei ebenso wie der König daran zugrunde gegangen. Es wird an anderer Stelle darzutun sein, daß der König LADISLAUS wahrscheinlich nicht auf diese Weise, auch nicht durch ein vergiftetes Halstuch, das ihm das junge Mädchen um den Hals schlang, sondern auf eine andere Art des Gifttodes erlitten hat.

Zu verbrecherischen Zwecken ist, wie die Geschichte der Toxikologie lehrt, öfters von dem Manne oder dem Geliebten Gift, z. B. *Arsenik, in die Geschlechtsteile* der Frau während oder nach dem Beischlaf mit Erfolg eingebracht worden. Die älteste derartige Nachricht stammt aus dem ersten Jahrhundert der jetzigen Zeitrechnung und bezieht sich auf Aconit. Dieses, so erzählt PLINIUS, bringt alle weibliche Tiere um, wenn man auch nur deren Geschlechtsteile damit berührt. Dies war das Gift, womit nach der Anklage des M. CAELIUS CALPURNIUS BESTIA seine Frauen im Schlafe umgebracht hatte, und darauf deutete der sarkastische Schluß der Rede des ersteren: sie wären an ihres Gatten Finger gestorben[4]).

---

1) BRANTÔME, *Société d'histoire de France*, tom. VII, p. 201, tom. IX, p. 20.

2) VOLATERRANUS, *Commentar. urbana.*, Basil. 1559, cap. XXII, p. 515: »Ladislaus hoc tempore dum Florentiam pergit, in itinere in coitu mulieris, quae medicatam opera Florentinorum vulvam habuit, extinctus est.«

3) PANDULPHUS COLLENUTIUS, l. c., p. 246.

4) PLINIUS, lib. XXVII. cap. 2, edit. LITTRÉ, tom. 2, p. 225: »Hoc fuit venenum, quo interemtas dormientes a Calpurnio Bestia uxores M. Caelius accusator objecit. Hinc illa atrox peroratio ejus in digitum.«

Das Mittel, das in späteren Jahrhunderten öfters zu Mordzwecken in die Scheide gebracht wurde, war stets Arsenik. Noch die neuere Zeit kennt derartige Vorkommnisse. So vergiftete z. B. ein Landwirt nacheinander seine drei Frauen mit Arsenik, die beiden letzten dadurch, daß er ihnen nach dem Beischlafe auf dem Finger ein Pulver von Mehl und Arsenik in die Scheide brachte. Beide starben rasch, vor Ablauf von 24 Stunden. Die Folgen sind schneller Eintritt von schlimmer Entzündung, mißfarbiger Ausfluß, Brand der Scheide und der Vaginalportion der Gebärmutter. Aus einem solchen Befund läßt sich rückwärts die örtliche Vergiftung durch Arsen erschließen. So wird aus dem Jahre 1520 berichtet, daß ein bösartiger, schon mit Verlust der Augen bestrafter Mann, der ein hübsches junges Weib besaß, sie aus irgendeinem Grunde auf dem bezeichneten Wege vergiftet hat: »So hat er bekent, daß er weil er plind gewesen ist, ain pulfer aus der appentegk genommen hab, da hab er sein weib in die fud mit den fingern zwickt und hat ir das pulfer darein geriben, also daß ir die fud ausgefault ist und gestorben; was es für ein pulfer gewesen, das waist man nicht[1].« *Es war Hüttenrauch*, den er benutzte.

6. Falls ein Gift nicht zur Hand war, das geruch- und geschmacklos sowie unerkennbar durch den Mund eingeführt werden konnte, griff man deswegen zu anderen Beibringungsarten, vor allem zu den *Klystieren*, die, vorgeblich für Darmentleerungszwecke angewendet, als Träger von Giften dienen mußten. Die Überführung von Giften von der Mastdarmschleimhaut aus in die Säftebahnen vollzieht sich bei vielen Giften ungleich schneller und vollkommener als vom Magen aus.

An anderer Stelle dieses Werkes habe ich schon mitgeteilt, daß man im Altertum glaubte, der Kaiser CLAUDIUS sei auf diese unauffällige Weise getötet worden, und viele Jahrhunderte später soll auch der Hohenstaufe KONRAD so beseitigt worden sein.

7. JOHANNA I., die Erbin des Fürstentums Calabrien, heiratete, gezwungen durch ROBERT den Weisen von Neapel, ANDREAS von Ungarn (1327—1345). ROBERT hatte auch bestimmt, daß, falls JOHANNA ohne Kinder stürbe, ihre Schwester MARIA, LUDWIG von Ungarn, den Bruder des ANDREAS heiraten sollte. AGNES von Périgord, die Tante JOHANNAS, brachte es dahin, daß die zwölfjährige MARIE den ihrigen entfloh und sich mit KARL von Durazzo, ihrem Sohne, verband. Diesen Erfolg ihrer Machenschaften genoß AGNES nicht lange. In ihrer Zeit glaubte man, daß sie durch ein vergiftetes Klystier umgekommen sei.

8. Aus dem 17. Jahrhundert liegt gleichfalls die Nachricht über eine auf diesem Wege bewerkstelligte Vergiftung eines bekannten Mannes vor.

THOMAS OVERBURY, der hervorragende Staatsmann, schloß sich frühzeitig an den unwürdigen Günstling JAKOBS I., ROBERT CARR, nachmaligen Herzog von Sommerset, an, der sich anfangs ganz seiner Leitung überließ und seine eigene Unerfahrenheit in Geschäften durch die Geschicklichkeit und Erfahrung eines solchen Führers verbarg. Solange der Günstling

[1]) WILHELM REM, Cronica newer geschichten, in: Chronik deutscher Städte, Bd. 25, S. 127.

dem klugen Rat OVERBURYs folgte, genoß er, wie HUME sagt, das selten vereinigte Glück in der Gunst seines Fürsten zu stehen ohne vom Volke gehaßt zu sein. OVERBURY erhielt durch ihn Stellung und Ehren. Das gute Verhältnis nahm ein Ende, als CARR die Gräfin ESSEX, die er während einer jahrelangen Abwesenheit ihres jugendlichen Gatten verführt hatte, auf deren Betreiben heiraten wollte. Es mußte jedoch zuvor die Scheidung ausgesprochen werden. Der um Rat gefragte OVERBURY riet dringend von Scheidung und Heirat ab, die trotzdem zustande kamen. Seine Abmahnungen erregten bei der Gräfin Haß und Rachegefühle und CARR war undankbar und niederträchtig genug, ihr als Werkzeug ihrer Rache zu dienen. Zu dem Ende wurde OVERBURY veranlaßt, eine ihm vom König angetragene Stelle als Gesandter für Frankreich abzulehnen, dem König dies als Beweis seines Ungehorsams dargestellt und er deshalb am 21. April 1613 im Tower eingesperrt, dessen Gouverneur CARR ergeben war. Alle Bemühungen zu seiner Freilassung waren vergebens. Erst nach sechs Monaten entdeckte OVERBURY den Urheber seines Unglücks und schrieb an CARR, der nunmehr Herzog von Sommerset geworden war, einen Drohbrief, der ihm den Tod brachte. Der Herzog glaubte alles befürchten zu müssen, wenn er seinen Feind frei ließ. Er bewog deswegen den Gouverneur des Tower, ihn auf irgendeine Weise von dem Gegenstande seiner Furcht zu befreien. Verschiedene Vergiftungsversuche mißlangen, weil entweder die in den Magen gebrachten Gifte oder ihre Dosen zu schwach waren[1]). Es scheint, daß schließlich die Vergiftung durch ein Klystier bewerkstelligt wurde, für das ein von der Gräfin ESSEX gedungener Apotheker das Gift geliefert hatte. Es wurde dem Opfer von seinem Aufseher WESTON unter Billigung von ELWES, dem Kommandanten des Tower, beigebracht und machte schließlich seinem Leben unter Qualen am 15. September 1613 ein Ende. Zwei Jahre nach seiner Ermordung kam das Verbrechen an den Tag. Die untergeordneten Teilnehmer wurden hingerichtet, das Paar SOMMERSET, im Jahre 1616 zum Tode verurteilt, blieb durch die Gunst JACOBs I. unbestraft, aber von allen verachtet. Man erzählt, daß die Aufdeckung des Verbrechens durch die Gräfin SHREWSBURY veranlaßt wurde. Sie habe sich dadurch für die grausame Indifferenz rächen wollen, die der Herzog an den Tag gelegt hatte, als man an sein Mitleid zugunsten ihrer Nichte ARABELLA STUART interpellierte.

Das jähe und häßliche Ende von OVERBURY ließ entstehen oder verstärkte die Meinung[2]), daß der PRINZ VON GALLES gleichfalls durch eine von SOMMERSET veranlaßte Vergiftung gestorben sei.

Es ist anzunehmen, daß diese Giftmordmethode häufiger, als bekannt geworden, auch bei hervorragenden Menschen Verwendung gefunden hat. Die neuere praktische Toxikologie kennt diese Vergiftungsart mit mancherlei Giften, z. B. mit Arsenik und Schwefelsäure.

---

[1]) HUME, History of England under the house of Stuart. — LINGARD, History of England, übersetzt von SALIS, Bd. 9, S. 129. — RAPIN DE THOYRAS, Histoire d'Angleterre, livre XVIII, tom. VIII, p. 92.

[2]) HUME, l. c. — DE LA FERRIÈRE, Deux romans d'aventure, 1898, p. 97.

9. Nur selten einmal scheint man darauf gekommen zu sein, Schlafenden *Gift in das Ohr einzubringen.* Mit konzentrierten Lösungen starkwirkender Alkaloide, z. B. von Aconitin, ließe sich sehr wohl auf diesem Wege eine Vergiftung bewerkstelligen. Am bekanntesten ist geworden, was in dieser Beziehung SHAKESPEARE HAMLETs Vater sagen läßt:

»*. . . . Da ich im Garten schlief*
*Wie immer meine Sitte nachmittags,*
*Beschlich dein Oheim meine sichere Stunde*
*Mit Saft verfluchten Bilsenkrauts im Fläschchen*
*Und träufelt' in den Eingang meines Ohrs*
*Das schwärende Getränk. . . . .*«

Ich glaube zwar nicht, daß gerade dieses Mittel geeignet sei, das hervorzurufen, was der Geist als Wirkung angibt:

»*Und Aussatz schuppte sich mir augenblicklich*
*Wie einem Lazarus mit ekler Rinde*
*Ganz um den glatten Leib.*
*So ward ich schlafend und durch Bruderhand*
*In meiner Sünden Blüthe hingerafft.*«

Hierfür fehlt dem Bilsenkrautsaft, obschon er u. a. Scopolamin enthält, bei der geschilderten Art der Verwendung die Eignung.

10. Zuverlässiger ist es, Gifte *von der Nasenschleimhaut aus* in das Blut treten zu lassen. Auch dieses kam und kommt vor: jetzt bei einzelnen Kokainsüchtigen, die sich die Nasenschleimhaut mit Lösungen des salzsauren Kokains pinseln, um sich in den Zustand eines gewissen Wohlbehagens zu versetzen — andere solche reiben sich für den gleichen Zweck Kokain auch an das Zahnfleisch oder an den After. Gegen Ende des 18. Jahrhunderts gab es in Paris Giftmischer, die sich vergifteten Schnupftabaks bedienten. Sie boten dieses Produkt ihrem Opfer freundschaftlich, auch wiederholt, dar. Danach stellte sich Schlaf ein, während dessen die Beraubung vorgenommen wurde. Mitunter soll auch der Schlaf in den Tod übergegangen sein. Man nannte diese Vergifter »Endormeurs«, Einschläferer. Gegen solche wurden strenge Verordnungen vom Parlament und vom König erlassen[1]).

Es war damals nur ein einziger Stoff bekannt, der solche einschläfernden Wirkungen zu erzeugen vermag, da Opium aus bestimmten Gründen nicht in Frage kommen konnte, nämlich die Samen des Stechapfels, *Datura Stramonium*, die als Einschläferungsmittel auch in anderer Art der Einverleibung Jahrhunderte lang verbrecherischerweise benutzt worden sind. Noch heute finden *Datura*-Arten, z. B. *Datura Metel*, in Niederländisch Indien für Beraubungszwecke in *der* Form Verwendung, daß man dem Schlafenden das Samenpulver mittels eines hohlen Rohres sanft gegen die Nase bläst.

---

[1]) Édit du Roi pour la punition de différens crimes; donné à Versailles au mois de Juillet 1682. Renouvellé par la Déclaration du Roi concernant les empoisonneurs; donné à Versailles le 14 Mars 1780.

## Viertes Kapitel.

**Besondere Arten der innerlichen Giftbeibringung: Gifte an Briefen, Büchern, Münzen, Zahnputzern, Messern, Gabeln. Prinz Eugen. Agathokles. Heinrich von Breslau. Andreas von Ungarn. Frau von Thouars. Statira. Lucius Verus. Ladislaus Posthumus. Heinrich IV. von Frankreich.**

1. Auf noch ganz andere Weisen suchte man Vergiftungen zu erzielen. Man hat sicherlich *an Briefe* Gift getan in der Hoffnung, daß die berührende Hand davon aufnehmen und, wenn zufällig zum Munde geführt, das Gift in diesen bringen würde. So habe man versucht, den Prinzen Eugen zu vergiften. Dieser hätte, durch irgendeinen Umstand gewarnt, den Brief fortgeworfen. Ein Hund, den man nach vorgängigem Einführen eines Gegengifts diesen Brief habe fressen lassen, sei gestorben[1]). Dies Experiment ist jedenfalls nicht geeignet, den Wahrheitsbeweis dafür zu liefern, daß der Brief vergiftet war.

Daß mit Infektionsstoffen zufällig oder absichtlich vergiftete Briefe das Leiden übertragen können, steht außer Zweifel. Direkte Beobachtungen aus alter Zeit, z. B. über aus Pestgebieten stammende Briefe, die die Pest weiter trugen, liegen vor. Papst Alexander VI. behauptete, daß Katharina Sforza ihm einen solchen in die Hände zu spielen versucht habe.

2. Man hat sicherlich auch *Münzen* mit Gift überzogen um eine Vergiftung auf dem gleichen Wege herbeizuführen. Die Möglichkeit eines Erfolges läßt sich konstruieren, das Ziel könnte aber in der Wirklichkeit — vielleicht einmal bei Kindern, die mit dem Gelde lange gespielt haben — sonst jedoch wohl nicht erreicht worden sein.

Dies gilt auch von einem anderen Verfahren. Man brachte Gift auf die unteren Blattecken eines Buches. Der Lesende, der die Gewohnheit hatte, jedesmal die umblätternden Finger zuvor zum Anfeuchten an den Mund zu führen, sollte auf diese Weise auch jedesmal von dem Gifte der Blattecken in den Mund bringen. So versuchte man angeblich einen französischen König zu vergiften.

3. Selbst wenn die Verwirklichung solcher Vergiftungsarten in bestimmten Fällen nicht stattgefunden hat, so ist es doch interessant zu verfolgen, an welche auch ganz fern liegende Möglichkeiten man gedacht hat. Ein in dieser Beziehung besonders bemerkenswertes Ereignis wird von dem Historiker Diodor berichtet. Agathokles, der Sohn eines Töpfers, und selbst in seiner Jugend Töpfer, war im Jahre 317 v. Chr. durch Schlauheit, List, Grausamkeit und Treulosigkeit zur Herrschaft über Sizilien gelangt. Als seine Grausamkeiten ihren Höhepunkt erreicht hatten, beschloß Archagathos ihn durch Gift aus dem Wege zu räumen. Er bediente sich hierfür

---

[1]) Leben und Thaten des Prinzen Eugen, Nürnberg 1736, S. 254.

des Kammerdieners Mainon. Agathokles hatte die Gewohnheit, allemal nach Tisch mit einer Feder *sich die Zähne zu reinigen.* Als er an einem bestimmten Tage wieder die Feder von Mainon forderte, erhielt er eine, die mit einem Fäulnis verursachenden Gifte bestrichen war[1]). Er bediente sich ihrer ohne Argwohn. Das Zahnfleisch kam natürlich oft mit ihr in Berührung. Anfangs entstanden nur Schmerzen, die von Tag zu Tag an Stärke zunahmen, bald aber griff eine unheilbare Fäulnis im Munde um sich[2]). Er vermochte noch das Volk gegen Archagathos aufzuhetzen. Dann aber legte Oxythemis, der Gesandte des Demetrios, den noch atmenden, aber wegen der ganz eigenen Art von Fäulnis[3]) zu sprechen unfähigen Tyrannen auf einen Scheiterhaufen und verbrannte ihn. Dies geschah im Jahre 289 v. Chr.

Sicher scheint in dieser Erzählung nur eines zu sein: daß Agathokles eine Art von septischem Leiden bekommen habe. Dafür spricht ein anderer Bericht, in dem von einer verderblichen Krankheit gesprochen wird, die den ganzen Körper, Nerven und Gelenke ergriffen habe[4]). Wahrscheinlich gesellte sich zu dieser Erkrankung unbekannter Herkunft auch eine geschwürige Mundentzündung, für deren Entstehung dann die Vergiftung durch den Zahnstocher konstruiert worden ist.

4. Zum Träger von Gift scheint man vielfach *das Messer* benutzt zu haben. Als Alltagsgerät konnte es damit versehen werden, vorausgesetzt, daß man es sehr geschickt veranstaltete. Leicht kann dies aber mit naheliegenden Giften keineswegs geworden sein. Wählte man Pflanzenextrakte, wie von Aconit oder *Conium,* so verrieten diese sich, falls man reichlich davon aufgebracht hatte, durch ihre meist braune Farbe und von mineralischen Giften, wie dem Arsenik, waren nur Lösungen benutzbar, die man an dem Messer hätte trocknen lassen müssen. Große Dosen ließen sich auf diese Weise nicht einbringen. Hätte man dagegen z. B. den Leibessaft der Kanthariden auf das Messer aufgebracht und trocknen gelassen, so würden damit meiner Ansicht nach unauffällige und sehr heftige, eventuell tödliche Wirkungen auf den Körper zu erzielen gewesen sein. Eine Chronik berichtet, daß Gift durch ein Messer dem Herzog Heinrich von Breslau, der schon einmal einem Vergiftungsversuche durch »venetianisches Gift« entronnen war, beigebracht wurde. Der Giftmörder vergiftete das Messer, womit man dem Fürsten Brot in Mandelmilch schnitt. Das Gift tötete

---

1) Diodori Siculi *Biblioth. Historiae,* lib. XXI, Argentor. ann. VIII, vol. IX, p. 275: »Πρὸς Μαίνωνα τὸν Αἰγεσταῖον διαπεμψάμενος ἔπεισεν ἀνελεῖν τὸν βασιλέα διὰ φαρμάκου .... Ὁ δὲ βασιλεὺς εἰωθὼς. μετὰ τὸ δείπνον ἀεὶ πτερῷ διακαθαίρεσθαι τοὺς ὀδόντας, ἀπολυθεὶς τοῦ πότου, τὸν Μαίνωνα τὸ πτέρον ᾔτησεν. εἶτα ὁ μὲν φαρμάκῳ σηπτικῷ χρίσας ἀπέδωκεν· ὁ δὲ χρησάμενος αὐτῷ φιλοτιμότερον, διὰ τὴν ἄγνοιαν, ἥψατο πανταχόθεν τῆς περὶ τοὺς ὀδόντας σαρκός.«

2) Ibid., p. 277: »καὶ πρῶτον μὲν πόνοι συνεχεῖς ἐγένοντο, καὶ καθ᾽ ἡμέραν ἐπιτάσεις ἀλγηδόνων· ἔπειτα σηπεδόνες ἀνίατοι πάντῃ τοὺς ὀδόντας περιεῖχον.«

3) Ibid.: ».... διὰ τὴν ἰδιότητα τῆς περὶ τὴν σηπεδόνα συμφορᾶς οὐ δυνάμενον φωνὴν προΐεσθαι.«

4) Justini *Historicae Philippicae,* lib. XXIII, cap. II, Lugduni Batav. 1683, p. 425: ».... vis morbi eum coëgit, quo toto corpore comprehensus, per omnes nervos articulosque humore pestifero grassante, velut intestino singulorum membrorum bello impugnabatur.«

ihn. Meister GUNZELIN, der ihn das erste Mal gerettet, vermochte ihm dieses Mal nicht zu helfen[1]).

»*und dô man sicher wolde wesen.*
*daz im furbaz gewurre iht*
*seht, wâ der selbe boesewiht*
*der ûf sîn schaden was verkolen*
*die gift anderstunt verholen*
*streich an eines mezzers klingen;*
*dem herzogen hiez er bringen*
*einer mandelmilch dar,*
*dem fursten ze vâr*
*brôt er darin brach:*
*mit dem mezzer er stach*
*die gift in die schuzzel.*
*dô den sêrigen druzzel*
*diu gift anderstunt ruorte,*
*diu milch sie zehant fuorte*
*dem herren zuo dem herzen.*
*der herzoge des smerzen*
*harte schiere enphant.*
*nâch meister Gunzelîn er sant.*
*als schiere der was komen*
*und daz mort het vernomen,*
*daz im anderstunt was vergeben,*
*er sprach: herre iwer leben*
*daran ist dehein trôst;*
*daz diu sêle werd erlôst*
*vor der helle pîn,*
*darûf sult ir gedenkund sîn.*«

5. Der gleiche Reimchronist, OTTOKAR VON STEIER[2]), der um das Jahr 1315 lebte und mancherlei Zuverlässiges von den Sitten aus der Zeit der Kaiser RUDOLF und ALBRECHT I. geliefert, läßt auch den König ANDREAS III. von Ungarn, den Venetianer, durch ein nur am Hefte vergiftetes Messer, mit dem ihm die Speise geschnitten wurde, vergiftet werden. Der Vergifter wußte es so einzurichten, daß nur das, was der König gegessen, gifthaltig, alles andere aber giftfrei war: »Dem König ANDREAS in Ungarn wird in Speisen, so mit einen vergifften Messer zerschnitten wurden, vergeben, worvon er auch gestorben.«

»*Und do der Chunig eßen volt,*
*Als er im dienen solt,*
*Nu hört, was er tet.*
*Die Gifft die man het,*
*Die hieß er pringen*
*Und straich sew an die Klingen*
*Niden pey der Hende,*
*Und hielt des Messers Ende*

1) Deutsche Reimchronik, Bd. 5. Mon. German. histor. Vers 21791—21817.

2) OTTOKAR VON STEIER, Reimchronik in: PEZ, Scriptor. rer. austriac., tom. III, cap. DCCXIX, p. 673.

*Vor der Gifft vil hart,*
*Und was fur dem Chunig ward*
*Gueter Speis getragen ....*
*Was er dem Chunig snaid fur*
*Mit williger Chur*
*Snaid er das bei dem Heffte,*
*Do dy Gifft mit irr Chreffte*
*Was gar newlichen*
*Von im hin gestrichen*
*Secht! mit den Sin*
*Prachten sy die Gifft in jn.*
*Nu het der ungetrew Man*
*Dew Gifft nuer getan*
*An das, daz zu der Stund*
*Der Chunig stiesß in den Mund.*«

Historiker geben an, daß der König ANDREAS an der Schwindsucht gestorben sei — ein Mann, der gegen den Papst, gegen den Herzog ALBERT von Österreich, gegen KARL MARTELL, den Fürsten von Sizilien — die Ungarn für sich beanspruchten — im Kriege lag, über die er obsiegte und denen er unter den Mauern von Wien 1291 den Frieden diktierte. Es ist schwer anzunehmen, daß ein Schwindsüchtiger dies zustande bringen könnte. Als schließlich noch der Sohn des Fürsten von Sizilien, KARL ROBERT, zu den Waffen griff, soll ANDREAS von »einer solchen Betrübnis erfüllt worden sein, daß er im Jahre 1300 schwindsüchtig starb«. Eine solche Ursache für die Tuberkulose ist in medizinischen Werken nicht aufzufinden.

6. Durch ein vergiftetes Messer soll auch Frau VON THOUARS, die Geliebte des Herzogs von Guyenne, Bruders LUDWIG XI., vergiftet worden sein. Der Abbé SAINT-JEAN D'ANGÉLY, entrüstet über das öffentliche Ärgernis, das dies Verhältnis gab, suchte und fand — so wird berichtet — eine Gelegenheit, um der Favoritin einen mit einem vergifteten Messer geschälten Pfirsich zu reichen. Sie aß denselben, ward zwei Monate dadurch krank und starb dann. Die Möglichkeit, derartiges zu bewerkstelligen, besteht, die Wahrscheinlichkeit des Gelingens ist indessen nicht groß[1]).

7. Um die Unauffälligkeit dieser Beibringungsart zu vergrößern, sollen Menschen auch ersonnen haben, *nur eine Seite des Messers*, nämlich die dem Opfer abgewandte, zu vergiften. Dies dürfte noch schwerer zu bewerkstelligen sein. Auf diese Weise soll die STATIRA vergiftet worden sein. PARYSATIS, die auf ihre Schwiegertochter eifersüchtige Königinmutter, schnitt bei Tisch einen Vogel mit einem solchen Messer[2]), schob der STATIRA die vergiftete Seite zu, während sie selbst, um jeden Verdacht zu vermeiden,

1) Vgl. später das in Buch 9, Abschnitt 4, Kapitel 4 Gesagte.

2) *Ctesiae Cnidii quae supersunt,* edit. LION, Götting. 1823, p. 153: ». . . . μικρᾷ μαχαιρίδι κεχρισμένῃ τῷ φαρμάκῳ κατὰ θάτερα τὴν Παρύσατιν διαιροῦσαν, ἐκμάξαι τῷ ἑτέρῳ μερέι τὸ φάρμακον.« Der Vogel wurde »ῥυντάκης« genannt. Er sollte sich, der Sage nach, nur von Luft und Tau nähren und deswegen keine Exkremente liefern.

die unvergiftete Hälfte aß. STATIRA erkrankte mit quälenden Schmerzen und offenbarte sterbend dem Könige den Giftverdacht. Die Helfer an dem Verbrechen wurden getötet.

8. Später hat die Mähr vom halbseitig vergifteten Messer auch Verwendung gefunden, um den Tod des LUCIUS VERUS, des Adoptivbruders des Kaisers MARCUS AURELIUS zu erklären. Der letztere sollte die Gebärmutter eines Schweins mit einem solchen Messer zerschnitten, dem Bruder die vergiftete Seite vorgelegt und für sich die unvergiftete behalten haben[1]). Das gleiche wird aus dem vierten Jahrhundert berichtet[2]), mit der hinzugefügten Bemerkung, daß nur Verbrechernaturen einen Mann wie diesen Kaiser einer solchen Tat für fähig halten können. LUCIUS VERUS wurde unweit Altinum, dem jetzigen Altino bei Venedig im Wagen vom Schlag getroffen, war drei Tage sprachlos und starb dann an einer Gehirnblutung.

9. Das Halbgiftmesser ist auch noch als Todesursache des Königs LADISLAUS POSTHUMUS bezeichnet worden. Ein Apfel sollte mit einem solchen durchschnitten und der so vergiftete Teil von dem König verzehrt worden sein[3]).

An HEINRICH IV. von Frankreich scheint im Jahre 1617 ein Vergiftungsversuch mittels einer Gabel vorgenommen worden zu sein. Dieselbe soll so mit einer Höhlung versehen gewesen sein, daß beim Gebrauche das in ihr enthaltene Gift in die Nahrung gelangen konnte.

## Fünftes Kapitel.

**Die Einatmung von Giften. Kohlendampf. Rauch. Kerzenrauch. Rauch von giftigen Pflanzen. Arsen- und Quecksilberdampf. Gase. Einatmung von giftigem Staub. OCTAVIA. CRISPUS. JULIAN. JOVIAN. CLEMENS VII. Herzog von Guise. LEOPOLD I.**

1. Ein zum Ziele führender Weg, Gift in den Körper treten zu lassen, ist sonder Zweifel die Einatmung desselben als *Gas, Dampf* oder in *Substanz.* Zufall und Erfahrung waren auch hierin Lehrmeister. Man wußte z. B., daß das auf der Welt verbreitetste Gift, das Kohlenoxyd, im Kohlendampf, krank machen bzw. töten könne[4]), daß Quecksilber- und Arsendampf das gleiche zuwege zu bringen vermögen, ja man nahm sogar — nicht ohne Berechtigung — an, daß gewisse verbrennende Pflanzen, z. B. Oleander, einen giftigen Rauch lieferten. Es kann eine solche Annahme berechtigt sein. Ist es doch sicher, daß z. B. der Rauch von Belladonna- oder Stra-

1) CAPITOLINUS, cap. IX, X, XV.
2) AURELIUS VICTOR, De Caesaribus, cap. XV.
3) HAHNII Collectio Monum. Brunsvig. 1724, tom. I, p. 549 und tom. II, p. 738.
4) L. LEWIN, Die Geschichte der Kohlenoxydvergiftung, Archiv für Geschichte der Medizin, Bd. III.

moniumblättern und, wie ich weiß, der Rauch gewisser anderer Pflanzen, z. B. von *Excoecaria Agallocha*, die giftigen Eigenschaften der Pflanze zu übertragen vermag.

2. Von Gasen kamen in früherer Zeit nur das Kohlenoxyd aus unvollständig verbrennendem kohlenstoffhaltigem Material, oder der Schwefelwasserstoff aus Latrinen, Kloaken usw., in die Menschen stürzten, oder die schweflige Säure bei Verwendung brennenden Schwefels als Desinfektionsmittels in Frage. Absichtliche oder zufällige Vergiftungen mit Kohlenoxyd haben auch Männer und Frauen betroffen, die in Palästen lebten, oder sogar die zeitweilig die Geschicke von Weltreichen in ihren Händen hatten.

3. NERO hatte allerlei erdichtete Vorwände gebraucht, um sich der OCTAVIA zu erledigen und die POPPAEA zu heiraten, die lange seine Konkubine gewesen war. Sie beschuldigte OCTAVIA, einen Sklaven geliebt zu haben. Vergebens folterte man, um Zeugnisse dafür zu bekommen, die Dienerschaft. Trotzdem verbannte NERO sie unter Soldatenbewachung nach Kampanien. Diese Behandlung empörte das Volk so, daß NERO, aus Furcht vor einem Aufstand, OCTAVIA wieder zurückbringen ließ. Die Bildsäulen der POPPAEA wurden zertrümmert und die der OCTAVIA, blumengeschmückt, auf das Forum getragen. Soldaten, willige, wenn auch nicht immer billige Werkzeuge von Fürsten, schritten gegen das Volk ein. Um seine Absichten gegen OCTAVIA durchzuführen, ließ er den Mörder der AGRIPPINA, ANICERUS, vor einem aus seinen Kreaturen zusammengesetzten Gerichtshof falsche Aussagen machen. Weder dies, noch die Beschuldigung, an sich eine Fruchtabtreibung vornehmen gelassen zu haben, noch andere gegen OCTAVIA vorgebrachte Lügen ließen sich beweisen. Trotzdem brachte man sie nach der Insel Pandataria. Einige Zeit später bekam sie den Befehl sich zu töten. Man öffnete ihre Adern. Da aber das Blut in ihrem Angstzustande nicht recht fließen wollte, ließ man sie im Dampfe eines Bades, d. h. durch den Dampf glühender Kohlen, ersticken. Den Kopf schickte man nach Rom an NERO[1]).

4. Die tödliche Vergiftung durch Rauch, d. h. durch Kohlenoxyd, wird schon von CICERO in einem Briefe an seinen Bruder als ein Strafmittel erwähnt. Die Berichte über die Leiden der Märtyrer z. B. aus der Zeit des DOMITIAN lassen die heilige MACRA und auch den Presbyter FELIX, die Diakone FORTUNATUS und ACHILLEUS sowie ELPHEGUS[2]) auf diese Weise sterben[3]).

5. Ihrer bediente sich auch in einer besonderen Variante der Feldherr AVIDIUS CASSIUS unter dem Kaiser MARCUS AURELIUS. Er errichtete einen 80—100 Fuß hohen Pfahl, an den er die Verurteilten von unten bis oben

1) TACITUS, Annales, lib. XIV, cap. LXIV.
2) Acta Sanctorum, tom. II, 1675, Aprilis, p. 639.
3) Martyrologium romanum GREGORII XIII, Romae 1914, p. 74.

herauf anbinden ließ. Um den Pfahl wurde ein Feuerstoß gelegt. So gingen die unten angebundenen durch Verbrennung, die höher befestigten durch Rauch und Angst zugrunde[1]).

6. ALEXANDER SEVERUS (222—235) hatte in Erfahrung gebracht, daß ein gewisser VETRONIUS TURINUS, mit dem er in vertrautem Verhältnis stand, anderen gegenüber so tat, als wäre er der Lenker des Kaisers, der alles nach seinem Winke vollzöge. ALEXANDER überführte ihn durch eine List. Er veranlaßte jemand um eine kaiserliche Gnade und gleichzeitig den VETRONIUS um seine Fürsprache hierfür zu bitten. Obschon dieser mit dem Kaiser gar nicht über die Angelegenheit gesprochen hatte, verlangte er, nachdem der Kaiser die Bitte gewährt hatte, von der vorgeschobenen Person den vorher festgesetzten Vermittlungspreis. Es wurde ihm der Prozeß gemacht und er verurteilt. Der Kaiser ließ ihn auf dem Durchgangsforum an einen Pfahl binden und mit dem durch angezündetes, um ihn herumgelegtes Stroh und feuchtes Holz erregten Rauch töten, während ein Ausrufer rufen mußte: Wer Rauch verkauft hat, wird mit Rauch gestraft[2]).

7. Etwa hundert Jahre später spielte der Kohlendampf wieder eine Rolle in einem Kaiserpalast.

Der Cäsar KRISPUS, der Sohn CONSTANTINs I., der Sieger über LICINIUS, wurde von seiner Stiefmutter FAUSTA, die ihn ohne Erwiderung zu finden liebte, blutschänderischer Angriffe gegen ihre Keuschheit beschuldigt. Sein so christlicher Vater, der schon zu seiner Zeit an Grausamkeit mit einem NERO verglichen wurde, sandte ihn im Jahre 326 ohne eine gehörige Untersuchung — ἀκρίτως, wie SUIDAS angibt — nach Pola in Istrien und ließ ihn dort töten, nach SIDONIUS APOLLINARIS[3]) durch Gift.

Die Tücke der FAUSTA und die Unschuld des CRISPUS wurde aufgedeckt. Als überdies noch sträfliche Beziehungen der FAUSTA zu einem kaiserlichen Stallknecht bekannt geworden waren, wurde die Ehebrecherin durch Kohlendampf im Bade erstickt.

8. Der große Kaiser JULIANUS, der ein hervorragender Denker und Psycholog war (361—363), erzählt in seinem Misopogon, der köstlichen Satire gegen die Einwohner von Antiochia, ein Erlebnis, das ihn selbst betraf. Er lag im Winterquartier in Paris und litt schließlich so unter der Kälte, daß er nur einige angezündete Kohlen in sein Zimmer bringen ließ, »um nicht viel Feuchtigkeit aus den Wänden austreten zu lassen«. Aber so gering auch das Feuer war, »es ließ doch einen Dampf von den Wänden ausströmen«, der ihm den Kopf angriff und ihn einschlafen ließ.

---

[1]) VULCATIUS, Avidius Cassius, cap. IV.

[2]) AELIUS LAMPRIDIUS, *Historiae august.* Alexander Severus, cap. XXVI: »ad stipitem illum ligari praecepit, et fumo apposito quem ex stipulis adque humidis lignis fieri jusserat necavit, praecone dicente. Fumo punitur que vendidit fumum.«

[3]) SIDONIUS APOLLINARIS, Epistolae, vers. 8. — GREGORIUS, Historia Francorum, lib. I, cap. 36.

Er fürchtete zu ersticken. Man trug ihn bewußtlos hinaus. Die Ärzte ließen ihn erbrechen und danach trat Besserung ein. Er schlief die Nacht ruhig und konnte am nächsten Tage wieder tätig sein[1]).

9. Der Nachfolger des JULIAN, der Kaiser JOVIANUS (363 n. Chr.), fiel dem Kohlenoxyd zum Opfer. Von ihm gibt HERMIAS SOZOMENOS[2]), etwa um das Jahr 430, in seiner Fortsetzung der Kirchengeschichte des EUSEBIUS das Folgende an: »Nachdem JOVIANUS etwa acht Monate regiert hatte, starb er plötzlich auf der Reise nach Konstantinopel in Dadastana, einem Dorfe Bithyniens, das an der Heerstraße gelegen ist, entweder dadurch, daß er, wie einige meinen, unmäßig gespeist hatte, oder durch den Geruch des frisch geweißten Schlafzimmers, in dem er sich zur Ruhe begeben hatte. Viele Kohlen waren in demselben, der Heizung wegen, da es Winterszeit war, entzündet und dadurch ein Dampf erzeugt wurden. Dazu kam, daß auch die Wände übermäßig feucht waren[3]).«

AMMIANUS MARCELLINUS[4]) gab die gleichen Meinungen über des JOVIANUS Tod wieder, hebt aber als Kohlendunstwirkung noch ein Symptom hervor: »fertur enim recenti calce cubiculi illiti ferre odorem noxium nequivisse, vel *extuberato capite perisse succensione prunarum immensa* . . .«

Noch im Jahre 1353 ließ der tyrannisch herrschende Abt ADEMAR vom Benediktinerkloster in Subiaco eines Tages sieben aufsässige Mönche an den Beinen aufhängen und durch Rauch ersticken.

10. Ob nur der Rauch einer Fackel oder Gift, das ihr absichtlich zugemischt war, den Papst CLEMENS VII. im Jahre 1534 vergiftet hat, muß dahingestellt bleiben. AMBROISE PARÉ behauptet das letztere. Man hätte dem Papste eine Fackel voraufgetragen, die vergiftet gewesen sei. Mit dem Rauche sei das Gift in ihn gelangt und habe ihn getötet[5]).

So soll auch der Herzog von Guise nicht, wie angegeben wurde, durch

---

[1]) »ὡς δὲ ὁ χειμὼν ἐπεκράτει καὶ ἀεὶ μείζων ἐπεγίνετο, θερμῆναι μὲν οὐδ᾽ ὣς ἐπέτρεψα τοῖς ὑπηρέταις τὸ οἴκημα, δεδιὼς κινῆσαι τὴν ἐν τοῖς τοίχοις ὑγρότητα, κομίσαι δ᾽ ἔνδον ἐκέλευσα πῦρ κεκαυμένον καὶ ἄνθρακας λαμπροὺς ἀποθέσθαι παντελῶς μετρίους. οἱ δὲ καίπερ ὄντες οὐ πολλοὶ παμπληθεῖς ἀπὸ τῶν τοίχων ἀτμοὺς ἐκίνησαν ὑφ᾽ ὧν κατέδαρθον. ἐμπιμπλαμένης δέ μοι τῆς κεφαλῆς ἐδέησα μὲν ἀποπνιγῆναι, κομισθεὶς δ᾽ ἔξω, τῶν ἰατρῶν παραινούντων ἀποῤῥῖψαι τὴν ἐντεθεῖσαν ἄρτι τροφήν, οὔτι μὰ Δία πολλὴν οὖσαν, ἐξέβαλον, καὶ ἐγενόμην αὐτίκα ῥᾴων, ὥστε μοι γενέσθαι κουφοτέραν τὴν νύκτα καὶ τῆς ὑστεραίας πράττειν ὅτιπερ ἐθέλοιμι.«

[2]) HERMIAE SOZOMENI Hist. ecclesiast., lib. VI, cap. VI, Paris. 1864. — Patrologiae Graecae tom. LXVII, p. 1307.

[3]) Ὁ δὲ Ιουιανὸς ἀμφὶ ὀκτὼ μῆνας ἐν τῇ βασιλείᾳ διαγενόμενος ἀπιὼν ἐπὶ τὴν Κωνσταντινούπολιν, ἐξαπίνης ἐν Δαδαστάνοις χωρίῳ τῆς Βιθυνίας καθ᾽ ὁδὸν ἐτελεύτησεν. ἢ ἀφειδέστερον, ὥς τινες λέγουσι, δειπνήσας· ἢ ὑπὸ τῆς ὀδμῆς τοῦ οἰκήματος ἐν ᾧ ἐκάθευδεν, ασφέστῳ προσφάτως ἐγχρισθέντος. Ἐπιγενέσθαι γὰρ ἰκμάδα, καὶ νοτισθῆναι τοὺς τοίχους ἀμέτρως, πολλῶν ἀνθράκων αὐτόθι καιομένων, ὡς ἐν ὥρᾳ χειμῶνος διὰ τὴν ἀλέαν.

[4]) AMMIANI MARCELLINI Rer. gestar. libr. decem et octo, Lugd. 1552, p. 486. — ZONARAS, *Annales*, Francof. ad Moenum 1587, tom. III, fol. 88 gibt gleichfalls die Zimmerheizung durch Kohlen als Grund des Todes an, meint aber, daß einige der Ansicht gewesen wären, er hätte frische, giftige Pilze genossen, ». . . ut alii scribunt recentes fungos venenatos commedisset . . .«

[5]) AMBROSII PAREI *Opera*, Parisiis 1582, lib. XX, cap. VII, p. 583: Clemens septimus ejus nominis pontifex maximus, Reginae Regis matris patruus praeeuntis venenata facis toxico per fumum in corpus admiso infectus interiit.«

vergiftetes Geld, sondern durch den Rauch einer vergifteten Kerze im Jahre 1574 in Avignon vergiftet worden sein.

Der Weg ist gängig und aussichtsvoll, solche Vergiftungen mit Leuchtmaterial zu vollziehen, dem Arsen zugesetzt worden ist. Es brauchte z. B. dem Opfer nur eine solche brennende Kerze in das Schlafzimmer gestellt worden zu sein, um eine Erkrankung herbeiführen zu können. Solche Vergiftungen sind immer möglich, wenn Wachs- oder Stearinkerzen mit arsenhaltigen Farben gefärbt sind oder wenn deren Docht, um die Flamme leuchtender zu machen, mit Arsenlösung getränkt wird.

LEOPOLD I. von Österreich soll im Jahre 1705 durch arsenikhaltige Wachskerzen — in 19 Kilo derselben sollten sich $1^1/_2$ Kilo Arsen befunden haben — vergiftet worden sein.

Wiederholt wurde auch in alter Zeit beobachtet, daß der Arsendampf schwer vergiften kann: Abscheidung von Blut mit dem Urin, oder Gelbsucht, oder Lähmungen sind schon vor Jahrhunderten danach festgestellt worden.

11. Neben dem Arsen ist man, wie ich Grund anzunehmen habe, im 14. und 15. Jahrhundert auf den Gedanken gekommen, Quecksilber auf glühende Kohlen zu werfen und durch den sich mehr oder minder stark sichtbar entwickelnden Dampf auf die in dem betreffenden Zimmer Anwesenden vergiftend zu wirken. Der krankmachende Erfolg kann als unausbleiblich bezeichnet werden. Welche Leidens- und welche Verlaufsart danach kommen werden, kann man freilich nicht voraussagen.

12. Der gleiche Erfolg wie durch die vorerwähnten Aggregatzustände von Giften ist durch *staubförmiges Gift* von den Lungen aus zu erzielen. Die Geschichte der Krankheiten, insbesondere die der gewerblichen, spricht von den tausendfältigen Menschenopfern, die dieser Art von unabsichtlicher Vergiftung erliegen. Es kann deswegen nicht wundernehmen, daß auch absichtlich Krankmachen oder Töten auf diesem Wege versucht oder bewerkstelligt wurden, und zwar mit Stoffen, die eine hohe toxische Energie besitzen, wie z. B. mit Arsen. Als Beispiel kann das Folgende angeführt werden: Ein Magier, TROIS ÉCHELLES, der durch die Dreistigkeit seines Auftretens es fertig gebracht hatte, in einer Zeit, in der diese Art von Gaunern schwer verfolgt wurde, nicht nur unbehelligt zu bleiben, sondern sogar die Gunst KARLS IX. von Frankreich (1570) zu genießen, erklärte einst in Gegenwart von diesem und von hohen Würdenträgern und Ärzten, wie dem Marschall von Montmorency, dem Admiral COLIGNY und dem an Hexen, Zauberer und ähnlichen Spuk fest glaubenden AMBROISE PARÉ, daß er magische Wunder tun könne vermöge eines Teufels, dem er sich für drei Jahre ergeben habe. Da dies zu weit ging, verhaftete man ihn. Bei der Vernehmung, der auch COLIGNY beiwohnte, machte er allerlei Mitteilungen über Zauberer, ihren Umgang mit dem Teufel und gab auch an, wie diese durch bestimmte Pulver Menschen, Tiere und Früchte töten könnten. COLIGNY bemerkte hierzu bestätigend, daß er Ähnliches über einen des Mordes seiner Herren angeklagten Diener erfahren habe. Dieser sagte aus, er hätte gesehen, wie die beiden Edelleute ein solches Pulver unter

Beschwörungsworten in die Häuser und auf Getreide warfen. Er hätte die Pulver gefunden, davon auf die Betten gestreut, in denen seine Herren schliefen, wodurch sie gestorben seien[1]). Der Richter sprach ihn frei. Hier liegt eine raffinierte Vergiftung mit arseniger Säure vor.

Es darf nicht bezweifelt werden, daß ein solcher Erfolg mit vielen Giften zu erzielen ist. Schon frisches Insektenpulver, aus *Pyrethrum*-Arten hergestellt, kann, wenn es im Übermaß auf Betten gestreut wird, stark vergiften unter Kopfschmerzen, Ohrensausen, Blässe des Gesichts, Schmerzen in der Magengegend, Übelkeit und Kollaps. Einer meiner Schüler, der als Arzt im Winterfeldzug 1914/1915 in Rußland reichlich prophylaktisch das Pulver auf sein Lager gestreut hatte, bekam Nierenblutungen. Dies alles sind resorptive Symptome, die durch Aufnahme der wirksamen Stoffe von den zugänglichen Schleimhäuten aus zustande kommen. Aconitpulver oder andere so stark wirkende Pflanzenpulver sind neben dem Arsenik durchaus geeignet, auch den Tod veranlassen zu können.

# Sechstes Kapitel.

## Äußerliche Giftanbringung zum Zwecke der Verstümmelung. Augenblendung. Andronicus.

Die äußerliche Verwendung von Giften zum Zwecke der Verstümmelung ist gewiß häufiger als berichtet vor sich gegangen. Ein solches Ereignis stammt aus dem 14. Jahrhundert, und führt in die Zeit des Verfalls des griechischen Kaiserreichs. JOHANNES PALAEOLOGUS war auf einer Reise in die Abendländer in Venedig von Gläubigern, denen er viel Geld schuldete, festgenommen worden. Um freizukommen sandte er einen Boten nach Konstantinopel an seinen ältesten Sohn ANDRONICUS, der die erforderlichen Summen zusammenbringen sollte. Dieser erklärte aber, über solche Summen nicht zu verfügen. Sein Bruder EMANUEL jedoch verschaffte sich das Geld für den Vater. Dieser kam frei und aus Dankbarkeit bestimmte er EMANUEL für die Thronfolge. Darob erzürnte ANDRONICUS, verband sich mit SAUDSCHI, dem Sohne MURADS I., dem Türkenkaiser, der sich gleichfalls von seinem Vater benachteiligt fühlte, und beide erregten einen Aufstand. Beide Kaiser vereinten sich zur Niederwerfung desselben. Die Hilfe MURADS konnte JOHANNES nur durch das Versprechen erlangen, falls er seinen Sohn in seine Gewalt bekommen würde, ihn des Augenlichtes zu berauben, wie MURAD es mit dem seinigen tun wollte. Beide Söhne wurden gefangen. MURAD ließ seinen Sohn erst blenden[2]) und dann töten und JOHANNES, gedrängt, sein Versprechen zu halten, und aus Furcht vor

1) AMBROISE PARÉ, Œuvres, Paris 1614, chap. XXX, p. 1045. — J. BODIN, *La démonomanie des sorciers,* Rouen 1604, p. 376: »Ayant trouvé de ces poudres, il en print, et en jetta sur le lict où couchoient les deux Gentils-hommes, que furent trouvés morts en leur lict, tous enflez et fort noirs.«

2) ANDREAE DANDULI *Chronicon,* in: MURATORI, *Rerum italic. Scriptor.*, tom. XII, p. 443: »Amuratus filium proprium oculis privavit totaliter.«

dem Kaiser, ließ dem ANDRONICUS und dessen kleinen Sohn[1]) heißen Essig in die Augen bringen und dann in einen Turm in der Nähe von Konstantinopel einschließen[2]). Mit Hilfe von Genuesen, die in Galata wohnten, entkam ANDRONICUS später, verjagte seinen Vater und seinen Bruder mit Unterstützung des Kaisers BAJAZETH I. und setzte beide in den gleichen Kerker, in dem er selbst geschmachtet hatte. Ohne Wiedererlangung des Sehvermögens würde er natürlich dies alles nicht haben bewerkstelligen können. Es wird berichtet, daß *ein* Auge wieder normal geworden, und auf dem anderen nur Schielen zurückgeblieben sei. Es entspricht ein solcher Ausgang durchaus den neueren Erfahrungen über die Essigsäurewirkung am Auge[3]). Man braucht nicht anzunehmen, daß die Verätzung nur zart vorgenommen wurde. Sobald einmal die Säure die Hornhaut berührt hat, wird diese trübe — wie tief, hängt von der Konzentration ab. Stärker als zehnprozentig wird man sie damals wohl nicht haben machen können. Entzündung auch der anderen von der Säure berührten Augenteile folgen. Selbst starke Trübung der Hornhäute kann allmählich wieder teilweise oder ganz weichen, wie wiederholt bei Menschen und Tieren festgestellt worden ist.

---

[1]) GEORGII PHRANTZAE *Annales*, lib. I, cap. XII, in: *Corp. Scriptor. histor. Byzantinae*, tom. XXXIII, p. 51: »διὰ τὸν φόβον τοῦ ἀμηρᾶ τὸν δεσπότην κὺρ Ἀνδρόνικον τὸν ὑιὸν αὐτοῦ τῶν ὀφθαλμῶν ἐστέρησε.« — DUCAS, *Historia Byzantina:* »ἐτύφλωσεν οὖν καὶ αὐτὸς τὸν Ἀνδρόνικον καὶ οὐ μόνον αὐτὸν ἀλλὰ καὶ τὸν ὑιὸν αὐτοῦ Ἰωάννην νήπιον ὄντα καὶ μόλις ψελλίζοντα.«

[2]) LAONICI CHALCONDYLAE *De rebus turcicis*, lib. II, in: *Corp. Scriptor. histor. Byzant.*, tom. XLIII, p. 61: »τούτους γὰρ ὡς τὼ ὀφθαλμὼ ὄξει ζέοντι περιέχει, παρείχετο αὐτοῖς τὴν δίαιταν ἀμφοῖν.«

[3]) L. LEWIN, in: LEWIN und GUILLERY, Die Wirkungen von Arzneimitteln und Giften auf das Auge, 2. Aufl., Bd. II, S. 739.

## Siebentes Buch.

# Selbstmord durch Gift.

## Erstes Kapitel.

Selbstmord aus politischem Mißgeschick und Glückeswechsel. Giftabgabe für Selbstmörder durch Ärzte. Opium als Selbstbetäubungsmittel. Massenselbstmord in Capua. Selbstmorde von Verschwendern und Verbrechern. STHENOBOIA und BELLEROPHON. DEMOSTHENES. ARISTOTELES. HANNIBAL. SYPHAX. SOPHONISBE. PHILA. THEOXENA. PTOLEMAEUS. MAKRON. DIAEUS und CRITOLAUS. LUTATIUS CATULUS. DIONYSIUS. PTOLEMAEUS. CATIVOLCUS. Cantabrer. Numantiner. KLEOPATRA. LOLLIUS. VIBULENUS AGRIPPA. Die Mutter des VITELLIUS. SENECA. BOADICE. LONGIN. DIOKLETIAN. HELIOGABAL.

1. Was an Wissen über Gifte nicht durch den Zweckversuch erworben worden ist, lieferte die zufällig gemachte Erfahrung, die von den Epigonen benutzt wurde. Und diese Seite des Wissenserwerbens ist die ungemein viel fruchtbarere. Sie bringt zuwege, daß Naturvölker wirkungskräftige Gifte als Pfeilgifte oder auch heute noch gelegentlich als innerliche Vergiftungsmittel für Europäer zu gebrauchen versuchen. Wesentlich die Erfahrung lehrte auch Gifte für Mord und Selbstmord kennen. Wie überaus viele Menschen haben in alten und neuen Zeiten nicht schon allein durch das Erfahrungswissen, daß z. B. Opium angenehm töten könne, ihr freiwilliges Ende gefunden! Die Giftbesorgung wird nicht Schwierigkeiten gemacht haben, da Geld zu allen Zeiten auch des Schwierigsten und Verbotensten spottete. Der Eid der Asklepiaden enthielt freilich den Satz: »Auch auf Bitten niemand ein tödliches Gift zu gewähren.« Und wie gewöhnlich müssen trotzdem Ärzte um Gift angegangen worden sein und die Bitte erfüllt haben! Man braucht nur eine Stelle in des PLAUTUS Lustspiel »Der Kaufmann« zu lesen um dies einzusehen: CHARINUS, ein leicht in Liebe entflammender junger Mann, wurde von seinem Vater, der fürchtete, daß das Vermögen durch Liebesverhältnisse vergeudet werden könnte, für eine Zeit nach Rhodus geschickt. Er hatte ein Schiff mit Waren für dorthin befrachtet und der Sohn, der willig fortgezogen war, hatte dieselben mit hohem Gewinn verkauft. Zuletzt lernte er dort eine schöne Sklavin kennen und lieben und nahm sie, als er wieder absegelte, mit sich. Er kam heim und ging ans Land. Unterdessen war aber sein Vater ohne sein Wissen auf das Schiff gestiegen, hatte dort das Mädchen gesehen, mit ihr gesprochen und sich sterblich in sie verliebt. Er beschloß, sie, von der ein Diener in

der Verlegenheit gesagt hatte, sie sei ein Geschenk für seine Frau, für sich zu behalten. Als dem Sohne bei einer Unterredung mit seinem Vater dies klar geworden war, brach er in die Worte aus:

»*Es haben die Bacchantinnen den Pentheus*
*Zerrissen, wie man sagt. Doch das ist Spielwerk,*
*Wenn ich bedenke, wie man mich zerreißt.*
*Warum denn leb' ich? Warum sterb' ich nicht?*
*Was hat das Leben mir denn Angenehmes?*
*Es ist beschlossen; ich geh' zum Arzt und laß*
*Mir einen Trank zum ew'gen Schlafe geben,*
*Da mir genommen wird, weswegen ich*
*Zu leben wünsche*[1]).«

Dies ist etwa zweihundert Jahre vor der jetzigen Zeitrechnung geschrieben worden und macht den Eindruck, als ob dies freiwillige Sterben durch des Arztes Hilfe nicht in dem Rahmen des Ungewöhnlichen gestanden habe.

2. Auch der Befehl HADRIANS, daß sein Arzt ihm Gift geben sollte, läßt die Giftabgabe durch Ärzte als übliches Tun erscheinen. Und wenn dieser Arzt dem nicht nachkommen wollte, so wußte er, daß es in jedem Falle um sein Leben ging. Deshalb zog er es vor, es sich selbst zu nehmen.

Nicht nur Ärzte reichten gelegentlich Gift, sondern Laien scheinen sich solches zum Selbstmorde zusammengesucht zu haben. Im ersten Jahrhundert v. Chr. läßt TIBULL, der Dichter der Elegien, jemand sagen:

»*Nie sucht' ich Kräuter mir zum Todestrank zusammen,*
*Nie bracht ich einem giftige Becher bei*[2]).«

3. Eine besondere Bedeutung gewann die Giftkenntnis, bzw. die Möglichkeit, sich ein starkes Gift besorgen zu können, gerade für diejenigen, die einen jähen Wechsel des Glückes nicht ertragen mochten, die des Lebens Not beenden und der Tücke des Schicksals entgehen wollten.

Denn leider ist es nur eine Fabel, was etwa zu Beginn des dritten Jahrhunderts angegeben wurde, daß in Indien ein kleiner Vogel in felsigen Gebirgen lebe, dessen giftiger Kot[3]), schon in Hirsekorngröße genommen, nicht nur Schlaf- und Schmerzlosigkeit, sondern auch *dauerndes Vergessen aller menschlichen Übel erzeuge*[4]). Der indische König habe davon dem Perserkönig ein Geschenk gemacht, das köstlicher als alles andere auf Erden sei, aber nur er und seine Mutter besäßen es im ganzen Reiche[5]).

---

[1]) PLAUTUS, *Mercator*, act. II, scena IV:
»*Certum est, ibo ad medicum, atque ibi me toxico morti dabo.*«

[2]) TIBULL, *Elegiae*, lib. III, Eleg. V, vers. 9:
»*Nec mea mortiferis infecit pocula succis*
*Dextera, nec cuiquam taetra venena dedit.*«

[3]) Wahrscheinlich handelt es sich hier nur um Opium, dessen pflanzliche Herkunft verheimlicht worden ist.

[4]) AELIAN, *De natura animalium*, lib. IV, cap. XLI, edit. HERCHER, Parisiis 1858, p. 66: ». . . . τὸ δὲ λήθην κακῶν παρεῖχεν αἰώνιον.«

[5]) Ibid. ». . . . οὔκουν οὐδὲ ἔχει τις ἐν Πέρσαις αὐτὸ ἄλλος. ὅτι μὴ βασιλεύς τε αὐτὸς καὶ μήτηρ ἡ βασιλέως.«

Schmerz und Ungemach sind wie die Welt ewig, weil beide, wie die Welt selbst, Naturgesetz sind.

Das einzige Mittel, das so wunderbare Wirkungen erzeugen könnte, das den Willen in traumartige Schwäche versinken und Verlangensregungen nicht aufkommen läßt, das veranlaßt, daß die weite und die persönliche Welt dem ihm Verfallenen so gleichgültig wird, daß, wie HOMER es ausdrückt, die Zähre sein Antlitz nicht netzt, wenn selbst Vater und Bruder durch feindliches Erz er fallen sähe, ist das *Opium*. Für das, was es leistet, verlangt es aber einen Lebenstribut. Wer sich ihm verschreibt, leidet durch die Folgen des häufigen Einnehmens nicht nach dem Tode, wie der mittelalterliche Glaube von der Verschreibung an den Teufel es annahm, im Fegefeuer, sondern schon während des Lebens Höllenqualen, falls die Quelle für eine Zeit versiegt. Für die akute Vergiftung hat es fraglos unzählige Male in der Welt seine vernichtende Wirkung dem Verzweifelten dargeboten. Männer des öffentlichen Lebens haben — wie die Alten es nannten, nach königlicher Sitte[1]) — Gift stets bei sich getragen, um zu rechter Zeit den freiwilligen Tod dem aufgezwungenen Unglück vorzuziehen.

4. Diese rechte Zeit kam für manchen, auch aus der Menschheitsmasse Hervorragenden, der schließlich, vielleicht unfreudig genug, die Anschauung der Stoiker betätigte, daß der freiwillige Tod die einzige Freiheit des Menschen sei. Und wenn gar ein Gift, vielleicht so wie Opium, Leben in Tod unmerkbar übergehen läßt, dann müßte — so schloß man schon zu Beginn der jetzigen Zeitrechnung — der Gifttod der beste von allen sein. »Und warum nicht der Tod durch Gift? Keiner ist angenehmer als er! Keine Qualen, keine Furcht! Aus Widerwärtigkeiten befreit er. Dieses Todesinstrument sagt mir zu: Es vergießt kein Blut, es gibt der Leiche kein schreckliches Aussehen, sanft und ruhig sieht man aus[2]).«

5. Schon in mythischen Erzählungen finden sich Selbstmorde aus Lebensverzweiflung. HOMER berichtet, wie des Königs PROTEUS Gemahlin ANTEIA, die auch STHENOBOIA genannt wird, in Liebe zu BELLEROPHON entbrannte, dieser aber ihre Anträge zurückwies. Sie verleumdete ihn aus Rache bei dem König, als habe er sie verführen wollen, und verlangte seinen Tod. PROTEUS schickte ihn nach Lykien zu seinem Schwiegervater mit einem in geheimer Zeichenschrift verfaßten Briefe, der den Tötungsauftrag enthielt. Um ihn zu beseitigen, wurde er gegen die CHIMAIRA gesandt, die er aber bezwang. BELLEROPHON nimmt an der STHENOBOIA Rache wegen der Verleumdung. Er heuchelte Liebe zu ihr, beredete sie, mit ihm den Pegasus zu besteigen, und stürzte sie in das Meer. Nach einer anderen Version hätte STHENOBOIA den Schierlingsbecher geleert,

---

1) LIVIUS, l. c., lib. XXX.

2) QUINTILIANI *Declamationes*, XVII, edit. BURMANNII 1720, p. 342: »Cur non veneno? Nihil est delicatius exitu quem non supplicia, non metus, sed collecta de calamitatibus commendat infirmitas. Mihi tamen praecipue cum hoc mortis instrumento propria concordia est: non spargit cruorem, non trucem cadaveris relinquit adspectum: placida est, quieta est.«

nachdem die Unschuld des BELLEROPHON sich herausgestellt hatte[1]). Die Korinther erwählten sich den BELLEROPHON als Nationalheros.

In dem Stück »Die Frösche« von ARISTOPHANES findet sich der folgende Dialog:

*Euripides*
*Was schade ich denn nun dem Staatswohl, wenn ich über Sthenoboia dichte?*
*Aischylos*
*Du hast ehrbare Frauen, ehrbare Männer durch deine Bellerophon-Geschichte verlockt, Schierling zu trinken*[2]).

Was hier, vielleicht als leiser Nachklang einer wahren Begebenheit aus mythischer Zeit blieb, ist in der Vergangenheitswirklichkeit unübersehbar oft, vielmillionenfach, an Menschen, deren Wollen auf der Erde spurlos verschwunden ist, vorgekommen und häufig genug auch an solchen, deren Leben wir kennen.

6. So zerstörte Gift das Leben des DEMOSTHENES, der in die politischen Wirren seiner Vaterstadt Athen eingegriffen hatte. Er, der in dem Gifte den Retter aus allen Nöten erblickte und es stets, angeblich unter der Gemme seines Ringes trug[3]), nahm es als Proskribierter auf der Insel Kalauria, an der Küste von Argolis, nicht weit von Ägina im Jahre 322 v. Chr., um nicht in die Hände seines Feindes ANTIPATER, des Königs von Mazedonien, zu fallen. Nach einer, wahrscheinlich richtigeren Version hatte er das Gift in seinem Schreibrohr. ANTIPATER hatte den ARCHIAS mit Soldaten ausgeschickt, um DEMOSTHENES in seine Gewalt zu bekommen. Der Häscher hatte erfahren, daß er im Tempel des Neptun, einem bekannten Asyl auf jener Insel, als Schutzsicherer sich befände. ARCHIAS, ein Komödiant, fuhr dorthin und suchte DEMOSTHENES mit guten und bösen Worten zum Aufgeben seines Asyls zu veranlassen. Als Antwort erhielt er nur höhnische Zurückweisung. Da DEMOSTHENES sah, daß man ihm gegenüber auch vor Gewalt nicht zurückschrecken würde, ging er in das Innere des Tempels, nahm ein Blatt vor sich als wenn er schreiben wollte, hielt das Schreibrohr an den Mund und kaute daran, wie er beim Nachdenken und Schreiben zu tun pflegte. So hielt er es eine Zeitlang, hüllte sich dann ein und neigte den Kopf auf die Seite. Die Trabanten und ARCHIAS hielten dies für Furchtäußerungen und höhnten ihn. Da DEMOSTHENES fühlte, daß das Gift schon wirke, nahm er die Hülle wieder ab, stand auf, sprach

[1]) ARISTOPHANES, *Ranae*, vers. 1050. Scholie dazu: »Σθενέβοια ἣν Ὅμηρος Ἄντειαν, ἥ τις ἐράσθη τοῦ Βελλεροφόντου· οὗ μὴ ὑπακούοντος κατεψεύσατο πρὸς τὸν ἴδιον ἄνδρα Προῖτον, ὡς βιαζομένη, καὶ ὃς ἔπεμψε τοῦτον εἰς τὸν πενθερὸν αὐτοῦ ἀναιρεθησόμενον. ἐλθόντος οὖν ἐκεῖσε Βελλεροφόντου, καὶ καθαροῦ φανέντος, μὴ φέρουσα τὴν αἰσχύνην ἡ Σθενέβοια, κωνείῳ ἐχρήσατο· — Vide auch HYGINUS, Fabulae, LVII.

[2]) ARISTOPHANES, *Ranae*, vers. 1050:
»Ὅτι γενναίας καὶ γενναίων ἀνδρῶν ἀλόχους ἀνέπεισας
Κώνεια πιεῖν, αἰσχυνθείσας διὰ τοὺς σοὺς Βελλεροφόντας.«

[3]) PLINIUS, *Hist. natur.*, lib. XXXIII, cap. VI, edit. LITTRÉ, tom. II, p. 403: »Alii sub gemmis venena cludunt, sicut Demosthenes summus Graeciae orator, annulosque mortis gratia habent.« — SUIDAS, Lexicon, edit. KÜSTER, tom. I, p. 544. — STRABO, lib. VIII. — PAUSANIAS in Atticis, edit. SYEBURG, p. 7.

noch einige Worte, bat dann, daß man ihn halten möchte, da er schon zu zittern und zu taumeln anfing. Sobald er aus dem Tempel trat und eben an dem Altar vorbeigehen wollte, sank er nieder und gab mit einem Seufzer seinen Geist auf[1]).

7. Die gleiche Zeit sah auch den Tod des großen Denkers ARISTOTELES. Nicht wenige Meinungen bestehen über die Ursache desselben. Nach dem im Jahre 323 v. Chr. eingetretenen Tod ALEXANDERs verfolgten die Athener jeden, der mit ihm oder mit der mazedonischen Partei in Beziehung gestanden hatte. ARISTOTELES wurde, wie SOKRATES, wegen Gottlosigkeit von dem Cerespriester EURYMEDON angeklagt. Er floh, da seine Verurteilung sicher schien, im Jahre 322 nach Chalcis in Euböa. Der Areopag hatte ihn unterdes zum Tode verurteilt. Er überlebte seine Flucht nicht lange. Im gleichen Jahre starb er: nach den einen an einem chronischen Magenleiden[2]), nach anderen habe er sich in den Euripus gestürzt — einen engen Kanal, der die Insel Euböa vom griechischen Festlande trennt —, weil er Flut und Ebbe, die dort sichtbar wurden, sich zu erklären nicht vermochte, oder er sei aus Kummer darüber, daß er die Ursache des Phänomens nicht habe finden können, gestorben, und noch andere gaben an, daß er Selbstmord durch Aconit begangen habe, nachdem er eine Hymne auf HERMIAS geschrieben, die den Haß seiner Mitbürger erregt habe[3]). Es wäre der freiwillige Gifttod[4]) auch insofern nicht ganz unwahrscheinlich, als man annehmen könnte, daß seine Leiden ihm Schmerzen und Lebensüberdruß geschaffen haben, deren er, obschon erst 63 Jahre alt, auf diesem Wege schnell ledig geworden sei. Vielleicht war es wirklich Aconit, das er genommen hat und dessen Eigenschaften er sehr wohl gekannt haben wird. In einigen aus sehr alter Zeit stammenden, die Anklage und den Tod behandelnden Strophen wird sogar in einem Wortspiele darauf noch besonders hingewiesen: »EURYMEDON zeigte den ARISTOTELES wegen Gottlosigkeit an. Dieser trank Aconit und entging so dem Prozesse. Mühelos (ἀκονιτὶ) wurde so die falsche Anklage besiegt[5]).« Die freiwillige Beendigung des Lebens wird dadurch besonders glaubwürdig, weil unter seiner aufgefundenen Statue ein Epigramm gefunden worden ist, welches

---

1) PLUTARCH, *Demosthenes,* cap. XXIX, edit. SINTENIS, p. 235: »Ἤδη δὲ συνῃσθημένος ὁ Δημοσθένης ἐμπεφυκότος αὐτῷ τοῦ φαρμάκου καὶ κρατοῦντος ἐξεκαλύψατο .... Ταῦτ' εἰπὼν καὶ κελεύσας ὑπολαβεῖν αὐτὸν ἤδη τρέμοντα καὶ σφαλλόμενον ἅμα τῷ προελθεῖν καὶ παραλλάξαι τὸν βωμὸν ἔπεσε καὶ στενάξας ἀφῆκε τὴν ψυχήν.«

2) COELIUS RHODIGENES, Lect. Antiq., lib. XXIX, cap. 8.

3) HESYCHIUS, *De iis qui eruditionis fama claruerunt,* edit. H. STEPHANI, p. 11: »Ἀριστοτέλη τὸν Σταγειρίτην, φασὶ, παιᾶνα εἰς θλαδίαν Ἑρμείαν ποιήσαντα, ὃς ἦν αὐτοῦ πενθερὸς κατακριθῆναι πιεῖν ἀκόνιτον καὶ ἀποθανεῖν.«

4) DIOGENES LAERTIUS, *De claror. philosophor. vitis,* lib. V, cap. I, edit. COBET, Paris. 1878, p. 112: »ἐνταῦθα δὴ πιὼν ἀκόνιτον ἐτελεύτησεν ὥσ φησιν Εὔμηλος.«

5) DIOGENES LAERTIUS, l. c.:

»Εὐρυμέδων ποτ' ἔμελλεν Ἀριστοτέλην ἀσεβείας
γράψασθαι Δηοῦς, μύστιδος ὢν πρόπολος,
ἀλλὰ πιὼν ἀκόνιτον ὑπέκφυγε· τοῦτ' ἀκονιτὶ
ἦν ἄρα νικῆσαι συκοφάσεις ἀδίκους.«

ihn preist, daß er dem Übermute der Gegner sich entzogen und einen Tod gewählt habe, wie wenige der göttergleichen Alten[1]).

8. Solange es Menschen gibt, haben sie über des Glückes Unsicherheit gedacht und geschrieben:

*Nicht lange bleibt das Glück beim Menschen stehn —*
*Bewegung, Wechsel, bleiben ihm zu eigen:*
*Was heute hoch, kann bald man niedrig sehn:*
*So geht des Glückes sonderbarer Reigen*[2]).

Und wer hätte je mehr Glückeswechsel erlebt als HANNIBAL, der Schrecken und Bändiger Roms, der unermüdliche Kämpfer für seines Vaterlandes Größe und Freiheit? Am Hofe des Königs PRUSIAS von Bithynien, in Lybissa, dem heutigen Ghebisseh, setzte er seinem Mißgeschicke im Jahre 183 v. Chr. selbst ein Ende. Unter schurkischer Verletzung des im Altertum so hoch und heilig gehaltenen Gastrechts wollte der kleine asiatische Despot den von den Römern glühend gehaßten Feldherrn an den Gesandten QUINTUS FLAMINIUS ausliefern. Als HANNIBAL, der an seinem Hause sieben Ausgänge hatte machen lassen, darunter einige ganz geheime, um im Notfalle der Gefangenschaft entgehen zu können, sah, daß auch diese Rettungswege verraten waren, nahm er Gift, das er schon lange vorher für den Notfall sich hatte bereiten lassen, um, wie er sagte, das römische Volk von einer so langen Beunruhigung zu befreien, da es den natürlichen Tod eines Greises abzuwarten nicht die Geduld habe[3]). Unter dem Steine seines Ringes soll er das erlösende Gift getragen haben[4]). Daß er gerade durch den Inhalt eines Ringes zugrunde ging, wurde als Vergeltung dafür angesehen, daß er nach der Schlacht bei Cannä allen römischen Rittern die Ringe abziehen ließ, die er nach Karthago schickte. Darauf beziehen sich die Verse JUVENALS[5]):

---

1) A. BOECKH, *Corpus inscriptionum graecarum*, tom. I, p. 530, no. 911:
»... οὐδὲ Τύχης σ' ἐδάμασσε πάλιν κλίναν[τ]α τάλαντα,
δυσμενέων ὀλοὴν ὕβριν ἀλευάμενον,
ἧ σε τέλος θανάτοιο κίχανεν,
ὡς παύρους προτέρων ἀνέρας ἀγχιθέων·«

2) AUSONIUS, *Epigr.*, edit. PEIPER, p. 24:
»*Fortuna nunquam sistit in eodem statu,*
*Semper movetur,. variat ac mutat vices,*
*Et summa in imum vertit ac versa erigit.*«

3) LIVIUS, lib. XXXIX, cap. 51, edit. TEUBNERI, tom. 5, p. 52: »... et omnia circa clausa custodiis dispositis esse venenum, quod multo ante praeparatum ad tales habebat casus, poposcit. liberemus, inquit, diuturna cura populum romanum.« — Auch CORNELIUS NEPOS in: *Vita Hannibalis*, cap. XII: »Ne vitam alieno arbitrio permitteret, memor pristinarum virtutum, venenum, quod semper secum habere consueverat, sumsit.«

4) AURELIUS VICTOR, *Histor. Roman. breviarium*, edit. PITISCUS, Traj. ad Rhen. 1696: »... hausto quod sub anuli gemma habebat venenum.«

5) JUVENAL, *Satiren*, Satira X, vers. 163:
»*Finem animae, quae res humanas miscuit olim,*
*Non gladii, non saxa dabunt, nec tela, sed ille*
*Cannarum vindex et tanti sanguinis ultor*
*Annulus.*«

». . . . . . . . . . . . . . . . *Und welch' ein Ende!*
*O, Ruhmsucht! Dieser Mann ward überwunden,*
*Flieht eiligst außer Land und sitzt, groß und bewundert,*
*Beim König als Klient . . . .*
. . . . . . . . . . . . . . . . . . . . . . . . . .
*Den großen Geist, der in der Welt so viel Verwirrung schuf,*
*Vernichten Schwerter nicht, nicht Steingeschoß, nicht Pfeile.*
*O, nein! Ein Ring, der wegen Cannä Rache nahm,*
*Und so viel Römerblut vergalt.*«

Nach einem anderen Berichte, der aber ein geringeres Maß von Wahrscheinlichkeit hat, wäre HANNIBAL nicht freiwillig durch Gift gestorben: »Auf seiner Flucht irrte er in Bithynien umher. Hier befand sich eben FLAMININUS als römischer Gesandter in ganz anderen Angelegenheiten bei PRUSIAS. Er hatte nie Beleidigungen von HANNIBAL erfahren, hatte durchaus keinen Auftrag und dennoch ließ er ihn durch PRUSIAS mit Gift töten[1]).

9. Um der Schande zu entgehen, vielleicht mit Ketten beladen dem gaffenden römischen Pöbel als Augenweide im Triumphzug zu dienen, tötete sich im Jahre 203 v. Chr. in Rom ein Bundesgenosse der Karthager. Im Jahre 213 hatte SYPHAX, der König von Westnumidien, mit den Römern ein Bündnis gegen die Karthager geschlossen. Da ihn diese jedoch im Verein mit dem König GALA, bzw. dessen Sohn MASINISSA hart bedrängten, war er im Begriffe mit ihnen zu verhandeln als er davon durch SCIPIO AFRICANUS abgebracht wurde. Er band sich von neuem an die Römer. Diese Verbindung bestand nur kurze Zeit. Sie hörte auf Betreiben seiner Gemahlin SOPHONISBE, der Tochter HASDRUBALS, wieder auf. Das nunmehrige Zusammengehen des SYPHAX mit den Karthagern brachte ihm kein Glück. Mehrmals von den vereinigten Heeren der Römer und des MASINISSA besiegt, fiel er schließlich in die Hände der ersteren und wurde nach Rom gebracht. Er sollte im Triumphzug SCIPIOS mit seinem Sohne VERMINA, der ihm freiwillig in die Gefangenschaft gefolgt war, marschieren. Dies geschah nicht, weil, wie berichtet wird, er vorher starb. Dieser Tod war ein Gifttod. So wenigstens berichtet es CLAUDIAN[2]): »Wir trieben den schlimmen SYPHAX dazu, den Giftbecher zu leeren.«

10. Ganz besonders tragisch verlief die Tötung der SOPHONISBE durch Gift. Sie, die stolze Karthagerin, hatte SYPHAX geheiratet und ihn wohl mit veranlaßt, sich mit den Karthagern zu verbünden, den König MASINISSA von Ostnumidien, der ein Freund der Römer war, zu vertreiben, und diesen den Krieg zu erklären. Nachdem SYPHAX im Jahre 203 von LAELIUS und MASINISSA gefangen worden und SOPHONISBE eine Beute der

---

1) APPIANI *Roman. historiae,* lib. de rebus Syriacis, cap. XI, edit. SCHWEIGHÄUSER, p. 550: ». . . . ἔκτειν διὰ τοῦ Προυσίου φαρμάκῳ.«

2) CLAUDIANI, *De bello Gildonico,* vers. 90. *Opera,* edit. ARTAUD, Paris 1824:
». . . . *Haurire venena*
*Compulimus dirum Syphacem.*«

Römer geworden, versprach ihr MASINISSA, sie den Römern nicht auszuliefern, und um den Schutz noch sicherer sein zu lassen, heiratete er sie. Trotzdem bestanden SCIPIO und LAELIUS auf der Auslieferung. In dieser Not, sein Wort nicht halten zu können, ließ er den treuen Diener kommen, in dessen Verwahrung, *nach der Sitte der Könige, das Gift sich fand, das für verzweifelte Lagen des Lebens dienen sollte*, und ließ ihr davon in einem Becher Weines reichen. Ohne Säumen leerte sie mutig den Becher mit den Worten: Ich nehme dieses Hochzeitsgeschenk an, da mein Mann nichts mehr für mich tun konnte[1]).

11. Den politischen Selbstmord durch Gift vollbrachten einstens in verzweifelter Lage, in das Mißgeschick HANNIBALS verstrickt, eine große Zahl von Männern Capuas. Nichts hatte die Römer davon abhalten können, die Belagerung von Capua im Jahre 211 aufzugeben. HANNIBAL war, nachdem er das Belagerungsheer vergeblich angegriffen hatte, geradewegs auf Rom vorgerückt, um auf diese Weise die Römer zum Abzug zu nötigen. Aber selbst das: »HANNIBAL ante portas« veranlaßte nicht den Abzug des Belagerungsheeres. Capua mußte sich ergeben. Vorher aber vereinigten sich mit dem Haupte der Stadt, dem VIBIUS VIRIUS, 27 Senatoren zu einem Festmahle. Sie aßen viel und tranken bis zur Trunkenheit, und nachdem sie so die Furcht und das Vorgefühl des Todes eingeschläfert hatten, nahmen sie insgesamt Gift, um nicht den Römern in die Hände zu fallen[2]). Die einen blieben noch bei VIRIUS, um später mit ihm zusammen verbrannt zu werden, die anderen kehrten in ihre Häuser zurück. Sie starben alle entweder noch in der Nacht oder am nächsten Tage — alle bevor den Römern das Jupitertor Capuas geöffnet wurde. Das Gift kann mithin nicht besonders schnell und stark in seiner Wirkung gewesen sein. LIVIUS, der von dem Vorgange Bericht gibt, macht für die Langsamkeit der Wirkung den Zustand der Trunkenheit verantwortlich, in dem die Senatoren waren. Meiner Ansicht nach wurde nicht etwa Opium, sondern Schierling genommen. Auf diesen Stoff würde besonders die Inkubation zwischen Einnehmen und Wirken des Giftes passen.

12. Auch temperamentvolle Frauen griffen freiwillig zum Giftbecher, wenn das Leben ihnen nicht mehr Macht und Glanz bot. Nachdem DEMETRIUS POLYORKETES, der König von Mazedonien, um 300 v. Chr. sein Reich an PYRRHUS verloren hatte, nahm seine Gemahlin PHILA, die Tochter des

---

[1]) LIVIUS, lib. XXX, cap. 15: ».... ingenti ad postremum edito gemitu fidum e servis vocat, sub cujus custodia regio more ad incerta fortunae venenum erat, et mixtum in poculo ferre ad Sophonibam jubet ac simul nuntiare Masinissam libenter primam ei fidem praestaturum fuisse quam vir uxori debuerit .... hunc nuntium ac simul venenum ferens minister cum ad Sophonibam venisset ‚accipio' inquit ‚nuptiale munus'.«

[2]) LIVIUS, lib. XXVI, cap. 14: »Vibium Virrium septem et viginti ferme senatores domum secuti sunt epulatique cum eo, et quantum facere potuerant, alienatis mentibus vino ab imminentis sensu mali, venenum omnes sumpserunt .... impletae cibis vinoque venae minus efficacem in maturanda morte vim veneni fecerunt: itaque noctem totam plerique eorum et diei insequentis partem cum animam egissent, omnes tamen prius, quam aperirentur hostibus expirarunt.«

ANTIPATER, »aus Abscheu über ihr Geschick, das sich im Unglück immer beständiger zeigte als im Glück, eine tödliche Menge Gift«. So erzählt PLUTARCH. Vielleicht war für diesen Gifttod noch bestimmender als der Glückswechsel, daß DEMETRIUS sich noch neben ihr die EURYDICE aus der Familie des MILTIADES heiratete.

13. Mazedonische Herrscher, die so oft eine besondere Hoheits- und Rohheitsnote erkennen ließen, gaben auch später noch genugsam Anlaß zu Selbstmorden. PHILIPP V. von Mazedonien, der seine Pläne, Griechenland ganz für sich zu erobern, durch die Römer scheitern sehen mußte, dem auch das Bündnis mit HANNIBAL nicht half, hatte im Jahre 182 v. Chr. erklärt, es gäbe für ihn in Griechenland keine völlige Sicherheit, wenn er nicht die Söhne derer, die er hatte töten lassen, einziehen und verwahren ließe, um sie schließlich aus der Welt zu schaffen. Besonders eine Familie hatte zu leiden. Vor Jahren hatte er einen der thessalischen Großen, HERODICUS, umbringen und nachher auch dessen Schwiegersöhne ermorden lassen. Die Witwen, THEOXENA und ARCHO hatten jede noch einen kleinen Sohn. ARCHO heiratete den PORIS, und als sie gestorben und ihm weitere Kinder hinterlassen hatte, gab sich auch THEOXENA ihm zur Ehe, um Mutterstelle an diesen Kindern zu vertreten. Als PHILIPPS Edikt bekannt geworden war, floh sie mit ihrer ganzen Familie zu Schiff nach Euböa. Widrige Winde brachten sie an die Küste, wo ein königliches Schiff sie in den Hafen bringen sollte. Angesichts dieses Unglücks rührte sie, was sie längst überdacht hatte, Gift ein und holte Waffen, den Ihrigen freistellend, durch Dolch oder Gift zu sterben[1]). Der eine dieses, der andere jenes Todes Opfer, wurden sie, noch halblebend, über Bord geworfen. Dann stürzte sie sich, ihren Mann, ihren Begleiter im Tode, umarmend ins Meer.

Es ist bekannt, daß PHILIPP seinen Sohn DEMETRIUS, den ihm die Römer als Geißel genommen, den sie römisch hatten erziehen lassen, und den sie schließlich seinem Vater als Aufpasser eingesetzt hatten, vergiften ließ.

14. In die Zeit des heldenmütigen Kampfes der Juden gegen die Seleukiden, besonders gegen ANTIOCHUS IV., fiel ein bemerkenswerter Giftselbstmord. Dieser ANTIOCHUS war der Sohn jenes anderen ANTIOCHUS, den die Zeitgenossen, schon auf der Höhe seiner Macht, nicht, wie er selbst vorschrieb, EPIPHANES, d. h. den Erlauchten, sondern EPIMANES, d. h. den Wahnsinnigen nannten, und der später wirklich im Wahnsinn starb. Dessen Sohn setzte den Kampf gegen die Juden fort, die den Syrern so oft Vernichtung gebracht hatten. Es mußte ihm jeder mächtige Begünstiger der Juden als Feind erscheinen. Ein solcher war PTOLOMAEUS MAKRON, dessen Schicksal das Buch der Makkabäer folgendermaßen erzählt:

---

[1]) LIVIUS, lib. XL, cap. IV: »Ferox interim femina, ad multo ante praecogitatum revoluta facinus, venenum diluit ferrumque promit et posito in conspectu poculo strictisque gladiis ‚mors', inquit, ‚una vindicta est'.«

»Jetzt aber wollen wir berichten, was sich unter ANTIOCHUS EUPATOR [164 v. Chr.], dem Sohne jenes Gottlosen [ANTIOCHUS IV. EPIPHANES] zugetragen hat. ... Als nämlich dieser die Regierung übernahm, ernannte er einen gewissen LYSIAS zum Reichsverweser und obersten Befehlshaber in Cölesyrien und Phönizien. Denn PTOLEMAEUS, genannt MAKRON, der sich dadurch hervortat, daß er mit Gerechtigkeit gegen die Juden verfuhr, weil ihnen bisher so viel Unrecht geschehen war, ging darauf aus, ihre Sachen friedlich zu erledigen. Daher wurde er von den Freunden [des Königs] bei EUPATOR verklagt; auch hieß man ihn überall einen Verräter, weil er die von PHILOMETOR ihm anvertraute Insel Cypern verlassen hatte und zu ANTIOCHUS, EPIPHANES, übergegangen war. Und da es ihm nicht gelungen war, seine Amtsführung als eine gute zu erweisen, so nahm er Gift und machte so seinem Leben ein Ende[1]).«

15. Trauriger noch wegen der Begleitumstände war das Ende der beiden Führer des Achäischen Bundes. DIAEUS und CRITOLAUS hatten eine den Römern feindselige Politik getrieben, deren Folgen vorausgesehen werden konnten. QUINTUS CAECILIUS METELLUS, der den Bund mehrfach besiegt, stand unter dem Banne des Eindrucks, den die noch immer staunenswerten Reste Griechenlands auf ihn machten, und deswegen schonte er es. Diese Nachsicht wurde von den Griechen falsch gedeutet. Sie hielten für Schwäche, was Humanität und zivilisatorischer Geist war. Griechenlands Männer wurden gegen Rom aufgerufen. Noch immer suchte METELLUS auf friedlichem Wege zur Beruhigung des Landes zu gelangen. Als seine letzten Vorschläge von den Verblendeten wieder zurückgewiesen wurden, er überdies hörte, daß der Konsul NUMMIUS ihn in Griechenland ersetzen sollte, rückte er, um den Ruhm der Niederwerfung Griechenlands sich nicht entgehen zu lassen, in Thessalien im Frühling des Jahres 146 v. Chr. ein. CRITOLAUS war mit den griechischen Truppen gegen Heraklea am Öta gezogen, das er wegen Abfall vom Achäischen Bunde bestrafen wollte. Bei Annäherung der Römer floh er, ohne selbst den Engpaß von Thermopylä zu verteidigen. Das flüchtige Heer wurde bei Skarphea in Phokis von den Römern eingeholt, getötet oder gefangen. CRITOLAUS verschwand. Sehr wahrscheinlich hat er sich vergiftet[2]).

Nun wurde nach dem Gesetze DIAEUS, der Stratege des vorigen Jahres, Führer der griechischen Truppen. Man arbeitete in planloser Erregung an den Mitteln zum Widerstande. Nochmals ließ METELLUS Friedensvorschläge machen. Man legte seine Gesandten in Ketten. Da traf der Konsul MUMMIUS am Isthmus von Korinth ein. Er zerstreute die griechischen Truppen, nahm Korinth ohne jeden Widerstand und zerstörte es auf Befehl des Senats so gründlich wie möglich, nachdem zuvor die herrlichsten Kunstschätze entfernt worden waren. DIAEUS war nach Megalopolis geeilt,

---

1) *Das Buch der Makkabäer,* II, Kap. X, Vers 12: ».... [ὑπ' ἀθυμίας] φαρμακεύσας ἑαυτὸν ἐξέλιπε τὸν βίον.«

2) LIVIUS, *Periochae,* lib. LII, edit. HERAEUS, p. 219: »Cum Achaeis, qui in auxilio Boeotos et Chalcidenses habebant, Q. Caecilius Metellus ad Thermopylas bello conflixit; quibus victis dux eorum Critolaus mortem sibi veneno conscivit.«

hatte es angezündet, sein Weib getötet und in die Flammen geworfen und selbst Gift genommen[1]).

16. Solcher aufgezwungener Selbstmorde durch Gift aus politischem Unglück weist das Altertum mehr noch auf. Einer der interessantesten wegen der Art des verwendeten Giftes ereignete sich im letzten Jahrhundert vor der jetzigen Zeitrechnung. Als MARIUS im Jahre 86 v. Chr. alle nicht geflüchteten Optimaten beseitigen ließ, verschonte er auch nicht den LUTATIUS CATULUS, seinen früheren Amtsgenossen und Teilnehmer seines Triumphes über die Cimbern. Auf die Fürbitte für ihn erwiderte MARIUS kein Wort mehr als: »Er muß sterben.« CATULUS schloß sich daraufhin in ein Zimmer ein und erstickte sich im Dampfe glühender Kohlen[2]). So gut war damals schon die Wirkung des Kohlenoxyds bekannt[3]).

17. Es scheint gar nicht so ungewöhnlich gewesen zu sein, daß wer z. B. als Truppenführer unter Bedingungen lebte, die in sich die Möglichkeit eines jähen Schicksalswechsels trugen, für den schlimmsten Fall sich klüglich mit Gift versah und schließlich dadurch vielleicht einen besseren Tod gewann als derjenige, der heute für den gleichen Zweck sich des bereit gehaltenen Revolvers bedient. In der Gegenwehr des MITHRIDATES gegen den ihn im Jahre 71 v. Chr. bedrängenden LUCULLUS hatte jener noch Lampsacus, wohin der Rest seines Heeres sich geflüchtet hatte und von LUCULLUS belagert wurde, Schiffe geschickt. Diese führten, was sie konnten, an Menschen fort. Schnell ließ LUCULLUS aus Asien Schiffe zusammenbringen und Jagd auf des MITHRIDATES Flotte machen. Bei Lemnus fand er die drei Feldherren des Königs: VARIUS, ALEXANDER und DYONISIUS und zwar an einer kleinen, einsamen Insel Chryse. LUCULLUS ließ Truppen auf ihr landen, so daß es ihm dadurch ermöglicht wurde, den Angriff vom Lande und der See aus vorzunehmen. Man wurde der Truppen Herr, metzelte sie nieder und fand auch die drei Feldherren in einer Höhle versteckt. Der eine von ihnen, DIONYSIUS, trank das Gift, das er bei sich hatte, und starb sofort[4]).

---

[1]) LIVIUS, *Supplement.*, lib. LII, edit. DRAKENBORCH, 1826, tom. 12. 2, p. 80: »Diaeus recta Megalopolin patriam suam intendit cursum .... tota spe abjecta, refugit domum; eaque incensa, conjugem, ne in hostium veniet potestatem, interfecit, ejusque corpus in incendium misit: ipse veneno epoto vitam posuit.« — AUR. VICTOR, *Histor. Roman. breviarium*, edit. PITISCUS, Traj. ad Rhen. 1696, p. 207: »qui domum refugit, eamque incendit: conjugem interfecit, et in ignem praecipitavit: ipse veneno interiit.«

[2]) PLUTARCHI *vitae*, edit. DOEHNER, vol. I, p. 15, *Marius* XLIV: »Κάτλος δὲ Λουτάτιος Μαρίῳ συνάρξας καὶ συνθριαμβεύσας ἀπὸ Κίμβρων, ἐπεὶ πρὸς τοὺς δεομένους ὑπὲρ αὐτοῦ καὶ παραιτουμένους ὁ Μάριος τοσοῦτον μόνον εἶπεν ,Αποθανεῖν δεῖ' κατακλεισάμενος εἰς οἴκημα καὶ πολλοῦς ἄνθρακας ἐκζωπυρήσας ἀπεπνίγη.« — Dasselbe Ereignis berichtet auch VALERIUS MAXIMUS, Dictor. factorumque memorabilium libri IX, Francof. 1627, p. 321. Er fügt nur hinzu — was natürlich für die Vergiftung völlig gleichgültig ist —, daß das Zimmer frisch geweißt gewesen sei (recenti calce illito). Diese Hinzufügung findet sich auch bei VELLEJUS PATERCULUS, Histor. Roman. libri duo, Francof. 1607, p. 32.

[3]) L. LEWIN, Die Geschichte der Kohlenoxydvergiftung, Archiv für die Geschichte der Medizin, Bd. III, Heft 1, 1909.

[4]) APPIAN, *De bello Mithridatico*, cap. 223, edit. TROLLIUS, vol. I, p. 374: ». . . . καὶ αὐτῶν ὁ μὲν Διονύσιος πιὼν ὅπερ ἤγετο φάρμακον, αὐτίκα ἀπέθανε.«

18. Es kam in der Eroberungs- und Raubsucht der Römer eine Zeit, in der, wie FLORUS es ausdrückt, die Inseln herhalten mußten. So hatten sie auch ihre Augen auf Cypern geworfen, wo große Reichtümer sich seit uralter Zeit angesammelt hatten. Es regierte dort um das Jahr 80 v. Chr. PTOLEMAEUS, der natürliche Sohn von PTOLEMAEUS SOTER II. und Bruder von PTOLEMAEUS AULETES. Der Tribun PUBLIUS CLODIUS brachte ein angebliches Testament des PTOLEMAEUS ALEXANDER II. vor, nach welchem Cypern Rom vermacht worden sei. Daraufhin wurde die Insel als römische Provinz erklärt. PORCIUS CATO schleppte die cyprischen Reichtümer nach Rom. Der König, dem man großmütig als Ersatz das Oberpriesteramt am Venustempel in Paphos angeboten hatte, vergiftete sich, da »er weder den Römern Widerstand zu leisten vermochte, noch, seines Königtums beraubt, Lust am Weiterleben hatte«[1]).

19. Von dem Selbstmorde eines Fürsten, der gleichfalls nicht römischer Untertan sein wollte, berichtet CAESAR. Der König, der im belgischen Gallien zwischen Lüttich und Aachen seßhaften Eburonen, CATUVOLCUS nahm sich im Jahre 53 v. Chr. durch *Taxus* das Leben. Er hatte an der Erhebung des AMBIORIX, der gleichfalls über Eburonen herrschte, gegen die Römer teilgenommen. Aber angesichts seiner Altersschwäche und aus Stolz vor CAESAR zu fliehen, endete er sein Leben freiwillig durch Gift[2]). Wiederholt spielte die Eibe in alter Zeit als Gift eine Rolle. Von ihr schrieb im zweiten Jahrhundert vor unserer Zeitrechnung NIKANDER: »Pflücke nicht die giftige Eibe, die der Tanne ähnlich ist und auf dem Öta wächst, denn sie bringt dir einen tränenreichen Tod. Das Gift derselben schnürt den Schlund und den engen Weg durch die Kehle zu.« Die Eibe, *Taxus baccata* wirkt in der Tat durch ihr Alkaloid Taxin Erstickung erzeugend. Blätter und Beeren haben nicht so gar selten zu Vergiftungen gedient. Außer Erbrechen, Magenschmerzen, Koliken, Pupillenstarre, Ohnmacht, Koma, Herzstörungen und Kollaps stellen sich Atemlähmung und Krämpfe ein, die schon in einer bis anderthalb Stunden oder später zum Tode führen.

20. Das gleiche Gift diente unter AUGUSTUS, wie es scheint, zu einer freiwilligen Massenvergiftung. Spanien war zur Ruhe gebracht worden. Nur die mutigen Kantabrer und Asturier wollten dem römischen Reiche nicht unterwürfig sein. Sie beunruhigten sogar die benachbarten Stämme. Gegen sie zog der Kaiser selbst. Sie hatten sich auf einem Berge verschanzt, den sie für uneinnehmbar hielten. Trotzdem gelang es den Römern

---

[1]) FLORUS, l. c., lib. III, cap. 9: »Et divitiarum tanta erat fama, nec falso, ut victor gentium populus et donare regna consuetus P. Clodio tribuno plebis duce socii vivique regis confiscationem mandaverit. Et ille quidem ad rei famam veneno fata praecepit. — DIONIS CASSII *Histor. Roman.*, lib. XXXIX, cap. 22: »ὁ μὲν γὰρ Πτολεμαῖος ὁ τὴν νῆσον τότε κατέχων, ἐπειδὴ τά τε ἐψηφισμένα ᾔσθετο καὶ μήτ᾽ ἀνταῖραι τοῖς Ῥωμαίοις ἐτόλμησε μήτ᾽ αὖστερηθεὶς τῆς ἀρχῆς ζῆν ὑπέμεινε, φάρμακον πιὼν ἀπέθανε . . .«

[2]) CAESAR, *De bello gallic*, lib. VI, cap. 31: »Catuvolcus, rex dimidiae partis Eburonum, qui una cum Ambiorige consilium inierat, aetate jam confectus cum laborem belli aut fugae ferre non posset, omnibus precibus detestatus Ambiorigem, qui ejus consilii auctor fuisset, taxo, cujus magna in Gallia Germaniaque copia est, se exanimavit.«

hinaufzustürmen. Als die Kantabrer ihr Schicksal vor Augen sahen, hielten sie ihre letzte Mahlzeit und brachten sich dann mit Feuer, Schwert und Gift um. Dieses hatten sie »aus den *Taxus*-Bäumen« ausgepreßt, die bei ihnen wuchsen[1]). Wahrscheinlich ist der Beerensaft benutzt worden.

21. Solcher Massenselbstmorde sind in den Römerkriegen seitens der Besiegten wiederholt vorgekommen. Diese wollten weder den schlimmen Tod durch die brutalen Römer, noch in deren Knechtschaft gelangen. Im Jahre 153 v. Chr. wurde der Krieg gegen Spanien begonnen. Widerstand leistete vor allem die Stadt Numantia, unweit Soria am oberen Duero. Wiederholt wurden römische Generale dort blutig abgewiesen. Schließlich gelang es PUBLIUS CORNELIUS SCIPIO AEMILIANUS die Stadt, die weder Mauern noch Türme hatte, durch eine 15monatliche Einschließung auszuhungern. Als die Stadt schließlich in die Hände des Siegers gefallen war, »fand man keinen einzigen numantinischen Mann mehr vor, der im Triumphe hätte aufgeführt werden können. Die Anführer hatten die Numantiner mit dem Schwert, sich selbst mit Gift und ihre Vaterstadt mit Feuer vernichtet«[2]).

22. An das Konsulat des QUINTUS CAECILIUS METELLUS CRETICUS im Jahre 69 v. Chr. knüpft sich viel Unheil, das die Bewohner der Insel Kreta durch ihn zu erleiden hatten. Offen bekennt der Geschichtschreiber FLORUS, daß die Römer die Anstifter des kretischen Krieges waren, »aus bloßer Begierde diese Insel unter ihre Botmäßigkeit zu bringen«. Unter dem Vorgeben, die Einwohner hätten des MITHRIDATES Partei gehalten, unternahm man einen Krieg gegen sie. MARCUS ANTONIUS war der Führer. »Er hatte mehr Ketten als Waffen mit sich auf das Schiff genommen. Es bekam ihm aber schlecht, denn die Kretenser nahmen die Schiffe und hängten die Gefangenen an den Segeln und Tauen auf. METELLUS, der nunmehr kam, wurde ihrer Herr, nahm ihre Städte Cydonia, Cnossus und andere ein und wütete gegen sie, obschon POMPEJUS, dem sie ihre Unterwerfung angeboten, den L. OCTAVIUS und CORNELIUS SISENNA zur Entgegennahme derselben gesandt hatten. METELLUS ging so grausam mit den Gefangenen um, daß sich die meisten selbst mit Gift umbrachten[3]).

23. Die *römische Kaiserzeit* ist reich an Beispielen von Selbstmorden bekannter historischer Menschen durch Gift. So trieb der Verlust der Macht an einen verhaßten Gegner KLEOPATRA zum Gifttod. Die allgemeine geschichtliche Annahme über die Art wie er zustande kam, deckt sich mit der folgenden Bemerkung: »KLEOPATRA setzte sich eine Aspis an und wurde

---

1) FLORUS, *Epitomae*, lib. IV, cap. 12, 50: »postquam extrema barbari vident, certatum igne, ferro inter epulas venenoque, quod ibi volgo ex arboribus taxeis exprimitur, praecepere mortem.«

2) FLORUS, lib. II, cap. 18: »itaque deplorato exitu in ultimam rabiem furoremque conversi, postremo Rhoecogene duce se suos patriam ferro veneno subjecto igne undique peregerunt.«

3) FLORUS, l. c., lib. III, cap. 7: ». . . . adeo saeve in captivos consulebatur ut veneno se plerique conficerent.«

durch das Gift derselben getötet.«[1]) Es besteht indes auch noch eine andere interessantere Version neben dieser. DIO CASSIUS berichtet sie[2]): »Zuverlässig läßt sich die Art ihres Todes nicht angeben. Man fand nur an ihren Armen ganz feine Stiche. Einige sagen, sie habe sich eine Natter, entweder in einer Urne oder unter Blumen verborgen, bringen lassen und an den Arm gesetzt, andere: sie habe die Schmucknadel, mit der sie ihr Haar aufzustecken pflegte, mit einer Art von Gift bestrichen, das zwar sonst dem Körper unschädlich gewesen, aber, sobald es nur im geringsten mit dem Blut in Berührung gekommen wäre, einen schnellen und schmerzlosen Tod veranlaßt hätte. Diese Nadel habe sie im Haar getragen, jetzt aber, nach einer gemachten Wunde, sich bis zum Bluten in den Arm gestochen.« Selbst diese zweite Version läßt die Annahme des Todes der KLEOPATRA durch Schlangengift, das nur von einer Wunde aus wirken kann, zu. Ein ziemlich großes Maß von Wahrscheinlichkeit spricht dafür, daß die Königin es auf die Nadel und sich in die durch die Nadel geschaffenen Wunden gebracht habe. Die Nadel, womit der ganze Haarbau zusammengehalten wurde, hieß in Rom Acus discriminalis, Nestnadel. Sie war zuweilen hohl und diente dann als Behältnis für Gift, die letzte Zuflucht in der Verzweiflung. Sie starb, so berichtet DIO CASSIUS weiter, nebst ihren beiden Kammerfrauen; der Eunuch hatte, sogleich bei seiner Gefangennahme mit der Königin, sich selbst von Schlangen stechen lassen, und war, sobald er die Wirkung eintreten fühlte, in das für ihn schon vorbereitete Grab gesprungen. AUGUSTUS, der KLEOPATRA gar zu gern für seinen Triumph aufbewahrt hätte, ließ durch Psyllen, die das Schlangengift auszusaugen verstanden und als gefeit dagegen angesehen wurden, Versuche machen, um aus der Königin das Gift zu entfernen. Erst als deren Arbeit erfolglos geblieben war, ließ er sie und ihren Geliebten ANTONIUS in einem gemeinschaftlichen Begräbnis beisetzen und das Grabmal vollenden, welches sie sich zu errichten angefangen hatten.

24. Nicht häufig hat der Selbstmord eines Menschen allgemeine Freude erregt. Der Fall war dies, als bekannt wurde, daß der römische Feldherr M. LOLLIUS durch Gift sein Ende gefunden habe[3]). Er starb innerhalb weniger Tage[4]). Er hatte das Unglück gehabt, von deutschen Stämmen

---

[1]) EUTROPIUS, *Breviarium Histor. Roman.*, lib. VII: »Cleopatra sibi aspidem admisit et veneno ejus extincta est.« In der griechischen Übersetzung des PAEANIUS sind es mehrere Schlangen: »καὶ ἡ Κλεοπάτρα θάνατον ἐβούλευσε καθ᾽ ἑαυτῆς, ἀσπίδας προσαγαγοῦσα καὶ ταύτην ἐδέξατο τοῦ βίου τελευτήν.«

[2]) DIO CASSIUS, l. c., lib. LI: »Καὶ τὸ μὲν σαφὲς οὐδεὶς οἶδεν, ᾧ τρόπῳ διεφθάρη· κεντήματα γὰρ λεπτὰ περὶ τὸν βραχίονα αὐτῆς μόνα εὑρέθη. λέγουσι δὲ οἱ μὲν ὅτι ἀσπίδα ἐν ὑδρίᾳ, ἢ καὶ ἐν ἄνθεσί τισιν ἐσκομισθεῖσαν οἱ προσέθετο. οἱ δὲ ὅτι βελόνην, ᾗ τὰς τρίχας ἀνεῖρεν ἰῷ τινι, δύναμιν τοιαύτην ἔχοντι, ὥστε ἄλλως μὲν μηδὲν τὸ σῶμα βλάπτειν, ἂν δ᾽ αἵματος καὶ βραχυτάτου ἅψηται, καὶ τάχιστα καὶ ἀλυπότατα αὐτὸ φθείρειν, χρίσασα, τέως μὲν αὐτὴν ἐν τῇ κεφαλῇ ἐφόρει, ὥσπερ εἰώθει, τότε δὲ, προκατανύξασα τινὶ τὸν βραχίονα, ἐς τὸ αἷμα ἐνέβαλεν.«

[3]) PLINIUS. l. c., lib. IX, cap. LVIII: »hoc fuit quare M. Lollius infamatus regum muneribus in toto oriente interdicta amicitia a Cajo Caesare venenum biberet.«

[4]) VELLEJI PATERCULI *Histor. roman.*, lib. II, Paris. 1675, p. 120: »cujus mors intra paucos dies fortuita an voluntaria fuerit ignoro.« (Im Jahre 3 v. Chr.)

im Jahre 21 v. Chr. besiegt zu werden und dabei Legionsadler zu verlieren. Diese Niederlage wurde damals in Rom als schmählich empfunden. Man hielt sie zu ihrer Zeit für so schimpflich wie etwa 30 Jahre später die Niederlage des Varus im Teutoburger Walde. AUGUSTUS, dessen Gunst er trotzdem behielt, machte ihn zum Erzieher von CAJ. CAESAR, dem späteren CALIGULA. Mit ihm ging er nach Asien und machte sich im ganzen Orient dadurch verhaßt, daß er von den Königen für sich Geschenke erpreßte, ja sogar gegen Lohn den Parthern die römischen Pläne verriet. Nebenher war er ein hypokritischer, lasterhafter Mann, den — HORAZ freilich wegen seiner Tugenden lobte. Seine Enkelin konnte auf ein Vermögen von 40 Millionen Sestertien blicken.

25. Unter TIBERIUS ereignete sich eine eigentümliche Selbstvergiftung. Er hatte die Gerechtsame des Senats so gemindert, daß diesem zuletzt nichts als Strafurteile verblieben. Vielleicht deshalb oder aus einem anderen Grunde verschluckte ein Ritter, VIBULENUS AGRIPPA, in vollem Senat, das in seinem Siegelringe verwahrte Gift und stürzte tot hin[1]). Nur ein aus Aconit hergestelltes vorzügliches Präparat hätte dies bewerkstelligen können, weil keines der sonst in jenen Zeiten bekannt gewesenen Gifte innerhalb sehr kurzer Zeit tödlich wirken konnte.

26. Durch Gift, das ihr Sohn ihr gab, tötete sich die Mutter des VITELLIUS. Als ihm prophezeit worden war, daß er, wenn er seine Mutter überleben würde, auf eine sichere und lange Regierung hoffen könne, brachte er sie dahin, daß sie, aus Furcht noch Schlimmeres erleben zu müssen, Gift von ihm verlangte und es ohne viele Mühe erhielt[2]).

27. Bekannt ist es auch, wie NERO den ihm nahestehenden Philosophen SENECA zum Selbstmorde verurteilte. Man öffnete ihm zuerst eine Ader, ohne daß der Blutverlust ihn zu töten vermochte. Dann bat er den Arzt STATIUS ANNAEUS, seinen Freund, »ihm Gift zu geben, das er sich vor längerer Zeit besorgt habe, das gleiche, das man in Athen Verbrecher nehmen ließe, also Schierling. Er verschluckte es. Aber seine schon kalten Glieder konnten die Wirkung des Giftes sich nicht entwickeln lassen« [3]). Die verzögerte Resorption unter diesen Verhältnissen ist durchaus verständlich.

28. Eines der Dramen, wie deren die römische Ländergier und tierische Grausamkeit zahlreich schuf, spielte sich auf britannischem Boden zur Zeit des NERO ab. Der König der Icener, PRASUTAGUS, hatte Nero und seine beiden Töchter zu seinen Erben eingesetzt, in der Überzeugung, dadurch sein Königreich und seinen Besitz sichern zu können. Er täuschte sich; denn die römischen Centurionen verwüsteten und plünderten sein Reich

---

1) DIO CASSIUS, lib. LVIII, cap. 21.

2) SUETON, Vitellius, cap. XIV.

3) TACITUS, *Annales*, lib. XV, cap. LXIV: ».... orat provisum pridem venenum quo damnati publico Atheniensium judicio extinguerentur promeret; allatumque hausit frustra, frigidus jam artus et cluso corpore adversum vim veneni.«

und schonten auch seinen Palast nicht. Seine Gemahlin BOADICE wurde mit Ruten blutig geschlagen, seine Töchter entehrt und die Vornehmen zu Bettlern gemacht. Das empörte Volk schlug die Römer, vernichtete die neunte Legion und die Römer in allen ihren Plätzen, von denen unter anderem Camalodunum niedergerissen wurde. Als jedoch BOADICE, die das Volk zu solchen Taten entflammt hatte, in einer Schlacht dem SUETONIUS unterlegen war, tötete sie sich durch Gift[1]).

29. Aus rein politischen — man könnte auch sagen patriotischen — Gründen tötete sich LONGIN, ein römischer Führer in dem Kriege des TRAJAN gegen DECEBALUS, den König von Dacien, dem heutigen Rumänien und Siebenbürgen. Dieser lud den LONGIN, der ihm bisher mit seinem Korps großen Schaden zugefügt hatte, zu sich zu einer Unterredung ein, unter dem Vorgeben, den Frieden um jeden Preis annehmen zu wollen. Als er gekommen war, ließ er ihn verhaften und verlangte von ihm die Mitteilung über den Kriegsplan des TRAJAN. Als Preis der Freilassung des LONGIN verlangte DECEBALUS die Übergabe alles Landes bis zur Donau und Ersatz aller Kriegskosten. TRAJAN gab hierauf eine unbestimmte Antwort. LONGIN, der sich der Verlegenheit bewußt war, in der TRAJAN sich fand, verschaffte sich durch seinen Freigelassenen Gift. Um bei dem König keinen Verdacht zu erregen, versprach er ihm diesen Freigelassenen mit einem Schreiben, das eine Aussöhnung herbeiführen sollte, an TRAJAN zu senden. Kaum war der Freigelassene, dessen Leben LONGIN retten wollte, abgegangen, so nahm dieser in der Nacht das Gift und starb[2]). Den Freigelassenen, den DECEBALUS haben wollte, gab TRAJAN nicht heraus, selbst als DECEBALUS dafür die Leiche des LONGIN, einen gefangenen Centurio und zehn weitere Kriegsgefangene bot.

30. Selbst ein so machtvoller, die Welt zeitweilig als unumschränkter Monarch beherrschender und seinen Willen ihr auferlegender kluger und weitsichtiger Mann wie DIOKLETIAN, der vom Glück so überaus reich begünstigt war, sah die Zeit kommen, wo der Überdruß am Leben ihn erfaßte. Er verließ die Überfülle seiner Macht und zog sich in seine Heimat Dalmatien zurück, wo er nach achtjähriger Ruhe in Salona, seinem Geburtsorte, im Jahre 313 starb. Wie? Darüber gehen die Ansichten auseinander. EUTROP endet seinen geschichtlichen Bericht über ihn nur mit den Worten, daß ihm, der als Privatmann gestorben, zuteil geworden wäre, was nie vor ihm ein Sterblicher erlangt habe, nämlich göttlich verehrt zu werden[3]). Daß er seinem Leben durch Gift eine Grenze gesetzt habe,

---

[1]) TACITUS, *Annales,* lib. XIV, cap. XXXVII, edit. NISARD, Paris 1842, p. 221: »Boadice vitam veneno finivit.« — DIO CASSIUS, lib. LXII, Nero, VI, läßt sie an einer Krankheit sterben, was natürlich die Vergiftung nicht ausschließt.

[2]) DIONIS CASSII *Historiae,* edit. STURZIUS, vol. IV, p. 309: »Λογγῖνος δὲ ἐν τούτῳ φαρμάκου διὰ τοῦ ἀπολευθέρου εὐπορήσας .... τὸ φάρμακον νυκτὸς ἔπιε καὶ ἀπέθανε.«

[3]) EUTROPIUS, *Breviarium Roman. historiae,* lib. IX, cap. 16, Cizae 1628, p. 245: Contigit igitur ei, quod nulli post natos homines, ut cum privatus obiisset, inter divos tamen referretur.«

berichtet SEXTUS AURELIUS VICTOR, der in der Mitte des vierten Jahrhunderts lebte und zeitweilig Statthalter von Pannonien unter Kaiser JULIAN war: »DIOKLETIAN starb, wie bekannt, eines freiwilligen Todes aus Furcht. Denn als CONSTANTIN und LICINIUS ihn zur Feier ihrer Vermählung eingeladen hatten, so entschuldigte er sich damit, daß ihn sein Alter verhindere ihr beizuwohnen. Als darauf eine drohende Antwort erfolgte, worin man ihm vorwarf, daß er den MAXENTIUS begünstigt habe und den MAXIMIN jetzt noch begünstige, so nahm er, wie man sagt, Gift, um einem schimpflichen Tode auszuweichen[1].«

Mag dieser Bericht der Wahrheit entsprechen oder nicht — sicher scheint mir zu sein, daß ein DIOKLETIAN nicht aus Furcht sich das Leben genommen hat. Hat er sich vergiftet, so konnte auch nur der Überdruß am Leben und nicht eine so kleinliche Ursache der Beweggrund gewesen sein.

31. Mit Gift als Selbsttötungsmittel prahlte der in widerwärtigsten Ausschweifungen sich ergehende, moralisch verkommene Kaiser HELIOGABAL. Er trug, als ihm einige syrische Priester vorausgesagt hatten, daß er eines gewaltsamen Todes sterben würde, in Büchsen von Hyacinth (Amethyst) und Smaragd Gift bei sich, das er im Falle drohender Gewalt nehmen wollte. Er kam nicht dazu, da die Prätorianer ihn — leider erst nach dreijährigem paralytischem Tun — im Jahre 222 ermordeten. Sein Leichnam wurde durch die Straßen geschleift, in den Kloaken herumgezogen und endlich in den Tiber geworfen[2].

32. Eine besondere Gruppe von Selbstmördern stellen die Prasser dar, die ihr Vermögen durchgebracht und deswegen zuletzt zum Giftbecher griffen. Die alte Geschichte hat auch die Namen mancher solcher aufbewahrt. Welch langes, ünübersehbares Register würde es geworden sein, wenn alle, die es taten, aufgezeichnet worden wären! Wie viel würde allein unsere Zeit dazu beigetragen haben! In Griechenland und Rom sind hauptsächlich Schierling und Aconit zur Selbsttötung verwendet worden. Es ist sicher, daß manche diesfällige Angabe über Aconit sich auf *Conium maculatum*, seltener umgekehrt bezieht[3].

33. Von Verschwendern, die auf die bezeichnete Art endeten, gibt AELIAN Kunde: »Den PERIKLES, den KALLIAS und NIKIA stürzte ihre ausschweifende und wollüstige Lebensart in Armut. Da sie nun kein Geld mehr hatten, so tranken sie einander bei dem letzten Gelage den Giftbecher mit Schierling zu, und gingen so vom Schmause aus dieser Welt[4].«

---

[1]) SEXTUS AURELIUS VICTOR, *De vita et moribus Imperat. Romanor.*, Lugd. Batav. 1699, p. 98: »Morte consumptus est, ut satis patuit per formidinem voluntaria. Quippe cum a Constantino atque Licinio vocatus ad festa nuptiarum per senectam quo minus interesse valeret excusavisset rescriptis minacibus acceptis quibus increpabatur Maxentio favisse ac Maximinio favere, suspectans necem dedecorosam, venenum dicitur hausisse.«

[2]) LAMPRIDIUS, Heliogabalus, cap. XXXII und XXXIII.

[3]) MACROBIUS, Saturnalia, lib. VIII, cap. 6.

[4]) AELIAN, lib. IV, cap. 23: ». . . . ἐπεὶ γὰρ ἐπέλιπε τὰ χρήματα αὐτοῖς οἱ τρεῖς κώνειον τελευταίαν πρόποσιν ἀλλήλοις προπίοντες ὥσπερ οὖν ἐκ συμποσίου ἀνέλυσαν.« – Es schei-

34. Einen weiteren derartigen Fall teilt SENECA mit: APICIUS, ein bekannter Feinschmecker aus der Zeit des TIBERIUS, »trat als Lehrer der Kochkunst auf und steckte mit seiner Wissenschaft die Römer an. Es lohnt der Mühe, sein Ende kennen zu lernen. Nachdem er 100 Millionen Sesterzien [12 Millionen Mark] auf seine Küche verwendet hatte, nachdem er so viele Geschenke an hervorragende Leute und eine so ungeheure Summe, wie sie etwa das Kapitol zu seiner jährlichen Instandhaltung erforderte, für jedes einzelne Gelage verschwendet hatte, übersah er, von Schulden erdrückt, notgedrungen zum ersten Male seinen Vermögensbestand, und da er herausrechnete, daß ihm nur 10 Millionen Sesterzien übriggeblieben waren, so endete er — gleichsam um nicht Hunger zu leiden — sein Leben selbst durch Gift«[1]).

35. Wie in jeder Zeit, so gab es auch in Rom Giftselbstmörder, die nach vollbrachter Tat Reue empfanden und doch nicht sterben wollten. Ein solcher war L. DOMITIUS. Er wurde bei Marseille besiegt und von CAESAR bei Corfinium gefangen. Aus Lebensüberdruß und Verzweiflung nahm er Gift. Kaum hatte er es jedoch verschluckt, als er alles Erdenkliche an sich vornehmen ließ, um gerettet zu werden. Freilich vergebens[2]).

36. Es kam auch vor, daß Verbrecher den freiwilligen Gifttod einer anderen zwangsweisen Tötung vorgezogen haben. Dies tat z. B. LUCIUS TUBULUS, ein dreister Menschentöter, der, nachdem er aus der Verbannung zurückgekehrt war, wohin man ihn wegen seiner Übeltaten geschickt hatte, im Gefängnis Gift nahm, weil er seiner Tötung entgegensehen konnte[3]).

---

nen diese Selbstmörder die gleichen zu sein, über die ATHENAEUS, lib. XII, cap. IX berichtet, nämlich NIKIAS, AUTOKLES und EPIKLES: »ἐπειδὴ δὲ πάντα κατανάλωσαν, κώνειον πιόντες, ἅμα τὸν βίον κατανάλωσαν.«

[1]) SENECA, *De consolatione ad Helviam*, cap. X: »Cum sestertium millies in culinam congessisset, cum tot congiaria Principum, et ingens Capitolii vectigal singulis commessationibus exsorpsisset; aere alieno oppressus, rationes suas tunc primum coactus inspexit. superfuturum sibi sestertium centies computavit: et velut in ultima fame victurus, si in sestertio centies vixisset, veneno vitam finivit.«

[2]) PLINIUS, *Histor. natur.*, lib. VII, cap. LIV, edit. LITTRÉ, tom. I, p. 310: »L. Domitius apud Massiliam victus, Corfinii captus ab eodem Caesare, veneno propter taedium vitae, postquam biberat, omni opere ut viveret advisus est.«

[3]) ASCONIUS PEDANIUS, *In Ciceronis orationes Commentarii*, Florent. 1519, p. 11. Enarratio circa Ver. Primum XL: »Si me Hercule judices pro L. Tubulo dicerem, quem unum et omni memoria sceleratissimum et audacissimum fuisse accepimus, tamen non timerem venenum hospiti, aut convivae, si diceretur, coenanti ab illo datum, cui neque haeres neque iratus fuisset. L. hic Tubulus praetorius fuit aetate patrum Ciceronis, is propter multa flagitia cum de exilio accersitus esset, ne in carcere necaretur, venenum bibit.«

## Zweites Kapitel.

Lebensflucht wegen körperlicher Leiden, Lebensüberdruß und Altersbeschwerden. Erlaubnis zur freiwilligen Lebensbegrenzung. Lieferung von Gift durch den Staat. LICINIUS CAECINA. PROCULEJUS. HADRIAN. EUPHRATES. Massilia. Cea. Chios. TIMOTHEUS AELURUS. ROUSSEAU. Selbstvergiftungen aus der französischen Revolutionszeit. CONDORCET. NAPOLÉON. CHATTERTON. Herzog VON CHOISEUL-PRASLIN.

1. Der Lebensüberdruß durch körperliche Leiden und das Alter hat in Giften schon in sehr alter Zeit oft seinen Helfer gefunden. Charakteristisch für die wahrscheinlich sehr große Zahl der Opfer, die zu Selbstmorden allein das Opium gefordert haben muß, ist, daß PLINIUS, etwa um das Jahr 50 schreiben konnte: »Opium erregt nicht allein Schlaf, sondern kann, in größeren Mengen genommen, selbst den Tod nach sich ziehen. So wissen wir, um nur ein Beispiel anzuführen, daß der Vater des Konsulars LICINIUS CAECINA zu Bavilis in Spanien aus Lebensüberdruß infolge einer bösen Krankheit sich damit das Leben genommen hat[1]).«

2. Der körperliche Schmerz ist in aller Zeit Sieger über den Lebenswillen gewesen. PLINIUS zählt sogar die Leiden auf, die dies bewerkstelligen: »Unsere Vorfahren haben sich dahin ausgesprochen, daß die schmerzlichsten Qualen verursachen: die Harnbeschwerden beim Blasenstein, die Magenübel und die Kopfschmerzen, denn um fast keiner anderen willen sei man zum Selbstmord verleitet worden. Wie ganz andere bringen heute Menschen dazu, in dem freiwilligen Tode auch des Besten Zufluchtshafen zu erblicken[2]).« Wegen heftiger Magenschmerzen tötete sich, so sagt ein alter Bericht, CAJUS PROCULEJUS, der Freund des AUGUSTUS, durch Verschlucken von Gips. Wenn nicht Ätzkalk darunter verstanden sein soll, der dem Manne den Magen verbrannt und Höllenqualen verursacht haben würde, so bliebe nur die Annahme übrig, daß er ein anderes Gift unter der Bezeichnung des ganz harmlosen Gipses genommen, oder daß er an einem runden Magengeschwür gelitten und durch Einbringen dieser gewiß nicht feinpulverigen Masse die Veranlassung zu einem tödlichen Durchbruch in die Bauchhöhle gegeben hat.

3. Nicht immer war es denen, die Gift für Körperqualen verlangten, vergönnt, die unter Umständen leichte Art des Gifttodes zu erlangen. Der Kaiser HADRIAN, der um das Jahr 137 die ersten Symptome der Wassersucht bekam und sie »durch magische Künste« vertreiben zu können hoffte, wurde durch sein Leiden zu Exzessen der Grausamkeit getrieben. Unter anderem ließ er seine Frau SABINA vergiften und seinen 90jährigen Schwager

[1]) PLINIUS, l. c., lib. XX, cap. 76.

[2]) PLINIUS, l. c., lib. XXV, cap. VII: »ea vitae conditio est ut mori plerumque etiam optimi portus sit.«

SERVIANUS sowie seinen 18jährigen Enkel DION töten. Viele andere wurden öffentlich oder heimlich getötet, nicht ohne daß der Verdacht laut geworden wäre, sie hätten Gift von ihm bekommen[1]. Der Augenblick aber kam, wo in Erfüllung ging, was öffentlich SERVIANUS von den Göttern erfleht hatte, daß HADRIAN sich den Tod wünschen sollte. Er verlangte nach Gift, das keiner ihm zu reichen wagte. Er verlangte es von seinem Arzte, der aber, um solches ihm nicht reichen zu müssen, sich selbst das Leben nahm[1]. Auch der Gladiator, dem er befahl, ihm einen Dolch ins Herz zu jagen, weigerte sich und entfloh. So mußte er unter Qualen an seinem Leiden zugrunde gehen[2].

Was HADRIAN selbst nicht gelang, schmerzlos und vor allem schnell zu enden, das ermöglichte er dem Philosophen EUPHRATES. Er gestattete ihm wegen seiner Altersgebrechen den Schierlingsbecher zu leeren[3].

Es ist nicht klar, wie dies »Gestatten« aufzufassen ist. Der Selbstmord durch Gift war, soweit ich dies habe verfolgen können, nicht verboten und konnte auch wohl nicht verboten worden sein, weil beim Gelingen kein Strafobjekt mehr vorhanden war. Es kann sich deswegen nur um den Bezug des Giftes gehandelt haben. Wäre der Staat Lieferant desselben oder der Rohmaterialien gewesen, so nimmt es wunder, daß Näheres und Sicheres über die sich dabei aufdrängenden Fragen in alten Berichten nicht zu finden ist. War es eine Privatperson, die den Schierling offiziell suchte und verkaufte, so war damit eine Quelle geschaffen, aus der manches Verbrechen fließen konnte, die aber auch nicht zu versagen brauchte, wenn ein Lebensmüder nicht erst um die Erlaubnis der Giftdosis »einkommen« wollte. Die Frage, auf die ich bald noch einmal zurückkommen werde, ist in früheren Jahrhunderten Gegenstand der Kontroverse gewesen.

Daß sich Menschen auch ohne Gestattung in späteren Zeiten mit Schierling töteten, ersieht man aus JUVENAL, der mitteilt, daß der von CALIGULA verbannte SECUNDUS CARINAS so in äußerster Not nach Athen gekommen war, daß er sich mit Schierling vergiftete:

»*Auch hast diesen du Athen*
*Verarmt gesehen und konntest nur*
*Den kalten Schierlingstrank ihm reichen.*«

## Massilia. Cea [Keos].

4. Nur einen einzigen, ausdrücklichen Hinweis auf eine obrigkeitliche Ausgabestelle von Gift kenne ich. In Massilia, dem heutigen Marseille, einer ionischen Kolonie, die nach ionischen Gesetzen lebte und im Altertum wegen ihrer guten Verwaltung hoch in Ehren stand[4], wurde, so heißt es in dem alten Bericht, Schierlingsgift staatlich aufbewahrt. Derjenige konnte es von den Timouchen, einem Rat von 600 der vornehmsten Männer, er-

---

1) SPARTIANUS, Hadrian, Cap. XIII und Cap. XIV.
2) DIO CASSIUS, l. c., lib. LXX, Hadrianus XV: ». . . . postulabat saepenumero venenum.«
3) DIO CASSIUS, lib. LXIX: »ὁ Εὐφράτης, ὁ φιλόσοφος, ἀπέθανεν ἐθελοντὴς ἐπιτρέψαντος αὐτῷ καὶ τοῦ Ἀδριανοῦ κώνειον καὶ διὰ γῆρας καὶ διὰ τὴν νόσον πίειν.«
4) CICERO, Oratio pro Flacco, cap. XXVI.

halten, der ihnen darlegte, warum der Tod ihm willkommen sei. Nach reiflicher Überlegung, die zur Grundlage hatte, einen Menschen nicht leichtfertig das Leben wegwerfen zu lassen, ihm aber, wenn er gute Gründe hatte, den Weg zum Sterben zu ebnen, versagten oder erlaubten sie den Giftbecher[1]). Es war dies, wie schon im Altertum betont wurde, keine gallische Sitte, sondern eine von Griechenland übernommene. Zweifel, die an der Wahrheit des Berichteten laut geworden sind und die man dadurch begründen zu können glaubte, daß nur ein einziger alter Schriftsteller darüber sich vernehmen läßt, verlieren durch das Folgende ihre Berechtigung.

5. Auf der Insel Cea im Ägäischen Meere nämlich bestand nach den glaubwürdigsten Bekundern sehr verschiedener Zeiten, worunter sich sogar ein Augenzeuge VALERIUS MAXIMUS befindet, nicht das Gesetz, sondern die Sitte, daß sehr alte Leute beiderlei Geschlechts, die für die Tätigkeit und für das Genießen des Lebens unfähig geworden nur seine Last empfanden, sich selbst durch Gift töteten. Nach AELIAN[2]), der im dritten Jahrhundert n. Chr. schrieb, hätten solche Alten, denen ihre Körper- und Geisteskräfte nicht mehr verstatteten, dem Gemeinwesen nützlich zu sein, sich einander, wie zu einem Gastmahle oder zu einem festlichen Opfer eingeladen und bei dieser Zusammenkunft, bekränzt, den Schierlingsbecher geleert. Der Schierling fand sich nicht nur auf dieser Insel vor, sondern war sogar mit besonders starker Wirkung versehen und dem von Kreta, Attika, Megara und Cilicien gleichzustellen[3]).

Nach der ältesten Nachricht über diese Sitte sollen ganz besonders Frauen sich durch Gift ein vorzeitiges Ende auf jener gesundheitlich sehr gerühmten, fruchtbaren[4]), die Menschen ein hohes Alter erreichen lassenden Insel[5]) verschafft haben. Die einen sollten dies, wie der im Beginne des vierten Jahrhunderts vor unserer Zeitrechnung lebende Philosoph und Historiker HERAKLIDES angibt, durch Mohn, die anderen durch Schierling erreicht haben[6]). Die Mohngebraucher waren jedenfalls besser daran als die Schierlingstrinker.

---

1) VALERIUS MAXIMUS, *Factorum et dictorum memorabilium Libri novem*, lib. II, cap. VI: »Venenum cicuta temperatum *in ea civitate publice custoditur*, quod datur ei, qui causas sescentis exhibuit, propter quas mors sit illi expetenda, cognitione virili benivolentia temperata, quae neque egredi vita temere patitur et sapienter excedere cupienti celerem fati viam praebet, ut vel adversa vel prospera nimis usus fortuna .... conprobato exitu terminetur.«

2) AELIAN, *Variae historiae*, lib. III, cap. XXXVII, edit. HERCHER, Paris., p. 335: »Νόμος ἐστὶ Κείων· οἱ πάνυ παρ᾽ αὐτοῖς γεγηρακότες, ὥσπερ ἐπὶ ξένια παρακαλοῦντες, ἑαυτοὺς ἢ ἐπί τινα ἑορταστικὴν θυσίαν, συνελθόντες καὶ στεφανωσάμενοι πίνουσι κώνειον, ὅταν ἑαυτοῖς συννειδῶσιν, ὅτι πρὸς τὰ ἔργα τὰ τῇ πατρίδι λυσιτελοῦντα ἄχρηστά εἰσιν, ὑποληρούσης ἤδη τι αὐτοῖς καὶ τῆς γνώμης διὰ τὸν χρόνον.«

3) DIOSCORIDES, lib. IV, cap. 79: ».... ἐνεργέστατον δέ ἐστι τὸ κρητικὸν [κώνειον] καὶ τὸ μεγαρικὸν, καὶ τὸ ἀττικὸν καὶ τὸ ἐν τῇ Χίῳ [lege Κέῳ] καὶ κιλικίᾳ γεννωμένον.«

4) VIRGIL, *Georgicon*, lib. I, vers. 14:

».... *et cultor nemorum, cui pinguia Ceae*
*Ter centum nivei tondent dumeta juvenci.*«

5) Über CEA vgl. BRÖNDSTED, Reisen und Untersuchungen in Griechenland, Paris 1826, Bd. 1.

6) HERACLIDIS *Politiae*, edit. SCHNEIDEWIN, p. 14: »Οὔσης δὲ ὑγιεινῆς τῆς νήσου καὶ εὐγήρων τῶν ἀνθρώπων, μάλιστα δὲ τῶν γυναικῶν, οὐ περιμένουσι γηραιοὶ τελευτᾶν, ἀλλὰ πρὶν ἀσθενῆσαι ἢ πηρωθῆναί τι, οἱ μὲν μήκωνι, οἱ δὲ κωνείῳ ἑαυτοὺς ἐξάγουσιν.«

Als von einer allgemein bekannten Sache spricht ebenso aus der ersten Hälfte des dritten Jahrhunderts v. Chr. MENANDER[1]):

> »*Schön ist der Ceer Gesetz, o Phanias,*
> *Nicht lebe schlecht, wer gut nicht zu leben vermag.*«

Noch im ersten und dritten Jahrhundert n. Chr. war diese Sitte der Insel eigen, wie VALERIUS MAXIMUS und AELIAN bezeugen und wie aus MELEAGERs des Poeten und Philosophen Schriften hervorgeht[2]). Er lobt die ceischen Becher.

Diese Sitte soll eingeführt worden sein, damit für die jüngeren Leute der Insel der Unterhalt ausreiche[3]). Diese Annahme wird wohl auf einem Mißverständnis beruhen[4]), das in einem alten Berichte seine Quelle hat. Als nämlich einst die Insulaner von den Athenern belagert wurden, beschloß man wegen der Schwierigkeit der Ernährung, alle mehr wie 60jährigen durch Schierling zu töten. Als die Athener dies erfuhren, gaben sie die Belagerung auf.

Die Methode der Giftbereitung für Urteilsvollstreckung und Selbstmord scheint nicht überall und immer die gleiche gewesen zu sein. Eine Besonderheit darin sollen die Einwohner von Cea gehabt haben; denn THEOPHRAST, der Schüler von PLATO und ARISTOTELES, berichtet ungefähr aus dem Jahre 371 v. Chr., daß jene Inselbewohner »sich sonst des Schierlings nicht auf diese Weise bedienten wie es jetzt geschähe. Früher hätten sie ihn gequetscht, wie es auch andere taten. Aber jetzt quetsche ihn niemand mehr, sondern, nachdem man die Schale [vom Samen] abgezogen[5]), stießen sie ihn in einem Mörser, siebten die Masse fein durch, kneteten sie mit Wasser [?] und gäben das letztere ein, wodurch ein leichter und schneller Tod bewirkt werden soll[6]).«

Ein Augenzeuge einer solchen, vor geladenen Gästen vorgenommenen Selbstvergiftung, VALERIUS MAXIMUS[7]), war mit SEXTUS POMPEJUS nach

---

1) MENANDRI et PHILEMONIS, *Reliquiae,* edit. MEINEKE, Berol. 1823, p. 237:
»Καλὸν τὸ Κείων νόμιμόν ἐστι, Φανία,
Ὁ μὴ δυνάμενος ζῆν καλῶς οὐ ζῇ κακῶς.«

2) MELEAGER in: JACOBS, *Anthologia Graeca,* 1813, tom. I, no. 470, p. 449:
»γήραϊ δ' ἢ νούσῳ βίον ἔλλιπες; ἤλυθον Ἄιδαν
αὐτοθελεί, Κείων γευσάμενος κυλίκων.«

3) STRABO, *Geograph.,* lib. X, edit. CASAUBON, p. 486: »τοῦ διαρκεῖν τοῖς ἄλλοις τὴν τροφήν.« — STEPHANUS BYZANTINUS, *Opera,* Lips. 1825, vol. I, p. 221 [unter Ἰουλὶς]: »προσέταττε γὰρ τοὺς ὑπὲρ ἑξήκοντα ἔτη κωνειάζεσθαι τοῦ διαρκεῖν τοῖς ἄλλοις τὴν τροφήν.«

4) BÖCKH, Berlin. Jahrb. 1827, 1, S. 16.

5) Wie dies bei der Kleinheit des Samens ermöglicht werden soll, ist mir unverständlich.

6) THEOPHRASTUS, *Histor. plantar.,* lib. IX, cap. XVII, 9: »ἐπεὶ καὶ Κεῖοι τῷ κωνείῳ πρότερον οὐχ οὕτω ἀλλὰ τρίβοντες ἐχρῶντο καθάπερ οἱ ἄλλοι· νῦν δ' οὐδ' ἂν εἷς τρίψειεν ἀλλὰ πτεριπτίσαντες καὶ ἀφελόντες τὸ κέλυφος, τοῦτο γὰρ τὸ τὴν δυσχέρειαν παρέχον δυσκατέργαστον ὄν, μετὰ ταῦτα κόπτουσιν ἐν τῷ ὅλμῳ καὶ διαττήσαντες λεπτὰ ἐπιπάττοντες ἐφ' ὕδωρ πίνουσιν ὥστε ταχεῖαν καὶ ἐλαφρὰν γίνεσθαι τὴν ἀπαλλαγήν.«

7) VALERIUS MAXIMUS, *Factorum dictorumque memorab.,* lib. II, edit. KAPPIO, 1782, p. 107: »Forte evenit, ut tunc summae dignitatis ibi femina, sed ultimae jam senectutis, reddita ratione civibus, cur excedere vita deberet, veneno consumere se destinarit . . . . Cohortata ad concordiam suos . . . . poculum, in quo venenum temperatum erat, constanti dextra arripuit. Tum defusis Mercurio delibamentis, et invocato numine ejus, ut se placido itinere in meliorem sedis infernae deduceret partem, cupido haustu mortiferam traxit potionem.«

Julis, einer Stadt auf Cea, gekommen und hörte, daß eine sehr vornehme und betagte Frau durch Gift zu sterben wünschte, nachdem sie die Gründe hierfür öffentlich dargelegt hatte. Sie ließ den POMPEJUS bitten, dabei anwesend zu sein. Er willfahrte ihrer Bitte, versuchte sie aber von ihrem Vorhaben abzubringen. Als ihm dies nicht gelang, ließ er sie ihren Willen betätigen. Sie lag in einem schönen, mit Zierrat versehenen Bett, dankte dem POMPEJUS dafür ein Zuschauer ihres Todes haben sein zu wollen, besprach mit ihren Töchtern noch das Letzte, ließ sich das Gefäß mit Gift geben und leerte es. Dann bat sie die Töchter, ihr die Augen zuzudrücken, und verschied.

Von dem aus der Insel Ceos stammenden, um die 86. Olympiade, etwa gleichzeitig mit DEMOKRITOS lebenden Philosophen und Sophisten PRODIKOS, dem Freund und Lehrer des SOKRATES, dessen PLATO und andere mit besonderer Anerkennung gedenken, wurde berichtet, daß er zu Athen den Schierlingstrank genommen und dadurch gestorben sei. Angeblich sei er ihm strafweise als Verderber der Jugend gereicht worden[1]. Dies wird bezweifelt und als wahrscheinlich angenommen, daß er seinen Tod durch Schierling freiwillig beschleunigt habe[2].

Auch der berühmte Arzt ERASISTRATUS, angeblich ein Enkel des ARISTOTELES, der der allgemeinen Annahme nach in Julis auf der Insel Ceos geboren war und etwa um 300 v. Chr. lebte, soll sich, behaftet mit einem unheilbaren Geschwür am Fuß, im hohen Alter durch Schierling das Leben genommen haben, mit den Worten: »Ich freue mich, daß ich mich meines Vaterlandes erinnere[3].«

6. Es muß dahingestellt bleiben, ob, wie an den genannten Orten so auch in Athen in späterer Zeit die Selbstvergiftung durch Schierling staatlich gebilligt werden mußte. Hierfür würden Stellen aus den Deklamationen des um das Jahr 400 gestorbenen Sophisten LIBANIUS sprechen, die im wesentlichen alle das gleiche widerspiegeln, nämlich die gesetzmäßige Forderung, vom Senat Gift zu erhalten, falls das Leben dem Fordernden nichts mehr wert und der Tod ihm vorzuziehen sei[4]. »Der bitteres Weh Tragende erzählte es dem Senate, dieser wird ihm das Gift bewilligen und alles Schlimme wird mit dem Tode schwinden. Nach dem Gesetze — so spricht ein Lebensüberdrüssiger — trete ich an euch, ihr Ratsherren für die Bewilligung heran[5].« Die verschiedensten Ursachen für den Lebens-

---

1) SUIDAS, *Lexicon*, tom. III, p. 1178, edit. KUSTER, Cantabrig. 1705, p. 1178: »ἐν Ἀθήναις κώνειον πιὼν ἀπέθανεν.«

2) WELCKER, Kleine Schriften, Bd. 2.

3) JOANNIS STOBAEI *de fortitudine*, Sermo VI, edit. CONR. GESNER, Antwerp. 1551, fol. 70 vers.: »Erasistratus ille Chius jam grandaevus hulcus in pede immedicabile cum haberet: Bene habet, inquit, quod patriae memoria refricatur: et cicutam cum bibisset, diem obiit.«

4) LIBANIUS, *Praeludia et Declamationes*, edit. MORELLI, Paris. 1606, Decl. XII, p. 390: »Τὸν οὐκ ἐθέλοντα ζῆν, πρὸς τὴν βουλὴν τοῦτο εἰπόντα τυχόντα τῆς χάριτος ἀπελθεῖν.«

5) Ibid., Declam. VIII, p. 323, edit. FOERSTER, 1911, Decl. XXX, tom. VI, p. 618: »λεγέτω μὲν ὁ δυστυχῶν τὰ πάθη, διδότω δὲ ἡ βουλὴ τὸ φάρμακον, λυέσθω δὲ ἡ λύπη τῷ θανάτῳ. κατὰ τοῦτον ὑμῖν, ὦ βουλή, πρόσειμι τὸν νόμον.« — »τὸ γὰρ ἐκ τοῦ νόμου κώνειον τοῖς πράττουσι κακῶς ὑμῶν διδόντων εἰ πίοιμι, μετὰ τοῦ βίου καὶ τῆς ἀθυμίας ἀπαλλάξομαι.«

überdruß läßt LIBANIUS für die Forderung des Schierlingstrankes hervortreten: den Neid, einen anderen vom Glück begünstigt zu sehen, die Habgier, von einem gefundenen Schatze der Stadt einen Teil abgeben zu sollen, den Widerwillen, mit einer geschwätzigen Frau zusammenleben zu müssen usw. Bald ist es eine einfache, bescheidene, auch durch Anrufen der Götter unterstützte Bitte um Gift: »Beim Zeus! helft mir, gebt mir Gift«[1]), bald aber auch die peremptorische Forderung auf Erfüllung eines gesetzmäßigen Rechts: »Ich bitte euch nicht um Land, nicht um Geld, nicht um Getreide, auch euer Wohlwollen suche ich nicht zu erlangen: ein Gift fordere ich, Schierling will ich haben, sterben will ich[2]).« So fordert DEMOSTHENES unter Berufung auf das Gesetz Gift, als nach der Schlacht von Chaironeia im Jahre 338 v. Chr. PHILIPP von Mazedonien ihn von den Atheniensern ausgeliefert haben wollte: »Ich wünsche, ihr Männer von Athen, von euch Schierling zu erhalten ... Noch hat PHILIPP nicht das Gesetz aufgehoben, daß derjenige, der nicht mehr leben will, sterben dürfe ...«[3])

7. Auch weithin nach dem westlichen Europa war die Sitte der freiwilligen Lebensbegrenzung durch Gift gedrungen — merkwürdigerweise gleichfalls durch eine Pflanze aus der Familie der Doldengewächse. »Iberische Sitte ist es auch, für unvorhergesehene, widrige Zufälle Gift bei sich zu haben, das aus einer petersilienartigen Pflanze bereitet wird und keine Schmerzen macht«[4]). Hier kann kaum anderes gemeint sein als Schierling, der ein Doldenblütler ist und der heute am häufigsten dadurch zu Vergiftungen Anlaß gibt, daß seine Wurzeln mit denen von Petersilie oder nahestehender ungiftiger Pflanzen verwechselt werden. Man könnte freilich auch an *Oenanthe crocata*, die Rebendolde, denken, deren Giftigkeit größer ist als die vom Schierling, die aber seltener zu finden ist. Eine sichere Entscheidung läßt sich nicht treffen.

8. Nach der Christianisierung Europas blieben, wie nicht anders zu erwarten war, die Beweggründe für den Selbstmord durch Gift die gleichen wie vorher. Warum sollten sie sich auch geändert haben, da sie ja zum Menschenleben so gehören wie die Gründe zum Weiterleben! Giftgesetze haben nie die Erlangung von Giften gehindert und Strafandrohungen nicht vom Selbstvergiften abgehalten. Am wenigsten Eindruck machte wohl die posthume Bestrafung durch die Kirche: »Wer sich — so lautete die Bestimmung aus dem 8. Jahrhundert — durch Eisen oder Gift tötet, dessen wird in der Kirche nicht gedacht und ohne Psalmgesang wird er bestattet[5]).«

---

1) LIBANIUS, l. c., Declam. XXVI, cap. 3, edit. FOERSTER, vol. VI, p. 512: ».... πρὸς Διός, μετάδοτέ μοι τοῦ φαρμάκου ...«

2) Ibid., Declam. VIII: ».... φάρμακον αἰτῶ, κώνειον ζητῶ, τελευτῆς ἐρῶ.«

3) Ibid., Declam. XIX, vol. VI, p. 266, 271: ».... δέομαι δέ, ὦ ἄνδρες Ἀθηναῖοι, μεταδοῦναί μου τοῦ κωνείου .... ἐγὼ [αἰτέω] παρ' ὑμῶν φάρμακον. νόμος δ' ἐστὶ παρ' ἡμῖν τὸν οὐ βουλόμενον ζῆν ἀποθνήσκειν, ὃν οὔπω λέλυκε Φιλίππος.«

4) STRABO, *Geographia*, lib. III: »Ἰβηρικὸν δὲ καὶ τὸ ἐν ἔθει παρατίθεσθαι τοξικόν, ὃ συντιθέασιν ἐκ βοτάνης σελινῷ προσομοίας ἄπονον, ὥστ' ἔχειν ἐν ἑτοίμῳ πρὸς τὰ ἀβούλητα ....«

5) HARDUINUS, Acta Conciliorum et epistolae decretales, tom. III, Paris 1714, p. 1878, Iudicium XXXII, Gregorii Papae III (731—741).

Auch Kleriker haben sich durch Gift das Leben gekürzt. Der Mönch TIMOTHEUS AELURUS in Alexandria befeindete den Bischof PROTERIUS und überredete seine Klosterbrüder ihn zu töten. Sie taten es und wählten den Verführer als Nachfolger. Wegen seiner argen Mißwirtschaft und Verbrechen wurde er vom Kaiser LEO 18 Jahre lang gefangen gehalten. Als der Kaiser gestorben und BASILISCUS, der Bruder der Kaiserinwitwe VERINA, sich des Thrones bemächtigt hatte, befreite er den TIMOTHEUS AELURUS und setzte ihn wieder in sein Amt ein. Nicht für lange Zeit; denn nach der Vertreibung des BASILISCUS und nachdem ZENO im Jahre 474 an seine Stelle getreten war, nahm er sich, aus Furcht vor dem Zorne des neuen Kaisers, durch Gift das Leben.

Von den sehr vielen Millionen unbekannter Menschen, die sich in den weiteren anderthalb Jahrtausenden und zumal in den letzten hundert Jahren tödlich vergiftet haben, schweigt meistens die Geschichte. Aber der unübersehbare Zug des Gifttodes birgt auch manchen bekannten Mann unserer Tage, dem Leiden, Wirren und Wechselfälle des Lebens Gift in die Hand gedrückt haben — den stillen Befreier von allen Nöten. Es gibt Verhältnisse, in denen eine solche Lebensflucht nicht als Feigheit, sondern als Mut aufzufassen ist. Wie oft haben z. B. Mädchen und Frauen den freiwilligen Gifttod der Entehrung vorgezogen! LUCREZIA CHIGI, die Tochter des berühmten Bankiers, eine verheiratete Frau, erschien dem RAFFAEL PETRUCCI, den der Papst LEO X. vom Kastellan der Engelsburg zum Verwalter von Siena gemacht hatte, wegen ihrer Schönheit begehrenswert. Er ließ ihren Mann, unter dem Vorwande Umtriebe gegen die Republik genährt zu haben, einkerkern, sie selbst aber in sein Haus holen. Als die Häscher zu ihr kamen, bat sie dieselben, etwas zu verweilen, da sie sich umziehen wolle, ging in ihr Schlafzimmer und vergiftete sich. Als das Warten den Häschern zu lange wurde, öffneten sie die Tür und fanden LUCREZIA mit dem Tode ringend. Sie genas aber wieder. Kein Gesetz hat diesem Tun der Erdenflucht eine Fessel anzulegen vermocht, weder die Konfiskation des Vermögens des Verstorbenen, die in Frankreich schon im Jahre 1270 ausgesprochen wurde, noch die Schändung der Leiche, noch die Intoleranz der Kirche, die durch alle Jahrhunderte hindurch der Leiche das zeremonielle Begräbnis versagte, noch schließlich die schweren Nachteile, die die Hinterbliebenen in gesellschaftlicher und vermögensrechtlicher Beziehung zu ertragen hatten. Zumal in Zeiten großer politischer, religiöser oder ökonomischer Umwälzungen wuchs stets die Zahl der Selbstmorde auffällig, wie dies auch unsere Zeit in furchtbarer Weise hervortreten läßt.

Was z. B. in Frankreich gegen das Ende des 18. Jahrhunderts vor sich ging, schuf zeitweilig aus durchaus begreifbaren Gründen ein besonders starkes Anschwellen der Selbstmordstatistik. Darunter finden sich auch Selbstvergiftungen mancher politisch und wissenschaftlich hervorgetretener Persönlichkeiten. Wie der Tod von J. J. ROUSSEAU aus der Zeit kurz vor der Revolution aufzufassen ist, soll das Folgende darlegen.

## J. J. Rousseau.

9. Nicht vorübergehen darf man an der vielfältig wiederholten Angabe, daß, gleich so vielen anderen, auch JEAN JACQUES ROUSSEAU seinem so ereignisreichen, für die denkende Menschheit fruchtbringenden Leben freiwillig ein Ende bereitet habe. Behauptung und leidenschaftliche Ableugnung stehen sich hier schroff gegenüber.

ROUSSEAU hatte endlich nach vielem Umherirren in Ermenonville als Gast des Herrn VON GIRARDIN ein sicheres Asyl gefunden. Er stand nach der Schilderung seiner Frau[1]) am 2. Juli 1778 nicht ganz wohl auf, wollte nicht frühstücken, vielleicht weil er sich tags zuvor bei einem Essen in der Familie GIRARDINS den Magen verdorben hatte. Um einige Anordnungen zu erledigen, war die Frau aus dem Zimmer gegangen, und als sie gegen 10 Uhr wieder zu ihm zurückkehrte, hörte sie schon auf der Treppe klagendes Schreien ihres Mannes. Sie fand ihn auf dem Boden liegend. Er wollte keine fremde Hilfe. Sie brachte ihn mit Mühe auf sein Bett. Sie gab ihm ein Klistier, wonach er ohne Hilfe auf den Abtritt ging. Sie folgte ihm dorthin. In dem Augenblicke, wo sie glaubte, daß er nun Erleichterung gefunden habe, fiel er mit dem Gesicht so stark auf den Boden, daß er sie mit umwarf. Aus einer Stirnwunde floß ihm so viel Blut, daß auch sie davon mit Blut bespritzt wurde. Er starb wortlos.

Dieser Darstellung ist widersprochen worden. Statt ihrer nahm man an, was alsbald sich verbreitet und die Witwe ausdrücklich in Abrede gestellt hatte, daß ROUSSEAU in seinem Morgenkaffee giftige, selbst gesammelte Kräuter aufgegossen habe, und als die tödliche Wirkung nicht schnell genug eingetreten wäre, sich durch einen Schuß in die Stirn getötet habe[2]). CORANCÈZ, der mit ihm intim befreundet war, und andere vertreten diesen Hergang. Der Bildhauer HOUDON, der seinen Kopf abgeformt hat, fand ein so tiefes Loch im Kopf, daß er Schwierigkeiten hatte, es auszufüllen. Man gab als Beweggrund seines Selbstmordes seine unglückliche Gemütsverfassung, seine unsicheren äußerlichen Lebensverhältnisse an, dazu vielleicht auch die Überzeugung, daß seine Frau ihn mit einem Diener hintergangen habe.

Die Ärzte, denen die Todesursache festzustellen oblag, erklärten in ihrem Protokoll, daß ROUSSEAU durch eine »seröse Apoplexie« gestorben sei. Diese jeder medizinischen Begründung entbehrende Diagnose verträgt sich in keiner Weise mit der Darstellung, die seine Witwe von seiner Todesart gibt — mag man auch sonst über den Hergang irgendeine Vorstellung sich gebildet haben. Es braucht nicht betont zu werden, daß überdies der Ausschluß einer eventuell stattgefundenen Vergiftung mehr erfordert als eine Leichenbesichtigung, die an sich gar keine Aufklärung liefert.

Lag jedoch keine Apoplexie vor, hatte sich ROUSSEAU, was Frau VON STAEL als von unterrichtetster Seite ihr zugekommen angibt[3]), am

1) Brief an CORANCÈZ vom 27. prairial an 6.

2) MUSSET-PATHAY, Histoire de la vie et des ouvrages de J. J. ROUSSEAU, Paris 1822, tom. I, p. 281.

3) Lettres sur les ouvrages et le caractère de J.-J. ROUSSEAU, 1789, p. 108.

Morgen seines Todestages gesund von seinem Lager erhoben und für mehrere Stunden das Haus verlassen, nachdem er das selbstbereitete Kaffeegetränk zu sich genommen hatte, und waren erst nach seiner Rückkehr schlimme Schmerzen erschienen, gegen die Hilfe zu holen er ablehnte, so würde doch, zumal nach der Schilderung des Ereignisses durch seine Frau, an die Möglichkeit einer primären Vergiftung zu denken sein, obschon eine solche als eine Erfindung seiner Feinde, deren er reichlich besaß, bezeichnet worden ist[1]).

## Selbstvergiftungen aus der Revolutionszeit.

10. Reichliche Belege für Selbstvergiftungsabsicht und Vergiftungstat liefert die eigentliche Zeit der französischen Revolution. Manche, die im Besitz von Gift waren, um sich im geeigneten Augenblick zu töten, nahmen schließlich aus dem Gefühl des Trotzes gegenüber den mörderischen Machthabern heraus davon Abstand. Dahin gehört z. B. der Girondist VERGNIAUD, der als Präsident den Urteilsspruch gegen LUDWIG XVI. verkündet hatte. Lange war er im Besitze von Gift, von dem er trotzdem nicht Gebrauch machte, um seine beiden treuen Freunde DUCOS und FONFRÈDE am 30. Juni 1793 auf das Schaffot begleiten zu können.

Auch Madame ROLAND hatte die feste Absicht, sich das Leben zu nehmen, und wählte hierfür das Opium. Sie unterließ es jedoch, weil ein nahestehender Freund ihr darlegte, um wie viel würdiger es wäre, den ihr bestimmten Tod zu erwarten als ihn sich selbst zu geben[2]).

Einer der Freunde von LAVOISIER, wie dieser eingekerkert, hatte beschlossen, den Tod durch Gift dem durch die Guillotine vorzuziehen und suchte LAVOISIER zu dem gleichen Schritt zu bereden. Dieser lehnte es ab, weil er bis zum letzten Augenblicke auf seine Freilassung gehofft hatte.

11. Viele der Eingekerkerten hatten sich in den Besitz von Gift gesetzt, und mancher von ihnen, verfolgt und verzweifelnd an Glück und Hoffnung, nahm es. Meistens war es wohl Opium, das zweckmäßigerweise gewählt wurde.

ACHILLE DU CHATELET, General in der republikanischen Armee und bei dem Sturm auf Gent schwer verwundet, wurde als Girondist verhaftet. Er vergiftete sich nach monatelanger Einkerkerung.

Ein anderer Girondist, CLAVIÈRE, tötete sich durch einen Messerstich. Sterbend rezitierte er die Verse von VOLTAIRE:

*»Les criminels tremblants sont traînés au supplice,*
*Les mortels généreux disposent de leur sort.«*

Als seine Gattin diesen Tod erfuhr, tötete sie sich durch Gift.

CHABOT, ein geldgieriger und käuflicher Kapuziner, Mitglied des Konvents, wurde wegen allerlei schmutziger und betrügerischer Handlungen in das Luxenburggefängnis gesetzt. Er wußte sich Quecksilbersublimat

---

1) MORIN, Nouvelle Biographie universelle, 1863, tom. XLII, p. 754.
2) LAIRTULLIER, Les femmes célèbres de 1789—1795, Paris 1840, tom. I, p. 353.

zu verschaffen und nahm es bei dem Aufrufen der Verurteilten im Gefängnis. Starke Schmerzen preßten ihm Schreie aus. Durch ärztliche Hilfe wurde der Zustand gebessert. Kaum wiederhergestellt wurde er im Jahre 1794 guillotiniert.

12. Unerwartet starb MIRABEAU in der Vollkraft seiner 42 Jahre. Am 27. März 1791 hatte er noch in der Nationalversammlung gesprochen, am nächsten Tag legte er sich krank hin und starb nach fünf Tagen. Während die einen ihn durch eine Orgie zugrunde gehen ließen, behauptete MARAT in seinem »Ami du peuple«, daß er im Auftrage des Hofes vergiftet worden sei. Sein Sekretär COMBS sollte gestanden haben, daß er gegen Bezahlung die Vergiftung ausgeführt habe[1]), Dieser Behauptung gab der Selbstmordversuch des Sekretärs eine gewisse Wahrscheinlichkeitsgrundlage. MIRABEAU hatte nach ihm geschickt, damit er seine letztwilligen Verfügungen aufschriebe. Man fand die Tür verschlossen und wollte den Sekretär die Worte: »Verbrechen und Gift« haben rufen hören. Nach Aufsprengen der Tür fand man ihn blutüberströmt daliegen. Als Grund seines Selbstmordes gab er die Trauer über den voraussichtlichen Tod von MIRABEAU an. Der von MARAT des Giftmordes an dem letzteren beschuldigte Hof gab die Beschuldigung an die revolutionäre Partei zurück.

### Condorcet.

13. CONDORCET, einer der berühmtesten Mathematiker Frankreichs des 18. Jahrhunderts, genoß zur Zeit der französischen Revolution ein außerordentliches Ansehen auf seinem speziellen und auch auf politisch-literarischem Gebiet, wurde 1791 in die legislative Versammlung und 1792 für den Konvent als Mitglied gewählt. Hier war er, auch durch seine für ihn verfaßten publizistischen Werke, der einflußreichste Mann. Er war es, der, bevor LUDWIG XVI. abgeurteilt werden sollte, die Abschaffung der Todesstrafe beantragte. Er wurde in die Verfolgung der Girondisten mit hineingezogen und für außerhalb des Gesetzes stehend erklärt. Er fand bei der Frau VERNET für acht Monate ein Asyl. Als sein Aufenthalt verraten erschien, verließ er das Haus seiner Beschützerin und floh aufs Land. Hier fand er kein Unterkommen. Nachdem er eine Nacht in einem Steinbruch zugebracht hatte, weil einer seiner akademischen Kollegen ihm nicht hatte Obdach geben wollen, forderte er des Morgens, von Hunger gepeinigt, in einer Wirtschaft viel Nahrung. Dies und sein vornehmes Aussehen erregten Verdacht. Man verhaftete ihn und setzte ihn in Bourg-la-Reine ins Gefängnis. Am nächsten Morgen fand man ihn hier tot. Er hatte sich mit einem Gift getötet, das ihm sein berühmter Schwager, der Arzt und Philosoph CABANIS, gegeben hatte, und das er in seinem Ringe verborgen trug — demselben, zu dem, wie ARAGO sagte, später NAPOLEON vor dem Unterschreiben seiner Abdankung in Fontainebleau seine Zuflucht hat nehmen wollen. Wahrscheinlich war es Arsenik.

---

[1]) Ami du peuple no. CCCCXIX; zit. in Des Etangs, Du suicide politique, Paris 1860, p. 168.

## Der Kaiser Napoleon.

14. Mit Gedanken sich durch Gift das Leben zu nehmen trug sich kein Geringerer als Napoleon. Auf St. Helena diktierte er das Folgende dem Grafen von MONTHOLON, dem für alle Zeit vorbildlichen Manne der Treue: »Seit dem Rückzug aus Rußland trug ich, um den Hals gehängt, Gift in einem seidenen Beutelchen. IVAN hatte es auf meinen Befehl präpariert, in der Furcht, ich könnte von den Kosacken gefangen werden. Warum sollte ich so viel leiden, sagte ich mir, und warum sollte nach meinem Tode die Krone nicht auf meinen Sohn übergehen? Frankreich wäre gerettet worden. ... Ich zögerte nicht, sprang aus meinem Bett und löste das Gift in wenig Wasser auf. Ich trank es mit einer Art von Glücksempfindung. Die Zeit hatte ihm aber seinen Wert geraubt. Schreckliche Schmerzen preßten mir Stöhnen aus. Man hörte es und brachte Hilfe. Gott wollte nicht, daß ich schon stürbe. St. Helena lag auf meines Geschickes Bahn[1]).« In den neuerdings veröffentlichten Memoiren von FAIN, dem Sekretär NAPOLEONS, wird angegeben, daß der Leibarzt IVAN (YVAN), der ihn seit dem italienischen Feldzug stets begleitet hatte, von ihm mit Ehren überhäuft worden war, ihn aber 1814 in Fontainebleau verließ, das Gift zubereitet hätte[2]). MASSON berichtet, daß der Kaiser seit 1808 über seiner Flanellweste, an einem schwarzen Bande aufgehängt, eine herzförmige, etwa nußgroße Hülle aus schwarzem Atlas trug, das ein Lederbeutelchen mit Gift barg. Dieses war nach einer Formel von CABANIS bereitet worden. Im Jahre 1812 ersetzte er es durch ein anderes, das ihn 1814 im Stiche ließ. Obschon er 1815 nach Waterloo wieder ein sicheres Gift besaß, so gebrauchte er es nicht, weil er wollte, daß sich sein Schicksal erfülle. »Sein Martyrium und sein Tod bildeten die einzige Rache des besiegten Frankreichs gegen das siegreiche England[3]).« Leider erfährt man nichts über den Vergiftungsverlauf und über die Art der Behandlung, woraus man einen Schluß auf die Art des Giftes hätte ziehen können. An Opium ist nicht zu denken, da es keine Schmerzen macht und sich nicht zersetzt, und an das ebenfalls stabile Sublimat nicht, weil auch einem Laien bekannt genug gewesen ist, daß es ein schweres Leiden erzeugt. Eine gewisse Wahrscheinlichkeit spricht für Arsenik, das in zu kleiner Menge genommen worden war. Auffällig bliebe aber, daß nur von Schmerzen berichtet wird.

15. Nach der Rückkehr der Bourbonen mit ihrer kleinlichen Verfolgungssucht, ihrem Günstlingswesen, ihrem hochmütigen Gebaren und hohlem Schein ereigneten sich Selbstmorde auch in den unteren Ständen aus Ekel vor den Verhältnissen. Hierbei spielte Gift nicht selten seine

---

1) MONTHOLON, *Récits de la captivité de Sainte-Hélène,* 1847, tom. II, p. 419: »Je n'hésitai pas, je sautais à bas de mon lit, et, delayant le poison dans un peu d'eau, je le bus avec une sorte de bonheur; mais le temps lui avait ôté sa valeur. D'atroces douleurs m'arrachèrent quelques gémissements ....«

2) Mémoires du Baron FAIN, 1908, p. 8.

3) MASSON, Napoleon chez lui 1910, p. 98.

Rolle. Als charakteristisch für die Gedanken, die den Anlaß hierzu gaben, liefert ein unorthographisch geschriebener zurückgelassener Vierzeiler einer gewöhnlichen Arbeiterin, die sich durch Kohlendampf getötet hatte[1]):

»*Sou le regne du Bourbon*
*Si l'on aime Napoléon,*
*Lon mange de là prison*
*Fau mieu mourir du charbon.*«

## Th. Chatterton.

16. Ein eigenartiges Bild vorzeitiger geistiger menschlicher Höhe und vorzeitiger tiefer Verzweiflung, die zum Selbstmord Anlaß gab, liefert CHATTERTON, der englische Literat und Dichter. ALFRED DE VIGNY hat in seinem »Stello« einen Abriß des kurzen Lebens dieses Jünglings gegeben, der im Alter von 15 Jahren bereits drei Bände Gedichte hatte drucken lassen und sich so in die englische Sprache des 15. Jahrhunderts vertieft hatte, daß er glauben machen konnte, ein von ihm verfaßtes poetisches Werk rühre von einem Mönch ROWLEY aus jener Zeit her. Eine beträchtliche Reihe von Dichtungen waren gedruckt, als er im Alter von noch nicht 18 Jahren Hand an sich legte. Trotz vielen Schaffens lebte er in Not. Die Verleger zahlten ihm, wie aus Quittungen hervorging, die man nach seinem Tode bei ihm fand, etwa eine Mark für einen Beitrag und für jedes seiner Lieder oft noch weniger. Aus Not bemühte er sich, durch medizinische Hilfsdienste sein Leben zu fristen. Es gelang ihm nicht. So zog er vor, die Welt zu verlassen. Am 24. August 1770 vernichtete er zuvor seine sämtlichen literarischen Produkte und vergiftete sich durch eine Arseniklösung. Wie der Leichenbeschauer feststellte, hatte dieses Gift ihn 24 Stunden auf seinen Tod warten lassen[2]).

17. Es gibt der Beispiele auch manche, daß der Selbstmord, aus Furcht vor den Konsequenzen einer schlechten oder verbrecherischen Tat, nicht nur für den Verüber, sondern auch für Unbeteiligte schlimme Folgen gehabt hat. Im Jahre 1847 hatte der Herzog VON CHOISEUL-PRASLIN seine Gattin tödlich vergiftet. Er wurde deswegen verhaftet und erkrankte unmittelbar danach. Seine Krankheit, die mit choleraartigen Symptomen einherging, wurde zuerst falsch aufgefaßt. Schließlich kam man dahinter, daß er selbst viel Arsenik genommen haben mußte. Die Krankheitserscheinungen hörten nach etwa drei Tagen ziemlich auf, setzten aber dann erneut mit größerer Heftigkeit ein und führten am sechsten Tage zum Tode. Es handelte sich hier um die bekannte remittierende Form der Arsenikvergiftung. Allgemein wurde jedoch angenommen, daß dem Herzog im Gefängnis, nach der erstmalig erfolgten Besserung, absichtlich Gelegenheit zu erneuter Giftaufnahme gegeben worden sei, um ihn, der eine hohe Stellung einnahm, nicht zum Tode verurteilen lassen zu müssen. Diese Beschuldigung, die sich

[1]) Des Etangs, l. c., p. 363.
[2]) GREGORY, The life of Chatterton, London 1789.

gegen die Regierung König LOUIS PHILIPPs richtete, hat, obschon die Gutachten den Fall klarlegten, zum Ausbruch der Februar-Revolution mit beigetragen.

## Drittes Kapitel.

Das Trinken von Stierblut zu angeblichen Selbstvergiftungen und zu Gottesgerichten. Richtigstellung der Blutwirkungen. MIDAS. AESON. PSAMMENIT. THEMISTOKLES.

1. Genug sonderbare Nachrichten hat uns das Altertum über ein Selbstmordmittel hervorragender Männer geliefert, das völlig frei von Giftwirkungen ist, daher auch niemand töten kann und nie getötet hat, nämlich das Stierblut. Die Anschauung wurzelte tief und unzerstörbar, daß Menschen, die solches tränken, alsbald stürben, und es gibt zur Begründung hiervon eine ganze Reihe von Mitteilungen, sogar noch bis in das 17. Jahrhundert hinein, über dadurch angeblich bedingte Todesfälle. Woher dieser Aberglaube stammt, ist nicht feststellbar. Mit ihm im engen Zusammenhange steht jedenfalls der uralte Gebrauch des Blutes als Werterhöhung eines Eidschwures, wenn dieser dazu dienen sollte, zwei Menschen oder Parteien für ein volles Einstehen für einander im Frieden sowie in Not und Gefahr zu verpflichten.

Dies ist in alten Zeiten oft zum Ausdruck gebracht worden. In der Tragödie des AISCHYLOS »Die Sieben gegen Theben« spricht der Bote zu ETEOKLES, dem König[1]):

*»Vom Lager drüben bring' ich sichere Kunde dir,*
*Ich selbst ein Augenzeuge dessen, was geschah,*
*Wie sieben Feldherrn, kampfgewaltig, mutentflammt,*
*Stieropfer schlachtend auf den schwarzgebundenen Schild,*
*Und dann mit Stierblut jeder netzend seine Hand,*
*Bei Ares, bei Enyo, beim bluttrunknen Gott*
*Des Schreckens schwuren, unsre Stadt bewältigend*
*Des Kadmos Feste ganz zu verwüsten oder selbst,*
*Dem Tod bestimmt, zu tränken unser Feld mit Mord.*

Auch heute noch dient bei zahlreichen afrikanischen Stämmen der Blutaustausch, dem sich europäische Reisende oft unterzogen haben, als ganz gewöhnliches Bekräftigungsmittel für ein Bündnis.

Zwischen diesem Zwecke und dem Trinken des Blutes zur Tötung stand sein Gebrauch als Unschuldsprobe, also gewissermaßen als Mittel für ein Gottesurteil. Als Beispiel hierfür kann ein Bericht des PAUSANIAS angeführt werden: »Die Priesterin des Tempels der Gea muß ehelos leben und auch früher nur mit *einem* Manne Gemeinschaft gehabt haben. Sie

---

[1]) Des AISCHYLOS Werke übersetzt von DROYSEN, Teil 2, S. 113.

wurde geprüft, indem sie Ochsenblut trinken mußte. Sollte eine vielleicht nicht die Wahrheit sagen, so muß sie auf der Stelle dafür büßen[1].«

Der dritte Verwendungszweck war der freiwillige Tod. Er sollte durch die Besonderheit des Mittels eine besondere Weihe und den Charakter der Sühnung erhalten. Für die Entsühnung wurde schon im Tempeldienst Blut des Opfertieres zeremoniell an die Hörner des Altars getan, oder auch an den Hohenpriester. So heißt es in der Bibel[2]: »Und schlachte den Widder und nimm von seinem Blute und tue es an den rechten Ohrknorpel AHARONS und an den rechten Ohrknorpel seiner Söhne und an den Daumen ihrer rechten Hand und an die große Zehe ihres rechten Fußes. Und nimm von dem Blute, das auf dem Altar und sprenge es auf AHARON und seine Kleider und auf seine Söhne mit ihm, so ist er heilig und seine Söhne.«

Das Bluttrinken, durch jüdisches Religionsgesetz streng verboten, nicht etwa unter der stillschweigenden Annahme, daß so Gift aufgenommen werde, sondern weil mit dem Blute die Vorstellung des Seelischen, Belebten verbunden wurde, geschah bei Griechen auch unter der materiellen Voraussetzung, daß dadurch der Tod herbeigeführt werden könne. Diese Annahme fand in römischer Zeit ihren prägnanten Ausdruck. Denn PLINIUS schrieb: »Das frische Stierblut ist unter die Gifte zu rechnen.« Hierfür läßt er freilich eine Ausnahme zu. »In Ägira ist es nicht giftig; denn dort trinkt die weissagende Priesterin der Erde, bevor sie in die Grotte hinabsteigt, Ochsenblut. Solche Macht hat die Sympathie, daß sie sich zuweilen der Religion und dem Orte anpaßt.« Man sieht, daß er, befangen in der überlieferten Meinung von der Giftigkeit des Blutes, und außerstande sich das folgenlose Bluttrinken auf natürlichem Wege durch seine Harmlosigkeit zu erklären, zum Transzendentalismus seine Zuflucht nehmen mußte. Schon im zweiten Jahrhundert v. Chr. hatte NIKANDER[3], dessen Anschauungen über Blut PLINIUS sehr gut kannte, weil er sie teilweise exzerpierte, die angebliche Giftigkeit des frischen Stierblutes geschildert: »Trinkt es jemand unbedacht, so fällt er, nach Luft ringend und von Qualen überwältigt, dumpf zu Boden. . . . Der Kranke wird von Krämpfen angegriffen und wälzt sich lange auf dem Boden herum, wobei sein Gesicht mit Schaum bedeckt ist.«

2. Es lagen zu seiner Zeit schon allerlei Nachrichten vor, daß Menschen, die solches Blut getrunken, unter schlimmen Symptomen gestorben seien. So z. B. der König von Phrygien, MIDAS, der bei dem Einbruch der Kimmerer in sein und die benachbarten Gebiete an ihrer Besiegung verzweifelte. Daß Aufgeklärte nicht recht an diesen Todesgrund glaubten, ersieht man aus STRABO[4], der ihn nur als Gerücht verzeichnet.

---

1) PAUSANIAS, *Achaica*, cap. XXVI: ». . . . πίνουσαι δὲ αἷμα ταύρου δοξιμάζονται. ἣ δ' ἂν αὐτῶν τύχῃ μὴ ἀληθεύουσα, αὐτίκα ἐκ τούτου τὴν δίκην ἔσχειν.«

2) Exodus, Kap. XXIX, Vers 12, 20, 21.

3) NICANDER, Theriaca, Antverpiae 1571, vers. 312.

4) STRABO, lib. I. cap. III: ». . . . ἡνίκα Μίδαν αἷμα ταύρου πίοντα φασὶν ἀπελθεῖν εἰς τὸ χρέων.«

Auch Aeson, der Vater des Jason, ließen die Alten auf diese Weise sterben. Pelias, der beschlossen hatte, alle, die nach der Herrschaft streben, zu vernichten, haben ihn gezwungen, Stierblut zu trinken[1]).

Einem solchen Befehle erlag gleichfalls, wie Herodot[2]) berichtet, der König Psammenit. Er lebte nach seiner Besiegung durch den Perser Kambyses an dessen Hofe und »hatte über nichts zu klagen«. Und hätte er es nur verstanden ruhig zu bleiben, so würde er Ägypten zur Verwaltung erhalten haben. So aber wiegelte er die Ägypter zu einem Aufstande auf, mußte »Stierblut trinken und starb sogleich«.

3. Das berühmteste Opfer einer solchen angeblichen Todesart soll Themistokles gewesen sein. Er war durch den Neid seiner Mitbürger im Jahre 470 v. Chr. landesverwiesen worden. Er ging zuerst nach Argos, mußte von dort fliehen und gelangte schließlich nach Susa zum Perserkönig Artaxerxes, dem er seine Dienste anbot. Dieser hatte, wie Diodor berichtet, von neuem Lust, einen Kriegszug gegen Griechenland zu unternehmen und von Themistokles verlangt, den Oberbefehl zu übernehmen. Er erhielt die Zusage gegen die eidliche Versicherung, ohne den griechischen Feldherrn nichts zu unternehmen. Da ein Stier zum Opfer als Bestätigung dieses Vertrages geschlachtet und der Eid dabei abgelegt worden sei, habe Themistokles aus Reue, oder um seinem Vaterlande einen Dienst zu erweisen einen Becher mit Opferblut getrunken und sei sogleich dadurch gestorben.

Kritischer und einen Einblick in den wirklichen Vorgang gestattend ist das, was Plutarch[3]) darüber mitteilt: »Er brachte den Göttern ein Opfer, nahm von seinen dazu eingeladenen Freunden Abschied und trank, wie die meisten sagen, Stierblut, nach einigen aber ein schnell wirkendes Gift in der Stadt Magnesia.« Das was hier als »schnell wirkendes Gift« »φάρμακον ἐφήμερον« übersetzt wurde, kann auch noch eine andere Bedeutung, nämlich »alltägliches oder gewöhnliches Gift« haben. Damit wird sofort der Blick auf den Schierling gelenkt, der ja als ein solches Gift den Griechen wohlbekannt war. Ich halte für unwahrscheinlich, daß eine Herbstzeitlosenart, die angeblich eine solche Bezeichnung, als an einem Tage tödlich wirkend, getragen haben soll, gemeint sei, und daß eine dritte Deutung dieser Worte, die sich auf ein ständig bei sich getragenes Gift beziehen sollten, zutreffend ist.

4. Das Märchen der giftigen Wirkung von Stierblut wird dadurch beseitigt, wenn man als sehr wahrscheinlich annimmt, *es sei ihm, falls es zum Töten getrunken worden ist, ein wirkliches Gift zugemischt worden.* Das *Blut als Giftträger* hat dann jene mystische, führende Rolle nebenbei spielen können. Auf diese Weise brauchte man wirklich vorgekommene Todesfälle

---

1) Diodor, lib. IV, Argentor. 1798, tom. III, p. 142: ». . . . τὸν μὲν γὰρ πατέρα τοῦ Ἰάσονος ἀναγκάσαι πιεῖν αἷμα ταύρου.«

2) Herodot, lib. III, cap. XV.

3) Plutarch, *Themistocles*, cap. 31: ». . . . ὡς μὲν ὁ πολὺς λόγος αἷμα ταυρεῖον πίων, ὡς δὲ ἔνιοι φάρμακον ἐφήμερον.«

nach dem Trinken von mit Gift versehenem Stierblut nicht in Abrede zu stellen und würde verstehen, daß die Uneingeweihten es als ein Gottesurteil ansahen, wenn nach dem Einnehmen des Blutes allein keine Giftwirkung eintrat. Uneingeweiht war stets die große Masse des Volkes in allen Dingen, die sich auf Gifte bezogen. Sonst hätte nicht ein Dichter wie SOPHOKLES die Fabel des Stierblutes als Gift verbreiten und die HELENA in dem Drama »Die Rückforderung der HELENA« sagen lassen können:

*»Mir ist das beste, Stierblut zu trinken,*
*als so üble Nachrede zu erdulden,«*

und es hätte ein ARISTOPHANES in den »Rittern« den Dialog vermieden:

*Nikias:*
*»Das beste für uns denn wäre sterben. Sieh nur zu,*
*Wie wir doch sterben können aufs mannhafteste!*
*Demosthenes:*
*Wie denn, o, wie geschähe es aufs mannhafteste?*
*Nikias:*
*Ratsam für uns ist: Farrenblut verschlingen wir!*
*Des Themistokles Tod erscheinet mir vorzüglicher.«*

PLINIUS würde auch nicht erzählt haben, daß der Volkstribun DRUSUS Ziegenblut getrunken habe, damit er ein blasses Aussehen erhalte und so seinem Feinde QUINTUS CEPIO nachreden könne, als habe er ihn vergiften wollen, wenn er wirklich giftverständig gewesen wäre.

Die Wissenden töteten andere oder sich selbst in jenen Tagen mit wirklichen, sehr starken Giften, deren Griechen, Römer und Asiaten reichlich kannten. Trotzdem ist es sehr wohl möglich, daß der Aberglaube, der sich stets stückweis selbst bei Männern findet, die für ihre Zeit als aufgeklärt gelten, an dieser Stelle der Vernunft den Platz räumte. So schrieb MAIMONIDES im zwölften Jahrhundert: »Stierblut ist eines der Gifte, die sich sehr leicht verwenden lassen, wenn man es in die Speisen oder in ein Fleischragout tut. Es kann tödlich wirken[1]).«

*Frisches Blut von gesunden Rindern ist ungiftig und auch das von gesunden Menschen.* Es sind die Fälle, die aus späteren Zeiten das Gegenteil beweisen wollen[2]), auf falsche Auffassung des kausalen Zusammenhanges zurückzuführen. So soll ein Student einem anderen 60 g Aderlaßblut eines rothaarigen Menschen, mit Zucker gesüßt, beigebracht haben. Erst nach drei Tagen seien Delirien gekommen und daran habe sich eine Demenz geschlossen. Auch jene Frau, die von einer anderen frisch gekochtes und gesalzenes Stierblut aus Rachsucht zum Frühstück gereicht erhielt und nach drei Tagen unter Hervortreten eines stinkenden Uterinflusses starb, ist aus anderer Ursache, wahrscheinlich an einem zerfallenen Krebs zugrunde gegangen. Die Geberin wurde freilich auf das Rad geflochten.

---

1) MAIMONIDES, Traité des poisons, trad. par RABBINOWICZ, Paris 1865, p. 55.
2) ZACUTUS LUSITANUS, Praxis med. admir., lib. III, observ. LXXX, LXXXII.

Das Verkennen der Ursache eines Leidens tritt besonders in einem weiteren Falle zutage. Ein Mann hatte, statt Bier, einen ordentlichen Schluck zum Klären von Salz benutzten, also alten Blutes zwischen rauchenden Öfen[1]) getrunken. Danach bekam er Magenschmerz, Übelkeit, Atmungs- und Schluckbeschwerden und Ohnmacht. An diesen Symptomen wird kaum der Zersetzungszustand des Blutes beteiligt sein. Der Mann erkrankte an einer Rauch- d. h. Kohlenoxydvergiftung.

Direkte Versuche mit noch warmem Ochsenblut wurden zum Überfluß an Menschen und Tier angestellt. Ein junger Mann trank davon $^1/_4$ Liter und blieb gesund, ebenso wie ein Hund, dem man davon 60 g beibrachte.

Ob die Ekel erregenden Liebestränke aus *Menstrualblut*, die, wie es scheint, nicht nur früher den Männern von Frauen gegeben wurden, sondern auch noch heute in China, ja sogar im mittäglichen Frankreich und wahrscheinlich auch anderwärts benutzt werden[2]), Gesundheitsstörungen nach sich ziehen können, ist dann nicht ganz von der Hand zu weisen, wann ihnen allerlei anderes an zersetzten albuminoiden Stoffen aus nicht ganz normalen Geschlechtsteilen zugemischt ist. MAIMONIDES berichtete sogar vom Hörensagen, daß »Frauen ihren Männern, um sie zu vergiften, Menstruationsblut in einem Gerichte geben. Danach sterben sie in einem oder zwei Tagen, oder sie bekommen einen eitrigen Aussatz mit Abfallen der Glieder«. Im Prinzip ist der vor mehreren Jahrhunderten ausgesprochene Satz: »Bei der gesunden Frau unterscheidet sich das Menstrualblut nicht von einem anderen Blut« wahr. Sogar die frühere Angabe, daß es gerinnungsunfähig sei, ist irrig.

Zurückzuweisen ist die hier und da geäußerte, gänzlich haltlose Meinung, daß unter der Bezeichnung Stierblut ein aus demselben bereitetes Präparat zu verstehen sei, das Blausäure oder einen Blausäure liefernden Stoff enthalten habe[3]). Eine, wie mir scheint, willkürliche Vermutung ist es auch, daß dem Stierblut, um es giftig zu machen, ein Kantharidenpräparat beigemischt worden, oder daß »Stierblut« nur eine Umnennung, ein Geheimname gerade für dieses Gift gewesen sei. Dagegen spricht — abgesehen von der Beweislosigkeit — schon die Langsamkeit der Wirkung dieses Giftes bis zum Tode, der nach dem Bluttrinken schnell eingetreten sein soll. Außerdem braucht man nur einen Blick schon in das DIOSKORIDES Schrift über die Gifte und Gegengifte zu tun, um zu finden, daß er die völlig richtig gezeichnete Vergiftung durch Kanthariden von der angeblich durch Stierblut erzeugten trennt. Die Symptome, die er dem letzteren zuschreibt: »Atemnot und Erstickung durch krampfhaften Verschluß der Wege bei den Mandeln und am Schlunde« sind denkbar weit von denen der Kanthariden verschieden und lassen ohne weiteres erkennen, daß es sich hier um

---

1) TIMAEUS AB GÜLDENKLEE, *Opera*, lib. VII, cas. XV, p. 284: »inter fumantes caminos loco cerevisiae bonum istius sanguinis haustum bibit.«

2) REGNAULT, Revue scientifique 1903, 2. Mai.

3) APOSTOLIDES, Bulletins et Mémoires de la Société Khédiviale de Médecine, Le Caire, Févr. 1911.

ein starkes zerebrales Gift, vielleicht aus der Familie der Solanaceen gehandelt hat, das man dem Stierblut zumischte.

Es ist auch daran gedacht worden, daß man von milzbrandkranken Tieren das Blut genommen und dadurch eine akute Milzbrandvergiftung erzeugt habe. Diese ist die unmöglichste aller Vermutungen. Ihre Abweisung braucht nicht einmal begründet zu werden.

Schließlich soll hier noch als besondere Ausgeburt menschlichen Selbstzerstörungstriebes das angeführt werden, was BRANTÔME von zwei Edelleuten erzählt: Sie wären übereingekommen ihren Streit nicht durch Waffen, sondern durch Gift zum Austrag zu bringen. Sie ließen für dieses Duell einen Becher voll Gift bereiten mit der Bestimmung, daß jeder die Hälfte trinken solle. Wer mit dem Leben davon käme, sollte der Sieger sein.

## Achtes Buch.

# Alter und Bedeutung der Arsenverbindungen als Gifte.

## Erstes Kapitel.

### Die Kenntnis der Arsen-Giftwirkungen bis zum 14. Jahrhundert.

1. Über den zeitweilig bekannten Kreis von landläufigen Giften hinaus erstreckte sich zu allen Zeiten bei gewissen Menschen das Wissen noch auf ein oder das andere ungewöhnliche, abseits liegende. Man braucht nur einen Blick auf das toxische Material zu werfen, das im zweiten Jahrhundert vor der jetzigen Zeitrechnung dem NIKANDER bekannt war, um zu erkennen, daß dies schon sehr viel beträchtlicher war, als es etwa der allgemeinen Vorstellung hierüber entsprechen würde. Wurden doch von ihm schon Wirkungen von Bleioxyd und Bleiweiß beschrieben! Im Beginn des ersten Jahrhunderts n. Chr. ist die Zahl der der allgemeinen Wissensmöglichkeit zugänglich gemachten Gifte schon um ein Vielfaches der bis dahin beschrieben gewesenen gewachsen. Als fester Bestand erscheinen unter ihnen die bereits mehrere Jahrhunderte zuvor als Gifte gekannten Arsenverbindungen. Ich glaube nicht, daß die erste Kenntnis ihrer Giftwirkung abendländischen Ursprungs ist. Ich halte es im Gegenteil sogar für wahrscheinlich, daß sie aus den Kriegszügen der Griechen im Orient heimgebracht wurde und dann auch nach Rom gelangte. Ein wahres Wort ist es, das einst, in der Mitte des zwölften Jahrhunderts, der Bischof OTTO von Freising in dieser Beziehung sprach: »Und es ist zu beachten, daß alle menschliche Macht oder Wissenschaft vom Orient ausgegangen ist und im Occident ihr Ziel findet.«

In der Auffassung der Herkunft der Arsenkenntnis werde ich dadurch bestärkt, daß ARISTOTELES, der Übermittler asiatischen auf den Heereszügen ALEXANDERs erlangten Naturwissens, die Giftwirkung des *Sandaraks*, d. h. des *Realgar*, des orangeroten Arsendisulfids erwähnt: »Sandarak tötet sowohl Pferde als überhaupt jede Art von Zugvieh. Man tut es in Wasser und seiht es durch[1].« Vielleicht deutet dieser letzte Satz

[1]) ARISTOTELES, *Historia animalium*, lib. VIII, cap. 23, edit. PICCOLOS, Paris. 1863, p. 315: »Ὑπὸ φαρμάκου δὲ διαφθείρεται καὶ ἵππος καὶ πᾶν ὑποζύγον σανδαράκης [ἐὰν πλείων δωθῇ]· δίδοται δ' ἐν ὕδατι καὶ διηθεῖται.«

sogar auf eine arzneiliche Verwendung bei Tieren hin. Dann würde die tödliche Wirkung, die der erste Satz ausspricht, als Erfahrungsergebnis dieses arzneilichen Gebrauches zwanglos aufgefaßt werden können. Eine solche Annahme wird noch dadurch gestützt, daß eine Handschrift den Tod durch diese Arsenverbindung an eine zu große Dose knüpft. Jedenfalls geht aus der aristotelischen Bemerkung hervor, daß etwa um das Jahr 340 v. Chr. man den toxischen Charakter des Arsens verhältnismäßig gut kannte. Aber nicht nur das Arsendisulfid, sondern auch das Trisulfid, das *Auripigment*, unterschied man schon als selbständigen, dem Sandarak nahestehenden Stoff. Denn THEOPHRAST, der Schüler von ARISTOTELES, führt folgendes an: »In den Erzgruben werden von der Art Fossilien [Erden] noch mehrere und merkwürdige gefunden ... manche sind aschenartig, wie Sandarak, Arrenikon und andere dergleichen Dinge[1].« Was hier, in frühgriechischer Zeit Arrenikon genannt wird, ist Auripigment, Arsentrisulfid.

2. DIOSKORIDES nennt es im ersten Jahrhundert n. Chr. Arsenikon. Von ihm gibt er aber bereits — wie vor ihm schon PLINIUS — als Reinigungsverfahren an, daß man es in einer neuen irdenen Schale auf glühenden Kohlen glühen soll. Hierbei entstehen Arsentrioxyd, also Arsenik, und Schwefelsäureanhydrid. Von diesem Arsenik weiß er unter anderem richtig, daß es ätzende Eigenschaften habe und die Haare entfernen könne. Er wußte ferner bereits, daß es Schmerzen im Leib mit heftigem Reißen erzeuge. Auch CELSUS (20 n. Chr.) stellt die Arsensulfide schon unter die Stoffe »quae rodant« und »quae adurant«, also unter die beizenden und ätzenden, sowie unter die Durchfall erzeugenden[2]). Das Auripigment kannte man auch sonst gut. War es doch der Stoff, der, wie PLINIUS beschreibt, als Mineral in Syrien gewonnen, goldfarbig aussähe und deswegen die Hoffnung in dem nach Gold äußerst gierigen Kaiser CALIGULA erweckt habe, daraus Gold herstellen lassen zu können. Er habe davon eine große Menge ausschmelzen lassen und wirklich Gold erhalten, aber nur so wenig, daß er seine Habsucht schwer gebüßt hätte. Wie viele Menschen mögen bei dieser Arbeit schwere und tödliche Arsenvergiftung davongetragen haben! Die angeführten giftigen Eigenschaften des »gereinigten Arseniks« waren wahrscheinlich schon einem größeren Kreis von Menschen bekannt und mögen auch schon damals zu verbrecherischen Zwecken benutzt worden sein. Freilich glaube ich nicht, daß, was einmal für möglich gehalten wurde, das Gift, von dem CICERO in seiner Rede für den CLUENTIUS handelt, Arsen gewesen sei. OPPIANICUS hatte Frau, Bruder und Schwägerin mit einem Gift schnell aus dem Wege geräumt. Er reichte seiner Frau den Giftbecher. »Mitten im Trinken rief sie, sie müsse vor Schmerzen sterben. Und in der Tat starb sie sofort, und an ihrer Leiche fand man alles das, was Zeichen und Wirkung von Gift zu sein pflegt[3]).« Daß OPPIANICUS ein Giftmörder

---

1) THEOPHRAST, Περὶ λίθων »οἷον Σανδαράκη καὶ Ἀρρενικὸν και ὅσα ὅμοια τούτοις«.

2) CELSUS, *De medicina*, lib. V, cap. 5, 6, 8: »Purgant .... auripigmentum, quod ἀρσενικον a Graecis nominatur; huic autem et sandarachae in omnia eadem vis.«

3) CICERO, *Oratio pro Cluentio*, 14, cap. 10. 11, edit. ERNESTI, Halae 1773, p. 608: ».... cum

war, scheint sicher zu sein, wenn auch die Schilderung von CICERO fraglos rednerisch übertrieben ist. Um Arsen als Gift kann es sich nicht gehandelt haben, schon weil selbst die reine arsenige Säure so schnelle Wirkungen zu äußern unfähig ist.

3. Es schließt dies jedoch keineswegs aus, daß nicht ein Arsenkundiger auch zu verbrecherischen Zwecken die seltsamen Arsenverbindungen, die doch damals käuflich waren, benutzt haben mag. Und dies wird mit der fortschreitenden Konsolidierung des Wissens über die Arsengiftwirkungen in späterer Zeit, in der Machtsphäre der Römer, in viel umfangreicherer Weise der Fall gewesen sein, als man ahnt, vor allem in Gallien. Die Vergiftungsgreuel im späteren Frankreich haben in Fortsetzung davon, meiner Überzeugung nach vielfach als materielle Grundlage das Arsen gehabt. Die Schwefelverbindungen dieses Elementes, schon an sich giftig, da die lebendigen Kräfte des Körpers sie in die Säftebahnen zu führen und zu zersetzen vermögen, sind es unter allen Umständen in natürlichem Zustande, da sie bis 80 Prozent und mehr an arseniger Säure enthalten können. Aus der Laboratoriumsklause des Arabers GEBER, des Orakels aller Alchimisten, ging dann im achten Jahrhundert der weiße Arsenik, die arsenige Säure hervor. Er gewann ihn, den sublimierten Arsenik, durch Erhitzen des Auripigments. Er sammelte »was in die Höhe stieg, weiß, dicht, klar und durchsichtig«. Von dieser Zeit an hat der Arsenik seine besondere Rolle in der Welt gespielt. Arabische Ärzte des neunten bis 13. Jahrhunderts vertieften das toxikologische Wissen über ihn. In ihren Mitteilungen erkennt man auch die Forschungsergebnisse GEBERS wieder. RHAZES stellt um das Jahr 900 seine Giftwirkungen denen des »tödlichen Quecksilbers« gleich, »nur ist der Arsenik sehr tödlich und von seinen nachteiligen Wirkungen kann man nicht gerettet werden«. AVICENNA, der größte arabische Arzt, dessen belehrender Einfluß besonders Spanien, Frankreich und Italien erfüllte, und von dessen auch toxikologischen Mitteilungen es viele Abschriften gab, nach denen man handelte, unterscheidet richtig weißes, gelbes und rotes Arsen[1]). Dem aus dem Auripigment durch Sublimation gewonnenen Produkte schreibt er tödliche Wirkungen zu[2]). Man fürchtete trotzdem nicht seine arzneiliche Verwendung in Lösung[3]) und in anderer Form: Zur Enthaarung, zur Bekämpfung der Alopecie (mit Fichtenharz), zum Reinigen von Wunden (mit Fett), gegen die Krätze, gegen Läuse (mit Myrrhe), in Pillen gegen Asthma usw. Wir können heute verstehen, daß man deshalb damals die unangenehmen Nebenwirkungen bzw. Giftwirkungen dieser Substanz reichlich genug zu sehen Gelegenheit haben

ipse poculum dedisset, subito illa in media potione exclamavit, se maximo cum dolore mori: nec diutius vixit, quam locuta est, nam in ipso sermone hoc et vociferatione mortua est, et ad hanc mortem tam repentinam vocemque morientis, omnia praeterea, quae solent esse indicia et vestigia veneni in illius mortuae corpore fuerunt.«

1) AVICENNAE *Opera*, lib. II, cap. XLIX, Venetiis 1608, tom. I, p. 268: »Arsenicum: aliud est album, et aliud citrinum et aliud est rubeum.«

2) Ibid.: »Quod ex eo sublimatum est, interficit, et album ex eo interficit.« Auch MUWAFFAK aus dem Jahre 1000 kennt diese drei Verbindungen.

3) Ibid.: »Et ei cui in potu datur arsenicum sublimatum . .«

mußte, zumal man, entsprechend der Auffassung der Zeit, nicht so kleine Dosen verabfolgt haben wird, wie wir es heute arzneilich tun. Die Menschen bekamen schwere Darmerscheinungen, auch Störungen im Kehlkopf[1]) u. a. m. Wahrscheinlich starben sie zahlreich genug an dieser Therapie, ohne daß man den Zusammenhang ahnte. Viel weiter in der Erkenntnis der Giftwirkungen der Arsenikalien war man im 13. Jahrhundert nicht. EBN BAITHAR, der ihnen ein besonderes Kapitel widmet, gibt als arabischen Namen für Arsenik: Schakk. Als charakteristisch bezeichnet er seine Eigenschaft Mäuse zu töten. Deshalb hieße er bei den Völkern von Irak: Samm elfâr, Mäusepulver. Auch bei den Völkern des westlichen Afrikas und den Andalusiern hieß der weiße Arsenik so.

## Zweites Kapitel.

**Vergiftungen durch Arsen seit dem 14. Jahrhundert. CANTACUZENUS. KARL der Böse von Navarra. Arsen in Apothekerordnungen.**

1. Im 14. Jahrhundert hatte man auch über Einzelheiten der Giftwirkungen des Arseniks schon manches richtige Wissen. In einem Prozesse sagten die ärztlichen Sachverständigen damals aus, daß er geeignet sei, um bei Tieren und Menschen totes und faules Fleisch zu entfernen[2]). Es ist dies die bekannte Eigenschaft dieses Stoffes, bei längerer Berührung krankes und gesundes Gewebe durch einen eigenartigen Entzündungsprozeß zum Zerfall zu bringen. Die allgemeinen Giftwirkungen charakterisierten sie so: »Wer davon so viel als erbsengroß oder auch weniger nähme, müsse sterben — ein Heilmittel dagegen gäbe es nicht.« Ein Stoff, der so, fast mit der Kennzeichnung eines absoluten Giftes[3]) im Abend- und Morgenlande in das Wissen von Menschen gelangte und gegen gute Bezahlung auch erhältlich war, konnte zu leicht die Begierde zu seiner heimlichen Verwendung erregen. Absolut Sicheres über Giftmorde, die mit ihm in jenen frühen Zeiten vollführt worden sind, liegt nur in geringem Umfange vor. Mancherlei kann aber toxikologisch aus Berichten erschlossen werden, die zwar über die Art des verwendeten Giftes nichts melden, wohl aber Giftwirkungen erwähnen, die mit einer gewissen Wahrscheinlichkeit auf Arsen als Verursacher hinweisen.

2. Als Beleg hierfür führe ich an, was der Kaiser JOHANNES CANTACUZENUS in seinem Geschichtswerk, das den Leser in die Verfallzeit des byzantinischen Reiches einführt, erzählt. Aus dieser Mitteilung vermag man auch zu ersehen, wie man um die Mitte des 14. Jahrhunderts im Orient

---

[1]) Ibid., lib. IV, fen. VI, tract. 1, p. 20: »Et quandoque accidit tussis laedens.« Dreihundert Jahre später erwähnt diesen Husten ARNOLD v. VILLANOVA: »Realgar infert etiam tussim perducentem ad phtisim«.

[2]) ». . . . le dit Arsenic est bon et nécessaire pour oster la chair morte et pourrie.«

[3]) EBN BAITHAR, Zusammenstellung einfacher Heil- und Nahrungsmittel, herausgegeben von SONTHEIMER, Bd. II, S. 57, 104.

zu Gift als Tötungsmittel seine Zuflucht nahm, wenn dem Opfer sonst nicht beizukommen war. CANTACUZENUS, der sich zum Kaiser von Konstantinopel zum Nachteil der Paläologen gemacht und im Jahre 1347 sich Konstantinopels bemächtigt hatte, war, selbst nachdem er JOHANN PALAEOLOGUS mit seiner Tochter verheiratet und diesen zum Mitkaiser gemacht hatte, in seiner Herrschaft nicht gefestigt. Nachstellungen der Byzantiner fehlten nicht und darunter auch nicht solche mit Gift. Er selbst berichtet, daß man einen Mann zu ihm gesandt habe, der ihm offenbaren sollte, daß er dazu geworben sei, ihn zu vergiften, der aber dann, wann er das Vertrauen des Kaisers erworben haben würde, ihn vergiften sollte. Er übergab dem Kaiser ein Glas mit Gift, das für ihn bestimmt gewesen sei, ließ aber für eine passende Gelegenheit eine andere Menge Gift außerhalb der Stadt durch einen Eingeweihten, den POTAMIATA, vergraben. Als dieser, zurückgekehrt, mit ungewaschenen Händen aß, bekam er, da trotz des mehrmaligen Eingewickeltseins etwas von dem Gift an seine Hände gekommen war: häufige Durchfälle, starke Magenschmerzen, Pusteln am Munde, und die Zähne wurden, da das Zahnfleisch zu schwinden begann, locker. Gaumen und Zunge wurden gefühllos, so daß Speise und Trank ohne Geschmack waren[1]). Er war lange krank. Der gewarnte Kaiser entfernte die Vergifter. Es ist kein Zweifel, daß hier Arsen in den Mann hineingelangt war. Diese Ulzerationen am Munde und die entzündlichen Zustände an den Weichteilen des Mundinnern hat man im letzten Jahrhundert wiederholt da gesehen, wo Arsen öfter in irgendeinem Aggregatzustande, z. B. auch als Hüttenrauch, von Menschen aufgenommen wurde. Eine Bestätigung der Nachstellungen, denen CANTACUZENUS ausgesetzt war, und die ihr letztes Ziel in der Wirkung von Gift hatten, gibt außer dem Kaiser CANTACUZENUS selbst noch sein früherer Freund und spätere scharfe Gegner NICEPHORUS GREGORAS. Heimlich wurden oft und zahlreich Gifte durch Emissäre zum Kaiser gesandt, so daß es — um mit den Alten zu reden — der Künste eines MITHRIDATES bedurft hätte, um halbwegs Schutz gegen ihre Verderblichkeit zu besitzen[2]).

3. Das gleiche Jahrhundert offenbart uns in einem an anderer Stelle eingehend behandelten Dokument die kaum glaubliche Verbreitung der arsenigen Säure und ihre ganze Tragweite als Gift.

Im Jahre 1384 mietete KARL der Böse von Navarra den fahrenden Spielmann WOURDRETON, um KARL VI. von Frankreich, seinen Bruder, den Herzog von Valois und die Herzöge von Burgund und Bourbon mit Arsenik zu töten: So lautet sein Befehl:

»Tu vas à Paris; tu pourras faire grand service si tu veux. Si tu veux faire ce que je te dirai, je te ferai tout aisé et moult de bien. Tu feras

---

1) CANTACUZENUS, Ἱστωριῶν βιβλία δ., lib. III, Venetiis 1739, p. 550: ».... οὕτω δὲ νενάρκωτο τὰ περὶ στόμα πάντα.«

2) NICEPHORI GREGORAE *Historiae Byzantinae*, lib. XIII, cap. III, Venetiis 1729, tom. XX, p. 324: »ἃ δὲ κρύφα συχνά καὶ πολύτροπα προσεπέμπετο φάρμακα ὁπόσα τὸ θανάσιμον εἶχεν ἐμφωλεῦον ὀξύ τε καὶ δυσκαρτέρητον ....«

ainsi: il est uns chose qui s'appelle *arsenic sublimat*. Si un homme en mangeait aussi gros qu'un pois, jamais ne vivrait. Tu en trouveras à Pampelune, à Bourdeaux, à Bayonne et par toutes les bonnes villes ou tu passeras, ès hôtels des apothicaires. Prends de cela et fais-en de la poudre, et quand tu seras dans la maison du roi, du comte de Valois, son frère, des ducs de Berry, Bourgogne et Bourbon, tiens-toi près de la cuisine, du dressoir ou de quelques autres lieux, ou tu verras mieux ton point; et de cette poudre mets ès potages, viandes et vins, au cas que tu pourrais le faire pour ta sûreté; autrement ne le fais point[1]).«

Hieraus geht mindestens hervor, daß schon damals der Arsenik in größeren Städten käuflich war und daß man ihn zu unlauteren Zwecken, als werktätiges Mittel zur Menschentötung, verwandte. Es ist deswegen irrig anzunehmen, daß erst in der Renaissancezeit von Italien aus die Arsenikflut sich über Frankreich und weiter ergossen habe. Der Gebrauch als Arzneimittel allein konnte das Vorhandensein des Arseniks in den Apotheken nicht rechtfertigen. Und selbst wenn man seine Verwendung zur Vernichtung von Mäusen und Ratten mit in Rechnung stellen wollte, so würde immer noch die Annahme berechtigt sein, daß für den, der dieses Gift für Giftmord verwenden wollte, nicht nur gerade damals, sondern schon in den Zeiten vorher es leicht erlangbar war. In manchen der nicht gerade von Sachverständigen bezweifelten oder als unwahrscheinlich bezeichneten Vergiftungen im Mittelalter ist es Arsenik gewesen, der krankhafte Symptome oder den Tod veranlaßt hat. Seine Wirkungsäußerungen sind so vielgestaltig, ähneln oft so sehr Krankheiten aus inneren Gründen und treten so sicher ein, seine vergiftenden Dosen sind so klein, seine Beibringung so leicht zu bewerkstelligen, daß er allen damals und später bekannten pflanzlichen Giftzubereitungen, die sich fast immer den Sinnen kundgeben — aus dem gleichen Grunde auch den Bleiverbindungen — als Vergiftungsmittel unendlich überlegen ist. Gerade alle diese Eigenschaften haben ihn ja bis in die neueste Zeit hinein an der Spitze aller zu verbrecherischen Zwecken benutzten Gifte stehen lassen. Was heute eine gewisse Hemmung in seinem Gebrauche veranlaßt, ist die Möglichkeit, ihn so außerordentlich lange in dem Opfer nachweisen zu können. Aber fast zwei Jahrtausende hindurch war dies unmöglich, und damit fehlte auch dem Erkennen einer Vergiftung durch Arsen das beste Hilfsmittel.

4. Man hat schon in früheren Jahrhunderten in Deutschland und Italien in richtiger Erkenntnis der Gefahren, die durch die Beziehbarkeit dieses Giftes aus Apotheken entstehen könnten, *den unberechtigten Verkauf mit Strafe belegt*. In der Verhandlung gegen den oben erwähnten WOURDRETON, der gesandt worden war, um am französischen Hof zu vergiften, und der Arsenik in einem Stück von der Größe einer Haselnuß »en l'Ostel d'un Apoticaire et Espicier« erstanden hatte, sagten die pharmazeutischen Sachverständigen aus, daß sie niemals ohne Billigung der Justiz-

---

[1]) Mit Unrecht hält SISMONDI, Histoire des Français, tom. XI, p. 488, die Erzählung für unwahrscheinlich. Sie ist völlig beglaubigt.

behörden wagen würden, an wen immer es sein möchte, Arsen zu verkaufen[1]).

Auf Arsenik zielt SHAKESPEARE mit dem Gift, das ROMEO dem blutarmen Apotheker für viel Geld abkaufte, obschon Mantua auf dessen Abgabe *die Todesstrafe gesetzt hatte*:

*Romeo.*

*Mann komm hieher! — Ich sehe, du bist arm.*
*Nimm, hier sind vierzig Stück Dukaten: gieb*
*Mir eine Dose Gift; solch scharfen Stoff,*
*Der schnell durch alle Adern sich verteilt,*
*Daß todt der lebensmüde Trinker hinfällt,*
*Und daß die Brust den Odem von sich stößt,*
*So ungestüm, wie schnell entzündet Pulver*
*Aus der Kanone furchtbarm Schlunde blitzt.*

*Apotheker.*

*So tödtliche Arzneien hab' ich wohl,*
*Doch Mantua's Gesetz ist Tod für jeden,*
*Der feil sie giebt.*

*Romeo.*

*Bist du so nackt und bloß,*
*Von Plagen so bedrückt und scheust den Tod?*
*Der Hunger sitzt in deinen hohlen Backen,*
*Noth und Bedrängniß darbt in deinem Blick,*
*Auf deinem Rücken hängt zerlumptes Elend,*
*Die Welt ist nicht dein Freund, noch ihr Gesetz;*
*Die Welt hat kein Gesetz, dich reich zu machen:*
*Drum sei nicht arm, brich das Gesetz und nimm.*

*Apotheker.*

*Nur meine Armuth, nicht mein Wille weicht.*

*Romeo.*

*Nicht deinem Willen, deiner Armuth zahl' ich.*

*Apotheker.*

*Thut dies in welche Flüssigkeit ihr wollt,*
*Und trinkt es aus; und hättet ihr die Stärke*
*Von Zwanzigen, es hülf euch gleich davon.*

5. In *Frankreich* scheint man im 15. Jahrhundert in gewissen Handlungen an Privatpersonen Arsenik verkauft zu haben. Aber es genügte bisweilen schon das Bekanntwerden eines Arsenkaufes, um den Käufer vor den Richter zu bringen. Wir besitzen aus der Regierungszeit PHILIPPS des Guten von Burgund, vom Jahre 1459, eine Urkunde, die dies beweist. Eine junge, 16jährige, etwas einfältige Frau kaufte Arsenik bei einem Händler in der Stadt Aire, im Arrondissement Saint-Omer, um damit

[1]) SECOUSSE, *Mémoires pour servir à l'histoire de Charles II*, Paris 1755, tom. II, p. 503: ».... e dient lesdiz Apoticaires, qu'il n'ent oseroient point bailler à quelque personne que ce feust, sanz congié et auctorité de Justice.«

Ratten und anderes Ungeziefer im Hause ihres Vaters zu vernichten. Durch Zufall erfuhr dies die Stadtbehörde und lud die Frau vor. Sie wiederholte die Zweckbestimmung des gekauften Giftes. Man fand das Gift noch so, wie sie es gekauft hatte, in ihrer Börse und legte es dem Gerichtshofe vor. Weil sie es aber gekauft hatte, wurde sie festgesetzt[1]), und als man ihr mit der Tortur drohte, wenn sie nicht die ganze Wahrheit sagen würde, gab sie in ihrer Angst an, daß sie ihren Mann damit habe vergiften wollen[2]). Sie wurde infolge dieses Geständnisses für immer aus der Stadt verbannt und zuvor bei Wasser und Brot 14 Tage lang im Gefängnis gehalten. Die letztere Strafe verbüßte sie. Auf Bitten ihres Mannes wurde sie dann von PHILIPP begnadigt.

6. In *Deutschland* war es vornehmlich Nürnberg, das die Arsenabgabe seitens der Apotheker mit Vorsichtsmaßregeln umgab und vor allem dafür einen behördlichen Erlaubnisschein voraussetzte. Von Lätare 1484 gibt es einen derartigen Ratsbeschluß, der sich in dem derzeitigen Nürnberger Ratsbuche findet: »Item dem voigt zu Berolzheim HANNS RAUSCHEN uf sein schriftlich beten an den appotecker bei den fleischbänken getan, ist vergönnt *hüttrauch* zu kauffen zu vertreibung der ratzen under mewß.« Ein Nürnberger Ratverlaß vom Jahre 1496 lautet: »Den apotheckern ist erteilt, in iren eid zu pringen, so hinfürr jemant ein hüttrauch oder annder gifft zu kauffen oder aus der appotecken geben, ob auch solches mit wissen eines bürgermeisters beschieht. Sollen sie demnacht eigentlich in ire register anschreiben, wem, wieviel unnd wann solich gifft geben haben[3]).«

Unter den Nürnberger Polizeigesetzen aus dem 15. Jahrhundert finden sich die folgende noch weiter greifende Ordnung über Hüttenrauch und andere »treibende« Arznei: »Ein erbar rath dieser stat sind auß merklichen ursachen, sie darzu bewegende, daran komen, ernnstlich gebietennde, das hinfür außerhalb gesworner appotecker niemands, er sei bürger oder gast einicherlei, hüttrauch, weißen oder gelben arsenicum, geprannt oder mercurium sublimatum, auripigmentum, twalm, das man nennet opium, springkörner noch einicherlei annder gifft oder treibent ertznei, wie die namen hat, weder in gewelben, krämen noch sunst inndert annderswo in diser stat vail haben noch verkawffen sol außerhalb der kawfflewt, die soliche stück herbringen, die mügen das gesworrnen appoteckern oder anndern kawflewten mit wissen und erlawbnuß eines erbern rats oder burgermeisters zu kawffen geben; und sust niemandt anndrem . . .[4]).«

---

[1]) PETIT-DUTAILLIS, *Documents nouveaux sur les mœurs populaires .... dans les pays-bas au XV siècle*, Paris 1908, p. 30: »La quelle Willemine, après ce qu'elle eut confessé avoir achetté ledit arsenic pour en user ainsi (en intention de faire morir les ratz et autres vermines) et non autrement, lequel arsenic estoit encores en sa bourse tout entier et en l'estat qu'elle l'avoit achetté .... fut, *pour cause dudit achat* faicte et constituée prisonnière en noz prisons ....«

[2]) Ibidem: ».... elle confessa qu'elle avoit eu vulenté de donner à mengier dudit arsenic audit .... mari.«

[3]) Nürnberger Ratsbuch E, S. 153. — PETERS, Aus pharmazeut. Vorzeit, Bd. 1, 1910, S. 32.

[4]) J. BAADER, Nürnberger Polizeiverordnungen aus dem 13.—15. Jahrhundert (Biblioth. des litter. Vereins LXIII), S. 141.

Im Jahre 1430 wurde in *Basel* die Apotheker-Ordnung erneuert. Der Meister DIETER wurde vom Rat — wohl angesichts des bevorstehenden Konzils — mit der Einführung der Neuerungen beauftragt. Bezüglich der Einführung von Stoffen aus Italien wurde Vorsicht empfohlen. Was nämlich die Welschen »böses« haben, »das verkaufen sie heraus an den, der sich davor nicht zu hüten weiß«. Besonders wird die Abgabe von Giften — »realgar, arsenick« usw. — und von Mitteln für Fruchtabtreibung und künstliche Sterilität, letztere insonderheit gegenüber Klöstern, mit Sicherungen umgeben[1]).

Auch in *Straßburg* ist schon im 15. Jahrhundert in den Statuten befohlen worden, nur an Personen von gutem Ruf und an niemand um Mäuse zu töten Gifte zu verkaufen[2]). Dieses Verbot wurde im Jahre 1558 erneuert. Im Jahre 1694 bestimmte man: Es darf Gift im Kleinen nur an Apotheker verkauft werden[3]). Im Jahre 1769 erschien eine erneute Verordnung, wonach allen und jeden, ja selbst den Apothekern, der Verkauf von Giften, und besonders des Arseniks untersagt wird. Wer dagegen handelte, hatte Geld- oder Leibesstrafen zu gewärtigen. Nur zwei Materialisten wurde der Giftverkauf unter gewissen Bedingungen gestattet[4]).

Schon die Carolina, »die peinlich gerichtsordnung Keyser KARLS des fünfften«, legte der Stadtobrigkeit, um den uneingeschränkten Verkauf der Gifte zu verhindern, auf, daß sie diejenigen, die Gifte verkauften, durch einen Eid verbindlich machte, damit sie nicht ohne Vorwissen des Magistrats Gifte an Privatpersonen verkauften:

»Item es sollen auch alle Oberkeiten an jeden ortten die Apotheker und ander so gifft verkaufen, oder damit handtieren, in glübt und Eydt nemen, daß sie niemandt eynig gift verkaufen noch zustellen, ohne anzeygen und vorwissen derselben Oberkeyt[5]).«

Die schon erwähnten zahlreichen Vergiftungen mit Arsenik unter der Regierung LUDWIGS XIV. veranlaßten ein Edikt[6]), in dem die folgenden zwei Paragraphen den Vergiftungen prophylaktisch Einhalt zu tun bestimmt waren:

Art. 6. Wir verbieten einem jeden bei Todesstrafe, selbst den Ärzten, Apothekern und Wundärzten bei Leibesstrafe Gifte zu führen oder zu verwahren.

Art. 7. In Rücksicht auf Arsenik, Hüttenrauch, Operment, Sublimat wollen Wir, daß es nur Kaufleuten, die in Städten wohnen, erlaubt sei dergleichen zu verkaufen und nur an Ärzte, Apotheker, Wundärzte, Goldschmiede, Färber und andere öffentliche Personen zu überlassen, die ihres Berufs wegen solche Stoffe zu gebrauchen genötigt sind. Doch sollen sie

1) REBER, Schweiz. Wochenschrift für Chemie und Pharmazie, 1897, 3. Dez., S. 575.

2) Statutenbücher und Sammlungen, tom. XXIV, fol. 38, tom. XXVIII, fol. 244. Straßburger Archiv.

3) Straßburger Ratsprotokolle auf dieses Jahr.

4) Verordnung, den Kauf und Verkauf von Giften betreffend, Ratsdekret 1769.

5) C.C.C. art. 37.

6) Édit du Roi pour la punition de différens crimes de 1682. — Recueil d'Ordon. d'Alsace, nouv. édit., tom. I, p. 390 et 521. — Déclaration du Roi concernant les Empoisonneurs du 14 de Mars 1780.

beim Beziehen in ein zu diesem Behuf von gedachten Kaufleuten hierzu besonders gehaltenes Verzeichnis ihren Namen, Stand und Wohnung, auch die Mengen, die sie von den genannten Mineralien bezogen haben, einschreiben.

Alle angeführten Vorbeugungsmaßregeln lassen auf einen nicht seltenen verbrecherischen Gebrauch der Arsenikalien schließen. AMATUS LUSITANUS, der aus dem 16. Jahrhundert einen Giftmordversuch mit Arseniksublimat berichtet, fügt die allgemeine Bemerkung hinzu, daß wer durch dieses oder ein anderes Arsenpräparat vergiftet zu werden fürchtet, auf den eigentümlichen Geschmack des ihm Dargereichten achten solle[1]). Wahrscheinlich hatten zu seiner Zeit diese Stoffe wegen Unreinheit einen Geschmack. Viele Jahrhunderte hindurch bis in unsere Zeit ist Arsenik eine Verbrecherwaffe gewesen, die oft selbst Massenvergiftungen bewerkstelligte. Aus dem Jahre 1680 wurde mitgeteilt, daß eine Frau vier Ehemänner, vier Stiefkinder und fünf andere Menschen mit »Mäusegift vergeben« habe. Sie wurde lebendig verbrannt[2]). Was an verschiedenen Stellen dieses Werkes an Morden hervorragender Menschen durch Arsenik berichtet wird, ist in Wirklichkeit nur ein sehr kleiner Teil der wirklich in der Welt vorgekommenen Arsengiftmorde, zumal wenn man berücksichtigt, daß in Zeiten von Epidemien, die u. a. mit Erbrechen und Durchfällen einhergehen, also den Choleratypus tragen, gerade die Vergiftung mit Arsen wegen der Ähnlichkeit seiner Symptome sich unauffällig bewerkstelligen läßt. Und nicht nur choleraähnliche, sondern auch manche andere, natürlichen Krankheitsbildern ähnelnde liefert, besonders die öfter wiederholte Beibringung kleiner Mengen von Arsenik, darunter langsames körperliches Siechtum, Lähmungen und anderes, was der Kundige zu erschließen vermag.

*Die in der Weltgeschichte bekannt gewordenen systematischen Vergiftungen kleinen und großen Stiles sind fast immer mit Arsenverbindungen, vor allem dem Hüttenrauch, dem Arsenik bewerkstelligt worden.* Dahin gehören z. B.: die Gifte am byzantinischen Hof, das Gift der BORGIA, die Aqua Toffana, das Gift der Marquise von Brinvilliers, das als »Eau mirable« bezeichnet wurde, sowie das Arsen und Blei enthaltende »Poudre de succession«. Die 1831 hingerichtete Giftmischerin GOTTFRIED tötete mit Arsenik 15 Menschen und machte damit 15 Mordversuche, und die VON DER LINDEN tötete in 14 Jahren, von 1869 bis 1883, 23 Menschen und machte überdies 50 Mordversuche mit Arsenik. Unendlich viel Qualen und Leiden haben diejenigen ertragen müssen, die Arsenik aus dieser Welt herausgezwungen hat!

1) AMATI LUSITANI Curation. Centur. III, Lugduni 1565, p. 529.
2) OCHS, Geschichte der Stadt Basel, Bd. 5, Vers 345.

Neuntes Buch.

# Hervorragende geschichtliche Menschen als Verüber oder Erdulder von Vergiftungen.

## Erster Abschnitt.

## Griechenland. Palästina. Rom.

### Erstes Kapitel.

**Einleitung. Vergiftungen in Griechenland, Rom und im Orient vor der jetzigen Zeitrechnung. Dionysios I. Klearchos. Alexander der Große und seine Familie. Olympias. Perseus. Orodes. Aristoboulos. Antipater. Pheroras. Romulus. Capua. Fabricius. Georg Podiebrad. Massenvergiftungen in Rom. Quintus Varius. Cicero, Cluentius und Oppianicus. Adgandester.**

1. Es besteht in Raum und Zeit eine Kontinuität in der Übung der Giftkünste. Orient und Okzident sahen solche in allen Epochen. Immer waren sie in Dunkel gehüllt, fast nie absolut beweisbar und doch betätigt — stets aus den gleichen Arten moralisch verwerflicher Beweggründe: aus *Herrschsucht, Gewinnsucht, Rachsucht.* So handelten ein Nero oder Caligula, wie ein Constantin I., eine Zoe wie Fredegunde und Brunhilde, ein Wilhelm der Eroberer wie die Republik Venedig, wie Catharina von Medici oder Alexander VI. und Caesar Borgia. Was in diesem Werke in solcher Beziehung verzeichnet ist, spiegelt nur ein Stück derartigen geheimen, verbrecherischen Tuns wieder — ausgeführt von Fürsten und Fürstinnen jeglicher Rangstufe, von selbstherrlich handelnden Staatsmännern und Feldherren und gerichtet gegen Hoch- und Niedrigstehende, die ihnen zu viel in der Welt waren, oder geplant und vollendet von solchen, die nicht auf des Lebens Höhen wandelten und nur Gift als sichere Waffe gegen Übermut, Bedrohung und Unterdrückung verwendeten oder als Werkzeuge anderer, deren Beweggründe ihnen nicht einmal immer bekannt waren, in Wirkung treten ließen. Der Zwang der Notwendigkeit — wie etwa die unabweisbare Notwehr — bestand nur selten in solchem Tun. Oft dagegen die Lust am Töten — ein Attribut des Cäsarenwahnsinns, dem man in allen Zeiten begegnet. Seine Betätigung hat in der Ausführungsart gewechselt. Diese hat sich an die Lebens- und »Zivilisations-«

Formen der verschiedenen Zeitepochen angepaßt. Dem Wesen nach sind sie jedoch immer die gleichen geblieben: Vernichtung fremder Leben um jeden Preis, als Erfüllungszweck irgendeiner Leidenschaft. Nicht selten bauen sich Nichtachtung menschlicher Leben, Zerstörungswut und ähnliches auf *Alkoholismus*, speziell einer Alkoholpsychose auf. CLEOMENES I., der 16. Spartanerkönig aus der Familie der Agiden, ist ein frühes Beispiel einer solchen. Er war ein Säufer, der im Alkoholwahnsinn sich selbst um 490 v. Chr. tötete, nachdem er Tausende von Menschen durch Schwert und Feuer hatte umkommen lassen. Dem Kulturhistoriker eröffnet sich hier ein bisher nicht bearbeitetes Gebiet für die Aufklärung der Menschheit. Die Giftwaffe tritt innerhalb dieses Vernichtungskreises in ihrer ganzen folgenreichen Macht zutage. Giftgesetze aller Zeiten haben, wie ich schon darlegte, sie weder stumpf gemacht noch beseitigt. Im Gegenteil! Ich habe die Überzeugung, daß, da von ihr neue, ungeahnt vielfältigere, auch zugängige Formen geschaffen wurden und werden, da die Scheu sie zu gebrauchen nicht kleiner geworden ist, und die Kenntnis derselben auch in sonst ihr fremden Kreisen wächst, sie in Zukunft in noch ganz anderem Umfange ihre gegen das Leben gerichtete Energie verwenden wird.

2. Um zu vergiften, ohne daß ein Verdacht rege werden könnte, hat der menschliche Verstand, wie schon an Beispielen dargelegt wurde, zu allen Zeiten noch besondere Wege der Beibringung ersonnen. Die Ermordung hervorragender Personen mit ihren vielfachen inneren Beweggründen hat in dieser Beziehung die Erfindungskraft der Verbrecher am stärksten in Anspruch genommen. Das Einnehmen von Gift kann durch die Sinne sich verraten. Auge und Geschmack eventuell auch Geruch kontrollieren die Dinge, die in den Magen gebracht werden. Freilich stellte man auch Gifte dar, die eine solche Kontrolle angeblich hinfällig machen könnten, oder man gab sie derart in Nahrungsmitteln oder in Wein, daß ihre sinnfälligen Eigenschaften verdeckt wurden. Die Kunst zu vergiften verstanden *die Griechen* schon in sehr früher Zeit. Der Orient, mit dem sie fortdauernd so innige Berührungen gehabt hatten, war darin ihr Lehrmeister gewesen. Mit ihnen verbreitete sich das Giftwissen auch in ihre Kolonien, vorzüglich nach Süditalien. Einzelne Vorkommnisse zeigen, daß dort, wie so oft, auch die Höchstgestellten Gifte anzuwenden verstanden. Von dem grausamen und mißtrauischen DIONYSIOS I. (406—367), dem Tyrannen von Syrakus, dessen Willkür Hekatomben von Menschen zum Opfer fielen, wird berichtet, daß er seine eigene Mutter durch Gift ums Leben gebracht habe[1]).

3. Des Giftes als Machtmittel bediente sich auch ein anderer Grieche, KLEARCHOS, der Tyrann von Heraklea am Schwarzen Meer. Wie es scheint bewerkstelligte er Massenvergiftungen. Durch Gewalt war er zur Herrschaft gelangt und durch Grausamkeit hielt er sich bis zu seinem, im Jahre

---

[1]) AELIAN, *Var. histor.*, lib. XIII, cap. 45: ».... ὅτι Διονύσιος τὴν μητέρα διέφθειρε τοῖς φαρμάκοις.« — Ebenso erzählt PLUTARCH.

353 v. Chr. erfolgten gewaltsamen Tode. Von ihm wird erzählt, daß er viele Menschen offen durch das Schwert, aber sehr viele durch heimliche Beibringung von Schierling oder, nach einer richtigeren Lesart, von Aconit habe töten lassen[1]).

## Der Tod Alexanders.

4. Die Meinungen über die Todesursache ALEXANDERs des Großen gingen schon vor Jahrtausenden weit auseinander. Viel ist über sie in einem so langen Zeitraum, bis in unsere Tage hinein, von Historikern geschrieben worden. Ärzte haben sich kritisch niemals dazu geäußert und deshalb spiegeln die verschiedenen Ansichten nur die Laienauffassungen wieder, die der eine und der andere sich aus dem alten literarhistorischen Material gebildet hat. Die Meinungsverschiedenheiten haben schon bald nach dem Tode des Königs begonnen und im Beginne des ersten Jahrhunderts, zu Zeiten des AUGUSTUS, standen sie sich bei DIODOR, SENECA, VITRUV und PLUTARCH so schroff gegenüber wie in den vielen späteren Jahrhunderten. Es gab allem Anschein nach damals bereits keine andere Quelle als das von EUMENES, der schon bei PHILIPP mehrere Jahre Freund und Sekretär und später das gleiche bei ALEXANDER war, sowie von DIODOTOS verfaßte Tagebuch über ALEXANDER, also Hofberichte. Was darin über die Krankheit erzählt war, wiederholte PLUTARCH mit der Bemerkung: »So steht es *größtenteils* Wort für Wort in dem Tagebuch.« Dies ist mithin nur ein Auszug, der auffälligerweise nicht einmal mit der Darstellung des ARRIAN nach der gleichen Quelle übereinstimmt. Ob schon das Original die bei dem Tode wirkenden Umstände wahrheitsgetreu berichtet hat, ist zu bezweifeln, weil selbstverständlich nichts darin aufgenommen werden durfte, was irgendwie hätte geeignet erscheinen können, den König charakterlich oder moralisch direkt oder indirekt zu belasten. Hofjournalisten und Hofhistoriker würden damals und wie immer später durch Nichtbeachtung dieses Gesichtspunktes wohl nicht lange weiter die Berichte haben schreiben dürfen. An ihren Mitteilungen muß besonders scharf Kritik geübt werden, weil sie für strenge Brotgeber arbeiteten, denen zeitlicher und Nachruhm das Wichtigste ihres Lebens war, und die deswegen nicht dulden mochten, daß dieser geschmälert würde. Außer den genannten Ephemeriden gab es von EPHIPPUS, einem Historiker, der etwa um 320 v. Chr. lebte, Memoiren über ALEXANDER, die von ATHENAEUS erwähnt werden und von denen kleine Bruchstücke vorhanden sind. DIODOR kannte sie und soll von ihnen nur wenig abweichen. Nächstdem hat der um die gleiche Zeit lebende ARISTOBOULOS, ein General ALEXANDERS, dessen Geschichte beschrieben, von der PLUTARCH ein weniges erwähnt. Außer diesem dürftigen Material lebte als Quelle die Tradition, die gerade in bezug auf diesen Mann besonders

[1]) ATHENAEUS, *Deipnosophistai*, lib. III, cap. VIII: ». . . . ὡς βιαίως ἀνῄρει πολλούς· καὶ ὡς τοῖς πλείστοις ἐδίδου κώνειον πιεῖν.« Die gleiche Angabe — beide stammen ursprünglich vom Historiker THEOPOMPOS — wird fast mit den gleichen Worten von einem Tyrannen, AGATHARCHOS von Heraklea, erzählt, der mit Aconit getötet habe (ANTIGONUS CARYSTIUS, Historia mirabil. collectan., cap. 131, edit. MEURSIUS, p. 98).

reich an Angaben war. Sie ist von den meisten späteren Historikern benutzt worden. Entkleidet man sie vorerst des Phantastischen und Abergläubischen, das sie enthält, so bleibt ein Rest, der an sich die Berechtigung besitzt, nach sorgfältiger Prüfung verwertet zu werden.

Drei Möglichkeiten ergeben sich aus dem gesamten vorhandenen Material als Todesursache:

1. eine Krankheit aus innerlichen Ursachen,
2. eine Vergiftung durch ein absichtlich beigebrachtes Gift, oder
3. Erkrankung und Tod durch übermäßiges Trinken von Wein.

## Ist Malaria die Todesursache Alexanders gewesen?

Nur wenige Symptome werden von der Krankheit des Königs angegeben. Die Tagebücher lassen ihr ganzes Bild beherrscht sein von Fieber. Die Zeitpunkte ihres kalendarischen Beginnes und Verlaufes gibt PLUTARCH, aber nicht ARRIAN an. Die Wiedergaben beider weisen, wie schon bemerkt wurde, auch sonst wesentliche Verschiedenheiten auf. ARRIAN läßt die Tagebücher sagen: »Der König habe bei MEDIOS geschmaust und getrunken, sei darauf aufgestanden und, nachdem er gebadet, schlafen gegangen. Darauf habe er wiederum bei MEDIOS zu Abend gegessen und bis in die späte Nacht getrunken. Nachdem er zu trinken aufgehört, badete er, aß ein wenig, schlief auch *daselbst* weil er schon fieberte[1]). Darauf wurde er auf seinem Bett zum Opfer getragen. ... Alsdann legte er sich in dem abgesonderten Wohnzimmer der Männer bis zum Abend nieder. Inzwischen gab er für den beabsichtigten Marsch und die Schiffahrt die Befehle an die Führer aus. ... Darauf ließ er sich auf seinem Lager an den Fluß bringen, stieg in ein Schiff und fuhr über den Fluß in einen Garten. Daselbst badete er wiederum und ruhte dann. Am folgenden Morgen badete er abermals, brachte die üblichen Opfer, ging dann in sein Schlafzimmer, unterhielt sich, auf seinem Lager liegend, mit MEDIOS und bestellte die Heerführer für den nächsten Morgen zu sich. Darauf aß er ein wenig zu Abend, ließ sich wieder in sein Schlafzimmer führen und hatte die ganze Nacht beständig Fieber[2]). Am nächsten Morgen badete er, opferte und kündete dem NEARCHOS und den übrigen Anführern die Abfahrt für den kommenden dritten Tag an. Am folgenden Tage badete er wiederum, opferte und hatte weiter Fieber[3]). Trotzdem ließ er die Anführer zu sich kommen und befahl ihnen, alles zur Abfahrt bereitzuhalten. Gegen Abend nach dem Bade befand er sich schon schlecht[4]). Am folgenden Morgen brachte man ihn in ein Haus neben dem Bade, wo er das übliche Opfer darbrachte, und obgleich es ihm schlecht ging[5]), gab er den Anführern nochmals wegen der Abfahrt

---

1) ARRIANI *Anabasis*, lib. VII, cap. XXIV, XXV, edit. DÜBNER, Paris. 1846, p. 199: ».... καὶ λουσάμενον ὀλίγον τι ἐμφαγεῖν καὶ καθεύδειν αὐτοῦ, ὅτι ἤδη ἐπύρεσσεν.«

2) Ibid.: »Ταῦτα πράξαντα δειπνῆσαι ὀλίγον· κομισθέντα δὲ αὖτις ἐς τὴν καμάραν πυρέσσειν ἤδη ξυνεχῶς τὴν νύκτα ὅλην.«

3) Ibid.: ».... καὶ ἱερὰ ἐπιθέντα οὐκέτι ἐλιννύειν πυρέσσοντα.«

4) Ibid.: ».... καὶ λουσάμενον ἔχειν ἤδη κακῶς.«

5) Ibid.: ».... ἔχοντα δὲ πονήρως.«

Befehle. Den Tag darauf konnte man ihn kaum so weit tragen, daß er opferte. Nichtsdestoweniger wiederholte er seine Aufbruchsbefehle. Am nächsten Tage fühlte er sich schlecht, opferte dennoch und befahl, daß die Führer bei Hofe bleiben sollten. . . . Als es nun sehr schlimm mit ihm wurde, trug man ihn aus dem Garten in den Palast[1]). Als die Anführer hereintraten, kannte er sie zwar, sagte aber nichts, weil er ohne Sprache dalag. Diese Nacht fieberte er schlimm und ebenso am nächsten Tag und in der folgenden Nacht und am folgenden Tage[2]). So ist es verzeichnet in dem königlichen Tagebuche. Die Soldaten wollten vor ihn gelassen werden. . . . Allein er hatte bereits die Sprache verloren als das Heer hereinkam. Doch richtete er mit größter Mühe den Kopf in die Höhe, reichte einem jeden die rechte Hand und winkte mit den Augen[3]).« Den Todestag gibt ARRIAN nicht an. PLUTARCH legt ihn auf den 28., ARISTOBOULUS auf den 30. des Monats Daisios.

Bestimmter ist der Tagebuchbericht des PLUTARCH. Danach begann das Fieber am 18. Daisios. Deswegen schlief der König in der Badstube. Am 19. spielte er den Tag über mit MEDIOS Würfel, aß abends mit gutem Appetit, worauf er nachts wieder Fieber bekam. Am 20. badete und opferte er, legte sich in das Badezimmer und unterhielt sich mit NEARCHOS. Am 21. tat er das gleiche, hatte aber weit mehr Hitze. In der Nacht fühlte er sich sehr übel und am 22. war das Fieber stark. Er ließ sich daher wegtragen und nahm seine Lagerstätte am großen Teich, wo er sich mit seinen Anführern über erledigte Offizierstellen besprach. Am 24. litt er wieder sehr vom Fieber und ließ sich zum Opfern tragen. Am 25. kam zu dem Fieber Sprachlosigkeit. Dieser Zustand hielt am 26. an. Am 27. schickte man nach dem Serapistempel um zu fragen, ob man den König dorthin bringen sollte. Der Gott antwortete, er solle dort bleiben. So starb er am 28. Daisios gegen Abend.

Kennte man nichts anderes über diese Vorgänge als das was sich zwischen dem 18. und 28. Daisios zugetragen hat, so müßte man zu dem Ergebnisse kommen, daß hier eine fieberhafte Krankheit vorliege, die in zehn Tagen tödlich geendet habe. Eine solche Deutung machen sich die angeführten und einige andere alte und neuere[4]) Historiker zu eigen. Welcher Art diese gewesen sei, läßt sich aus keiner der Schilderungen entnehmen. Neuerdings glaubte man, dieselbe als eine Malaria ansprechen zu müssen. Weder eine Sicherheit noch eine Wahrscheinlichkeit gibt es hierfür. Der schwerwiegendste Einwurf gegen eine solche Annahme liegt darin, daß die Tagebücher, so oft sie auch von Fieber sprechen, nicht seine

---

[1]) Ibid.: »Ἤδη δὲ παντάπασι πονήρως ἔχοντα διακομισθῆναι ἐκ τοῦ παραδείσου εἰς τὰ βασιλεία.«

[2]) Ibid.: »εἰσελθόντων δὲ τῶν ἡγεμόνων γνῶναι μὲν αὐτοὺς, φωνῆσαι δὲ μηδὲν ἔτι ἄλλ' εἶναι ἄναυδον· καὶ τὴν νύκτα πυρέσσειν κακῶς, καὶ τὴν ἡμέραν καὶ τὴν ἄλλην νύκτα καὶ τὴν ἡμέραν.«

[3]) Ibid.: »τὸν δὲ ἄφωνον μὲν εἶναι λέγουσι παραπορευομένης τῆς στρατιᾶς, δεξιοῦσθαι δὲ καὶ ὣς ἑκάστους τήν τε κεφαλὴν ἐπαίροντα μόγις καὶ τοῖν ὀφθαλμοῖν ἐπισημαίνοντα.«

[4]) CORNEL. NEPOS, *De regibus,* cap. II: ». . . . Babylone morbo consumptus est.« — LIVIUS, lib. VIII, cap. III: »morbo exstinxit.« — DROYSEN, Geschichte Alexanders, 4. Aufl., 1892, S. 490.

Art bezeichnen und daß, wie DIODOR mitteilt, die während der Krankheit zusammenberufenen Ärzte Hilfe nicht leisten konnten. Nun war aber die Kenntnis der Malaria damals gewiß nicht nur unter Ärzten verbreitet. Mindestens — so darf man annehmen — werden sogar Laien die Bezeichnungen für ein drei- oder viertägiges Fieber gekannt haben. Schon anderthalb Jahrhunderte vorher hatte HIPPOKRATES diese Bezeichnungen, die, wie vieles andere in der Medizin volkstümliche waren, auch medizinisch beschrieben. Man ist genötigt anzunehmen, daß ein so gebildeter Grieche wie EUMENES, der Verfasser der Tagebücher, die Krankheit ein Wechselfieber genannt haben würde, wenn es ein solches gewesen wäre. Den in den Tagebüchern vorkommenden Ausdruck »fiebern« gebrauchten die Griechen und Römer so, wie wir es heute für jede aus einer Krankheit resultierende Erhöhung der Körperwärme tun, während die Malaria als »τριταῖος« d. h. dreitägiges, »τετραῖος« viertägiges Fieber bezeichnet wurde. Um ein Fieber durch die gewöhnlichen Blutparasiten der drei- oder viertägigen Malaria kann es sich ebensowenig gehandelt haben wie um das sogenannte doppelte dreitägige Fieber, das den Eindruck einer Quotidiana, d. h. eines täglichen Fiebers macht. Denn diese Formen lassen eine absolut günstige Prognose zu. An ihnen würde ALEXANDER nicht gestorben sein. Es käme eventuell nur ein Fieber durch halbmondbildende Parasiten in Frage, eine sogenannte Perniciosa, die auch subkontinuierlich verlaufen kann. Diese Form der Malaria kann nach den vorhandenen Schilderungen auch nicht wohl vorgelegen haben, weil sie gewöhnlich mit Symptomen einhergeht, die anders sind, als die berichteten. Sie sind so auffallend, daß mindestens eines oder das andere von ihnen, z. B. das anhaltende Erbrechen, die gelbliche Gesichtsverfärbung und vor allem das Benommensein, bzw. die Bewußtseinstrübung hätten auffallen und vermerkt werden müssen. Daß gerade von der letzteren nichts vorhanden war, geht deutlich genug aus der Krankheitsschilderung hervor. Die freie, klare Dispositionsfähigkeit über die weiteren militärischen Maßnahmen behielt ALEXANDER bis etwa zwei Tage vor seinem Tode. Selbst als er um diese Zeit sprachlos geworden war, hatte er Bewußtsein. Auch der geschilderte Fieberverlauf will sich schlecht in die bekannten Formen der Malaria einfügen lassen, selbst wenn man berücksichtigt, daß diese Krankheit neben typischen Anfällen auch nicht wenige irreguläre Gestalten annehmen kann. Weder im Beginn des Leidens noch später zeigte das Fieber den *Anfallscharakter*. Vom 18. Daisios an hat es offensichtlich von Tag zu Tag an Schwere zugenommen und nur in den ersten sieben Tagen des Morgens Remissionen aufgewiesen, die es gestatteten, den Kranken, der sonst an das Bett gefesselt war, zum Baden und zum Opfern zu tragen. Die Perniciosa, mit Anfällen von 36—48 Stunden, die den Eindruck der Continua macht, würde derartiges wohl kaum gestattet haben, auch nicht, daß ALEXANDER jedem der Soldaten, die sich in sein Sterbezimmer gedrängt hatten, wie die Tagebücher berichten, die rechte Hand reichte und ihnen mit den Augen zuwinkte. Aus allen diesen Gründen glaube ich nicht, daß er an Malaria zugrunde gegangen ist.

## Starb Alexander durch Gift?

Der Gifttod ALEXANDERS würde einen Racheakt voraussetzen. Die Summe von Haß, die dieser Mann durch seine in Nüchternheit und Betrunkensein vollführten Grausamkeiten gegen sich erregt hatte, könnte einen solchen verständlich machen. Gab es doch keine schwerere Anklage bei ihm, als wenn man einem nachsagte, er habe keine Lust, seinen verstorbenen Liebling HEPHAISTION, den er selbst, »des höchsten Gottes Sohn«, zu einem Gott ernannt hatte, anzubeten und vor seinem Bilde zu knien! Er wußte sich nicht wenig damit, wie LUCIAN bemerkt, selbst Götter schaffen zu können und fand es deswegen auch sehr gerechtfertigt, daß ekelhafte Schmeichler — und diese fehlten Königen zu keiner Zeit — diesem neuen Gotte Tempel bauten, ihm heilige Bezirke weihten, Altäre errichteten und beim HEPHAISTION schwuren. Wer ihn selbst, der besonders nach der Schlacht bei Arbela persische Gewohnheiten angenommen hatte, nicht seinen Wünschen entsprechend ehrte, wurde so gemartert, wie nur ein orientalischer Despot in seinem Herrscherwahnsinn es zu ersinnen vermochte. So erging es dem Philosophen KALLISTHENES, dem Großneffen und Lieblingsschüler von ARISTOTELES, der sich geweigert hatte, ALEXANDER auf persische Art zu grüßen. Er mußte deswegen erdulden, daß man ihm Ohren, Nase und Lippen abschnitt und ihn mit einem Hund in einen Käfig sperrte. Aus Mitleid mit dem Unglück dieses Dulders und um seine Qualen zu beenden, soll ihn LYSIMACHOS, der sein Schüler gewesen war, vergiftet haben. Er wurde dafür auf Befehl ALEXANDERS einem grimmigen Löwen vorgeworfen. Er fand aber nicht den Tod, da seine Stärke den Löwen überwand. PARMENION und PHILOTAS fanden einen Ermordungstod, weil sie ihre Meinung über ALEXANDERS Verhalten laut werden ließen, ebenso KLEITOS, der von ihm selbst niedergestochen wurde. ANTIPATER sah seine liebsten Freunde und seinen Schwiegersohn getötet[1]) und mochte auch persönlich Unangenehmes von ALEXANDER befürchten. So konnten wohl persönliche Rachegefühle eines oder mehrerer, von den krankhaften leidenschaftlichen Ausbrüchen des despotischen Herrschers Heimgesuchter einen Weg zu seinem gewaltsamen Ende als einer Vergeltungstat gefunden haben. Es liegt auch nahe, anzunehmen, daß das, was DIODOR und andere angeben: »die Gottheit habe seinen Tod durch mehrere Vorhersagungen und außerordentliche Zeichen angekündigt«, weniger ein Schachzug der Satrapen und Priester gewesen sei, ihn von Babylon fernzuhalten, als eine an ihn indirekt gerichtete Warnung. Mit Absicht muß derartiges damals erdacht und im Heere und weiter, besonders unter den Persern, verkündet worden sein. Denn selbst wenn der Aberglaube auch noch so leicht sich Zugang zu dem Empfinden der Menschen bahnt — so jäh, wie damals das Gerücht von ALEXANDERS bevorstehendem Ende sich verbreitete, konnte man es nur von über dem Aberglauben stehenden Menschen in besonderer Absicht und in der Voraussicht der Erfüllung unter das Volk geworfen haben.

Der König stand in seinem 33. Jahre und war gesund, als er, etwa im Mai des Jahres 323 einen Teil der Mauern von Babylon abtragen ließ,

[1]) JUSTINUS, Histor. Philipp., lib. XII, cap. XIV.

um für seinen Liebling HEPHAISTION einen Scheiterhaufen zu errichten, der zehntausend Talente, also etwa 40 Millionen Mark gekostet hatte. Wenigstens wird nicht berichtet, daß er vorher leidend gewesen ist. Er scheint sich selbst nicht sicher gefühlt zu haben. Er wurde seelisch verändert und irrte in der Umgebung von Babylon umher, von abergläubischer innerer Angst über die sich immer wiederholenden Prophezeihungen über sein Schicksal getrieben.

Im Altertum wie bis in das 17. Jahrhundert hinein glaubte man, daß ANTIPATER, auch wegen Zurücksetzungen, die er von ALEXANDER erfahren zu haben vermeinte, oder weil dieser den KRATEROS zu seiner Beseitigung gesandt habe, Arges gegen ihn geplant und schließlich es auch habe ausführen lassen. Er habe seinem Sohne KASSANDER, der mit seinen Brüdern PHILIPP und JOLLAS dem Könige aufwartete, Gift gegeben und ihn insgeheim darüber unterrichtet. PHILIPP und JOLLAS pflegten das Getränk des Königs zu kosten und mit Wasser zu vermischen. In das kalte Wasser taten sie das Gift, das sie in den schon vorgekosteten Wein gossen. Gerade nachdem der König einen großen Humpen Weins geleert, so erzählt DIODOR, der kurz vor oder bald nach dem Beginn unserer Zeitrechnung sein Geschichtswerk schrieb, hätte er, wie von einem heftigen Schlag getroffen, aufgeschrien, sei zusammengebrochen und von seinen Dienern in das Bett gelegt worden. Ähnliches berichtet JUSTINUS: »Mitten im Trinken stöhnte der König, als wäre er von einem Pfeile durchbohrt worden, und mußte von Schmerzen gepeinigt fortgetragen werden. So stark waren sie, daß er das Schwert als Hilfsmittel verlangte[1]).«

Wie eine alte Nachricht meldet, wäre das Gift ein mazedonisches Gewächs gewesen und von ARISTOTELES für den Zweck empfohlen worden. Was über seine Art berichtet wird, zeigt, welche abergläubische Scheu vor solchen Stoffen gehegt wurde: »So stark sei seine Wirkung gewesen, daß es in keinem ehernen, in keinem eisernen, in keinem irdenen Gefäß, sondern nur in einem Pferde- oder Mauleselshufe hätte aufbewahrt werden können[2]).« Nach jüdischen Berichten konnte man es nur in Blei aufbewahren. Nach einer anderen, unverständlichen Version sollte das Gift ein Wasser gewesen sein, das, kälter als Eis, aus einem Felsen im Territorium von Nonakris in Arkadien floß. Es wurde nach dem dortigen Flusse Styx als stygisches Wasser bezeichnet. Wegen seiner Giftstärke sollte es nur so, wie oben berichtet wurde, aufbewahrt werden können[3]). Zu dieser Angabe fügt VITRUV, der im ersten Jahrhundert unserer Zeitrechnung lebte, hinzu, daß es das Gift gewesen sei, mit dem ALEXANDER auf ANTIPATERs Betreiben durch JOLLAS vergiftet worden sei[4]). In dem Glauben an das Vorliegen

[1]) JUSTINUS, *Histor. Philipp.*, lib. XII, cap. XIV: »Accepto poculo [venenato] media potione repente veluti telo confixus ingemuit, elatusque e convivio semianimis, tanto dolore cruciatus est ut ferrum in remedia posceret .... Auctor insidiarum Antipater fuit ....«

[2]) JUSTINUS, Histor. Philipp., lib. XII, cap. XIV. — QUINTUS CURTIUS, De rebns gestis Alexandri, lib. X, cap. X.

[3]) PLINIUS, Histor. natur., lib. XXX, cap. LIII, meint, daß durch die Infamie von ARISTOTELES diese Aufbewahrungsart des Wassers dem ANTIPATER bekannt geworden sei.

[4]) VITRUVIUS, *De architectura,* lib. VIII, cap. III: »Haec autem aqua στυγὸς ὕδωρ nominatur, quam neque argenteum neque aereum, neque ferreum vas potest sustinere sed dissilit et

einer Vergiftung, umgab, wie immer, der Aberglaube das Gift, mit dem ein ALEXANDER getötet worden sein sollte, mit besonderen Eigenschaften.

Der Zeitpunkt der angeblich vollzogenen Vergiftung wird in mehreren Berichten auf den Abend verlegt, an dem MEDIOS den König noch spät zu einem Gelage eingeladen hatte. In einer griechischen romanhaften Darstellung des Lebens ALEXANDERS, im Pseudo-CALLISTHENES, die in allen Zeiten in der ganzen Welt, auch als eines der ersten Druckwerke in mehrfachen Varianten verbreitet war und dessen Urtext der Zeit der Ptolomäer und zwar mit Wahrscheinlichkeit dem zweiten Jahrhundert v. Chr. zugewiesen werden muß[1]), wird in einer der Varianten der Vorgang wie üblich erzählt[2]): wonach JOLLAS, der einige Tage zuvor vom König durch Stabschläge gegen den Kopf verwendet worden war, sich aus Rache zu der Vergiftung des Königs mit MEDIOS vereint habe, die bei einem von letzterem gegebenen Mahle mit vielen Teilnehmern, von denen die meisten von der auszuführenden Tat wußten, erfolgen sollte. JOLLAS habe zuerst das gewöhnliche Getränk, dann aber das Gift gereicht[3]), worauf ALEXANDER aufgeschrien habe, als wäre ihm die Leber mit einem Geschoß durchbohrt worden. Ein anderer Text des Pseudo-CALLISTHENES läßt nun weiter ALEXANDER sich vom Mahle zurückziehen und nach seiner Gewohnheit eine Feder verlangen, um sich zu erbrechen. JOLLAS habe ihm eine mit Gift bestrichene gereicht, wodurch das Gift noch stärker gewirkt und der König die Nacht schlaflos zugebracht habe. Am Morgen wäre seine Zunge erstarrt und die Sprache fast ganz geschwunden gewesen[4]).

Nach den verschiedenen Texten des Pseudo-CALLISTHENES erzählen die arabischen und jüdischen Schriftsteller des neunten bis 13. Jahrhunderts[5]) und die abendländischen Biographen des 15. und 16. Jahrhunderts dieses Ereignis, aber immer nur als Vergiftung. Man ignorierte die etwas tendenziös klingende Erzählung PLUTARCHS, der in seiner Lebensbeschreibung ALEXANDERS die während des Gelages auftretenden plötzlichen Schmerzen sowie die Möglichkeit einer Vergiftung überhaupt leugnet. Ganz konsequent ist er freilich nicht, da er an einer Stelle seiner moralischen Abhandlungen sagt, ALEXANDER sei durch die Nachstellungen seiner Feinde umgekommen[6]). Ganz ebenso drückt sich TACITUS aus[7]), derselbe, der sonst wohl der Meinung war, daß das Gerücht den Tod der Herrscher immer absonderlich schlimm gestaltet sein läßt[8]). Ob es wahr ist, was PLUTARCH

---

dissipatur. Conservare autem eam et continere nihil aliud potest nisi mulina ungula, quae etiam memoratur ab Antipatro in provincia ubi erat Alexander per Iollam filium perlata esse, et ab eo ea aqua regem esse necatum.«

1) AUSFELD, Der griechische Alexanderroman, herausgegeben von KROLL, 1907, S. 242.

2) Pseudo-CALLISTHENES, lib. III, cap. 31, edit. CAROL. MÜLLER, Paris. 1846, p. 145, 146.

3) ».... προσήνεγκεν αὐτῷ Ἰόλλας ποτήριον ἄδολον· λόγου δὲ προσπεσόντος διατριβῆς ἕνεκεν καὶ διεληλυθότος ἱκανοῦ χρόνου καὶ ἤδη τοῦ πότου παρεκτείναντος, ἐπέδωκεν ὁ Ἰόλλας ἕτερον ποτήριον ἔχον τὸ φάρμακον.«

4) Vgl. auch BUDGE, The life and exploits of Alexander the great, vol. II, 1896, p. 339.

5) AL-MAKIN, ABU SHAKER, JOSEPH BEN GORION in: BUDGE, l. c., vol. II, p. 373, 397, 426.

6) PLUTARCH, *De invidia et odio*, cap. V: »ὕφ' ὧν τέλος ἐπιβουλευθεὶς ἀπέθανεν.«

7) TACITUS, *Annal.*, lib. III, cap. LXXIII: »suorum insidiis externas inter gentes occidisse.«

8) Ibid., lib. IV, cap. XI: »Atrociore semper fama erga dominantium exitus.«

behauptet, daß »kein Mensch anfänglich auf den Verdacht einer Vergiftung geriet und daß man erst sechs Jahre später diese Angabe vorbrachte«, mag dahingestellt bleiben. Jedenfalls scheint es richtig zu sein, daß ALEXANDERS Mutter, OLYMPIAS, die geschworene Feindin ANTIPATERS, wegen der Teilnahme an der angeblichen Vergiftungstat viele Menschen — hundert solche werden als Genossen KASSANDERS, des zweiten Sohnes des ANTIPATER, angegeben — töten, das Grab des JOLLAS öffnen und seine Asche in den Wind streuen ließ. Es ist möglich, daß es eine irregeführte Rachsucht war, die ein solches Tun veranlaßte, immerhin spricht es dafür, daß die Vergiftung, die irgendein unbekannt gebliebener Geschichtschreiber ersonnen hat, damals geglaubt wurde, wie sie im Beginn unserer Zeitrechnung von TACITUS und anderen geglaubt wurde. So auch von OVID[1]):

»... *es möchten gemischt nicht sich'rere Becher dir werden*
*Als ihm, welcher gezeugt ward vom gehörnten Zeus.*«

Diesen traditionellen Glauben findet man auch in den folgenden Jahrhunderten mehrfach, und so bestimmt als möglich ausgedrückt[2]). So lebendig war er, daß, wie DIO CASSIUS angibt, CARACALLA die aristotelischen Philosophen verjagt habe, weil ARISTOTELES an der Vergiftung ALEXANDERS beteiligt gewesen sei[3]).

Trotz alledem ist es unwahrscheinlich, daß an ALEXANDER ein Giftmord verübt worden ist. So sehr auch die Voraussetzungen für die Auslösung einer Rachetat vorhanden sind, so sprechen doch die Symptome und der Verlauf der Krankheit — freilich unter der Voraussetzung, daß sie und die Umstände, unter denen sie entstanden ist, wahr geschildert worden sind — gegen eine Vergiftung durch fremde Hand. Denn wäre ihm das Gift am ersten Gelage bei MEDIOS beigebracht worden, so hätte er auch nicht einen kleinen Teil dessen verrichten können, was ihn die Tagebücher — so wie PLUTARCH aus ihnen mitteilt — noch ca. zehn Tage ausführen lassen: tägliche Bäder, Opferungen, die Ausfahrt zu Schiffe, die Anordnungen über den Abmarsch der Truppen u. a. m. Vor allem würde er nicht, wie ARRIAN berichtet, an zwei aufeinander folgenden Abenden bei MEDIOS einem Trinkgelage haben beiwohnen können. Mineralische Gifte müßten von vornherein ausgeschlossen werden. Von pflanzlichen hätten, als damals bekannteste, Aconit oder Schierling benutzt werden können. Nach dem Krankheitsbilde und dem Verlauf kommen sie jedoch sicher nicht in Frage.

---

1) OVID, *Ibis*, vers. 299:

»*Nec tibi fida magis misceri pocula possint*
*Quam qui cornigero de Iove natus erat.*«

2) VITRUV, l. c. — AELIAN, *Histor. animal.*, lib. V, cap. XXIX: ».... homines alii in cibo, alii in potu veneni insidiis patent. Nam innumeri partim venenata potione perierunt ut Alexander ....« — TERTULLIAN, *De anima:* ».... aut Alexandro accidit Nonacris Arcadiae venenata.« — OROSIUS, *Histor. advers. paganos*, lib. III, cap. XX: »Alexander vero apud Babyloniam cum adhuc *sanguinem sitiens male castigata aviditate* ministri insidiis venenum potasset, interiit.«

3) DIO CASSIUS, LXXVII, 7, in: CARACALLA: »ὅτι συναίτιος τῷ Ἀλεξάνδρῳ τοῦ θανάτου Ἀριστοτέλης γεγονέναι ἔδοξε.«

## Der Alkoholismus Alexanders.

In die Untersuchung der Krankheits- und Todesursache ALEXANDERS drängt sich zwingend die Tatsache ein, daß er dem Weingenuß leidenschaftlich und unmäßig fröhnte[1]). Die Trunksuchtsanlage hatte er, wie dies so häufig sich ereignet, von seinem Vater ererbt. ATHENAEUS führt darauf bezügliche Äußerungen des Geschichtschreibers THEOPOMPUS an[2]): »PHILIPP war sowohl seiner Anlage nach zur Wut geneigt und in der Gefahr unbedachtsam als besonders auch in seiner Trunkenheit. Er war nämlich ein Trinker und ging häufig betrunken gegen den Feind vor.« Er trank Nächte hindurch mit einer Gesellschaft von Musikanten und lärmte, wenn er betrunken war[3]).

Schon die ältesten Berichte über ALEXANDER lassen sich über sein starkes Trinken aus und bringen sogar mit dieser Leidenschaft seine Unlust zu geschlechtlicher Betätigung in Verbindung[4]). Er hatte auch, wie es scheint, daran Vergnügen, andere viel trinken zu sehen. CHARES, ein Begleiter ALEXANDERS, berichtet, daß dieser bei der Leichenfeier für KALAMOS einen Trinkwettstreit mit Preisen — für den stärksten Trinker ein ganzes Talent — angeordnet habe. Von den Teilnehmern starben »an dauernder Kälte« 35, außerdem noch sechs in ihren Zelten, und der Sieger, der vier Chus getrunken hatte, überlebte seinen Sieg nur vier Tage. Er selbst trank so viel, daß er bisweilen in dem trunkenen Zustande zwei Tage und zwei Nächte durchschlief[5]). Es kann deswegen nicht wundernehmen, daß, als sich an ein solches Ereignis seine letzte Krankheit anschloß, man beides in einen ursächlichen Zusammenhang brachte. So erzählt EPHIPPOS aus Olynth, der ungefähr um das Jahr 320 v. Chr. lebte, in einem bruchstückweise erhaltenen Buche[6]), daß Alexander aus einem Humpen mit zwei Chus dem Mazedonier PROTEAS zugetrunken habe. PROTEAS trank ihn unter Lobreden auf den König bis zur Neige aus, ließ ihn sich nochmals füllen, trank und reichte ihn wieder dem König. Dieser trank viel davon, vertrug dies nicht, lehnte sich auf das Lager zurück und ließ das Trinkgefäß fallen. Dies war die Veranlassung zu seiner Krankheit, an der er starb[7]). Dieses Gelage ist wohl das gleiche, dem er auf Wunsch des MEDIOS

1) CURTIUS, l. c., lib. V, cap. VII. — LIVIUS, lib. IX, cap. XVIII. — DIODOR, l. c. — SENECA, epistol. LXXXIII. MENANDER in: ATHENAEUS, l. c., p. 90. — AELIAN, l. c. — VALERIUS MAXIMUS, I, 7, ext. 2, V, 1, ext. 1 und andere. ARISTOBULOS bei ARRIAN, lib. VII, cap. XXIX, war dem Alexander so wohlgesinnt, um — abweichend von allen anderen — naiv zu behaupten, daß Alexander seine langen Trinkgelage nicht um des Weines willen angestellt habe — denn er trank nicht viel Wein — sondern um seine Vertraulichkeit gegen seine Freunde an den Tag zu legen.«

2) ATHENAEUS, *Deipnosophistae*, lib. X, p. 435, edit. SCHWEIGHÄUSER, tom. IV, p. 95: »Φίλιππος ἦν, τὰ μὲν φύσει μανικὸς καὶ προπετὴς ἐπὶ τῶν κινδύνων, τὰ δὲ διὰ μέθην. ἦν γὰρ πολυπότης, καὶ πολλάκις μεθύων ἐξεβοήθει.«

3) Ibid., p. 94: »πιὼν δὲ τὴν νύκτα πᾶσαν, καὶ μεθυσθεὶς πολὺ, καὶ πατάξας . . . .«

4) ATHENAEUS, l. c., p. 92: »Μή ποτ' οὖν διὰ τοῦτο οὐδὲ πρὸς τὰ ἀφροδίσια εἶχεν ὁρμήν.« Auch weiteres ist dort darüber zu finden.

5) ATHENAEUS, l. c., p. 89: »Ἔπινε δὲ ὁ Ἀλέξανδρος πλεῖστον, ὡς καὶ ἀπὸ τῆς μέθης συνεχῶς κοιμᾶσθαι δύο ἡμέρας καὶ δύο νύκτας.«

6) GEIER, Alexandri Histor. Script. aetate suppares, 1844, p. 316.

7) ATHENAEUS, l. c., p. 89: ». . . . ὁ δὲ Ἀλέξανδρος λαβὼν ἔσπασε μὲν γενναίως, οὐ μὲν ὑπήνεγκεν, ἀλλ' ἀπέκλινεν ἐπὶ τὸ προσκεφάλαιον, ἀφεὶς τῶν χειρῶν τὸ ποτήριον. καὶ ἐκ τούτου νοσήσας ἀπέθανε . . . .«

nach Beendigung des dem NEARCHOS dargebotenen Gastmahls beiwohnte. Durch NIKOBOULE wird bestätigt, daß er jedem der 20 Gäste zugetrunken habe, PLUTARCH gibt an, daß er dort die Nacht und den ganzen folgenden Tag hindurch getrunken, und DIODOR[1]), daß er sich mit vielem ungemischten Wein überladen und zuletzt noch des HERAKLES großen Humpen geleert habe. Dadurch sei er plötzlich wie von einem heftigen Schlage getroffen worden, hätte laut geseufzt und geschrien und sei dann in sein Bett gebracht worden. Die herbeigerufenen Ärzte hätten dem am Leben Verzweifelnden nicht helfen können[2]). Diese Erkrankungszeichen, von denen noch Schmerzen im Rücken erwähnt werden, will PLUTARCH nicht wahr haben. Darin stimmen jedenfalls alle überein, daß ALEXANDER an diesem Abend sehr viel, mehr als er zu vertragen imstande war, getrunken habe. Ob sich ein solcher Exzeß noch einmal in der darauf folgenden Nacht, wie die Tagebücher melden, wiederholt hat, ist für die Beurteilung der Folgen zwar nicht gleichgültig, aber auch nicht entscheidend. Tatsächlich trat ALEXANDERs tödliche Krankheit nach einem Gelage bei MEDIOS ein. Nach AELIAN soll er schon am 5. Daisios bei MEDIOS pokuliert, am 6. den Rausch ausgeschlafen, am 7. bei PERDIKKAS so viel getrunken haben, daß er am 8. wieder geschlafen, am 15. wieder einem Gelage beigewohnt haben usw. Alle diese Berichte laufen darauf hinaus, eine im Monat Daisios vorgekommene besonders auffällige und starke akute Betätigung der Trunkleidenschaft bei ALEXANDER darzutun. Daher kommt es auch, daß die meisten Schriftsteller des Altertums seinen Tod daraus entstehen ließen. »Der Allsieger wurde durch Wein und Jähzorn besiegt. So starb er durch die Krankheit des übermäßigen Weintrinkens mit weniger Glück als ihm sonst im Leben zuteil ward[3]).« ALEXANDER endete, meinem Urteil nach, in der Tat auf diese Weise. Sein frühzeitiger Tod war bedingt durch die Völlerei im Trinken. Er war dadurch verbraucht[4]), und es bedurfte nur eines besonders schweren akuten Alkoholexzesses, um die bereits vorhandenen chronisch entstandenen Körperstörungen eine akute schlimme Fortentwicklung nehmen zu lassen. Die Umdeutungen, die ARISTOBOULOS auch anderem in ALEXANDERs Tun zuteil werden läßt, treten auch bei dem von ihm berichteten Symptom des Deliriums zutage. »Der König«, so sagt er, »sei in ein heftiges Fieber verfallen und habe, weil er großen Durst litt, Wein getrunken, dadurch sei er völlig wahnsinnig geworden[5]).« Hierunter sollen

---

1) DIODORUS SICULUS, *Bibliotheca*, lib. XVII, cap. CXVII, edit. MÜLLER, Paris. 1844, p. 213: ».... παρεκλήθη πρός τινα τῶν φίλων Μήδιον τὸν Θετταλὸν ἐπὶ κῶμον ἐλθεῖν· κἀκεῖ πολὺν ἄκρατον ἐμφορηθείς, ἐπὶ τελευτῆς Ἡρακλέους μέγα ποτήριον πληρώσας ἐξέπιεν. Ἄφνω δὲ ὥσπερ ὑπό τινος πληγῆς ἰσχυρᾶς πεπληγμένος ἀνεστέναξε μέγα βοήσας, καὶ ὑπὸ τῶν φίλων ἀπηλλάττετο χειραγωγούμενος.«

2) DIODOR, l. c., »Τοῦ δὲ πάθους ἐπιτείνοντος, καὶ τῶν ἰατρῶν συγκληθέντων, βοηθῆσαι μὲν οὐδεὶς ἐδυνήθη, πολλοῖς δὲ πόνοις καὶ δειναῖς ἀλγηδόσι συσχεθείς, ἐπειδὴ τὸ ζῆν ἀπέγνω ....«

3) SOLINUS, *Polyhistor.*, [3. Jahrh.] cap. XV, 1520, p. 47: »Victor omnium vino et ira victus. Sic morbo vinolentiae apud Babylonem humiliore quam vixerat fortuna exemptus est.«

4) EUSEBIUS PAMPHILUS [3. Jahrh.]: »comessationibus et temulentia confectus immatura morte periit.«

5) Bei PLUTARCH, Kap. 75: »ἐκ τούτου δὲ φρενιτιᾶσαι.«

wohl Delirien zu verstehen sein. Man faßte sie als Fieber- bzw. Malariadelirien auf. Dagegen spricht das ganze psychische Verhalten ALEXANDERS, soweit es in den Tagebüchern oder in anderen Quellen verzeichnet wird. Falls die Angabe richtig sein sollte — woran ich nicht zweifle —, so würde das Delirium eher als ein interkurrentes Delirium tremens aufzufassen sein, das aufzutreten pflegt, wenn ein Trinker genötigt wird, den Alkohol zu entbehren. So war es hier.

Der Sprachverlust ist wohl auf eine Blutung im Gebiete der Dura mater zurückzuführen. Im Verlaufe eines schweren Rausches kommen solche Blutungen vor. Die fieberhafte Krankheit dagegen war, meiner Meinung nach, ein *durch den Alkoholismus bedingtes akut entzündliches Leberleiden*, das nicht nur in den Tropen, sondern auch anderwärts vorkommt, und zwar besonders nach stärkeren Exzessen der Trinker. Diese Kranken bieten neben der akuten Leberschwellung eine eigenartige Störung, die an beginnendes Delirium tremens denken läßt[1]).

Der während des letzten Trinkexzesses plötzlich aufgetretene »Schmerz« zwischen den Schultern, den PLUTARCH erwähnt[2]), fügt sich in diese Auffassung ein. Man nahm früher sogar an, daß ein rechts- oder linksseitiger Schmerz in der Schulter charakteristisch und konstant für Lebererkrankung und Leberentzündung im besonderen sei. Es ist eigentümlich, daß in einem Text des Pseudo-CALLISTHENES bei der Schilderung der Vergiftung des Königs durch JOLLAS die Giftwirkung so dargestellt wird, wie die alten Historiker die Wirkung seines übermäßigen Weintrinkens angeben: »Nachdem ALEXANDER getrunken, schrie er auf, als wäre die Leber durch ein Geschoß durchbohrt worden[3]).«

Das Fieber ist bei akutem Verlauf der Leberentzündung gewöhnlich hoch. Unregelmäßig oder typisch eintretende Frostanfälle begleiten es. Sie stellen sich als leichtes Frösteln oder meistens als wahre Schüttelfröste dar, auf welche, wie bei der Malaria, ein Hitzestadium und Schweiß folgt. *Sind die Anfälle typisch, so können sie leicht den Eindruck der Malaria machen.* So sah BAMBERGER bei einem Kranken die Anfälle zehn Tage lang den Quotidiantypus und die Stunde genau einhalten. Auch dem Typhus oder der akuten, bzw. subakuten Pyämie mit kontinuierlichem oder remittierendem Fieber kann das Krankheitsbild in hohem Grade gleichen. Gelbsucht kann ganz fehlen. In diesen Verlaufsformen der Leberentzündung findet sich das wieder, was ALEXANDER an Symptomen aufwies.

Am meisten und am frühesten von allen Körperorganen erkrankt die Leber bei Trinkern. Die Entzündung ihres Parenchyms, der Leberabszeß, ist nur eine der auf zu reichen Genuß alkoholischer Getränke zurückgeführten Erkrankungsformen, die viel seltener darauf fußt, als die atrophische Leberzirrhose, deren Hauptursache, wie allgemein anerkannt wird, die

1) FIEBIG, Archiv für Schiffs- und Tropenhygiene, 1901, Bd. 5.

2) PLUTARCH, l. c.: »ἄφνω διαλγὴς γενόμενος τὸ μετάφρενον.«

3) Pseudo-CALLISTHENES, l. c.: »καὶ πιὼν ἐξαίφνης ἀνεβόησεν ὡς τόξῳ πεπληγὼς διὰ τοῦ ἥπατος.«

alkoholischen Getränke sind. Man sah sogar eine akute gelbe Leberatrophie nach einem außerordentlich starken Exzeß im Trinken erscheinen[1]).

Mit einer Wahrscheinlichkeit, die beträchtlich größer ist als alle anderen bisherigen Annahmen, kann für ALEXANDERs Leiden und Tod eine durch Alkohol veranlaßte und durch einen oder mehrere aufeinander folgende akute Alkoholexzesse dem Ende schnell zugetriebene Leberentzündung angesprochen werden. Mit dieser Annahme ist sein ganzes Verhalten während seiner letzten Tage vereinbar.

Unsäglich viele gekrönte und ungekrönte Menschen, Männer und Weiber, haben, nach ALEXANDER, dem Alkohol Gesundheits- und Lebenstribut gezahlt[2]).

## Olympias.

5. Rachsucht und politische Herrschsucht machte die OLYMPIAS, die Frau PHILIPPs II. von Mazedonien, die er verstieß, und die Mutter ALEXANDERs zur Mörderin. Dieses leidenschaftliche, grausame Weib, das mit den epirotischen Weibern orgiastische Bacchusfeste in Wäldern feierte, das ihren früheren Mann durch den Leibwächter PAUSANIAS im Jahre 336 v. Chr. töten ließ, kam aus Epirus, wohin sie durch ANTIPATER verwiesen worden war, nach dem Tode desselben wieder nach Mazedonien und wütete gegen die Familie PHILIPPs II. So ließ sie dessen Sohn PHILIPP ARRHIDAIOS, der nach dem Tode ALEXANDERs König von Mazedonien geworden war, im Jahre 324 v. Chr. töten und zwang seine Frau EURYDIKE, die Enkelin des PERDIKKAS, die in ihre Hände gefallen und von ihr gefangen gesetzt worden war, Selbstmord zu begehen. Sie sandte ihr in das Gefängnis Schierling, einen Strick und einen Dolch. Sie wählte den Strick[3]) — sicherlich weil sie ihrer Feindin nicht die Augenweide eines langsam verlaufenden Gifttodes gewähren wollte.

Die Sühne für diesen Mord blieb nicht aus. KASSANDER, der Sohn des ANTIPATER, den OLYMPIAS so sehr haßte, auch weil EURYDIKE sich mit ihm gegen sie verbündet hatte, rückte in Mazedonien ein, belagerte sie in Pydna, bis sie sich unter der Bedingung, nicht getötet zu werden, ergeben hatte. Alsdann veranlaßte er aber die Angehörigen der von ihr gemordeten Opfer, sie öffentlich anzuklagen. Sie wurde zum Tode verurteilt, den sie im Jahre 306 v. Chr. erlitt.

---

1) LIEBERMEISTER, Beiträge zur pathologischen Anatomie der Leberkrankheiten, 1864, S. 278.

2) Schlimm trieb es z. B. KARL EDUARD STUART, der Kronprätendent von England, der Sohn JACOBs, des Königs ohne Land, und Gatte der Gräfin ALBANY, einer Tochter der Fürstin STOLBERG. Er war oft betrunken, nahm die Weinflasche auch mit in das Theater und ließ, als er im Jahre 1775, im Alter von 55 Jahren bereits Wassersucht bekommen hatte, doch nicht das Trinken, das sein Ende herbeiführte.

3) DIODOR, *Biblioth. historica,* lib. XVIII, cap. 39 und lib. XIX, 11, 52: ». . . . εἰσέπεμψεν ξίφος καὶ βρόχον καὶ κώνειον καὶ συντέταξε τούτων ᾧ βούλοιτο καταχρήσασθαι πρὸς τὸν θάνατον.

## Perseus von Mazedonien.

6. Etwa 150 Jahre später war ein mazedonischer König der Giftmischer. Den Römern, die schon lange Griechenland und besonders Mazedonien in römische Provinzen umwandeln wollten, kam es gelegen, daß der König EUMENES von Pergamon Klage über die Machtgelüste von PERSEUS, dem Sohne PHILIPPS V. von Mazedonien erhob, und es machte ferner in Rom den gewünschten Eindruck, daß L. RAMMIUS aus Brindisi kurz vor dem dritten mazedonischen Krieg (171 v. Chr.) aussagte, daß der letztere ihm große Versprechungen gemacht habe, falls er die römischen Führer und Gesandten, die bei ihm zu wohnen pflegten, vergiften wollte. Die heimliche Giftbesorgung sei zwar schwierig und erfordere Mitwisser, er wolle ihm deswegen ein Gift übersenden, das sich als solches durch nichts verrate, weder bei dem Einnehmen noch nachher[1]).

Dieser PERSEUS, eine Verbrechernatur, war kein Neuling in Giften. Er, der, wie das Gerücht ging, seine Frau mit eigener Hand getötet hatte, ließ ehedem seinen Bruder DEMETRIUS, den er wiederholt bei seinem Vater PHILIPP angeschwärzt hatte, durch APELLES, eine seiner Kreaturen, zu Tode vergiften und tötete dann den Vergifter, dem er große Versprechungen gemacht hatte, im geheimen. DEMETRIUS war zu einem von DIDA veranstalteten Opferfest eingeladen worden. Dabei erhielt er den Giftbecher. Es stellten sich alsbald Schmerzen ein, die ihn auf das Lager zwangen. Er beklagte sich über die an ihm verübte Grausamkeit, wurde aber gleich darauf von zwei eindringenden Männern überfallen, die ihn auf grobe Weise ersticken ließen[2]).

7. Eine politische Tragödie war auch das Ende des Partherkönigs ORODES I., aus der Familie der Arsaziden. Sein Bruder MITHRIDATES rief wegen persönlicher Zwistigkeiten die Römer ins Land. Diese schickten den CRASSUS, der aber bei Carrhä in Mesopotamien im Jahre 53 v. Chr. von den Parthern geschlagen und bald darauf bei einer Verhandlung getötet wurde. ORODES ließ aus Mißgunst über den erfochtenen Sieg seinen General SURENA töten. Ihn selbst aber traf dann das Schicksal grausam. Sein Sohn PACORUS fiel in einem späteren Kampfe im Jahre 38 v. Chr. und er selbst, an Wassersucht leidend, dankte zugunsten seines zweiten Sohnes PHRAATES IV. ab. Dieser aber ließ bald danach seinen Vater *mit Aconit* vergiften und da starker Durchfall eintrat und befürchtet werden mußte, daß wieder volle Gesundung erfolgen würde, ließ er ihn in abgekürztem Verfahren ersticken[3]).

---

[1]) TIT. LIVIUS, lib. XLII, cap. 17: ».... quod nec in dando, nec datum ullo signo deprehendi posset.«

[2]) LIVIUS, lib. XL, cap. 24, edit. TEUBNERI, tom. 5, p. 81: »Demetrium iterum ad patrem accusavit Perseus .... sacrificium ab comite Dida seu institutum seu simulatum est, ad quod celebrandum invitatus Demetrius ab Astraeo Heracleam venit. in ea cena dicitur venenum datum, poculo epoto extemplo sensit et mox coortis doloribus, relicto convivio cum in cubiculum recepisset sese, crudelitatem patris conquerens, parricidium fratris ac Didae scelus incusans torquebatur. intromisi deinde Thyrsis quidam Stuberraeus et Beroaeus Alexander injectis tapetibus in caput faucesque spiritum intercluserunt.

[3]) APPIANI ALEXANDRINI *Roman. historiar.*, Amstelodami 1670, p. 263: »Orodi vero post

## Palästina.

8. Der Stamm der Makkabäer, so ruhmvoll in seinem Anstieg, von reiner Liebe zum Vaterland und zur Religion erfüllt, klang in seinen letzten Gliedern häßlich aus. Mit ARISTOBULUS I., dem Sohne des HYRKAN, begann das Schlimmste in dieser Familie und die Zersetzung im Staate durch Parteihaß und Religionshader. Er erbte von seinem Vater das Hohepriesteramt, womit die souveräne Autorität verbunden war. Die letztere sollte seine Mutter nach dem Willen HYRKANs haben. Statt der Herrschaft gab ihr der Sohn Gefängnis und Tod. Seine drei Brüder ließ er in Eisen legen, sich selbst aber zum König krönen. Er starb schon nach nur einjähriger Regierung im Jahre 103 v. Chr. — man sagte, aus Reue darüber, seinen Bruder ANTIGONUS feige ermorden gelassen zu haben.

Ihm folgte sein ältester Bruder, der grausame ALEXANDER JANNAEUS und diesem ARISTOBULUS II., der zweite Sohn ALEXANDERs, obschon seinem älteren Bruder HYRKAN alle Rechte auf Herrschaft und das Hohepriesteramt zukamen. Er verdrängte diesen ganz, wurde aber von den Römern nicht anerkannt. Als POMPEJUS im Verlaufe des Mithridatischen Krieges in Syrien war, ging ihn HYRKAN um Einsetzung in seine Rechte an. ARISTOBULUS wurde zu dem Feldherrn befohlen[1]). Als er dort die Aussichtslosigkeit eines Erfolges eingesehen hatte, setzte er sich in Jerusalem in Verteidigungszustand, wurde belagert und die Stadt an einem religiösen Ruhetag, an dem die Juden nicht kämpfen wollten, eingenommen. ARISTOBULUS wurde in Rom im Triumphzug des POMPEJUS aufgeführt. Nach einigen Jahren entwich er seiner Haft, gelangte nach Jerusalem[2]) und erregte dort Unruhen. Der gegen ihn gesandte GABINIUS nahm ihn gefangen und schickte ihn im Jahre 50 v. Chr. nach Rom. Als der Krieg zwischen CAESAR und POMPEJUS ausgebrochen war, befreite ihn der erstere und gab ihm zwei Legionen zur Wiedereroberung seines Thrones. Aber die Parteigänger des POMPEJUS fanden Mittel, um ihn unterwegs vergiften zu lassen[3]).

Die verbrecherischen Vorgänge in der Familie der Makkabäer, die ruhmlos, befleckt von Verwandtenmorden in das Nichts versank, hatten ihre lückenlose Fortsetzung in dem Kreise derjenigen, die ihr in der Herrschaft folgte.

9. Kurz vor dem Beginne der jetzigen Zeitrechnung spielten sich auf palästinensischem Boden in dem neuen Fürstenhause von Judäa vielerlei Greuel ab, unter denen das Gift als Verwirklicher nicht fehlte. Es hatte die römische Übung ihren Einzug auch in dieses Gebiet gehalten. Die

caesum a Romanis in proelio Pacorum filium laboranti morbo acquae intercutis Phraates filius *aconitum* miscuit. quod cum vis morbi per alvum dejecisset adeo ut rex inde haberet se melius, Phraates missis veneficiis usus compendio praefocavit hominem.«

1) JOSEPHUS, Antiquit. Judaic., lib. XIV, cap. V. Opera AUREL. ALLOBROG. 1611, p. 471.

2) JOSEPHUS, l. c., lib. XIV. cap. XI, p. 477.

3) JOSEPHUS, *Antiquitates*, lib. XIV, cap. 124: »Ἀριστόβουλος δ' οὐκ ἀπώνατο τῶν ἐλπίδων ἐφ' αἷς ἔτυχε τῆς παρὰ Καίσαρος ἐξουσίας, ἀλλ' αὐτὸν φθάσαντες οἱ τὰ Πομπηίου φρονοῦντες φαρμάκῳ διαφθείρους, θάπτουσι δ' αὐτὸν οἱ τὰ Καίσαρος θεραπεύοντες πράγματα.«

sklavenhafte, sinnlos begierige Nachahmung von Fremdem, worüber so oft in der Bibel die Prophetenklage zornlodernd und erschütternd ertönt, trat in häßlichster Gestalt in der Familie der Idumäer zutage, die zur Stillung ihrer unersättlichen Machtgelüste ekelerregende, kriecherische Unterwürfigkeit gegen die Römer zeigten, aber gegen andere, ja sogar in ihrem eigenen Kreise Grausamkeiten schlimmster Art — schlimmer noch als ihre römischen Vorbilder — begingen.

ANTIPATER, der bei CAESAR und später bei CASSIUS in Gunst stand und Vater des HERODES war, starb im Jahre 49 v. Chr. durch Gift, das ihm MALICHUS, der ihn zu fürchten Grund hatte, reichen ließ. Er bestach den Mundschenk des Königs HYRKAN, bei dem sie beide aßen, ihm Gift in den Becher zu tun. Es brachte ihn bald nach der Mahlzeit in den Tod[1]).

Der älteste Sohn des HERODES von dessen erster Frau DORIS, ANTIPATER, dessen Leben JOSEPHUS ein »Mysterium der Schlechtigkeit« nannte, hatte es durch Hinterlist dahin gebracht, seine Stiefbrüder ALEXANDER und ARISTOBULUS, die Söhne der MARIAMNE, der zweiten Frau des HERODES, töten zu lassen, um Thronerbe zu werden. HERODES selbst hatte hierzu den Befehl gegeben. An dieser grauenvollen Tat war sein Bruder PHERORAS und seine Schwester SALOME indirekt beteiligt. Von seinem Rivalen befreit, und nachdem auch deren Mutter MARIAMNE durch HERODES gemordet worden war, schmiedete ANTIPATER, wieder im Verein mit PHERORAS, Vergiftungspläne gegen das Leben seines eigenen Vaters.

PHERORAS starb aber plötzlich. Zwei Freigelassene kamen danach zu HERODES und baten ihn, er solle doch seines Bruders PHERORAS Tod nicht ungesühnt lassen; er sei bei einem Gastmahl seiner Gemahlin durch eine ungewöhnliche Speise vergiftet worden. Ein arabisches Weib hätte das Gift unter dem Titel eines Mittels, das die Liebe wecken solle, gegeben[2]). In der Tat hätte es gedient, den PHERORAS aus dem Wege zu räumen. Die arabischen Weiber verstünden sich sehr auf Gifte[3]) und diejenige, die das Gift gebracht habe, sei eine Vertraute der Gemahlin des PHERORAS gewesen. HERODES ließ mehrere Frauen foltern. Nur eine sagte aus: ANTIPATER, sein Sohn, habe ihm, der ihm zu lange lebe, nachgestellt. Des ANTIPATER Hofmeister gab an, sein Herr habe ein tödliches Gift durch seinen Freund ANTIPHYLUS aus Ägypten erhalten und dies auf indirektem Wege dem PHERORAS zukommen lassen mit der Weisung, HERODES damit zu

---

1) JOSEPHUS, *Antiquitat. Judaicae*, lib. XIV, cap. XIX, AUREL. ALLOBROG. 1511, p. 490: »καὶ πείσας ἀργυρίῳ τὸν Ὑρκανοῦ οἰνοχόον, παρ' ᾧ ἑκάτεροι εἱσιῶντο, φαρμάκῳ κτείνει τὸν ἄνδρα.« — Das gleiche Ereignis wird nochmals erzählt: JOSEPHUS, *De bello Judaico*, lib. I, cap. IX, p. 728: »Μάλιχος διαφθείρει τινὰ τῶν βασιλικῶν οἰνοχόων χρήμασι, δοῦναι φάρμακον Ἀντιπάτρῳ .... κατὰ τὸ συμπόσιον θνήσκει.« — CEDRENUS im *Corpus Scriptor. Hist. Byzantin.*, tom. I, p. 293 nennt den Vergifter fälschlich BALICHUS: »Ἀναιρεθέντος δὲ τοῦ Ἀντιπάτρου φαρμάκῳ βασκανίᾳ τῆς πολλῆς εὐδαιμονίας ὑπὸ Βαλίχου τινὸς Ιουδαίου.«

2) JOSEPHUS, *Antiquitat.*, lib. XVII, l. c., p. 587 u. ff.: »... ἀπελεύθεροι δύο τῶν Φερώρᾳ τιμίων προσελθόντες Ἡρώδῃ ἠξίουν μὴ ἀνεκδίκητον καταλιπεῖν τοῦ ἀδελφοῦ τὸν νεκρὸν, ... δειπνῆσαι μὲν αὐτὸν ἔλεγον παρὰ τῇ γυναικὶ τῇ πρότερᾳ τῆς νόσου, φάρμακόν τε προσκομισθὲν ἐν βρώματι μὴ πρότερον εἰωθότι ἐμφαγόντα ὑπὸ τούτου τελευτῆσαι· κομιστὸν μέντοι γενέσθαι τὸ φάρμακον ὑπὸ γυναικὸς ἐκ τῆς Ἀραβίας, λόγῳ μὲν ἐπὶ προσποίησιν ἐρώτων, φίλτρον γὰρ δὴ ὄνομα αὐτῷ εἶναι.«

3) »φαρμακιστόταται δὲ εἰσὶ γυναικῶν αἱ ἐκ τῆς Ἀραβίας.«

vergiften. Das Gift befände sich im Verwahrsam der Frau des PHERORAS. Diese gab es zu, tat als wollte sie es holen, verließ das Zimmer, stürzte sich aber vom Dache herunter — ohne sich Schaden zu tun. Von neuem von HERODES befragt, gestand sie, daß das Gift wirklich vom ANTIPHYLUS stammte, der es von seinem Bruder, einem ägyptischen Arzt, erhalten habe[1]). PHERORAS habe auf dem Totenbette sie gebeten, das Gift zu verbrennen. Sie habe etwas davon zurückbehalten, um, falls sie gemartert werden sollte, sich damit schnell das Leben nehmen zu können. Sie übergab dem HERODES die Giftbüchse. Alle, die von dem Vorhandensein des Giftes Kenntnis hatten, wurden bestraft. Seine eigene Frau, die Tochter des Hohenpriesters, die dazu gehört haben sollte, wurde verstoßen und ihr Sohn enterbt.

Unterdes kam BATYLLUS, ein Freigelassener des ANTIPATER, von Rom an, wohin sich ANTIPATER von HERODES hatte schicken lassen. Als man ihn folterte, bekannte er, Gift mitgebracht zu haben, welches er des ANTIPATER Mutter und dem PHERORAS hätte geben sollen. Der König sollte damit umgebracht werden, falls das erste nicht stark genug gewesen wäre. Bald hernach kehrte ANTIPATER nach Palästina zurück, nicht ahnend, daß seine ruchlosen Umtriebe entdeckt seien. Er wurde sofort vor dem Landpfleger VARO in Syrien verklagt und verhört, gestand aber nichts. Darauf ließ VARO mit dem vorgelegten Gifte *einen Versuch an einem Gefangenen machen*, der, bald nachdem er es genommen, starb[2]). ANTIPATER wurde auf Befehl seines schon im Sterben liegenden Vaters umgebracht.

## Das vorkaiserliche Rom.

10. Schon zu den Zeiten der ersten Könige waren verbrecherische Vergiftungen in Rom bekannt. PLUTARCH berichtet, daß ROMULUS unter anderen Gesetzen auch eines gab, das jedem Weibe verbot, ihren Mann zu verlassen, dagegen dem Manne erlaubte, sein Weib zu verstoßen wegen Vergiftung der Kinder, oder des Gebrauches von falschen Schlüsseln oder tatsächlichen Ehebruchs[3]). Dieser kurze Bericht läßt erkennen, wie weit — schon 600 Jahre vor der jetzigen Zeitrechnung — Giftkenntnis und Vergiftungsübung sich entwickelt haben mußten, um eine derartige gesetzliche Bestimmung zu rechtfertigen. Die Folgezeit lehrte in dieser Beziehung noch viel mehr kennen.

11. Eine denkwürdige politische Massenvergiftung bewerkstelligten später die Kampaner, welche es mit den Karthagern gegen die Römer hielten. Die Schlacht bei Cannä im Jahre 216, in der der beste und größte Teil des römischen Heeres vernichtet worden war, hatte viele unteritalische

[1]) Ibid.: »'Εκομίσθη γὰρ ἐκ τῆς Αἰγύπτου το φάρμακον ὑπ' 'Αντιφίλου, ἀδελφός τε ἐκείνῳ, ἰατρὸς ὢν, ἐπόρισε.«

[2]) Ibid., lib. XVII, cap. V: »'Ο δὲ Οὔαρος . . . ἐκέλευσε τὸ φάρμακον εἰς μέσους ἐνεγκεῖν, ἵν' εἰδῇ τὴν περιοῦσαν αὐτῷ δύναμιν· καὶ κομισθέντος, τῶν ἐπὶ θανάτῳ τὶς ἑαλωκότων πίνει κελεύσαντος Οὐάρου, καὶ παραχρῆμα ἔθανε.«

[3]) PLUTARCHI *Vitae Parallelae*, *Romulus*, cap. XXII, edit. SINTENIS, vol. I, p. 62: »Ἔθηκε δὲ καὶ νόμους τινάς, ὧν σφοδρὸς μέν ἐστιν ὁ γυναικὶ μὴ διδοὺς ἀπολείπειν ἄνδρα, γυναῖκα δὲ διδοὺς ἐκβαλεῖν ἐπὶ φαρμακείᾳ τέκνων ἢ κλειδῶν ὑποβολῇ καὶ μοιχευθεῖσαν.«

Städte zum Abfall von Rom gebracht. Eine Folge davon war auch, daß, wie LIVIUS[1]) berichtet, die Befehlshaber der Bundesgenossen und andere römische Bürger, welche teils durch Kriegsdienst in Anspruch genommen, teils in persönlichen Angelegenheiten in Capua beschäftigt waren, plötzlich insgesamt von dem Volke ergriffen und gleichsam zur Bewachung in den öffentlichen Bädern eingeschlossen wurden, wo sie durch Kohlendampf erstickten. Es handelte sich hier um eine bewußte Vergiftung durch Kohlenoxyd, da, nach alten Mitteilungen, die glimmenden Kohlen in die Badestuben gebracht wurden.

12. Schon früher hatte ein Römer Gift für den politischen Mord zu benutzen zurückgewiesen. Zu der Zeit, als der König PYRRHUS von Epirus zwei große Siege in Italien erfochten und die Römer dadurch im Jahre 279 in große Bedrängnis gebracht hatte, kam, wie die einen sagen, des Königs Arzt, nach anderen sein Günstling oder Freund TIMOCHARES heimlich zum Konsul C. FABRICIUS und erbot sich gegen hohen Lohn, den König zu vergiften[2]). Dies würde, da seine Kinder Mundschenke desselben seien, sich leicht bewerkstelligen lassen. Nicht nur nicht ging FABRICIUS darauf ein, sondern er, im Verein mit seinem Mitkonsul Q. ÄMILIUS, schickte Gesandte an PYRRHUS, um ihm von dem geplanten Attentat Kunde zu geben. In dem Begleitbriefe sprachen sie aus, daß sie ihm stets als Feind kriegerisch entgegentreten würden, daß sie jedoch nicht gewillt seien, durch einen bezahlten Verräter sein Leben vernichten zu lassen[3]). Sie hätten das Anerbieten seines Freundes NICIAS, der ihn gegen hohen Lohn habe vergiften wollen, zurückgewiesen. Er solle sich vorsehen, sonst stürbe er.

Die Römer haben die Tat des FABRICIUS bewundert und gerühmt. »Das war jener FABRICIUS, der schwerer von dem ehrbaren Handeln als die Sonne von ihrem Laufe wich[4])!« »Wir bewundern den großen Mann, den weder Versprechungen des Königs noch erfolgversprechende Pläne gegen den König von dem geraden Wege der Moral abdrängten[5]).« Auch die späteren Jahrhunderte haben mit der Anerkennung dieser vornehmen Gesinnung um so weniger gegeizt, als man in ihnen das gegenteilige Handeln nicht gar so selten vom Gesichtspunkte der sogenannten Staatsräson aus beobachten konnte.

Ja, man nahm sogar etwa 1700 Jahre später dieses römische Beispiel zum Vorbilde, um die heimliche Vergiftung eines Feindes gegen Lohn

1) »Nam praefectos sociûm civesque Romanos alios, partim aliquo militiae munere occupatos, partim privatis negociis implicitos, plebs repente omnes comprehensos veluti custodiae causa balneis includi jussit: ubi fervore atque aestu *anima interclusa* foedum in modum exspirarent.«

2) AULUS GELLIUS, *Noctes atticae*, lib. III, cap. VIII, edit. NISARD, Paris. 1842, p. 490: »ad Fabricium consulem furtim venit ac praemium petivit, et, si de praemio conveniret, promisit regem venenis necare.«

3) ». . . nobis non placet, pretio aut praemio aut dolis pugnare. Tu, nisi caves, jacebis.« — Vgl. auch: JULII FRONTINI, Strategematicon, lib. IV, cap. IV, ex. II, edit. OUDENDORP, p. 500.

4) LIVIUS, lib. XIII, cap. XLV.

5) ANNAEI SENECAE *Epistolae*, Lips. 1741, p. 543: »Admirati sumus ingentem virum, quem non regis, non contra regem promissa flexissent, boni exempli tenacem . . .«

abzulehnen. Gegen GEORG PODIEBRAD war von einem Verräter ein Vergiftungsattentat geplant. Als er im Jahre 1467 im Kriege gegen MATHIAS CORVINUS stand, kam zu diesem ein Mann aus der Umgebung PODIEBRADS, der gegen hohe Belohnung versprach, ihn zu töten. König MATHIAS gab ihm das eigenhändige schriftliche Versprechen, im Falle des Gelingens das Versprochene zu zahlen. Nach einigen Tagen meldete der Unternehmer jedoch, daß es nicht möglich sei, den Tod durch das Schwert herbeizuführen, daß es aber leicht mit Gift gelingen würde. Dies lehnte der König unter Hinweis auf die Römer ab: »Diese seien gewohnt gewesen, mit Eisen, aber nicht mit Gift zu kämpfen[1])« — eine merkwürdige Antwort für einen Meuchelmörder, der im offenen Kampfe den bewaffneten PODIEBRAD anzugreifen nie gewagt haben würde. Es wird berichtet, daß, auch nach römischer Art, PODIEBRAD von MATHIAS gewarnt worden sei, ohne Vorkoster keine Nahrung zu sich zu nehmen[1]).

13. In Rom selbst verstand man, auch in jenen frühen Zeiten seiner Machtentwicklung, den Wert der Gifte als heimliches und deswegen doppelt wertvolles Tötungsmittel einzuschätzen, und man scheint, nach den Berichten von LIVIUS, zeitweilig einen ausgedehnten Gebrauch hiervon gemacht zu haben. Die folgenden Angaben sind wahrscheinlich etwas übertrieben. Immerhin deuten sie ohne Zweifel auf Vergiftungstatsachen hin. Im Jahre 186 v. Chr. fanden sich Vergifter in Rom, die ihre Arbeit, wie es scheint, im Großen betrieben haben. Damals, so schreibt LIVIUS, richtete sich die Sorge der Konsuln vom Heere und Kriegen ab auf die Bestrafung einer inneren Verschwörung. Von einem Griechen, »einem Priester geheimer und nächtlicher Gottesverehrung« ging, zuerst in Etrurien und dann nach Rom übergreifend, eine eigentümliche Bewegung aus. Es wurden anfangs nur wenige »Weihen« von ihm erteilt, bald aber scharten sich viele Männer und Weiber um ihn. Zu dem Gottesdienst kamen, um möglichst viele anzulocken, die Freuden des Mahles und des Weins hinzu. Die nächtlichen Gelage arteten zu unsittlichen Orgien aus. »Nicht nur eine Art von Verderbnis, Unzucht mit Frauen, Mädchen und jungen Leuten bestand — aus derselben Werkstatt gingen falsche Zeugen, falsche Unterschriften und Angebereien hervor. Ebendaher auch Giftmischerei und Mordtaten im Schoße der Familien, so daß bisweilen nicht einmal die Leichname zur Bestattung vorhanden waren.« Beteiligte verrieten alles. Man verhaftete viele, auch solche, die geflohen waren. Manche gaben sich den freiwilligen Tod. Zum Tode verurteilt wurden, die erweislich Mordtaten begangen, gefälscht hatten usw. Die Frauen übergab man den Verwandten zur Bestrafung in der Stille. Falls Verwandte als Vollstrecker nicht vorhanden waren, wurde die Strafe öffentlich vollzogen[2]).

---

[1]) CURAEUS, Annal. Silesiae, in: Vita Mathiae, fol. 178. — SPEIDEL, Spec. rarar. judic. polit. hist. Obs., p. 504.

[2]) LIVIUS, lib. XXXIX, cap. 8: »nec unum genus noxae, stupra promiscua ingenuorum feminarumque erat, sed falsi testes, falsa signa testamentaque et indicia ex eadem officina exibant: *venena* indidem intestinaeque caedes, ita ut ne corpora quidem interdum ad sepulturam exstarent.«

14. Schon nach zwei weiteren Jahren, im Beginn des Jahres 184 v. Chr., wurde wiederum der Prätor Q. NAEVIUS neben seiner anderen Funktion mit der Untersuchung über damals vorgekommene Giftmischereien betraut[1]). Nachdem die Zensorwahlen vollzogen waren, gingen die Konsuln und Prätoren an ihre Bestimmungsorte, er aber mußte noch zurückbleiben; denn die gerichtlichen Untersuchungen hielten ihn volle vier Monate in der Stadt fest. Will man dem VALERIUS von Antium glauben, so verurteilte er in dieser Zeit an zweitausend Menschen[2]).

15. Nur kurze Zeit danach, im Jahre 180 v. Chr., starben in Rom viele angesehene Männer, z. B. der Prätor TIBERIUS MINUCIUS und der Konsul CAJ. CALPURNIUS. Man ordnete, da der göttliche Zorn als Ursache angesehen wurde, Andachten mit Gebeten an, dem APOLLO, dem ÄSKULAP und der SALUS weihte man goldene Standbilder u. a. m. Nebenher aber dachte man auch an Vergiftungen[3]) und beauftragte den Prätor CAJ. CLAUDIUS mit der Untersuchung der Fälle, die in Rom selbst bis zum zehnten Meilenstein und den CAJ. MAENIUS mit denjenigen, die weiter darüber hinaus vorgekommen waren. Besonders der Tod des Konsuls war verdächtig. Das Gerücht wurde laut, seine Frau HOSTILIA QUARTA habe ihn veranlaßt. Sie wurde verurteilt.

CAJ. MAENIUS schrieb nach einiger Zeit an den Senat, er habe schon dreitausend Menschen wegen Giftmischerei verurteilt, und durch die Aussagen werde die Untersuchung immer weitläufiger[4]).

16. Die letzte bekannt gewordene Vergiftung vor der Lex Cornelia ist die durch den Volkstribunen QUINTUS VARIUS vollführte. Er ist dadurch bekannt geworden, daß er im Jahre 93 v. Chr. eine Lex majestatis durchsetzte, infolge deren Untersuchungen gegen die Urheber des Bundesgenossenkrieges begannen und viele angesehene Männer verurteilt wurden. Nach zwei Jahren verurteilte man ihn selbst nach seinem Gesetz. Von ihm sagt CICERO in seiner Abhandlung über die Natur der Götter und in Betrachtungen über die Vergeltung: »Q. VARIUS, ein sehr unruhiger Mensch, erlitt in Folterqualen den Tod. Wenn es geschah, weil er den DRUSUS mit dem Schwerte und den METELLUS mit Gift getötet hatte, so wäre es doch besser gewesen, jene wären am Leben geblieben, als daß VARIUS für seine Verbrechen bestraft wurde[5]).«

---

1) LIVIUS, XXXVIII, cap. 38: ». . . . ut idem quaereret de veneficiis.«

2) LIVIUS, ibid., cap. 41: »Secundum comitia censorum consules praetoresque in provincias profecti praeter Q. Naevium, quem quattuor non minus menses, priusquam in Sardiniam iret, quaestiones veneficii, quarum magnam partem extra urbem per municipia conciliabulaque habuit . . . . tenuerunt. si Antiati Valerio credere libet, ad duo milia hominum damnavit.«

3) LIVIUS, lib. XL, cap. 37: »fraudis quoque humanae insinuaverat suspicio animis; et veneficii quaestio ex senatus consulto . . . . decreta.«

4) Ibid., cap. 43: ». . . . litterae adlatae, se jam tria milia hominum damnasse, et crescere sibi quaestionem indiciis.«

5) CICERO, *De natura deorum,* lib. III, cap. 33: »Summo cruciatu supplicioque Q. Varius homo importunissimus periit: si, quia Drusum ferro, Metellum veneno sustulerat, illos conservari melius fuit, quam poenas sceleris Varium pendere.«

17. Eine Ahnung von der Häufigkeit der Vergiftungen im alten Rom gewinnt man aus einigen uns überlieferten Kriminalprozessen aus der Zeit kurz vor der Kaiserepoche. Wie reich an Behauptungen über stattgehabte Vergiftungen ist nicht allein das Strafverfahren gegen CLUENTIUS AVITUS, dem CICERO als Verteidiger zur Seite stand! Die Mutter dieses Mannes, ein schändliches und wollüstiges Weib, war dreimal verheiratet gewesen: zuerst mit dem Vater des CLUENTIUS, dann mit ihrem Schwiegersohn MELINUS, welchen sie genötigt hatte, sich von ihrer Tochter scheiden zu lassen, und zuletzt mit OPPIANICUS, welcher den MELINUS ermordet hatte. OPPIANICUS veranlaßte eine Anklage gegen CLUENTIUS, ihn selbst haben vergiften lassen zu wollen. Ebenso wurde behauptet, daß CLUENTIUS seinen Onkel VIBIUS CAPAX[1]) durch Gift umgebracht habe. Der Kläger OPPIANICUS hatte aber früher den CLUENTIUS durch Gift aus dem Wege zu räumen gesucht, damit dessen Erbgut an dessen Mutter, seine eigene Frau, fiele. CLUENTIUS hatte deshalb eine Anklage gegen OPPIANICUS erhoben, nachdem er zuvor die Verurteilung der Gehilfen desselben, SCAMANDER und FABRICIUS erwirkt hatte. Bei dem ersteren hatte man Gift gefunden[2]). Auch OPPIANICUS war von den Geschworenen verurteilt worden,

Dem OPPIANICUS wurde vor der Gerichtsstelle weiter noch vorgeworfen, seinen leiblichen Bruder, QUINTUS OPPIANICUS, und zuvor dessen Weib AURIA, die schwanger war und ihrer Niederkunft nahestand, ebenfalls durch einen Gifttrank umgebracht zu haben. Der vergiftete Bruder wollte, als er merkte, daß er, wie sein Weib, sterben müsse, sein Testament machen, vermochte es aber nicht mehr. So erbte OPPIANICUS alles[3]).

Dieser hatte, wie CICERO hervorhob, auch seiner Gemahlin CLUENTIA einen Giftbecher gereicht. »Kaum hatte sie ihn ahnungslos geleert, als sie ausrief, sie müsse sterben, solche Schmerzen empfände sie ... und sie hat auch nicht länger gelebt als sie diese Worte gesprochen. Denn während ihrer Reden und Ausrufungen ist sie gestorben. Dieser so schnelle Tod, diese Klage der Sterbenden wurden noch bestätigt durch alle Merkmale einer Vergiftung, die sich an dem Leichnam zeigten[4]).«

Auf die Art der Vornahme solcher Vergiftungen und der dabei tätigen Helfer werfen weitere Bemerkungen CICEROs Licht, der sogar den Vater des OPPIANICUS beschuldigte, des CLUENTIUS Großmutter DINEA umgebracht zu haben. »Er hatte seinen Arzt, der wegen seiner schon oft glücklich gespielten Streiche bekannt war, zu dieser Frau gebracht. Diese wollte aber keineswegs von ihm kuriert sein, da seine Geschicklichkeit schon ohnehin alle Ihrigen aus dem Wege geräumt habe. Danach wandte sich der Vater sogleich an einen gewissen L. CLODIUS von Ancona, einen Quacksalber, der gerade nach Larinum gekommen war, und wurde mit ihm um 400 Sesterzen, wie es damals sein Tagebuch ergab, einig. CLODIUS, der eben keine Zeit zu verlieren hatte, weil er noch an mehreren Stellen sein

---

1) CICERO, Oratio pro Cluentio, cap. LX.

2) Ibidem, cap. XVIII.

3) Ibidem, cap. XI.

4) Ibidem, cap. X: ».... cum ipse poculum dedisset, subito illa in media potione exclamavit, se maximo cum dolore mori: nec diutius vixit quam locuta est ....«

Spiel treiben mußte, war kaum ins Haus getreten, so war die Absicht schon erreicht — die Frau durch ein einziges Tränkchen schon beseitigt ... und im ersten Augenblick danach hatte er schon Larinum verlassen[1]).«

18. Die Kunde von der unheimlichen Gewalt der Gifte, die jeden, auch einen sonst nicht besiegbaren Feind bannt, hat schon frühzeitig auch zu Völkern ihren Weg gefunden, die Gifte nicht kannten oder nicht zu verwenden verstanden. Dies gilt z. B. von den Germanen. Bezeichnend hierfür ist, daß ADGANDESTER, das Haupt der Katten und der Feind des ARMINIUS, an den Senat in Rom Briefe schickte, in denen er den Tod des ARMINIUS herbeizuführen versprach, wenn man ihm Gift schicken würde. TIBERIUS ließ ihm antworten, daß die Römer nicht in Heimlichkeit und durch Perfidie sich rächten, sondern offen mit Waffen in der Hand[2]) — eine im Munde eines TIBERIUS etwas merkwürdig klingende Prahlerei.

## Zweites Kapitel.

Vergiftungen in Rom unter den Cäsaren. CAESAR. LIVIA. AUGUSTUS. MARCELLUS. DRUSUS. GERMANICUS. TIBERIUS. CLAUDIUS. CALIGULA. NERO. LOCUSTA. BRITANNICUS. VESPASIAN. DOMITIAN. AGRICOLA. HADRIAN. LUCIUS VERUS. COMMODUS. SEPTIMIUS SEVERUS. CARACALLA. SEMPRONIUS RUFUS.

1. Selbst CAESAR blieb nicht frei von dem Verdachte, politischen Giftmord veranlaßt zu haben. Er hatte den VETTIUS angestiftet, öffentlich und fälschlich zu behaupten, die Gegenpartei habe ihn veranlassen wollen, den POMPEJUS umzubringen. Die von ihm genannten Personen waren aber völlig unschuldig, so daß CAESAR, als er merkte, daß die Erdichtungen an den Tag kommen würden, den VETTIUS vergiften ließ[3]). Ob und was hieran wahr ist, muß sich nach Lage der Dinge der Feststellung entziehen. Jedenfalls war CAESAR politisch skrupellos genug, um die Tat begangen haben zu können.

Von ihm an haben bis zum Ende des römischen Reiches die Gifte in der Geschichte der Kaiser ihre perfide Rolle, vor allem zu Verwandtenmorden, gespielt. Schon der Tod des 76 Jahre alten Kaisers AUGUSTUS wurde als Vergiftung durch seine damals 60 Jahre alte Gattin LIVIA angesehen. Freilich war die angebliche Art ihrer Ausführung nicht gerade

---

1) CICERO, *Pro Cluentio,* cap. XIV, § 40: »Tum repente Anconitanum quendam L. Clodium, pharmacopolam circumforaneum .... adgreditur et cum eo duobus milibus HS .... transigit. L. Clodius qui properaret, cui fora multa restarent, simul atque introductus est, rem confecit; *prima potione mulierem sustulit* neque postea Larini punctum est temporis commoratus.«

2) TACITUS, *Annales,* lib. II, cap. LXXXVIII: »Reperio, Adgandesterii principis Cattorum lectas in senatu literas, quibus mortem Arminii promittebat, si patrandae neci venenum mitteretur: responsumque esse, non fraude, neque occultis, sed palam et armatum populum romanum hostes suos ulcisci.«

3) SUETON, *De vita Caesarum,* cap. 20: ».... desperans tam praecipitis consilii eventum, intercepisse veneno indicem creditur.«

wahrscheinlich. DIO CASSIUS berichtet[1]: »So starb AUGUSTUS, zwar nach einer vorhergegangenen Krankheit, aber doch nicht ohne Verdacht auf LIVIA, seinen Tod deswegen beschleunigt zu haben, weil er den AGRIPPA auf seiner Insel heimlich besucht hatte und sich völlig mit demselben aussöhnen zu wollen schien. Aus Furcht, er möchte ihn, den bisher Verbannten, sogar in die Rechte eines künftigen Monarchen einsetzen, soll sie, wie man sagt, einige Feigen an dem Baume, von dem AUGUSTUS mit eigener Hand die Frucht zu brechen pflegte, mit Gift bestrichen haben. Sie selbst nahm einige für sich, aber die unbestrichenen, und pries ihm die vergifteten an.«

Der grenzenlos herrschsüchtigen und verschlagenen LIVIA konnte man wohl zutrauen, daß sie ein Verbrechen beging, um endlich zur alleinigen Macht zu kommen oder auch um nur durch ihren Sohn TIBERIUS, den sie überaus liebte und der es ihr in der Zukunft doch so schlecht lohnte, zu herrschen. Falls sie das Verbrechen ausgeführt haben sollte, so wird sie, da ihr in Rom unterrichtete Helfer reichlich zur Verfügung standen, sicherlich den unauffälligsten und Erfolg versprechendsten benutzt haben und keinesfalls einen so ungewissen, wie den von DIO CASSIUS berichteten. Besaß sie, woran nicht zu zweifeln ist, den ihr von den alten Geschichtschreibern zuerteilten Charakter, war sie auch, was CALIGULA von ihr in der Leichenrede sagte, ein ULYSSES in Weiberkleidern (stolatum Ulyssem), so war für die Verübung der Tat an dem zu langlebigen AUGUSTUS der rechte Zeitpunkt gerade gekommen. Denn kurz vorher war er ganz im geheimen, nur von FABIUS begleitet, nach der Insel Planasia gereist, um dort seinen Enkel AGRIPPA zu sehen. Die Art, wie er sich diesem gegenüber benahm, ließ es wahrscheinlich sein, daß er bald wieder im kaiserlichen Palast in Rom seinen Platz finden würde. Durch die geschwätzige Frau des FABIUS erfuhr LIVIA die Einzelheiten über diesen Besuch. Der Ehrgeiz ihres Lebens, ihren Sohn TIBERIUS Kaiser werden zu sehen, konnte mithin vereitelt werden. Hierin würde die Triebfeder für eine verbrecherische Handlung liegen. Daß sie eine solche vollzogen hat — vielleicht sogar an AUGUSTUS nicht zum ersten Male —, dafür liegt ein gewisser Grad von Wahrscheinlichkeit vor. TACITUS drückt sich hierüber vorsichtig aus: »Während man alles dies hin und her erwog [nämlich die Verhältnisse in der kaiserlichen Familie, besonders in bezug auf TIBERIUS], verschlimmerte sich das Leiden des Kaisers, und einige nahmen als Ursache hierfür ein Verbrechen seiner Gattin an[2].« Daß sie auf diesen Tod sich zeitlich richtig vorbereitet hatte, geht daraus hervor, daß sie TIBERIUS so eilig wie möglich aus Illyrien berief. Ob er seinen Stiefvater noch lebend antraf, weiß man nicht; denn, wie TACITUS meldet, hatte LIVIA den Palast von Truppen derart umgeben lassen, daß jeder Zugang zu demselben sorgfältig ab-

---

[1]) DIONIS CASSII *Histor. roman.* lib. LVI, cap. XXXVI, edit. STURZ, vol. III, p. 474: ».... καί τινα ὑποψίαν τοῦ θανάτου αὐτοῦ ἡ Λιουία ἔλαβεν, ἐπειδὴ πρὸς τὸν Ἀγρίππαν κρύφα ἐς τὴν νῆσον διέπλευσε .... σῦκα τινὰ ἐπὶ δένδροις ἔτ' ἐπόντα, ἀφ' ὧν ὁ Αὔγουστος αὐτοχειρίᾳ συκάζειν εἰώθει, φαρμάκῳ ἔχρισε ....«

[2]) TACITUS, *Annal.*, lib. I, cap. V: »Haec atque talia agitantibus gravescere valetudo Augusti; et quidam scelus uxoris suspicabant.«

geschlossen war[1]). Erst als TIBERIUS in ihm war, wurde der Tod des Kaisers und der Beginn der Herrschaft des TIBERIUS dem Volke verkündet. Die erste Tat dieser neuen Herrschaft war die gemeine Ermordung von AGRIPPA POSTHUMUS, des Enkels von AUGUSTUS und Erbberechtigten auf den Thron durch einen beauftragten zenturionischen Mörder. *Diese Tat mußte programmäßig folgen, nachdem* AUGUSTUS *die Augen geschlossen hatte, und er mußte sie schließen, damit dieser Enkel aufhörte zu sein.*

Es ist sehr bequem zu sagen, daß AUGUSTUS an einer epidemischen Saisondiarrhöe zugrunde gegangen sei. Auf diese Art kann — wie es nach meinen Erfahrungen auch heute noch seitens Nichtwollender oder Nichtkönnender geschieht — jede Vergiftung umgedeutet werden, weil es eben keine Symptomengruppe einer Vergiftung gibt, die sich nicht in ein idiopathisches Krankheitsbild einfügen ließe. Hier scheint mir mit größerer Wahrscheinlichkeit ein Vergiftungsleiden vorzuliegen, das sich längere Zeit hinzog und von Diarrhöen eingeleitet und begleitet war[2]). Dies ist das einzige, aber bezeichnendste Symptom seines Krankseins. Die von SUETON berichteten letzten psychischen Erregungsäußerungen — plötzliches Auffahren, Irrereden, Visionen — könnten wohl mit der Vergiftung in Beziehung stehen.

Der Tod des AUGUSTUS gab nicht den ersten Anlaß, an ein Verbrechen der LIVIA zu glauben. Ihren Plänen hatte schon vorher MARCELLUS, der Sohn der OCTAVIA, der Schwester AUGUSTS, im Wege gestanden. Im Alter von 21 Jahren starb MARCELLUS plötzlich, unerwartet. Man nahm an, daß Gift dies veranlaßt habe, und daß die von LIVIA geführte Hand des Arztes MUSA es gespendet habe.

Es mußte sich, angesichts des ganzen Charakters der LIVIA, weiterhin bei den Menschen ihrer Zeit der Verdacht erheben, daß sie auch der Beseitigung der übrigen ihrem Streben sich entgegenstellenden Hindernisse, nämlich dem Tode von LUCIUS und CAJUS, der Kinder der JULIA und somit Enkel des Kaisers, nicht ferngestanden habe. Der erstere starb in Marseille noch nicht 21 Jahre alt nach einem Kranksein von nur wenigen Tagen an einem unerklärlichen Leiden, und sein Bruder CAJUS 18 Monate später an einer anfangs für bedeutungslos gehaltenen Wunde, die ihm auf der Reise nach Rom, wohin ihn sein Großvater gerufen, beigebracht worden war. Hier findet sich wieder eine Häufung von Umständen, die man nicht mit einigen billigen medizinischen Schlagworten fortdeuten kann, sondern die in ihrer Gesamtheit organisch aufgefaßt werden müssen. Absolut sicher kann die Wahrheit nicht an den Tag kommen, aber eine Wahrscheinlichkeit liegt vor, daß diese absonderliche Häufung von Todesfällen einer gewollten Ursache entstammte. Es wäre verkehrt, den Satz: »Is fecit cui prodest« einen generellen Wert zuzuerteilen — hier aber, angesichts der Umstände und des Zwanges die moralischen Qualitäten der LIVIA und ihres Sohnes TIBERIUS nur gering bewerten zu müssen, scheint er mir ein Stück des Beweises für die Schuld dieser Frau zu sein.

---

1) TACITUS, ibid.: »Acribus namque custodiis domum et vias sepserat Livia.«

2) SUETON, *Augustus*, cap. XCVII: »causam valetudinis contraxit ex profluvio alvi.«

Anders hat auch TACITUS sie nicht eingeschätzt, wenn er nach dem Bericht über die beiden hingestorbenen Prinzen zwar vorsichtig, aber doch deutlich sagt: »Als AUGUSTUS den AGRIPPA verloren hatte und LUCIUS, der im Begriffe war sich zur Armee nach Spanien zu begeben, und CAJUS, der auf der Rückkehr aus Armenien war — entweder durch natürliche Ursachen oder durch der Stiefmutter LIVIA Verbrechen[1]) —, und als schließlich auch DRUSUS gestorben und nur TIBERIUS übriggeblieben war, strömte alle Ehre ihm zu.«

Am kaiserlichen Hofe wie auch sonst in Rom war Gift in mancher Wirkungsart erhältlich. Es spielte wahrscheinlich in viel weiterem Umfang, als man es heute, trotz aller bekannt gewordenen Vergiftungsvorkommnisse, ahnt, eine verhängnisvolle Rolle. Man denke z. B. nur an den im Jahre 23 erfolgten Tod des DRUSUS, des Sohnes des TIBERIUS[2]), durch seine Frau LIVIA (LIVILLA) und deren Geliebten SEJANUS. Der Verlust der Ehre ließ diese Frau, die Nichte des AUGUSTUS, leicht zum Verbrechen fortschreiten, für das ihr der Kaiserthron in Aussicht gestellt wurde. Das Gift lieferte EUDEMUS, der Freund und Arzt der LIVIA, und der Eunuch LYGDUS reichte es[3]). Nicht akut, sondern nach einiger Zeit des Krankseins erfolgte der Tod, wie wenn er ein natürlicher gewesen wäre. Erst nach acht Jahren enthüllten die Frau des SEJANUS, APICATA, sowie die gefolterten EUDEMUS und LYGDUS die Einzelheiten des Verbrechens, für das SEJANUS und seine ganze Familie in entsetzlicher Weise gestraft wurden. DIO CASSIUS teilt das damals verbreitete Gerücht mit, TIBERIUS hätte von dem geplanten Verbrechen Kenntnis gehabt. Die Gleichgültigkeit, die er während des Leidens seines Sohnes und auch nach dessen Tode zeigte, gaben hierfür den Anlaß[4]) — eine Annahme, die TACITUS als unglaublich zurückweist.

Einen Vergiftungstod erlitt mit großer Wahrscheinlichkeit auch der Neffe des TIBERIUS, GERMANICUS[5]). Die berufsmäßigen Reiniger moralischer Flecken an historischen Menschen, die in der Neuzeit so besonders geschäftig sind, und die es fertig brächten, eine JULIA oder MESSALINA als unberührte Jungfrauen ins Grab steigen zu lassen, haben auch hier Reinigungsversuche vornehmen wollen. Ein Erfolg muß diesen versagt bleiben.

2. Von dem zweiten der römischen Kaiser, TIBERIUS, wird unter anderen Todesarten auch die durch Gift angegeben. Er war krank geworden, und »aus Besorgnis, er möchte doch vielleicht wieder aufkommen, ließ ihm CALIGULA nicht einmal die Speisen reichen, um die er bat, weil sie ihm,

---

1) TACITUS, *Annal.*, lib. I, cap. III: »mors fato propera vel novercae Liviae dolus abstulit ....«

2) Vgl. Buch 2, Kap. 1.

3) TACITUS, *Annal.*, lib. IV, cap. III: »Sumitur in conscientiam Eudemus amicus ac medicus Liviae.« Ibid., cap. VIII: »id Druso datum per Lygdum spadonem.«

4) DIO CASSIUS, lib. LVII, 22: ».... αἰτίαν μὲν γὰρ ὁ Τιβέριος ἔλαβεν, ὅτι μήτε νοσοῦντος τοῦ Δρούσου μήτ' ἀποθανόντος ἔξω τι τῶν συνήθων ἔπραξε, μήτε τοῖς ἄλλοις ποιῆσαι ἐπέτρεψεν.«

5) Vgl. Buch 2, Kap. 1.

wie er sagte, nicht zuträglich seien. Desto mehr dichte Decken warf er aber auf ihn, um ihn recht warm zu halten. Auf diese Art erstickte er ihn. Dabei war MACRO sein Helfer«[1]). Andere Berichte lassen den Kaiser durch CALIGULA vergiftet worden sein[2]). Die Wahrscheinlichkeit hierfür ist nicht gering, wenn man berücksichtigt, daß CALIGULA einer der ersten Kaiser war, der Gift in den Dienst seiner persönlichen Interessen sehr umfänglich gestellt hat.

3. Außer Zweifel steht dagegen der Gifttod des Kaisers CLAUDIUS. So berichtet SUETON, daß über dessen Vergiftungsart verschiedene Angaben bestünden, daß aber nach einer das Gift durch ein Klistier auf Betreiben der AGRIPPINA beigebracht worden sei[3]). Es geschah dies, als er merken ließ, daß ihn die Adoption des NERO, ihres Sohnes aus früherer Ehe, zum Schaden seines eigenen Sohnes BRITANNICUS, gereute.

Anders als SUETON stellt TACITUS den Vorgang der Vergiftung des Kaisers CLAUDIUS durch die AGRIPPINA dar. Danach hätte AGRIPPINA nur Zweifel über die Art des zu verwendenden Giftes gehabt. Sie fürchtete ein heftig und schnell wirkendes wegen der Entdeckungsgefahr, und ein zu langsam wirkendes, weil, wenn es zu Verfall führte, es die Möglichkeit gab, daß zuletzt CLAUDIUS die Augen öffnen und einen Akt der Zärtlichkeit für seinen Sohn vollführen könnte. Sie wünschte ein ganz besonderes Gift, das die Vernunft schnell aufhob, ohne den Tod überstürzt eintreten zu lassen[4]). Man wählte die kürzlich wegen Giftmischerei bereits bestrafte, aber als passendes Instrument für Tyrannen noch erhaltene LOCUSTA. Sie bereitete das gewünschte Gift, das von dem Eunuchen und Vorkoster HALOTUS dem betrunkenen Kaiser in einem Pilzgericht gereicht wurde, das er liebte. Es stellte sich aber Erbrechen ein, wodurch er gerettet worden wäre, wenn nicht in dieser höchsten Gefahr der vorher unterrichtete und sich bereithaltende Arzt XENOPHON, scheinbar um das Erbrechen zu fördern, in Wahrheit aber, wie man glaubte, eine mit einem sehr schnell wirkenden Gifte bestrichene Feder ihm in den Rachen gebracht hätte[5]).

Nach einer dritten Version[6]) hätte AGRIPPINA, um die Sinnesänderung des CLAUDIUS nicht zur Tat werden zu lassen, mit Hilfe der Giftmischerin

---

1) DIO CASSIUS, l. c., lib. LVIII. TIBERIUS, cap. 28.

2) SUIDAS, Vitae Caesarum, Francof. 1557.

3) SUETON, *De vita Caesarum,* lib. V, cap. 44: ».... immisso [toxico] per clystera ut, quasi abundantia laboranti etiam hoc genere egestionis subveniretur.«

4) TACITUS, *Annales,* lib. XII, cap. LXVI, LXVII: »Tum Agrippina de genere veneni consultavit: ne repentino et praecipiti facinus proderetur; si lentum et tabidum delegisset, ne admotus supremis Claudius, et dolo intellecto, ad amorem filii rediret: *exquisitum aliquid placebat,* quod turbaret mentem et mortem differret.«

5) Ibidem: ».... Ille [medicus Xenophon] tanquam nisus evomentis adjuvaret, pinnam, rapido veneno illitam, faucibus ejus demisisse creditur.«

6) DIONIS CASSII *Historia romanae* lib. LX, Francofurti 1592, p. 685: »Locustam famosam veneficiorum causa mulierem ad se vocavit, venenumque ejus opera immedicabile praeparatum, boleto infudit; proinde ipsa de reliquis comedens, medicatum Claudio, maximum videlicet et pulcherrimum manducandum exhibuit. Hoc pacto circumventus insidiis ille, e convivio quasi temulentia oppressus, elatus est, quod erat ipsi frequens: noctu autem amissa loquendi audiendique omni facultate diem clausit.«

LOCUSTA, die, wie ihre Tätigkeit in noch weiter zu berichtenden Fällen dartut, eine gifterfahrene Person gewesen sein muß, ein starkes Gift dargestellt und dieses auf einen Pilz (*boletus*) gebracht. Während sie selbst bei dem Mahle unvergiftete Pilze gegessen hätte, habe sie ihm den vergifteten, großen und schön aussehenden dargeboten. Er wurde darauf, wie wenn er betrunken wäre — was übrigens oft der Fall war — herausgetragen, verlor in der Nacht Sprache und Gehör und starb. Späterhin nannte deswegen NERO die Pilze eine »Götterspeise«, woraus geschlossen wurde, daß er um den Giftmord des göttlichen CLAUDIUS gewußt habe.

Man könnte hier an eine Apoplexie denken, die unter Lähmung und Verlust von Bewußtsein und Sprache einen schnellen Ablauf genommen habe. Da es sich aber, wie als völlig sicher anzunehmen ist, um eine akute Vergiftung gehandelt hat, so wäre als dasjenige Gift, das in seinen akuten Wirkungen großer Dosen sich mit den beschriebenen deckt, *das Opium* anzusprechen, das ja als Selbstmordmittel in Rom sehr gut bekannt war. Dafür spräche auch die Angabe, daß er anfänglich eingeschlummert sei[1]).

Nicht erklärt würde dadurch werden, was, nach SUETON, viele damals angaben, daß nämlich der Kaiser nach dem Genusse des Giftes nicht nur die Sprache verloren, sondern auch die Nacht in größten Schmerzen verbracht habe. Dieses letztere Symptom sowie das bereits erwähnte Erbrechen legen die Annahme nahe, daß noch ein anderweitiger Bestandteil in dem Gifte enthalten gewesen sei, vielleicht Aconit. Dies wurde ja in Rom genugsam zu Vergiftungen gebraucht. Aconit, sagt JUVENAL[2]) in einer seiner Sittenschilderungen des alten Rom, habe der Arme nicht zu fürchten, sondern nur der Reiche:

». . . . . . . . *Aconita trinkt man nicht*
*Aus irdnen Krügen. Der nur fürchte sie,*
*Wer einen edelsteinbesetzten Becher*
*Zum Munde führt* . . . . . . . .«

Es ist dies das gleiche Aconit, das OVID[3]) die Stiefmütter gebrauchen läßt.

4. Die Beziehungen, die CALIGULA zu Giften hatte, treten aus einigen Bemerkungen des DIO CASSIUS hervor: »Um sich Geld zu verschaffen, verkaufte er in öffentlichen Versteigerungsterminen Gladiatoren und bot mit, um den Preis in die Höhe zu treiben. Nachdem reiche Leute für viel Geld solche Gladiatoren erstanden hatten, ließ er die besten und berühmtesten der letzteren mit Gift hinrichten[4]).« Ebenso vergiftete er die besten Pferde und Wettfahrer der von ihm nicht begünstigten Partei.

---

1) SUETON, l. c.: »Non nulli inter initia consopitum . . . .«

2) JUVENAL, *Satyra*, X:

»*sed nulla aconita bibuntur*
*Fictilibus: tunc illa time, cum pocula sumet*
*Gemmata* . . . .«

3) OVID, *Metamorphos.*, I, 147: »Lurida terribiles miscent aconita novercae.«

4) DIO CASSIUS, l. c., lib. LIX. CALIGULA, cap. XIV: ». . . . καίτοι τοῦτο ποιήσας ἔπειτα τούς τε ἀρίστους καὶ τοὺς ἐνδοξοτάτους σφῶν φαρμάκῳ διέφθειρε.«

5. In manchen Fällen scheinen die römischen Giftmischer Gifte auch wirklich zusammengemischt zu haben. Einer der in dieser Hinsicht interessantesten Hinweise wurde gelegentlich des Berichtes über den im Jahre 55 erfolgten Vergiftungstod des jugendlichen BRITANNICUS, des Stiefbruders des NERO, gegeben. AGRIPPINA drohte öfters und in immer heftigerer Weise ihrem Sohne NERO, den BRITANNICUS an seiner Stelle zum Kaiser ausrufen lassen zu wollen. Er kam ihr zuvor, indem er zuerst diesen vergiften und später sie selbst roh ermorden ließ, nachdem ein dreimaliger Giftmordversuch fehlgeschlagen hatte[1]). Durch Vermittelung des POLLIO JULIUS, des Tribunen einer prätorianischen Kohorte, dem die Bewachung der bereits wegen Giftmischerei verurteilten LOCUSTA oblag, ließ er von dieser ein Gift bereiten. Die erste Giftdosis erhielt BRITANNICUS von seinen Erziehern selbst. Sie wirkte nicht, weil Erbrechen eintrat. Das Gift war absichtlich nur schwach gewählt worden. Der über die Verzögerung aufgebrachte NERO bedrohte den Tribun und befahl die Todesstrafe der LOCUSTA zu vollziehen. Darauf versprachen ihm beide, schneller zum Ziele zu kommen. NERO *ließ in seinem Gemach das furchtbare Gift kochen* und jeden Bestandteil vorher auf seine Wirkung prüfen[2]).

Man reichte dem BRITANNICUS, der mit NERO am gleichen Tisch nach kaiserlicher Gewohnheit aß, anfangs ein unvergiftetes, aber sehr heißes vorgekostetes Getränk, das er zurückgab. Dann goß man das Gift unauffällig in einen ihm dargebotenen Becher kalten Wassers. Bald nachdem er dieses getrunken, drang es so in alle seine Glieder, daß er Sprache und Leben schnell verlor[3]).

SUETON[4]) erzählt den Vorgang toxikologisch interessanter. Aus Eifersucht über die angenehmere Stimme des BRITANNICUS und aus Furcht vor dessen wachsender Beliebtheit beim Volke ließ NERO sich von der LOCUSTA Gift geben, das aber wegen der Kleinheit der Dose nur Durchfall erzeugte. Er schlug sie deswegen mit eigener Hand und zwang sie in seinem Zimmer vor seinen Augen das stärkste und am schnellsten wirkende Gift zu verfertigen. Dies versuchte er an einem Bock, der danach aber noch fünf Stunden lebte. Er ließ es nunmehr verstärken durch weiteres Einkochen und gab es einem jungen Schweine, welches sogleich daran starb. Bei der Tafel ließ er dieses Gift dem BRITANNICUS beibringen, der, nachdem

---

1) SUETON, l. c.: ».... et cum ter veneno temptasset sentiretque antidotis praemunitam ....«

2) TACITUS, *Annales,* lib. XIII, cap. XV: ».... parari venenum jubet, ministro Pollione Julio, cujus cura attinebatur damnata veneficiis nomine Locusta, multa scelerum fama. Primum venenum ab ipsis educatoribus accepit transmisitque ex soluta alvo, parum validum, sive temperamentum inerat, ne statim saeviret. Sed Nero, lenti sceleris impatiens, minitari tribuno, jubere supplicium veneficae .... Promittentibus dein tam praecipitem necem, quam si ferro urgeretur, cubiculum Caesaris juxta decoquitur virus, cognitis antea venenis rapidum.«

3) TACITUS, l. c.: ».... Innoxia adhuc ad praecalida, et libata gustu, potio traditur Britannico; dein, postquam fervore adspermabatur, frigida in aqua effunditur venenum, quod ita cunctos ejus artus pervasit, ut vox pariter et spiritus raperentur.«

4) SUETONIUS, *De vita Caesarum,* lib. VI, cap. 33: ».... accersitam mulierem sua manu verberavit arguens pro veneno remedium dedisse .... coegitque se coram in cubiculo quam posset velocissimum ac praesentaneum coquere; deinde in aedo expertus, postquam is quinque horas protaxit, iterum ac saepius recoctum porcello objecit; quo statim exanimato inferri in triclinium darique cenanti secum Britannico imperavit.«

er es kaum gekostet, zusammenfiel, was NERO den Gästen gegenüber als eine Äußerung der bei BRITANNICUS bisweilen auftretenden Epilepsie ausgab.

Am nächsten Tage ließ er ihn eiligst bei dem stärksten Regenwetter beerdigen. In jenen Zeiten und noch viel später war man der haltlosen Meinung, daß eine Vergiftung sich schon durch eigentümliche Farbe der Haut verriete. Deswegen soll, nach DIO CASSIUS, NERO für die Verdeckung derselben dadurch gesorgt haben, daß er dem BRITANNICUS das Gesicht mit Gips oder einer ähnlichen Masse überziehen ließ. Der starke Regen an dem Beerdigungstage habe aber die Hülle weggewaschen, so daß das Verbrechen an den Tag gekommen sei[1]).

Die Versuche an Tieren, die hier geschildert werden, trifft man im Altertum nicht häufig an. Sie lehren zuvörderst die Tierarten kennen, die sicherlich nicht zufällig und nicht nur dieses eine Mal, sondern mit Bedacht so gewählt worden sind. Sodann liefern sie, im Verein mit den Erkrankungssymptomen des BRITANNICUS, Hinweise auf das verwendete Gift. Es war, meiner Ansicht nach, darin ein Opiat, vielleicht in Gestalt einer Mohnkopfabkochung, aber außerdem noch *Conium maculatum.* Die hohe Toleranz, die Ziegen gegen Opium haben, deutet darauf hin, daß der von NERO benutzte Bock im ersten Präparat der Hauptmenge nach Opium bekam, das ihn, unter Benommensein, noch stundenlang leben ließ, ihn aber auch dann nicht getötet haben würde, wenn nicht in allmählicher Entwicklung dazu ein weiterer Giftfaktor in Tätigkeit getreten wäre, nämlich der an Energie dem Opium weit überlegene Schierling. So erklären sich auch bei BRITANNICUS aus dem Zusammenwirken von Opium und Schierling vor allem die rapide Wirkung und das »Zusammenfallen«, das NERO als eine Äußerung von Epilepsie ausgab. Die sonst nach Schierling, besonders gegen das Ende der Vergiftung hin, auftretenden Krämpfe blieben hier aus, oder waren vielleicht nur angedeutet, weil das Opium sie verhinderte. Ebenso war das Bewußtsein, das sonst fast bis zum Tode erhalten bleibt — es beweisen dies außer den beim SOKRATES beobachteten Vergiftungssymptomen noch zahlreiche andere Fälle —, hier durch das Opiat ausgeschaltet.

Gegen die Anwesenheit von Aconit in dem Gifte sprechen gewichtige toxikologische Gründe. Die Angabe, daß NERO den Meerhasen als Gift habe gebrauchen lassen, ist bedeutungslos, da dieses Tier harmlos ist[2]).

Obgleich im Volke überall von der Ermordung seiner Mutter oder der AGRIPPINA öffentlich geredet wurde, setzte sich NERO über alles dies leicht hinweg, ja, er nahm nicht einmal Klagen an, die sich auf solche Äußerungen bezogen, damit seine Schande ihm nicht ins Gesicht gesagt werden könnte.

So wenig kehrte er sich daran, daß er auch seines Vaters Schwester DOMITIA, die er immer als Mutter zu ehren vorgegeben hatte, durch Gift

[1]) DIONIS CASSII *Historiae romanae*, lib. LXI, edit. LEVNCLAVII, Francof. 1592, p. 691: ». . . . Tum Nero Britannicum veneno sustulit. cujus corpus ut vidit propter venenum livore decoloratum esse, Gypso oblinendum curavit (γύψῳ ἔχρισεν): quumque per forum funus efferretur, maximo imbri de coelo omne gypsum, quod adhuc molle et tenerum erat, sublatum est, ut nefarium scelus non solum audiretur ab omnibus, sed etiam apertum ante omnium oculos poneretur.«

[2]) PHILOSTRATUS, *Histor. de vita Apollonii,* lib. VI, Coloniae 1522: »Neronem hunc ipsum piscem epulis miscuisse quandoque tradunt, adversus homines sibi inimicissimos.«

umbringen ließ. Er betrieb ihren Tod so angelegentlich und so eilig wegen der Grundstücke, die sie in Bajä und in der Gegend von Ravenna besaß, auf denen er prächtige Trophäen errichten ließ[1]).

In dem gleichen Jahre, in dem — wie ich an anderer Stelle mitteilte — OCTAVIA dem Wahnsinn des NERO zum Opfer fiel, ließ er, wie man annahm, die besten seiner Freigelassenen durch Gift töten: den DORYPHORUS, weil er ein Gegner der Verheiratung mit der POPPÄA war, und den PALLAS, weil er durch sein langes Leben zu lange seine außerordentlich großen Schätze bewahrte[2]).

6. Von dem ersten der Flavierkaiser, VESPASIAN, ging im Altertum das Gerücht, daß er dem Gifte zum Opfer gefallen sei. Dem tritt DIO CASSIUS, der unter Kaiser COMMODUS Senator und später auch römischer Konsul war, in seinem Geschichtswerke entgegen. »Er starb«, so sagt er, »im Sabinerland in den sogenannten cutilischen Bädern, nicht am Podagra, das er oft hatte, noch weniger, wie einige — unter ihnen auch der Kaiser HADRIAN — fälschlich aufbrachten, am Gift, das ihm TITUS bei der Tafel beibringen ließ, sondern am Fieber« [3]). Ich habe wiederholt schon dargelegt, daß dies das andere nicht ausschließt.

7. DOMITIAN stand schon im Altertum im Verdacht, den Tod seines Bruders TITUS veranlaßt zu haben. Auffällig genug ist es, daß dieser, aus der Gesundheit heraus, im besten Mannesalter von nur 41 Jahren starb, nicht lange nach dem über Monate sich erstreckenden Festesjubel der Einweihung des im wesentlichen durch Zwangsarbeit gefangener Juden erbauten Amphitheaters. Die Angaben über die Todesursache weichen sehr voneinander ab — Übereinstimmung herrscht fast ganz darüber, daß DOMITIAN an ihr beteiligt sei. Die Juden nahmen an, daß ihm eine Fliege in das Gehirn gekrochen sei und dies zerstört habe. Eine Fabel braucht dies nicht zu sein, da man auch in unserer Zeit beobachtet hat, daß besonders Östrusarten, *Calliphora, Lucilia hominivora*, ihre Eier in den menschlichen Körper, z. B. in den Gehörgang, in die Augenwinkel, in die Nase usw. legen. Die Eier bilden sich zu Larven um, die bei dem Wirte bleiben ev. bis sie sich zu Nymphen entwickeln. Leicht durchbohren die Larven das Trommelfell und gelangen auch bis zum Labyrinth. Von der Nase aus können sie in das Gehirn einwandern und hier greuliche Zerstörungen anrichten.

Als er krank dalag, aber noch mit der Aussicht, gerettet werden zu können, ließ ihn, wie DIO CASSIUS[4]) berichtet, DOMITIAN in einen mit

---

1) DIO CASSIUS, *Rer. roman. libr. octaginta,* edit. BECKER, tom. II, p. 234, *Nero*, cap. XVII: »ὅτι καὶ τὴν Δομιτίαν τὴν τηθίδα, ἣν καὶ αὐτὴν ὡς μητέρα τιμᾶν ἔλεγεν, ἐπαπέκτεινε φαρμάκῳ.«

2) TACITI *Annales*, lib. XIV, cap. LXV: »Eodem anno libertorum potissimos veneno interfecisse creditus est.«

3) DIO CASSIUS, l. c., lib. LXVI, cap. XVII: »Οὐεσπασανιὸς δὲ .... νοσήσας οὐ τῇ ποδαγρᾷ, τῇ συνήθει, ἀλλὰ πυρετοῖς μετήλλαξεν ἐν τοῖς ὕδασι τῶν Σαβίνων .... ὡς δέ τινες καταψευδόμενοι τοῦ Τίτου, ἄλλοι τε καὶ ὁ Ἀδριανὸς ἐφήμισαν, φάρμακον ἐν συμποσίῳ τινὶ λαβών.«

4) DIO CASSIUS, l. c., lib. LXVI, cap. XXV. — Auch CEDRENUS hat diese Nachricht.

Schnee gefüllten Kasten legen — angeblich um die Fieberhitze abzukühlen[1]) — in Wahrheit, um seinen Tod zu beschleunigen. Ohne diesen abzuwarten, setzte sich der lieblose Bruder aufs Pferd, jagte nach Rom ins Lager und ließ sich von der Leibwache zum Kaiser ausrufen.

Das Gift, das TITUS krank gemacht bzw. getötet hat, soll nach einigen der Meerhase gewesen sein. Ich habe schon an anderer Stelle darauf hingewiesen, daß die in alter Zeit immer angenommene, bisweilen sogar als höchste bezeichnete[2]) Giftigkeit dieses Tieres eine Fabel sei. Wie dies in alter Zeit häufiger geschah, benutzte man wahrscheinlich auch hier den Volksglauben, gab aber ein wirkliches starkes Gift. Es gibt alte Nachrichten, die nichts anderes besagen, als daß er nach den Festen durch Gift umgekommen sei[3]). Ich halte den Gifttod, nicht zum letzten mit Rücksicht auf die Rolle, die Gifte in der römischen Kaiserzeit, zumal in den Händen der Mächtigsten spielten, für wahrscheinlicher als die anderen diesbezüglichen Nachrichten. Wenn SUETON ihn am Fieber zugrunde gehen läßt, so besagt diese Bezeichnung an sich nichts, da auch Gifte Fieber erzeugen können. Nur DOMITIAN konnte als Veranlasser einer Vergiftung in Frage kommen, da er überdies mit Giften umzugehen wohl wußte. Wird doch von ihm das Folgende berichtet: »Weil er seinen Aufwand nicht aus eigenen Mitteln bestreiten konnte, so ließ er viele Männer persönlich beim Senat als Verbrecher aufstellen, oder auch tückisch durch schleichendes Gift töten[4]).«

Wahrscheinlich tat er dies auch mit CN. JULIUS AGRICOLA, dem Schwiegervater von TACITUS. Er hatte unter mehreren Kaisern im Staatsdienst gestanden. Unter anderem hatte er unter VESPASIAN einen langdauernden Feldzug gegen die Bretonen geführt. Als DOMITIAN zur Herrschaft gelangt war, schwand sein Glück. Eifersucht über des Feldherrn Erfolge veranlaßten den Kaiser, ihm allerlei Kränkungen zuzufügen. Sein Tod wurde beschlossen. Sein Vater war auf Befehl CALIGULAS getötet, seine Mutter von den Satelliten OTHOS niedergemetzelt worden, und er starb, wie mit Recht vermutet wird, durch Gift, das ihm DOMITIAN beibringen ließ. In der Lebensbeschreibung, die ihm TACITUS widmete, heißt es: »Sein Ende war ergreifend für uns, bitter für seine Freunde und nötigte sogar Fremde zum Kummer ... Was den Schmerz vergrößerte, war das nicht enden wollende Gerücht, daß er durch Gift sein Ende gefunden habe. Beweise hierfür liegen nicht vor ...[5]).« Wie selten ist dies der Fall! Gerade

---

1) ZONARAS, l. c.

2) PHILOSTRATI *Historiae de vita Apollonii libri VIII*, lib. VI, Coloniae 1522, p. 289: »Titum autem cum post mortem patris annos duos regnasset, a maritimo lepore interfectum dicunt. Is autem piscis humores quosdam occultos habet mortiferos supra omnia venena quae mari terrave nascantur.« — EVAGRIUS, lib. III, 41: »ὑπὸ τοῦ θαλαττίου λαγώ«.

3) AURELIUS VICTOR, *Histor. Roman. breviarium. De Caesaribus*, cap. X: »Ita, biennio post, ac menses fere novem, Amphitheatri perfecti opere, lautusque veneno interiit.« — EUSEBIUS. *Chronicon:* »ὡς δὲ Ἕλληνες ἱστοριοῦσιν φαρμάκῳ Δομετιανὸς αὐτὸν ἀνεῖλεν.«

4) DIO CASSIUS, *Domitian*, cap. V, edit. BECKER, tom. II, p. 297: »οὐ γὰρ ἔχων ὁπόθεν ἀναλώσει, συχνοὺς ἐφόνευε, τοὺς μὲν ἐσάγων ἐς τὸν βουλητήριον, τῶν δὲ καὶ ἀπόντων κατηγορῶν. ἤδη δὲ καὶ ἐξ ἐπιβουλῆς ἐνίους λαθραίοις φαρμάκας ἀπήλασσεν.«

5) TACITUS, *Vita Agricolae*, cap. XLIII: »Finis vitae ejus nobis luctuosus, amicis tristis, extraneis etiam ignotisque non sine cura fuit .... Augebat miserationem constans rumor veneno interceptum. Nobis nihil comperti affirmare ausim ....«

die Heimlichkeit ist ja das erste Attribut der Vergiftung. DOMITIAN täuschte Teilnahme für das Schicksal AGRICOLAs vor und ließ sich häufiger, als dies üblich war, von seinen Ärzten und Freigelassenen über den Verlauf der Krankheit Bericht erstatten. Er vermochte mehr seine Freude über den Ausgang als seine Furcht zu verheimlichen. Im Testament hatte AGRICOLA ihn zum Miterben eingesetzt.

8. HADRIAN verleugnete im heimlichen Morden seine Vorgänger nicht. »Viele andere«, so schrieb SPARTIANUS[1]), »wurden öffentlich oder heimlich getötet, nicht ohne daß der Verdacht, sie hätten Gift von ihm bekommen, laut geworden wäre.«

9. Zu den Vergiftungen, die als unwahrscheinlich durch den Charakter ihrer angeblichen Urheber bezeichnet werden müssen, gehört auch die des LUCIUS VERUS, des Adoptivbruders und Mitregenten MARC AURELs. Von ihm wird berichtet[2]), daß er in Genußsucht und Ausschweifung in Antiochia lebte, während die Generale im Kampfe gegen VOLOGAESUS Außerordentliches zuwege brachten. Und doch nahm er den Kriegsruhm für sich in Anspruch, aber das Glück begünstigte ihn nicht bis zuletzt. Denn als er, wie man annahm, einige Zeit später seinem Schwiegervater MARC AUREL Nachstellungen bereitet habe, sei er durch Gift beseitigt worden, ehe diese einen Erfolg hatten. Mit Recht wurde eine solche Tat des Kaisers als seinem ganzen Charakter zuwiderlaufend bezeichnet.

»Es ging auch die Rede, LUCIUS VERUS habe mit seiner Schwiegermutter FAUSTINA einen blutschänderischen Umgang gehabt, und weil er ihrer Tochter diesen vertrauten Umgang mit der Mutter verraten habe, so sei er durch deren Hinterlist durch vergiftete Austern aus der Welt geschafft worden[3]).« Es gibt noch andere Versionen über die Art des Giftes, das dem Kaiser von weiblicher Hand gespendet worden ist. Die Wahrheit scheint zu sein, daß LUCIUS VERUS überhaupt nicht durch Gift umgekommen ist. Er wollte sich, zusammen mit seinem Schwiegervater — vielleicht der damals grassierenden Pest wegen — von Aquileja nach Rom begeben. In der Nähe der Stadt Altinum, im Venetianischen, bekam er eine Apoplexie, an der er nach drei Tagen starb.

10. Die Verdeckung des Giftgeschmackes in einem Genußmittel erfordert, wenigstens für gewisse Gifte, eine Geschicklichkeit. Dies gelang der der Frau des Kaisers COMMODUS, des Sohnes von MARC AUREL. Dieser in jeder Beziehung entartete Mensch wollte in einer Fechterschule schlafen. MARCIA flehte ihn erfolglos an, die Kaiserwürde nicht dadurch zu beschimpfen und sich bei so verworfenen Menschen wie den Fechtern nicht in Gefahr zu begeben. Er ließ darauf den Präfekten LAETUS und den Aufseher über sein Schlafzimmer ELECTUS holen, damit sie die nötigen Vorbereitungen für seine Übersiedelung träfen. Auch diese suchten ihn davon abzuhalten.

---

1) SPARTIANUS, Hadrianus, cap. XIII.
2) DIO CASSIUS, lib. LXXI, 2.
3) CAPITOLINUS, Lucius Verus, cap. X.

Da schrieb er, ergrimmt, in ein Baumrindenbüchelchen die Namen aller drei, die ihm den Entschluß auszureden versucht hatten, mit dem Bemerken, daß sie hingerichtet werden sollten. Diese Niederschrift bekam MARCIA durch einen glücklichen Zufall zu Gesicht. Sie ließ schnell den ELECTUS holen, zeigte sie ihm und man beschloß, den Kaiser mit Gift zu töten. Das Gift wurde schnell bereitet. Als COMMODUS aus dem Bade zurückkam, *machte sie den vergifteten Wein*, den zu mischen und ihm zu reichen sie gewohnt war, *wohlriechend*. Er war durch das Bad und die vorangegangene Jagd durstig geworden und trank, ohne das Gift zu schmecken. Es überfiel ihn bald eine Trägheit. Er sank in Schlaf und legte sich nieder. Nachdem er einige Zeit so zugebracht hatte, »gelangte das Gift in den Magen und Unterleib: es erfaßte ihn ein Schwindel und er erbrach sich. Die Verschworenen fürchteten nun, daß, da viel mit dem Erbrochenen fortging, er alles Gift verlieren würde. Sie ließen ihn deswegen erwürgen«[1].

Hier ist das Gift in der Wirkung erkennbar. *Es war Opium.* Treffend ist der Übergang der körperlichen Trägheit — des ersten Opiumsymptoms — in das zweite, des Schlafes gekennzeichnet. Das Erbrechen stellt jene Nebenwirkung dar, die bei manchen Menschen sich jedesmal nach der Aufnahme von Opium oder auch von Morphin einstellt. Die Befürchtung der Verschworenen, daß ihr ganzes Tun durch den Eintritt dieser Nebenwirkung vereitelt werden könnte, war durchaus gerechtfertigt.

Was dem COMMODUS auf diese Weise zuteil wurde, hat er selbst gegen andere oft genug in Verwendung gebracht. Ich erwähne an anderer Stelle die Wahrscheinlichkeit, daß er seinen Vater durch Gift hat umbringen lassen. Es gibt mehr der Vergiftungen, die er bewerkstelligt hat. Die prätorischen Präfekten ließ er nicht lange auf ihren Posten. Die meisten fanden durch Gift oder Schwert ihren Tod. Den prätorischen Präfekten MOTILENUS tötete er durch vergiftete Feigen[2].

11. Eine Spezialität in Giftmordversuchen scheint der Kaiser SEPTIMIUS SEVERUS und seine Familie gehabt zu haben. Die illyrischen Legionen hatten ihn, der Statthalter von Pannonien gewesen war, im Jahre 193 zum Kaiser ausgerufen. Als Prätendenten waren aber PESCENNIUS NIGER im Orient und CLODIUS AILBINUS in Britannien und Gallien vorhanden. Während er den letzten durch Ehren vorläufig noch stillzuhalten versuchte, marschierte er gegen NIGER und besiegte ihn bei Issos und Nicäa. Ihn hatte er gar nicht mehr zu fürchten. Die Soldaten hatten ihn bei Cyzicus getötet.

---

1) HERODIAN, *Historiae*, lib. I, cap. 17: »ἐλθόντι δὲ αὐτῷ ἀπὸ τοῦ λουθροῦ ἐμβαλοῦσα ἐς κύλικα τοῦ φαρμάκου, οἴνῳ τε κεράσασα εὐώδει δίδωσιν. . . . . εὐθέως δὲ κάρος ἐπέπεσεν αὐτῷ, ἐς ὕπνον τε καθελκόμενος . . . . ἐπ ὀλίγον μὲν οὖν ἡσύχασε, περὶ στόμαχον δὲ καὶ κοιλίαν τοῦ φαρμάκου γενομένου ἴλιγγός τε αὐτὸν καταλαμβάνει ἔμετός τε πολὺς ἐπιγίνεται· . . . . πλὴν ἀλλὰ πολλοῦ γε τοῦ ἐμέτου ὄντος, φοβηθέντες μὴ πᾶν ἐξεμέσας τὸ φάρμακον ἀνανήψῃ καὶ πάντες ἀπόλωνται . . . .« — Nach DIO CASSIUS, *Historiae*, edit. BECKER, tom. II, p. 362, starb COMMODUS durch vergiftetes Rindfleisch, dessen Bereitung zwei Verschworenen: LAETUS und ELECTUS übernommen und dessen Darreichung sie der MARCIA überlassen hatten: »φάρμακον διὰ τῆς Μαρκίας ἐν κρέασι βοείοις αὐτῷ ἔδωκαν«.

2) LAMPRIDIUS, Commodus, XIV, IX.

Unterdessen hatte sich ALBIN von seinen Legionen zum Kaiser ausrufen lassen. Auf heimlichen Wegen suchte SEPTIMIUS ihn zuerst unschädlich zu machen. Er schickte unter anderem Briefboten an ihn ab, die ihn beim Übergeben der Briefe ermorden sollten. Für den Fall, daß ihnen dies nicht gelang, hatten sie von ihm noch ein starkes Gift erhalten, welches sie durch einen Koch oder den Mundschenken heimlich beibringen lassen sollten[1]. ALBIN war aber gewarnt worden. Als SEPTIMIUS so nicht zum Ziele kam, ließ er es auf einen Kampf ankommen. Er besiegte ALBIN bei Lyon, ließ dessen ganze Familie und alle Freunde desselben töten und zerstörte Lyon, das ihm widerstanden hatte.

12. Nachdem SEPTIMIUS, den MACCHIAVELL für einen großen Fürsten erklärte, weil er den Blutdurst oder die Wildheit des Löwen mit der Schlauheit des Fuchses verbunden habe, in York gestorben war, reisten seine beiden Söhne ANTONINUS und GETA eiligst nach Rom, um einander zuvorzukommen. Sie nahmen nie einerlei Quartier und aßen auch nicht zusammen, aus Furcht, es könnte der Bruder dem Bruder selbst oder durch bezahlte Diener im Essen oder in Getränken Gift beibringen[2]. Die Nachstellungen nahmen auch kein Ende, nachdem sie beide Regenten geworden waren. Sie suchten die Weinschenke und Köche dazu zu überreden, den anderen zu vergiften[3]. Es wollte aber keinem der Brudermord auf diese Weise gelingen, weil sie sehr behutsam und besorgt beim Essen waren. Zuletzt konnte es ANTONINUS, der spätere CARACALLA, nicht länger aushalten. Durch die Begierde, Alleinherrscher zu werden, getrieben, verwundete er seinen Bruder, der sich in den Armen seiner Mutter zu Tode verblutete. Damit nicht genug, beseitigte dieser Mörder auch alle Freunde seines Bruders.

Der Wahnsinn, der unter den römischen Cäsaren endemisch geworden war, trieb bei CARACALLA ganz besondere Blüten. Er hielt eine Rede, in der er von seinem Bruder sagte, er habe ihm durch Gift nachgestellt. Einige Zeit, nachdem er ihn und seinen Anhang getötet hatte, reiste er nach Pergamon, kam an das Grab des ACHILLEUS, schmückte dasselbe mit Kränzen und Blumen und spielte hier zum zweitenmal die Rolle des ACHILLEUS. Er hatte unter seinen Freigelassenen einen besonderen Liebling, namens FESTUS, welcher Vorsteher des kaiserlichen Archivs war. Dieser starb während seines Aufenthaltes zu Ilion, nach einigen an Gift, das ihm der Kaiser beibrachte, um ihn als PATROKLOS bestatten zu können, nach anderen erlag er einer Krankheit[4].

Dem LAETUS schickte er Gift und zwang ihn, zu sterben. Wie dieser unter allen der erste gewesen war, zu GETAS, seines Bruders, Ermordung zu raten, so war er auch der erste, der getötet wurde[5].

---

1) HERODIAN, lib. III, cap. V: ».... καὶ δηλητήρια φάρμακα ὅπως τινὰς πεῖσαι δυνηθεῖεν ἢ τῶν ὀψοποιῶν, ἢ τῶν πρὸς ταῖς κύλιξι «

2) HERODIAN, l. c. lib. IV, cap. 1.

3) HERODIAN, l. c. lib. IV, cap. 4: ».... πάντα τὲ ἐώδη ἐπιβουλῆς ἐξήρτυον, οἰνοχόους τὲ καὶ ὀψοποιοὺς ἀνέπειθον, ἐμβαλεῖν δηλητήρια φάρμακα.«

4) HERODIAN, lib. III, cap. 8. 11: »Φῆστος ἐτελεύτησεν, ὡς μέν τινες ἔλεγον φαρμάκῳ ἀναιρεθείς.«

5) SPARTIANUS, Caracalla, cap. III.

Die Senatoren mußten sich von gemeinen Soldaten tyrannisieren lassen. Und am entehrendsten war es, daß alle von der Willkür eines Eunuchen abhingen, des SEMPRONIUS RUFUS, eines Spaniers von Geburt, der sich mit Giftmischerei und Zauberkünsten abgab[1]). SEPTIMIUS hatte ihn dieser Tätigkeit wegen auf eine Insel verbannen lassen. Von diesem wird wohl CARACALLA seine Gifte bezogen haben.

## Drittes Kapitel.

### Bemerkungen über das moralische Niveau am oströmischen Hofe. Verbrechen des ANDRONIKOS.

1. Die geschilderten Typen moralischer Degeneration in den machtbesitzenden Gesellschaftsschichten Roms geben einen Beleg für die gesicherte Erkenntnis, daß kein Verlangen selbst das verwerflichste Mittel so schamlos gebrauchen läßt, wie die brennende Begierde, über Menschen herrschen zu wollen: ihren Körper als für jeden Zweck frei verfügbaren Besitz und ihr Leben nur als eine vom Willen ihres Herrn abhängige Körperfunktion in der Gewalt zu haben. Die Formen der Menschennötigung und der Menschennot gegenüber Herrschern haben sich mit dem Wachsen des Selbstbewußtseins der Beherrschten dauernd geändert — das Wesen derselben ist in jedem Zivilisationszustande und in jeder Zeit der Menschheitsgeschichte unverändert geblieben. Wie die rohen, mechanischen Mittel der Lebenszerstörung, so waren auch Gifte, in ihrer großen Machtfülle von Leidenserzeugung, in Rom Waffen despotischer Laune, die freilich oft auch gegen den Verwender gebraucht worden sind, und in Byzanz war es nicht anders. Die Rolle, die sie hier in den Händen von Weibern gespielt haben, schildere ich an anderer Stelle dieses Werkes. Das was durch schriftliche Tradition darüber festgehalten worden ist, bezieht sich zumeist nur auf diejenigen, die im Vollbesitze der Herrschermachtmittel das Schicksal vieler Menschen in ihren Händen hatten: darunter auch Huren mit verbrauchten körperlichen Reizen, aber noch im Besitze der Künste hurerischer Verführung, Männer mit dem Rechtsnimbus der »Legitimität« oder ohne solchen: Günstlinge von Legitimitätsweibern, von Eunuchen, Soldaten, Geistlichen oder dem Pöbel. Was alle diese taten, lebt aus den auch noch so zurückgelegenen Zeiten in der Erinnerung bis zu uns fort. Auch die von ihnen veranlaßten Vergiftungen. Hunderttausendfach mehr mögen aber derer von Unbekannten, der Weltgeschichte nicht Angehörenden bewerkstelligt worden sein. Dafür sprechen die allgemeinen toxikologischen Erfahrungen. Sie lehren, daß Giftkenntnis und die Möglichkeit der Giftverwendung stets von unten nach oben strömte, von dem Volke zu den durch Gift mordenden Hochgestellten. Das Wissen und die ausführenden

---

1) DIO CASSIUS, *Caracalla*, XVII: »καὶ ὅ γε μάλιστα καὶ ἀσχημονέστατον καὶ ἀναξιώτατον καὶ τῆς γερουσίας καὶ τοῦ δήμου Ῥωμαίων ἐγένετο, καὶ εὐνοῦχος ἡμῶν τὸ γένος Ἴβηρ, τὸ δὲ ὄνομα Σεμπρώνιος Ῥοῦφος, τὸν δὲ δὴ τρόπον φαρμακεὺς καὶ γοής.

Hände gehörten fast immer dem Volke an, in dem alle jene Triebe, die zur verbrecherischen Giftverwendung führten, ebenso lebendig waren, wie bei fürstlichen Giftmördern.

Wäre alles das bekannt, was sich im Dunkel dieser weltfüllenden Menschenmasse von ihr selber für eigene Zwecke ausgeführt an Vergiftungen zugetragen hat, so würde die Vorstellung, die heute nur wenige Wissende von dem stets großen Umfang dieses Übels sich durch sichere Abstraktion gebildet haben, schnell Gemeingut werden gegenüber der irrigen Meinung, daß Vergiftungen im allgemeinen nur seltene Vorkommnisse gewesen seien.

2. Machterlangung, Machterhaltung, Herrscherwahnsinn oder niedrige Leidenschaften haben die Anlässe für Giftverwendung auch am byzantinischen Kaiserhofe gegeben. Eine solche knüpft sich z. B. an den Namen von ANDRONIKOS I. KOMNENOS, der als Usurpator Menschenleben in einer Weise schändete und vernichtete, die ihn den schlimmsten seiner Art an die Seite setzt.

Der Kaiser MANUEL, der Sohn von KALO-JOHANNES, war im Jahre 1180 gestorben. Obschon in des Orients Purpur und Seide groß geworden, war er in körperlicher Kraft, Mut und soldatischer Ausdauer eine Ausnahme in seinem und späteren Jahrhunderten. Abgesehen hiervon stellte er einen Despoten dar, dem im Übermaß von Leidenschaften zu schwelgen und »sein Volk« als seinen ureigensten Besitz anzusehen und danach zu behandeln zur Lebensübung geworden war. Er hinterließ von seiner zweiten Frau, einer französischen Prinzessin, einen Knaben in noch minderjährigem Alter, der als Herrscher ALEXIS II. hieß. Der ersten Regentschaft wurde schnell ein Ende bereitet. Die Großen riefen zu seiner Beseitigung den ANDRONIKOS, den Sohn ISAAKS SEBASTOKRATOR und Vetter des verstorbenen Kaisers MANUEL herbei. Lange zuvor hatte er schon durch Agenten Hoch und Niedrig bearbeiten lassen. Wiederholt hatte MANUEL Grund gehabt, der Gesinnung seines Verwandten gegen ihn zu mißtrauen, und als man ihn einst in verdächtiger Stunde mit gezogenem Schwerte, als lateinischer Soldat verkleidet, sich des Kaisers Zelt hatte nähern sehen, war der Nachsicht letzter Tropfen erschöpft worden. Zwölf Jahre büßte er in einem Turm des Palastes in Konstantinopel seine mißlungenen verbrecherischen Absichten. Dieser Mann erwarb die Regentschaft für einen zwölfjährigen Knaben. Die Kaiserinmutter wurde eingekerkert, wegen erlogener Beschuldigungen erwürgt und ihr Leichnam ins Meer geworfen. Bald folgte der junge Kaiser nach. Mit einer Bogensehne ward ihm der Odem genommen. Und nun gab es des Blendens und Mordens von Mißliebigen oder Gefährlichen kein Ende mehr. Auch Gift wurde als Beendigungsmittel für Menschenleben gebraucht. Der damals lebende NICETAS CHONIATES, der seine Zeit eingehend beschrieben hat und in allem völlig zuverlässig ist, vielleicht auch in dem, was sich auf die mordenden, sengenden und raubenden Kreuzfahrerhorden bezieht, die Konstantinopel in Asche legten und ihm selbst ein reiches Maß von Leiden zugefügt hatten, erwähnt zweier solcher Vergiftungstaten. Nachdem die Kaiserinmutter und der Kaiser getötet worden waren, blieben noch des Kaisers Schwester MARIA und ihr Mann übrig. Auch diese mußten von der Welt verschwinden. »Man wußte nicht«, so schreibt NICETAS[1]), »daß als ANDRONIKOS zur Herrschaft gekommen war, er einer der grausamsten in Mischen von tödlichen Giften sehr erfahrener Giftmörder sei. Nach einigen Tagen war dies aber bereits allen bekannt — mit welcher Berechtigung, vermag ich nicht zu sagen. Aber als seiner Künste erstes Opfer fiel MARIA. Ein Eunuch, namens PTERYGIONITES, der dafür reich belohnt wurde, mischte ihr ein nicht schnell tötendes Gift, dem sie, wie bald danach ihr Gemahl, unterlag. Ein Kelch endete das Leben dieser beiden vorzüglichen Menschen.«

Nachdem ANDRONIKOS Ströme von Blut vergossen hatte, kam dafür auch seine Leidensstunde. Wie selten erscheint so und überhaupt die Vergeltung, d. h. die frühere oder spätere Wirkung einer Ursache, angesichts der unübersehbaren Zahl von Schandtaten, die begangen werden! Unter den von ihm Verfolgten war auch ISAAK ANGELOS, gleichfalls ein Abkömmling der Komnenen, vom Volke geliebt, von ANDRONIKOS gehaßt, aber am Leben gelassen, weil er ihn für mutlos hielt. Als ihn jedoch eines Tages der Gouverneur von Konstantinopel, HAGIOCHRISTOPHORITES, verhaften wollte, weil ein Weissager einen ISAAK als Nachfolger von ANDRONIKOS bezeichnet hatte, tötete er den Gouverneur und floh in die Sophiakirche. Die Volksmenge nahm schnell für ihn Partei. Es kam zu einem Aufstand, der bald so mächtig wurde, daß, als der abwesende Kaiser heranrückte, er sich machtlos der Volksmacht gegenüber fühlte. Wohl versuchte er noch durch Amnestieversprechung und Abdankung zugunsten seines Sohnes die Gewalt zu erhalten. Er hatte zu entsetzlich gewütet, um noch Gehör zu finden. Er floh schließlich auf ein kaiserliches Schiff, gewann das Meer, wurde aber bald eingeholt und an einer langen Kette um den Hals und in Fußeisen vor ISAAK ANGELOS geschleppt. Trotz seines Flehens wurde er dem Volke überlassen. Man riß ihm einzelne Körperteile ab, stach ihm ein Auge aus, riß ihm die Zähne aus, und den noch lebenden, von unzähligen Martern, die ihm beim Fortbringen auf einem Kamel zugefügt wurden, Gequälten hing man zwischen zwei Säulen an den Füßen auf, wo jede weitere erdenkliche Grausamkeit an dem Verstümmelten verübt wurde, bis ihm ein Italiener den Degen in den Leib stieß und seinen furchtbaren Leiden ein Ende bereitete.

---

[1]) NICETAS CHONIATA, *Annales*, cap. XIV, edit. BECKERI, *Corp. histor. Byzantinae*, p. 336, 337: »ὁ δ᾽ αὐτὸς φαρμακὸς ὢν ὀλοώτατος ἐλελήθει πρότερον, ἡνίκα τυραννεῖν ἐπεβάλλετο· ἡμερῶν δέ τινων διαλειπουσῶν ἤδετο παρὰ πᾶσιν (εἰ δὲ καὶ ἀληθῶς, οὐκ ἔχω λέγειν) καὶ θανασίμους κεραννύειν ἐπιστάσθαι κύλικας, καὶ τῆς ὀλεθρίας ταύτης ἐς ᾅδου καταγωγῆς πρώτην τῶν ἄλλων πειραθῆναι τὴν Καισαρίσσαν Μαρίαν τὴν θυγατέρα τοῦ βασιλέως Μανουήλ .... ὑποφθαρῆναι γὰρ χρησταῖς ὑποσχέσεσιν ἐκτομίαν τινὰ πατρῷον ὑπηρέτην τῇ γυναικὶ, τοὐπίκλην Πτερυγιονίτην, καὶ λυγρὸν ἐγχεθῆναι τῇ ἀνθρώπῳ διὰ τούτου φάρμακον, εἶναι δὲ μὴ τῶν αὐτίκα θανατούντων. τὸ ποθὲν δηλητήριον ἀλλὰ τῶν κατὰ βραχὺ παρακατατιθεμένων θανάτῳ καὶ ὑπεξαγόντων τοῦ ζῆν σχολαίτερον. οὐ πολὺς ὁ ἐν μέσῳ καιρὸς καὶ τῷ τῆς γυναικὸς μόρῳ καὶ ὅτ αὐτῇ συυζγεὶς Καῖσαρ ἐπεκολούθησε.«

## Zweiter Abschnitt.

# Mohammed. Die Assassinen. Die Zeiten der Kreuzzüge.

### Erstes Kapitel.

MOHAMMED. Giftverwendung durch den Orden der Assassinen. Der indische Hanf. Fränkische und italienische Karolinger. BOSO I. BERENGAR II. POPIELUS II.

1. Rom und Konstantinopel sprechen in ihrer vielhundertjährigen Geschichte laut für die Häufigkeit der Vergiftungsübung. Aber nicht nur in den großen Menschenzentralen des Orients und Okzidents, sondern auch in stillen, abgelegenen Erdwinkeln verstand man Gift zu verwenden, wenn die Not der eigenen Lebenserhaltung gegenüber einem übermächtigen Feind, oder der Rachedrang für erlittenes Unglück keinen anderen Weg gängig sein ließ. Im siebenten Jahrhundert wurde die Ruhe Arabiens gewaltsam gestört. Der brutalsten Menschenvernichter einer, der »Prophet« MOHAMMED war erschienen und hatte durch sein Tun das Verlangen bei seinen Opfern herausgefordert, ihn auf irgend eine Weise zu beseitigen. Was einst TACITUS in richtiger Erkenntnis von dem Verhältnis der Juden zu den Römern aussprach: »Augebat iras quod soli Judaei non cessissent«, ist auch auf das Verhältnis dieses Volkes zu MOHAMMED beziehbar. Sein Haß gegen sie, die, allein, ihn als Propheten und als Messias nicht anerkennen wollten, war unversöhnlich. Bis an sein Lebensende hat er sie verfolgt. Dieser, jedes Menschlichkeitsgefühles bare, räuberische Wüterich vernichtete den Stamm der Kainoka und der Koraidhiten. Siebenhundert Juden von den letzteren ließ er in eine Gruft treiben, wo sie abgeschlachtet wurden — ein Vorbild für die Massenmorde durch Verbrennung in besonders dafür hergestellten Holzhäusern oder in Synagogen, wie sie in späteren Jahrhunderten in Basel, Straßburg, Köln usw. von christlichen Fanatikern bewerkstelligt wurden. Auch den Hauptsitz der Macht der Juden in Arabien, die alte, von Kastellen umgebene Stadt Chaibar, sechs Tagereisen nordostwärts von Medina, eroberte MOHAMMED mit Hilfe ALIS und wütete unter den Menschen.

Er wohnte dort im Schlosse AL-KAMUS, das er eben eingenommen hatte, und glaubte sich dort völlig sicher. Während dieser Zeit unternahm ZAÏNAB, die Tochter von AL-HÂRETH und Schwester des MARHAB, den ALI dort getötet hatte, sich an MOHAMMED zu rächen. Sie tat Gift in ein gebratenes Schaf, das auf seinen Tisch kommen sollte, und besonders in die Schulter. Sie hatte sich vorher sagen lassen, daß MOHAMMED diesen Teil besonders gern äße. Sie bot es ihm dar. Er schnitt sich ein Stück davon ab, kaute es, verschluckte es aber nicht. Er empfand irgendeinen unangenehmen Geschmack und spie deswegen alles, was er im Munde hatte, wieder aus und aß auch von dem übrigen Fleisch nichts mehr. Neben ihm saß als Gast BASCHAR. Dieser hatte von dem Fleische gegessen. Sein Gesicht wurde bald blei- oder aschfarben, er bekam Krämpfe, alle Glieder wurden dann steif und starr, und er lag schließlich bewegungslos ohne Lebenszeichen da und starb unter leichtem Zucken. MOHAMMED hatte, zu spät für BASCHAR, ausgerufen, daß seine Gäste nichts von dem Fleisch essen sollten, denn das Schaf habe ihm verkündet, daß es vergiftet sei. Der Braten wurde zu Asche verbrannt. MOHAMMED ließ sich auf die Schultern Schröpfköpfe setzen. Die ZAÏNAB soll er, wegen der Blutrache, der Familie des BASCHAR übergeben haben, die sie töten ließ[1]).

Drei Jahre überlebte MOHAMMED dieses Ereignis. In seiner letzten Krankheit noch sprach er seine Überzeugung aus, daß das damals trotz des Ausspeiens des Bissens in ihn eingedrungene Gift ihn geschädigt habe und Ursache seines jetzigen Leidens geworden sei[2]).

Das letztere hat nur wenig Wahrscheinlichkeit für sich, während die Erkrankung des BASCHAR den geradezu typischen Charakter einer Vergiftung an sich trägt. Es handelt sich hier nicht, wie man aus dem Hervorheben der Krämpfe meinen könnte, um ein Konvulsionen erzeugendes oder tetanisierendes Gift, sondern um ein Atmungsgift, das auch das Herz nicht unbeeinflußt läßt. Schierling kann aus verschiedenen Gründen nicht in Frage kommen. Die Gesichtsfarbe, die als grau, oder, wie es besonders treffend ausgedrückt wird, als die Farbe einer aus Ziegenhaaren verfertigten Kappe bezeichnet wird, spricht für das schnelle Eintreten einer hochgradigen Zyanose, wie sie von den damals bekannten Giften nur Aconit erzeugt. Die Araber kannten auch die am stärksten giftigen Aconitarten. Hier wird es sich vielleicht um *Aconitum Napellus*, oder wahrscheinlicher um *Aconitum Lycoctonum* gehandelt haben.

Anders als eben geschildert berichtet ein Geschichtsschreiber des 17. Jahrhunderts nach einer mir unbekannten Quelle die Vergiftung MOHAMMEDs: »Als MAHOMET 63 Jahr alt war, brachte ihm einer seiner Jünger, ALBUNOR, Gift bei. Da er nun von Gift gar krank war und 14 Tage sinnlos lag, starb er mit Schmerzen. Er hatte gesagt, er wolle am dritten Tage auferstehen und gen Himmel fahren. Sie ließen ihn zwölf liegen, aber er wollte nicht auferstehen, sondern stank[3]).« Vielleicht ist dies ein zweiter Vergiftungsversuch gewesen. Falls überhaupt ein Vergiftungstod vorliegen sollte, so könnte es in der Tat nur ein akuter und nicht ein solcher als Vergiftungsfolge gewesen sein. Das erstere wurde in neuerer Zeit als sicher angenommen[4]).

---

1) JEAN GAGNIER, La vie de Mahomet (nach dem Arabischen), Amsterdam 1732, tom. II, p. 60.

2) ISMAEL ABU'L-FEDA, *De vita et rebus gestis Mohammedis*, Oxoniae 1733, p. 92: »Deinde cum morbo, quo mortuus est, laboraret, dixit: non desiit me subinde visere bolus Chaïbarensis; hoc autem tempore ipsae cordis venae mihi rumpuntur.«

3) SACHSE, Neue Kaiser-Chronica, 1606, S. 90.

4) MICHAUD, Histoire des croisades, Paris 1865, tom. I, p. 9.

2. Schon vor MOHAMMED machten sich im nördlichen Arabien religiöse Bewegungen bemerkbar. An eine solche knüpft sich die Vergiftung eines dort hervorragenden Menschen, dessen Königtum nur von kurzer Dauer war. OTHMÂN, der Sohn des HOWAYRITH, ging der griechischen Regierung zuliebe, welche diese religiöse Bewegung auszubeuten suchte, zum Christentum über, nachdem er aus Mekka geflohen war. Der Kaiser ernannte ihn zum König von Mekka und sandte ein Beglaubigungsschreiben an die Korayschiten. Die Leute erkannten ihn anfangs notgedrungen als ihren Herrscher an, dann aber erhoben sie sich gegen ihn. Er wurde landesflüchtig und in Syrien oder in Scham in Arabia Petraea durch den König 'AMR IBN GAFNA GHASSÂNŶ vergiftet[1]).

3. Am Ende des siebenten Jahrhunderts wurde Schachrisjab — im Altertum Kesch — am Amur Darja-Oberlauf —von den Arabern erobert. Es wurde Stützpunkt für den Mohammedanismus. Nach ca. hundert Jahren nahm die Stadt den berühmten zentralasiatischen Pseudopropheten MOKANNA auf. HASCHIM-BIN-HEKIM, wie man ihn nannte, bevor er zum Propheten wurde, kündete dem Mohammedanismus Kampf auf Leben und Tod an. Die Zahl seiner Anhänger wuchs unaufhörlich. In Buchara, Samarkand zählte man ihrer Tausende. In einem wohl befestigten Schloß auf dem Berge 'Ssam bei Schachrisjab saß der neue Gott. Er deckte sein Gesicht stets mit einem Schleier, daher der Beiname MOKANNA, der Verschleierte. Nur seinen Weibern, deren er gegen dreihundert hatte, zeigte er sich unbedeckten Gesichts. Mit ihnen feierte er wilde Orgien bei Tag und bei Nacht. Die Bagdader Kalifen mußten schon im Interesse des Mohammedanismus diesem Treiben ein Ende machen. Der Chorassader Statthalter schlug die Anhänger des MOKANNA, die Ssefiddschamegianen d. h. weiße Gewänder Tragenden, wiederholt und belagerte den MOKANNA in seiner Feste. Dieser gab sich selbst den Tod, nachdem er alle seine Frauen vergiftet hatte, bis auf eine, die es verstanden hatte, den Gifttrank zu vermeiden.

## Giftverwendung durch den Orden der Assassinen.

4. Wie in allen Religionen der Welt, so bildeten sich auch in der mohammedanischen allmählich Sekten heraus, die das geschriebene oder überlieferte Wort anders auffaßten und Gebote und Verbote anders deuteten und anders lebten als ihre Glaubensgenossen. Um das Jahr 830 gab es schon deren im Orient, die freilich neben religiösen auch politische Motive mit ihrem meist verderblichen Tun verbanden. Der Führer einer solchen Gesellschaft der »Aufgeklärten«, BABEK, wütete mit Schändung, Mord und Zerstörung über 20 Jahre lang im Kalifenreich, bis er endlich gefangen genommen und unter Martern hingerichtet wurde. Er soll in der langen Zeit eine Million Menschen geopfert haben. Er opferte sie als Apostel

---

[1]) SPRENGER, Leben und Lehre des Mohammed, Bd. 1, S. 89.

»einer neuen Freiheits- und Gleichheitslehre wider die Verteidiger des Kalifenstuhles und der Kanzel des Islams«[1]). Der Kampf ging somit, wie man sich heute ausdrücken würde, gegen Thron und Altar. Ein solcher Sektierer war auch ABDALLAH, der Sohn MAIMUNs, ein sehr gebildeter und mehr noch kluger Mann, der erkannt hatte, daß ein roher Kampf gegen solche mächtigen Bollwerke der menschlichen Gesellschaft, wenn überhaupt, so nur für kurze Zeit Erfolg verspreche. Das Arbeiten im geheimen, das Bearbeiten der leicht folgsamen, mit bestehenden Einrichtungen unzufriedenen Masse, die stets geneigt ist, das seltene, geheim ins Ohr geflüsterte Wort mehr zu beachten als das gewöhnliche laute Geschrei der Gasse, erkannte er für besseren Erfolg versprechend als den offenen Angriff auf die bestehende Ordnung. So entstanden Geheimgesellschaften, die durch Sendboten arbeiteten. Solcher hat es schon vorher in den Religionen gegeben, und in den folgenden Jahrhunderten wurde das Prinzip immer wieder befolgt. Stets wurde auch ein die Masse besonders ansprechendes Schlagwort benutzt. Bei jenen geheimen orientalischen Gesellschaften bezog es sich auf die Unrechtmäßigkeit des Besitzes des Kalifats durch die Familie der Abbassiden, die seit dem Jahre 750 in Bagdad ihre glänzende Residenz hatten. Die Herrschaft des Hauses ABBAS sollte ein Ende nehmen, weil die Thronfolge den Nachkommen von ALI gebühre. Vom Urenkel ALIs, DSCHAFAR, wäre die Würde des Imam auf ISMAEL übergegangen. Einer der ersten Anhänger dieses Geheimbundes war KARMATH, der durch Blut und Brand die vorgenannten Ziele erreichen wollte, wie neunhundert Jahre später die Wahabiten den Islamismus zu vernichten drohten. Die Karmatiten wirkten nicht nur geheim, sondern bekämpften hundert Jahr lang das Kalifat auch offen und entfernten sogar aus Mekka den berühmten schwarzen Stein, nachdem 30 000 Moslimin in der Verteidigung der Kaaba gefallen waren.

Einem der Ihrigen, OBEIDOLLAH MEHDI, gelang es, in Afrika eine Herrschaft zu gründen — dies ist der Stifter der Dynastie der ägyptischen Kalifen, welche ihre Abstammung auf ISMAIL, einen direkten Nachkommen der FATIMA, der Tochter des Propheten, zurückführten. Sie sind als Fatimiden oder östliche Ismaeliten bekannt geworden. Sie bedrohten das Kalifat von Bagdad, das die Abstammung OBEIDOLLAHs bestritt und den Nachweis erbrachte, daß er der Sohn einer Jüdin sei. In diesen fatimidischen Herrschaftskreisen gab es Geheimgesellschaften mit verschiedenen Graden der Adepten, die das Muster späterer abendländischer, mit ihren Machtgelüsten und ihrer Firlefanzumkleidung geworden sind.

Die Loge zu Kairo schickte Sendboten zur Verbreitung ihrer Geheimlehre aus. Ein solcher war HASSAN, welcher sich für den Sohn des MOHAMMED BEN SABBAH HIMJARI, eines heiligen und auch als Wundertäter berühmten Mannes ausgab, in Wirklichkeit aber von ALI, einem der Ketzerei verdächtigen Schiiten abstammte. Schon in jungen Jahren bezeigte er in Schriften philosophischen und mathematischen Inhalts seine gute geistige Veranlagung. Mit zweien seiner Mitschüler traf er eines Tages das Ab-

[1]) v. HAMMER, Geschichte der Assassinen, 1818, S. 42.

kommen, daß sie sich, wo auch immer im Leben zu Stellungen gelangt, gegenseitig forthelfen wollten. Nachdem einer von ihnen, NIZAM AL-MULK, Großwesir bei ALP-ARSLAN, dem Sultan der Seldschucken, geworden war, zog HASSAN zu ihm, um ihn an die Abmachung zu erinnern.

Der Großwesir ließ ihn zum Kammerherrn des Sultans ernennen. Bald trat des HASSANs Bestreben zutage, seinen Freund zu verdrängen und sich an seine Stelle zu setzen. Dies wurde vereitelt und daher entstand Haß auf beiden Seiten. HASSAN floh vor der Rache des Großwesirs nach Syrien, wo er auf die Emissäre der fatimidischen Kalifen traf. Er trat in diese Sekte ein und zog nach Ägypten, wohin, wie es scheint, sein Ruf schon gedrungen war, denn, wie MIRKHOND erzählt, hätte der Imam MONSTANSER vornehme Herren zu seinem Empfange abgesandt, und nachdem er das für ihn bereit gehaltene Haus bezogen, wären Hofleute zu seiner Begrüßung eingetroffen[1]). Eine Zeitlang nahm er am Hofe, auch als Prinzenerzieher, eine Vertrauensstellung ein, wurde aber durch Mißgunst gezwungen, das Land zu verlassen. Als Wandermissionar für die ismaelitische Lehre zog er weit umher und gewann in langem Zeitraume viele Anhänger. Nun erwachte in ihm die Sucht nach irdischer Macht. Er fing an mit seinem Anhang feste Punkte in seinen Besitz zu bringen. So setzte er sich schließlich im sicheren Alamut fest, das in den Bergen des alten Parthien, nicht weit von Kaswin lag. In diesem unbezwingbaren »Geiernest«, das er durch List und Gewalt im Jahre 1101 gewann[2]), führten ihm, der sich anfangs nur als Glaubensgesandten der ägyptischen Kalifen ausgegeben hatte, die Geheimlehre der Ismaeliten viele Anhänger zu. Als er auf seiner Veste wiederholt angegriffen wurde, schaffte er sich durch Mord Ruhe. Seine und des Ordens der Ismaeliten Feind, der Großwesir NIZAM AL MULK fiel unter den Dolchstichen der Fedavi oder Geweihten, und den Sultan MELEKSCHAH, dessen Macht sich von Antiochien bis nach Kaschgar erstreckte, ließ er durch Gift beseitigen. Ganz Asien hallte von diesen beiden Morden wieder. Diesen ersten Opfern ließ HASSAN unübersehbar viele andere durch seine ihm unbedingt blindlings gehorchenden Anhänger folgen. Die Sekte HASSANs bedrohte alle Throne und alle anderen, die den Ismaeliten feindlich waren. Die höheren Grade kannten die Ziele des Ordens und waren weit entfernt nach den Vorschriften MOHAMMEDs zu leben, während die niederen Grade, die ausführenden Hände, die sich Aufopfernden, strengste Mohammedaner waren. Die Ismaeliten HASSANs bemächtigten sich vieler fester Schlösser in Kuhistan, Irak und Syrien gerade in dem Jahre nach der Eroberung Jerusalems durch die Kreuzfahrer. In Palästina hatten sie ihren Einbruch zugleich mit den letzteren vollzogen. Viele der Mordgesellen, die man um diese Zeit als Assassinen zu bezeichnen anfing, wurden bei ihrem Vorhaben getötet. Weder Hoch noch Niedrig war vor ihren Dolchen und vor ihrem Gifte in irgendeinem Lande sicher. Alle politisch im Wege Stehenden und alle dem Orden übel Gesinnten wurden dadurch

---

[1]) MIRKHOND, De la Dynastie des Ismaéliens de Perse, traduit par M. Am. Jourdain. Notices et Extraits des manuscrits de la Bibliothèque impériale, tom. IX, Paris 1813, p. 152.

[2]) MIRKHOND, l. c., p. 154.

beseitigt. Sogar die eigenen Söhne HASSANs fielen auf Befehl ihres Vaters den Assassinen zum Opfer, weil der eine Wein getrunken, der andere einen hohen Oberen hatte töten helfen.

Die Vernichtungswerkzeuge, die Profanen, wurden von den Oberen gelenkt. Sieben Ränge des Ordens gab es, von dem Scheikh, dem Großmeister, bis zu den Dailkebir, den Großprioren, den Statthaltern in HASSANs drei Provinzen, bis zu den Laien und Profanen. Die Höchsten allein waren in die letzten Ordensziele eingeweiht — alle durch Eid zum unverbrüchlichsten Stillschweigen und blindesten Gehorsam gebunden.

Man nannte HASSAN Scheikh-al-djebel, d. h. den Fürsten der Berge, oder — da das Wort Scheikh auch die weitere Bedeutung des Alten besitzt — den »Alten vom Berge«. Unter diesem Namen haben ihn die Kreuzfahrer und vor allem MARCO POLO eingeführt. Nur für wenige war er zugänglich. Der Glaube an die Heiligkeit seiner Person bestand und wurde streng aufrecht erhalten. In Alamut residierte er, in Massyat, im Antilibanon war der syrische Hauptsitz.

Was MARCO POLO über den »Alten vom Berge« geschrieben, wurde lange für ein Märchen gehalten. Manches ist jetzt durch Forschungen in anderen Originalberichten den Hauptsachen nach bestätigt worden. Über die Art, Adepten zu gewinnen, berichtete er das Folgende:

In einem anmutigen, von hohen Bergen umschlossenen Tale war ein herrlicher Garten. Nur eine Pforte besaß er für den Ein- und Ausgang, und zu ihr gelangte man nur durch ein festes Schloß, das von treuen Wächtern bewacht wurde[1]). Sie ließen nur die vom Scheikh gesandten dort eintreten oder zurückkehren. Die lieblichsten Blumen, duftigsten Kräuter wuchsen in diesem Zaubergarten, und die köstlichsten Früchte luden zu ihrem Genusse ein. Schattige Gänge, grüne Auen, von Wasserläufen durchzogen, erfreuten den Blick. Blütenlauben und Rebengelände führten zu Gartenpalästen, die mit Teppichen, griechischen Stoffen, herrlichen Kunstwerken, Trinkgefäßen aus Gold, Silber und Kristall — mit allem, was asiatischer Luxus an Herrlichstem zusammenbringen konnte, geschmückt waren. In ihnen weilten die schönsten Mädchen, verführerisch wie die Huris des Paradieses. Sie waren berauschend wie der Wein, den sie darboten, Gesang begleitete ihr Saitenspiel und ihren Tanz, und Sinnestaumel erfaßte die plötzlich unter sie versetzten Jünglinge. Deren ließ der Herr dieses Besitzes von Zeit zu Zeit zehn oder zwölf, die er sich zu blinden Werkzeugen seines Willens machen wollte, in die Zimmer der Gartenpaläste bringen, nachdem sie zuvor durch einen berauschenden Trank in tiefen Schlaf versenkt worden waren[2]). Beim Erwachen sahen sie sich von allen Sinnesreizen umgeben, jedes körperliche Begehren wurde ihnen erfüllt. Sie wähnten im Paradiese zu sein und nun die den Gläubigen von MOHAMMED verheißenen Seligkeiten zu genießen — alles durch die Macht

---

1) ARNOLDUS LUBECENSIS, Chronica, l. c.

2) MARCI PAULI VENETI, *De regionibus oriental.*, lib. I, cap. XXVIII, Colon. Brandenb. 1671, p. 24: »Et ut eos obsequentiores sibi redderet, et ad omne vitae periculum intrepidos, quum illi videretur, faciebat eis, vel quibusdam eorum, dari potum quendam, quo inescati dementes fiebant et gravi opprimebantur sopore ....«

des Scheikhs, der, ihnen gegenüber, gleich MOHAMMED, sich als Erschließer dieses Wunderlebens ausgab. Jede Regung der Vernunft wurde bei diesen Jünglingen übertönt durch die körperlichen Genüsse, die sie durchlebten, und die nicht anders waren, als die so häufig von ihnen gehörten Schilderungen des paradiesischen Seins. Hatten sie einige Tage in diesen sinnlichen Lüsten geschwelgt, so versenkte sie das gleiche Betäubungsmittel wieder in einen tiefen Schlaf. Sie erwachten dann in der kahlen Nüchternheit des gewöhnlichen Lebens bei ihrem Oberen. Man benutzte die Zeit ihres Wiedererwachens, um sie vor anderen erzählen zu lassen, was sie erlebt hatten. Der Scheikh versprach ihnen dann, kraft seiner Macht, den dauernden Genuß solcher Seligkeit, wenn sie treu seinen Befehlen nachkommen würden. So weihten sich ihm viele bis zum Tode[1]). Sie verachteten das Leben, da sie durch Erfüllung ihres Gelübdes paradiesischer Freuden teilhaftig zu werden sicher waren.

Wie viel oder wie wenig von dieser Erzählung, die sich auch in mehreren anderen Berichten findet, wahr sein mag, der Kern ist sicher wahr: Die Assassinen besaßen ein Mittel, das imstande war, durch Gefangennahme der Sinne eine gefährliche Tat leichter ausführen zu lassen, als es ohne einen solchen Einfluß möglich gewesen wäre.

5. Schon vor MARCO POLO, im zwölften Jahrhundert, hat der Abt ARNOLD von Lübeck von einem Trank berichtet, den die »Heissessin« von ihrem unter Sarazenen und Christen gefürchteten Herrn einbekämen. Er versetze sie in Ekstase oder Sinnlosigkeit und berausche. Dann kämen Magier des Herrn und zeigten den im Schlafe Liegenden phantastische Dinge, Freuden und Ergötzungen. Ihnen würde dann die ewige Dauer solcher Freuden versprochen, wenn sie mit dem ihnen übergebenen Dolche die ihnen gewordenen Befehle ausführten[2]). Dieses Mittel ist bekannt. Durch die Forschungen von SILVESTRE DE SACY[3]) ist es klar geworden, daß es sich um den indischen Hanf, die *Cannabis indica*, handelt, deren Wirkungen zur Zeit der Gewaltherrschaft der Ismaeliten in den mohammedanischen Ländern eben nur sehr wenigen Menschen bekannt geworden waren. Die Ismaeliten wahrten diese Kenntnis als tiefes Geheimnis, weil sie es für ihre politischen Zwecke bequem ausnutzen konnten. Die *Cannabis indica*, arabisch: Haschisch, gab den Ismaeliten den Namen Haschischinen,

---

1) GUILELMUS TYRUS, *Belli sacri Historia*, lib. XX, cap. XXXI, Basileae 1549, p. 510: »quem spretis aliis dignitatum nominibus, senem vocant. cui tanto subjectionis et obedientiae vinculo solent obligari, ut nihil sit tam durum, tam difficile, tamque periculosum quod ad magistri imperium, animis ardentibus non aggrediantur implere .... Hos tam nostri quam Sarraceni (nescimus unde deducto nomine) Assysinos vocant.«

2) ARNOLDI ABBATIS LUBECENSIS *Chronica Slavor*, lib. III, cap. XXXVII, p. 379, lib. VII, cap. X, 1659, p. 523: ».... eis cultros quasi ad hoc negotium sacratos, administrat, et tunc poculos eos quodam, quo in ecstasin vel amentiam rapiantur, inebriat et eis magicis suis quaedam somnia phantastica, gaudiis et deliciis, imo nugis plena, ostendit, et hoc aeternaliter pro tali opere eos habere contendit.«

3) SILVESTRE DE SACY, Sur la dynastie des Assassins et sur l'origine de leur nom, Séance publ. de l'Institut 7. juillet 1809. Extrait du Moniteur no. 210, 1809. — Über den Gebrauch der Pflanze in späterer Zeit bei den Fakiren siehe: DE SACY, Chrestomatie arabe, tom. II, p. 115—134: Auszug aus Makrizis Beschreibung von Egypten und Kairo.

woraus die Abendländer Assassinen machten. In Erinnerung an die von diesen verrichteten Morde ist das Wort »assassin« im Französischen die Bezeichnung eines Mörders geworden.

Der wahre Sinn des Wortes Assassine, womit zu den Zeiten der Kreuzzüge sowohl Christen als Sarazenen die Ismaeliten bezeichneten, war schon damals unbekannt; denn WILHELM VON TYRUS, der Erzbischof und Kanzler des Königreiches Jerusalem, schrieb damals, daß er die Bedeutung des Namens nicht habe erfahren können[1]).

Daß die Zubereitungen des indischen Hanfes Wirkungen hervorrufen können, wie die Assassinen sie wünschten, habe ich eingehend dargelegt[2]). Ich nehme jetzt an, daß das Kraut, das, nach HERODOT, die Scythen anbauten, um betäubend wirkende Samen zu gewinnen, sich auf den Hanf bezieht. Sie verbrannten das Material, um den berauschenden Rauch einzuatmen, wie dies z. B. in Südafrika noch jetzt geschieht. GALEN[3]) erwähnt des Hanfes ausdrücklich als eines Genußmittels, das in größeren Mengen Betäubung erzeuge. Die indischen »Fröhlichkeitspillen« bestanden aus einem Hanfpräparat. »Des mehr von der Pflanze Genießenden bemächtigt sich ein unbeschreiblich wonniges Gefühl, welches alle Tätigkeit des Geistes begleitet. Es ist, als ob die Sonne jeden Gedanken beschiene, welcher das Hirn durchzieht, und jede Bewegung des Körpers ist eine Quelle von Lust. Der Haschischesser ist glücklich wie jemand, der erfreuliche Nachrichten hört, wie der Geizige, welcher seine Schätze zählt, wie der Spieler, wenn ihn das Glück begünstigt, oder wie der Ehrgeizige, den der Erfolg berauscht. Der Betreffende wird zum Spielball eines jeden Eindrucks. Die Sinne werden feiner und schärfer. So stehen z. B. die Schallempfindungen in keinem Verhältnis zu den Schalleindrücken. Das Ohr vernimmt Harmonien, und der vom Auge aufgefangene Lichtstrahl wird zu Sonnen, die ein Paradies höchster Sinnengenüsse bescheint. Das Gefühl der Körperlosigkeit herrscht in diesem Zustande, der für den Berauschten das Vorhandensein von Zeit und Raum ausschließt«[4]).

Unter dem Einflusse solcher Giftwirkungen und erzogen in dem Fanatismus des Ordensgehorsams, der ja in der Welt in verschiedener Gestalt — nicht nur als religiöser — immer bestanden hat und bestehen wird, konnte dem in irgendeiner Verkleidung ausziehenden Assassinen die Ausführung einer befohlenen Meucheltat wie z. B. die an RAIMUND, dem jungen Grafen von Tripoli, oder im dritten Kreuzzug an KONRAD VON MONTFERRAT (KONRAD VON EISENBERG), dem Markgrafen von Tyrus und König von Jerusalem verübte nicht schwer fallen. Als Anstifter wurden übrigens allgemein RICHARD LÖWENHERZ und einige Templer angenommen[5]). Auch nach

---

1) GUILELMUS TYRUS, *Belli sacri Historia,* lib. XX, cap. XXXI, Basil. 1549, p. 150: »Hos tam nostri quam Sarraceni (nescimus unde deducto nomine) *Assysinos* vocant.«

2) L. LEWIN, Die Nebenwirkungen der Arzneimittel, 2. u. 3. Aufl., S. 183 u. ff.

3) GALEN, De aliment. facultat., lib. I, cap. 41 und De simplic. facultatib., lib. VII.

4) L. LEWIN, l. c.

5) ARNOLDUS LUBECENSIS, *Chronica,* lib. III, cap. XXXVII, p. 379: »Post dies illos occisus est, Conradus, rex Hierosolymorum, dolo, ut dicitur, regis Angliae et quorundam Templariorum. Siquidem princeps de montanis .... precio corruptus, duos de suis misit, qui eum occiderent.«

Italien wurde zur Ermordung von FRIEDRICH BARBAROSSA im Jahre 1158 angeblich ein Assassine geschickt[1]: »Vom Keyser FRIDERICH dem ersten lieset man da er Meyland belägerte sey ein Zauberer auß der Statt ins Lager geschickt worden, daß er ihn mit Gifft tödtete. Als der Gefangen dem Keyser drawete wo er in nicht loß liesse wölle er in zu todt zaubern keerte sich der Keyser nicht daran, ließ ihn hinrichten[2].«

BARBAROSSAS Enkel wurde vom Papst INNOZENZ IV. auf öffentlicher Kirchenversammlung in Lyon beschuldigt, den Herzog von Bayern durch Assassinen, die sich somit in den Dienst fremder Rachsucht gestellt hätten, haben ermorden zu lassen, während dieser in einem Briefe an den König von Böhmen den Herzog von Österreich anklagte, ihm selbst auf diese Weise nach dem Leben getrachtet zu haben[3]).

HASSAN starb in sehr hohem Alter im Jahre 1124 nach einer 35jährigen Regierung. Aber seine Nachfolger machten sich unverändert weiter furchtbar, und von der Bergfeste Alamut aus gingen Befehle für Vernichtung Hochgestellter bis weit nach Kleinasien und ins Abendland hinein. HASSANS Nachfolger, sein erster Feldherr KIA BÜSÜRGOMID (KIA BUZURC-UMID[4]), gründete eine Dynastie, in der, wie nach außen, Dolch und Giftbecher wüteten. Sein Urenkel, MOHAMMED II., ein bluttriefender Herrscher in Alamut, ging durch Gift, das ihm, wie mehrere Geschichtschreiber mitteilen, sein Sohn reichen ließ, zugrunde, und das gleiche Schicksal erreichte diesen, DSCHELAL-EDDIN HASSAN III., der auf Veranlassung seines Sohnes ALA-EDDIN MOHAMMED III. vergiftet wurde. Dieser tat so, als stände er diesem Ereignis fern, da er eine große Zahl ihm Nahestehender wegen des Verdachtes, die Vergiftung bewerkstelligt zu haben, töten ließ[4]). Unter der Herrschaft dieses jungen Menschen, der oft betrunken war und in der Trunkenheit durch einen Pfeilschuß ermordet wurde, wüteten die Assassinen in gewohnter Weise. Erst mit dem Nachfolger ALA-EDDINS, ROKN-EDDIN KHORSCHAH, dem letzten Großmeister der Assassinen, sank zugleich mit ihren Schlössern in Persien ihre Macht in Trümmer. HULAGU, der mongolische Feldherr und Bruder des dritten Nachfolgers von DSCHINGIS KHAN, MANGU, brachte dies zustande, er, der auch dem Kalifat von Bagdad ein Ende bereitet, das herrliche Bagdad bis zum Grunde zerstört, seine sowie Alamuts Bibliotheken verbrannt und den Kalifen MOSTASSEM getötet hat. Die letzten Burgen, die in Syrien noch im Besitze der Assassinen waren, eroberte der Sultan BIBAR von Ägypten. Kleine Reste der Assassinen hielten sich als bedeutungslose Namensträger noch länger. Ihre Macht hat etwa 170 Jahre gedauert, und während dieser Zeit waren die narkotischen giftigen Inhaltsstoffe des Hanfs und noch stärker wirkende tötende Gifte in ihren Händen bedeutungsvolle Mittel zum Zweck.

Es ließe sich ohne Zwang vorstellen, daß eine gewisse Dosis eines Hanf-

---

1) RADEVICUS (OTTO) FRISINGENSIS, lib. II, cap. 37.

2) AUGUSTIN LERCHHEIMER, Christlich Bedenken und Erinnerung von Zauberey, Straßburg 1586, S. 160.

3) PETRI DE VINEIS Epistolae, lib. III, cap. V.

4) MIRKHOND, l. c., p. 161, 171, 174, 176.

präparates ihnen zu ihrem Tun den augenblicklichen Willen gegeben habe, wie der Alkohol dies unzähligemal getan, und wie es auf anderer biologischer Grundlage das Opium bei orientalischen Völkern, sogar beim Beginn einer Schlacht, geleistet haben soll[1]). Nach einer sonst wahrheitsgetreuen Schilderung türkischer Sitten und Gebräuche soll um die Mitte des 16. Jahrhunderts der Opiumverbrauch ganz besonders groß gewesen sein: »Der Grund, weshalb sie es essen, ist ihre Überzeugung, daß sie dadurch tapferer werden und die Kriegsgefahren nicht mehr fürchten. Beim Beginne eines Krieges steigt deswegen der Verbrauch so, daß alles erhältliche Opium aus dem Lande gezogen wird[2]).«

## Gleichzeitige Vergiftungen im Abendlande.

6. Im Abendlande hatte die Betätigung der Kunst, Menschen zu vergiften, in den Zeiten vom sechsten bis zum elften Jahrhundert nicht brach gelegen. Im italienischen Longobardenreich und im Frankenreich der Merowinger spielten sich damals genug solcher Taten ab, und auch unter den fränkischen und italienischen Karolingern bestand, wie ich an anderen Stellen berichte, diese Übung.

In die Zeit KARLS DES KAHLEN fällt das Auftreten von BOSO I., dem späteren König der Provence. KARL hatte wenige Tage nach dem Tode seiner Frau IRMENTRUDE die Schwester dieses BOSO, RICHILDIS, als Beischläferin genommen und nach einigen Monaten geheiratet. Im Jahre 876 hatte er, nach der Rückkehr von seiner Krönung zum Kaiser, auf der Tagung der Lombarden in Pavia seinen Schwager zum Herzog der Lombardei ernannt. Sehr bald dachte dieser nur an sein eigenes Interesse, an Machtzuwachs. Er vergiftete seine Frau, um IRMENGARDE, die Tochter des Kaisers LUDWIG II., die bei ihm verweilte, wie es scheint in nicht ganz einwandfreier Weise[3]), zu heiraten[4]) und ließ seinen Schwager, der ihn auch noch zum Herrn der Provence gemacht hatte, in seinem drohenden Kampf gegen KARLMANN im Stich. Er handelte somit »politisch klug«, auch durch die Versagung der Anerkennung von LUDWIG DEM STAMMLER als König. Er verheiratete indes später seine Tochter an dessen Sohn KARLMANN. Noch mehr Erfolg erblühte ihm, als der Papst JOHANN VIII., der in der Provence gewesen und mit ihm nach Italien zurückgekehrt war, ihn als Sohn adoptierte, vielleicht um ihn nach dem Tode KARLMANNS

---

1) PROSPERI ALPINI *De Medicina Aegyptiorum*, lib. IV, Lugd. Batav. 1745, p. 255: »eo homines duarum horarum intervallo hilares fieri arbitrantur, promptioresque in obeundis ipsorum muneribus, maximeque ad bellum.«

2) BÉLON, Les observations de plusieurs singularitez .... Paris 1554, fol. 183.

3) HINCMARI REMENSIS *Annales* ad ann. 876, in: BOUQUET, *Recueil des Historiens des Gaules*, tom. VII, p. 119: »filiam Hludowici imperatoris Hirmengardem, quae apud eum morabatur, iniquo conludio in matrimonium sumpsit.«

4) *Annales Fuldenses*, Pars tertia, *Monum. German. histor.*, tom. I, p. 392, ad ann. 878: »Tandem assumpto Buosone comite, qui propria uxore veneno extincta, filiam Hludowici imperatoris de Italia per vim rapuerat ....« — Ex *Chronico* HERMANNI CONTRACTI MONACHI, in: BOUQUET, *Recueil des Histor. des Gaules*, tom. VIII, p. 245: »Deinde sumpto secum Bosone quodam, qui, propria uxore veneno necata, filiam Ludovici .... vi rapuerat.«

zum König von Italien zu erheben. Dazu kam es freilich nicht. Dafür brachte der ehrgeizige Mann, getrieben von seiner vielleicht noch ehrgeizigeren Frau IRMENGARDE[1]), es zustande, daß ihn die Notabeln der Provence zu ihrem König wählten. Damit wurde ein herrliches Land von Frankreich abgetrennt.

7. BERENGAR II., der friaulische Markgraf fränkischer Abstammung, der Nachkomme LUDWIGS DES FROMMEN und spätere König der Lombardei, bediente sich des Giftes, um den jungen König LOTHAR, den Sohn HUGOs VON PROVENCE, zu töten. LOTHAR war seit dem Jahre 932 Mitregent seines Vaters HUGO geworden, der, von aufsässigen Großen und besonders von BERENGAR, Grafen von Ivrea, beunruhigt, beschloß, diesen festnehmen und blenden zu lassen. LOTHAR ließ dies BERENGAR wissen, der über die Alpen entkommen konnte. Die Unterstützung des Kaisers OTTO I. gegen den König von Italien zu gewinnen, gelang ihm nicht. Wohl aber vermochte er, mit der Hilfe vieler bisher HUGO Ergebener allmählich in Norditalien festen Fuß zu fassen. HUGO dankte zugunsten seines Sohnes ab. Dieser übernahm im Jahre 947 die alleinige Herrschaft Italiens. In Wahrheit lag die Regierung in den Händen BERENGARs, der sich für die ihm zuteil gewordene Hilfe LOTHARs so wenig erkenntlich zeigte, daß er ihn im Jahre 950 vergiften ließ. So berichtet es ein zeitgenössischer Chronist[2]). Was ein anderer Chronist mitteilt, nämlich daß LOTHAR plötzlich in Wahnsinn verfallen und gestorben sei[3]), schließt nicht die Möglichkeit aus, daß das Geschehnis die zuerst angegebene Ursache gehabt hatte. Falls ihm Belladonna oder ein dieser nahestehendes Gift, z. B. Mandragora, verabfolgt worden war, so konnte er unter den Symptomen stärkster Gehirnerregung akut zugrunde gehen.

BERENGAR verfolgte auch ADELAIDE, die Witwe LOTHARs. Er kerkerte sie zuerst in Como und dann in einen Turm am Gardasee ein. Von dort entwich sie in einer dunklen Nacht, mußte sich, nachdem sie in einen Teich gefallen war, 24 Stunden vor Hunger und Kälte halbtot, verborgen halten und gelangte in die Feste Canossa, von wo aus sie die Hilfe des Kaisers OTTO I. anrief. Dieser kam nach Italien und heiratete sie selbst. So wurde sie, die wegen ihrer umfassenden Güte gegen Menschen berühmt war — ihr Leben hat St. ODILON, der Abt von Cluny, beschrieben — Kaiserin von Deutschland und Mutter von OTTO II. BERENGAR unterlag, verlor schließlich alles, wurde gefangen fortgeführt und starb als Gefangener in Bamberg.

---

[1]) *Annales* BERTINIANI, in: BOUQUET, *Recueil* .... tom. VIII, p. 34: »Boso persuadente uxore sua, quae nolle vivere se dicebat, si filia Imperatoris Italiae et desponsata Imperatori Graeciae maritum suum Regem non faceret.«

[2]) *Chronicon* FRODOARDI ad ann. 950, in: BOUQUET, *Recueil* .... tom. VIII, p. 206: »Berengarius quidam princeps Italiae veneno (ut ferunt) necato Lothario rege Hugonis filio, rex Italiae efficitur.«

[3]) *Chronicon Cassiniense*, auctore LEONE MARSICANO EPISCOPO, in: BOUQUET, *Recueil* ... tom. VIII, p. 151: »Demum Lotharius post annos ferme quatuor in frenesim subitam incidens, diem clausit extremum.«

8. Um die Mitte des neunten Jahrhunderts ließ der polnische König Poppel II. (Popielus II.) alle seine Vettern, deren zwanzig waren, durch Gift töten. »Dann er stellet sich als wäre er krank, beruft seine Vettern alle zu sich, da bracht sein Gemahl ein vergifteten Trank und begehrt sie sollen auf des Fürsten Gesundheit einen Reihetrunk thun.« Dies taten sie. In der folgenden Nacht starben alle«.

## Zweites Kapitel.

Mitteilungen über Vergiftungen aus den Zeiten der Kreuzzüge. Raymond von Toulouse. Gottfried von Bouillon. Boemund. Robert I. von der Normandie. Konrad III. Richard Löwenherz. Saladin. Ekkehard II. Albert von Meissen. Motahid.

1. In die Zeit des ersten Kreuzzuges und die damit verbundenen Abenteuer führt die Erinnerung an Raymond IV. Grafen von Toulouse, einen durch Erbschaft und Heirat besonders reich begüterten und einflußreichen Mann. Im Jahre 1096 zog er als einer der ersten mit der dritten Kreuzfahrerarmee nach Palästina. Die ihm angetragene Würde eines Königs von Jerusalem wurde auf seinen Wunsch Gottfried von Bouillon zuerteilt. Nach mannigfaltigen kriegerischen Erlebnissen war er im Jahre 1100 von Konstantinopel abermals mit großen Scharen nach Palästina aufgebrochen, die aber in den Ebenen von Kappadozien von den Sarazenen vernichtet wurden. Neue Kriegszüge führten ihn vor Tripolis, das er belagerte und, das er, da er sein Leben im Morgenlande beschließen wollte, sich zum Fürstensitz auserkoren hatte. Während eines Waffenstillstandes wurde er mit einem vergifteten Dolche im Jahre 1105 getötet[1]). Es ist anzunehmen, daß das Gift hier, wenn überhaupt, so doch nur eine sehr untergeordnete Rolle gespielt haben wird.

2. Von Gottfried von Bouillon berichtet der zeitgenössische Guibert von Nogent, daß ihm von einem vornehmen, ihm angeblich freundlich gesinnten Manne vergiftete Gastgeschenke übersandt worden seien, die er unvorsichtig verzehrt habe. Sie hätten ihn plötzlich krank gemacht und ihn bald darauf zum Tode geführt[2]). Es sollten vergiftete Früchte gewesen sein, durch die der Emir von Cäsarea den erst 42 Jahre alten Mann getötet habe. Auch noch anderes wurde berichtet: daß die Einwohner von Joppe ihm Gift beigebracht hätten[3]). Dem widerspricht

[1]) Willelmi Malmesburiensis Monachi *Gesta regum Anglor.*, 1840, vol. II, p. 60: »deprehenso intra castellum quodam oppidano cum pugione toxicato quem sub foemore occuluerat ....«

[2]) Guiberti Abbatis *Gesta Dei per Francos*, in: *Recueil des histoires des croisades*, tom. IV, Paris 1879, p. 245: »A quodam contiguae Gentilitatis principe eidem transmissa feruntur exenia letalibus, ut patuit venenis infecta, q bus utens improvide, quum eum qui miserat suspicaretur amicum, subita infirmitate decubuit, nec mora, exanimatus occubuit. Sunt et a quibus, hac opinione repulsa, naturaliter feratur obisse diem.«

[3]) Ordericus Vitalis, Histor. ecclesiastic., lib. X, cap. XIX.

die Mitteilung, daß er schon so schwer krank nach Joppe gekommen sei, daß er nicht auf dem Pferde sitzen konnte. Mithin sei er eines natürlichen Todes gestorben. Von einer Vergiftung sprechen auch nicht die alten Berichterstatter über die ersten Kreuzzüge[1]). Dadurch wird eine Vergiftung mehr als zweifelhaft. Berücksichtigt man freilich die Umstände, so wäre der Wunsch der Mohammedaner, diesen ihnen sehr lästigen Mann, dem sie auf andere Weise nichts anhaben konnten, durch Gift zu beseitigen, nicht so ganz unwahrscheinlich.

3. Der gleiche geschätzte Historiker, der den Gifttod GOTTFRIEDs berichtete, meldet auch, daß BOEMUND durch Gift gestorben sei. Er, der Sohn ROBERT GUISCARDs und Fürst von Antiochia, war in einem Kampfe gefangen worden. Nachdem er sich durch große Summen aus seiner Gefangenschaft losgelöst und seinem Vetter TANCRED die Verwaltung seiner Herrschaft übergeben hatte, war er nach Apulien und von dort nach Frankreich und Spanien gezogen, hatte die Tochter PHILIPPs von Frankreich geheiratet, die ihm zwei Söhne gebar, und soll dann im Jahre 1111 durch Gift umgekommen sein[2]), wofür aber keine sicheren Anhaltspunkte vorliegen. GUILLAUME DE TYR, der als teilweiser Miterleber sehr interessant und wahr über die Ereignisse schrieb, die sich im Heiligen Lande von 1095 bis 1184 zugetragen haben, läßt ihn, als er mitten in den Vorbereitungen für einen neuen Feldzug begriffen war, von einer schweren Krankheit befallen werden und sterben[3]).

4. Im Orient durch Gift umgekommen sein soll auch ROBERT I., der Herzog der Normandie. Er zog im Jahre 1034 über Rom nach Palästina mit einer Schar von Grafen und Vasallen. Seine Reise ist vielfach abenteuerlich ausgeschmückt worden. Den Heimweg nahm er durch Syrien und Kleinasien. In Nicäa starb er plötzlich, sehr wahrscheinlich eines natürlichen Todes[4]). Man hatte freilich auch den Verdacht, daß Gift das Leben gekürzt habe[5]).

5. Es ist ebenso unwahrscheinlich, was der sächsische Annalist, der um das Jahr 1150 schrieb, vermeldete, nämlich, »daß der Markgraf EKKEHARD II. von Meißen im Jahre 1068 vergiftet, eines plötzlichen Todes gestorben sei«.

---

1) RADULFUS CADOMENSIS, Gesta Tancredi, cap. CXLII. — FULCHERIUS, Historia Hierosolim., cap. XXXVI. — RAIMUNDUS DE AGUILERS, Histor. Francor. — Historiae Hierosolimitanae, cap. III.

2) GUIBERTI ABBATIS *Gesta Dei*, p. 254: »et susceptis ex filia regis duobus filiis veneno vitam finivit.«

3) WILLERMI TYRENSIS *Historiae*, lib. XI, cap. VI: »Inde in Apuliam reversus .... ipse domi, familiaribus adhuc detentus curis, remansit. Aestate vero sequente, praeparatis jam ex parte ad iter necessariis .... valida correptus aegritudine in fata concessit.«

4) WILLELMI GEMMETENSIS (Guilliaume de Jumièges) MONACHI *Historia Normannorum*, in: DUCHESNE, *Historia Normann. Script.*, 1619, p. 267: ».... ad Nicenam regressus est urbem. In qua correptus agrimonia corporis .... viam petens universi generis humani.«

5) DE BLASIIS, La insurrezione Pugliese, Napoli 1864, vol. I, p. 124.

## Kaiser Konrad III.

6. In dem Leben Kaiser KONRADs III.. des Staufen, hat der allgemeinen Annahme nach Gift zweimal eine Rolle gespielt. Er hatte in Deutschland wenig Sympathien erweckt. Die Kölner Königschronik, die etwa um das Jahr 1176 verfaßt worden ist, sagt von ihm, »daß er sich auf schlaue Art in den Besitz der Reichskleinodien gesetzt habe, die HEINRICH DER STOLZE, Herzog von Bayern und Sachsen, der Schwiegersohn des 1137 gestorbenen Kaisers LOTHARs II., in seiner Verwahrung hatte, und daß er diesem das Herzogtum Sachsen habe nehmen wollen. Infolgedessen sei Mord, Raub und Brand in ganz Sachsen entstanden«[1]). KONRAD zog gegen diesen Herzog. Da sich dieser aber ihm bei Kreuzberg an der Werra mutig entgegenstellte, so kehrte KONRAD wieder um. »Nicht lange darauf beschloß der Herzog, wie es heißt, infolge von Gift, sein Leben[2]).« Zwischen den Zeilen tönt die Annahme oder die Vermutung hervor, daß KONRAD an dieser Vergiftung eines durch ihn in die Reichsacht versetzten, beraubten, ihm aber doch überlegenen Gegners nicht unbeteiligt sei. Seinem eigentlich sanften Charakter war derartiges nicht zuzutrauen.

Er selbst soll jedoch das Schicksal eines Gifttodes erlitten haben. Neue Historiker freilich stellen, wie immer, ein solches Ende in Abrede. Sie lassen ihn schon vorher durch den so schmählich beendeten Kreuzzug kränklich geworden sein. Davon wissen die alten Berichte aber nichts zu sagen. KONRAD war mit den traurigen Resten seiner Ritterschaft auf einigen griechischen Schiffen nach Antiochia und von da nach Jerusalem gelangt. Dort vereinigte er sich mit den ebenso kärglichen Resten der Heeresmacht LUDWIGS VII. von Frankreich. Nachdem sie Damaskus vergeblich belagert hatten, zogen beide Herrscher, gedemütigt durch die Orientalen, wieder nach Europa.

So wenig krank war KONRAD, daß er, kaum zurückgekehrt, schon einen Reichstag zusammenberief und sich überdies zu einem Zuge nach Italien rüstete, um die dortigen Wirren zu beseitigen. ARNOLD VON BRESCIA stand im Kampf mit dem Papst. Der Papst war vertrieben und Rom zu einer Republik erklärt worden. Vor allem wollte KONRAD ROGER VON SIZILIEN demütigen. Dieser so überaus erfolgreiche, in religiösen Dingen tolerante Fürst hatte dem Kaiser LOTHAR getrotzt, den Papst INNOZENZ, der ihn gebannt hatte, gefangen genommen, dem Kaiser MANUEL Niederlage auf Niederlage beigebracht, war bis vor Konstantinopel gerückt und mit überaus reicher Beute heimgekehrt, hatte Tripolis erobert und für Handel und Gewerbe, z. B. durch Verpflanzung des Seidenbaues nach Sizilien, Außerordentliches geleistet. Gegen diesen wollte KONRAD ziehen, sich aber auch in Rom zum Kaiser krönen lassen. Dem soll ROGER, wie

---

[1]) *Annales Colonienses Maximi, Mon. Germ. hist. SS.*, tom. XVII, p. 759: »Qui Cunradus regalia, que Heinricus dux Baioariorum, qui et dux Saxonum, gener Lotharii regis sub se habuit, callide acquisivit et eundem ducatu Saxonie privare voluit. Hinc cedes, rapinae, incendia per totam Saxoniam facta sunt.«

[2]) *Annales Colonienses*, l. c.: »sed illo viriliter cum magno exercitu juxta Crucenberg occurrente rex infecto negotio rediit. Nec multo post idem dux veneno, ut fertur, vitam finivit.«

zwei Chronisten: OTTO VON FREISINGEN und AENEAS SILVIUS PICCOLOMINI, der spätere Papst PIUS II., berichten, dadurch zuvorgekommen sein, daß er den Kaiser durch italienische Ärzte, die ihn behandelten, im Jahre 1125 vergiften ließ[1]). Er starb in Bamberg.

7. Besteht für den Gifttod KONRADs durch die Umstände ein gewisser Grad von Wahrscheinlichkeit, so ist die Vermutung, daß RICHARD LÖWENHERZ einem vergifteten Pfeile zum Opfer gefallen sei, abzuweisen. Er griff im Jahre 1199 rebellische Barone in Poitou an. Bei der Belagerung des Kastells Chaluz in Limousin wurde er am 26. März durch einen Pfeil verwundet. Er achtete der Wunde nicht[2]). Innerhalb der nächsten zwölf Tage eroberte er das Kastell. Die schlecht geschützte Wundstelle war unterdes schwarz geworden, angeschwollen, und auch ihre Umgebung war erkrankt[3]). Der König hielt schlimme Schmerzen aus und starb unter solchen. Das Leiden war eine Sepsis durch Wundinfektion, entweder weil die Wunde vernachlässigt worden war oder der Pfeil zufällig Infektionskeime enthalten hatte.

## Salâh ed - Dîn.

8. Es ist begreiflich, daß dem Sultan SALADIN, dem Gründer der Dynastie der Ejubiden in Ägypten, der die Erfolge der beiden ersten Kreuzzüge durch die Eroberung von Jerusalem im Jahre 1187 zunichte gemacht, im Abendlande allerlei Schlechtigkeiten angehängt wurden, obschon er die Christen in Jerusalem großmütig behandelt und nicht, wie sie es einst getan, unter ihnen ein Blutbad angerichtet hatte, vielmehr sogar den »König von Jerusalem«, GUIDO VON LUSIGNAN, schonte und freiließ und den Christen später gestattete, in Jerusalem als Besucher sich aufzuhalten.

In alten Annalen wird erzählt, daß SALADIN »der Sohn eines armen Schuhmachers gewesen sei, als Sklave von dem König SANGUIN seinem Sohne NORENDIN zugeteilt und von diesem zu seinem Hausmeier gemacht worden sei. Er wäre dann Liebhaber der Frau seines Herrn geworden, habe diesen vergiftet und hätte nun Weib und Reich besessen«[4]). Von

---

[1]) OTTONIS FRISINGENSIS *Gesta Friderici Imperatoris,* in: *Monum. Germ. SS.,* tom. XX, p. 389: »Ipse vero non multo post omnibus bene in Gallia et Germania compositis, .... non sine suspicione quorundam quos ex Italia habuit medicorum, quasi ex Rogerii Siculi metu submissorum, morbo corripitur sicque tamen tanto non fractus infirmitatis dolore, curiam celebraturus Babenberg venit.« — AEN. SILVII *Historia Friderici III,* in: *Analecta monum. Vindobon.,* tom II, p. 52: ».... non sine opinione suscepti veneni naturae satisfecit.«

[2]) MATTHAEI PARISIENSIS *Chronica majora* ad ann. 1199, edit. LUARD, vol. II, 1874, p. 451: ».... in quosdam barones Pictaviae sibi rebelles vexilla direxit et arma .... Tandem in Aquitannicum perveniens ducatum, in territorio Lemovico Chaluz Castellum obsidione vallavit, ubi .... a Petri Basilii telo, ut dicebatur venenato percussus est, quam percussionem quasi pro nihilo reputabat.«

[3]) Ibid.: ».... male interim custoditum tumescere incipiens et nigredo quaedam tumori permixta, locum vulneris circumquaque inficiens regem intolerabiliter torquebant ....«

[4]) *Annales Stadenses,* in: *Monum. German. histor. Script.,* tom. XVI, p. 351: »Iste Saladinus pauperis sutoris erat filius et taliter exaltatus. Sanguin rex habuit filium Norendinum. Hujus servus empticus erat Saladinus, quem pro prudentia fecit villicum. Postea amabilis reginae factus inpotionavit Norendinum et possedit et uxorem et regnum.«

alledem ist nichts wahr. Er war ein Kurde, der zuerst von seinem am Hofe des Sultans NUR ED-DÎN MAHMUD als General in hohem Ansehen gewesenen Onkel SCHIRKUB auf einen erfolgreichen syrisch-ägyptischen Feldzug mitgenommen wurde und sich besonders auszeichnete. Nachdem SCHIRKUB zum Großwesir ernannt worden war, starb er, und SALADIN wurde sein Nachfolger. Die Erfolge, die er gegen die Christen erzielte, machten seinen Herrn eifersüchtig, mehr vielleicht noch die Maßnahmen, die er gegen den letzten fatimidischen Kalifen EL-'ADÎD traf und die zum Tode dieses Herrschers führten. Der Bischof WILHELM von Tyrus, der Zeitgenosse SALADINs, behauptet, daß dieser EL-'ADID habe töten lassen. Eine Wahrscheinlichkeit besteht hierfür. Dem Namen nach war NUR ED-DÎN nun Herr von Ägypten, der Tat nach aber SALADIN. Während der Vorbereitungen, die der erstere traf, um den gefährlichen Mann aus Ägypten zu vertreiben, starb er im Jahre 1174 an einem Halsleiden, das die Ärzte nicht zu heilen vermochten[1]). Eine Vergiftung kann den Umständen nach nicht in Frage kommen. SALADIN erkannte anfangs den neuen Sultan, der nur elf Jahre alt war, an. Später jedoch nahm er nach einer erfolgreichen Schlacht gegen die Anhänger des jungen Sultans selber den Titel Sultan von Ägypten und Syrien an und blieb es.

## Albert von Meißen.

9. Ob das Leiden und der Tod ALBERTS DES PRÄCHTIGEN, Markgrafs zu Meißen, durch Gift oder durch eine andere Krankheitsursache veranlaßt wurde, läßt sich wissenschaftlich nicht genügend sicher ausmachen. Unerträglich genug hatte er sich durch seine maßlose Habgier aller Welt, besonders seinem Vater und seinem Bruder gemacht, um in der großen Notlage, in der sich seine Opfer ihm gegenüber befanden, als ultima ratio vergiftet zu werden. Zweitausend Pfund Silber, die sein Vater der Kirche hinterlassen hatte, riß er an sich. Als die Mönche von ihm wegen der Herausgabe dieses Geldes bedroht wurden, legten sie es auf den Kirchenaltar nieder. Von dort nahm er es fort. Seinen Bruder DIETRICH beraubte er seines Besitzes. Keiner der Fürsten wollte mit dem unbändigen Menschen in Händel geraten. Ja, ALBERT rüstete sogar gegen den Kaiser, mußte aber seine Pläne aufgeben, da er unheilbar erkrankte. Sein Diener HUGOLDO soll ihm Gift beigebracht haben, das eine ganz besondere Einwirkung entfaltete. Er bekam die heftigsten Schmerzen in allen Gliedern und Gelenken, so daß er weder auf einem Pferde sitzen noch in einem Wagen gefahren werden, noch Berührung vertragen konnte. Alsdann entstand an seinem Körper so fauliger Zerfall, daß kaum einer in seiner Nähe es aushalten konnte[2]). Er starb im Jahre 1195 auf dem Wege von Freiberg nach Meißen,

---

[1]) BEHA ED-DÎN (Bohadin) in: Recueil des histoires des croisades auteurs arabes, tom. III, p. 1—393. Auch englisch: The life of Saladin, in: The library of the Palestine Pilgrims' Text Society, vol. XIII, p. 65.

[2]) FABRICIUS, *Origin. illustr. stirpis Saxoniae,* lib. VI, Jena 1597, p. 562: »morte ereptus: quae ei a Hugoldo quodam ipsius familiari est intentata: nam is venenum ipsi propinasse creditur: quod quidem singulari artificio paratum, ita omnes ejus artus ac membra excruciavit;

wohin er sich — wegen der unerträglichen Schmerzen — in einem Bette tragen lassen wollte, in einer Bauernhütte.

Die berichteten Symptome: Schmerzen und darauf folgende Lähmung, lassen an ein ganz besonderes, abgerundetes Gruppenbild der Arsenikeinwirkung denken, nämlich an die Arsenneuritis. Sie kann ähnlich verlaufen. Ihr Entstehen ist nach jeder Verlaufsart der Arsenvergiftung möglich. Nach einer akuten Vergiftung sah man sie schon am dritten, gewöhnlich um den zehnten Tag herum, oder selten etwa bis zum 40. Tage entstehen. Unerträgliche Schmerzen, die bei jeder Bewegung oder bei Druck sich noch steigern, Hyperästhesie u. a. m. an den Gliedmaßen, gehen der Lähmung voran, die die meisten der so Vergifteten wochen- oder monatelang zu jedem Muskelbetrieb unfähig machen. Es kann sich hierzu unwillkürliche Harn- und Kotentleerung gesellen. Das was der Chronist über den wie er meint durch Fäulnis entstandenen Gestank vermeldet, kann bei dem Markgrafen diese Ursache gehabt haben. Es ist verständlich, daß bei einem dauernd durch seine Auswurfsstoffe verunreinigten Mann niemand länger verweilen mag. Es handelt sich bei derartigen Arsensymptomen um Folgen entzündlicher Rückenmarksveränderungen.

Nähme man Arsen nicht als Ursache des Leidens des Markgrafen an, so bliebe nur übrig, an ein Leiden auf infektiöser Basis — vielleicht eine Rückenmarksaffektion — zu denken, das sich mit Decubitus, also einem Druckbrand vergesellschaftet hätte. Bis auf diesen Zerfallsvorgang an den Geweben würden beide Ursachen geeignet sein, das Erkrankungsbild zu deuten.

## Kohlenoxydvergiftungen durch Motahid.

10. *In Spanien* spielte sich um die Mitte des elften Jahrhunderts eine Massenvergiftung ab, die nicht nur als solche ein historisches Interesse hat, sondern die auch lehrt, wie gewisse toxikologische Erfahrungen nicht untergehen, vielmehr zu irgendeiner Zeit und an irgendeinem Orte wieder verwirklicht werden, nachdem sie eine Zeitlang, wie es scheint, ganz vergessen worden waren. Das Wissen ist in einem solchen Falle nur latent geblieben. Gelangt es in den Besitz des Geeigneten, so verwendet er es, wenn die Gelegenheit hierfür sich darbietet.

Abbâd, der Sohn des Kadi von Sevilla, in der Geschichte als Motahid bekannt, war seinem Vater als Hâdjib, d. h. als erster Minister und Majordomus des Hicham II. gefolgt. Er wird als ein gebildeter, aber grausamer, blutdürstiger Trunkenbold geschildert. Er versuchte die Berber, besonders die von Carmona, seine Nachbarn, durch Waffengewalt zu unterdrücken. Dies gelang ihm ebenso wie die Erweiterung des Fürstentums Sevilla nach Westen hin. Im Süden, wo mächtige Berberfürsten herrschten, vermochte er nichts zu erreichen. Deshalb beschloß er diese zu töten. Er besuchte sie als Freund und beschenkte sie fürstlich. Obschon sie seinen Charakter kannten und wußten, wessen sie sich von ihm zu versehen hatten, nahmen

ut neque equo nec curru vehi posset, etiam attrectantium manus non ferret: tanto insuper putrefacti corporis foetore omnes offenderet ut amici et familiares pauci circum illum manerent.«

die Fürsten von Ronda und Moron und der Berberfürst IBN-KHAZRUN, der Herr von Arcos und Xeres, eine Einladung zu einem großen Fest nach Sevilla an. Sie wurden hier glänzend empfangen. Nach orientalischer Sitte wurde ihnen das gemeinsame Bad bereitet. Sie genossen mit Vergnügen die Annehmlichkeit desselben. Wohl hatten sie während des Badens leichte, immer wiederkehrende Geräusche gehört, etwa wie wenn Maurer an der Arbeit wären, schenkten denselben aber keine nähere Beachtung. Als sie merkten, daß nach einiger Zeit die Hitze des Raumes zunahm und die Luft erstickend wurde, wollten sie die Tür öffnen. Aber vergeblich! die Tür war vermauert und sämtliche Ventilationslöcher verstopft[1]). Sie erstickten durch Kohlendunst, der in dem Raum zur Entwicklung kam — so wie zu HANNIBALS Zeiten die Kampaner alle Römer, deren sie habhaft werden konnten, im Bade auf diese Weise umkommen ließen, oder wie CONSTANTIN seine Gemahlin FAUSTA, oder NERO die OCTAVIA schließlich tötete.

Im Kohlendunst wirkt wesentlich das Kohlenoxyd. Es tötet auch im Rauch, im Leuchtgas und in manchen anderen Gasgemischen. Seit Feuer auf der Welt ist, haben Menschen durch Mord, Selbstmord oder Unvorsichtigkeit dieses Gas einatmen müssen und dadurch ihr Ende gefunden. Es ist das Blut, das primär verändert und für die Atmung sowie für die Ernährung der Gewebe zu einem großen Teil untauglich gemacht wird. Das Kohlenoxyd ist ein Blutgift. Die damit Vergifteten ersticken, weil das schlechtgewordene Blut die Gewebe nicht mehr mit der genügenden Menge von Sauerstoff versehen kann. Darunter leidet ganz besonders jene Stelle im verlängerten Mark, das Atmungszentrum, von da aus die Regulation der Atmung sich vollzieht. Es ist die gleiche Stelle die der Schierling oder der Sturmhut direkt, das Kohlenoxyd indirekt lähmt. Übersteht ein Mensch eine solche Vergiftung, so drohen ihm die verschiedensten Nachkrankheiten, darunter ev. auch schwere Nerven- und Gehirnleiden. Recht oft mag dies in der Welt, auch zu verbrecherischen Zwecken verwirklicht worden sein[2]).

---

1) DOZY, Histoire des Musulmans d'Espagne, tom. IV, 1861, p. 93.
2) L. LEWIN, Die Vergiftung durch Kohlenoxyd, Berlin, J. SPRINGER, 1920.

# Dritter Abschnitt.

# Beziehungen deutscher Fürsten des 13. bis 15. Jahrhunderts zu Gift.

## Erstes Kapitel.

### Die Familie der Hohenstaufen.

I.

Einleitung. Kaiser FRIEDRICH II. Kampf mit seinem Sohne HEINRICH, König von Deutschland. GUALTEROTTUS. Vergiftungsversuch gegen den Kaiser. PETRUS DE VINEA. Sendschreiben des Kaisers darüber. Tod des Kaisers.

Hohenstaufische Kaiser und Könige.

Friedrich I. Barbarossa
† 1190

Heinrich VI.
† 1197
Gemahlin Constantia

Friedrich II.
† 1250

| Heinrich † 1242 im Gefängnis | Konrad IV. † 1254 | Enzio † 1271 im Gefängnis | Manfred † 1265 |
|---|---|---|---|
| Friedrich, Heinrich | Konradin † 1269 | | Constantia Gemahl Peter III. von Aragonien. |

1. Die politische Seite des Werdens und Vergehens der Hohenstaufen birgt kaum noch Dunkelheiten für den Betrachter. »Sie endeten kläglich in demselben Lande, welches sie 70 Jahre früher mit nicht minderer Grausamkeit, als an ihnen verübt wurde, erworben und welches sie gegen den Rat der Päpste und das eigene Gelübde mit der Kaiserkrone vereinigt hatten[1]).«

Die Schuld, die Kaiser HEINRICH VI., MANFREDs Großvater, der meineidige Vertilger des Normannenhauses[2]), einer der grausamsten, blutdürstigsten, schmutzig habsüchtigsten Männer, die je über die Geschicke anderer zu bestimmen hatten, auf sich geladen, rächte sich an Kindern und Kindeskindern. Im Schlosse von Calta bellota, wohin sie sich geflüchtet, wurde SIBYLLA die Gemahlin TANCREDs, des letzten Normannenkönigs, mit ihren vier Kindern grausam in Ketten gelegt. Wie mußte es nach-

[1]) BÖHMER, Regesten des Kaiserreichs, V, 1, S. 910.
[2]) GREGOROVIUS, Geschichte der Stadt Rom, 1908 Bd. 5, S. 381.

wirken, als dieser rachsüchtige Kaiser die Leiche TANCREDs aus ihrer Gruft ziehen und ihr vom Henker den Kopf abschlagen, den Sohn TANCREDs geblendet auf der Burg Ems in Vorarlberg elend verkommen und die Anhänger dieses Königs unter den entsetzlichsten Martern sterben ließ. Hatte er doch den Grafen JORDAN auf einen rotglühend gemachten Stuhl befestigen und sterben lassen! Nach seinem Einzug in Palermo und nachdem schon WILHELM III. abgedankt hatte, beging er Handlungen so empörender und ruchloser Grausamkeit, daß er dadurch für immer als einer der abscheulichsten und blutdürstigsten Tyrannen aller Zeiten dasteht. So ließ er z. B. die Anführer des sizilischen Heeres, das sich ihm bei Catania entgegenstellte, grausam hinrichten und einigen bei lebendigem Leib die Haut abziehen[1]).

Die Vergeltung für seine unerhörten Verbrechen kam. Der Untergang des Geschlechts von MANFRED, das ergreifende Drama im Schlosse von Trani und alles was sich daran schloß, nimmt sich wie eine von der Nemesis gefertigte Kopie dessen aus, was sich zuvor auf demselben Boden abgespielt hatte.

Obschon jeder, auch der kleinste historische Winkel der Hohenstaufengeschichte durchforscht worden ist, so bleiben dennoch einige der breiten Öffentlichkeit nicht zugänglich gemachte Vorgänge übrig, die von den Historikern nur gestreift werden, auf die aber an dieser Stelle näher einzugehen Pflicht wird. Von FRIEDRICH II. an bis zu KONRADIN hat, wenn man den Berichten Glauben schenken darf, in dieser Familie Gift eine Rolle gespielt: Verbrecherische Hände haben es von außen in sie getragen, und in ihr soll es der Sohn dem Vater, der Bruder dem Bruder gereicht haben — kein Familienglied, das nicht mit Recht oder Unrecht mit Gift in Beziehung gebracht wurde. Die Weltgeschichte hat kaum ein zweites Mal derartiges aufzuweisen. Sucht man auch noch so eifrig aus den vorhandenen Berichten das, was erkennbar der böseste Parteihaß ersonnen und verbreitet hat, kritisch zu entfernen, so bleibt doch noch genug übrig, was im Tun ebenso wahr als unerfreulich und abstoßend erscheint. Der Berichte liegen aus den verschiedenen politischen und religiösen Lägern genügend vor. Es hat ein Interesse, sie kennen zu lernen.

## Kaiser Friedrich II.

2. Mit dem Leben und Sterben dieses unglücklichen Mannes und mit dem seiner Familie haben Zeitgenossen und die Nachwelt vielfach Gift in Verbindung gebracht. Schon sein dauerndes Verbleiben in Italiens Süden, seine Vorliebe für orientalische Äußerlichkeiten, seine orientalische Umgebung u. a. m., das von dem Gehaben anderer Fürsten damaliger Zeit weit abwich, hatte, als Kunde davon auf dem weiten Wege nach Deutschland gelangte, zu allerlei Entstellungen und Fabelbildungen geführt. Man war nicht gewohnt zu hören, daß ein deutscher Kaiser Beschützer von Sarazenen sei, und mehr: daß er gar eine sarazenische Stadt anlegte. Dies

[1]) v. SCHACK, Geschichte der Normannen in Sizilien, 1889, Bd. 2, S. 329, 333.

geschah im Jahre 1239. In Lucera in Apulien vereinigte er alle Araber aus Sizilien mit ihrer hochentwickelten Industrie und schützte sie, trotz aller Anfeindungen, in ihrem Glauben. Sie bauten ihm dort auch seine Burg, in der arabische Pracht den Freund der Araber umgab — nicht anders als vordem Normannenkönige in Sizilien in ihren Palästen wie orientalische Fürsten gelebt hatten. Soll doch der Kaiser in Lucera sogar einen Harem gehalten haben. Daran knüpft sich wohl auch die folgende, an Tausendundeine-Nacht-Märchen erinnernde Erzählung: »Dieser Kaiser«, so erzählt die Chronik, »war ein schrecklicher Mann. Schöne Mädchen ließ er täglich und dauernd Gift nehmen. Ärzte hatte er zur Überwachung derselben angestellt, um, falls einmal eine sich vergiftet hätte, sie zu behandeln. Die Überlebenden hätten sich schließlich an die Gifte so gewöhnt, als gehörten sie zu ihrer Nahrung. Falls nun irgendein Fürst, oder ein vornehmer Mann, der dem Kaiser zunahe getreten war, und den er aus bestimmten Gründen auf andere Weise nicht hatte töten mögen, sich wieder mit ihm versöhnte, so gab er ihm eine der giftgewöhnten Jungfrauen als Gattin. Alsbald nach deren Umarmung wurde der Betreffende unheilbar vergiftet und starb. So rächte sich der Kaiser an seinen Feinden[1]).«

3. Ernsthafter als solche Märchen wurde über Gift am Kaiserhof berichtet. Nicht nur war er selbst mehrfach der Gefahr der Vergiftung ausgesetzt, sondern es wurde ihm auch ein freilich vergeblicher Vergiftungsversuch an seinem Verwandten GUALTEROTTUS, dem Grafen von Brena, dem Sohne des Grafen WALTER I., von dem Chronisten SALIMBENE VON PARMA nachgesagt, was offensichtlich nichts als Leutegerede oder Hofklatsch war. Dabei erfährt man allerlei anderes, was damals über den Kaiser im Umlauf war: »Jesi ist die Stadt, in der Kaiser FRIEDRICH geboren wurde. Dort ging das Gerücht von ihm, daß er der Sohn eines Fleischers aus Jesi sei, weil die Kaiserin CONSTANZE schon hochbetagt gewesen, als sie Kaiser HEINRICH heiratete. Er sei ein untergeschobenes Kind. König JOHANN von Jerusalem, der Schwiegervater des Kaisers, habe einst im Zorn den Kaiser den Sohn eines Fleischers genannt, weil er seinen Verwandten GUALTEROTTUS töten wollte. Der Kaiser fürchtete nämlich, daß durch irgendeinen Umstand das Reich Jerusalem an diesen fallen könnte. Da aber die Tötung mit Gift mißlungen wäre, sollte es mit einer Waffe bewerkstelligt werden[2]), wenn GUALTEROTTUS mit dem Kaiser Schach spielen würde. Dies erfuhr der König JOHANN. Als er ihn beim Schachspiele mit dem Kaiser sah, zog er ihn vom Spieltisch fort, indem er dem Kaiser zurief: ‚Pfui, du Sohn eines Fleischers.' Der Kaiser wagte nicht, dem

---

[1]) JOHANNES VICTORIENSIS LEOBIENSIS *Chronicon*, lib. I, in: PEZ, *Script. rer. Austr.*, tom. I, p. 803: »in reconciliationem dedit ei in uxorem unam de virginibus praedictis. Statim quando tunc idem cognovit eandem, fuit intoxicatus incurabiliter ac mortuus: et sic imperator vindicavit se de suis inimicis.«

[2]) SALIMBENE, *Chronica*, in: *Monum. German. hist. SS.*, tom. XXXII, p. 43: »rex Johannes qui fuit rex Jerosilimitanus et socer imperatoris quadam die irato animo et fronte rugosa appellavit imperatorem beccarii filium pro eo quod Guauterottum consanguineum suum volebat occidere. Et quia cum veneno non poterat cum gladio debebat fieri.«

König entgegenzutreten, weil dieser ein überaus starker Mann, etwa wie KARL, der Sohn PIPPINS, war.«

4. Die Zwistigkeiten, die zwischen dem Kaiser und seinem Sohne HEINRICH, dem 1221 gekrönten König von Deutschland, durch die Empörung des letzteren entstanden, führten FRIEDRICH kriegerisch nach Deutschland. »Bei der Belagerung einer seiner Burgen warf sich HEINRICH ihm zu Füßen und bat um Nachsicht. Er ließ ihn aber unbarmherzig in Fesseln schlagen und führte ihn nach Worms. Nachdem ihm die Fesseln aus Ehrfurcht vor seiner königlichen Würde etwas gelockert waren, soll der Sohn für den Vater Gift besorgt haben. Deswegen angeklagt, wurde er wieder in Bande gelegt und im Jahre 1235 einem Herzog [OTTO von Bayern] zur Bewachung übergeben[1].« Es ist bekannt, daß er ihn gefesselt in strengstem Gewahrsam auf dem Felsen Sankt Felix südlich von Melfi gehalten hat, wo er starb[2]. Auch hier sprechen die Umstände gegen den nur einmal als Gerücht überlieferten angeblichen Vergiftungsversuch HEINRICHs gegen seinen Vater. FRIEDRICH selbst, der ja mit Briefen und Bekanntmachungen über sein Handeln nicht kargte, würde andernfalls es nicht unterlassen haben, sich breit darüber auszulassen, um seinem mindestens mitleidlosen Handeln eine so schwerwiegende Grundlage zu geben.

5. Ganz andere, gesicherte Stützen hat ein Vergiftungsversuch, der gegen den Kaiser gerichtet war, und über den er selbst und andere sich mehrfach ausgelassen haben. Der beste Chronist des 13. Jahrhunderts, der englische Mönch MATTHIAS PARIS, hat eingehend darüber berichtet:

»Im selben Jahre kehrte FRIEDRICH, allenthalben von schweren Sorgen bedrängt, nachdem er über die Berge gezogen war, um den Herrn Papst anzugreifen, nach Apulien zurück, wie man sagt, vergiftet[3]. Da er schwer erkrankt war, wurde ihm von seinen Ärzten geraten, ein Abführmittel und ein eigens dazu bereitetes Bad zu nehmen. Es hatte aber Magister PETER DE VINEA, der FRIEDRICHs vertrautester Rat und besonderer Hüter seiner Seele gewesen war, einen Arzt bei sich, welcher auf Befehl FRIEDRICHs, wie auch PETERs, alles zu dem erwähnten Abführmittel Notwendige zurecht machen sollte; zu diesem ging PETER arglistigerweise, und auf seinen Rat mischte derselbe sowohl dem Trank als dem Bade ein stark wirkendes Gift bei, um ihn zu töten. Die Feinde der Kirche sagten aber, der Papst hätte PETER durch Bestechung und sehr große Verheißungen zu diesem Verbrechen verleitet[3]. Indessen wurde FRIEDRICH in derselben Stunde, wo er den Gifttrank hätte nehmen sollen, durch einen Freund gewarnt.

---

1) MATTHAEI PARISIENSIS *Chronica,* in: *Monum. Germ. histor. SS.,* tom. XXVIII, p. 130: »Laxatis autem vinculis et loris ob regalem reverenciam aliquantisper dissolutis dicitur filius patri venenum procurasse; super quo scelere accusatus vinculis iterum durioribus mancipatus, traditur cuidam duci custodiendus.«

2) *Chronicon Monasterii Mellicensis,* in: PEZ, *Script. rer. austr.,* tom. I, p. 803: »Hic Hainricus accusatus de rebellione est captus et deductus in Apuliam, ac ibidem carceris squalore suffocatus.«

3) MATTHAEI PARISIENSIS, *Historia major,* in: *Monum. Germ. histor. SS.,* tom. XXVIII, p. 307: »ut dicitur pocionatus«.

Er sprach daher zu dem Arzte, welcher den Trank darreichte, und zu PETER: ‚Freunde, meine Seele vertraut auf euch, ich bitte, sorget, daß ihr mir, der euch vertraut, nicht Gift statt eines Heilmittels darreicht.‘ Darauf PETER: ‚O Herr, oft hat Euch dieser mein Arzt einen heilsamen Trank gereicht, warum fürchtet Ihr Euch jetzt?‘ FRIEDRICH aber sprach zu dem den Trank darbietenden Arzte — jedoch finsteren Blickes, auch war, damit die Verräter nicht entfliehen konnten, in ihrem Rücken eine Wache aufgestellt: ‚Trinke mir zu und teile den Trank mit mir! Der Arzt also, heftig erschrocken und seines Frevels sich wohl bewußt, stellte sich, als stieße er mit dem Fuß an, fiel zu Boden und vergoß den größeren Teil des Giftes. Den übriggebliebenen kleinen Teil aber ließ der Kaiser zum Tode Verurteilten reichen, welche aus dem Kerker herbeigeholt wurden, und augenblicklich hauchten sie ihre armen Seelen aus[1]). Nachdem er sich also von dem verräterischen Mordanschlag, den man gegen ihn gemacht, überzeugt hatte, ließ er den Arzt hängen, PETER aber, verdientermaßen der Augen beraubt, durch viele Städte Italiens und Apuliens führen, damit er vor allen öffentlich das beabsichtigte Verbrechen bekannte. Endlich, befahl derselbe FRIEDRICH, sollte er den Pisanern, die ihn tödlich haßten, zur Hinrichtung übergeben werden. Als PETER dies hörte, rannte er mit dem Kopfe mit aller Gewalt gegen die Säule, an welcher er angefesselt war, und entleibte so sich selbst[2]).«

Dieser Bericht des zeitgenössischen MATTHIAS, dessen Werk von BARONIUS als ein goldenes Buch bezeichnet wird, ist, wie so vieles andere, lange als Erfindung behandelt worden, oder doch als das Echo eines lügenhaften Gerüchtes. Er liefert in Wirklichkeit die wahre Erklärung des Dramas, wenn man alles jetzt vorhandene sichere Material, und besonders die bestätigenden Briefe FRIEDRICHs daraufhin ansieht[3]). Der politische und religiöse Standpunkt der Chronisten muß hier ausscheiden. Es haben auch streng Papistische die Erzählung des MATTHIAS, die vielleicht etwas novellistisch aufgeputzt sein mag, übernommen[4]).

Historisch absolut sicher ist, daß der Kanzler PETRUS DE VINEA im Monat Januar oder Februar 1249 in Cremona gefangen gesetzt worden ist, zu gleicher Zeit wie der Arzt, angeblich vom päpstlichen Legaten in Parma bestochen worden ist, den Kaiser zu vergiften[5]). Der innere Zusammenhang beider Ereignisse ist, wie immer, von Historikern in Frage gestellt worden. Es ist nicht meine Aufgabe, darüber in eine Untersuchung einzutreten, die, falls sie zu einem entgegengesetzten Ergebnis gelangen würde, mindestens die gleiche Berechtigung wie die Negation hätte. Hier handelt es sich um den Vergiftungsversuch am Kaiser, der gemacht worden ist. Man darf nicht annehmen, daß FRIEDRICH öffentlich absichtlich in seinen

---

1) Ibidem: »Minimam autem que supererat partem dampnatis quibus jussit extractis de carcere, et statim miseras animas exalarunt.«

2) Die Chronik des Matthaeus von Paris. Übersetzt von GRANDAUR und WATTENBACH, Leipzig 1896, S. 235.

3) HUILLARD-BRÉHOLLES, Vie et correspondance de Pierre de la Vigne, Paris 1865, p. 78.

4) NIC. PARTHENII GIANNETASII Historia Neapolitana, lib. XVI, 1713, tom. I, p. 353.

5) BÖHMER, Regesta Imperii. Die Regesten des Kaiserreichs, herausgegeben von FICKER, Bd. 1, Abt. 1, S. 677, Nr. 3759a, 3767, 3768.

Verkündigungen die Unwahrheit gesagt hat. Zwei solcher Dokumente von ihm liegen vor. Das eine ist an den »Kapitän des Königsreichs« gerichtet. Er wird aufgefordert, einen Verräter zu strafen[1]), der nur mit der Chiffre C bezeichnet wird, aber sehr wahrscheinlich kein anderer als PETRUS ist. Dieser solle nach dem vom Kaiser und seinem Rat gefaßten Beschluß unter fortwährenden Martern im ganzen Königreich herumgeführt werden. Weder an Sonntagen noch Festtagen solle er ruhen dürfen. Nachdem dies geschehen, müsse er hingerichtet werden, ohne Rücksicht darauf, daß sein Hochverratsverbrechen beim Versuch geblieben ist, denn er habe planmäßig dem den Todestrank reichen lassen wollen, von dem so vieler Menschen Heil und Wohlfahrt abhinge[2]). Da dieser Verbrecher nicht der Arzt sein kann, so bleibt nur PETRUS übrig als die einzige Person, die von der Geschichte sonst noch mit dem Ereignis des Giftmordversuches in Verbindung gebracht worden ist.

Wurde laut kaiserlichem Befehl in ihm der unmittelbare Veranlasser des Verbrechens gekennzeichnet und gestraft, so läßt sich der Kaiser in einem zweiten Schriftstück über den mittelbaren Schuldigen und den Arzt als Giftmörder aus. In diesem offenen Brief[3]) meldet er allen Völkern: »Dieser Pontifex, dieser friedliche Führer des christlichen Glaubens hat uns seinen Arzt geschickt, der bisher in Parma Gefangener war und den er frei gemacht hatte, nachdem er mit ihm verabredet hatte, daß er mich Gift trinken lassen würde unter der Form eines Medikaments. Aber im Augenblick, wo er ausführen wollte, was er versprochen und beschworen hatte, indem er mir eine tödliche Medizin reichte, hat Gott den Kelch von mir abgewandt. Die Tatsache ist bewiesen vor uns und unseren Großen sowohl durch das Geständnis des Verräters, der auf der Tat ertappt sein Verbrechen nicht leugnete, als auch durch aufgefangene Briefe.«

Dies alles ereignete sich im Jahre 1249. Im Jahre darauf starb der Kaiser. Woran? Es gibt Chronisten, die mitteilen, daß er dem Schicksal, durch Gift zu sterben, nicht entgangen, und daß sein Sohn MANFRED an der Herbeiführung desselben beteiligt gewesen sei[4]). Ja, »etliche Historienschreiber melden, weil MANFRED Sorge gehabt, er möchte doch durch der Ertzte hülff, das eingenommene Gifft überwinden soll er ihm ein Kissen auf den Mund gehalten und ihn damit erstickt haben«. Diese Schilderung, die bereits von PTOLEMAEUS LUCENSIS[5]), der im 13. Jahrhundert lebte, gemacht wurde, macht den Eindruck des Romanhaften. Sicher scheint nur zu sein, daß er kurz vor dem sehr schnell erfolgten Tode an schwerer

---

1) PETRI DE VINEIS, *Epistolae*, lib. V, cap. II, Basil. 1566, p. 581: »Capitaneo regni quod procedat ad vindictam cujusdam proditoris«.

2) PETRI DI VINEIS, *Epistolae*, l. c.: »mortis haustum ei studuit propinare, a quo multorum salus et incolumitas procuratur, volens cum homicidio, immo potius cum homicidiis omnium illorum quorum vita dependet a nostra, laesae crimine Majestatis committere.«

3) HÖFLER, Kaiser Friedrich II., S. 421.

4) *Chronicon Parmense*, in: MURATORI, l. c., tom. IX, p. 776: »et quidam dicebant quod rex Manfredus ejus filius eum de quodam veneno mortifero tossicavit.«

5) PTOLEMAEI LUCENSIS, *Historia ecclesiastica*, in: MURATORI, l. c., tom. VII, p. 1135: ». . . . quem Manfredus filius ipsius naturalis ambiens regni Siciliae dominium et thesauros uno secretario imperatoris conscio timens ne convalesceret, cussino super faciem ejus posito suffocavit.«

Dysenterie[1]) oder, wie es auch anders noch ausgedrückt wird: »an einer Art von Bauchfluß« litt[2]).

Toxikologisch gibt eine solche Angabe freilich zu denken. An den Durchfällen wäre er nicht gestorben. Selbst wenn es sich um eine Dysenterie, also um eine echte Ruhr gehandelt hätte, so würde sie so schnell wie angegeben nicht haben tödlich wirken können. Überdies töten die sporadischen Ruhrerkrankungen fast nie, während bei den epidemischen die Mortalität bis 25 Prozent gehen kann. Um eine epidemische wird es sich nicht gehandelt haben, weil sonst davon sicherlich Nachricht gegeben worden wäre. Der Verdacht ist nicht von der Hand zu weisen, daß Gift der wirkliche Verursacher des Leidens gewesen sei. Dann käme als solches nur Arsenik in Frage. Und gerade dort und damals bestand die Fähigkeit, mit Arsenik umzugehen. Verlaufsart und Symptome decken sich, soweit die leider so spärlichen Nachrichten dies zu sagen erlauben, mit einer Vergiftung durch diesen Stoff. Alles andere, was als Begleiter der Durchfälle angegeben wird, ist als phantastische Beigabe anzusehen, erfunden und ausgesprochen, um des Kaisers Ende gewissermaßen als eine Strafe Gottes darzustellen: »So sah Gott von seiner himmlischen Höhe herab das Schifflein PETRI von den Wellen hin und her geworfen und geschüttelt durch den Tyrannen FRIEDRICH, den Räuber und Verderber, und nahm ihm das Leben. Er bekam Durchfälle, knirschte mit den Zähnen, Schaum stand ihm vor dem Munde, er brüllte und starb elendiglich.« Dies ist ein einzelner Strich aus dem Bild, das die Vertreter der Kirche von ihm und seinem Ende entwerfen.

## II.

## Konrad IV.

Tod seines Bruders HEINRICH. JOHANNES MAURUS. Tod FRIEDRICHS, des Neffen KONRADS. Erkrankung und Tod KONRADS.

1. Der Sohn FRIEDRICHS II. ist wiederholt mit Vergiftungen in Beziehung gebracht worden. Schon bei seinen Lebzeiten waren darüber Erzählungen im Umlauf und nach seinem Tode in noch erhöhtem Maße.

Den direkten Grund zu solchen Gerüchten bildeten in erster Reihe die freilich sehr auffälligen frühzeitigen Tode zweier junger Männer, die ein gewisses Anrecht auf das Erbe FRIEDRICHS II. hatten: HEINRICH, der legitime Sohn FRIEDRICHS II. von der ISABELLA von England, also KONRADS Bruder, und FRIEDRICH, der Neffe KONRADS, der Sohn HEINRICHS VII., Königs von Deutschland, der wegen seiner Empörung gegen seinen Vater FRIEDRICH II. elend als Gefangener 1242 gestorben war.

Zeitgenössische und spätere Chronisten[3]) sprechen davon, daß er seinen

---

1) NICOLAUS DE CURBIO, *Vita Innocentii Papae IV,* in: MURATORI, l. c. tom. III, 1, p. 592: ». . . . qui in Apulia castro Florentini laborans gravibus dissenteriis.«

2) *Chronicon Parmense,* l. c.: »Fridericus Apuliae obiit et quidam dicebant de quodam fluxu ventris.«

3) SALIMBENE, *Chronica,* in: *Monum. Germ. histor. SS.,* tom. XXXII: »Conradus interfecerat Karolum [Henricum] fratrem suum quem Fridericus habuerat ex Anglicana uxore.«

Bruder HEINRICH, »die Hoffnung und der Stolz der Angeln, einen Jüngling von wunderbarer Schönheit«, im Jahre 1254 habe töten lassen. »Er starb, wie die Feinde KONRADs, des Königs von Sizilien, behaupten, auf dessen Betreiben. Dies ist jedoch nicht glaublich. In Wirklichkeit hat ihn ein gewisser JOHANNES MAURUS, ein schändlicher Mensch, vergiftet, und als er im Sterben lag, ihn mit einem Tuch erdrosselt[1].«

Die Jahrbücher von Genua berichten, daß »KONRAD seinen Bruder HEINRICH von der Insel Sizilien habe kommen lassen, und da dieser aus Furcht vor Gift ohne vorheriges Vorkosten weder essen noch trinken wollte, habe ihn JOHANNES MORUS auf des Königs Befehl erdrosselt«[2].

2. Den Gifttod soll nach derselben Quelle FRIEDRICH, der Neffe KONRADs und Enkel FRIEDRICHs II., erlitten haben[3]. Es findet sich bei mehreren Historikern verzeichnet, daß auch wieder MAURUS den Herzog FRIEDRICH nach Melfi (Amalfi) kommen ließ, um ihm angeblich dort die 10 000 Unzen Goldes, die ihm Kaiser FRIEDRICH außer Österreich vermacht hatte, zu zahlen, ihn aber dort in einem Gericht Fische tödlich vergiftet habe[4], nicht auf Veranlassung von KONRAD, sondern von MANFRED und des Markgrafen BERCHTOLD, die später hingerichtet wurden[5].

3. Eine mindestens zweideutige Rolle scheint dieser JOHANNES MAURUS, ein Mohr, »ein grausamer, blutdürstiger Verbrecher, der den Leuten schmeichelte und sie unter dem Scheine der Freundschaft vergiftete«[6],

---

[1] MATTHIAS PARIS, *Chronica majora*, ad ann. 1254, edit. LUARD, vol. V, p. 448: »Interiit autem, prout ab emulis Conradi regis Siciliae asseritur, ipso rege Conrado procurante. Quod non est credibile .... Sed revera quidam flagiosissimus Joh. Maurus ipsum pocionatum et adhuc sub morte palpitantem quodam manutergio sugillavit.«

[2] BARTHOLEMAEI SCRIBAE *Annales*. *Annales Januenses*, in: *Monum. Germ. histor. SS.*, tom. XVIII, p. 230: »Idem vero Conradus fratrem suum Enricum de insula Sicilie advocavit; diciturque quod eo habente regnum in pace, Fredericum ipsius nepotem veneno interimi fecit, Enricum vero eis fratrem strangulari; quia cum nichil bibere vel comedere vellet absque credentia, dicitur quod Johannes Morus ex mandato ipsius regis ipsum strangulavit; et sic omnes liberi legittimi imperatoris preter ipsum regem habuerunt finem.« — Das gleiche berichtet auch PANDULPHUS COLLENUTIUS, *Historiae Neapolitanae*, 1572, p. 162: ».... Henricum in conclave clanculum adduxit et ex Conradi mandato trucidavit.« Ebenso BARTHOL. DE NEOCASTRO, *Historia Sicula*, in: MURATORI, *Rer. ital. Scr.*, tom. XIII, p. 1016: »Maurus ille nequam manus gerit inde pollutas, quia inhumane surgens in dominum, composito puerum veneno diffundit.«

[3] MATTHAEUS PARISIENSIS, *Monum. Germ. hist. SS.*, tom. XXVIII, p. 336: »Qui [Morus] Frethericum sic [veneno] interfecit.«

[4] PANDULPHUS COLLENUTIUS, l. c., p. 162: »Cum enim illi Imperator Austriam testamento legasset, una cum decem unciarum auri millibus, et misellus adolescens eo venisset, ut accepto auro in Austriam contenderet: data provincia fuit a Manfredo Joanni Moro, ut id ei post obitum parentis numeraret: sed ille eum ad coenam Melphim invitavit, aurum sese illic numeraturum fingens et oblato pisce venenato Bertoldi marchionis consilio enecavit.»

[5] Ibid.: »Joanni Moro atque Bertoldo marchioni ob eodem Manfredo caput amputatum.« — Vgl. auch: GIOV. TARCAGNOTA, *Delle istorie del mondo*, Venezia 1585, vol. II, p. 549: »Era anche non molto prima stato in Melfi per ordine di Manfredo avvelenato il garzonetto Federigo, duca di Austria.«

[6] MATTHAEIS PARISIENSIS, *Histor. major.*, in: *Monum. Germ. Histor. SS.*, tom. XXVIII, p. 336: »Quidam vero illius terre incola et indigena cruentus et facinorosus valde, Johannes dictus Maurus, adulator et sub amicitie homines veneno necans ....«

lange gespielt zu haben. FRIEDRICH II. hatte ihn zum Kammerwächter gewählt, MANFRED aber, als er Statthalter seines Bruders KONRAD war, ernannte ihn zum Kammermeister und machte ihn zum Herrn der Stadt Luceria. Hierfür mußten die geleisteten Dienste ganz besonders groß gewesen sein, und da man nicht annehmen kann, daß es im Staatsinteresse geleistete gewesen sein werden, so gewinnt die sehr alte Ansicht, daß dieser MAURUS das Tageslicht scheuende Machenschaften auf Befehl verrichtete und dafür belohnt wurde, einen gewissen Wahrscheinlichkeitsreflex. In einem offenen Brief an den Papst wies KONRAD das von diesem vielleicht mit verbreitete Gerücht, daß er seinen Neffen habe vergiften lassen, zurück. Es sei diese Behauptung niederträchtig und so falsch wie möglich, und er weise sie nur für die Leute aus dem Volke, die leicht derartiges glaubten, zurück[1]).

4. Haben die Zeitgenossen schon während seines Lebens allerlei Verdächtiges über den König KONRAD IV. gemeint und gesagt, so haben sie auch seinen Tod als einen unnatürlichen, durch Gift herbeigeführten angesehen. Spätere Historiker haben diese Ansicht geteilt, einige freilich — zumal aus der Neuzeit —, die alles erdenkliche Sonstige an Überlieferung übernehmen und glauben, haben, geleitet von einem horror veneni, auch hier eine Vergiftung als »wohl nicht denkbar« abgelehnt. Die Begründung eines solchen Mißglaubens ist ungeschickt laienhaft. So findet man z. B. den Ausspruch: »Es starben noch mehr mit KONRAD gekommene Deutsche, was bei Strapazen in einem ungewohnten gefährlichen und verführerischen Klima doch [!] ganz natürlich ist.« Bald ist das norditalienische, bald das römische, bald das süditalienische Klima die Zuflucht in der Not, etwas erklären zu wollen, was sich damit nicht erklären läßt, weil es eben eine Vergiftung ist. Die Erkenntnis der Erkrankungsformen an Malaria und der Ausgänge dieses Leidens dürften auch einen Laien davon zurückhalten, Menschen im Handumdrehen daran sterben zu lassen. Dazu ist der Charakter der gewöhnlichen Malaria gar nicht angetan.

Man führte in alter Zeit den schnellen Tod KONRADs auf göttliche Vergeltung zurück[2]), und zögerte nicht, seinen Bruder MANFRED gewissermaßen als Vollstrecker des göttlichen Willens anzusprechen. Schon vorher einmal scheint an ihm ein Vergiftungsversuch vorgenommen worden zu sein: »In jenen Tagen wurde KONRAD — wollte Gott, es wäre nicht durch einen Trank des römischen Hofes — vergiftet und mit Mühe und Not durch das emsigste Bemühen der Ärzte von den Pforten des Todes gerettet[3]).«

---

1) MATTHIAS PARIS, *Additamenta ad Chronica majora*, edit. LUARD, London 1880, vol. VI, p. 302, ad ann. 1254: »Ad aliud vero, quod nequissime et falsissime ponitur, quod sanguinis foedere violato toxicari fecit Frethericum nepotem suum; licet non videretur necessarium respondere ad tam manifestissimam et apertissimam falsitatem, tamen ne simplices et vulgus quod de facili credere consuevit aliud crederet quam deberet; dicit dominus rex, quicquid super hoc per quemcunque sibi opponitur, penitus esse falsum rite probabit.«

2) PANDULPHUS COLLENUTIUS, l. c., p. 162: »Neque vero procul abfuit ultio divina: nam vix quinque menses post ejus mortem fuerant elapsi cum ipse quoque Conradus veneno, ut putatur sublatus est.«

3) MATTHAEUS PARISIENSIS, l. c., p. 328: »— utinam nullo de romana Curia letifero potu prodiciose infectus — vix est medicorum industria diligentissima a portis mortis liberatus.«

Er scheint noch eine Zeitlang darunter gelitten zu haben. Daran soll der Plan des Papstes, eine Nichte mit KONRAD zu verheiraten, gescheitert sein[1]). Als er aber wieder gesund war, sagte er, die Päpstlichen hätten ihm diese Gefahr bereitet, und hielt dem Papst üble Nachrede, indem er versicherte, durch diesen sei ihm tödliches Gift, wie einst seinem Vater, gereicht worden[2]).

Daß der Papst ihm nicht wohlwollte, lag in der politischen Konstellation, und daß, wie MATTHIAS PARIS, der in dieser Zeit lebte, angab, die glücklichen Fortschritte, die KONRAD in Apulien machte, dem Papste unangenehm waren, ist verständlich. Es ist auch begreiflich, daß INNOZENZ IV. die gegen ihn ausgestreuten Gerüchte, als habe er seine Hände bei dem Vergiftungsversuch gegen KONRAD im Spiele gehabt, veranlaßten, über die Handlungen dieses, vor allem über die Tötung seines Bruders HEINRICH öffentlich zu sprechen. »KONRAD wurde dadurch überaus traurig und verzehrte sich in dem drückenden Schmerz. Da nun noch, wie gesagt wurde, ihm erneut Gift beigebracht worden war, so sank er auf das Sterbebett[3]).«

Das Gerücht war nicht unbegründet. Mögen immerhin politische oder selbstsüchtige Gründe die Triebfedern für die Tötung KONRADs gewesen sein, so wird man — insofern die alten Berichte über sein allgemein menschliches Verhalten zutreffen — nicht umhin können, auch diesem einen Teil an der Herbeiführung seines so schnellen Endes zuzuschreiben. »KONRAD war ein inhumaner und grausamer, hinter seinem Vater an Klugheit und anderen Tugenden weit zurückstehender Mann[4]).« Er wird als ein »Quäler der Völker« bezeichnet[5]) und »seinem Stiefbruder MANFRED nicht zum besten gewogen«. Ein Zeitgenosse, beeindruckt von der allgemeinen ungünstigen oder feindlichen Stimmung gegen ihn, gab an, daß, als seine Leiche auf dem Wege nach Palermo durch Messina gekommen sei, die Einwohner, in Erinnerung an die Unbill, die sie von seinem Vater und ihm erlitten, hatten »seine Gebeine ins Meer geworfen hätten«. Selbst wenn dies, wie man jetzt annimmt, eine Legende ist, so bleibt doch immerhin der ungünstige Eindruck bestehen, den die Persönlichkeit in seiner Zeit gemacht hat. Und SALIMBENE VON PARMA, der Verfasser der Mitteilung, war ein Historiker, der »ein lebensfrisches Spiegelbild des 13. Jahrhunderts« geliefert hat.

5. Er gibt weiter an, daß, nachdem KONRAD Neapel eingenommen und seine Mauern von Grund aus zerstört hatte, er im folgenden Jahre seiner Herrschaft in Apulien zu kränkeln begann. Über die Art der Krankheit wird nichts berichtet. Es heißt nur, daß er im Lager bei Lavello im

[1]) Ibid., p. 330: »Sed hoc negotium per Conradi infirmitatem qui, ut dicitur pocionatus vix respiravit .... fuerat impeditum.«

[2]) Ibid.: »diffamavit dominum papam non mediocriter, asserens, per ipsum virus letiferum, sicut quondam patri suo facinorose fuisse propinatum.«

[3]) Ibid., p. 346: ».... et, ut dicitur, veneno propinato impellente, gravi dolore cepit contabescere et letali lecto decumbere.«

[4]) PANDULPHUS COLLENUTIUS, l. c., p. 163.

[5]) VOLATERRANUS, Commentarior. lib. XXXVIII, Basil. 1559, p. 557.

26. Lebensjahr von einer Krankheit dahingerafft worden sei[1]). Als ihm zu Heilzwecken ein Klistier verordnet worden war, hätte man Gift in dasselbe getan und dadurch seinen Tod im Jahre 1254 herbeigeführt[2]). Über den Urheber dieser Vergiftung wird in dieser Mitteilung nichts gesagt. Aber nur wenig später berichtet der Bischof PTOLEMAEUS LUCENSIS, daß »einige Mitteilungen besagen, daß KONRAD von seinem Bruder MANFRED: erstens mit Wein auf einer Jagd vergiftet worden sei, zweitens, daß er Gift in einem Klistier aufgenommen habe. Dieses Klistier sollte Schmerzen, die das erste Gift verursacht hatte, beseitigen, führte aber den Tod herbei[3]).

Eine andere und, wie anzunehmen ist, richtigere Version des Vorganges lautet, daß KONRAD an Fieber erkrankt und auf dem Wege der Besserung gewesen sei, als er einen Rückfall bekommen habe. Von allem, was ihm zum Essen oder Trinken gereicht wurde, bekamen zuerst die dazu bestellten Vorkoster zum Prüfen, so daß nicht etwa schlimmes Aconit in ein Nahrungs- oder Genußmittel sich einschleichen konnte. Als die Krankheit sich länger hinzog, lagen die Barone um MANFRED ihm in den Ohren, indem sie immer wieder von dem wünschenswerten Tod KONRADs sprachen. MANFRED habe zuletzt in Aussicht auf seine eigene Nachfolgerschaft des Bruders Tod selbst erstrebt und sich dazu des salernitanischen Arztes bedient, der KONRAD behandelte. Dieser sei dazu gebracht worden, einen Weg für die Vergiftung ausfindig zu machen. Er habe gepulverten Diamant mit Diagrydium d. h. Scammonium gemischt in das Klistier getan und dadurch seien die Eingeweide zerrissen worden[4]). Diese Mittel sind natürlich ganz ungeeignet, eine sonderliche körperliche Schädigung herbeizuführen. Es ist begreiflich, daß ein Laie über die Mittel der Vergiftung nicht unterrichtet sein konnte. Wohl aber spricht die Erwähnung des Scammoniums, eines stark abführend wirkenden Milchsaftes, für die Art der Vergiftungswirkung: Es waren wahrscheinlich unangenehme Durchfälle eingetreten, die an sich den Tod zu verursachen ungeeignet sind. Scammonium vermag, eingenommen, wässerige Darmausleerungen hervorzurufen. Selbst 16 g davon wirken bei Tieren nicht anders, und erst 24 g veranlaßten bei einem Schaf nach 20 Tagen den Tod. Dieses oder ein

---

1) NICOLAI DE JAMSILLA, *Historia* in: *Muratori,* l. c., p. 506: ». . . . cum circa veris initium ordinato exercitu processurus castramentari coepisset, in campis prope Lavellum infirmitate correptus, cum esset circa annos aetatis viginti sex .. . . acerbo mortis fato succubuit.«

2) SALIMBENE DE ADAMO PARMENSIS, *Monum. Germ. histor. SS.,* tom. XXXII, p. 444: »Sed cum seguenti anno regni sui in Apulia infirmari cepisset, cristere, quod a medicis judicabatur fieri ad salutem veneno inmisso intulit sibi mortem.« — Ibid., p. 205: »per cristere mortuus est veneno inmisso.« — Mit den völlig gleichen Worten findet sich diese Angabe in dem aus jener Zeit stammenden Memoriale potestatum Regiensium, in: MURATORI, Rer. ital. Script., tom. VIII, p. 1118. — DE DYNTER, *Chronica,* Bruxelles 1854, tom. II, p. 202: »clistere, quod a medicis ordinabatur fieri ad salutem, veneno mixto intulit sibi mortem.«

3) PTOLEMAEUS LUCENSIS, Historia ecclesiast., in: MURATORI, Rer. italic. Script., tom. VII, p. 1146. Ebenso berichtet den Vorgang RICORDANO MALESPINI, der 1281 starb, in seiner Istoria Fiorentina [die jetzige Form seiner Berichte wird aber für eine spätere Kompilation gehalten]. MURATORI, l. c., tom. VIII, p. 976: ». . . . il fece a' detti medici per moneta e grande promesse avvelenare in un cristeo e di quello morì iscomunicato.«

4) SABA MALASPINA, *Rerum sicularum historia,* in: MURATORI, l. c., tom. VIII, p. 790: »Sicque violentia utriusque Corradus emisit laniata particulariter viscera per secessum, corporis et animae foedere dissoluto.«

anderes Drastikum haben KONRAD nicht getötet. Der gepulverte Diamant, der angeblich mit eingeführt wurde, ist ein ganz harmloser Stoff. Somit drängt sich die Annahme auf, daß die Durchfälle nur Begleitsymptome eines Allgemeinleidens gewesen sind. Hingen sie mit seinem vorgängigen Kranksein zusammen? Falls er, wie man glauben könnte, an einfacher Malaria gelitten hat, so würden dazugetretene Durchfälle keine Verschlimmerung derselben veranlaßt haben können, da man in alter Zeit gerade durch eine Einwirkung auf Magen und Darm die Malaria gut beeinflussen zu können gemeint hat. Nur wenn man eine perniziöse Malaria als vorhanden gewesen annehmen wollte, dann vermochte eine solche nicht an sich, sondern durch die hinzugetretenen Komplikationen — entweder in Form eines Kollapses, oder einer Lungenentzündung, oder schwerer Gehirnsymptome — zu töten. In seltenen Fällen kann eine solche bösartige Intermittens sogar auch von den Symptomen einer Cholera oder Dysenterie begleitet sein. Aller Wahrscheinlichkeit nach hat aber KONRAD an dieser Form nicht gelitten, weil er, abgesehen von allem anderen, dann nicht an Eroberungen hätte denken können. Überdies gibt MALASPINA ausdrücklich an, daß die herbstlichen Fieber in der dortigen Gegend einen langwierigen Verlauf zu haben pflegten. Dies kann sich mithin nicht auf die perniziösen beziehen, die fast immer schnell verlaufen und wenn auch nicht nach dem ersten Anfall, wohl aber nach dem dritten oder vierten töten können. Nach alledem kann mit der Tradition angenommen werden, daß KONRAD nicht aus Kummer über die gegen ihn gerichteten Verleumdungen[1]) noch durch ein genuines Leiden gestorben, sondern einem Gifte zum Opfer gefallen ist, das ihm trügerischerweise mit irgendeiner Arznei gemischt als Klistier eingespritzt wurde. Um Aconit kann es sich nicht gehandelt haben, weil es Darmwirkungen wie die geschilderten nicht verursacht und schneller tötet als, dem Anscheine nach, KONRAD gestorben ist. Der Salernitaner kannte aber Arsenwirkungen und wählte wahrscheinlich eine Asenverbindung, die sowohl Allgemeinvergiftung als auch schwere Störungen im Darm erzeugen konnte. So verbarg sich die Giftenergie unter dem Bilde einer arzneilichen starken Abführwirkung. Ob MANFRED der Veranlasser war, kann nur vermutet werden. Die äußeren Umstände sprechen dafür. Der Abt JOHANN von Victring, der »mit Überlegung und Einsicht« sein Geschichtswerk um die Wende des 13. und 14. Jahrhunderts verfaßte, berichtet nur, daß KONRAD heftig erkrankte und dem Gifte erlag, das ihm verräterischerweise als Klistier eingespritzt worden war[2]). Diese Annahme ist jahrhundertelang von Geschichtschreibern als wahr angenommen worden[3]). AENEAS SILVIUS PICCOLOMINI bezeichnet dagegen MANFRED als den Urheber

---

[1]) Angeblich sollen dies die Annales S. Justin. Patavini und die Berichte des MATTEO DI GIOVENAZZO (Matteo Spinelli) vermerken. Bei beiden (MURATORI, Rer. ital. Script., tom. VII und VIII) finde ich aber darüber nichts.

[2]) JOHANNES VICTORIENSIS *Liber certar. historiarum*, lib. I, cap. 3, in: BOEHMER, *Fontes*, tom. I, p. 286: »per artificium clysteris veneno a medicis per fraudulenciam immisso visceribus vitam .... terminavit.«

[3]) GIOV. TARCAGNOTA, l. c., lib. XIIII, vol. II, p. 549: »fatto in una leggiera infermità con un clistiero avvelenato morire.« — TRISTANI CALCHI MEDIOLANENSIS Historiae patriae, Mediol. 1627, p. 321.

des Giftmordes: »Er wurde dem Leben entrissen, nicht ohne Unehre MANFREDs, dem man nachsagte, Ärzte mit Gold bestochen zu haben, damit sie seinem Bruder Gift zu trinken gäben[1].« JOHANNES VON PROCIDA, »mächtig und groß am Hofe MANFREDS«, soll die Ausführung der Vergiftung auf Drängen seines Herrn übernommen haben[2].

## III.

### MANFRED. Brief des Papstes URBAN IV. KONRADIN.

1. Die Zeitgenossen, und nicht nur die Guelfen, trauten MANFRED verbrecherische Handlungen zu. Nach dem Tode KONRADs ließ er sich in Cerepano in der Regentschaft durch INNOZENZ IV. bestätigen. Zerwürfnisse traten bald ein. MANFRED zog sich nach Luceria, der Sarazenenstadt, zurück, die, schon seinem Vater unverbrüchlich anhänglich, ihm Schutz und Truppen lieferte. Mit diesen, den Deutschen und den Resten der Ghibellinen verwüstete er den Kirchenstaat und eroberte Kalabrien und Sizilien. ALEXANDER IV. hatte nach INNOZENZ IV. den päpstlichen Stuhl bestiegen und vergebens den Machtgelüsten MANFREDs Widerstand zu leisten versucht. Auch die Exkommunikationen blieben erfolglos. Als der Nachfolger ALEXANDERs IV., URBAN IV., sich nicht mehr zu helfen wußte, rief er KARL VON ANJOU, den Bruder LUDWIGs IX., des Heiligen, zur Hilfe herbei. An ihn richtete dieser Papst einen Brief, der ein bezeichnendes Licht auf die ganze Auffassung der Zeit über Vergiftungen wirft. Er lautet:

»URBAN, Bischof, der Knecht Gottes, sendet seinem geliebten Sohne KARL Gruß und apostolischen Segen.

Mein Sohn, es ist uns durch nähere Freunde MANFREDs, des einstigen Fürsten von Tarent, bekannt geworden, daß dieser einen Abtrünnigen des St. Jakobsordens namens CAVALCANTUS mit zwei Mördern und fünfzig Arten von Giften unter Geleit des Herzogs von Burgund nach Frankreich gesandt habe, um Deinem Leben nachzustellen[3]. Aus diesem Grunde hielten wir es wichtig, Deine ganze Umsicht und Vorsicht auf solche Nachstellungen zu lenken. Unser Leben selbst wurde aus nächster Nähe mehrfach von MANFRED durch die gleiche Art von Tötungsmitteln bedroht[4]. Aber der Allmächtige hat unsere Person bis heute vor allen solchen bösartigen Machenschaften geschützt.«

---

[1] AENEAE SILVII Historia Friderici III, in: Analect. Monum. Vindobonensia, tom. II, p. 97.

[2] SALIMBENE DE ADAM, *Chronica*, in: *Monum. Germ. hist. SS.*, tom. XXXII, p. 472: »Et fertur quod fuit ille qui dedit venenum regi Conrado ad instantiam ipsius Manfredi, fratris sui.«

[3] URBANI PAPAE IV *Epistolae*, in: *Thesaur. nov. anecdotor.*, 1717, tom. II, epist. LVII, p. 86: »quod idem Manfredus quemdam apostatam ordinis militiae S. Jacobi nomine Cavalcantum cum duobus Asisinis et quinquaginta generibus venenorum seu toxicorum insidiaturum vitae tuae .... in Franciam jam transmisit.«

[4] Ibid.: »ex hoc percepturus attentius quod idem Manfredus nobis ex locorum propinquitate vicinus, in necem nostram per similia extinctionum genera multo frequentius machinatur.«

Es ist nicht unwahrscheinlich, daß dieser Warnung eine Wirklichkeit zugrunde lag. Die Machtgier MANFREDs, für deren Stillung er alle erdenklichen Wege beschritt, scheint unbegrenzt gewesen zu sein. Dabei besaß er als Herrscher, wie es scheint, nicht geringe Tugenden: Sanftmut, Gerechtigkeit, Milde, Nachsicht und persönliche Tapferkeit. Solche Charaktereigenschaften schließen die Leidenschaft des großen Begehrens nicht aus.

2. Dieses Streben nach Landbesitz und die Benutzung auch unlauterer Mittel für seine Erfüllung — ein auf so vielen Blättern der Weltgeschichte auffindbares, in Herrschern wohnendes, schweres Leiden — trat bei MANFRED auch hervor, als er nach dem Tode KONRADs im August 1258 sich zum König von Sizilien machte. Er ließ zuvor das Gerücht verbreiten, daß sein Neffe KONRADIN, der Sohn KONRADs IV., in Deutschland gestorben sei. ELISABETH, die Mutter KONRADINs, erhob hiergegen Einspruch. MANFRED beruhigte die an ihn geschickten Gesandten, indem er erstens sein Recht auf den Thron durch seine kriegerische Erwerbung begründete, sodann aber hinzufügte, daß er ihn nur so lange behalten wolle, bis KONRADIN in der Lage wäre, ihn selbst nicht nur einzunehmen, sondern auch zu verteidigen.

3. Bei alten Historikern findet sich noch die Angabe, daß MANFRED an KONRADIN einen Vergiftungsversuch durch Gesandte habe vornehmen lassen und daß er gerade durch die falschen Berichte dieser dazu veranlaßt worden sei, die Todesnachricht von KONRADIN überall zu verbreiten. THOMAS TUSCUS, ein Minoritenmönch, der um jene Zeit lebte, erzählt, daß er selbst einen vertrauenswürdigen Mann gekannt habe, dem der Antrag gemacht worden war, nach Bayern zu gehen, um den jungen Herzog zu vergiften oder zu entführen. Um dies nicht tun zu brauchen, sei er entflohen, dafür aber seien zwei Soldaten gedungen worden, um das gleiche zu vollbringen. Einer derselben hätte aber der Mutter den Auftrag verraten, der darin bestanden habe, dem Knaben ein goldenes, mit Edelsteinen besetztes Riechgefäß zu überreichen[1]). Das Riechen daran würde ihm d en Tod gebracht haben.

Spätere erzählen etwas anders: ELISABETH hätte aus Furcht vor Gift, das von MANFRED kommen könne, den Gesandten ein fremdes Kind als KONRADIN vorgestellt. Als diese dem angeblichen Herzog unter anderen Geschenken auch allerlei vergiftete Leckereien, mit Zucker überzogene Früchte, usw. übergeben hätten, wäre er, nachdem er von den wohlschmekkenden Dingen genossen hätte, tödlich vergiftet worden[2]). Daher sei das falsche Gerücht entstanden, KONRADIN sei gestorben.

Diese Erzählungen klingen wenig glaubwürdig — am wenigsten die des THOMAS TUSCUS.

---

[1]) THOMAS TUSCUS in: BÖHMER, *Fontes*, tom. IV, p. 654: »sciat olphatorium esse portatum auro gemmisque compositum ut puero quasi speciale jocale tradatur. Quod mox ut olphecerit cito vi veneni admixti peribit.«

[2]) PANDULPHUS COLLENUTIUS, l. c., p. 165. — NICOL. PARTHENII GIANNETASII, Histor. Neapolit., lib. XVII, 1713, tom. I, p. 377.

# Zweites Kapitel.

## Könige von Böhmen. Kaiser aus den Häusern Habsburg, Bayern und Luxemburg. Dänemark.

### I.

### OTTOKAR von Böhmen. WENZESLAUS IV. RUDOLF von Böhmen. Kaiser FRIEDRICH DER SCHÖNE. Herzogin ELISABETH.

1. Vergiftungsgerüchte woben sich reichlich in Deutschland vom 13. bis 15. Jahrhundert um böhmische und deutsche Herrscher. Sie erhielten sich mit solcher Zähigkeit, daß sie, freilich in mannigfaltigen Fassungsformen, von den Chronisten aus den verschiedensten politischen und religiösen Lägern der Nachwelt überliefert werden mußten. Dies ist mindestens ein untrügliches Zeichen für die damalige Vulgarisierung der Vorstellung, daß Gifte als Tötungsmittel reichlich Verwendung gefunden haben. Daß in manchen Fällen das Gerücht auch Unterlagen hatte, dürfte aus den folgenden Auseinandersetzungen hervorgehen.

Die Liebe zu einem anderen Weibe brachte den König OTTOKAR von Böhmen (PRIMISLAV III.) in den Verdacht, einen Giftmord begangen zu haben. Er hatte wiederholt in Rom das Verlangen gestellt, von seiner Gemahlin MARGARETE wegen ihrer Unfruchtbarkeit geschieden zu werden, erlangte aber, da man das Ersuchen unbillig fand, nie Gehör. So verstieß er sie eigenmächtig im Jahre 1261, verbannte sie nach Krems und ließ sie dort, wie man erzählt, durch Gift umbringen[1]). Er führte KUNIGUNDE, die Tochter RATISLAVS VON HALITSCH (Rotrußland), heim.

### Wenzeslaus IV.

2. OTTOKAR, der in der Schlacht bei Dürnkrut gegen RUDOLF VON HABSBURG bis zur Erschöpfung gekämpft hatte — es war noch die Zeit, in der die Fürsten in Schlachten auch ihre eigene Haut zu Markte trugen — und dann gefangen worden war, wurde in heimtückischer Weise von dem erbärmlichen Truchseß BERTHOLD VON EMERBERG im Jahre 1278 ermordet. Er hinterließ einen Sohn, WENZESLAUS. OTTO DER LANGE von Brandenburg, der die Vormundschaft hatte, ein habsüchtiger, brutaler Mensch, beutete seine Stellung in schändlicher Weise aus. Die verwitwete Königin KUNIGUNDE ließ er mitten in der Nacht mit ihren Kindern aus dem Prager Schloß nach einem Schlosse Bösig bringen, beraubte sie ihrer Einkünfte und ließ sie schlimme Zeiten durchleben. Ihren Sohn WENZESLAUS schleppte er nach Brandenburg und sandte plündernde, Gewalttaten verübende

---

[1]) JOH. ABBATIS VICTORIENSIS, *Liber certar. historiar.*, edit. SCHNEIDER, tom. I, p. 202: ».... ut eam repudiaret, studiosissime perquisivit, labem sterilitatis et non aliud allegando superbam eciam incontinencie et avaricie socians .... Margaretam itaque conjugem suam juris ordine non servato, repudiat et tenui admodum sustentaculo in Chrembsa locat, et, sicut fertur, extingui per toxicum procuravit.«

Banden nach Böhmen. Als nach langer Zeit WENZESLAUS endlich zu seinem Recht gekommen war, wurde er auf Befehl RUDOLFs mit Mönchen und Deutschen als Ratgebern umgeben. Trotz allem und trotz des Verrats seiner Frau verstand er es, sich Geltung zu verschaffen. Die Polen und die Ungarn boten ihm ihre Königskronen an. Darob neidisch, suchte der habgierige Habsburger ALBRECHT I. — der ja schließlich auch wegen Vorenthaltung des Erbes von seinem Neffen JOHANN ermordet wurde — WENZESLAUS durch Krieg niederzuringen und Böhmen »für seine Hausmacht« zu gewinnen. Dies bekam ihm, wie an anderer Stelle genauer berichtet wird, schlecht. Er fiel in Böhmen ein und belagerte Kuttenberg vergebens. ALBRECHT mußte mit seinen Truppen sehr schnell nach Österreich zurückgehen. Als im nächsten Jahre, 1305, der Krieg erneuert werden sollte, starb WENZESLAUS im 34. Lebensjahre. Zeitgenossen haben den Tod auf Gift bezogen. Der »wahrheitsliebende« Fürstenfelder Mönch gibt in seiner Chronik an: »Bald danach brachte man dem Böhmenkönig WENZESLAUS, dem Sohne König OTHAKERs — schon in seiner Jugend von seiner Mutter vergiftet, aber damals gerettet — aufs neue Gift bei, welches ihn aufs Lager warf und tötete[1]).« Er hinterließ einen Sohn, der noch jung durch das Schwert umkam. Der gewaltsame Tod von Vater und Sohn rief bei vielen den schlimmen Verdacht hervor, daß König ALBRECHT beide habe umbringen lassen. Nahrung erhielt dieser Verdacht dadurch, daß ALBRECHT seinen Sohn RUDOLF zum König von Böhmen machte und sich mit der Witwe König WENZESLAUS' (ELISABETH VON POLEN) verheiratete. »Doch nur kurze Zeit lebte der neue König mit ihr, dann starb er an Gift nach Art der übrigen böhmischen Könige, von denen selten einer eines natürlichen Todes stirbt[2]).« Für das letztere hat die spätere Zeit auch noch Belege geliefert.

Während hier Gifte in umfangreicher Weise als Todesursache herangezogen werden, finden sich in zwei anderen Berichten Angaben, nach denen der Tod von WENZESLAUS auf natürliche Ursachen zurückzuführen sei. Er sei, so sagt eine Chronik, durch geschlechtliche Unenthaltsamkeit[3]) gestorben, die andere, daß Schwindsucht seinem Leben ein Ende gesetzt habe. Das »phthisische« Leiden habe lange in ihm geschlummert und sich durch alle Symptome kundgegeben und die Körperkräfte des Königs nicht plötzlich, sondern langsam und sicher untergraben[4]). Mehr als sechs Monate lang sei er mit starken Schmerzen hingeschwunden. Die Glieder

---

1) MONACHI FÜRSTENFELDENSIS (vulgo VOLCMARI) *Chronica*, in: BÖHMER, *Fontes*, I, p. 27: »Interea Wenezlaus rex Bohemie filius Otakhri regis .... qui in adolescentia sua a matre fuerat intoxicatus sed tunc salvatus a morte iterum veneno infectus in lecto decidit, incurabilis vitam finit.«

2) Ibid.: »cum qua parvo vivens tempore veneno periit juxta morem aliorum regum Bohemorum qui raro cernuntur morte decedere naturali.«

3) *Continuatio Zwetlensis* tertia in: *Monum. German. histor.*, tom. X, p. 662, ad ann. 1305: »....solo incontinentie malo destructus interiit.«

4) *Die Königsaaler Geschichtsquellen (Chronicon Aulae regiae)*, herausgegeben von LOSERTH, Wien 1875, Cap. LXXII, p. 180 ff.: ».... Morbus ptysicus, qui in ipso diutius latitaverat, per cuncta tunc se sintomata manifestat: ptysis autem illa regis vires non spoliat repente, sed lente et bene.«

seien abgemagert und das Gesicht bläulich gefärbt gewesen[1]). Obschon aus dem ersten Teil dieser Mitteilung, wo von der langsamen und nicht jähen Wirkung der »Ptysis« die Rede ist, deutlich die Tendenz hervorblickt, eine Vergiftung, von deren Annahme der Chronist gewiß Kunde hatte, von vornherein auszuschließen, und obschon es Gifte gibt, die, mehrfach verabfolgt, ähnliche Symptome erzeugen können, so muß trotzdem die Frage nach der Todesursache des Königs ganz offen bleiben. Sollte eine Vergiftung bewerkstelligt worden sein, so kann sie nur durch Bleiverbindungen zustande gekommen sein. Dafür würden u. a. neben der langen Dauer des Krankseins die Schmerzen, die Abmagerung und das fahle Aussehen sprechen.

Was an Berichten über Vergiftungen von ADOLF VON NASSAU, ALBRECHT I. von Österreich und HEINRICH VII. von Luxemburg uns überkommen ist, habe ich an anderen Stellen dieses Werkes kritisch untersucht. Die drei nachfolgenden Kaiser sind gleichfalls nicht davon frei geblieben, mit Gift in Beziehung gebracht worden zu sein.

## Friedrich der Schöne.

3. Von FRIEDRICH III. von Österreich, dem Sohn Kaiser ALBRECHTS I. und späteren Mitkaiser LUDWIGS VON BAYERN (1314), berichtet eine Chronik, daß, als er erkrankt war, die einen es auf einen Schlaganfall, die anderen es auf die Ruhr und noch andere auf Gift zurückgeführt hätten. Er habe eine von einer gewissen Edelfrau verfertigte Speise genossen, an der er sterben sollte. Die Speise habe einen pustelartigen Ausschlag herbeigeführt und den Todeskeim in ihn gepflanzt. Der Mann jener Edelfrau sei grausam getötet worden, während die Frau am Leben gelassen wurde, da sie schwanger war[2]). Ein weiterer, etwa zu gleicher Zeit wie der vorige, also um das Jahr 1347 verfaßter Bericht lautet kurz: »Er starb an Gift, da unzählige Würmer aus seiner Haut hervorbrachen[3])«, und einer der besten Historiker über die bayerische Geschichte läßt ihn wegen seiner Tücke gottgestraft »von Läusen verätzt« sterben[4]). Sein Leiden muß auf die, die es sahen, einen eigentümlichen Eindruck gemacht haben: »Do geschah darnach in kurzer Zeit, daz dem Edlen Fürsten Chunig FRIEDRICHEN ward mit wunderlicher Gift vergeben, und Er alzo daz gefert alles fleisches volfüret[5]).«

---

[1]) Ibid., Cap. LXXX: »rex languidus plus quam sex mensibus dolore valido tabefactus« .... und Cap. LXXVII: »Quanta autem acerbi ipsum pupugerit vehementia doloris, exinanitio membrorum indicat et facies quam afficit caerulei species coloris demonstrat.«

[2]) JOHANNES VICTORIENSIS, *Chronicon Leobiense*, lib. V, cap. 8, in: BÖHMER, *Fontes*, tom. I, p. 406: »Fridericus rex percussus morbo apoplexie ut quidam dicunt, alii autem eum dissenteriam habuisse ajunt. Cepit autem vehementer deficere et invalescentibus morbis transiit. Fertur etiam quod a quadam nobili muliere quoddam confectum cibarium sumpserit quo ipse rex in favorem sui mariti moreretur; in morbum impetiginosum corporis est mutatum mortis materiam secum ducens.«

[3]) HEINRICI REBDORFIENSIS *Annal. Imperator.*, in: BÖHMER, *Fontes*, tom. IV, ad ann. 1325: »Et modico tempore supervivens obiit ex veneno, quia vermes innumerabiles ex cute ipsius erumpebant.«

[4]) VITI ARENPECKII Chronicon austriac., in: PEZ, Scriptor. rerum austriac., tom. I, p. 1240.

[5]) Chronica des Landes Österreich, in: PEZ, Scriptores, tom. I, p. 1141.

Alles das ist die Bestätigung dafür, daß FRIEDRICH einen unangenehmen Hautausschlag bekommen hatte. Falls die Speise bei dem Kaiser wirklich einen Hautausschlag gemacht haben sollte — solche alimentären, vorübergehenden Hautveränderungen sind ja nicht so gar selten —, so würde dies auf einen Laien vielleicht einen Eindruck haben machen können, ist aber als eine harmlose Äußerung einer Idiosynkrasie anzusehen.

FRIEDRICH III. war vom Kaiser LUDWIG nicht gerade gut behandelt worden. Schon vom Jahre 1326 an hatte ihm dieser jeden Einfluß als Regenten genommen. Bald war Familienzwist dazu gekommen. Sein Bruder OTTO wollte die Teilung der österreichischen Länder, um standesgemäß leben zu können, und auf die Weigerung begann er einen Krieg mit seinen Brüdern, der durch Einfälle der Könige von Ungarn und Böhmen bedrohlich wurde. Den Frieden, der schließlich zustande kam, überlebte FRIEDRICH nicht lange. In schlechtem Gesundheitszustand[1]) soll er sich auf sein Schloß Gutenstein im Wiener Wald zurückgezogen haben, wo er starb. Eine Vergiftung ist als Ursache unwahrscheinlich, aber nicht auszuschließen — das letztere deswegen, weil auch von Lähmung und Dysenterie berichtet wird.

Freilich ist es auffällig, daß gerade im Jahre 1330 im Habsburgischen Hause in kurzer Aufeinanderfolge mehrere Todesfälle vorkamen. Denn alsbald nach dem Tode FRIEDRICHs starb die Herzogin ELISABETH, die Gemahlin des Herzogs OTTO, und zwar, wie erzählt wird, an den Folgen eines Mahles, bei welchem sie mit Herzog ALBRECHT II., dem Sohne Kaiser ALBRECHTs I., und einigen Jungfrauen zusammen eine »vergiftete todbringende Speise vorgesetzt erhalten hatte«. Sie starb davon, während er an Händen und Füßen, oder nur den letzteren, gelähmt wurde, so daß er sich auf einem Tragstuhl umhertragen lassen mußte. STIBORIUS, der Vorsteher der herzoglichen Küche, wurde der Giftmischerei verdächtigt und mehrere Monate eingekerkert. Derjenige, der die als falsch erwiesene Anschuldigung ausgesprochen, büßte sein Verbrechen im Kerker[2]). Diese zeitliche Koinzidenz der Erkrankungen ist verdächtig. Wenn eine Vergiftung vorliegen sollte, so könnte es auch eine solche durch verdorbene Nahrungsmittel, z. B. Fleisch sein, die sowohl ziemlich akut töten als auch Lähmungen erzeugen kann. Es kämen von analog wirkenden Giften sonst nur Arsen und ev. Blei in Frage.

## II.

### LUDWIG DER BAYER. MARGARETE MAULTASCH. KARL IV. WENZEL. Herzog ALBERT IV. König SIGISMUND. Vererbung der Ländersucht. FRIEDRICH VON LANDSHUT. Erzbischof PILGRIM von Salzburg.

1. FRIEDRICHs Mitregent LUDWIG, ein habgieriger Mann, hatte seine traurige Rolle als Italiens Befreier ausgespielt. Seine Mißgriffe hatten ihm

[1]) *Chronica Leobiense*, apud PEZ, *Script. rer. Austriac.*, tom. I, p. 930: »Fridericus rex se contulit ad montana, cum esset infirmus ut in castro quod Guetenstein dicitur, tam de corporis dolore quam de cura terrarum ....«

[2]) STEYERER, *Commentarii pro historia Alberti II* ad annum 1342, Lips. 1725, p. 7: »ipse non multo post prope in tumbam consternendus gravi infirmitate .... Veneni Alberto propinati insimulatus est Stiborius tunc culinae ducali praefectus ....«

»so viel Schmach und Schande zugezogen, daß er vor dem ergrimmten Volke nur durch die Flucht entkommen konnte. Er hatte Städte und Dörfer ausgeplündert und, wie z. B. Pisa, ausgesogen. Er war nur nach Italien gezogen, um sich auf fremde Kosten zu bereichern. Seine deutsche Armee wurde zuletzt nur eine Bande von Räubern«. Acht Jahre weiterer Bereicherungssucht folgten. Da erkrankte und starb er plötzlich. Ein altes Geschichtsbuch gibt davon den folgenden märchenhaften Bericht: »Als LUDWIG bei dem Burggrafen zu Nürnberg zu Gaste war und sich gar fröhlich und lustig bei ihm machte, da kam dahin den Kaiser zu besuchen ANNA, eine Herzogin aus Österreich, die ihres ungestalten Angesicht halber MAULTASCHE genannt ward; die hielt etliche Male mit dem Kaiser Mahlzeit, stellte sich freundlich und fröhlich und trank ihm zu aus ihrer Flasche: Endlich ließ sie eine zwiefache Flasche bringen zum frühen stücke, da an einem Teil guten Wein am andern ein vergiffter Trank inne war das reichte sie ihm zum Trinken.

Balde nach dem Trunk befand der Kaiser sich übel, klagte, es steche ihn sehr ums Herz, stand auf wollte sich würgen und das böse also von sich bringen, *wie er denn oftmals empfangenes Gifft mit Würgen von sich gebracht hatte.* Aber damals wollte kein Vomitus erfolgen. Darum zog er mit dem Burggrafen auf die Bärenjagd. Einem großen Beeren jagte er nach war aber vom Gifte so matt, daß er stürzte, bewußtlos liegen blieb und bald nachher starb[1]).«

Dic gleiche Mär erzählt kürzer eine alte Nürnberger Chronik[2]): »... Diesem LUDWIG ward vergeben an dem gejait in einer flaschen mit einem zwifachen boden durch eine grefin von Tirol MALATESTA genannt und starb in eines armen pauren schoß in dem walt und ward begraben zu Münichen.«

MARGARETE MAULTASCH, die Erbin von Tirol und Kärnten, war die Schwiegertochter LUDWIGs. Weshalb gerade sie, die freilich vor ihrer zweiten Verheiratung mancherlei Schlimmes von ihm und anderen ländergierigen Herren zu ertragen hatte, ihn vergiftet haben sollte, ist unerfindlich. Das Ganze ist als frei ersonnen anzusprechen. Ein anderer Geschichtschreiber aus dem 17. Jahrhundert vermeldet nur, daß ihm in Nürnberg Gift beigebracht worden ist, und in der Chronik der Herzöge von Bayern steht, daß, »als Kaiser LUDWIG eines Tages eine Schwäche in seinen Gliedern fühlte — die, wie viele behaupten, von Gift herrührte, das ihm beigebracht worden war — er in Wald und Feld jagte, im Reiten abstürzte und danach starb«[3]). Es liegt hier keine Vergiftung vor. Der Tod ist durch Apoplexie erfolgt, wie zeitgenössische gute Chronisten mit Recht angeben[4]). Er war,

---

1) SACHSE, Neue Kaiser-Chronik, 1606, Teil IV, S. 167.

2) SIGMUND MEISTERLEIN, Chronik der Reichsstadt Nürnberg, Buch III, Kap. 1. Chronik deutscher Städte, Bd. 3, S. 124.

3) *Chronicon de Ducibus Bavariae*, in: BÖHMER, *Fontes*, tom. I, p. 137: »Anno domini CCCXLVII dominus Ludwicus imperator habens et sentiens in corpore suo debilitatem, vel, ut multi asserunt toxicationem cepit causa laboris venatum in sylvis et campestribus equitando se exercitare, et dum sic equitaret, corruens de equo mortuus est.«

4) MATTHIAE NEOBURGENSIS Chronica, cap. 94, edit. STUDER, Zürich 1867, p. 139.

als er am Morgen zu Pferde stieg, froh und heiter, und erst beim Jagen in einem Walde bei München ereilte ihn sein Schicksal.

2. Er hatte von MARGARETE MAULTASCH einen Enkel MEINARD V. Dieser starb im Jahre 1363, nachdem er, von der Jagd heimkehrend, einen Trunk kalten Wassers aus der Hand seiner Mutter genommen, plötzlich. Es verbreitete sich das falsche Gerücht, daß diese ihn vergiftet habe.

3. LUDWIG war auch dem Verdachte ausgesetzt, HEINRICH II. von Bayern, den Herzog von Niederbayern, im Jahre 1341 haben vergiften zu lassen. Eine Chronik aus der Zeit nennt die Verbreiter eines solchen Gerüchtes »Großsprecher«[1]). Der Kaiser war rechtzeitig gestorben. Er wäre sonst in harte und unangenehme Kämpfe mit seinem Gegenkaiser aus dem Hause Luxemburg verwickelt worden.

## Kaiser Karl IV.

4. Dieser Sohn des bei Crécy für Frankreich gefallenen JOHANN VON BÖHMEN und Enkel HEINRICHS VII. aus dem Hause Luxemburg wird gemeinhin als staatsklug bezeichnet, hat aber durch seine Staatshandlungen und sein Verhalten gegen die Päpste KLEMENS VI., INNOZENZ VI., URBAN V., GREGOR XI. sowohl in Deutschland als auch in Italien alles andere mehr als die Achtung der Einsichtigen erworben. Guelfen und Ghibellinen, Deutsche aller Parteien und Stellungen verachteten diesen Mann, der Deutschland durch sein Tun erschütterte, der Adelsbriefe verkaufte, Juden schutzlos der Verfolgung des Pöbels überließ und Bestechung übte, um für sich und seine Nachkommenschaft Vorteile zu erlangen. Man schätzte die Habsucht dieses deutschen Mannes in Italien so richtig ein, daß, als er mit 50 000 Mann dort erschienen war, um die Tyrannei der Visconti zu brechen, ihn BARNABO VISCONTI schon durch große Geschenke so bestach, daß er, ohne das geringste ausgerichtet zu haben und unberührt durch den Hohn der ganzen Welt, nach Toskana zu neuen Gelderpressungen zog. Dabei war er in einem besonders hervorragendem Maße feige. Man braucht, um dies bestätigt zu finden, nur an sein Verhalten in Siena zu erinnern. Hochfahrenden Sinnes stellte er dort u. a. die Forderung, ihm fünf der bedeutendsten Schlösser auszuliefern. Als dies abgelehnt wurde, zog er vollgewappnet an der Spitze von dreitausend Reitern gegen den Palast. Das Volk ließ die Sturmglocke läuten und ging gegen die Kaiserlichen vor. Der Kaiser zog sich in das Haus der Tolomei zurück. Von dort floh er in ein anderes Haus. Man machte ihn aus Mitleid nicht zum Gefangenen. Man sah ihn aber furchtgeschüttelt vor dem Volke. Vor ihm weinte und entschuldigte sich Deutschlands Herrscher, umarmte die Nächststehenden und versprach allen außerordentliche »Gnaden«. Kaum aber hatte er erkannt, daß man ihm nichts zuleide tun wollte, als plötzlich die Geldgier wieder

---

1) MATTHIAS NEOBURGENSIS, l. c., p. 91: »Hystriones autem quidam super predictorum nece Bavarorum intoxicacionis fraudem principi impingebant.«

erwachte und er für die »Gnaden« und für die ausgestandene Furcht von Siena 20 000 Florin, in vier Jahren zahlbar, verlangte. Man war so gutmütig, ihm dies zu gewähren.

Er hat mehrfach besondere Beziehungen zu Giften gehabt. Ihm sagten seine Feinde nach, daß er seinen Nebenbuhler, den von der bayerischen Partei 1349 gewählten Grafen ADOLF von Nassau, habe vergiften lassen. In seiner von ihm selbst verfaßten Lebensbeschreibung erzählt er eingehend einen Vergiftungsversuch, der sich gegen ihn gerichtet hatte: »Am Ostertage, dem dritten nach meiner Ankunft in Pavia, wurde mein Gefolge vergiftet, und ich selbst entkam durch die mich schützende Gnade Gottes, weil ich an diesem Tage das Abendmahl genommen und vor der Messe nichts essen gewollt hatte. Als ich zum Frühstück ging, wurde mir gesagt, daß mein Gefolge plötzlich erkrankt sei, besonders diejenigen, welche vor dem Frühstück gegessen hatten. Als ich an der Tafel saß, wollte ich nicht essen, wir alle waren bestürzt. Und so hinblickend sah ich einen hübschen beweglichen Menschen, den ich nicht kannte, der an der Tafel hin und her ging und sich stumm stellte. Er kam mir verdächtig vor, und deswegen ließ ich ihn festnehmen. Nach vielem Foltern redete er am dritten Tage und gestand, auf Befehl und Veranstalten von AZZO VISCONTI von Mailand in der Küche in die Speisen Gift getan zu haben[1]). An diesem Gifte aber waren gestorben: JOHANN VON BERGE, mein Haushofmeister, JOHANN VON HONKIRIN, SIMON VON KEYLA, der meine Tafel bediente, und noch andere.«

Zuvörderst wäre hier natürlich an eine Vergiftung durch schlecht gewordene Nahrungsmittel zu denken. Dagegen spricht ein sehr gewichtiger toxikologischer Umstand: diese Art von Vergiftung hat, gleichgültig ob sie mit verdorbenem tierischem oder pflanzlichem Eiweiß zustande kommt, eine viel längere Inkubation, als hier zeitlich möglich war. Der jähe Eintritt der Krankheit bei einer größeren Zahl von bis dahin gesunden Menschen, die unter den gleichen Bedingungen lebten und zu gleicher Zeit Nahrung aus der gleichen Quelle aufnahmen, läßt die Deutung zu, daß ein schnell wirkendes Gift die Ursache gewesen sei.

Noch ein drittes Mal wurde der Kaiser in Verbindung mit Gift gebracht. Im Jahre 1350 verfiel er, wie der zeitgenössische Chronist erzählt, in eine schwere Krankheit. Er bekam einen Lähmungszustand, wie es scheint mit Kontrakturen an Händen und Füßen. Das Leiden dauerte ein Jahr, dann erfolgte Genesung. Das Gerücht ging, daß sein Bruder, der um die Grafschaft Tirol durch ihn gekommen war, ihn vergiftet habe[2]).

---

[1]) *Vita Karoli quarti imperatoris ab ipso Karolo conscripta*, in: BÖHMER, *Fontes rer. germanic.*, tom. I, p. 236: »Qui post multa tormenta tercia die locutus est, et confessus fuit, quod ipse in coquina cibariis toxicum immiserat de jussu et procurationis Azonis Vicecomitis Mediolanensis.«

[2]) *Annales* HAINRICI MONACHI, Ingolstadi 1618, p. 72: »Anno domini 1350 Octobri Rex Karolus graviter infirmatus, et fama fuit de eo quod fuerit intoxicatus a fratre; qui expulsus erat a comitatu Tyrolis et paralysi vexabatur, ita quod contractus efficitur manibus et pedibus; et haec infirmitas duravit per annum [tandem convalescit].« — Als Gerücht verzeichnet dies auch eine Nürnberger Chronik: *Chronik deutscher Städte*, Bd. 3, S. 280: »ym monat october lede kunig Karl grosse krankheit, und man hielt, es wer ym vergeben worden durch Johansen,

Außer diesem Beweggrund wird noch ein zweiter von einem anderen Chronisten aus der Zeit KARLs IV. angegeben. Man hätte das Leiden einer Vergiftung zugeschrieben, die böhmische Herren bei ihm bewerkstelligt hätten. Er hatte ihnen feste Plätze und Besitztümer, die sein Vater JOHANN VON BÖHMEN ihnen verpfändet, fortgenommen, mit der Begründung, sie hätten daraus mehr als die geliehene Summe verdient[1]). Es ist möglich, daß nach alledem hier eine Vergiftung vorgelegen hat. Das Gift könnte dann in Arsenik bestanden haben, das nach Schmerzen als Vorläufern Lähmung und ev. Kontrakturen in den Gliedmaßen zu erzeugen vermag. Wahrscheinlich ist es nicht.

## Wenzel, König von Deutschland.

5. KARLs IV. Sohn, WENZEL (WENZESLAUS VI.), der 1378 zur Herrschaft kam, weil sein Vater viel Geld dafür bei den Kurfürsten aufgewandt hatte, war ein gerecht denkender und versöhnlicher Mann. Seinem üblen, ihm nachstellenden Bruder, dem späteren Kaiser SIGISMUND, hatte er eine gegen ihn verübte Schandtat — SIGISMUND hatte ihn in Gemeinschaft mit ALBERT VON ÖSTERREICH und JOBST VON MÄHREN 1395 gefangen nehmen und wegführen lassen — verziehen. Als Dank ließ dieser Mann, dessen Moral keinenfalls geeignet war, ihm ein gutes Relief zu geben, ihn wieder festnehmen und in ein Gefängnis werfen, aus dem er angeblich durch seinen Neffen, den Herzog ALBERT IV. von Österreich, dem er als Gefangener übergeben worden war, entweichen konnte. Dieser ALBERT, ein bigotter Ketzerverfolger, der viele Steiermärker als Ketzer verbrennen oder mit glühendem Eisen zeichnen ließ, nahm übrigens, wie später gezeigt werden soll, auch kein gutes Ende. WENZEL, frei geworden, suchte mit Hilfe des Königs von Polen seinem Bruder für seine Verräterei den Lohn zu geben. Er richtete nichts aus, wurde im Jahre 1400 von den rheinischen Kurfürsten der deutschen Königswürde entsetzt und mußte erleben, daß SIGISMUND Kaiser wurde. Seine in Geschichtsbüchern breitgetretene angebliche Grausamkeit — seine Feinde nannten ihn »den anderen NERO« — wird vor allem von der Tötung des Vikars JOHANN VON NEPOMUK, eines dauernd Unruhen erregenden Geistlichen, abgeleitet. Dieser wurde jedoch in einem regelrechten Gerichtsverfahren zum Tode verurteilt. Wahr ist, daß Wenzel, weil er dauernd Durst hatte, viel trank und in der Trunkenheit gefährlich wurde[2]). Man sagte, daß er erst nach seiner Gefangensetzung in Wildberg diesen unstillbaren — vielleicht diabetischen — Durst be-

---

seinen bruder, der durch sein zuthun von der graffschaft Tyrol abgeseczt und vertriben warde.«

[1]) MATTHIAS NEOBURGENSIS *Chronica*, edit. STUDER, Zürich 1867, p. 198: »Rex quoque tunc infirmitate gravissima et durabili detinetur, quod multi ex toxico factum fuisse crediderunt. Multos enim dominorum bohemie municionibus et bonis suis per patrem regis eisdem obligatis spoliavit, dicens eos et bene recepisse plurima ultra sortem. Convaluit autem ipse rex competenter.«

[2]) DE DYNTER, *Chronique des ducs de Brabant*, tom. III, Bruxelles 1857, p. 582: ». . . . il entroit en une manière de foursenerie et estoit très pervers et très-périlleux.«

kommen habe. Es sei ihm dort Gift beigebracht worden[1]). Bei so vielen tückischen Feinden, die Kaiser WENZEL, der jahrelang auch HUS beschützte, besessen hat, könnte man wohl daran glauben, daß ihm, was Chronisten berichten, mehrfach mit Gift nachgestellt worden ist[2]). Seinem Bruder SIGISMUND ist dies jedenfalls zuzutrauen gewesen: »sunder yn seinem Kunigreich zu Beheym [er] vil morts, ubels und ander unbequemlichkeit volbracht und begienge, deßhalben ym zu dreyen malen vergeben ward, das meniglich vermeint hett, dadurch zu sterben; aber ym ward albeg von maister ALBICO seinem artzt, in kunsten vor anderen großlich vermut, wider geholffen.«

## Albert IV.

6. Der Herzog ALBERT (ALBRECHT) IV. hatte bei SIGISMUND, dem König von Ungarn, den Verdacht erregt, als hätte er an der Flucht des Königs WENZEL aus seiner Gefangenschaft in Wien irgendeinen Anteil gehabt. Um sich davon zu befreien, versprach er dem SIGISMUND Beistand in seinen geplanten Unternehmungen gegen seine im Streit liegenden Oheime JOBST, dem späteren kurzlebigen Deutschen Kaiser, und PROCOP, dem Markgrafen von Mähren, und gegen WENZEL, der die empfindlichste Seite von SIGISMUND getroffen, indem er ihm sein Einkommen gekürzt hatte.

Im Jahre 1404 zogen Truppen ALBERTs nach Mähren, wo sie Znaim belagerten, das von zwei »Räubern«, DÜRNTEUFEL und SOKOL, tapfer verteidigt wurde. Der Erfolg gegen sie war sehr gering und wurde auch nicht viel besser, als SIGISMUND mit seinen Ungarn ankam. Mitten in der Belagerungstätigkeit zog der letztere ab, um irgendwo Geld zu ergattern. Ein Rätsel, wo dieser Mann damals und später, als er ganze Länder gegen nie zurückerstattete Pfandgelder versetzte und verschacherte, die großen Summen gelassen hat! Er zog vor Kuttenberg, um sich dort mit Geld zu versehen, mußte aber mit seinem leeren Beutel wieder abziehen, weil die Truppen, die JOBST dort hineingelegt hatte, das Höchstmaß seines Mutes von vornherein lähmten, so daß er ihn gar nicht erst betätigte. Aus Verdruß zog er wieder nach Znaim. Dort wurden er und Herzog ALBERT plötzlich krank, wie anzunehmen ist durch Gift, das ihnen in Nahrungsmitteln gegeben worden ist[3]). Sie bekamen Dysenterie: »Herzog ALBERT bekame nach genommener Arzney einen starken Bauchfluß, ließ sich in einer Sänfte nach Neuburg tragen und starb daselbst am 25. August im 27. Jahr seines Alters[4]).« SIGISMUND wurde nach Conradstein in Ungarn

---

[1]) Ibid.: ». . . . pour la poison qui le constraindoit, il avoit toudis soif et appetoit tousjours le boire et buvoit aulcunes fois si que il estoit tous yvres.«

[2]) DE DYNTER, l. c.: »Il fu ossy par II fois, ne scet-on par qui, empoisonnés ou enherbés, mais, par la grasce de Dieu et la bonne diligence et ayde des medecins, il en fu sanés et garis.«

[3]) WINDEK bei MENKEN, *Script. Rer. German.*, tom. I, p. 1087: Do wart den paiden fursten, dem konig und herzog Albrecht vorgeben in einem swarzen pfeffer . . . . Ein herolt der hies Endeslent . . . . demselben wart die schussel von dem konige gegeben, der as auch der gift, das er blint und lam wart lange zeit vor seinem ende, und starb doch derselben vergiffte halben.

[4]) FUGGER, Spiegel der Ehre, Buch IV, Kap. II, Nürnberg 1668, S. 402.

gebracht. Dorthin sandte der Herzog WILHELM einen Arzt, der ihn für 24 Stunden an den Füßen aufhängen ließ, damit das Gift durch den Mund abfließen könne: »Also kam ein Arzt von Wyenne den sante Im der Herzog WILHELM von Osterrich, und der was ein grober swop, Er war aber ein guter arzt ... derselbe hing den Konig auf mit den fusen, das dem Konig die brust auff einem kusse auf die erden rurte, das werte wol vir und zwenzig stund .... Do sprach der arzt: sollte die gift unten ausgangen sein, die natur kunt es nit erliden haben[1]).«

7. Die Fürstenfamilien, von denen man so viele und oft auch eingehende Aufzeichnungen über ihr Leben besitzt, bieten dem Biologen geeignete Objekte dar, um Vererbungsproblemen an ihnen nachzugehen. Mehr noch an Erfolg verspricht ein solches Studium auf dem Gebiete der Vererbung geistiger als körperlicher Eigenschaften und Fähigkeiten. Schon eine oberflächliche Einsichtnahme in die vorhandenen Tatsachen dürfte lehren, daß in den genannten Kreisen ganz besonders häufig die Habsucht ganze Geschlechter befallen und sich in ihnen erhalten hat. Immer wieder kehrt in der Nachkommenschaft die Leidenschaft des unbegrenzten Habenwollens von Schätzen, vor allem aber von Ländern. Diese Gier nach Landbesitz ist die fruchtbarste und furchtbarste Quelle von »ruhmreichen« Kriegen mit allem Jammer, der sich an sie schließt, gewesen. In der Familie des Kaisers LUDWIG V. waren Sehnen und Streben nach Landmacht hereditär geworden. Was er selbst, zu weitgehend, darin geleistet hatte, brachte ihm den Verlust des Kaiserthrones. Streit und Kampf um Landbesitz herrschten unter seinen Söhnen und noch mehr unter seinen Enkeln, den Söhnen STEPHANS VON BAYERN. Unter diesen war der geistig Überlegenste der Herzog FRIEDRICH von Landshut, der, stark besitzfreudig, Gelegenheiten zum Mächtigwerden nicht vorübergehen ließ. Sein bayerisches Land bedrückte er, da er stets Geld brauchte. Er trieb Aufwand, ohne die Mittel für ihn zu besitzen. Die Bürger mußten ihm diese liefern. Dafür haßte er das Bürgertum und stemmte sich jedem Streben desselben nach größerer Selbständigkeit entgegen. Ehrgeiz und Habsucht hatten ihn sich schon früh gegen seinen Vater auflehnen lassen, und sie waren die Triebfedern seiner brutalen, tückischen Tat gegen PILIGRIM, den Erzbischof von Salzburg, von dem er Land haben wollte. Der Erzbischof war, vom Herzog STEPHAN, dem Bruder FRIEDRICHS, zu Friedensbesprechungen nach dem Kloster Raitenhaslach eingeladen, mit Gefolge dort erschienen. FRIEDRICH überfiel das Kloster, schleppte den Erzbischof in die Gefangenschaft und mit ihm mehrere Burggrafen. Diese zwang er in seine Dienste zu treten. Dem Erzbischof preßte er große Summen und Landabtretungen ab, die das Salzburger Domkapitel später nicht anerkannte. Er wurde vom Kapitel in den Bann getan, der Kaiser kündigte gegen ihn den Reichskrieg an, der Papst war durch diese Brutalität aufgebracht. Viel nützte dem Manne seine Tat nicht. Er starb nach einem Besuch bei König WENZEL in Budweis,

[1]) EBENDORFER bei PEZ, tom. II: »Tandem veniente Sigismundo cum suis, simul cum Albreto lethalem potum fertur hausisse, a quo rex suspensus per pedes medicorum arte curatus est; Dux vero Albertus gravi coepit dissenteria fatigari.«

wie Chronisten berichten, durch Gift: »In der jarzal unsers Heren in dem 1393 jar do starb herzog FRIDRICH von Pairn umb sanct Niclaus tag, dem ward vergeben datz Praug[1]),« und ebenso sagt die Chronik des BURKARD ZINK: »Herzog FRIDRICH von Bairn starb ... 1393. im ward vergeben zu Prag auf Nicolai im 1392 jahr[2]).« Man kann als wahrscheinlich annehmen, daß die zahlreichen Feinde dieses Mannes den bequemen Weg der Vergiftung zu seiner Beseitigung gern gewählt haben.

## III.

### LADISLAUS POSTHUMUS. GEORG PODIEBRAD. JOHANN ROCYZANA. Herzog ALBERT VI. WOLDEMAR III. von Dänemark.

1. In das 15. Jahrhundert (1457) fiel die angebliche Vergiftung eines Königs, die den Umständen nach ein besonderes Interesse wachrufen muß, weil derjenige, der wohl am eingehendsten darüber berichtet hat, AENEAS SILVIUS PICCOLOMINI ist. Der 18 Jahre alte, in der Blüte seiner Jugendjahre stehende LADISLAUS POSTHUMUS war unter der Vormundschaft des Kaisers FRIEDRICH III. Er war der Sohn jenes Kaisers ALBRECHT II. aus dem Hause Habsburg, des monomanischen Judenverfolgers, der zwölfhundert von ihnen verbrennen ließ und ihren Besitz — natürlich für sich — eingezogen hatte. Das reiche Erbe LADISLAUS' stach manchem der damals Hohen in die Augen. Schon FRIEDRICH III. hatte ihm ein Teil desselben genommen und behandelte die Herausgabe dilatorisch. Er ließ ihn nie aus den Augen und nahm ihn deswegen auch nach Italien mit, wo er in unwürdiger Weise, um Geld herauszuschlagen, Adelstitel und was sonst jemand bezahlen wollte, verkaufte. Die Aufgabe, die sich die Anwärter auf den Besitz von LADISLAUS gestellt hatten, den jungen Mann zu beseitigen, gelang. Man hatte schon vorher von Vergiftung gesprochen, als einem damals üblichen Hilfsmittel für seine Beseitigung. Man hatte ihn gebeten, nach seinem Lande Ungarn zu kommen, das damals JOHANN HUNYADY fast ganz in seiner Gewalt hatte. Der Graf von Cilli riet ihm dringend von dem Zuge ab: »Falls er nach Ungarn reisen würde, so werde sich HUNYADY seiner bemächtigen und ihn entweder auf gewaltsame Weise oder durch Gift ums Leben bringen[3]).« Aber auch ohne diese gefahrdrohende Reise wurde, wie man annahm, der Weg gefunden, um vor allem GEORG PODIEBRAD, der schon 1452 zum Reichsverweser ernannt worden war, zu seinem von ihm ersehnten Königtum zu verhelfen.

Auffälligerweise war unmittelbar nach des Königs Tode bereits mehr als das Gerücht, die feste Annahme, vielfach verbreitet, daß hier eine

---

[1]) Chroniken der Stadt Augsburg von 1368—1406, in: Chroniken deutscher Städte, Bd. 4, S. 96.

[2]) Ibid., Bd. 5, S. 45.

[3]) AENEAS SILVIUS, *Historia Friderici III*, in: KOLLAR, *Analecta Monumentor. Vindobonensia*, tom. II: »Si pergat in Hungariam rex, in potestate Johannis futurum, aut vi, aut veneno periturum.«

Vergiftung vorläge. Der Sekretär GEORGS VON PODIEBRAD, JOBST VON EINSIEDEL, hat in einer Rede, die er an die österreichischen Stände hielt, schon öffentlich darauf hingewiesen, daß »ein red sey auferstanndn und die das aufbringn und sagen ... sy habn dem kunig vergeben«. Und in der Antwort der Stände wird dies wiederholt und hinzugefügt, daß sie glaubten, »daß der kunig von gottzgewallt gestorben sey«[1]).

Was sonst an Nachrichten vorliegt, die durch besondere Beteuerungen der Gewährsmänner eine Vergiftung ausschließen sollen, ist nicht viel und nicht belangreich. Besonderes Gewicht wurde dabei auf SIMON VON SCHLAN gelegt, der u. a. auch einen Panegyrikus auf GEORG PODIEBRAD, den an der Vergiftung Beteiligten, geschrieben[2]), also nicht für ganz unparteiisch gehalten werden darf. Zahlreich sind dagegen die anderweitigen zeitgenössischen Angaben über das Vorliegen einer Vergiftung. Vielleicht das wichtigste Zeugnis ist das von ROTH[3]), dem Sekretär des Königs, der in einem nach Rom gerichteten Briefe zum Ausdruck bringt, daß es mancherlei Gerede über die Todesart des Königs gebe. Er nimmt für sich in Anspruch, mehr von dem König, auch in der Krankheit, gesehen zu haben, als ein anderer und müsse doch lieber schweigen über das, was ihm täglich klarer werde, angesichts der Tatsache, daß ein überaus kräftiger Jüngling eines so jähen Todes gestorben sei. Noch deutlicher wird der Stadtschreiber PETER ESCHENLOER aus Breslau, der den König noch am 21. November gesund als »frischen, schönen, gesunden Menschen« gesehen hat. Er lehnt die Wahrheit des Gerüchts ab, daß der Tod an der Pest erfolgt sei. Der König hat an »äußerlicher Noth müssen sterben. Alle seine Kämmerer und Aerzte sagten einträchtig, daß ihm wäre vergeben mit Gift«[4]).

Es gibt eine Darstellung der Vorgänge von Erkrankung und Tod des jungen Königs, die von AENEAS SILVIUS PICCOLOMINI stammt und trotz einzelner Variationen doch als Grundton die Vergiftung als Ursache hervortreten läßt. So erzählt er: »Nach der Beendigung einer Sitzung speiste der König mit Hofleuten zur Nacht. Als er zu Bett gebracht wurde, ließ er sich Rübchen und Bier bringen, genoß es mit Appetit und unterhielt sich mit seinen Kammerdienern. Er sprach sein Abendgebet. Dann klagte er über starke Magenschmerzen. Geh nur zu Bett, sagte ihm einer der Diener, ein Böhme, dann wird der Schmerz nachlassen. Nachdem er eine Stunde geschlafen hatte, fühlte er die Schmerzen bis zur Unerträglichkeit wachsen. Bis zum Morgen quälte er sich. Dann kamen Ärzte, die sofort den Zustand als hoffnungslos erkannten[5]). Auch GEORG PODIEBRAD kam zum König und wollte aus ihm herausbringen, was wohl die Veranlassung für seine Schmerzen sei, und wie die Krankheit benannt werde. Veranlasser des Todes sollten einem umlaufenden Gerüchte nach GEORG PODIEBRAD, der nun König von Böhmen geworden war, sowie dessen Gemahlin, JOHANNA

---

1) CHMEL, Materialien zur österreichischen Geschichte, Bd. II, 1838, S. 147.

2) PALACKY, Abhandl. der Kgl. Böhm. Gesellsch. der Wissensch., 5. Folge, Bd. 9, 1857.

3) PALACKY, l. c., S. 19.

4) PETER ESCHENLOER, Geschichten der Stadt Breslau, herausgegeben von KUNISCH, Breslau 1827, Bd. 1, S. 38.

5) AENEAS SILVIUS, l. c.: »Medici, quod suarum partium erat, desperata salute, fecerunt.«

VON ROZMITAL, und JOHANN ROCYZANA, der Erzbischof von Prag, gewesen sein.« Den letzteren bezeichnet SILVIUS direkt als Giftmischer[1]).

Es gibt weitere Berichte aus dem 15. Jahrhundert, in denen nur PODIEBRAD und seine Frau der Tat geziehen werden[2]). So äußerte sich auch in seinen für seine Kinder geschriebenen Erinnerungen der Burggraf von Steyer, ANDREAS VON LAPIZ, der beim König »Diener gewest zu der Zeit da Im bösslich und verräterlich vergeben ward zu Prag durch den GIRSCHICKHA VON PODEBRA, der nach Im Khunig ward in Beheim. Der pöss Mordt geschah an Khunig LASSLA durch Gift an S. Clementen Tag, da man zalt 1457 Jar«[3]). Solcher mehr oder minder bestimmter Angaben über das Vorliegen eines Giftmordes gibt es in Chroniken aus dem 15. Jahrhundert allein noch viel über fünfzehn weitere, aus denen freilich besondere Einzelheiten des Geschehnisses nicht zu ersehen sind.

## Kritik des Ereignisses.

Eine völlig objektive Bewertung der einzelnen Aussagen vorzunehmen, ist unmöglich. Wollte man per majora urteilen, so wäre es sichergestellt, daß der Tod des Königs ein Gifttod gewesen ist. Auch hier kann man wieder die Beobachtung machen, daß jede der beiden Beurteilungsmöglichkeiten, und mag sie noch so schwer wiegen, in dem einen oder anderen Sinne gehandhabt werden kann, je nach der subjektiven Auffassung oder sogar dem prinzipiellen Standpunkte des Beurteilers. So wird z. B. JOHANN DUGLOSS, der jene Zeit miterlebt und sie als Historiker geschildert hat, »zwar als ein wohlunterrichteter und auch glaubwürdiger Zeuge bezeichnet: aber in diesem Falle habe seine Angabe, daß PODIEBRAD dem Tode des Königs als Verursacher sehr nahe gestanden haben soll, keinen Wert, weil des PODIEBRAD Husitismus ihn, den Kanonikus von Krakau verstimmt habe« — was natürlich absolut unbegründbar ist. So wird weiter der Breslauer Stadtschreiber PETER ESCHENLOER als der »begabteste und geistreichste Chronist des 15. Jahrhunderts« bezeichnet — aber er war ein erbitterter Feind von PODIEBRAD, weil die Breslauer im Kampf mit diesem Fürsten lagen. Seine Darstellung des Ereignisses, für die er vielleicht auch den AENEAS SILVIUS benutzt haben mag, die Beteiligung auch der Königin JOHANNA, der Frau des PODIEBRAD, der »Girsikinne«, werden dadurch mit einem Male trotz seiner persönlichen Vorzüge zu einem »elenden Gewebe« gestempelt, nur weil sie unbequem sind und verhindern, daß eine andere Annahme mehr gelten könnte. Die Nachrichten, die der Sekretär des Königs, ROTH, gab und die so viel zwischen den Zeilen enthalten, werden ohne Berücksichtigung dieses tiefen Eindrucks verarbeitet, und was der Burggraf von Steyer als Augenzeuge aufschrieb, gar nicht geschätzt, weil

---

1) AENEAS SILVIUS, l. c.: »Qui violentam mortem dicunt, Georgium et Rokezanam criminantur Rokezana *venenorum sator*.« PALACKY hat diese Bemerkung wohl übersehen, sonst würde er die Anschauung des SILVIUS über den Fall anders bewertet haben.

2) *Chronik deutscher Städte*, Bd. 10, S. 229: »und man sprach, man het im vergeben, daz tet einer genennt Jerrsick, den welten sie darnoch zu kunig.« Und später: »da vergab der Girsing durch sein frawen dem Kunig Laßlaw ....«

3) PALACKY, l. c.

er es »erst« nach 1469 schrieb und, als er am Hofe war, »erst« 22 Jahre zählte[1]). Einer solchen kritischen Arbeitsweise gegenüber muß die Medizin zum Worte kommen. Die deutschen Ärzte, denen hauptsächlich die Sorge für das körperliche Befinden des Königs oblag, verbreiteten, als sie nach Wien zurückgekehrt waren, sie seien, sobald der König zu kränkeln begonnen hätte, gerufen worden, hätten den Harn untersucht und darin deutliche Spuren eines tödlichen Giftes gefunden[2]). Sie hätten es dem König offenbart. Dieser hätte geantwortet, er wisse recht wohl, daß ihm Gift eingegeben worden sei, doch hätte er sie zu schweigen verpflichtet, um nicht selbst umzukommen. Der Rat von Wien verbot den Ärzten, solche Nachrichten weiterzuverbreiten. Ein solches Verbot ließ sich den Zeitverhältnissen nach wohl verstehen. Wenn AENEAS SILVIUS die Äußerungen der Ärzte zuverlässig berichtet hat, so haben diese mehr behauptet, als sie wissen konnten: denn der Harn vermochte ihnen am allerwenigsten zu verraten, ob eine Vergiftung vorläge oder nicht. Sie vermochten höchstens an ihm zu erkennen, daß hohes Fieber vorhanden sei. Darüber hätte jedoch der Puls, den sie gefühlt, besser Auskunft geben können: wie so oft schloß der eine Arzt aus ihm Gutes, der andere Schlechtes — aber keiner ein Fieber! Und keiner sagte, daß Bubonenpest vorläge, oder daß eine Vergiftung auszuschließen sei. Die in einem Kodex sehr posthum gefundene beiläufige Bemerkung, daß im Jahre 1483 ein alter Doktor in Nürnberg bekannt habe, daß er Arzt bei dem König gewesen und daß dieser nicht an Vergiftung oder Gewalttat gestorben sei, sondern daß er aposteme — d. h. Abszesse — gehabt habe, ist naiverweise als ein Hauptbeweis für das Vorliegen der Bubonenpest angesprochen worden. Sie ist medizinisch absolut belanglos. Der Versuch, die Krankheit des Königs auch auf Grund medizinischer Überlegung zu einer Pesterkrankung zu stempeln[3]), muß als medizinisch unmöglich bezeichnet werden. Schon die Wiener Stadtbücher enthalten diese falsche Diagnose: »Anno domini MCCCCLVII ist unser genedigster Herr, Künig LASSLAW sein Alters im Achtczehendem Jar zu Prag an der Pestilencz gestorben[4]).« GEORG PODIEBRAD, »des Kunigreichs zu Behem Gubernator« übernahm diese Todesursache für einen an die Wiener gesandten Brief: »Wir tun ew zuwissen, daz unser gnedigister Herr der Künig laider mit tod abgangen und verschaiden ist an der pestilencz ...« Und auch SIMON VON SCHLAN läßt den König an der Pestilenz sterben, nachdem zwei Bubonen in der Leistengegend hervorgebrochen seien. Man gewinnt auch noch aus anderen offiziellen oder offiziösen Berichten den Eindruck, daß die Diagnose Bubonenpest mit einer gewissen Energie als die allein in Frage kommende zu verbreiten versucht worden ist. Es sind nicht, wie ein Historiker sagt, »Zeitgenossen und Augenzeugen, die an die Pesterkrankung des Königs geglaubt haben«, sondern nur ver-

---

1) PALACKY, l. c.

2) AENEAS SILVIUS, l. c.: »se vocatos urinam inspexisse in qua manifesta mortis ac veneni signa comprehenderint.«

3) LAMBL bei PALACKY, l. c., S. 59.

4) Fontes rerum Austriacar., Bd. VII, Copey-Buch der gemainen Stat Wienn, herausgegeben von ZEIBIG, S. 51.

einzelte, nicht einwandfreie Leute. Am allerwenigsten darf aber, wie es geschehen ist, auf die Rückäußerung der österreichischen Stände Wert gelegt werden, weil dies eine ganz banale Adressenbeantwortung ist, die ja stets nur ein Echo der veranlassenden Töne darstellt. Überdies war das provokatorische Auftreten des PODIEBRADschen Sekretärs JOBST VON EINSIEDEL: »und spreche, sy habn dem kunig vergeben. Wer das turr spreche der trett fur!« nicht gerade dazu angetan, Widerspruch laut werden zu lassen. Wer es tat, dem saß der Kopf nicht für lange mehr fest. Diese dreiste Herausforderung konnte sich auch nicht nur darauf beziehen, was »die geringe Volksklasse, der Wiener Pöbel« sagte, sondern mußte auch für die Kreise berechnet sein, die, begründeter als der Pöbel, die »gotzgewallt« an dem Tod nicht anerkennen wollte. Es ist unbegreiflich, wie man eine solche, auch für die damalige Zeit ganz unmedizinisch ausgedrückte und vage Bemerkung der positiven, gegenteiligen Bekundung hat entgegensetzen wollen, wonach keine Bubonenpest vorhanden gewesen sei[1]).

Die Frage, ob überhaupt die Zeitumstände die Annahme eines isolierten Pestfalles im königlichen Palaste zulassen, wird dahin beantwortet, daß, weil von der Pest gesprochen worden ist, der Annahme des damaligen Waltens einer solchen nichts im Wege steht! Medizinisch fehlt für ein solches Urteil jeder kritische Maßstab.

Auf keine Weise ist der Nachweis zu erbringen, daß in den Erkrankungstagen des Königs die Bubonenpest in Prag geherrscht hat. Man ist sogar genötigt anzunehmen, daß dies bestimmt nicht der Fall gewesen ist, weil dies ausdrücklich in den alten Nachrichten ausgesprochen wird[2]). Es ist epidemiologisch wohl noch nie in der Welt vorgekommen, daß eine der verderblichsten ansteckenden Krankheiten plötzlich nur in einem Königsschloß erschienen sein und sich nur den Besitzer als einziges Opfer ausgesucht und dahingerafft haben soll. Denn keiner aus der nächsten Umgebung des Herrschers und kein anderer in Prag starb damals an der Pest[3]).

Es ist schwer feststellbar, wie das Gerücht der Pest und noch dazu der Beulenpest entstanden sein mag. Da sie aus medizinischen Gründen keinenfalls in Frage kommen kann, so gibt es nur eine Erklärung für ihre Annahme und ihre Verbreitung: der König hatte zufällig geschwollene Leistendrüsen, Bubonen, aus irgendeinem der Gründe, die für Entstehen in Frage kommen — Urethritis, venerisches Geschwür, Syphilis —, als das Leiden akut entstand, das ihm in etwa zwei Tagen den Tod brachte. Daraus erklärt sich die Schamhaftigkeit, die er angeblich zeigte, sich den Ärzten zu eröffnen. Sie sahen die geschwollenen Leistendrüsen, nicht weil er sie ihnen zeigte, sondern weil er durch die akute Erkrankung bettlägerig geworden war und sie dadurch gesehen werden mußten.

---

1) EBENDORFER VON HASELBACH († 1464), in: PEZ, l. c., tom. II, p. 885: »Nullum quoque signum inguinariae pestis confitentur physici ejus mortem tam celerem praesagisse.«

2) ESCHENLOER, l. c.: »Etliche sageten, er hätte die Pestilencia. Oder wie groß die gewest were, so als sie doch sust zu Prage dieselbe Zeit nicht schlug . . . .«

3) JOHANN ROTH, l. c.: »Ante quem vel minimus quisque ex ejus familia, neque post eum ullus, etiam eorum qui ei aegrotanti quotidie astetimus, aut aliorum quispiam minimae sortis hoc genere mortis interiit.«

Um die Diagnose »Pest« zu retten, ist von einem Mediziner[1]) den elementaren Erfahrungstatsachen über diese Krankheit Gewalt angetan worden. In jeder Zeile seiner Auseinandersetzung fühlt man die innere Not, etwas beweisen zu wollen, was unbeweisbar ist und doch für den auftraggebenden Historiker so bewiesen werden soll, daß es in dessen Auffassung von der Sachlage paßt. Man hat zuvörderst den Beginn der Krankheit möglichst weit zurückgelegt: auf Sonntag, den 20. November, obschon LADISLAUS noch am Montag, den 21. zu Gericht saß. Er ist tatsächlich am 21. November abends spät erkrankt und am Mittwoch den 23. nachmittags 4 Uhr gestorben. Um wahrscheinlich sein zu lassen, daß man, wie es vom König unbestritten ist, am Montag bis in die Nacht hinein gesund aussehen, wie ein Gesunder arbeiten, sich gebärden, Hunger haben und doch schon krank sein kann, wird ernsthaft ausgesprochen, daß er die Drüsenpest schon eine Zeitlang gehabt hat, ohne es zu wissen. Und zwar hätte diese Krankheit »schon Fortschritte gemacht, als er Sonntag abend Kopfschmerzen bekam. Als das Übel in der folgenden Nacht ihn übermannte, trank er noch Bier und aß Rüben oder Rettige. Dies Verhalten war ganz geeignet, okkulte und unterdrückte Leiden bis zur Bettlägerigkeit zu steigern«. Hier werden Rüben und Bier gewissermaßen als »agents provocateurs« angesehen. In Wirklichkeit sind der Beulenpest Rüben und Bier so gleichgültig wie dem Monde Hundegekläff. Es ist eine der allerschlimmsten Infektionskrankheiten, die, falls sie irgendwo Fuß gefaßt, schnell sich entwickelt und weder Gerichtssitzungen noch lange, vergnügliche Unterhaltungen, noch Bier und Rüben duldet. In den meisten Fällen hat sie keine Verlaufssymptome. Plötzlich steigt die Körperwärme, oft von Frostschauer begleitet, und bleibt auf 39—40 einen bis drei oder vier Tage bestehen. Fast gleichzeitig mit dem Fieber fängt eine Drüsengruppe zu schwellen an. In ein bis zwei Tagen können z. B. die Inguinaldrüsen eigroß sein. Die erkrankten Drüsen schmerzen so, daß die Kranken dies jammernd kundgeben. Dazu gesellen sich schnell allerlei schwere Nervensymptome, die Anlaß gegeben haben, eine konvulsivische, komatöse, apathische und delirante Form der Beulenpest zu unterscheiden. Nur selten bleibt das Gehirn frei. Das Herz leidet fast immer. Ein Vergleich dieses Verlaufs mit den beim König beobachteten Symptomen läßt wohl kaum Anklänge von Übereinstimmung erkennen. Aus allen angeführten Gründen ist die ärztliche Behauptung, daß hier »ohne Zweifel« eine Beulenpest vorgelegen habe, ohne Zweifel einer Unkenntnis dieser Krankheit entsprungen, und wenn man die berichteten Tatsachen kritisch scharf dem Urteil zugrunde legt, in sich eine Unmöglichkeit.

*Lag hier eine Vergiftung vor?* Dafür besteht ein großes Maß von Wahrscheinlichkeit. Die einzige Krankheit, die in Frage käme, wäre das perforierende Magengeschwür. Sehr gewichtige Gründe sprechen gegen eine solche Annahme. Wie absonderlich auch immer ein Magengeschwür verlaufen mag: zu irgendeiner Zeit und in irgendeinem Umfange wird sich dasselbe bemerkbar gemacht haben, entweder durch subjektive, vom

---

[1]) LAMBL bei PALACKY, l. c.

Magen ausgehende Empfindungsstörungen, oder objektiv durch allgemeine Ernährungsstörungen, durch schlechtes Aussehen, durch Erbrechen, Blutbrechen usw. Von alledem wird nichts gemeldet. Der König war bis dahin ein gesunder Mensch gewesen. Er war überaus gesund, frisch, schön und heiter. Falls die Schmerzen von dem beginnenden Durchbruch eines Geschwürs hergerührt hätten, so hätte, zumal der Magen des Königs durch sein Abendessen gefüllt war, unter allen Umständen Erbrechen eintreten müssen. Es erfolgte auch nicht der körperliche Zusammenbruch. Stundenlang hielten nur die Schmerzen an, ohne daß weiteres erfolgte. Erst nach 36 Stunden trat der Tod ein. Wäre ein Magengeschwür in die Bauchhöhle durchgebrochen, so würde schon in der Erkrankungsnacht unter den auffälligsten, schweren Symptomen der Tod eingetreten sein. Der König würde sich nicht noch am anderen Tage haben unterhalten können. Dies alles bestimmt mich, hier eine Vergiftung als wahrscheinlich anzunehmen, die freilich nicht mit einem »Halbgiftmesser«, das sein Gift in einem Apfel abwischte, zustande gekommen ist, aber auf andere Weise, vielleicht mit Arsenik bewerkstelligt wurde, dem Mittel, das als Tötungsmittel in jenen Zeiten dauernd im Ansehen stieg und sich die Verbrecher der damaligen Welt erobert hatte. Es ist zum Ausdruck gebracht worden, daß eine Vergiftung auszuschließen sei, weil der König bis zum letzten Augenblick sein ungetrübtes Bewußtsein gehabt habe, »was nach dem Urteil kompetenter ärztlicher Autoritäten bei tödlich verlaufenden akuten Vergiftungen eine reine Unmöglichkeit sei«[1]). Insbesondere wird eine Vergiftung durch Arsenik ausgeschlossen, weil keine Verlaufsart einer solchen eine Übereinstimmung mit dem vorliegenden Falle aufweist[2]). Die erstere Behauptung ist toxikologisch völlig unzutreffend, die zweite diskutierbar. Man kann nicht erwarten, daß eine Vergiftung mit irgendeinem Stoffe stets in der gleichen Weise verläuft. Die Variationen gehen oft so weit auseinander, daß man sie kaum noch einem bestimmten Typus zuzuweisen geneigt sein kann. So gibt es Arsenikvergiftungen ohne Erbrechen und nur mit Leibschmerzen, Durchfall und Konvulsionen, eine andere Form, bei der erst viele Stunden nach dem Einnehmen nur Schwindel und Zuckungen eintreten, auch eine solche, die nur zu Unruhe Magenschmerzen, Durst und Zusammenschnürung des Schlundes führt, oder die in den Tod übergeht bei bis zuletzt erhaltenem Bewußtsein des Vergifteten usw.

Ich halte das Vorliegen einer Vergiftung für wahrscheinlich. Die Wahrscheinlichkeit hätte besonders groß werden können, wenn Nachrichten über das Verhalten des Königs am Tage nach dem Genusse des Rübengerichtes vorhanden wären. Auffälligerweise verlautet hierüber absolut nichts, trotz der vielen, die über das Ereignis auch als Nahestehende geschrieben haben. Man kann sich des Eindrucks nicht erwehren, als wenn der neue Machthaber verhindert habe, aus dem Krankenzimmer Eindrücke herauszutragen, so wie er die Tore Prags sofort beim Erkranken des Königs besetzen ließ, um sich der Einwohner zu versichern.

---

1) Palacky, l. c., S. 55.
2) Lambl, l. c., S. 63.

Die Notwendigkeit liegt vor, daß viel mehr Symptome an den beiden letzten Krankheitstagen vorhanden gewesen sein müssen, und daß man sie absichtlich geheim gehalten hat, weil sie sonst geschildert und als einer Vergiftung zugehörig erkannt worden wären. Trotz der Geheimhaltung ist der Gesamteindruck bekannt, und ein Giftmord angenommen worden. So fest wurzelte dies schon bei der Feier, die in der Kirche der Beisetzung voranging, daß man es trotz GEORG VON PODIEBRAD, der anwesend war, wagte, den besonders beschuldigten Erzbischof, den AENEAS SILVIUS den »Giftsäer« genannt hat, öffentlich zu beleidigen: »ROKICZAN stund unf und wolde do selbst predigen, oder der frome Herre WENZEL DECANUS stieße ihn mit Gewald aus der Kirche ... Mit Schande wart also ROKICZAN ausgetrieben ...« In diesem Falle lag ebensowenig eine Pesterkrankung vor wie in einem ihm zeitlich naheliegenden anderen.

2. Der Kaiser FRIEDRICH III. hatte einen Bruder, den Erzherzog ALBERT VI. mit dem Beinamen des Verschwenders. Beide lagen in Hader miteinander — wie gewöhnlich um Landbesitz. ALBERT fiel in Wien ein, wo es zum Kampf zwischen den Soldaten des Kaisers und des Erzherzogs kam. HOLZER, der Rat des Kaisers, mußte fliehen, wurde aber gefangen und auf Befehl ALBERTS gevierteilt, während man fünf seiner Freunde enthauptete. Eine Schreckenswirtschaft herrschte in Wien. Frauen wurden entehrt, Bürger gefoltert und ihres Vermögens beraubt. Der verschwenderische Mann brauchte Geld und raubte es deswegen. Der Kaiser lehnte ab, mit ihm Frieden zu machen, bevor er nicht Niederösterreich herausgegeben haben würde. Alles Schlimme, was von diesem ALBERT noch hätte kommen können, wurde dadurch verhindert, daß er nach ganz kurzem Kranksein im Jahre 1463 starb. Eine zeitgenössische Chronik[1]) meldet: »Und desselben jars umb sant Niclas tag ward hertzog ALBRECHT von Österreich vergeben von seiner Diener aim.« Diese Todesart ist sehr wahrscheinlich. Sie wurde von vielen damals und später als die wahre angesprochen. Als ungereimt habe ich bereits die Angabe gekennzeichnet, daß er an der Pest gestorben sei. In einer deutschen Historie heißt es: *tatsächlich* starb er *wahrscheinlich* an Beulenpest. So unmöglich diese beiden Versicherungen vereint werden können, so unmöglich ist jede für sich in bezug auf den Pesttod des Erzherzogs.

3. Auch in die *nordischen Reiche* war schon im 14. Jahrhundert das unselige Hilfsmittel von Verbrechern, das Gift, eingezogen. Als der dänische König WALDEMAR III. seine Tochter MARGARETA mit dem norwegischen König HAQUIN VI., einem Sohn des schwedischen Königs MAGNUS SMEEK, vermählte (1362), mischte er Gift mit dem Wein. Die Mutter des Bräutigams, die Königin BLANKA, starb daran bald, sein Vater wurde ebenfalls vergiftet, aber durch ärztliche Kunst gerettet. Zufälligerweise hatte auch WALDEMARS eigener Sohn, der Prinz CHRISTOPH, von dem vergifteten Wein getrunken und wurde ein Opfer des väterlichen, durch Ländergier veranlaßten Verbrechens.

---

[1]) Jahrbücher des 15. Jahrhunderts, in: Chroniken deutscher Städte, Bd. 10, S. 286.

# Vierter Abschnitt.

# Vergiftungsvorkommnisse in Frankreich, Burgund und den Niederlanden, England, Spanien, Portugal und Rußland, im 13. bis 15. Jahrhundert.

## Erstes Kapitel.

Ludwig VIII. Thibaud IV. von Champagne. Philipp IV. von Frankreich. Philippa de Dampierre. Robert III. de Bethune.

### Ludwig VIII.

1. Man darf nicht erwarten, daß eine so vernichtend wirkende Waffe wie Gift von den Grenzen eines Landes oder den Türen derjenigen, die heimliche Hilfe für schlimmes Tun benötigten, weggewiesen würde. Sie fand immer bereiten Eingang auch da, wo Moral nur gepredigt und Religion nur geübt wurde, aber nicht das seelische Triebrad des Lebens ausmachten. So sieht man sie auch in den angegebenen Jahrhunderten im Westen Europas an der Arbeit. Ludwig VIII. von Frankreich, der Sohn von Philipp August, ließ sich vom Papst Honorius III. im Jahre 1226 bereden, einen »Kreuzzug« gegen die Albigenser zu unternehmen. Er wurde dadurch von weiteren Kriegen gegen Heinrich III. von England abgelenkt, den er aus der von ihm beanspruchten Normandie verjagt, und der sich in seiner Bedrängnis an den Papst mit Worten und Geld gewandt hatte. Der Feldzug gegen die Albigenser und ihren bisherigen Beschützer, den Grafen Raymond VII. von Toulouse hatte als weiteren Zweck die Eroberung der Provence für die Krone Frankreichs. Der König führte das Heer auf dem linken Ufer der Rhone nach Avignon, das, da es zu Raymond hielt, belagert wurde. Die Belagerer wurden jedoch durch Krankheiten und Hunger dezimiert. Und selbst nachdem Avignon die Tore geöffnet und die Franzosen darin schrecklich an Totem und Lebendem gewütet, und nachdem andere Städte, um dem gleichen bösen Schicksale zu entgehen, sich unterworfen hatten, begab sich der König, der die Besten des Heeres und ihm Nahestehende, wie den Erzbischof von Reims, der ihn 1223 gekrönt hatte, Philipp von Namur und andere verloren hatte, nach Paris. Hierzu nötigte ihn auch der Abzug mehrerer, ihm Heeresfolge leistender Grafen, vor allem von Thibaud IV., des Grafen von Champagne, die vielleicht in dem raschen Zuwachs an Macht dieses Königs eine Gefahr für sich selbst erblickten. Trotz des Zornes des Königs und der Drohung, falls er wegzöge, sein Land zu vernichten, verließ Thibaud allein, heimlich um Mitternacht das Heer, nachdem er die 40 Tage seines Pflichtdienstes hatte verstreichen lassen. Ohne Aufenthalt jagte er nordwärts. Ludiwg konnte seine Drohung nicht wahr machen, denn er starb bald darauf auf dem Rückzuge.

Der Verdruß gegen THIBAUD war in den Kreisen des verstorbenen Königs so groß, daß man verbreitete, er sei in die Königin BLANCHE von Kastilien fleischlich verliebt und habe den König als Nebenbuhler mit Gift beseitigt[1]). Ein tödlicher Trank sollte denselben und mit ihm einige Ritter hinweggerafft haben[2]). Der Bischof von Tournai, PHILIPP MOUSKET[3]), hat dies auch in Reimen zum Ausdruck gebracht:

*Et dist que liquens de Campagne*
*Lui et tous les barons desdagne,*
*Et s'avoit son frère empuisniet*
*Le roi Loèys, et laissiet*
*Mauvaisement à Avignon.*

Dies Gerücht erhielt sich so hartnäckig, daß ein Chronist jener Zeit mitteilen konnte, daß die Feinde THIBAUDs später verlangten, er solle zu einem Gottesurteil-Zweikampfe verurteilt werden, was die Königin BLANCHE verhindert habe. Der Haß seiner Feinde wuchs noch dadurch, daß er getreu zu der Königin bzw. ihrem Sohne hielt gegen die Ansprüche von PHILIPPE HUREPEL, dem Oheim des jungen Königs und dessen Anhang. Da ein Zweikampf durch gerichtliche Anordnung nicht erreichbar war, forderte man ihn, um die Anklage auch der Welt kundwerden zu lassen und ihn dadurch vielleicht beseitigen zu können, öffentlich zum Zweikampf heraus, weil er den König vergiftet habe[4]). Eine Zeitlang war er später Gegner der Königin, die er, wie seine Gedichte beweisen, geliebt hat. Als Friede zwischen ihnen gemacht werden sollte und THIBAUD deswegen nach Paris gekommen war, wurde er bei seinem Eintritt von den Leuten des Grafen von Artois, des Bruders des Königs, mit weichem Käse, oder, wie andere sagen, mit Eiern und Lumpen beworfen. Wohl wurden die Übeltäter verhaftet, aber vom Grafen von Artois, der verkündete, daß sie es auf seinen Befehl getan hätten, wieder freigelassen.

Nicht nur des Giftmordes am König LUDWIG VIII, wurde THIBAUD geziehen, sondern auch an dem des Grafen PHILIPPE DE BOULOGNE. Dieser starb während der Verhandlungen, die er als Ratgeber von ALIX VON CHAMPAGNE, der früheren Königin von Zypern, mit THIBAUD führte, wegen der Ablösung der angeblichen Rechte dieser Witwe auf die Champagne. PHILIPP MOUSKET[5]) hat in jener Zeit auch dies besungen:

---

[1]) ROGERUS DE WENDOVER, *Flor. historiar.*, in: *Monum. German. hist. SS.*, tom. XXVIII, p. 53: »Tunc comes, ut fama refert, procuravit regi venenum propinari ob amorem regine ejus, quam carnaliter amabat; unde libidinis impulsu stimulatus, moras ulterius nectere non valebat. Comite igitur taliter recedente, infirmabatur rex usque ad desperationem et pervagante ad vitalia veneno, perducitur ad extrema.« — Fast mit den gleichen Worten berichtet den angeblichen Giftmord MATHAEUS PARIS, Historia major Angliae, in: Recueil des historiens des Gaules et de la France, Nouv. édit., tom. XVII, p. 763. — *Abbreviationes gestorum Franciae regum,* in: *Recueil des historiens dec Gaules etc.,* tom. XVII, p. 433: »cum contra haereticos Albigenses arma movisset .... procurante, ut dicitur, comite Campaniae toxicatus .... moritur.«

[2]) *Annales Marbacenses,* edit. BLOCH, 1907, p. 9: »Ludewicus rex Francie mortifera potione inpotionatus veneno periit et cum eo aliquanti milites.«

[3]) PHILIPPE MOUSKET, Chronique, edit. DE REIFFENBERG, Bruxelles 1836, tom. II, vers. 27955.

[4]) DENIS SAUVAGE, *Chronique de Flandres,* Lyon 1562, p. 49: »tantost envoya le Comte de Boulongne défier le Comte Thibaud de Champagne par deux chevaliers, luy mandant, qu'il estoit cause de la mort de son frère.«

[5]) PHILIPPE MOUSKET, l. c., vers. 29188 ff.

*Mais il estoit partout hais,*
*Pour la mort del roi Loeis,*
*Qu'il laissa devant Avignon,*
*Et pour le conte Felippron*
*De Boulongne, ki mors estoit,*
*Et disent qu'enpuisne [empoisonné] l'avoit.*

Über die letztere angebliche Vergiftung liegen so wenige Anhaltspunkte vor, daß sie übergangen werden kann. Anders der Tod des Königs. Er wird von vielen als ein natürlicher angesprochen. Ein alter Chronist schrieb darüber: »Als der König LOUIS von diesem Zuge heimkehrte, überfiel ihn eine große Krankheit[1]). Man trug ihn nach Montpensier in der Auvergne, wo er verschied, gemäß der Prophezeiung MERLINs, daß der König von Frankreich in Montpensier sterben werde.« Es ist unbezweifelbar, daß die bei der Belagerung von Avignon ausgebrochene Epidemie, deren Charakter historisch-medizinisch nicht gekannt ist, vielen Menschen aus dem Heere, darunter auch Führern, das Leben gekostet, und es ist ebenso sicher, daß in den Augen mancher dieses Sterben von »Klerikern und Laien« irrtümlich als von Gift herrührend[2]) angesehen wurde. Der König würde auch nicht so schnell, ohne die Freuden des Siegers über so widerstandsfähige Feinde genossen zu haben, den Heimweg gegangen sein, wenn die Seuche nicht besonders schlimm gewesen wäre und er auch für sich gefürchtet hätte. »Jener verderblichen Belagerung entgingen nur wenige oder niemand ganz heil, und durch ganz Frankreich zog sich ein allgemeines Sterben alter und noch mehr junger Leute« so schrieb der damals lebende französische Dominikanermönch VINCENT DE BEAUVAIS[3]). Der König eilte so schnell er konnte aus der verseuchten Gegend fort[4]). Er wurde trotzdem krank, und man brachte seine Erkrankung und seinen Tod in einen ursächlichen Zusammenhang mit der Seuche. Über die Erkrankungsart erfährt man nichts[5]) oder nur Kümmerliches. Nach einer Angabe sei er unter den Symptomen einer Dysenterie gestorben[6]). In einem anderen Zeitbericht wird nur angegeben, daß er, in Montpensier angekommen, aus dem Bett gefallen und gestorben sei[7]), und ein dritter läßt ihn am Donners-

[1]) SAUVAGES, l. c.: »Si comme le Roys Loys revint de ce voyage une grande maladie le prit ....«

[2]) ANDREAE MARCHIANENSIS, *Historia Regum Francorum*, in: *Monum. Germ. hist. SS.*, tom. XXVI, p. 214: »Rex Ludovicus et multi alii tam clerici quam laici in regione illa veneno perierunt.«

[3]) VINCENTIUS BELLOVACENSIS *Speculum histor.*, lib. XXX, cap. XXIX, in: *Recueil des histor. des Gaules*, tom. XXI, 1894, p. 71: »Ab illa pestifera obsidione pauci vel nulli redeunt plane sani; ac per totam Galliam pullulat plus juvenum quam senum mortalitas generalis.«

[4]) *Anonymus Remensis Historiae*, in: *Monum. Germ. hist. SS.*, tom. XXVI, p. 544: »Et s'en departi au plus tost que il pot; car li lieus estoit touz corrompuz, ei mout i mouroit de genz.«

[5]) Vgl. vorher SAUVAGES. — WILLELMI *Chronica Andrensis*, in: *Monum. German. SS.*, tom. XXIV, p. 766: ».... apud Montpanchir letali correptus incommodo ....«

[6]) ROGERIUS DE WENDOVER, l. c.: »licet alii asserant ipsum non veneno sed morbo dissintirico exspirasse.«

[7]) GUILLELMUS DE NANGIACO, *Chronicon*, ad ann. 1226, edit. GÉRAUD, Paris 1843, tom. I, p. 176: »Rex etiam Ludovicus apud Montpancier in Arvernia existens, lecto decidens .... est defunctus.«

tag vor dem Feste Allerheiligen tödlich erkranken und am Dienstag darauf bei Montpensier in ein Delirium verfallen[1]). Dies letztere vereinigt sich wohl mit der Diagnose »Dysenterie«, weil bei dieser dem Tode in manchen Fällen Delirien vorangehen.

Gegenüber den Meinungen über den Tod durch Erkrankung aus inneren Ursachen steht die andere, die ihn von Vergiftung ableitet. Ihr wird entgegengehalten, daß sie von THIBAUD schon deswegen nicht veranlaßt worden sein konnte, weil dieser etwa am 25. Juli 1226 das Lager verlassen, der König aber erst am 8. November gestorben sei. Kritisch ist zu bemerken, daß, falls es sich bei dem König um Dysenterie gehandelt haben sollte, der Tod auffällig spät eingetreten ist. Denn nach der einen Angabe endete die Belagerung von Avignon am 15. August, nach der anderen am 10. September. Nähme man an, daß dieser letztere Tag schon in die Inkubation des Leidens des Königs gefallen sei, so würden bis zu seinem Tode etwa acht Wochen verflossen sein — ein Zeitraum, über den sich nicht, oder nur ganz ausnahmsweise die Dysenterie bis zu einem tödlichen Ausgang hinzieht. Die Annahme, daß der König schon lange vorher krank gewesen und sein Leiden heimlich getragen habe[2]), ist insofern medizinisch ganz unhaltbar, als man eine Dysenterie nicht verheimlichen kann. Es kann wahr sein, daß, als er am 29. Oktober bettlägerig geworden war, sein Zustand die Umgebung zu beunruhigen anfing, und daß sich am 3. November das Leiden bis zum Aufgegebensein verschlimmert hat. Dann darf aber der Beginn der Erkrankung nicht viel vor den 29. Oktober gelegt werden, wo der König bereits längst aus dem Epidemiengebiet sich entfernt hatte. Trotzdem ist es immerhin möglich, daß er später von einer Infektionskrankheit befallen worden ist als andere aus seiner Umgebung, und die Wahrscheinlichkeit hierfür ist etwas größer als die, daß er durch Gift umgekommen ist. Aber das letztere ist nicht auszuschließen. Denn die Vergiftung kann auch von einem Beauftragten THIBAUDs nach dessen Flucht aus dem Lager bewerkstelligt worden sein. Dies scheint auch der gelehrte Benediktiner LOBINEAU[3]) anzunehmen. Er hält eine Vergiftung des Königs für völlig sicher — ungewiß sei nur, in wessen Auftrag sie vollzogen worden wäre. Dem Grafen THIBAUD drohte Schlimmes, falls der König, wie er verkündet hatte, mit seinem ganzen Heere in die Champagne eingefallen wäre. Es ist ferner das völlige Schweigen dieses Grafen und späteren Königs von Navarra gegenüber allen schwer beleidigenden, die angebliche Vergiftung als Grundlage nehmenden öffentlichen Kundgebungen nicht als unwichtig zu nehmen. Während er überall als Giftmörder verrufen war, fuhr er fort, die Königin BLANCHE zu besingen. Man kennt kein Wort der Abweisung und Rechtfertigung von ihm trotz aller Insultierungen.

---

1) VINCENTIUS BELLOVACENSIS, l. c.: »Die jovis ante festum omnium sanctorum regem ad propria redeuntem infirmitas mortalis invadit. Die martis sequenti apud Montpancier labitur in frenesin.«

2) GUILELMI DE PODIO *Laurentii Chronica*, in: DUCHESNE, *Histor. Franc. Script.*, tom. V, p. 688: »Praeventus autem rex aegritudine quam gestabat occultam . . . .«

3) LOBINEAU, Histoire de Bretagne, liv. VII, chap. 48, 1707, p. 219.

## Philipp IV. von Frankreich.

2. Politische Motive sollen PHILIPP IV. DEN SCHÖNEN veranlaßt haben, Gift zur Tötung eines Weibes zu gebrauchen. Seine Habsucht hielt in ihrem dauernden Anwachsen Schritt mit der Zunahme der königlichen Macht, die sich, wie stets in der Weltgeschichte, auf eine große Beamtenschar stützte und bis tief in das bürgerliche Leben hinein ihr Wirken erkennen ließ. Da er alles und jeden in seinem Staate als sein Eigentum ansah, so nahm er, falls es ihm gut dünkte, mit Hilfe serviler, meistens juristischer, in allen Listen und Ränken gesottener Handlanger, unbekümmert um das Schicksal der Beraubten, was ihm gut dünkte. So ließ er im Jahre 1291 auf einmal alle italienischen Kaufleute in Frankreich festnehmen und in Kerker werfen, und gab sie nur gegen schweres Lösegeld frei, nachdem sie mit der Tortur bedroht worden waren. Im Jahre vorher hatte er schon, auf deutsche Impulse hin, die Juden in Frankreich ausgeplündert. Er eignete sich ferner die Schätze des Tempelherrnordens an, nachdem KLEMENS V. seine Zustimmung zu dieser Beraubung gegeben hatte. Darauf bezieht sich DANTE[1]):

»*Veggio il nuovo Pilato si crudele,*
*Che cio nol sazia, ma, senza decreto,*
*Porta nel tempio le cupide vele.*«

An anderen Stellen[2]) hat er ihn noch schlimmer geschildert. Er trug schon zu seinen Lebzeiten den Namen eines Falschmünzers, weil er fein ersonnene Betrügereien beim Umschmelzen alter und Neuschmelzen frischer Münzen verwendete. Er nötigte wiederholt diejenigen, die silbernes und goldenes Geschirr besaßen, ein Drittel oder die Hälfte desselben zum Metallwerte in die Münze zu liefern, bezahlte mit schlechtem Gelde und münzte aus dem guten Metall schlechtes Geld. Ja, später verordnete er, daß das von ihm ausgegebene Geld überhaupt nur für den dritten Teil des Nennwertes angenommen werden sollte, da ein besseres soeben geprägt worden sei. Die Fruchtbarkeit in der Erfindung weiterer fiskalischer Betrügereien und autokratischer Erpressung war so ungeheuerlich groß, daß schwerlich Schlimmeres an »gesetzlicher« Ausbeutung von Besitz und Erwerb in der Geschichte vorgekommen ist.

Einem so habsüchtigen Manne ist es zuzutrauen, daß er große Reichtümer mit einer Erbin nicht außer Landes gehen lassen wollte. König EDUARD I. von England, mit dem PHILIPP in Zwistigkeiten geraten war, hatte den Bischof von Lincoln und den Grafen von Warren beauftragt, bei dem überaus reichen Grafen GUY DE DAMPIERRE von Flandern um die Hand seiner Tochter PHILIPPA, des Patenkindes PHILIPPS IV. für den Thronfolger anzuhalten. Der Vertrag, in dem auch eine reiche Mitgift festgesetzt wurde, kam 1294 in Lüttich zustande. Kaum hatte PHILIPP dies erfahren, als er den Grafen wissen ließ, daß er es als Beleidigung auffassen würde, wenn sein Patenkind vor ihrer Reise nach England ihn nicht

1) DANTE, Purgatorio, cant. XX, vers. 91.
2) Ibid., cant. VII, vers. 109.

besuchte. Sie kam mit ihrem Vater nach Paris, und beide wurden im Louvre eingesperrt. Der König nahm für sich das alleinige Recht in Anspruch, über die Heiraten der Töchter seiner Vasallen zu verfügen. Der Graf von Flandern würde sich des Treubruchs schuldig machen, wollte er dem Gegner Frankreichs so große Mittel zukommen lassen, deren dieser so sehr bedürfe. Der Graf von Flandern entkam oder wurde nach einiger Zeit aus seinem Gewahrsam entlassen, mußte aber die Tochter in demselben als Geißel belassen[1]). Man brachte sie in das Schloß zu den königlichen Kindern, mit denen zusammen sie ernährt und unterrichtet wurde[2]). Sie starb plötzlich, angeblich durch Gift[3]). Öffentlich klagte später der Graf den König an, seine Tochter vergiftet zu haben. Es gibt auch Berichte, in denen wohl alle anderen Einzelheiten des Ereignisses, aber nicht die Vergiftung erwähnt wird. Sie würde wahrscheinlich sein, wenn PHILIPP Erbe des Grafen hätte werden können.

3. Der Sohn PHILIPPS IV., LUDWIG X. (HUTIN, der Zänker), war in zweiter Ehe mit CLEMENCE von Ungarn verheiratet. Sie war aus dem Hause Anjou, ältere Tochter von KARL ROBERT, König von Ungarn, mit dem Beinamen MARTEL. Sie wurde im Jahre 1315 in Reims gekrönt. Der König lebte nicht mehr lange danach. Er starb schon am 5. Juni 1316, wie man damals annahm durch Gift, oder, wie MEZERAY angibt, weil er, erhitzt vom Ballspiele, in seinem Weinkeller selbst frischen Wein getrunken habe. Fünf Monate nach seinem Tode gebar seine Frau einen Knaben, der schon nach acht Tagen starb. Der auffällig schnelle Tod des Königs ohne vorgängiges Kranksein konnte wohl an eine Vergiftung denken lassen. Ob seine von ihm 1313 verstoßene erste Gemahlin MARGARETE, die Tochter ROBERTS II. von Burgund, oder ein anderer als vermuteter Veranlasser galt, vermochte ich nicht festzustellen.

## Robert III. von Bethune.

4. Der Graf ROBERT III. von Bethune ließ im Jahre 1320 seinen Sohn, den Grafen LUDWIG von Nevers, im Schlosse von Bornehem festsetzen, weil ihm angeblich glaubhaft gemacht worden war, daß er ihn habe ver-

[1]) THOMAE WALSINGHAM MONACHI, *Historia anglicana,* ad ann. 1295, edit. RILEY, vol. I, p. 53: »Vocatus autem comes a rege cum Parisius venisset, detentus est ibidem quousque filiam suam cum qua filius regis Angliae matrimonium fuerat, ut dicebatur, contracturus pro se regi Francorum obsidem reddidisset.« — MATHEI WESTMONASTERIENSIS *Flores Histor.,* in: *Monum. Germ. hist. SS.,* tom. XXVIII, p. 491: »Comes Flandrensis a prisona Francorum liber egrediens ad proprium rediit comitatum.«

[2]) *Chroniques de Saint-Denis,* in: *Recueil des hist. des Gaules,* tom. XX, p. 660: »En cest an ensuivant Guy, le conte de Flandres occultement et celeement contre son seigneur le roy de France au roy d'Engleterre alyé vint avec sa fille à Paris laquelle il vouloit envoyer en Engleterre pour espouser au roi d'Engleterre Edouart. Lors par le commandement le roy Phelippe de France avec ycelle furent detenus en garde. Mais ycelle fille après ce demoura avec les enfans le roy pour estre enseingnée et nourrie avec eulz et le conte assez tost après fu delivré.«

[3]) GIOV. VILLANI, *Historie Fiorentine,* lib. VIII, cap. XIX, in: MURATORI, *Rer. ital. Script.,* tom. XIII, p. 357: ». . . . Conte Guido havea maritata una sua figliuola a un figliuolo del re d'Inghilterra, sanza consentimento o richiesta del Re di Francia . . . . mando per lo conte e

giften wollen[1]). Es wurde ihm ein Diener zugeführt, der weinend angab, er sei beauftragt worden, ihm, dem Grafen, Gift zu reichen. Sein Sohn LUDWIG habe ihm befohlen, in allem, was ihm in dieser Beziehung aufgetragen würde, dem Bruder GAUTHIER zu gehorchen [der vielleicht des Grafen Beichtvater war]. Man ergriff den Sohn und folterte den Mönch. Der letztere sagte nichts Belastendes aus[2]). Der junge Graf wurde, nachdem er einen Eid hatte leisten müssen, keine Rache an denen zu üben, die ihn angeklagt hätten, und nicht mehr, solange sein Vater lebte, nach Flandern zurückzukehren, freigelassen. Er ging nach Paris, wo er auch bald danach, im Jahre 1322, starb. Die Anklage scheint von seinem Bruder, ROBERT VON CASSEL, ausgegangen zu sein[3]). Diesem zweiten Sohn, den er liebte, wollte der Graf sein Land zukommen lassen und nicht dem Verbannten. Dadurch kam es zu inneren Zwistigkeiten, Kämpfen und Morden, in Gent, Brügge und anderen Städten. Die einen nahmen für den älteren, die anderen für den jüngeren Sohn Partei. Die Beschuldigung der Vergiftung scheint nur aufgebracht worden zu sein, um auch im Lande gegen den Grafen LUDWIG Stimmung zu machen.

Möglicherweise hat der Vater wirklich geglaubt, vergiftet worden oder der Vergiftungsgefahr ausgesetzt gewesen zu sein[4]). Schon früher, im Jahre 1280, hatte er seine zweite Frau, JOLANDA VON BURGUND, die Mutter dieses Sohnes, erdrosseln lassen, weil er sie im Verdacht hatte, einen Sohn aus erster Ehe vergiftet zu haben.

## Zweites Kapitel.

KARL V. KARL DER BÖSE VON NAVARRA. KARL VII. ROBERT DE WOURDRETON. Kardinal von Laon. Der Dauphin Ludwig, Sohn von KARL VI. JEAN, Gemahl der JACOBAEA. JEAN LE PORCHIER.

1. In Frankreich herrschte am Ende des 14. Jahrhunderts KARL V. (1364—1380), dem Schmeichler — und wann hätten derartige Gesellen für Könige gefehlt — den Beinamen »der Weise« gegeben haben: ein grausamer und falscher Mann, der als Regent minderwertiges Geld schlagen ließ, mit Geld bestach, wenn er anders nicht zum Ziele kommen konnte, und das Volk, das er fürchtete, durch Zwang niederhielt. Er war es, der die Bastille gegen die Pariser baute. Als er noch Dauphin und Herzog der Normandie war, sollte, wie ein zeitgenössischer Chronist schrieb, KARL II.,

per la contessa di Fiandra, e poi per la figliuola, e quando furono a Parigi, lo Re fece ritenere la detta donzella in cortese prigione .... e poco tempo apresso vi morio; e dissesi, che fu fatta morire di veleno.«

1) *Continuatio Chronici* GUIL. DE NANGIACO, edit. GÉRAUD, tom. II, p. 30: »Eodem anno [1320] fuit impositum comiti Nivernensi, quod patrem suum comitem Flandriae veneno moliretur exstinguere.«

2) Ibid.: »Dictus autem frater, licet captus et plurimis tormentis expositus, nihil penitus recognovit et sic crimen impositum improbatum remansit.«

3) D'OUDEGHERST, Annales de Flandres, cap. CILVI, tom. II, p. 359.

4) GIOV. VILLANI, *Historia Fiorentina,* lib. IX, cap. CXXI, in: MURATORI, *Rer. ital. Script.,* tom. XIII, p. 503: »In questo si disse che l' Conte vecchio vollere essere avelenato, e fu apposto, che Luis suo figliuolo il fece fare.«

der König von Navarra, ihn haben vergiften lassen. Die Vergiftung sei durch vergiftetes Fleisch erfolgt. Einer der aufwartenden Edelleute hätte sie, nachdem er bestochen worden sei, vollbracht. Infolgedessen seien ihm alle Kopfhaare ausgefallen, er hätte die Nägel an Händen und Füßen verloren und sei so mager wie ein Stock[1]) oder Skelett geworden. Nichts habe ihn zu heilen vermocht, bis ihm sein Onkel, der Kaiser KARL IV., einen geschickten deutschen Arzt sandte, der ihm das ganze Gift oder einen Teil desselben beseitigte, so daß Haare, Nägel und Gesundheit wiedergekommen seien. Durch eine am Arm künstlich und dauernd offen gehaltene Wunde sei das Gift davongegangen[2]). Der Arzt habe richtig vorausgesagt, daß, wenn die Fistel zu fließen aufhören würde, er sterben müsse. So sei es nach 23 Jahren geschehen!

Sieht man von der fabulösen Einkleidung der Erzählung ab, so bleibt als Kern übrig: eine Erkrankung, die mit sehr auffälligen Symptomen einherging und die mit KARL DEM BÖSEN VON NAVARRA als Verursacher in Beziehung gebracht worden ist. Dieser König hatte in Verbindung mit den Generalstaaten nicht nur KARL V., sondern auch schon dessen Vater JOHANN II. allerlei zu schaffen gemacht. Er betrachtete sich, da er Enkel von dem 1318 gestorbenen LUDWIG DEM ZÄNKER war, als Anwärter auf die Krone von Frankreich. Man kann vermuten, daß er versucht habe, den damaligen Dauphin KARL zu beseitigen, um seine Wünsche in Frankreich erfüllt zu sehen. Die geschilderten Symptome sind auch dem Arsenik zugehörig. Wiederholte Aufnahme kleiner Mengen desselben kann sie hervorrufen. Nimmt man an, daß das Ausfallen der Hautanhänge und die Kachexie wirklich bestanden haben, so würde toxikologisch und den Umständen nach die Annahme einer Vergiftung, die KARL überstanden hat, keinerlei Bedenken erregen. Dieses überstandene Leiden ist aber als zusammenhanglos mit seinem, so viele Jahre später erfolgten Tode anzusprechen.

Zehn Jahre hindurch, unter drei französischen Königen: JOHANN II., KARL V. und KARL VI. hat der Navarrese Frankreich nicht zur Ruhe kommen lassen. Bald allein, bald mit den herbeigerufenen Engländern verwüstete und plünderte er ganze Gaue und Städte. Er forderte die Champagne, Brie und Burgund. Überall wußte er sich Helfer für die Ausführung seiner dunklen Pläne auf heimlichen Wegen zu gewinnen. Mancher von diesen hat sein Tun oder den Versuch einer ihm aufgetragenen schlechten Tat mit Körperverstümmelungen und Tod bezahlt. Grausam in einem Grade, der selbst seine Zeitgenossen erschreckte, war ihm jedes Mittel recht, das ihm Aussicht auf Macht, Landerwerb und Geld gab. Mit dieser Charakterisierung lebt er seit über fünf Jahrhunderten im Gedenken der Menschen. Der Versuch einer Ehrenrettung, der ihm zuteil geworden, mußte scheitern, weil die Tatsachen, die von der Verderbtheit dieses Mannes künden, zu gut verbürgt sind. Seine Rolle als Friedensstörer würde ein

1) JEAN FROISSART, *Chroniques*, par J. BOUCHON, tom. II, 1835, p. 110: ». . . . et reçut le roi de France le venin; et fus si avant mené que tous les cheveux de la tête lui churent et tous les ongles des pieds et des mains, et devient aussi sec qu'un bâton.«

2) FAVYN, *Histoire de Navarre*, Paris 1612, p. 434: »pour le maintenir il luy fit un cautere au bras gauché par le quel le poison s'escouloit, luy en chargeant de l'entretenir ouvert, et que lors qu'il ne suinteroit plus, qu'il se pourroit asseurément preparer à la mort.«

frühes Ende genommen haben, wenn nicht JOHANN II. die Schlacht bei Maupertuis unweit Poitiers gegen den Schwarzen Prinzen, den Sohn EDUARDs III. von England, verloren hätte und für lange in Gefangenschaft geraten wäre. Denn vorher hatte er ihn, der sein Schwiegersohn war, mitten aus einem Mahle heraus, zu dem er in Rouen bei dem Dauphin KARL eingeladen worden war, mit den Worten verhaftet: »Ah, wohlan du Verräter, du bist nicht wert an der Tafel meines Sohnes zu speisen. Nicht essen noch trinken will ich, solange du lebst!« Man sperrte ihn in Paris ein. Von dort entkam er, nachdem JOHANN nach England als Gefangener abgeführt worden war, und begann nun mit erneutem Eifer seine Pläne zu verwirklichen. Daß er sich auch des Giftes hierfür bediente, ist sicher, wenn auch vielleicht einer oder der andere der berichteten Vergiftungsversuche ihm nur zugeschrieben aber nicht erwiesen ist.

Im Jahre 1377 gelang es KARL V., zwei der Vertrautesten des Navarresen, JACQUES DE RUE und PIERRE DU TERTRE, gefangennehmen zu lassen, die ohne Folterung mancherlei über die heimlichen Taten und Pläne ihres Herrn aussagten, wie schon vorher FRIQUET, der gefangene Minister desselben, Belastendes in seinem Verhör bekannt hatte. DE RUE[1]) offenbarte zuerst einen dem Jahre 1371 angehörenden Vergiftungsversuch an KARL V. Der König von Navarra hatte bei sich einen Physikus (Arzt) mit Namen AUGEL, einen jungen, schönen und klugen Mann. Nachdem er ihm allerlei Gutes erwiesen, schlug er ihm unter großen Versprechungen vor, den König von Frankreich zu vergiften, den Mann, den er, wie er sagte, am meisten auf der Welt haßte. Nach vielem Drängen sagte AUGEL es zu, die Vergiftung in einem Nahrungs- oder Genußmittel zu bewerkstelligen, sobald er einmal am Hofe Zutritt erhalten haben würde. Er reiste ab, aber man hatte nie wieder etwas von ihm gehört. Den Versuch hat er nicht unternommen. Dieser ist 1377 wiederholt worden, und zwar durch den nach Frankreich gesandten DE RUE (DURUE) bzw. dessen Helfer. Der König von Frankreich war, wie die Chroniken von St. Denis mitteilen[2]), von hohen Herren schriftlich vor DE RUE gewarnt worden. In einem der Koffer des Verhafteten fanden sich allerlei Aufzeichnungen über Vergiftungen und andere Schädigungsversuche. Vor dem sofort eingesetzten Gerichtshof teilte DE RUE Einzelheiten mit: Der älteste Sohn des Königs von Navarra sei an den französischen Hof abgereist gewesen, als ihm sein Herr Eröffnungen über die Notwendigkeit der Vergiftung seines Feindes und über die Art der Bewerkstelligung gemacht habe. Das Gift wäre von einer navarresischen Jüdin zubereitet worden. Dem König sollte es durch Vermittelung seines Kammerdieners DROUET beigebracht werden. Der Vorsteher der Küche war dessen Vetter. Dieser sollte durch Bestechung dahin gebracht werden, das Gift in eine Speise des Königs zu mischen. Wäre der Plan zur Ausführung gekommen, so hätte Frankreich, da der Dauphin noch ein Kind war, den vereinten Angriffen der Engländer und der Navarresen nicht widerstehen können. Die Aussagen von DE RUE wurden vor dem Parlament verlesen. Die Richter verurteilten ihn zur Vierteilung.

1) Histoire du Comté d'Evreux, p. 93 der Belege.
2) SECOUSSE, Histoire de Charles le Mauvais, Paris 1758, sec. part., p. 172.

Die Königin von Navarra war die Schwester des französischen Königs. Man beschuldigte KARL DEN BÖSEN, diese seine Frau haben vergiften zu lassen. Der Mitverhaftete DU TERTRE sagte aus, daß er in der Normandie war, als die Königin starb. Er glaube nicht, daß sie vergiftet worden sei. In Evreux, ihrer Residenz, hätte man gesagt, sie sei infolge mangelhafter Abwartung im Bade gestorben. SIMON, der Lombarde, der Apotheker von Evreux, habe die Leichenöffnung gemacht. Man habe auch im Schlosse von Evreux alle Hofdamen und Kammerfrauen der Verstorbenen versammelt, sie schwören lassen die Wahrheit zu sagen, daß MARGOT VON GERMONVILLE ihnen die Todesart auseinandergesetzt habe, und daß dann alle Anwesenden darüber übereingekommen wären, daß der Tod durch Herzschwäche (faiblesse de coeur) zustande gekommen sei. Dies alles klingt nicht sehr natürlich, zumal nicht, wenn ein Gatte wie der ihrige in Frage kommt.

Eine weitere Vergiftung sollte durch diesen am Kardinal von Boulogne, einen die Pläne des Königs sehr gefördert habenden Mann, veranlaßt worden sein. Das Gerücht hiervon verbreitete sich am päpstlichen Hofe. Auf das Betreiben des Königs schrieb ihm der Papst GREGOR XI. einen Entlastungsbrief, in dem zum Ausdruck gebracht wurde, daß er nicht glauben könne, daß ein »Fürst, der mit den Tugenden eines Königs die Gefühle der Frömmigkeit verbände«, einer solchen Tat fähig wäre. Überdies hätte die Umgebung des Kardinals auf Befragen erklärt, daß kein Gifttod, sondern ein natürlicher vorläge. Man wird diesen Brief nicht gerade als einen Gegenbeweis gegen den Vorwurf der Vergiftung bezeichnen dürfen, gleichgültig, ob dieser sonst begründet oder nicht begründet war.

Es häuften sich damals die Vergiftungsverdachte gegen den intriganten Mann. Die Königin von Frankreich starb am 6. Februar 1377 und ihre Tochter wenige Tage nachher. Es scheint, daß man DU TERTRE bei dem Verhör u. a. auch gefragt hat, ob der König von Navarra nicht auch an diesen beiden auffälligen Toden durch Vergiftenlassen beteiligt sei? Er antwortete, daß er darüber nichts gehört habe, er sich aber von ihm trennen und ihm nie wieder gehorchen würde, falls es Wahrheit wäre. Wohl wisse er, daß sein Herr die Königin gehaßt habe, weil sie seinen Plänen entgegen gewesen sei, und daß er sich über ihren Tod gefreut, aber nur weil er gehofft habe, jetzt seine Wünsche durch Vermittlung seines an den Hof gesandten Sohnes sicherer erfüllt sehen zu können. Viel weiter gingen noch die Fragen an den Gefangenen, unter anderem, ob er über das Gift etwas wisse, das dem ältesten Sohn des Königs von Navarra und dem Herrn SEGUIN DE BADEFOL gereicht worden sei. Er wollte nur davon heimlich haben reden hören, daß GUILLEMIN LE PETIT, ein Kammerdiener des Königs, an BADEFOL Gift gereicht habe. Und so wird es wohl gewesen sein!

KARL V. starb im Jahre 1380. Der König von Navarra lebte weiter und mit ihm wurden die Anschläge gegen den neuen König von Frankreich, KARL VI., wieder lebendig. Besser wie irgendein anderer ist derjenige dokumentarisch festgelegt, der zum Ziele hatte, die ganze königliche Familie zu vergiften. Der Zufall führte dem rachsüchtigen, unruhigen Manne einen englischen Abenteurer ROBERT DE WOURDRETON zu, den Diener eines Menestrels, d. h. eines Spielmannes mit Namen WATIER. Sie beide und die Frau des Menestrels hatten auf ihren Zügen durch Frankreich an den Höfen der großen Herren, der Herzöge von Berry, Burgund usw. und an dem französischen Königshof und in Spanien großen Erfolg gehabt und waren für ihre Leistungen reich belohnt worden. Sie suchten auch Navarra auf. Dort kam die Verbindung mit dem König zustande, vor dem sie ihre Kunst gezeigt hatten. Er zog WOURDRETON in sein Vertrauen. Da dieser in Paris schon bekannt war und vor dem König gespielt hatte, so mochte der Navarrese gerade ihn, als einen scheinbar harmlosen Spielmann, für den geeignetsten gehalten haben, die Vergiftung seiner Feinde zu bewerkstelligen, zumal wenn ihm durch seinen Sohn PIERRE, der in Paris weilte, die Wege zur Vollbringung des Verbrechens geebnet würden. Der ganze Handel und sein Verlauf bis zum Ende ist dokumentarisch bis in die kleinsten Einzelheiten festgelegt worden und das Dokument heute noch vorhanden[1]). Es ist das am 20. März 1384 vor einem großen Gerichtshofe in Paris abgelegte Bekenntnis von WOURDRETON, der in Paris mit seinem Meister WATIER (GAUTIER) »le Herpeur, Menestrel et Joueur de la Harpe« verhaftet worden war, ehe er zur Ausführung seines Verbrechens kommen konnte.

Er gestand folgendes: Der König hätte ihn in sein Schloß kommen lassen und ihn gefragt, wohin er jetzt mit seinem Meister ziehen wolle. Als er hörte, daß Paris das Ziel sei, wollte er wissen, ob, als sie das erstemal dort gewesen seien, sie in den Küchen, den Anrichteräumen und den Weinkellern der großen Herren sich ohne Aufsehen zu erregen hätten bewegen können. Als WOURDRETON dies bejaht hatte, ließ ihn der König schwören, das, was er ihm nun sagen wolle, an niemand zu verraten. Er hätte in Frankreich wenige Freunde und viele Feinde, die auch Feinde der Engländer seien. »Ich will dich reich belohnen, wenn du folgendes ausführen willst. Es gibt einen Stoff, der sich Arseniksublimat nennt. Ißt ein Mensch davon so viel als erbsengroß, nimmer lebt er dann weiter. Du findest es in Pampeluna, Bordeaux, Bayonne und in Apotheken anderer Städte, durch die du kommen wirst. Kaufe und pulverisiere es, und sobald du im Palast des Königs, in dem seines Bruders, des Grafen von Valois und der Herzöge von Berry und Burgund sein wirst, in die man dir Zutritt gestattet, dann sieh zu, daß du in die Räume für die Speiseversorgung kommst, und schütte das Pulver in Suppen, Fleisch oder Wein. Tue es aber so, daß auf dich kein Verdacht fällt.« Sie zogen nach Paris. In Bayonne blieben sie zwei Tage. WOURDRETON ging in ein Geschäft von Apotheker- und Spezereiwaren und fragte nach Arsenik. Der Apotheker fragte, ob er roten oder weißen haben und was er damit beginnen wolle? Er erwiderte, daß er es für eine Wunde seines Pferdes benötige, und daß es Arseniksublimat sein sollte. Darauf erhielt er davon eine viertel Unze (ca. 7 g), in Papier eingewickelt. Er legte es zuerst in seine Börse, nähte es aber dann in sein Wams ein. In Paris angekommen, ließ sein Meister fragen, ob sie vor dem Connetable OLIVIER DE CLISSON spielen dürften. Sie erfuhren, daß er gerade in einer Beratung sei und daß die Zeit für Aufführungen ungeeignet sei, da der Hof wegen des Todes des Königs von Neapel in Trauer wäre. Sie entschlossen

1) SECOUSSE, l. c., Recueil de pièces servant de preuves, 1755, p. 494.

sich deswegen wieder zur Abreise. Als sie am nächsten Tage ihre Pferde beschlagen ließen, wurden sie verhaftet. Bei WOURDRETON fand man das Präparat. Bei der ersten Verhandlung erkannte er es als das seinige an. Am nächsten Tage wurde er dem Gericht vorgeführt. Ärzte und Apotheker waren auch zugegen. Sie erklärten nach geleistetem Eide, daß das vorgezeigte Präparat roter Arsenik und nicht Arseniksublimat sei; denn dieser sei weiß und sei viel ätzender als der rote. Die Apotheker gaben an, daß sie, ohne behördliche Erlaubnis von diesem Stoff niemals etwas verkaufen würden, und die Ärzte: daß von dem zehnten Teil des gezeigten Stückes ein Mensch sterben müsse. WOURDRETON wurde geköpft und dann gevierteilt.

Das angeführte Dokument war weder dem Mönch von St. Denis noch dem JUVENAL DES URSINS bekannt. Deshalb teilen sie das Ereignis des Vergiftungsversuchs in anderer Form mit. Danach hätte ein Engländer JEAN D'ELSTEIN, der schon anderes für den König von Navarra ausgeführt hatte, von diesem das Gift bekommen und hätte sich 14 Tage lang in Paris aufgehalten, wäre aber dem Personal der prinzlichen Küchen, in die er zu kommen versuchte, auffällig geworden, so daß man ihn verhaftet und nach einem kurzen Prozeß geköpft und gevierteilt habe[1]).

Das, was uns so an Tatsachen über Vergiftungsversuche und Vergiftungen durch KARL DEN BÖSEN überkommen ist, wird wahrscheinlich nur einen Teil des wirklich Ausgeführten darstellen. Schon aus dem Bescheidwissen über Arsenik und aus seinem Charakter läßt sich dies erschließen. Für ihn, der gegenüber Frankreich der Schwächere war und der, selbst mit Hilfe der Engländer, nicht zu seinen Zielen gelangen konnte, war dieses Gift ein gar nicht schwacher Bundesgenosse, das ihn nur mangels geeigneter Ausführungshände einige Male im Stich ließ.

Außer dem König von Navarra gab es in jenen Zeiten noch andere Vergifter.

2. Als KARL VI. von Frankreich, zumal auf Betreiben seines Bruders, des Gemahls der VALENTINA VISCONTI, den Entschluß gefaßt hatte, selbst zu regieren und sich ganz von dem Einflusse seiner Oheime, und besonders des ehrgeizigen Herzogs von Burgund frei zu machen, berief er einen Kronrat nach Reims. Alle Prinzen sowie die hohen kirchlichen Würdenträger waren im erzbischöflichen Palaste versammelt. Der König setzte seine Absicht auseinander und forderte zuerst den Kardinal von Laon, PIERRE AICELIN DE MONTAIGU, auf, seine Meinung zu äußern. Dieser kam zu dem Schlusse, daß es an der Zeit sei, daß der König selbständig sein könne und für die Regierungsgeschäfte keines anderen mehr bedürfe, wobei er deutlich, ohne Namen zu nennen, auf den Herzog von Burgund und die Onkel des Königs hinwies. Dies geschah im Jahre 1388. Die Bezeichneten kehrten in ihre Länder zurück. Der König war von ihnen befreit. Nicht viel später erkrankte der Kardinal von Laon plötzlich und starb schnell. Er hatte die Überzeugung, daß er vergiftet worden sei, und bat dringend darum, keine Nachforschungen über die Ursache seines Todes anzustellen. Die Leiche wurde trotzdem geöffnet, und die Ärzte wollten klar das Vorliegen einer Vergiftung erkannt haben[2]).

---

1) JUVENAL DES URSINS nennt den Engländer JEAN D'ESTAN.
2) DE BARANTE, Histoire des Ducs de Bourgogne, tom. II, p. 69.

3. Solche Racheakte sind nicht gar zu selten vorgekommen. Als solche sind auch die als Vergiftungsfolgen angenommenen Todesfälle in der Familie von KARL VI. anzusehen. In Paris verbreitete sich im Jahre 1415 das Gerücht, daß der älteste Sohn dieses Königs, der Dauphin LUDWIG, der Herzog von Aquitanien, sein vorzeitiges Ende durch Gift gefunden habe. Er war akut krank geworden und in wenigen Tagen gestorben — von niemand betrauert. Es war jene schlimme Zeit, in der die Schlacht bei Azincourt HEINRICH V. von England fast zum Herrn von Frankreich gemacht hatte. Der Graf von Armagnac mit seinen Gascognern schaltete in Paris und ihm wurde die Vergiftung des Thronfolgers zugeschrieben. Sie wurden später von der Volkswut zermalmt.

4. Nicht besser erging es seinem Bruder JOHANN, der die schöne und reiche JACOBAEA (JACQUELINE), noch jung an Jahren, geheiratet hatte. Sein Schwiegervater, WILHELM VON HOLLAND, ließ ihn, trotz aller Vorstellungen, nicht nach Frankreich gehen. Nur einmal, als er selbst zur Friedensstiftung nach Paris ritt, nahm er, im Januar 1417, den jetzt Thronfolger gewordenen Schwiegersohn und seine Tochter nach Compiègne mit. In Paris plante der Graf von Armagnac aber in einem gegebenen Augenblicke seine Verhaftung, um ihn zu zwingen, den Dauphin in Frankreich zu belassen. Dem entging er durch eine List. Er jagte nach Compiègne, wo er JOHANH schwer krank daniederliegen fand. Beulen bedeckten ihn, Zunge und Gaumen waren dick geschwollen und die Augen drangen ihm aus dem Kopfe. Nach einigen Tagen schloß er die Augen. Nach einer anderen Nachricht[1]) hatte der Prinz einen Abszeß am Ohr. Der Eiter ergoß sich nach innen — nach der einen Lesart »in den Körper«, nach der anderen in den Hals — und brachte Erstickung hervor. Überall kündete man diesen Tod als einen Giftmord. Und nicht nur die nächste Umgebung und das Volk tat es, auch der Herzog von Burgund, der später auf der Brücke von Montereau ermordete JOHANN OHNE FURCHT, der Oheim des Verstorbenen, verbreitete es. Als Grund wurde angegeben, daß der Thronfolger zu sehr Burgunder geworden sei[2]).

Lag hier eine Vergiftung vor? Zieht man von der überkommenen Schilderung der Symptome das augenfällig Übertriebene ab, so bleibt übrig, daß der Dauphin einen Hautausschlag und entzündliche Schwellungen im Munde und Rachen und an den Augen gehabt hat. Der Abszeß,

---

1) ENGUERRAN DE MONSTRELET, *Chronique*, chap. CLXIII, edit. DOUET-D'ARCQ, Paris 1859, tom. III, p. 168: »[Le duc Guillaume, conte de Haynnau] s'en alla à Compiengne où estoit le Daulphin, son beau-filz, lequel il trouva fort malade. De laquelle maladie il trespassa . . . . Et avoit une apostume près de l'oreille, laquelle se creva dedens son corps [col] et l'estrangla . . . . Et alors fut très grand renommée que ledit Daulphin avoit esté empoisonné par aucuns de ceulx qui adonc gouvernoient le roy . . . .«

2) *Mémoires* de JEAN LEFÈVRE, Seign. de Saint-Remy, chap. LXXII, edit. BUCHON, p. 412: »Il ne passa point Compiengne, et là d'une grosse maladie son âme rendit à Dieu. Duquel trepas se feit grand' murmuration parmy le royaulme; et disoient les aucuns que il avoit esté empoisonné, pour cause que il estoit trop Bourgongne.« — PIERRE DE FENIN, *Mémoires* ad ann. 1417, edit. DUPONT, Paris 1837, p. 70: »Item le Duc Guillaume de Hollande mourut et disoient mainte gent qu'il avoit esté empoisonné, luy et son biaufilz le dauffin, pour ce qu'ilz estoient si fort aliez au duc Jehan de Bourgoingne.«

der sich nach innen ergossen haben soll, konnte sich mit den von dem ersten Erzähler berichteten Schwellungen im Munde decken, oder würde als Drüsenvereiterung aufzufassen sein. Eine akute Vergiftung darf hier ausgeschlossen werden. Wohl kommt es vor, daß ätzende Quecksilberverbindungen, z. B. Sublimat, in etwa 48 Stunden Veränderungen der berichteten Art hervorrufen, dann sind sie jedoch stets von schlimmen, viel auffälligeren Entzündungssymptomen seitens des Magens und Darms sowie der Nieren begleitet. Nicht ätzende Quecksilberverbindungen, wie Kalomel, können gelegentlich einmal auch nur Mundentzündungen und Hautveränderungen veranlassen, sie kommen aber hier nicht in Frage, weil sie — bis auf die Zubereitung aus metallischem Quecksilber, der grauen Salbe — im Beginne des 15. Jahrhunderts nicht erhältlich waren. Auch Arsenik kann im akuten Vergiftungsansturm die geschilderten Symptome nicht hervorrufen. Wenn es sie als Nachleiden bewirkt — und dies ist möglich —, dann muß das vergiftete Individuum durch das Krankgewordensein anderer Körperorgane schon vorher so überaus stark gelitten haben, daß die Schwellungen oder Eiterungen in der Mundhöhle an sich gegenüber dem Allgemeinleiden belanglos sind. Die gleichen Gründe sprechen gegen eine Vergiftung durch Bleiglätte, abgesehen davon, daß der Geschmack dieses Stoffes — wie auch der des Sublimats — sich nicht verdecken läßt, also das Opfer sofort warnen würde. Nach alledem würde man höchstens an eine wiederholte Vergiftung denken können. Aber auch eine solche ist nicht wahrscheinlich. Es hat sich hier allem Ermessen nach entweder um eine Diphtheritis, vielleicht um die septikämische Form derselben oder eher noch um eine, wie so oft bösartige und sehr akut verlaufende Streptokokkenangina, mit Schwellungen von Hals, Gesicht usw. und mit Allgemeininfektion gehandelt. Damit würden alle beobachteten Symptome ihre zureichende Erklärung finden.

Karl VI. selbst soll einmal der Vergiftungsgefahr ausgesetzt gewesen sein. Im Jahre 1390 teilte ein angeblicher Eremit dem Pierre du Moulin gesprächsweise mit, daß er nach Paris gekommen sei, um den König und seinen Bruder Ludwig, den Herzog von Touraine, zu vergiften, und daß ein im Louvre eingesperrter Ritter den gleichen Zweck verfolgt habe. Alsbald wurde er weiter ausgefragt und körperlich untersucht. Man fand in seinem Sack eine Schachtel mit Kräutern, die er als Heilkräuter bezeichnete. Vor dem Stadtvogt nannte er sich Jean le Porchier[1]). Seine Äußerungen über den Vergiftungsplan sollten mißverstanden sein und sich auf den bezeichneten Ritter bezogen haben. Es stellte sich heraus, daß dieser falsche Eremit ein verbrecherischer Landstreicher sei, der gleich zwei anderen ebenso beleumundeten Kumpanen etwas von Giften wußte und wohl geeignet war, Gift im Auftrag zu verwenden. Ein Auftraggeber konnte nicht ermittelt werden. Eines der bei ihm gefundenen Kräuter bezeichnete er als »jacia nigra« und giftig. *Jacea nigra* war aber der Name für *Centaurea jacea* L., die Flockenblume, die harmlos ist. Man hängte den Vagabunden auf, der an Vergiftung des Königs sehr wahrscheinlich gar nicht gedacht hat.

---

1) Collas, Valentine de Milan, Paris 1911, p. 97.

# Drittes Kapitel.

JACOBAEA VON HOLLAND. JOHANN, Bischof von Lüttich. JOHANN VON VLIET. HUMPHREY VON GLOCESTER. ELEONORA VON COBHAM. MICHELLE VON FRANKREICH. PHILIPP VON BURGUND. JOHANN DINI. COUSTAIN. RICHARD III. EDUARD IV. von England. JOHANN II. von Portugal. BLANCHE VON KASTILIEN. SCHEMJAKA.

## Jacobaea (Jacqueline) von Holland.

1. JOCOBAEA, die Gräfin von Hennegau, Holland und Seeland, die jugendliche Witwe des französischen Thronanwärters, hatte ein Stück der blutigsten Kämpfe und inneren Zwistigkeiten, unter denen Frankreich zu der Zeit von KARL VI. zu verbluten schien, passiv miterlebt. Ihr war beschieden, auch aktiv noch bewegtere Zeiten zu durchleben.

WILHELM IV., Graf von Holland, ein in kriegerischen Unternehmungen unersättlicher Mann, war schließlich im Jahre 1343 von den Friesen erschlagen worden. Da er kinderlos gestorben war, so machten auf seinen reichen Besitz vornehmlich seine zwei Schwestern, von denen die eine PHILIPPA, die zweite MARGARETA, die Frau des Kaisers LUDWIGS DES BAYERN war, Anspruch. Dieser besitzgierige Mann, dem ja diese Leidenschaft für das Haben schließlich die Kaiserkrone gekostet hat, säumte nicht, das herrliche Furstentum von Holland, Seeland und Hennegau für sich zu verlangen: Hennegau als Frauenlehen für seine Frau, Seeland und Friesland als Manneslehen für das Reich. Er belehnte im Jahre 1346 seine Frau mit allen diesen Ländern, so daß sie Regentin und dadurch »so reich wie keine Fürstin der Erde« wurde. Sie überhäufte den Adel in Holland mit Gütern und machte infolgedessen das Volk aufrührerisch. Es war schließlich nötig, daß sie ihrem Sohn WILHELM den Besitz als Statthalter übergab. Der Kaiser war gestorben. Bald kam es zu Zwistigkeiten und Kämpfen zwischen Sohn und Mutter, in denen die letztere unterlag. Nicht lange freute er sich seiner Macht. Er wurde und starb geisteskrank im Schlosse von Quesnoy. Sein Erbe trat sein Bruder ALBRECHT an. Dieser bestimmte seinen Sohn WILHELM VI. für die niederländischen Grafschaften und seinen Sohn JOHANN zum Fürstbischof von Lüttich. Erst nach Kämpfen mit seinem Vater kam WILHELM zur Herrschaft. Mit seiner Frau MARGARETE, Tochter PHILIPPS DES KÜHNEN von Burgund hatte er nur eine Tochter JACOBAEA, von der ich ein Stück ihrer Lebensschicksale bereits berichtet habe. Bald nach dem Tode ihres ersten Gatten, des Dauphin JOHANN, starb auch ihr Vater WILHELM VI. Ihr Oheim, der Bischof von Lüttich, der nie die Weihen bekommen hatte, war einer der habgierigsten und tierisch grausamsten Männer, die je Macht besessen haben. Er strafte mit Brand, Mord, Augenblendung und anderen Martern so mitleidslos, daß man ihn, im Gegensatze zu seinem Schwager JOHANN OHNE FURCHT, JOHANN OHNE MITLEID nannte. Er warf ein Auge auf den Besitz JACOBAEAS und erreichte es durch Kampf und Schlauheit, Herr desselben zu werden. Kaiserliche

Belehnungsbriefe hatte der Länder um Geld willkürlich verschachernde Kaiser SIGISMUND ausgestellt.

2. Die weiteren Schicksale JACOBAEAs haben die Nachwelt oft beschäftigt. Sie heiratete bald zum zweiten Male, ihren Vetter JOHANN, Herzog von Brabant, der sie jedoch so abstieß, daß sie ihn im Jahre 1420 wieder verließ. Sie ging nach England. Ihre Schönheit und ihr Reichtum fesselten den Herzog HUMPHREY von Glocester. Der Papst BENEDIKT XIII. hob JACOBAEAs Ehe mit dem Brabanter auf, so daß sie GLOCESTER heiraten konnte, der alsbald versuchte, den Landbesitz seiner Frau durch Truppenmacht zu erlangen. Sie beide wurden in den Niederlanden allenthalben mit Jubel empfangen. Der Bischof JOHANN in Lüttich rüstete, um den fetten Bissen nicht verlieren zu müssen. Da traf ihn sein Verhängnis. Ihm sehr nahe stand als Rat der Hofmarschall Ritter JOHANN VON VLIET. Als Mißhelligkeiten zwischen ihnen ausgebrochen waren, wurde dieser ein Anhänger der JACOBAEA und ihres Gatten GLOCESTER, ging nach England, wo diese waren, und wurde durch große Versprechungen dahin gebracht, seinen früheren Herrn durch Gift zu beseitigen, das er ihm, nach Holland zurückgekehrt, angeblich an sein täglich benutztes Gebetbuch und an die geeignete Stelle seiner oft verwendeten Armbrust brachte[1]). Dadurch sei der Bischof krank geworden, aber noch nicht gleich, sondern später erst gestorben.

Nach einer anderen Fassung des Ereignisses ging VLIET nach Schoonhoven, wo der vom Bischof JOHANN unterdrückte Adel (Hoeks) seine Zusammenkünfte hatte. Dort traf er mit mehreren von diesen Landesverbannten und einem englischen Kaufmann — wohl einem Agenten von HUMPHREY GLOCESTER — zusammen. Sie kamen auf den Bischof zu sprechen, und der Engländer ließ die Bemerkung fallen: er hätte sagen gehört, man nähme den Bischof wenig vor Vergiften in acht. Ob man ihn wirklich so leicht vergiften könne? Warum sollte dies so unmöglich sein? erwiderte VLIET. In einer weiteren Unterredung wurden sie über den Preis von 50 000 Kronen, für den die Vergiftung durch VLIET ausgeführt werden sollte, einig, und nachdem Bürgen für die Bezahlung gestellt worden waren, erhielt VLIET ein Giftbüchschen in einem hirschledernen Beutel. Falls die Wirkung ungenügend sein sollte, würde ein anderes Gift alsbald aus England kommen. VLIET ging nach dem Haag, strich das Gift, etwa in Nußgröße, an das Gebetbuch des Bischofs und warf den Rest in einen Abort, wohin auch die zertrümmerte Giftbüchse wanderte. Den Handschuh, womit er das Gift gestrichen, verbrannte er. Als der Bischof krank geworden war, verlangte VLIET 2000 Kronen von der bedungenen Summe. Man machte Ausreden. Als nicht lange nachher sein Verbrechen auf irgendeine

---

[1]) *Chronicon* CORNELII ZANTFLIET, in: MARTENE et DURANT, *Veterum scriptor. ampl. Collectio,* tom. V, Paris 1729, p. 418: »tum propter favorem tum propter ingentem summam aureorum, partim datam, partim promissam, ut famabatur, corruptus, ad Hollandiam reversus est et suo domino, cui pro tunc erat familiarissimus et ob hanc causam nequaquam suspectus, venenum paravit, quod non solum in libello in quo Johannes oratiunculas peculiares legere consuetus erat, verum etiam in nuce arcis, in quo plerumque exercitii causa delectabatur callide posuerat ut eum intoxicaret.«

Art ruchbar geworden war, legte VLIET ein Geständnis ab, wurde enthauptet und gevierteilt[1]).

Obschon die Versuchsart, Gift an einem Horarium so anzubringen, daß der darin mit dem öfter angefeuchteten Finger Blätternde etwas davon innerlich aufnehmen muß, gelegentlich wohl geübt wurde, so wird hier doch der kürzere Weg der heimlichen innerlichen Beibringung eingeschlagen worden sein. Eine Chronik berichtet darüber und auch, wie nach damals beliebter Manier der Bischof, oder, wie er gewöhnlich genannt wurde, der Herzog zum Zwecke der Entgiftung an den Füßen aufgehängt wurde[2]):

»Item in den jaren 1424 ... do hadte herzoge JOHAN [van] Beieren einen ritter bi eme. der reit zo Utrich [Utrecht] ind quam in eine herbrige ind hoirt alda sins heren gewagen, we man eme vergeven [vergiften] soulde. do sprach hei ‚wavan sait ir of wat hait ir under henden?' do woirden si erveirt ind spraichen ‚neit'. do sprach hei ‚ich hain id wail gehoirt, ich wil uch darzo helpen'. do vrageden si, of hei nirgen in plege zo riden? do sprach hei ‚nein, id invere dan sach, of hei in Selant of in Hollant inrede'. Do geloifden sie eme ein stat, heisch Schoinhoven, dat hei dae ein here sin soulde; ind gaven eme 800 gulden darzo. dat hei sime heren vergheven soulde, ind gaven eme fnin [venin], ind of dat neit ingewurde, so soulde hei weder komen ind hoelen starker fenin binnen 8 dagen ... do quam her JOHAN VAN VLIT in des greven Hagen [Gravenhaag] mit dem fenin ind gaf id sime heren. do wart eme we [weh], also dat man na sime meister [Arzt] sant. do sachte der meister, hei hed fenin gessen. do heink [hing] man in ein mail mit den voessen up. do hei JOHAN VAN VLIT sach, dat sin here krank wart, do ilte hei weder zo Utricht umb ander fnin ind woulde do sin gelt hawen mit ein. dat horte ein ballink [Verbannter], ind den had her JOHAN vurß uis sime lande gebannen. do erbarme sich des der ballink ind macht sich gelich eime minrebroder ind quam dae herzoche JOHAN van Beieren lach ... ind sacht eme we alle dink gelegen ...«

Ausdrücklich wird in einem anderen Zeitbericht die Vergiftung in einem Trunke angegeben. Der Herzog hätte, nachdem er getrunken, gemerkt, daß er vergiftet worden sei, und hätte das genommene Gift wieder ausgebrochen[3]). Hier liegt mit großer Wahrscheinlichkeit eine akute Vergiftung vor, die aus irgendwelchen Gründen in ein subchronisches Nachleiden überging, an dem JOHANN, ein Fünfziger, einige Monate nach dem Ereignis starb.

JACOBAEA und HUMPHREY GLOCESTER genossen nicht die Frucht dieses Todes. Der Herzog PHILIPP DER GUTE von Burgund nötigte GLOCESTER nach England zu gehen und JACOBAEA nach Holland zu fliehen. Sie wurde

1) LÖHER, Jacobaea von Bayern, 1869, Bd. 2, S. 159.

2) De croneca van Collen, in: Chroniken der deutschen Städte, Bd. 13, S. 65.

3) HERMANNI CORNERI *Chronicon,* in: ECCARD, *Corpus historic.*, tom. II, p. 1262: »[Johannes de Vleet] corruptus pecunia vitae dicti Johannis insidiantium, intoxicavit saepe dictum Johannem et amicum in potione quadam. Quam cum Johannes gustasset et sentiret venenum esse ad vomitum mox se provocavit et intoxicum sumtum eructavit.« — DE DYNTER, *Chronique des Ducs de Brabant,* lib. VI, cap. CCIX, Bruxelles 1857, tom. III, p. 441: »... morte preventus ab hac luce migravit, veneno, ut dicitur, intoxicatus per dominum Joh. Van der Vliet.«

gefangen genommen und in Gent festgesetzt. Von dort entfloh sie in Männerkleidung, um dem Unglück ewiger Gefangenschaft zu entgehen. Zwei Ritter hatten die Befreiung gewagt. Sie harrten ihrer vor dem Tore. Vier Tage und Nächte zogen sie als Kaufleute durch unsichere Gebiete, bis sie zu Freunden kamen, die weiterhalfen. Da GLOCESTER seine Frau im Stich ließ, sah sie sich genötigt, den Herzog von Burgund als Erben ihrer Länder anzuerkennen. GLOCESTER verheiratete sich mit ELEONORA VON COBHAM, seiner Maitresse, die später, wegen Zauberei angeklagt, ein elendes Ende im Gefängnis fand. Er selbst, verfolgt von seiner Schwägerin MARGARETA VON ANJOU, der Gattin HEINRICHS VI., wegen Hochverrats verhaftet, wurde eines Tages tot im Bett gefunden — wie man annahm, schändlich ermordet.

JACOBAEA heiratete zum vierten Male einen Edelmann BORSSELEN. Als PHILIPP diesen verhaften ließ, verschaffte sie ihm die Freiheit durch Abtretung ihrer Staaten an den Burgunder. Sie verlebte mit ihrem Manne noch glückliche Jahre.

3. Das ganz ungewöhnliche Erwerbsglück, das PHILIPP VON BURGUND, der Vater KARLS DES KÜHNEN, besaß, wurde fast nie getrübt. »Was er anfing, gelang, und was er erworben, entriß ihm niemand mehr.« Holland, Seeland, Flandern hatte er sich durch sechs Feldzüge gegen JACOBAEA zu eigen gemacht, die burgundischen Erblande, Luxemburg und Chiny besaß er, dazu ungemessene Schätze, die ihm zum Teil von seinen drei Frauen zugebracht worden waren. An den 1422 erfolgten Tod der ersten: MICHELLE VON FRANKREICH, der Tochter von KARL VI., knüpfte sich die Überzeugung, daß er kein natürlicher gewesen sei. In einer Cölner Chronik aus jener Zeit[1]) heißt es: »Item do wart herzoge PHILIPS vurß wive vergeven van einre ire deinstjumferen, de was eins ritters wif genant her JOHAN VAN ROBANS ind man sachte, der selve here JOHAN hedt ouch rait darzogegeven.« Der Herzog war auf dem Marsche, um sich mit dem König von England zu vereinen, als er die unerwartete Nachricht erhielt, daß MICHELLE gestorben sei. Der Tod traf sie, im Alter von nur 28 Jahren plötzlich. Die Flandern, und zumal die Genter wollten nicht an ein natürliches Ende glauben, suchten vielmehr seinen Grund in einer Behexung oder in Gift. Der Verdacht richtete sich besonders gegen URSULA, die Gesellschaftsdame der Herzogin, Frau des Herrn DE LA VIEFVILLE. Die Genter suchten sich dieser Dame und auch des Herrn VON ROUBAIS zu bemächtigen. Der letztgenannte wurde schließlich in contumaciam zur Verbannung verurteilt, aber ebenso wie die Hofdame nach einem Jahre rehabilitiert und außer Verfolgung gesetzt[2]). PHILIPP verheiratete sich noch zweimal: mit BONNE VON ARTOIS und dann mit ISABELLA VON PORTUGAL. Der überaus große, durch Klugheit, List und Gewalt zusammengebrachte Besitz PHILIPPS blieb nach dem sichersten Gesetz der Welt, dem der Unbeständigkeit des Bestehenden, nicht lange unversehrt. Der hohe moralische

---

1) Chroniken der deutschen Städte, Bd. 13, S. 67.
2) DE BARANTE, Histoire des Ducs de Bourgogne, tom. V, p. 101.

Aufschwung, den das französische Volk — zuerst sicherlich veranlaßt durch das Auftreten und die Erfolge der JEANNE D'ARC — mit einem Male bekam, ließ auch das burgundische Haus den ersten Unglücksstoß fühlen. Die Engländer und die Burgunder wurden zurückgetrieben. Und dann trat LUDWIG XI. auf den Plan und zog nach dem Tode KARLS DES KÜHNEN das Herzogtum Burgund als erledigtes Lehen ein. Die Widerstände, die sich in Frankreich gegen diesen überaus klugen, aber in der Wahl seiner Mittel nicht zaudernden und treulosen König erhoben, darunter die Auflehnung der großen Vasallen gegen die ihnen drohende Vernichtung, konnten den Umständen nach nicht von Belang sein.

4. Die Neigung, Erfolge auch durch heimliche Vergiftung zu erzielen, war damals in Frankreich und Burgund ziemlich lebhaft. Gift, und zwar besonders Arsenik, war erhältlich, und sicher gehende Leute besorgten es sich aus Italien, als der Stätte, wo die meisten Erfahrungen über Vergiftungsergebnisse vorlagen. Dies beweist ein Bericht aus jener Zeit. Um die Mitte des Jahres 1462 kam ein armer Edelmann aus Burgund, namens JEAN DINI zum Grafen von Charolais und teilte ihm mit, daß er einige Zeit vorher von COUSTAIN, dem ersten Kammerdiener und Günstling seines Vaters PHILIPP DES GUTEN[1]) von Burgund, den Auftrag bekommen habe, aus der Lombardei Gift zu holen, womit er, der Thronfolger, vergiftet werden sollte. Er hätte es, wie die vorgelegten Briefe von COUSTAINs Hand bewiesen, getan, könne aber jetzt die versprochene Belohnung von diesem nicht erhalten. Der Herzog begab sich sofort zu seinem Vater, der, obgleich er bisher zu COUSTAIN volles Vertrauen besessen und von seinem Sohne manche Unbill erfahren hatte, dessen Verhaftung sich nicht widersetzte. Vor dem Gerichtshofe wiederholte DINI seine Beschuldigung. COUSTAIN gab den Auftrag, den er diesem erteilt, zu, behauptete aber, daß das Mittel kein Gift dargestellt habe, sondern einen Stoff, von dem er geglaubt habe, daß er ihm die Gunst des Grafen zu erhalten geeignet gewesen sei. Er wurde geköpft und ebenso DINI, weil er nicht zur rechten Zeit den Plan angezeigt habe[2]).

## Eduard IV. Richard III.

5. In den englischen Herrscherfamilien ANJOU-PLANTAGENET, LANCASTER, YORK und TUDOR war die bewußte, rechtlose Menschentötung mit Schwert, Beil oder Gift wohlfeil, sobald ein persönliches Interesse nur auf diesem Wege erfüllt werden zu können schien. Könige und Glieder der königlichen Familien bis zu zarten Kindern herab, Herzöge, Grafen und was sonst höhere Stellungen und Einfluß besaß und anderen ein Hindernis in der Erreichung oder Behauptung von Macht war, wurde bedenkenlos

[1]) Er war der älteste Sohn von JOHANN VON BURGUND (Jean sans peur), der im Jahre 1419 auf der Brücke von Montereau durch die Begleiter des Dauphin KARL — späteren Königs KARL VII. — gelegentlich einer der Versöhnung bestimmten Zusammenkunft ermordet worden war.

[2]) DE BARANTE, l. c., tom. VIII, p. 312.

geopfert. Das Raubtier im Menschen feierte damals königliche Triumphe. Was schon WILHELM der Eroberer darin leistete, habe ich erzählt, und wie der größte Teil seiner Nachfolger im Blute ihrer Opfer förmlich wateten, davon spricht die Geschichte. Immer wieder war es der verzehrende Hunger nach Landerwerb, der zu Menschenmorden führte. Unvergessen wird es in der Geschichte der Menschheit bleiben, wie EDUARD I., nachdem er den König DAVID von Wales besiegt hatte, ihn, der die Freiheit seines Vaterlandes und seine ererbte Gewalt legitim mit den Waffen verteidigte, als Verräter hängen, schleifen und vierteilen ließ. Mehr noch! Um die alten Volksgesänge, die dauernd das Volk zum Treuhalten und zur Tapferkeit belebten, auszurotten, ließ EDUARD alle Barden aus Wales im Jahre 1284 zusammenrufen und sie hinrichten.

6. Im Alter von nur 42 Jahren im April 1483 starb EDUARD IV., wie die einen sagen an Apoplexie, nach anderen durch Wein, der vergiftet gewesen sein soll. Dies war er nicht. Er wirkte, wie aus einem alten Berichte[1]) erschlossen werden kann, durch die Menge giftig, die der König davon trank. Daß er inmitten seiner Grausamkeiten, von denen die Tötung seines Bruders CLARENCE in einem Fasse mit Malvasier nur ein Stückchen darstellte, Orgien feierte, ist bekannt. Es ist nicht unwahrscheinlich, daß der akute Alkoholismus ihn getötet hat.

7. Besonderes in Grausamkeit leistete RICHARD III. Die von ihm im Jahre 1483 befohlene Ermordung EDUARDs V. und seines jungen Bruders RICHARD im Tower war nur ein Glied in der Kette der Scheußlichkeiten, die er sich zuschulden kommen ließ. Zur Befestigung seines Thrones entledigte er sich seiner Gemahlin. Er hatte ANNA, die zweite Tochter des Grafen WARWICK, die Witwe des von ihm ermordeten EDUARD, Prinzen von Wales, geheiratet. Mit ihr hatte er einen Sohn, der bald starb. Er ließ sie mit hoher Wahrscheinlichkeit vergiften, um die älteste Tochter König EDUARDs, die dem Grafen RICHMOND versprochen und die wahre Erbin der Krone war, zu heiraten. Dies gelang ihm nicht. Sein Tod in der Schlacht von Bosworth im Jahre 1485 machte allen seinen Plänen ein Ende.

## Johann II. von Portugal.

8. Einen nicht geringen Rang nimmt der König JOHANN II. von Portugal unter denjenigen, an Zahl nicht geringen seiner Berufsgenossen ein, deren Tun für die von ihnen Abhängigen eine dauernde Marter und für die Menschheit eine Schmach war. Er übte die in Spanien und Portugal ganz besonders beliebte, gottgefällige und einträgliche Spezialität der Verfolgung der Juden. Nachdem diese aus Spanien vertrieben worden waren, ließ er sie gegen sehr hohe Bezahlung für jeden Kopf der etwa 120 000 Einwan-

[1]) JEAN DE TROYES, *Histoire de Louys unziesme*, Paris 1611, p. 431: »Audit mois d'avril [1483], le roi Édouard d'Angleterre mourus audit royaux d'une apoplexie qui le print. Autres disent *q'uil fut empoisonné en beuvant du bon vin du creu de Challuau* que le roy lui avoit donné, duquel il but en si grande abondance qu'il en mourut . . . .«

dernden in Portugal ein. Kaum hatte er das Gold erhalten, als er auf sie taufwütige Mönche hetzte, denen, wie stets, der Pöbel Gefolgschaft leistete. Zu Anfang des Jahres 1493 ließ er unter anderen Wahnsinnstaten den jungen Eltern, die nicht wie andere wegen der beginnenden Verfolgungen schnell wieder aus Portugal hatten fliehen können, ihre Kinder von zwei bis zehn Jahren entreißen und durch den rohen Kapitän Alvaro de Cominha Souta Maior nach der neu entdeckten St.-Thomas-Insel bringen. Der größte Teil starb bereits auf der Fahrt, andere fielen den Unbilden des Landes zum Opfer. Der königliche Urheber so vielen Unglücks wurde, nachdem seine letzten Jahre ein ununterbrochener Kampf gegen Leiden und Tod gewesen waren, wahrscheinlich durch Gift aus der Welt geschafft[1]).

## Blanche von Kastilien.

9. Im westlichen Europa waren im 14. und 15. Jahrhundert viele Balladen verbreitet, in denen das tragische Ende der Blanche, der Gattin Peters des Grausamen von Kastilien besungen wurde. Im Alter von 15 Jahren war sie an ihn verheiratet worden. Sein Bastardbruder Don Ferdinand hatte sie in Narbonne in Empfang genommen und zum König geleitet. Schnell wurde sie von ihm verstoßen. Als Grund hierfür wurde angegeben, daß sie schon auf der Reise nach Spanien ein Liebesverhältnis mit Don Ferdinand begonnen und es fortgesetzt hätte[2]). Nichts hiervon scheint wahr zu sein. Fest steht dagegen, daß der Kanzler Albuquerque dem König die in seinem eigenen Hause großgezogene Maria de Padilla als Konkubine ausgewählt hatte und daß diese den König jahrelang absolut beherrscht hat. Blanche wurde auf das Schloß Arevald gebracht und ihre Überwachung dem Bischof von Segovia übertragen[3]). Der Historiker Lope de Ayala beschuldigt den König, nach längerer Zeit dem Diener seines Arztes Martinez de Uruena den Auftrag zu ihrer Tötung durch Gift gegeben zu haben. Der Schloßhauptmann Inigo Orto de Eustuniga, in dessen Gewahrsam sie gewesen, hätte dies Verbrechen nicht zugelassen. Er sei durch Juan Perez de Reboledo ersetzt und die Königin dann vergiftet worden. Andere, wie Polydorus Virgil, waren der Ansicht, daß Kummer das Ende der Königin herbeigeführt habe. Mérimée, der sehr wohl dem Blutdurste Pedros die Tat zutraut, kann ihre Verübung doch nicht verstehen. Denn Pedro hätte Grausamkeiten aus Rache verübt — an Blanche hätte er aber für seine Rachsucht keinen Grund gehabt, da sie schon zehn Jahre bevor sie starb, verlassen gewesen war. Auch die Padilla hätte die Königin nach so langer Zeit nicht als Rivalin zu fürchten brauchen, da sie, wenn auch ungekrönt, Königin gewesen sei. Pedro hätte nach alledem ein Verbrechen unnütz begangen, was er sonst nie getan habe. Es läge näher, anzunehmen, daß die zehnjährige Gefangen-

---

1) *Portugal Pittoresco*, Lisboa 1846, I, 266: »Ha toda apparencia de que D. João II pereceo con consequencia de veneno.« — Aboab, Nomologia 308 u. a.

2) Dillon, History of the reign of Peter the Cruel, London 1788, vol. I, p. 180.

3) Mérimée, Histoire de Don Pedro I, Paris 1848, p. 108.

schaft oder vielleicht auch die Pest, die damals gerade in Andalusien herrschte, den Tod veranlaßt habe.

Diese Gegengründe halte ich nicht für stichhaltig. BLANCHE war für PEDRO ein lebendes Hindernis. Selbst die Ungültigkeitserklärung seiner Ehe durch zwei bestochene oder eingeschüchterte Bischöfe, den von Salamanca und den von Avila, hob nicht den Vorwurf seiner ungesetzlichen Handlung auf. Um ganz frei zu sein, hat er BLANCHE im Jahre 1361 beseitigen lassen, und zwar mit einem hohen Grad von Wahrscheinlichkeit durch Gift. Meiner Überzeugung nach sprach die Inschrift auf ihrem Leichenstein in Xeres das Richtige aus:

*Christo Optimo Maximo Sacrum*
*Diva Blanca, Hispaniarum Regina*
*.... Occubuit Jussu*
*Petri Mariti Crudelis*
*Anno salutis MCCCLXI.*

Noch ein weiterer Giftmord wird Don PEDRO zur Last gelegt. Man nahm an, daß auch ALBUQUERQUE, der nach kurzem Kranksein starb, durch einen italienischen Arzt aus dem Gefolge des Don FERDINAND VON ARAGON, mit Namen PABLO, vergiftet worden sei. Es war auffällig, daß PEDRO diesen Mann mit Liegenschaften in Sevilla reich beschenkte und ihn zu seinem Hauptschatzmeister machte. Die Freunde ALBUQUERQUES waren hierdurch so empört, daß sie die Leiche nicht begraben lassen wollten, bis Genugtuung erfolgt sei. Sie führten sie im Lager mit sich umher.

## Schemjaka.

10. Dem Großfürsten WASSILIJ III. von Rußland wurde von seinem Onkel JURY-DIMITROWITSCH die Krone geraubt. Er erhielt sie erst nach dem Tode dieses Mannes wieder. Die Zwistigkeiten mit dessen zwei Söhnen veranlaßten ihn, den einen von ihnen blenden zu lassen. Der andere, SCHEMJAKA, wollte nicht nur seinen Bruder rächen, sondern auch seinen Vetter verjagen. Dies gelang ihm anfangs selbst dann nicht, als die Tataren durch einen Zug gegen WASSILIJ diesen gefangen genommen hatten. Kaum war er wieder in Freiheit und Macht gesetzt, als SCHEMJAKA ihn aus einem Kloster, in dem er sich gerade befand, aufheben, blenden und in Uglitsch einschließen ließ. Aus Furcht vor einem von unzufriedenen Bojaren geplanten Angriff ließ SCHEMJAKA den blinden WASSILIJ frei und wies ihm die Stadt Wologda zum Wohnsitz an. Aus dieser flüchtete WASSILIJ aber bald und setzte sich im Jahre 1447 mit Hilfe von Tataren und Russen wieder in Moskau fest. Erneute Versuche SCHEMJAKAS, die Macht zu gewinnen, scheiterten. Auf ihn, den nun Schwächeren, wurde Jagd gemacht. Er flüchtete in die nördlichen Dwinaländer. Von Ort zu Ort verfolgt, konnte er kaum noch nach Nowgorod gelangen. Da sein Tod »für die Sicherheit des Staates« notwendig war, wurde er dort im Jahre 1453 vergiftet. Der Urheber dieser Tat blieb natürlicherweise unbekannt. Die Nowgoroder begruben ihn im Jurjewkloster[1]).

[1]) KARAMSIN, Geschichte des russischen Reiches, Riga 1823, Bd. 5, S. 277.

# Viertes Kapitel.

LUDWIG XI. Frau VON THOUARS. CHARLES, Herzog von Guyenne. Der Abt von St. Jean-d'Angely. KARL DER KÜHNE. JEAN V. von Armagnac. JEANNE DE FOIX. AGNES SOREL. JACQUES COEUR. ITHIER. JEAN HARDI. KARL VIII.

## Ludwig XI.

1. Es läßt sich sehr wohl denken, daß für die Beseitigung LUDWIGS XI., der eine seltene Mischung von Machtsucht, Menschenverachtung, Verschlossenheit, Grausamkeit, Heimtücke, Erlangungswut unter allen Umständen und mit jedem Mittel und abschreckender Bigotterie in sich verkörperte, da man ihm sonst schwer beikommen konnte, die Giftbeibringung als ein wünschenswertes Mittel versucht worden ist. Während seine Helfer für ihn auf diesem Wege Erfolge erzielten, schlugen indes die Versuche gegen ihn selbst fehl. Er wurde als Veranlasser mehrerer Vergiftungen genannt.

So hatte man ihn stets im Verdacht, an dem Tode der Frau VON THOUARS, der Maitresse seines Bruders, des Herzogs von Guyenne, und an dem Tode dieses selbst, ursächlich schuld gehabt zu haben. Sehr wahrscheinlich mit Recht. Beide wurden zu gleicher Zeit, im Jahre 1472 krank. Man meinte damals, daß JOURDAIN FAVRE, der Abt von St. Jean-d'Angely, Almosenier des Herzogs, im Interesse des Königs einen Pfirsich vergiftet habe, von dem der Herzog und seine Maitresse gegessen hätten[1]). Die letztere starb nach etwa drei, der erstere nach etwa acht Monaten. Der Einwand, der gegen das Vorliegen einer Vergiftung in beiden Fällen gemacht worden ist, stützt sich auf die große Zeitdauer des Vergiftungsverlaufes. Er wird hinfällig, wenn man bedenkt, daß, wer vergiften will, dies auch mehrmals tun kann und wird. Falls die Vergiftung mit einem Pfirsich sich als ungenügend erweist, wird ein anderer Weg der Giftbeibringung gewählt werden. Eine Vergiftung durch eine solche Frucht ist überhaupt sehr schwer herbeizuführen. In jener Zeit haben Giftmörder bequemer die Speisen in der Küche vergiftet. Auffällig genug ist es, daß der König in einem erhaltenen Briefe vom 18. März 1472 aus Montils-les-Tours mitteilt, daß jemand aus der allernächsten Umgebung des Herzogs ihm durch Eilboten habe sagen lassen, daß der Herzog, der angeblich eine Quartana, d. h. ein viertägiges Wechselfieber, haben sollte[2]), baldigst sterben werde. Dies war aber der Abt[3]), der als Vergifter galt. Die Skrupellosigkeit der regierenden Schichten damaliger Zeit in der Vernichtung eines Menschenlebens hat man richtig gekennzeichnet, wenn man auf die Brudermorde

---

1) JEAN BOUCHET, *Annales d'Aquitaine*, Poictiers 1644, p. 278: »Un jour que ledit Duc de Guienne goustoit avec ladite de Montsoreau, .... ledit Abbé de S. Jean d'Angely .... para une pesche qu'il donna à ladite de Montsoreau, pour boire, dont elle mangea la moitié et ledit Duc l'autre en mauvaise heure ....«

2) DUCLOS, *Histoire de Louis XI*, Amsterdam 1746, tom. III, p. 324 [Brief des Königs vom 24. Dez. 1472]: »qui a les fievres quartes«.

3) DUCLOS, ibid.: »Afin que soyez sûr de celui, qui me fait sçavoir les nouvelles, c'est le Moine qui dit ses heures avec Monsieur de Guyenne.«

unter Fürsten hinweist. Von LUDWIG XI. wird angegeben, daß er weder Erstaunen noch Zorn darüber zu erkennen gab, wenn man ihn im Verdacht hatte, Gift wirken gelassen zu haben[1]). Über den Tod seines Bruders empfand er Freude, weil er ihn aus großer politischer Verlegenheit befreite. CHARLES hatte nämlich mit seinen Feinden, vor allem mit KARL DEM KÜHNEN von Burgund, Beziehungen zu seiner Bekämpfung angeknüpft. Wie ernst man die Vergiftung, als vom König ausgehend, nahm, geht auch daraus hervor, daß KARL DER KÜHNE überall in seinen Landen ein Manifest, datiert vom 16. Juli 1472, aus dem Lager von Beauvais verbreiten ließ[2]), in dem er dem König zehn verschiedene schwere Beschuldigungen vorwirft, darunter auch die, ihn selbst zwei Jahre vorher durch namhaft gemachte Personen haben vergiften lassen zu wollen, vor allem aber, daß er ein Brudermörder sei. CHARLES VON GUYENNE sei auf seine Veranlassung durch Gift und Zaubermittel umgebracht worden[3]). Die Ausführenden wären JOURDAIN FAVRE, der Benediktinermönch, Almosenier und vertrauter Rat des Herzogs, und HENRI DE LA ROCHE, des letzteren Hofküchenmeister gewesen. So berichten es glaubwürdige Zeitgenossen, darunter BASIN[4]), der Bischof von Lisieux, der freilich das Objekt tückischer Verfolgungen seitens des Königs gewesen war. Der Herzog starb in seinem 29. Lebensjahre nach mehrmonatlichem, von allgemeiner Entkräftung, heftigsten Schmerzen in seinen Eingeweiden und von Ausfallen der Haare und Nägel[5]) begleitetem Kranksein, das sehr wahrscheinlich durch wiederholte kleine Arsenikdosen herbeigeführt wurde. Bald nach dem erfolgten Tode ließ ODET D'AYDIE, Herr von Lescaut, den Abt und LA ROCHE, von dem man später wenig hört, verhaften und in Bordeaux gegen beide den Prozeß einleiten. Als der König Miene machte, auf Bordeaux zu marschieren, wurde der Abt auf ein Schiff, das Wein geladen hatte, gebracht und nach Nantes geführt. Dort setzte man ihn in den festen Turm

---

1) DE SISMONDI, Histoire des Français, tom. XIV, p. 355.

2) PLANCHER, *Histoire de Bourgogne,* Dijon 1781, preuves p. CCCXIX, preuves No. CCLXV, p. 319: ». . . . de faire mourir et tuer par glaive ou par venin icelui mondit Seigneur de Bourgogne . . . .«

3) PLANCHER, l. c., und PHILIPPE DE COMINES, *Mémoires,* edit. GODEFROY, tom. IV, Bruxelles 1723, p. 418: ». . . . mondit, Sr. de Guyenne n'a pas seulement esté destitué de sa Duchié de Guyenne mais aussy de sa vie piteusement par poisons, malefices, sortilèges et invocations diaboliques.«

4) THOMAS BASIN, *Histoire des règnes de Charles VII et Louis XI,* lib. III, cap. XVI, edit. QUICHERAT, tom. II, p. 285: »Corrupit duos de ejusdem fratris sui domesticis, qui prae caeteris omnibus ei familiares erant, et de quibus plurimum confidebat, quorum alter appellabatur Jordanus Faure, monachus ordinis S. Benedicti . . . . cui idem dominus suus fecerat obtinere solemnem eam abbatiam S. Joannis Angeliaci . . . . alteri nomen erat Henricus de la Roche, qui scutifer erat coquinae ejusdem domini. Hos quippe duos veluti idoneos tam nefando operi ministros, . . . . rex pellexit ut benignissimum dominum suum . . . . veneno exstinguerent: quemadmodum et fecerunt . . . . Accepto itaque et hausto . . . . veneno, ipse domin. Carolus, nondum XXX annis suae aetatis expletis, lamentabili atque immatura morte vitam finivit, miris cruciatibus atque languoribus, priusquam spiritum exhalaret, afflictus, et excruciatus; nam plures menses in hujusmodi doloribus atque cruciatibus, quos in ejus corpore atque visceribus violentia veneni faciebat, transegit.«

5) COMINES, l. c.: ». . . . Aegrotabat graviter et morbi ignoto genere; decidere ungues, capillique defluere ut suspicionem praeberet hausti veneni . . . .«

Bouffoy[1]). Nach dem angeführten Manifest hätten beide Angeschuldigte sowohl in Bordeaux vor den namentlich angeführten Richtern, darunter dem Erzbischof der Stadt, als auch in Nantes bei ihren Vernehmungen ausgesagt, das Verbrechen auf Betreiben des Königs gegen hohe Belohnung ausgeführt zu haben[2]). Nach einem Jahre war das Verfahren noch nicht beendigt. Der König bekundete ein lebhaftes Interesse für dasselbe und hatte zwei Vertrauensleute, darunter LOUIS D'AMBOISE, hingesandt, die, im Verein mit dem Herzog der Bretagne, der die Untersuchung führen ließ, Urteil sprechen sollten. Sie erstatteten dem König auf sein Verlangen Bericht. Der Prozeß nahm plötzlich ein Ende. Die Richter erhielten große Gnadenbeweise, und zumal D'AMBOISE gründete durch sein Verhalten das Glück seines Hauses, das von jenem Zeitpunkt an sich glänzend erhob[3]). Es ist sicher, daß der Hauptbeklagte eines Tages kein Objekt mehr für die Justiz war. Man fand den Abt in dem Turm tot vor. Er lag auf seiner Schlafstätte mit aufgetriebenem Kopf und Gesicht. Das letztere war zyanotisch, blauschwarz. Die Zunge hing lang aus dem Munde heraus. Es sind dies sämtlich Zeichen der Erstickung. Zumal die Vorlagerung der Zunge spricht für eine Folge von Erhängen oder Erdrosseln. Wenn der Strang auf dem Zungenbein oder noch tiefer zu liegen kommt, so tritt die Zunge hervor, nicht in der Weise wie der Bericht übertrieben angibt, aber auffällig erkennbar. Ich glaube, daß hier Strangulation stattgefunden hat. Der Gefangenwärter erzählte, daß er jede Nacht in dem Gefängnis des Abtes sehr stark auffällige Geräusche gehört, daß auch einmal in der Nacht der Blitz in den Turm geschlagen habe, und daß er am anderen Morgen den Gefangenen in dem besagten Zustande gefunden habe[4]).

Es scheint nicht zweifelhaft zu sein, daß hier ein Mord vorliegt. Wer hat ihn ausgeführt? Nach aller Überlegung muß die Meinung, daß der Herzog von Burgund den Abt habe töten lassen, weil er kein Geständnis aus ihm habe herausholen können, als irrig angesehen werden. Da alle Menschen einmal die Unwahrheit sagen, warum nicht auch ein Fürst? Viele von solchen haben sogar mehrmals in ihren öffentlichen Kundgebungen bewußt gelogen. Für unmöglich ist es aber zu halten, daß der Herzog die

---

1) JEAN BOUCHET, *Annales d'Aquitaine*, Poictiers 1644, p. 279: »Incontinent apres le decez dudict Duc de Guienne, le Seigneur de Lescun .... fit lier et garroter estroitement ledit Abbé de sainct Jean, et le mettre en un navire de Bretagne chargé de vins, qui estoit devant Bourdeaux, et en diligence l'amena à Nantes par devers le Duc, qui tres dolent estoit du trespas de mondit Seigneur de Guienne. Ledit Duc fit bien estroictement garder ledit Abbé en la grosse tour du Bouffoy de Nantes où il confessa de merveilleuses choses.«

2) GODEFROY, l. c., tom. IV, p. 419: ».... en declarant par leur deposition, confession et procès avoir fait si detestable crime par l'ordonnance dudit Roy, qui leur avoit donné et promis grans dons ....«

3) DE SISMONDI, l. c., p. 357.

4) JEAN BOUCHET, l. c.: »Le geolier Andre Perraut fit dire au Duc, que depuis que ledit Abbé avoit esté mis en ladite tour, on oyoit toutes les nuicts le plus horrible bruit du monde. Finablement une nuict environ onze heures, la foudre par en gros et espouvantable tonnere tomba sur ceste grosse tour, et fit gros dommage. Le lendemain matin le dit geolier trouva ledit Abbé mort, estendu sur la place de la chambre, où il couchoit, et avoit la teste et le visage enflé gros, aussi noir que charbon, et avoit la langue hors la bouche demy pié de long.«

namentlich und mit ihren Titeln aufgeführten Richter, die nach dem Manifest das Geständnis der Angeklagten gehört haben, so hätte bloßstellen können, um ihnen zuzumuten, das Gegenteil dessen, was sie gehört, öffentlich zu vertreten. Eine derartige Dreistigkeit konnte trotz allen Hasses gegen den König und trotz aller Verbitterung und Enttäuschung, die ihm der Tod des Herzogs von Guyenne gebracht hatte, auch KARL DER KÜHNE nicht wagen. Es liegt viel näher und in der Breite der Wahrscheinlichkeit, wenn nicht sogar der Gewißheit, daß Beauftragte des Königs den unbequemen Mann beseitigt haben. Der Lärm, den der Gefängniswärter gehört, wird wohl seine Ursache in dem vielleicht wiederholten Kampf des Opfers gegen seine Mörder gehabt haben. Einem Mann wie LUDWIG XI., der nur krumme Wege ging, ist dieser Mord so zuzutrauen wie der Giftmord an seinem Bruder. Um dies anzunehmen, brauchte man nicht einmal das für wahr zu halten, was BRANTÔME über den Todesfall des Herzogs von Guyenne erzählt: Der Hofnarr des Königs verbreitete, daß er gehört habe, wie der König zur Jungfrau Maria, seiner Schutzpatronin, betete und sie anflehte, bei Gott sein Anwalt dafür zu sein, daß er seinen Brüder mittels Gift habe umkommen lassen durch den schändlichen Abt von Saint-Jean[1]). Dieses Gebet würde sich durchaus dem Charakter des Königs und vielem anderen anpassen, wofür er an heiliger Stelle um Entsühnung gebetet hat.

Schon die Ausdrucksform des BRANTÔME, daß der König seinen Bruder habe sterben lassen durch »gentille industrie«, zeigt, wie man über diesen Mann früher gedacht hat. Solche ihm zum Vorteil gereichenden Stückchen hat er oft ersonnen und im geeigneten Augenblick erfolgreich durch andere verwirklichen lassen, unbeirrt dadurch, ob das Odium dafür auf ihn fiele oder nicht. Für das Ableugnen einer schlechten Fürstentat gab es stets mit irgend etwas bezahlte Helfer.

2. In die großen Kämpfe der Kronvasallen, zumal diejenigen der Grafen von Armagnac mit der französischen Königskrone, führt ein Vergiftungsereignis, das in der Geschichte der Gifte besonders selten ist. JEAN V. Graf von Armagnac hatte vom Beginn seiner Herrschaft an das kirchliche und weltliche Gericht mit Recht gegen sich erheben sehen. Er war in leidenschaftlicher Liebe zu seiner eigenen Schwester ISABELLA VON ARAGONIEN entbrannt, hatte sie verführt, später auf Grund einer in Rom gefälschten Bulle des Papstes CALIXTUS III. heimlich geheiratet und von ihr zwei Kinder bekommen. Zwei Bannsprüche zweier Päpste trafen ihn deswegen. Aus diesem Grunde und weil er des Einverständnisses mit den Engländern beschuldigt oder überwiesen worden war, erklärte ihn

---

[1]) BRANTÔME, *Œuvres*, tom. V, Paris 1787, *Digression sur Louis XI*, p. 25: »par gentille industrie il fit mourir son frere le Duc de Guyenne .... si-bien que personne ne s'en apperçeut qu'il eust fait faire le coup, si non par moyen de son fol .... Estant donc un jour en ses bonnes prieres et oraisons à Clery .... et n'ayant personne près de luy, si non ce fol, qui en estoit un peu esloigné et duquel il ne se doutoit qu'il fust si fol .... qu'il ne pust rien rapporter il l'entendit comme il disoit: Ah! ma bonne dame .... je te prie de supplier Dieu pour moy .... qu'il me pardonne la mort de mon frère, que j'ai fait empoisonner par ce meschant Abbé de St. Jean.«

das Parlament von Paris seiner Besitztümer für verlustig und bannte ihn aus denselben. Ein dritter Papst, PIUS II., sprach ihn, der in Blutschande und Doppelehe lebte, vom Banne los. Als LUDWIG XI. zur Regierung kam, durfte er wieder in sein Land kommen und erhielt sein ganzes Besitztum zurück. Schon bald nachher jedoch ließ er sich mit Gegnern des Königs ein und unterstützte 1465 die gegen diesen gerichtete Ligue du bien public. Er zog gegen den König, zusammen mit dem Herzog von Bourbon. Die unbesoldeten Truppen raubten und mordeten. Der König sah sich gezwungen, dem Grafen neue Zubilligungen zu machen, um Frieden zu haben. Trotzdem dauerten die Feindseligkeiten des letzteren fort. LUDWIG ließ seine Länder besetzen und verteilte sie. Das Parlament verurteilte ihn als Majestätsverbrecher zum Tode. Trotz alledem und obschon LUDWIG ihm einen Teil seiner Besitzungen nochmals wieder überlassen hatte, nahm er, als er den König mit anderen Kriegszügen beschäftigt sah, die Stadt Lectoure ein. Dort wurde er 1497 belagert. LUDWIG ließ sich schließlich auf Verhandlungen ein, die der Bischof von Lombez führte. Mitten in diesen drangen seine Truppen, geführt von ROBERT DE BALZAC und GUILLAUME DE MONTFAUCON in die Stadt. Alles wurde niedergemetzelt. Die beiden Führer und ein Bogenschütze begaben sich in die Wohnung des Grafen. Sie fanden ihn auf einer Bank neben seiner im siebenten oder achten Monat schwangeren Frau JEANNE DE FOIX sitzen. Auf den Befehl: »Tue, was dir befohlen!«, erstach der Bogenschütze den Grafen. Man beraubte seine Frau ihres Geschmeides. Sie wurde auf das Schloß Buzet bei Toulouse geführt. Einige Zeit nach ihrer Ankunft sah sie die Sekretäre des Königs: CASTELNAU DE BRETENOUS mit MACÉ GUERVADAN und OLIVIER LE ROUX in ihr Zimmer treten. Sie hatten einen Apotheker bei sich. Durch Drohungen und Gewalt wurde sie dahin gebracht, einen giftigen Trank zu nehmen, der Abtreibung bewirken sollte und es tat, sie aber nach zwei Tagen tötete. Diesen Bericht übergab bald danach der Bruder des Getöteten, der Graf CHARLES, der Öffentlichkeit[1]). Er stimmt im wesentlichen überein mit dem vom Sekretär des Grafen JEAN gelieferten. Das vorzeitig aus dem Mutterleib ausgestoßene Kind war männlichen Geschlechts. Andere legitime männliche Nachkommenschaft fehlte. Einer solchen schändlichen Tat der Vertilgung eines Stammes selbst durch Nichtschonen der Frucht im Mutterleibe konnte man sich schon von dem rachgierigen LUDWIG XI. versehen, trotz der religiösen Embleme, die er an seinem Leibe trug, und trotz seiner so aufdringlich zur Schau getragenen kirchlichen Devotion. Der Apotheker, dessen er sich für diese jeder Menschlichkeit Hohn sprechenden Tötung zweier Menschen in einem bediente, gab der unglücklichen Frau ein Gift, dessen Wirkungstragweite er sicherlich gekannt hat. Man benutzte schon

---

1) *Histoire générale de Languedoc,* Paris 1745, tom. V, p. 46: »Quelques jours après son arrivé dans le château de Buzet le seigneur de Castelneau de Bretenous, maîtres Macé Guervadan et Olivier le Roux, sécrétaires du roi, étant entrés dans sa chambre avec un apothicaire, l'obligèrent à prendre un breuvage qui la fit avorter et dont elle mourut deux jours après« — Ibid.: »Au mois d'août suivant, quelques gens apostés lui ayant demandé si elle était en einte et ayant répondu d'une manière ambigue, on la força de prendre un breuvage qui la fit avorter d'un enfant mâle.«

damals Abkochungen des Sadebaumes (Sevenbaum), *Juniperus Sabina.* Schon aus dem ersten Jahrhundert n. Chr. war der Ausspruch GALENS bekannt und wurde im Bedarfsfalle betätigt: »Sabina foetum viventem interficit et mortuum educit.« Er hätte hinzufügen können, daß oft genug durch dieses Mittel, falls es in sehr großer Dosis gereicht wird, auch die Mutter ein schnelles Ende nehmen kann.

### Agnes Sorel.

3. Mit dem König LUDWIG XI. ist bis heute der Tod von AGNES SOREL, jener hervorragenden Frau, in Verbindung gebracht worden, die als Maitresse seines Vaters, KARL VII., einen bedeutenden, in jeder Beziehung heilsamen Einfluß auf diesen bis dahin verlotterten, nur genußsüchtigen König, den französischen Hof und die sich damals abspielenden Ereignisse ausgeübt hat. An der Befreiung Frankreichs durch JEANNE D'ARC hat sie indirekt einen nicht unwichtigen Anteil, und in dem Gedenken der Menschen ist ihre ungesetzliche Verbindung mit dem König nicht ein ihre Persönlichkeit entstellender Flecken gewesen. Fast 20 Jahre dauerte diese Verbindung. Mit ihrem Bruch fielen für den König die Hemmungen gegen den Rückfall in seine früheren Ausschweifungen fort. Berichten doch Chronisten, daß er dann wieder einen Harem — sie sagen un petit bordel — mit sich auf seinen Zügen führte.

Als sie zum vierten Male schwanger war, reiste sie im strengen Winter 1450 zum König nach Harfleur, sehr wahrscheinlich, um ihm ein gegen ihn von seinem Sohn geplantes Komplott, das ihr verraten war, mitzuteilen. Dies geht aus den Worten des zeitgenössischen Mönches JEAN CHARTIER[1]) hervor. Kaum in Jumièges angelangt, kam sie nieder. Das Kind starb einige Monate später. Sie überstand die Geburt gut. Es schloß sich aber an diese eine Krankheit an, der sie nach 30—40 Tagen im Alter von 40 Jahren erlag.

Es verbreitete sich schnell das Gerücht, daß der Tod durch Gift erfolgt sei. Dem geben burgundische Berichte aus der Zeit selbst Ausdruck[2]), französische aus begreiflichen Gründen nur andeutungsweise. Es scheint nicht zweifelhaft zu sein, daß der König bald von dem Vorliegen einer Vergiftung überzeugt war. Aber erst 18 Monate später konzentriert sich der Verdacht der Täterschaft auf einen der besten Männer, die Frankreich damals besaß, den Vertrauensmann der AGNES SOREL, den Schatzmeister des Königs, JACQUES CŒUR. Dieser war durch ausgedehnte Handelsgeschäfte sehr reich geworden. Sein Exporthandel in alle Länder hatte ihm so viel eingebracht, daß er dem König von Frankreich genügend Geld vorstrecken konnte, damit dieser die Normandie erwerben konnte. Die An-

---

1) JEAN CHARTIER, *Chronique de Charles VII,* tom. II, p. 181: »En icelle abbaye de Jumièges trouva le Roy une demoiselle nommée la belle Agnez, qui là estoit venue, comme elle disoit, pour avertir le Roy et lui dire que aulcuns de ses gens le vouloient trahir et livrer èsmains de ses anciens ennemis les Anglais. De quoy le Roy ne tint guère compte et ne s'en fict que rire.«

2) JACQUES DU CLERCQ, *Mémoires,* livre III, chap. IV, 1785, p. 410: »la Damoiselle, qu'on appeloit la belle Agnès, la quelle avoit esté totalement en la grace du Roy, et dit-on qu'icelle Agnès mourut par poison moult jeune.«

klage, AGNES SOREL vergiftet zu haben, ging von JEANNE DE VENDÔME, die man »Fräulein VON MORTAING«[1]) nannte, aus. Sie hatte sich in zweiter Ehe mit FRANÇOIS DE MONTBERON verheiratet. Es wurde festgestellt, daß Mann und Frau dem angeklagten Manne viel Geld schuldig waren. Später wurde die Anklägerin wegen Verleumdung zur Ehrenerklärung des Angeschuldigten verurteilt. Sie durfte sich überdies nur zehn Meilen entfernt von dem Orte aufhalten, wo jeweils der König und die Königin sich aufhalten würden. Aus Gnade hatte ihr der König KARL VII. die verwirkte Todesstrafe erlassen[2]).

Dies geschah aber erst lange nachdem JACQUES CŒUR der Prozeß gemacht und er verurteilt worden war. Man setzte ihn in dem Schlosse Lusignan in Poitou und dann auch in anderen Gefängnissen fest. Der König berief im Mai 1453 einen Gerichtshof zu seiner Aburteilung. Vielerlei anderes wurde von Angebern dort vorgebracht, was unglaubhaft war. Mit Schweigen wurde die angebliche Vergiftung übergangen, CŒUR aber doch verurteilt. Er wurde jedoch 1455 aus seinem letzten Gefängnis, dem Kloster der Franziskaner in Beaucaire, durch seinen Neffen befreit und nach Italien geleitet. Unter dem Papst CALIXTUS III. war er Befehlshaber von Galeeren, die gegen die Türken zogen. Er starb auf der Insel Chios. Der König, so berichtet ein Chronist jener Zeit, würde den ihm lieben Mann nicht haben bestrafen lassen, wenn nicht von schändlichen Angebern das gerade behauptet worden wäre, daß die schöne AGNES von ihm durch Gift umgebracht worden sei[3]).

4. Es kann als völlig wahr angenommen werden, daß JACQUES CŒUR unschuldig war und daß KARL ihn verurteilen ließ, weil ihm suggeriert worden war, den Giftmörder in ihm zu sehen. Er ist das Opfer dessen geworden, den man schon damals allgemein als den Veranlasser der Vergiftung annahm, nämlich des Dauphin, des nachmaligen LUDWIG XI. Man wagte nicht, dieser Überzeugung öffentlich Ausdruck zu geben, weil diejenigen, die ihm zu nahe traten, nicht lange lebten[4]). Meinte man doch sogar, daß seine Frau, die gelehrte und geistreiche MARGARETA VON SCHOTTLAND, nicht zu 21 Jahren gestorben wäre, wenn man sie nicht der Untreue verdächtigt hätte, und ihr Mann nicht dadurch sie zu hassen und sie durch Gift beseitigen zu lassen Veranlassung genommen hätte[4]). Diejenigen, die die Hassesbetätigung dieses Mannes nicht zu fürchten brauchten, teilten die über ihn umlaufenden Gerüchte mit[5]). Es war der Haß des Sohnes gegen

---

[1]) JACQUES DU CLERCQ, Mémoires, 1785, p. 409, nennt sie irrtümlicherweise »demoiselle de Montagut.«

[2]) BONAMY, Mémoire sur les dernières années de la vie de Jacques Cœur. Mémoires de l'Académie des Belles-lettres, tom. XXXIV, p. 339.

[3]) THOMAS BASIN, Histoire des règnes de Charles VII et de Louis XI, lib. V, cap. XXII und XXIII. — *Société de l'Hist. de France*, tom. 81: »solum tamen illud in eum regis acerbitatem accenderat, quod a nequissimis delatoribus dictam pulchram Agnetem toxico appetiisse suggestum regiis auribus affictumque fuerat.«

[4]) MICHELET, Histoire de France, tom. V, p. 375.

[5]) JACQUES DU CLERQ, l. c.: »Et volloient aulcuns dire aussy que le dict Dauphin avoit jà pièca fait mourir une demoiselle la belle Agnès . . .« — Auch MONSTRELET, *Chronique* . . .: »dont le Daulphin avoit grand despit, et, par despit, il luy fit la mort avancer.«

die Geliebte des Vaters allgemein bekannt. Hatte er sich doch angeblich eines Tages im Zorne hinreißen lassen, sie zu ohrfeigen! Es nützte ihm auch nicht die Taktik, die er einige Zeit hindurch einzuschlagen schien, sie dadurch zu vernichten, daß er sie seinem Vater abwendig zu machen versuchte. Man darf psychologisch nicht übergehen, daß, nachdem er König geworden war, er nicht nur für die Familie von JACQUES CŒUR voller Aufmerksamkeit war und die Revision des Prozesses einleiten ließ[1]), sondern daß er auch für die Töchter von AGNES SOREL und deren Familien in jeder Weise sorgte. Sollte dies nicht dafür sprechen, daß er durch alles dies einem drängenden Gefühl des Sühnebedürfnisses für seine eigene Schuld genügen wollte? Wie dem auch gewesen sein mag: ob er den Tod veranlaßt hat, oder ob ein anderer glaubte sich durch dessen Herbeiführung Dank zu verdienen, so scheint die Annahme, daß er unnatürlich gewesen ist, in den bisherigen Jahrhunderten die meisten Anhänger gewonnen zu haben. Für sie sprechen auch medizinische Erwägungen trotz der Lücken, die über die dem Tode vorangegangene Erkrankung klaffen. Man weiß z. B. nicht, ob diese sich unmittelbar an die Geburt angeschlossen hat, und auch nicht, welcher Art die ersten Symptome gewesen sind. Es ist zuvörderst darauf hinzuweisen, daß AGNES SOREL völlig gesund und jung war. Etwa 30—40 Tage nach dem vierten Wochenbett starb sie an Durchfällen[2]) bei bis zuletzt erhaltenem Bewußtsein: »Und nachdem sie einen lauten Schrei ausgestoßen und die Jungfrau angerufen, löste sich die Seele vom Körper.«

5. Die Abwägung der Todesursache muß zuerst berücksichtigen, ob hier eine Krankheit aus inneren Gründen in Frage kommen kann. Das was die Umgebung von Symptomen erfuhr und was allein mitgeteilt worden ist, sind die Durchfälle: Diese müssen den Charakter des Absonderlichen, auch in ihrer Art, gehabt haben, sonst würden nicht gerade sie als Wesentlichstes berichtet worden sein. Zu welchem Leiden gehörten sie? Man könnte an Dysenterie nicht denken. Eine solche Annahme ist bereits als unzutreffend zurückgewiesen worden[3]). Weder herrschte zurzeit eine Epidemie, noch war es Sommer, als die Krankheit ausbrach, noch war bei der Lebenshaltung der Dame eine Infektionsmöglichkeit durch Ruhr gegeben, noch war der Verlauf des Leidens zeitlich wie derjenige der Ruhr. An eine typhöse Erkrankung kann gleichfalls aus symptomatischen Gründen nicht gedacht werden. Man ist nach dieser und allen weiteren Vermutungen dazu gekommen, Tod und Erkrankung der SOREL auf ein Puerperalleiden zu beziehen. Sie sollte an der Diarrhöe der Wöchnerinnen, an einer Colitis puerperalis gestorben sein[3]). Gesetzt, es gäbe wirklich eine solche Erkrankung, die, wie man annahm, drei bis vier Tage nach der Niederkunft aufträte und mit schleimig-blutigen Darmentleerungen verliefe, so würde diese doch nicht auf den vorliegenden Fall übertragen werden können. Die Behauptung, daß das Leiden sich unmittelbar an die Niederkunft

[1]) CLÉMENT, Jaques Cœur et Charles VII, p. 339, 340. — STEENACKERS Agnès Sorel et Charles VII, p. 411.

[2]) JEAN CHARTIER, l. c.: »Elle print le flus au ventre.«

[3]) BRUNON, Comment est morte Agnes Sorel, in: DUQUESNE, l. c., p. 321.

angeschlossen hat, ist, wie mir scheint, nicht bewiesen. Wäre sie aber richtig, so würde gerade daraus die Unwahrscheinlichkeit sich ergeben, daß es einen puerperalen Ursprung gehabt habe; denn dann würde der Tod früher und unter anderen Symptomen eingetreten sein. Die akut septischen Prozesse verlaufen immer rasch und gehen mit meist sehr hohem Fieber einher, zeigen Gelbsucht, Lähmung und selten nur Diarrhöe. Andere pyämische, septikämische Vorgänge haben als Begleiter Schüttelfrost und nehmen entweder ein baldiges tödliches Ende oder bessern sich in einigen Tagen. Läge eine Bauchfellentzündung vor, so würde der Tod in wenigen Stunden oder längstens am dritten bis zehnten Tage eingetreten und Schüttelfrost, Auftreibung des Unterleibes, Schmerzen usw. sehr auffällige Begleiter gewesen sein. Ein Fortschreiten der Entzündung auf Zwerchfell und Brustfell hätte sich durch Respirationsstörungen und Erbrechen bemerkbar gemacht. Auch eine Erkrankung des Bauchfells im Becken (Pelveoperitonitis oder Peri- und Parametritis) dürfen nach Lage der Verhältnisse ebensowenig wie eine Spätinfektion herangezogen werden.

Ein großes Maß von Wahrscheinlichkeit liegt dafür vor, daß im Anschluß an das Wochenbett eine wiederholte Vergiftung bewerkstelligt worden ist durch ein Gift, das einen »Bauchfluß« erzeugen kann. An die paralytische Form der Arsenvergiftung darf nicht gedacht werden, weil bei dieser im Endstadium Bewußtlosigkeit eintritt, AGNES SOREL aber bis zuletzt bei Bewußtsein gewesen sein soll. Die akute Form dieser Vergiftung geht mit so überaus auffälligen Symptomen einher und verläuft meist so schnell, daß auch sie für diesen Fall auszuschließen ist. Zu denken wäre an eine subchronische Arsenvergiftung durch arsenhaltige Nahrungs- oder Genußmittel, die zu Giftmorden in früheren Zeiten oft herbeigeführt wurde. Dagegen spräche der bei dieser Vergiftung sich einstellende, äußerlich sichtbare Verfall. AGNES SOREL starb aber nach den Berichten »im Glanze ihrer Schönheit«. Würde dies eine Übertreibung sein und nähme man an, daß während des Leidens auch Erbrechen sich öfter eingestellt habe, so könnte die Diagnose bei dieser Form der Arsenvergiftung verbleiben.

Es braucht nicht noch besonders hervorgehoben zu werden, daß es ebensowenig ein Gift gibt, das nur Durchfälle hervorruft, die zum Tode führen, wie es eine Krankheit gibt, die so verläuft. Begleitsymptome sind in dem einen und im anderen Falle erforderlich. Ihr Nichtmitgeteiltwerden darf nicht benutzt werden, ihr Nichtvorhandengewesensein anzunehmen.

6. Gegen LUDWIG XI. mag manches Attentat geplant worden sein. Es mußte jedes scheitern, weil seine Hauptsorge darin bestand, sich durch tote und ausgesuchte lebendige Wehren so nach der Außenwelt abzuschließen, daß ein Herannahen an ihn fast unmöglich erschien. Er wohnte im Schlosse von Montils-les-Tours, das auch Plessis genannt wurde. Weib und Kind hatte er anderswo untergebracht. Wer zur Audienz befohlen wurde, galt von vornherein als ein mit bösen Absichten gegen ihn Gekommener, und selbst Schwiegersohn und Tochter wurden, wenn sie sich dem von so vielen Türmen, Mauern, Gräben mit 18 000 Fußangeln, mit einem eisernen, spitzenbewehrten Gitter umgebenen Schlosse von Plessis-

les-Tours näherten, mit Mißtrauen empfangen. Wer eintrat, wurde genau untersucht. Dazu war eine besondere Leibwache schottischer Bogenschützen und Hunderte anderer Wächter vorhanden.

Zwei Vergiftungsversuche scheinen gegen ihn geplant worden zu sein. Der erste scheint das Ziel ernst verfolgt zu haben, obschon er dumm inszeniert worden war. Er sollte von KARL DEM KÜHNEN als stiller Veranlasser ansgegangen sein — wenigstens war dies die öffentliche Meinung, nach der diesem grausamen Fürsten alles zuzutrauen war. Im Jahre 1474 hatte der König, wie schon mehrere Angestellte seines Bruders KARL, so auch den Schatzmeister und Vertrauten desselben, den Kaufmann ITHIER an sich zu ziehen gesucht. Er bot ihm eine Stelle als Rentmeister mit einer Pension von 1000 Livres an. ITHIER zögerte mit der Annahme der Stellung. Einer seiner Diener, JEAN HARDY, der auch früher bei dem Herzog von Guyenne angestellt gewesen war, machte die Mittelsperson für die Verhandlungen, die sich zwischen der Bretagne, wo ITHIER lebte, und der Touraine, wo der König war, abspielten. In dieser Zeit muß der Diener bereits einen Vergiftungsauftrag erhalten haben[1]), für dessen glücklichen Vollzug ihm große Summen versprochen worden sind. Er hatte im Schlosse, wie es scheint, freien Verkehr und suchte dies für seinen Zweck nutzbar zu machen. Er schlug eines Tages einem ihm bekannten Koch der königlichen Küche vor, den König gegen hohe Belohnung zu vergiften. Scheinbar ging dieser auf den Plan ein, wollte aber zuvor noch mit dem Küchenchef COLLINET DE LA CHÊNAIE sich besprechen. HARDY gab ihnen schließlich Geld und das Gift. Beide offenbarten sofort dem König den Plan[2]). HARDY wurde auf dem Rückweg zu ITHIER verhaftet. Der König wollte, daß sein Prozeß in vollster Öffentlichkeit in Paris geführt werde, gewissermaßen als Antwort auf die schweren Vorwürfe, die ihn als Vergifter getroffen hatten. In Ketten brachte man den Mann an seinen Bestimmungsort. In Paris wurde er von den Stadtbehörden und Notabilitäten in Empfang genommen und, damit ihn alle sehen könnten, auf einem offenen Wagen durch die lange Straße St. Denis in das Stadthaus gebracht. Überall hörte man große Belohnungen nennen, die der Herzog von Burgund dem Manne im Falle des Gelingens des Planes versprochen hätte. In dem Beschluß des

1) GUAGUINI, *Compendium sup. franc. gestis*, 1504, fol. CCLXXIII: »Quo tempore burgundus [Karl der Kühne] inimicitias in ludovicum omnifaria exercens yterium mercatorem quem post Caroli aquitani ducis mortem ad burgundum se contulerat: magnis promissis inducit: *veneno tollere regem*. Igitur constituto illi quinquaginta milium aureorum precio: toxicum parat. Datque johanni audaci (quem servum habebat) ferendum: pollicitus monetes aureos si maleficium foeliciter exigat.« — JEAN DE TROYES, l. c., p. 199: »De laquelle chose faire ledit Hardy print à luy la charge, et pour ce faire et accomplir luy furent baillez les poisons, en luy promettant faire moult de biens et de luy donner cinquante mil escus ....«

2) GUAGUINI, l. c.: »Recipit ab yterio johannes negocium et ambasiam ubi rex erat profectus: quendam in ludovici sibi notum qui condiendibus saporibus operat convenit. Cui qui aquitano duci [Herzog von Guyenne] ad simile ministerium servierat: rem patefacere non veretur. Atque ad facinoris praecium viginti aureorum milia secure promittit: credulus hominem ad veneni propinationem facile consortem ducere: quem dominum suum non dissimili maleficio sublatum fuisse sciret. Audivit johannem summa dissimulatione coquus sed rem nequaquam patrari posse ait: nisi colinetus primarius coquorum conscius accederet. Igitur recepto a johanne veneno: colinetum ad id negotium cohortari pollicet. Colinetus vero a consorte coquo edoctus simul cum eo ad regem. Veneficum impedit.«

Gerichtes, für dessen endliche Feststellung zwei Monate erforderlich gewesen waren, wurde aber nur ITHIER genannt. Dieser floh alsbald von dannen. HARDY wurde zerrissen, sein Rumpf verbrannt, sein Kopf auf einer Lanze ausgestellt und die vier Gliedmaßen an vier Städte Frankreichs, die an den Grenzen des Königreichs lagen, gesandt[1]). An jede wurde eine Bekanntmachung geheftet mit der Erzählung des Verbrechens. Der Küchenchef COLINET wurde geadelt und erhielt die Herrschaft von Castera. Als seinen Nachkommen später dieser Besitz streitig gemacht werden sollte, bestätigte ihn FRANZ I. nochmals.

7. Der zweite bekannt gewordene Vergiftungsversuch beruht wohl auf einer Mystifikation eines abenteuernden Apothekers, der auf diesem Wege eine hohe Belohnung sich sichern zu können glaubte. Als Anstifter wurde JEAN DE CHÂLONS, Prinz von Oranien, genannt, der eine Zeitlang im Bündnis mit Schweizern im Kampfe gegen den König stand, später aber mit ihm fast befreundet war, zumal er Landansprüche, die er zu haben glaubte, dem König zedierte. Sicher ist, daß während der Herr VON BOUCHAGE in Bourges war, wohin ihn der König zur Bestrafung einer Revolte geschickt hatte, ein Mann zu ihm kam, der versprach, ihm ein großes Geheimnis verraten zu wollen, das das Wohl des Königs angehe. Es war ein Apotheker, JEAN RENOND aus Clermont in der Auvergne. Er war im Begriff, nach Florenz zu gehen, um dort bei den MEDICIs sein Glück zu versuchen, weil er früher bei dem Agenten derselben in Lyon Diener gewesen war. In Mantua hätten ihn, so sagte er, die Leute des Prinzen von Oranien festgehalten und zu ihrem Herrn gebracht. Dieser, der ihn arm sah und in ihm bei näherer Prüfung die Festigkeit erkannt hatte, vor nichts zurückzuschrecken, versprach ihm viel Geld, wenn er ihm den Dienst erweisen wolle, den König zu vergiften. Er ließ ihn zur Wahrung des Geheimnisses auf das Kruzifix schwören und übergab ihm dann eine Zinnfiole. Der König, so sagte ihm der Prinz, ginge täglich zur Messe und küsse jedesmal gläubig die Altarecken. Man müsse deswegen die Stellen, auf die der König seine Lippen zu heften pflege, vergiften. Mittlerweile glaubte der Prinz einen besseren Helfer gefunden zu haben. Er ließ deswegen den Apotheker bis auf weiteres einsperren. Er entkam jedoch und erzählte alles dem König[2]). Der Herr VON BOUCHAGE ließ den Prozeß einleiten, und der König richtete an das Parlament eine Proklamation, in der er den Vergiftungsversuch durch den Prinzen »von dreißig Silberlingen« kundgab, damit jedermann in der ganzen Welt die Schlechtigkeit dieses Mannes kennen lerne[3]).

---

[1]) JEAN DE TROYES, Chronique scandaleuse ou Histoire des estrange faicts soubs le règne de Louys XI, 1620, p. 199 ff.

[2]) DUCLOS, Hist. de Louis XI, livre VIII, Amst. 1746, p. 261. — BARANTE, Hist. de Ducs de Bourgogne, tom. XII, p. 7.

[3]) JEAN DE TROYES, l. c. — PLANCHER, *Histoire de Bourgogne,* livre XXII, Dijon 1781, p. 492: »De par le Roi, nos amés et féaux, le Prince de Trente-Deniers *nous a voulu faire empoisonner;* mais Dieu, Notre-Dame et St. Martin nous en ont préservé et gardé comme vous verrez par les informations que nous vous envoyons, afin que les fassiez lire, salle ouverte devant tout le monde, afin que chacun connaisse la trahison et mauvaisetie dudit Prince.«

8. Der Sohn LUDWIG XI., KARL VIII., der in jungen Jahren zur Macht und durch seine schnellen Eroberungen in Italien, vorzüglich des Königreiches Neapel, auf das er ererbte Rechte des Hauses ANJOU geltend gemacht hatte, zu Ruhm gelangt war, mußte, ohne seinen neuen Länderbesitz sichern zu können, wieder den Heimweg nach Frankreich antreten. Er plante gerade einen neuen Zug nach Italien, als er im Alter von 27 Jahren plötzlich starb. An seinen Tod knüpfte sich das Gerücht einer Vergiftung durch eine vergiftete Orange[1]), das in der Folgezeit wiederholt in Schriften zum Ausdruck gekommen ist. Sicher ist, daß, als er in Amboise, um einem Ballspiel beizuwohnen, durch eine sehr niedrige Pforte unvorsichtig gegangen war, er sich heftig die Stirn stieß. Er schaute noch eine Zeitlang dem Spiele zu, fiel dann aber plötzlich hin, lag neun Stunden im Koma und starb im Jahre 1498, ohne das Bewußtsein erlangt zu haben, nicht einmal in seinem Bett, sondern auf einem Strohhaufen, den man in einer Galerie schnell hingelegt hatte.

## Fünfter Abschnitt.

# Beziehungen italienischer Herrscher-Geschlechter und Republiken des 14. und 15. Jahrhunderts zu Gift.

## Erstes Kapitel.

### Vergiftungen in den Häusern Visconti und Sforza.

Genealogie der Familien. LUCCHINO. ISABELLA DI FIESCHI. MATTEO II. BARNABO VISCONTI. GALEAZZO III. CATARINA. VALENTINA VISCONTI. FILIPPO MARIA. POLISSENA SFORZA. SIGISMONDO MALATESTA. ISOTTA MALATESTA. POLISSENA RUFFO. GALEAZZO MARIA. BIANCA MARIA VISCONTI. DOROTHEA SFORZA. COLLEONI. BONA DI SAVOJA. SFORZA MARIA. CECCO SIMONETA. LODOVICO MORO. GIAN GALEAZZO. BONA VON POLEN. ASCANIO SFORZA. GIOVANNI PAOLO, Graf von Caravaggio.

1. Vom 14. Jahrhundert an erkennt man deutlich ein Ansteigen in der Häufigkeit der Vergiftungen in Italien, das, wie schon die bisherigen Mitteilungen lehrten, an solchen auch bis dahin nicht gerade arm war. Die Kurve erreicht erst in der späteren Renaissancezeit ihren Gipfelpunkt, um dann allmählich — nicht etwa bis zum Verschwinden sich zu senken, sondern in einer mittleren Höhe ihren Lauf fortzusetzen. Vergiftungen haben zu jeder Zeit gehört. Sie sind ein Stück des Rüstzeuges für die Verübung schlechter Handlungen, deren es fast unübersehbar viele gibt und unter deren Beweggründen nur selten die Notwehr, fast immer unedle

[1]) CIMBER et DANJOU, Mémoire sur Charles VIII, tom. I, p. 163.

Triebe zu finden sind. In der *Renaissancezeit* sind besonders häufig Menschenleben auf diese Weise ausgelöscht worden. Könnte man alle solche Ereignisse zusammenzählen, so würde ihre Gesamtsumme nicht viel größer sein als die einer gleichen früheren Epoche. Nur sind damals im Leben Hochgestellte wahrscheinlich häufiger Opfer eines solchen Geheimverbrechens geworden, weil mehr als vorher Arsenik in die Welt gekommen und daher zu erlangen war und weil mehr Menschen als früher dessen Verwendungsart und Wirkung kannten und bereit waren, für ihre Zwecke sie zu benutzen. Die Vergiftungskurve verlief etwa wie die der Sittlichkeit der herrschenden Klasse, für die ein Recht und ein Gesetz es nicht gab, für die der Mensch ihres Machtbereiches nur der Spielball ihrer zügellosen Launen war und die in ihrer Wahnsinnsanarchie alle ihre Handlungen gedeckt sahen durch ihr Gottesgnadentum und ihre starke und blutige Faust. Es war ihr verbrecherisches Tun auch eine Renaissance: die des alten Cäsarenhohnes auf das Recht anderer, zu leben und zu besitzen. Des Giftes bedienten sie sich, wie die mit ihnen Arbeitenden, da wo die Wachsamkeit des Opfers die Verwendung roher Gewalt mit Dolch und Schwert vereitelte. Den Auftakt zu den Vergiftungsmissetaten findet man klar hervortretend in den Familien VISCONTI und SFORZA, die über hundert Jahre lang nicht nur den Norden Italiens, sondern weit darüber hinaus Deutschland, Frankreich und Spanien aufwühlten.

2. Auf den Begründer der Herrschaft der VISCONTI in der Lombardei, den kriegerischen Erzbischof von Mailand, OTTONE DE VISCONTI, war sein Großneffe MATTEO I. gefolgt und auf ihn seine Söhne. GALEAZZO I., der Herr von Mailand, machte mit den Deutschen schlechte Erfahrungen, da der Kaiser LUDWIG DER BAYER, dem er zu allerlei verholfen hatte, ihn und seinen Sohn AZZO VISCONTI, unter dem falschen Vorgeben, daß er gegen ihn mit dem Papst konspiriert habe, in die schrecklichen Kerker von Monza werfen ließ. Der dritte Sohn MATTEOs I., LUCCHINO, ein rachsüchtiger, ausschweifender Mann, der aber Sinn fur Kunst und Industrie hatte und ihn betätigte, starb im Jahre 1349 — nicht, wie einige sagten, an der Pest, sondern begründeter an Gift, das ihm seine dritte Frau, ISABELLA DI FIESCHI, gereicht hatte. Sie hatte sich 1346 in UGOLINO GONZAGA, der nach Mailand zur Taufe ihrer Zwillinge LUCCHINO und GIOVANNI gekommen war, verliebt. Als er abgereist war, war die Liebessehnsucht nach ihm so groß, daß sie, unter dem Vorgeben, ein Gelübde erfüllen zu müssen, das sie vor der Geburt ihrer Kinder getan, nach Venedig zog. In Mantua suchte sie ihren Liebhaber auf und reiste mit ihm in großem Pompe weiter. Die Schamlosigkeit dieses Verhaltens kam schnell ihrem Gemahl zu Ohren, und da sie mit Recht befürchten mußte, daß dies ihr das Leben kosten würde, zog sie vor, ihn schnell vergiften zu lassen. Sie soll übrigens bald nachher öffentlich erklärt haben, daß ihre Kinder nicht von ihrem Manne, sondern durch Inzest mit ihrem Neffen GALEAZZO empfangen seien.

Schon frühzeitig, im Jahre 1327 starb der vierte Sohn MATTEOs I., STEFANO, plötzlich. Er soll in Mailand durch Gift umgekommen sein, weil er den Kaiser LUDWIG DEN BAYERN zu vergiften versucht habe. Seine

- Matteo I. Visconti gest. 1322
  - Galeazzo I. gest. 1328
    - Azzo gest. 1339
  - Lucchino gest. 1349
  - Giovanni gest. 1354
  - Stefano gest. 1327
    - Matteo II. gest. 1355
    - Barnabo gest. 1385 verh. mit Beatrice della Scala
    - Galeazzo II. gest. 1378 verh. mit Marie Blanche
      - Gian Galeazzo III. verh. mit: 1. Isabella von Valois 2. Catarina Visconti
        - Giov. Maria erm. 1412
        - Filippo Maria gest. 1447
          - Bianca Maria verh. mit Francesco Sforza
        - Valentina verh. mit Louis d'Orléans gest. 1407
          - Charles d'Orléans gest. 1465
            - Ludwig XII. König von Frankreich gest. 1515
          - Jean d'Angoulême gest. 1467
            - Charles d'Angoulême gest. 1496
              - Franz I. König von Frankreich gest. 1547

- Francesco Sforza, gest. 1466 verh. mit: 1. Polissena Ruffo, gest. 1420 2. Bianca Maria Visconti, gest. 1469
  - Ascanio gest. 1505
  - Galeazzo Maria gest. 1476 verh. mit: 1. Dorothea v. Mantua 2. Bona di Savoja
    - Catarina nat. Tochter verm. mit: 1. Geronimo Riario, 2. Giovanni Medici
    - Bianca Maria gest 1510 Gem. Kaiser Maximilian I.
    - Gian Galeazzo gest. 1494 verh. mit Isabella v. Aragonien
      - Bona verh. mit Sigismund v. Polen gest. 1558
      - Francesco gest. 1511
  - Ottaviano gest. 1477
  - Lodovico [Moro] gest. 1500
    - Massimiliano gest. 1530
    - Francesco Maria gest. 1535
    - Giovanni Paolo Marchese di Caravaggio
  - Sforza Maria gest. 1479
  - Filippo Maria gest. 1492

drei Söhne folgten, nachdem ihr Oheim, der Kardinal GIOVANNI VISCONTI, gestorben war, in der Kollektivherrschaft über Mailand.

Der älteste, MATTEO II., ein ausschweifender, träger Mann, wurde, als er gegen den natürlichen Sohn des Kardinals GIOVANNI DA OLEGGIO, der sich zum Herrn von Bologna gemacht hatte, marschieren wollte, im Jahre 1355 in Monza vergiftet, wie man damals allgemein annahm und wie seine Mutter VALENTINA zu behaupten nicht müde wurde, durch seine Brüder, die sich sofort seine Hinterlassenschaft teilten. Über die Art seines Leidens gibt nur der Historiker JOVIO an, daß er durch tägliches Fieber heruntergekommen und gestorben sei[1]). In diesen beiden: GALEAZZO II. und BARNABO VISCONTI verkörperte sich ein Maß menschlicher Entartung, wie sie auch für die damalige Zeit ungewöhnlich war. BARNABO, ein wilder, rachgieriger Mensch, strafte z. B. das Ausgehen bei Nacht mit dem Verluste eines Fußes, das Aussprechen des Wortes Ghibelline oder Guelfe mit dem Verluste der Zunge. Er hatte eine Meute von 5000 Hunden, die bei Bürgern untergebracht waren. Starb ein Hund, so verlor der Pfleger seine ganze Habe.

3. Der Sohn GALEAZZOs II.: GIAN GALEAZZO III., ein intriganter, verschlagener Mann, wurde gegen Bezahlung vom deutschen Kaiser WENZEL als erblicher Herzog von Mailand im Jahre 1395 anerkannt. Er hatte den Zug des Kaisers RUPRECHT von der Pfalz nach Italien verunglücken lassen, denn er schlug das deutsche Heer bei Brescia im Jahre 1401. War es diese Kränkung, die RUPRECHT erfahren, die ihn haßerfüllt gegen den VISCONTI sein und eine öffentliche Anklage wegen einer gegen ihn geplanten Vergiftung erheben ließ? Der Kaiser teilte dies in einem Briefe den Florentinern und Paduanern mit[2]). Der Schatten des Todes hätte sich ihm genaht, sei aber durch Gottes Fügung wieder verscheucht worden. Vergeblich hätte man versucht, für seinen Untergang Gift zu bereiten. Es sei dem in tausend Listen Bewanderten nicht gelungen. In Sultzbach sei JOHANNES VON OBERBURG, ein früherer Hausgenosse und Sekretär seines Leibarztes, des Meisters HERMANN, im April des Jahres 1401 erschienen und mit einem Auftrage an diesen. Man hatte auf ihn Verdacht, forschte nach, und ohne Tortur bekannte er, daß der Herzog von Mailand den Kaiser und seine Familie durch Gift zu beseitigen beschlossen habe[3]). Die Vergiftung sollte der Leibarzt, den der Kaiser seines besonderen Vertrauens würdigte, bewerkstelligen. Auch dieser bekannte, daß ein solcher Auftrag gegen große Belohnung ihm gegeben worden sei, und zwar direkt von dem ihm bekannten PETRUS VON TUSIMANO, dem Arzte des Herzogs von Mailand. Der glückliche Zufall des Argwohns gegen den Sendling aus

[1]) P. JOVIO, *Vitae duodecim Vicecomitum mediolani principum*, Lutetiae 1549, p. 144: »diuturna febricula tabefactus interiit: Valentina matre multis cum lachrymis, a fratribus veneno sublatum usqueadeo constanter existimante.«

[2]) MARTENE, Thesaurus novus anecdotorum, Lutet. Paris. 1717, tom. I, p. 1653.

[3]) Ibid.: »et sine tormentis fassus est, quomodo comes Virtutum proh pudor! detestabiliter horrendo scelere nos prolemque nostram veneno perimi disponebat per opus et operam praescripti Hermanni . . . .«

Italien vereitelte die Ausführung. Eine in jener Zeit verfaßte Nürnberger Chronik gibt das gleiche Ereignis und dessen Ende wieder:

Zu denselben Zeiten do ward ein pot gefangen, der bekant ungemartert, daz er briff het procht aym artz, der was kung RUPPRECHTs artz und waz dem kung awdermossen geheym und hiess maister HERMAN und waz von Wien pürtig. der vorgeschriben pot het im briff procht von dez von Maylant artz aym, der hiess maister PETER VON ... daz er im verschriben het, daz maister HERMAN dem Kung vergeben solt haben, dar umb scholt der von Maylan maister HERMAN geben haben dreysik tawsent guld. und ein pistum. der selb maister HERMAN ward hir für gericht gefurt und verurtailt, daz in flaist und radprecht auf den mittwoch vor pfingsten anno 1401[1]).

Die Ausführung der Bestrafung des Arztes erfolgte in Nürnberg auf Befehl des Grafen VON LEYNINGEN[2]). Selbst nachdem dem Arzte »alles sein gepayne zerbrochen was«, beteuerte er angeblich noch seine Unschuld[3]).

GIAN GALEAZZO III. hatte die Tochter BARNABOs, seines Onkels, geheiratet. Als es bekannt geworden war, daß BARNABO ihn durch Gift umzubringen beschlossen hatte, ließ er ihn bei einer Zusammenkunft vor Mailand hinterlistigerweise durch seine Condottieri JACOPO DEL VERME, OTTONE MANDELLO, GIOV. MALASPINO und GUILELMO BEVILACQUA ergreifen und in einen Kerker im Kastell von Trezzo werfen. Dort beendete er, am 19. Dezember 1385 nach siebenmonatlicher Gefangenschaft sein Leben durch Gift, das ihm in einem Gericht Bohnen gereicht worden war[4]). Krämpfe gingen dem Tode voran. Wahrscheinlich bestand das Gift aus Aconit.

4. Seine Witwe CATARINA, die an die Spitze der von ihm eingesetzten Regentschaft gestellt worden war, ließ sich von FRANCISCUS BARBAVARIA, dem Leiter der Regentschaft, der wahrscheinlich ihr Geliebter war, ungünstig beeinflussen. Sie mußte sich vor der Volkswut mit diesem in ihr Schloß retten. Sie fing an, Grausamkeiten zu begehen. Neue Ratgeber, die ihr vom Volke aufgezwungen worden waren, DE PORRI und DE ALIPRANDI, ließ sie tückischerweise köpfen, weil sie behauptet hatten, sie wäre von BARBAVARIA schwanger[5]), andere in die Kerker werfen, bei einer Konferenz in ihrem Schlosse. Nur die schwarz angezogenen Rümpfe von

---

1) ULMAN STROMERS Püchel von meim geslechet und von abentewr', in: Chroniken deutscher Städte, Bd. 1, S. 54.

2) Chronik der Stadt Nürnberg aus Kaiser Sigmunds Zeit, ibid., Bd. 1, S. 365.

3) Excerpta Cronicarum, ibid., Bd. 3, p. 304.

4) AENEAS SILVIUS PICCOLOMINI, Histor. Friderici III ad ann. 1351. — PAULI JOVI *Vitae*, l. c., p. 163: »At Barnabas in Tritianam arcem ab se aedificatam deducitur, septimo carcere mense .... veneno fasellis indito (ut fama tum fuit) extinguitur.« — MATTHAEI DE GRIFFONIBUS, *Memoriale historic.*, in: MURATORI, *Rer. ital. Scr.*, tom. XVIII, p. 196: Bernabos Vicecomes de Mediolano decessit in turri de Trecio ubi erat carceratus, et dictum fuit, quod fuit toxicatus.« — *Chronica di Bologna*, ibid., p. 526: »Fu detto, ch'era stato attossicato.«

5) REDUSIUS DE QUERO, *Chronicon Tarvisinum*, in: MURATORI, *Rer. ital. Scr.*, tom. XIX, p. 809: »quod illam asseruissent praegnantem ex Francisco Barbavaria olim magno secretario quondam ducis Mediolani.«

fünf geköpften Männern fanden die Mailänder eines Morgens vor der Kirche des heiligen Ambrosius, wohin sie auf Befehl von CATARINA gelegt worden waren. Das Gegenteil des damit beabsichtigten Abschreckungszweckes wurde dadurch erzielt: das Volk griff zu den Waffen und nötigte das grausame Weib nicht nur, ihm ihre Burgen, sondern auch ihren Sohn GIOVANNI MARIA einem von dem Volke gebildeten Rat zu überliefern. Kurz darauf wurde ihr Schloß Monza von FRANCESCO VISCONTI erstürmt und in Asche gelegt. Der Burgvogt PUSTERLA konnte diesen Streich der Ghibellinen nicht verhindern. Sie selbst wurde festgesetzt und starb im Jahre 1404 im Gefängnis durch Gift, das ihr auf Geheiß ihres eigenen Sohnes[1]) oder durch FRANCESCO VISCONTI[2]), der sie gefangen hielt, gereicht worden sein soll.

5. Die Veranlagung zu wahnsinniger Grausamkeit besaß, ererbt, ihr Sohn GIOVANNI MARIA VISCONTI. Er ließ Verurteilte oder solche, die er für seine Feinde hielt, jagen und dann von Hunden zerreißen[3]) und ergötzte sich an dem Anblick der Martern. Ghibellinen ermordeten das Ungeheuer in der Kirche San Gottardo im Jahre 1412 durch zwei Dolchstiche[4]).

6. VALENTINA VISCONTI, die schöne und geistreiche Tochter von GIAN GALEAZZO III., war die Gattin des Herzogs von Orléans, des Bruders von König KARL VI. von Frankreich geworden. Der schlechte Ruf, den Italien damals in bezug auf Gifte, Vergiftungen und Zaubereien hatte, haftete auch an ihr. Zeitweilig erkannte sie der intervallär geisteskranke König und unterhielt sich mit ihr gern, während er zu anderen Zeiten sie nicht sehen wollte. Jedesmal, wenn sein Zustand sich verschlimmerte, sprach man im Volke laut und gehässig über die Herzogin von Orléans, deren Vater einen so üblen Ruf in der Welt hatte, daß man sogar — als das Schlimmste — glaubte, er stünde mit dem Teufel im Bunde. Von ihr erzählte man böswillig, — wie ich schon anführte — sie hätte den Dauphin, der eines Tages zu ihr gekommen wäre, um mit ihrem eigenen Sohne zu spielen, vergiften wollen. Einen vergifteten Apfel habe sie schon hingelegt, den jedoch unglücklicherweise ihr Sohn erwischt und gegessen habe. Er sei dadurch gestorben.

---

1) CIPRIAN MANENTE DA ORVIETO, *Historie,* 1567, lib. II, p. 8: »Giovanmaria fece andare Caterina sua matre nella Rocca di Monza dove morì di veleno essendo come si crede fatta avvelenare dal proprio figliuolo.« — SOZOMENI PISTORIENSIS *Specimen historiae,* in: MURATORI, *Rer. ital. Script.,* tom. XVI, p. 1183: »Mulier olim Galeatii ducis Mediolani Monciae moritur ut fama fuit veneno, quum esset in carcere.« — POGGII BRACCIOLINI *Historia Florentina,* ibid., tom. XX, p. 294: »Ipsa ducis mater veneno sublata est.« — Camp. Histor. Cremon., lib. IV. — BUONINSEGNI Historia Florent., lib. IV.

2) PIERO MINERBETTI, *Chronica,* in: MURATORI, *Rer. ital. Script.,* tom. II, 1770, p. 520: »Fu per manifesti segni veduto e conosciuto, ch' ella fu avvelenata, e non si vide, che questo avesse potuto fare, o far fare, se non Messer Francesco Visconti, che la tenea in prigione.«

3) P. JOVII *Vitae duodecim Vicecomit.,* l. c., p. 180: »Oderant eum omnes tanquam inusitatae immanitatis tyrannum .... ut iracundia in rabiem versa, damnatos ac sibi invisos, voracissimis canibus laniandos objiceret.«

4) POGGIO BRACCIOLINI *Historia Florentina,* lib. IV, in: MURATORI, *Rer. ital. Script.,* tom. XX, p. 294: »adeo illius dementia humanum sitiebat sanguinem, adeo efferatis erat moribus, ut a domesticis, cum sibi quisque timeret interficeretur.«

Die öffentlichen Anfeindungen wurden schließlich so stark, daß der Herzog, ihr Gemahl, sie wegen ihrer eigenen Sicherheit veranlassen mußte, Paris zu verlassen. Als ihrem Vater die unwürdige Behandlung seiner Tochter bekannt geworden war, schickte er dieserhalb eine Gesandtschaft nach Paris. Es waren Ritter, die jeden zum Zweikampfe herausforderten, der es wage, die Beschuldigungen gegen die Herzogin aufrecht zu erhalten. Nach der Ermordung ihres Gatten starb sie in Bitternis und Kummer im Jahre 1408. Sie konnte es bis zu ihrem letzten Atemzuge nicht verwinden, daß sie an dem Veranlasser des Mordes, dem Herzog von Burgund, nicht sich hatte rächen können. Ihre letzten, der verzweifelnden Gleichgültigkeit Ausdruck gebenden Worte: »Rien ne m'est plus, plus ne m'est rien« hat schon mancher vor ihr und nach ihr gesprochen.

7. Der bekannteste VISCONTI, der letzte seines Namens, FILIPPO MARIA, der Bruder von VALENTINA VON ORLÉANS und des ermordeten GIOVANNI MARIA, ein feiger, grausamer, hinterlistiger, wortbrüchiger Despot, bemühte sich, die Helfer in seinen andauernden Kriegsnöten, als er ihrer nicht mehr bedurfte, zu beseitigen. Dies versuchte er an dem erfolggekrönten Condottiere CARMAGNOLA, der, als er von den Nachstellungen hörte, sich aus dem mailändischen Machtgebiete entfernte und eine Liga mit Venedig, Florenz, Savoyen usw. gegen FILIPPO MARIA bildete. So viel lag diesem an der Vernichtung von CARMAGNOLA, des Mitwissers seiner Pläne, daß er in Treviso einen Giftmordversuch an ihm unternehmen ließ. Man entdeckte die Genossen der Tat und bestrafte sie — den Anstifter konnte man nicht treffen. Ebenso schlimme Absichten hatte er mit den anderen Condottieri, die er sich verpflichtet hatte: MALATESTA, FORTE BRACCIO, NICCOLÒ PICCININO und FRANCESCO SFORZA. Als der letztere in anderen Diensten wieder gegen ihn stand, gab er ihm seine Tochter BIANCA MARIA zur Ehe, um ihn an sich zu fesseln. Bald suchte er ihn aber unschädlich zu machen, was ihm nicht gelang. Mitten in diesen Plänen starb er — was sehr verdächtig ist — an Dysenterie »mit furchtbarem Fieber«[1]).

8. Die große Erbschaft der VISCONTI, die dadurch frei wurde, ein Gegenstand heftigsten Begehrens vieler Fürsten, fiel FRANCESCO SFORZA, dem erfolgreichsten der Condottieri zu, der Mailand eroberte und bald als Herzog anerkannt wurde. So oft auch das Schicksal an dem überhaupt ja nicht lange anhaltenden Glücke seiner Familie rüttelte: am traurigsten waren die Erfolge, die Gift in ihr zeitigten. Seine Tochter POLISSENA war an SIGISMONDO PANDOLFO MALATESTA, den Herrn von Rimini, verheiratet. Ihr Unglück führte sie in seine Hände. Er war ein zügelloser nur seinen Begierden lebender Mann. Erzählt doch AENEAS SILVIUS PICCOLOMINI, daß, als eine vornehme Dame aus Deutschland, die mit einer großen Zahl von Dienerinnen und Dienern das Gebiet von Verona auf dem Wege

---

[1]) JOVII *Vitae duodecim Vicecomitum*, l. c., p. 188: »Excessit e vita ex atroci febre et in multam bilem *soluta repente alvo*.«

nach Rom durchzog und zufällig auf Reiterscharen MALATESTAs stieß, sie von diesem gefangen genommen wurde und mit den Ihrigen der Bande längere Zeit zur Kurzweil diente. Die Begleiter der Dame waren getötet worden, ihr selbst wurde erst, nachdem auch sie entehrt, die Freiheit wiedergegeben, nicht jedoch, ohne daß ein Makel auf MALATESTA gefallen, von dem viele behaupteten, er habe, gefesselt von der Schönheit der Dame und von rasender Begier zu ihr erfaßt, sich dieses Verbrechen zuschulden kommen lassen.

Dieser Mann war dreimal verheiratet. Die erste Frau starb eines unnatürlichen Todes. Die zweite, POLISSENA SFORZA, ließ er wahrscheinlich durch Gift umbringen, wegen angeblicher Untreue. Von keiner der drei Frauen hatte er Kinder, sondern zwei Söhne von zwei Konkubinen. Als General der venezianischen Truppen, die den gegen Mailand ziehenden FRANCESCO SFORZA besiegen sollten, wagte MALATESTA nicht, obschon an Soldaten überlegen, diesem eine Schlacht zu liefern, weil er fürchtete, im Falle des Unterliegens die furchtbare Rache SFORZAs erfahren zu müssen[1]). Er hatte sich seiner Frau entledigt, um die dritte, ISOTTA, heiraten zu können, mit der er schon in Beziehungen gestanden hatte. Durch Testament setzte er diese begabte, geistvolle, an ihrem Hofe und darüber hinaus gepriesene ISOTTA als Herrscherin über Rimini zugleich mit ihrem Lieblingsstiefsohn SALLUSTIO ein. Als sie einsah, den Intrigen des älteren Stiefsohnes ROBERTO nicht gewachsen zu sein, ließ sie auch diesen an der Herrschaft teilnehmen. Dieser riß bald alles an sich, ließ den Bruder ermorden und ISOTTA im Jahre 1470 durch wiederholt beigebrachtes Gift enden.

9. Ein so tragisches Ende wie die Tochter nahm auch die erste Gattin FRANCESCOs, POLISSENA RUFFO, die Tochter des Grafen MONTALTO. Sie wurde im Jahre 1420 in Kalabrien von ihrer Tante tödlich vergiftet. Seine zweite Frau, BIANCA MARIA VISCONTI, starb gleichfalls keines natürlichen Todes.

GALEAZZO MARIA, seines Vaters FRANCESCO unwürdiger Sohn, schien die grausamen Instinkte der VISCONTI ererbt zu haben. Lasterhaft, an dem Ansehen schlimmster Martern, zu denen er Menschen verurteilte, Vergnügen empfindend, führte er ein Ekel erregendes Leben, bis zu dem Augenblicke, wo er beim Eintreten in die Kirche von St. Stefano von drei jungen Edelleuten erdolcht wurde. Seine Mutter BIANCA MARIA verbannte er nach Cremona. Sie starb dort oder in Marignano im Jahre 1469 noch im blühenden Alter durch Gift[2]). Nach einer anderen Version reiste sie wegen der Zwistigkeiten von Mailand ab und wurde auf dem Wege so krank, daß

1) GIOVANNI SIMONETTA, *Historie di Francesco Sforza,* Vinegia 1544, lib. XXI, fol. 291, vers.: »Ma li capitano consumavano il tempo in consultationi, ne partito alcuno si pigliava, di che era cagione il timore di Gismondo e la volonta di Venitiani. Imperoche havendo Gismondo fatto morire senza alcune cagione Polissena sua moglie e figliuola del conte, e in suo luogo tolta un' altra Polissena, laquale si teneva, finse che quella fussi perita di morte subitana. Il perche temeva di non gli venir nelle mani . . . .«

2) CORIO, *L'Historia di Milano,* Vinegia 1554, fol. 414, vers.: »si disse che piu di veleno che di naturale egritudine fosse morta.«

sie starb, wie man meinte durch Gift[1]). Ihr Sohn war an ihrem Tode nicht ganz unbeteiligt[2]).

10. Seine Frau DOROTHEA, Tochter von LODOVICO III. von Mantua, vergiftete er im Jahre 1468. Auch außerhalb seines Familienkreises versuchte er seine Vergiftungskünste. So an dem Condottiere BARTOLOMEO COLLEONI. Als Instrument hatte er dessen Sekretär AMBROGIO benutzen wollen. Der sonst nachsichtige COLLEONI ließ den letzteren den Mordversuch am Galgen büßen.

11. GALEAZZO MARIA hinterließ einen Sohn GIAN GALEAZZO. Seine Witwe, BONA, hatte nach der Ermordung ihres Mannes durch GIOVANNI ANDREA LAMPUGNANI, GEROLAMO OLGIATI und CARLO VISCONTI die Regentschaft von Mailand übernommen und wurde als Regentin anerkannt, zum Mißvergnügen ihrer fünf Schwäger, die gern zur Herrschaft gelangt wären. Sie suchten allerlei Unruhen zu erregen. Gerade damals glaubten auch die Freunde der Freiheit von Genua das Joch, das ihnen Mailand auferlegt hatte, abschütteln zu können. OBIETTO FIESCHI und die FREGOSI mußten aber weichen, weil PROSPER ADORNO, der, gleich anderen hervorragenden Genuesen, von den Mailändern bis dahin zwangsweise von Genua ferngehalten worden war und nunmehr das Versprechen erhalten hatte, die Herrschaft über Mailand zu bekommen, falls er den Aufruhr stillen würde, mit großer Heeresmacht gegen seine Vaterstadt gezogen war.

Die Truppen standen unter der Führung von ROBERT DI SAN SEVERINO, bei dem sich auch LODOVICO MORO, OTTAVIANO SFORZA und SFORZA MARIA befanden. Nach der Beilegung des Aufstandes zogen diese nach Mailand, versuchten dort vergebens, die Herrschaft an sich zu reißen und mußten deshalb fliehen. OTTAVIANO ertrank 1477 in der Adda oder wurde auf der Flucht dort getötet. SFORZA MARIA, der Herr von Bari, wurde dorthin, LODOVICO MORO nach Pisa und ASCANIO nach Perugia verwiesen. Ruhe kam nicht in die Verhältnisse Norditaliens, weil Gewinnsucht und Ehrgeiz und der turbulente Sinn des Papstes SIXTUS IV. dem entgegenstanden. Vor allem aber war es LODOVICO MORO, der sein Ziel der Alleinherrschaft über Mailand mit allen Mitteln weiterverfolgte, und zwar mit Hilfe der Truppen von SAN SEVERINO. Im Lager dieses Führers fand nicht nur er sich, sondern auch seine Brüder ASCANIO und SFORZA MARIA, die ihre Verbannungsorte verlassen hatten, und sannen dort ihre Pläne zur Beseitigung der Regentin und vor allem des Kanzlers CECCO SIMONETTA aus. Da starb plötzlich 1479 in Varese SFORZA MARIA, der Herzog von Bari, wie anzunehmen ist, an Gift — sicher nicht, wie vereinzelt angegeben wird, auf Anstiften von SIMONETTA[3]), sondern sehr wahrscheinlich von LODOVICO

---

1) CIPRIAN MANENTE, *Historie*, 1567, lib. V, p. 103: »e in tanto crebbe lo sdegno, che la Bianca si parti di Milano, e per il viaggio si ammalo e mori (come si pensa) di veleno.«

2) ANTONII GALLI *Commentarius rerum genuensium*, in: MURATORI, l. c., tom. XXIII, p. 264: ». . . . et haud ita multo post aetate adhuc viridis, neque filii omnino in morte ejus intacta fama, apud Melignanum extincta est.«

3) ANTON DE RIPALTA, *Annales Placentini*, in: MURATORI, *Rer. ital. Script.*, tom. XX, p. 958: »Robertus [de S. Severino] ibidem in maximum hujus status periculum Sfortiam primum

MORO. Ein »Katarrh« soll ihn in der Nacht hingerafft haben[1]). Hierunter darf das auffälligste akute Symptom der Arsenvergiftung, nämlich die choleraartigen Entleerungen verstanden werden. Das Herzogtum Bari fiel an LODOVICO MORO.

12. Sehr bald machte dieser wieder von sich reden. Ein Vergiftungsdrama, das in Europa Aufsehen erregte, spielte sich im Jahre 1494 in Mailand ab. KARL VIII. von Frankreich war in diesem Jahre nach Italien gezogen, um durch die Waffen die Ansprüche des Hauses ANJOU auf das Königreich Neapel zu erzwingen — jenen unglückseligen Besitz, der das staufische Herrscherhaus im Jahre 1268 in so elender Weise hat untergehen lassen. Herzog von Mailand war der damals 24jährige GIAN GALEAZZO, der Enkel von FRANCESCO SFORZA. Er trug eigentlich nur den Titel Herzog, während sein Onkel LODOVICO MORO, der bald das Haus SFORZA zugrunde richten sollte, für ihn regierte und ihn fast vergessen machte. KARL, der mit GIAN GALEAZZO verwandt war, besuchte ihn in Pavia, wo er krank lag. Schon damals fürchtete man, daß er das Opfer des Ehrgeizes seines Onkels werden würde oder geworden sei. Auch seine Gemahlin ISABELLA VON ARAGON war von dieser Furcht erfüllt. Kaum hatte KARL, begleitet von LODOVICO, Pavia verlassen, als die Kunde vom Tode GIAN GALEAZZOs kam. Trotzdem dieser einen fünfjährigen Sohn hinterließ, machte sich LODOVICO MORO zum Herzog von Mailand. Man verbreitete das Gerücht, daß GALEAZZO durch zuviel betätigte Liebe zugrunde gegangen sei. Schon der Arzt des französischen Königs: THEODOR aus Pavia, nahm eine Vergiftung durch ein schleichend wirkendes Gift an, und in ganz Italien zweifelte, wie der zeitgenössische Historiker GUICCIARDINI[2]) und auch andere[3]) angaben, niemand daran.

Es kann dies auch heute als wahr angenommen werden. Schon aus jener Zeit wird die Tatsache hervorgehoben, daß »an mehreren Stellen Italiens« der verbrecherische Gebrauch von Giften häufig gewesen sei.

13. Und noch ruhte das Gift in dieser Familie nicht. Der unglückliche GIAN GALEAZZO hinterließ eine Tochter, BONA, die die zweite Gattin SIGISMUND I., Königs von Polen, wurde. Sie, die schön und hochgebildet war, führte ein skandalöses Leben — wie viele solcher Weiber, weil sie nymphomanisch sind — ging nach dem Tode ihres Mannes im Jahre 1548 wieder

Barri ducem et Ludovicum Sfortiam cum pluribus militibus et peditibus secum univit. Eodem anno dux Barri morte captus est, ut quidam dixere, astu et machinatione magni secretarii et quasi principis D. Cichi veneno affectus.«

1) *Diarium Parmense,* in: MURATORI, *Rer. ital. Script.,* tom. XXII, p. 315: »Eodem anno 1479 Dux Barri, qui ruperat confines . . . ., in nocte oppressus catarro vitam finivit: quod fuit malum praesagium ceteris inimicis status mediolani.«

2) FRANCESCO GUICCIARDINI, *Storia d'Italia,* lib. I: »nondimene si credette universalmente per tutta Italia che e fosse morto non per infermità naturale nè per incontinenza ma di veleno; e Teodoro da Pavia uno de medici regii il quale era presente quando Carlo lo visitò, affermò averne veduto segni manifestissimi.«

3) PONTANO, Opera Neapol. 1505, De prudentia, lib. IV. — Ebenso: MURATORI, Annali d'Italia, 1774, tom. IX, p. 572. — LANDUCCI, Diario Fiorentino, 16. Febr. 1499.

nach Italien zurück und wurde dort von ihrem Liebhaber PAPPACODA tödlich vergiftet.

14. Der überlebende der Söhne von FRANCESCO SFORZA, der Kardinal und spätere Gouverneur von Mailand, ASCANIO SFORZA, der einzige, der seinen Verwandten charakterlich überlegen war, hatte sich, nachdem LODOVICO MORO Herrscher geworden, freiwillig ins Exil begeben, sich aber nachher wieder mit ihm vertragen. Er trug zur Wahl des Papstes ALEXANDER VI., von dem er überreich bestochen worden war, viel bei. Sein Reichtum flößte ihm selbst, angesichts der Eigenschaften dieses Papstes und seines Sohnes CÄSAR, Befürchtungen ein, zumal er auch den Franzosen Sympathie entgegenbrachte. Obschon er von KARL VIII. von Frankreich als Gesandter zum Papst abgeordnet war, ließ ihn dieser gegen das Völkerrecht für eine Zeit in die Engelsburg setzen. Als LUDWIG XII. die Familie SFORZA zu vernichten sich anschickte, wollte er seinem Bruder LODOVICO beistehen. Auf der Flucht wurde er gefangen, an LUDWIG ausgeliefert, in verschiedene Gefängnisse gebracht und freigelassen, um im Konklave den Nachfolger ALEXANDERS VI. zu wählen. JULIUS II. verhinderte seine erneute Einkerkerung. ASCANIO suchte nunmehr dauernd Frankreich Ungelegenheiten zu bereiten — diesen Umtrieben machte sein durch Gift im Jahre 1505 erfolgter Tod ein Ende.

15. Und nun bleibt nur noch übrig, die letzten der Familie SFORZA in ihren Schicksalen bis zu dem letzten an ihr vollzogenen Giftmord zu verfolgen.

Ein tragisches, aber sehr verdientes Schicksal hatte LODOVICO SFORZA getroffen, den Mann, von dem COMINES, der ihn sehr gut kannte, sagen durfte: »homme sans foy s'il veoit son prouffit pour la rompre.« Viele Menschenleben hat dieser Mann aus Rache und Habsucht hingeopfert: nicht nur seinen Neffen, sondern u. a. auch den treuen Kanzler SIMONETTA, dem er die Freiheit versprach, wenn er 50 000 Florin Lösegeld bezahlen wollte. Dieser zog es vor, dieses Geld seinen Kindern zu lassen. Tortur und Köpfung waren LODOVICOS Antwort auf diesen Entschluß. Mailand, dessen Erwerben und Festhalten seine Vorfahren Ströme von Menschenblut hatte vergießen lassen, war ihm durch KARL VIII. und LUDWIG XII. genommen worden. Seine Kinder hatte er nach Deutschland geschickt und ein letzter Versuch mit schweizerischen und deutschen Truppen, sich Mailands wieder zu bemächtigen, war an dem Nichtwollen der Schweizer gescheitert. Verkleidet wurde er auf der Flucht festgenommen, nach Lyon und von da auf das Schloß Loches zu fester Haft gebracht. Im Jahre 1508 starb er dort, 58 Jahre alt.

Seinem Sohne MASSIMILIANO glückte es noch einmal für kurze Zeit Mailand zu besitzen. FRANZ I. von Frankreich zahlte ihm gegen Abtretung aller seiner Rechte auf Mailand eine Jahresrente, die er in Paris verzehrte. Dort starb er im Jahre 1530.

Sein Bruder FRANCESCO MARIA SFORZA wurde ein Spielball der Interessen KARLS V. und FRANZ I. Der erstere sog das Land, das schon durch die dauernden Kriege und die Pest verwüstet war, bis zum Verbluten aus. Etwa einundeineviertel Million Dukaten mußte der SFORZA in etwa vier Jahren an ihn zahlen. Dafür überließ er ihm das mailändische Gebiet ohne Pavia, das er ANTONIO DE LEYVA übergab. Nicht lange war er Herzog. Schon 1534 starb er. Mit ihm erlosch die Familie der SFORZA.

Nur noch ein unehelicher Sohn von LODOVICO MORO lebte: GIOVANNI PAOLO, Graf von Caravaggio. Als FRANCESCO SFORZA gestorben war, machte er auf das Herzogtum Mailand Anspruch, gemäß einer Bestimmung des Kaisers MAXIMILIAN, daß die uneheliche Geburt nicht die Investitur ausschließe. Er begab sich auf den Weg nach Neapel, um bei dem Kaiser KARL deswegen vorstellig zu werden. Er gelangte bis Florenz, stieg dort gesund in einem Gasthaus ab und wurde am nächsten Morgen tot gefunden. Viele waren der Überzeugung, daß er auf Befehl von ANTONIO DE LEYVA vergiftet worden sei, damit der Kaiser nicht in die unangenehme Lage käme, dem Bittsteller *das* verweigern zu müssen, was er selbst für sich behalten wollte und auch wirklich behielt[1]). Vielleicht hatte LEYVA auch Gründe in seinem persönlichen Interesse, diesen Mann mit seinen Ansprüchen nicht länger leben zu lassen.

Es ist als sicher anzunehmen, daß Gift, das so oft in dieser Familie eine verhängnisvolle Rolle gespielt hat, auch den letzten SFORZA zu sein hat aufhören lassen.

## Zweites Kapitel.

### Die Familie der Medici.

#### I.

COSIMO MEDICI. ALESSANDRO MEDICI. LUISA STROZZI. IPPOLITO MEDICI. LORENZINO.

Außerordentliche Vergiftungsereignisse hingen im 15. und 16. Jahrhundert mit der Familie der MEDICI in Haupt- und Nebenlinie zusammen. Was an LEO X. in dieser Beziehung herantrat, was CATARINA SFORZA mit der Giftkunde verband und wie CATARINA VON MEDICI, die Königin von Frankreich, sich der Gifte als heimlicher, bequemer Kampfmittel bediente, habe ich an anderen Stellen dargelegt. Die aktive und passive Beteiligung weiterer Glieder dieser Familie an solchen spiegeln die folgenden Blätter wieder.

1. Schon der eigentliche Begründer des Geschlechtes, COSIMO, war nahe daran, das Schicksal des Gifttodes, das so viele seiner Landsleute ereilt hat, zu teilen.

---

1) SEGNI, *Istorie fiorentine*; lib. VII, Firenze 1857, p. 294: »Arrivato a Firenze sano alloggio in un' osteria, dalla quale la mattina ne fu tratto morto. Ne mancosi in quella città di dir novelle e d'indovinare molte cose, che dovessi lui essere stato avvelenato par ordine d'Antonio de Leva ....«

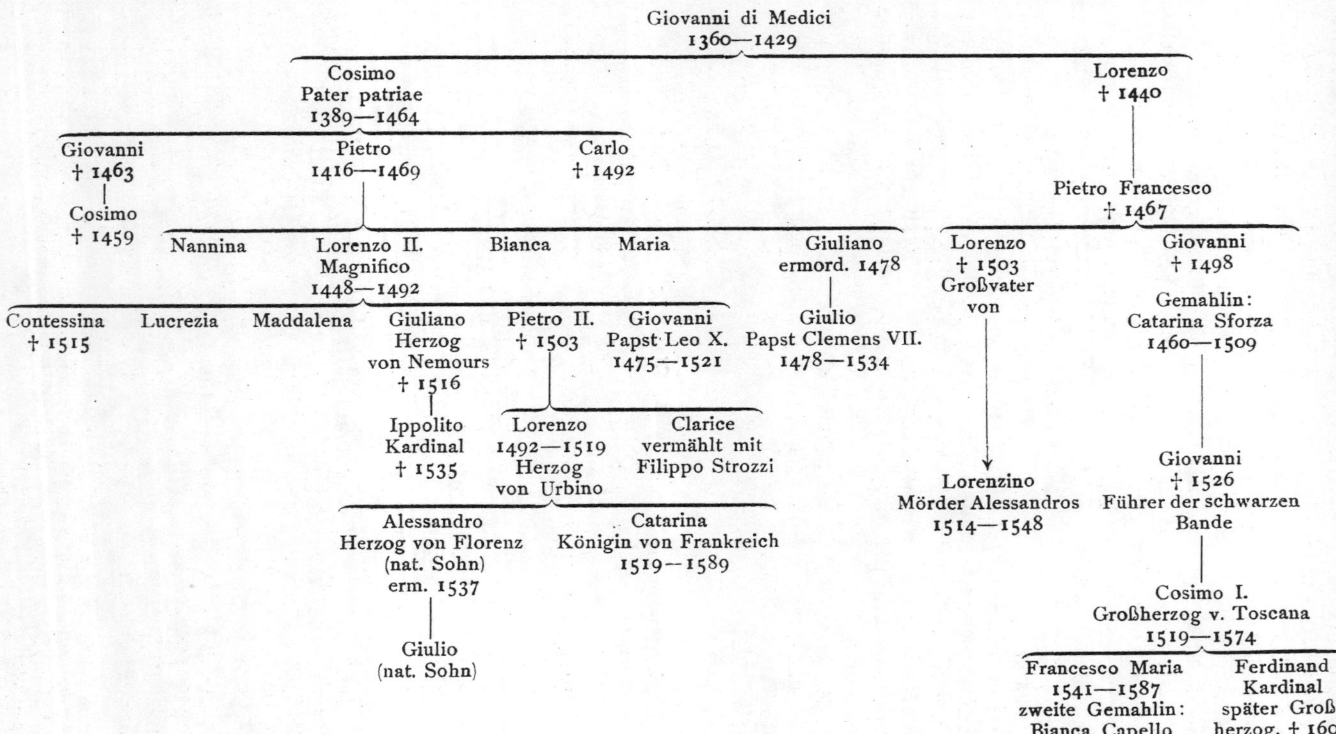
Giovanni di Medici
1360—1429
Cosimo
Pater patriae
1389—1464
Lorenzo
† 1440
Giovanni
† 1463
Cosimo
† 1459
Pietro
1416—1469
Carlo
† 1492
Pietro Francesco
† 1467
Nannina
Lorenzo II.
Magnifico
1448—1492
Bianca
Maria
Giuliano
ermord. 1478
Lorenzo
† 1503
Großvater
von
Giovanni
† 1498
Gemahlin:
Catarina Sforza
1460—1509
Contessina
† 1515
Lucrezia
Maddalena
Giuliano
Herzog
von Nemours
† 1516
Pietro II.
† 1503
Giovanni
Papst Leo X.
1475—1521
Giulio
Papst Clemens VII.
1478—1534
Ippolito
Kardinal
† 1535
Lorenzo
1492—1519
Herzog
von Urbino
Clarice
vermählt mit
Filippo Strozzi
Lorenzino
Mörder Alessandros
1514—1548
Giovanni
† 1526
Führer der schwarzen
Bande
Alessandro
Herzog von Florenz
(nat. Sohn)
erm. 1537
Catarina
Königin von Frankreich
1519—1589
Cosimo I.
Großherzog v. Toscana
1519—1574
Giulio
(nat. Sohn)
Francesco Maria
1541—1587
zweite Gemahlin:
Bianca Capello
Ferdinand
Kardinal
später Groß-
herzog, † 1609

Es hat zu allen Zeiten moralisch vornehme und minderwertige Charaktere gegeben, von letzteren solche, die ihre Hand boten für die Ausführung einer unehrenhaften Handlung, wozu Vergiftungen gehören, und die, in Aussicht auf Vorteil auch Verwerfliches selbst zur Ausführung brachten. Um die Mitte des 15. Jahrhunderts schrieb Giovanni de Cavalcanti[1]) in einem Florentiner Gefängnis ein Stück Geschichte seiner Zeit: den Kampf der Aristokraten von Florenz gegen das wachsende Ansehen des Mediceers, dem das Volk anhing. So weit war es gekommen, daß man Cosimo, der vor die Signoria geladen und erschienen war, von ihr weg verhaftete. Dem Federico Malavolti war er in Verwahrung gegeben worden. Sehr bald legte diesem Mariotto Baldovinetti, als er hörte, daß Cosimo nicht essen wollte, es nahe, ihn heimlich zu vergiften: »Von dir, so sagte er, erhoffen wir ein Ende der Florenz in diesem Manne drohenden Gefahr. Die Lenker von Florenz werden dich mit gefalteten Händen verehren und alle deine Wünsche erfüllen. Gib dem Cosimo einen Trank mit Gift[2]) und befreie alle von ihm und ihn von uns.« Auf dieses Anerbieten erwiderte Malavolti entrüstet: »Herr, keinen Unterschied gibt es zwischen Vornehmen und Gemeinen beim Geborenwerden und beim Sterben — wohl aber in den Handlungen im Leben: denn der Edle haßt das Schändliche, der Gemeine kann es nicht hassen, weil es ihm wesensgleich ist. Ich will tun, als ob ich das an mich gerichtete Ansinnen nicht gehört hätte.« Darauf ging er zu Cosimo und fragte ihn, warum er schon mehrere Tage nichts gegessen hätte?« Ich kann mir nur denken, daß du fürchtest, ich könnte dich mit der Nahrung töten: Wisse, daß ich ein Malavolti bin und eine solche Handlung um keine Schätze der Welt begehen würde, weil ich einen ehrlichen Namen trage.« Keine Nahrung ließ er dem Gefangenen zukommen als die, die für ihn selbst bestimmt war. Man weiß, wie es gelang, daß Cosimo statt getötet zu werden nur auf vier Jahre nach Padua verbannt wurde.

## Alessandro Medici.

2. Neben Leuchtgestalten hatte das Haus Medici auch solche Glieder, die der Nachwelt als häßliche Flecke auf demselben erscheinen. Dazu gehörte Alessandro Medici. Als der Papst Klemens VII., der Neffe von Lorenzo Medici, mit der Absicht umging, seiner Familie mit Unterstützung Kaiser Karls V. die erbliche Herrschaft über Florenz zu verschaffen, gab es nur zwei Nepoten, die für die Erfüllung dieses Wunsches in Frage kamen, beide Bastarde: Ippolito Medici, der Enkel von Lorenzo Medici, und Alessandro Medici, der der Sohn von Lorenzo dem Jüngeren, Herzog von Urbino, und einer Mulattin war. Ippolito mußte gegen seine Neigungen den Kardinalshut nehmen, während Alessandro, ein roher, von den brutalsten Instinkten durchtobter, sexueller Verbrechermensch, im Jahre 1531 von Karl V. als erblicher Herzog eingesetzt wurde. Als

[1]) Giov. Cavalcanti, Della carcere dell' ingiusto esilio, Firenze 1821, p. 42.

[2]) »Noi vogliamo, che tu dia a bere attossicato beverone a Cosimo, e con questo caverai noi di pericolo, e lui di paura.«

solcher häufte er Missetat auf Missetat und proskribierte oder tötete die besten Florentiner. Seine Schandtaten waren in ganz Europa bekannt geworden.

3. Man hat als eines seiner Opfer die schöne LUISA STROZZI, die Tochter des überaus reichen FILIPPO STROZZI, bezeichnet. Sie wollte nicht auf seine lüsternen Werbungen eingehen. Die Abweisung trieb ihn zur Rache. Sie wurde, wie die einen sagen, bei einem Gastmahl von der Frau des GIULIANO SALVIATI, die wie ihr Mann den STROZZI feindlich gesinnt war, vergiftet, nach anderen durch Gift, das ihre eigenen Brüder, speziell PIERO, ihr reichen ließen, um sie den Nachstellungen des Herzogs zu entziehen. Das letztere scheint am häufigsten geglaubt worden zu sein. Sie war nach einem Mahle bei ihrer Schwester MARIA, der Frau von LORENZO RIDOLFI, nach Hause zurückgekehrt, als sie in der Nacht schlimme Schmerzen im Magen bekam. Diese wuchsen noch und in wenigen Stunden starb sie. Die Eltern verlangten die Leichenöffnung. Man fand den ganzen Körper aufgeschwollen. Im Magen war eine zernagte Stelle und auf ihr ein schwarzer Schorf von etwa Fünfzigpfennigstückgröße. Daraus schlossen die Ärzte, daß ein Ätzgift in ihn gekommen sein müsse[1]). Auch über die Art des Giftes schienen sie und mit ihnen alle anderen nicht im Zweifel gewesen zu sein. Sie erkannten angeblich klar und sagten, daß es »Buprestis« gewesen sei[2]). Woraus die Ärzte das Vorhandensein von »Buprestis« erschlossen haben, ist nicht ersichtlich. Keinenfalls haben sie Käfer im Magen gefunden. Sie haben nichts anderes getan, als die viele Jahrhunderte zurückgehenden Nachrichten über einen den spanischen Fliegen in der Wirkung nahestehenden Käfer, den man »Buprestis« nannte, weil er angeblich das Rindvieh, das ihn mit dem Futter aufnimmt, am ganzen Leibe anschwellen und mit Magenverätzung sterben läßt, für den Fall der LUISA STROZZI zu verwenden.

Man weiß nicht einmal, welche Käfer in alter Zeit mit dem Namen »Buprestis« bezeichnet wurden — wie anzunehmen nicht diejenigen, die heute als Käferfamilie diesen Namen tragen, auch wohl nicht die Gattung *Carabus*, sondern mit großer Wahrscheinlichkeit die Gattung *Mylabris*. Die Lex Cornelia, die im alten Rom auch die Vergiftungen traf, strafte diejenigen mit dem Tode, die böswillig Buprestis in Speisen und Getränke täten. Im zweiten Jahrhundert vor unserer Zeitrechnung schrieb NICANDER: »Auch der Schmerzen bereitende Trank von der giftigen Bupestris darf dir nicht unbekannt sein und du sollst es erkennen, wenn ein Mensch demselben zu erliegen droht. Das Gift hat einen unangenehmen Geruch und frißt gleich der Soda die Mundwinkel an und färbt sie durch Entzündung rot. Am Magenmund entstehen ziehende Schmerzen[3]). Der Urin ist angehalten und die Blase läßt unten ein Rauschen vernehmen. Der ganze

[1]) BENED. VARCHI, *Storia Fiorentina*, lib. XIV, 1721, p. 527: »Morta che ella fu, divenne il corpo tutto infagonato; perchè avendola i parenti fatta sparare, le trovarono roso dello stomaco quanto un barile, con un stianza nera sopra quel roso; laonde si vide manifestamente che la cagione della morte sua era stata un veleno corrosivo.«

[2]) ». . . . perciocchè i medici conobbero chiaramente e dissero ch' egli era suto il bupestre.«

[3]) NICANDER, *Alexipharmaca*, vers. 335—363: »Et facit eroso non suavia tormina ventre.«

Unterleib schwillt an wie bei der typischen Art der Wassersucht[1]) . . . und die Haut wird überall am Körper gespannt und durchscheinend. Buprestis bewirkt auch bei jungen Stieren und dickbäuchigen Kälbern eine Anschwellung, wenn diese sie auf ihrer Weide verspeisen; deswegen nennen die Hirten sie ,Rindsschweller'«[2]).

4. Dies alles sind in der Tat einige Symptome, die von den zur Gruppe der Meloidenfamilie gehörenden Käfern, also besonders von den Gattungen *Lytta*, *Meloe*, *Mylabris* und vielleicht auch von *Cerocoma* veranlaßt werden. Derartige, vom Altertum durch das ganze Mittelalter sich hindurchziehende Angaben wurden Gemeingut der Ärzte. Trafen sie auf Symptome, die den geschilderten ähnelten, so schlossen sie ohne weiteres auf die gleiche Ursache: hier auf Buprestis, obschon sie einen objektiven Befund im Magen feststellten, der sie von ihrer Meinung hätte abbringen können. Für sie verband sich mit der Vorstellung dieses Käfers auch die einer Ätzung und so bezogen sie ohne weiteres die gefundene Ätzung auf das Tier, das sie weder in diesem Falle noch sicherlich sonst je vor Augen gehabt hatten. Sie ließen sich zu einer solchen Annahme wohl auch durch die an ihr Ohr dringenden Meinungen über das Vorliegenmüssen einer Vergiftung bestimmen. Tatsächlich lag hier überhaupt keine Vergiftung vor, sondern sehr wahrscheinlich *ein perforierendes Magengeschwür*, das durch Bauchfellentzündung tötete. Hier bestanden die charakteristischen Symptome einer solchen: plötzlicher, überwältigender Schmerz im Magen und Bauch, schmerzentstelltes Gesicht, Anschwellen des Leibes zu einem gewaltigen Umfange mit starker Spannung, und schneller Tod unter shokartigen Symptomen. Erbrechen brauchte nicht vorhanden gewesen zu sein, weil der Mageninhalt in vielen Fällen eher durch das Loch in die Bauchhöhle bei Brechbewegungen geht, als er nach außen befördert wird. An der Durchbruchstelle war eine Blutung erfolgt, und das Blut war durch den sauren Magensaft in braunschwarzes saures Hämatin umgewandelt worden, das die Ärzte für einen schwarzen Ätzschorf hielten. Das Loch sahen sie nicht, weil der Bluterguß es deckte.

5. Kommt mithin ALESSANDRO MEDICI in diesem Falle als Todesverursacher, meiner Ansicht nach, nicht in Frage, so muß ihm die Urheberschaft einer Vergiftungstat zugeschrieben werden, mit der sich ein politisches Interesse verband. Sie wurde an seinem Oheim, dem Kardinal IPPOLITO, dem Bastardbruder seines Vaters, begangen. Während er überall verabscheut war, schuf sich IPPOLITO, der in Kleidung und Gebahren nichts von seiner Kardinalschaft erkennen ließ, überall Freunde und Anhänger, die mit ihm den Sturz des Tyrannen ALESSANDRO erstrebten. Um schneller zum Ziele zu kommen, wollte er im Auftrag der Emigranten zu Kaiser KARL V. nach Neapel gehen, um diesem Aufklärungen über die Schandtaten dessen zu geben, der sein Schwiegersohn werden wollte und es im Jahre 1536 auch

1) »Et tumet inflatus sicco velut hydrope venter . . . .«

2) ». . . . et ob id bupestrem nomine dicunt.«

geworden ist. Auf dem Wege zwischen Rom und Neapel erkrankte er in Itri, wo er einige Tage Rast gemacht hatte, um die von ihm geliebte GIULIA GONZAGA in Fondi zu besuchen. Nach der zuverlässigen Mitteilung eines damals Lebenden stellte sich das Leiden schnell ein. Er aß noch fröhlich seine Abendmahlzeit. Zwei Stunden später erfolgten dysenterische Durchfälle, die von Schmerzen und Frostschauern begleitet waren. Dieser Zustand führte nach 13 Stunden zum Tode[1]). Nach einer anderen Darstellung fühlte sich der Kardinal schon einige Tage vor dem Abend der heftigen Erkrankung nicht ganz wohl und legte sich ins Bett. Am 5. August brachte ihm sein Haushofmeister GIOVANNI ANDREA eine gepfefferte Hühnerbrühe. Bald nachdem er von ihr gegessen gab er sie, weil sie ihm verdächtig vorkam, wieder zurück, und als er unmittelbar danach starke Krankheitssymptome empfand, ließ er sich BERNARDINO SALVIATI kommen und sagte ihm: »Mich hat mein Seneschal vergiftet.« Dieser wurde ergriffen und gefoltert. Er gab die Vergiftung mit jenem Gerichte zu. Er habe das Gift zwischen zwei Steinen zerrieben. Man fand die Steine, die er beim Vorzeigen als die richtigen bezeichnete. Der Zustand des Kardinals verschlimmerte sich stündlich. Er hatte dauernd Fieber und starb elendiglich durch Erschöpfung nach vier bzw. fünf Tagen[2]).

Seine Begleiter DANTE DA CASTIGLIONE und BERLINGHIERO BERLINGHIERI starben am nächsten Tage oder etwas später durch das gleiche Gift, das — wie man sagte — aus Florenz von einem Hauptmann PIGNATTA für den Giftmörder gebracht worden war. Die Leitung der Vergiftung lag in den Händen des dem Herzog befreundeten ALESSANDRO VITELLI, und als Mittelsperson wurde OTTO DA MONTAUTA, der Freund und Verwandte von GIOVANNI ANDREA, bezeichnet.

Das Vorliegen einer Vergiftung darf nicht bezweifelt werden. Es ist hier wieder die gleiche Verlaufsart der Erkrankung feststellbar wie bei dem größeren Teil aller »dunklen« Fälle, die sich in jenen Zeiten ereigneten und die durch die Stellung der Betroffenen und die Umstände, die ihren Tod begleiteten, Aufsehen erregten: akut einsetzende dysenterische Durchfälle, Schmerzen und Fieberbewegung, die einen oder mehrere Tage anhalten, das Individuum schwer leiden lassen und es unter Kräfteverfall in den Tod führen. Es sind sicherlich immer noch mehr und andere Symptome vorhanden gewesen, die das Krankheitsbild hätten vervollständigen und leichter erkennen lassen. Die Ärzte teilten jedoch ihre Beobachtungen, die unter solchen Umständen eine schwere politische Tragweite haben und ihnen persönlich Ungemach bereiten konnten, der Öffentlichkeit nicht mit, während sie andere Fälle, auch zufällige Vergiftungen, die öffentlich bedeutungslose Menschen betrafen, in allen Einzelheiten berichteten. Man wird dies bestätigt finden, wenn man z. B. die aus der Mitte des 16. Jahr-

---

[1]) BERNARDO SEGNI, *Istorie fiorentine,* lib. VII, Firenze 1857, p. 288: »La sera cenatosi lietamente in quel luogo, dopo due ore il cardinale raccapriccatosi, e preso da disenteria e da doglie in tredici ore morì.«

[2]) VARCHI, *Storia fiorentina,* lib. XIV: »Il cardinale in questo tempo peggiorava senza modo, e s'andava consumando a poco a poco, e avendo continovamente una picciolissima febre e lenta, di maniera che a' dieci giorni d'agosto egli si morì miserabilmente.«

hunderts stammenden, zu einem Teil COSIMO I. gewidmeten ärztlichen Krankenbeobachtungen des AMATUS LUSITANUS liest. Es ist nebenher erlaubt, anzunehmen, daß auch durch diagnostisches Verkennen mangels eines entsprechenden Wissens, vieles zu sagen unterblieben ist, was andernfalls der späteren Forschung keine Schwierigkeit bereitet haben würde.

Das Gift, das der Kardinal erhalten hat, wird im wesentlichen ein Arsenpräparat gewesen sein, wobei die Möglichkeit besteht, daß auch noch Zusätze pflanzlicher oder tierischer Herkunft mitgewirkt haben.

Es wird ausdrücklich hervorgehoben, daß der Kardinal bis zu seiner Erkrankung ein kräftiger, im besten Alter stehender Mann gewesen sei. Eine solche Konstitution wird — wie ich dies des öfteren bereits auseinandersetzte — nicht so leicht durch »verpestete Luft« getötet, die man, wie immer in solchen Fällen, auch hier als Erkrankungsursache hat heranziehen wollen. Ärzte, die in dem Prozesse gegen den direkten Vergifter vernommen wurden, meinten, daß der Kardinal durch atmosphärische Einflüsse zugrunde gegangen sei, die auch jungen Leuten das Leben kosteten, die von Rom nach Neapel im August reisten[1]) — eine sehr bequeme Erklärung, falls man mehr nicht weiß oder aus Unfähigkeit nicht feststellen kann.

6. Die nächstliegende Annahme, daß der Herzog den Tod des Kardinals gewünscht habe, wird durch die Verhältnisse gerechtfertigt. Gelang es dem letzteren, dem Kaiser KARL V. ein wahres Bild dieses Wüstlings zu geben und ihn davon zu überzeugen, daß es seiner unwürdig sei, einem solchen seine Tochter zur Frau zu geben, so wäre die Stellung ALESSANDROs politisch unhaltbar geworden, er wäre trotz seiner zügellosen Grausamkeit bald, mindestens aus Florenz, verschwunden und der Kardinal nach Ablegen seiner roten Sutane sicherlich sein Nachfolger geworden. Dies mußte er verhindern und er tat es auf dem altbewährten Vergiftungswege[2]). Über den für ihn glücklichen Ausgang war der Herzog so erfreut, daß, wie z. B. PANDOLFO MARTEGLI es selbst hörte, er dem in Gegenwart seiner Vertrauten auch Ausdruck gab.

Den der Tat beschuldigten GIOVANNI ANDREA schaffte man, nachdem er seine Schuld bekannt, bis an die Grenze des Kirchenstaats, wo er von der Behörde in Empfang genommen, nach Rom gebracht und in die Engelsburg gesetzt wurde. Er widerrief sein angebliches Geständnis, wurde freigesprochen und entlassen, ebenso wie andere Diener des Kardinals, die man, wie es scheint, zur Untersuchung gezogen hatte. Die Ärzte sollen insofern hierzu beigetragen haben, als sie so dreist waren zu sagen, »sie hätten kein Gift gefunden«[3]). Akten über diesen Prozeß sind nicht auf-

---

[1]) SCIPIONE AMMIRATO, *Istorie fiorentine,* Firenze 1641, part. II, p. 430: »che quella veramente fusse stata mutazione d'aria come tutto di avviene a' tempi presenti à chiunque di Roma partendo passi nel regno di Napoli in tempo di state.«

[2]) SEGNI, l. c.: »che fusse stato il duca Alessandro, che insospetito a ragione di quella gita, non aveva saputo trovar modo più spedito per salvare la sua reputazione e lo stato.«

[3]) SCIPIONE AMMIRATO, *Istorie fiorentine,* lib. XXXI, Firenze 1641, part. II, p. 430: »negando trovarsi sorte alcuna di veleno.«

findbar gewesen. Nach seiner Entlassung zog GIOVANNI ANDREA an den Hof nach Florenz und, nachdem der Herzog ALESSANDRO ermordet worden war, nach seinem Heimatsorte Borgo a San Sepolcro, wo er nach einigen Monaten von seinen Landsleuten gesteinigt wurde, weil er seinen so gütigen Herrn ermordet habe. An OTTO DA MONTAUTO haftete während seines ganzen Lebens in den Augen seiner Florentiner Mitbürger der Flecken, Mitschuldiger an dem Tode des Kardinals gewesen zu sein.

Törichterweise wurde auch der Papst PAUL III. als Anstifter des Giftmordes am Kardinal MEDICI bezeichnet. Er hätte sogar, als ein Eilreiter unmittelbar nach der Erkrankung zu ihm gesandt worden wäre, um etwas von seinem Gegengift »Olio da caravita« zu erhalten, es nicht geben wollen. Der Beweggrund sollte gewesen sein, den Reichtum und die großen Pfründe desselben seiner Familie, vor allem ALESSANDRO FARNESE zukommen zu lassen, wie es auch geschehen sei. Nichts, auch nicht der Freispruch des GIOVANNI ANDREA kann Veranlassung geben, an ein solches Märchen zu glauben.

Noch anderes wird von ALESSANDRO MEDICI berichtet. Er wollte auch den Kardinal SALVIATI, als einen politischen Gegner, beseitigt wissen. Als Mittelsperson für die Tat sollte der Kardinal CIBO in Rom dienen, zu dem SALVIATI Beziehungen unterhielt, und als Verüber suchte man den Dichter BERNI zu gewinnen, der eine Zeitlang Sekretär IPPOLITOs gewesen und dann in Feindschaft von ihm geschieden war. BERNI lehnte ab, sich durch ein solches Verbrechen zu beschmutzen. Nun ließ CIBO ihn, den Wisser seiner verbrecherischen Pläne, im Hause seiner Verwandten, der Gräfin von Massa, vergiften.

7. Die vierte Vergiftung, die ALESSANDRO als Veranlasser zugeschrieben wird, betrifft seine leibliche Mutter, die Mulattin. Sie lebte in Collevecchio in dürftigsten Verhältnissen mit ihren ehelichen Kindern, die sie aus ihrer Ehe mit einem Stallknecht der MEDICI hatte. Der Sohn hatte sich ihrer geschämt und ihr Dasein ignoriert. Als er aber erfuhr, daß die Florentiner ihm zur Beschämung damit umgingen, sie an den Hof des Kaisers KARL zu führen, ließ er sie durch Gift beseitigen.

8. ALESSANDRO selbst fand, wie bekannt, ein schlimmes Ende. BENVENUTO CELLINI erzählt, wie er der CATARINA GINORI, einer Verwandten des in seiner Intimität lebenden LORENZINO DE MEDICI, nachstellte. LORENZINO führte ihn wie zu einem Stelldichein in seine eigene Wohnung. Dort legte sich ALESSANDRO auf ein Bett, um, wie er meinte, CATARINA erwarten zu können. Statt ihrer holte LORENZINO seinen Diener PIETRO SCORONCOLO, einen herkulisch gebauten Menschen, der ins Vertrauen gezogen worden war, und beide ermordeten in grausamster Weise den Herzog am 5. Januar 1537. LORENZINO, »der Brutus von Florenz«, war nirgends seines Lebens mehr sicher. Er hatte zwei Todfeinde, COSIMO VON TOSKANA und den Kaiser KARL V., dem er den Schwiegersohn gemordet hatte. Von Venedig, wohin er zuerst geflohen war, eilte er in die Türkei, von dort nach Frankreich und schließlich wieder nach Venedig, wo ihn COSIMO töten ließ.

Am hellen Tage versetzten ihm zwei gedungene Mörder Dolchstiche. Seine schnell herbeigerufene Mutter konnte gerade noch die letzten Seufzer ihres Sohnes vernehmen, der in ihren Armen starb. Sein Oheim SODERINI, der bei dem Angriff mit ihm war und ihn und sich verteidigte, wurde gleichfalls durch die der Sicherheit wegen vergifteten Dolche des Lebens beraubt.

## II.

### Die MEDICI von Toskana. COSIMO I. BIAGIO. FRANC. GUICCIARDINI. CURZIO PICCHENA. FRANCESCO MARIA. BIANCA CAPELLO.

1. Es gibt noch andere Männer aus der Familie der MEDICI, die den guten Familiennamen durch Hinterlist, Grausamkeit, Mord und Vergiftung besudelten. Nachdem ALESSANDRO ermordet worden war, eilte der junge COSIMO, der Enkel der CATARINA SFORZA, nach Florenz und wurde auf Betreiben des Kardinals CIBO, eines Schwestersohnes von LEO X., von den einflußreichsten Senatoren so sehr empfohlen, daß er im Jahre 1537 als legitimer Nachfolger ALESSANDROs anerkannt war. Schlimmen Dank ernteten von ihm alle, die ihm zu seiner Macht verholfen hatten, und schlimm erging es denen, die, um ALESSANDROs Verfolgungen zu entgehen, schon früher aus Florenz geflohen waren, und denjenigen, die nicht gewillt waren, sich von neuem einen Tyrannen aufzwingen zu lassen. Spanier und Deutsche, die er in Sold genommen, vereitelten die Anstrengungen seiner Gegner, von denen er viele in seine Hände bekam.

2. Sie alle, die ihre Vaterstadt Florenz glühend liebten, vernichtete direkt oder indirekt dieser COSIMO I., der später den Titel Großherzog von Toskana vom Papste PIUS V. erhielt. FILIPPO STROZZI, der gefangen genommen worden war, und den Kaiser KARL V. vor den Rachegelüsten dieses Mannes eine Zeitlang geschützt hatte, sah schließlich der Folter und dem Tode entgegen und zog es deshalb vor, sich selbst im Gefängnis zu entleiben. GUICCIARDINI, der sich aus Kummer über den Mißgriff der Erwählung, die hauptsächlich ihm zu verdanken war, zurückgezogen hatte, wurde, wie man sagte, auf des COSIMO Betreiben 1540 vergiftet, angeblich von seinem besten Freunde, dem GIROLAMO DEGLI ALBIZZI[1]). Dieses Schicksal teilten wahrscheinlich viele andere derer, die diesem MEDICI geholfen hatten, das zu werden, was er geworden war.

Der Kardinal CIBO wurde aus Florenz verbannt. Er, der seine Gedanken nicht immer für sich behalten konnte — und er hatte schlimme über das Tun des COSIMO —, hatte überall verbreitet, daß dieser an der unehelichen Nachkommenschaft des ermordeten ALESSANDRO, und zwar an dem Sohne GIULIO MEDICI, einen Giftmord habe begehen lassen. CIBO hatte die Erziehung dieses Knaben übernommen, der den Senatoren, als sie sich über die Wahl eines Nachfolgers ALESSANDROS schlüssig werden sollten, als Nachfolger seines Vaters vorgeschlagen wurde, obschon er noch ganz jung war. Die Vergiftung, so ließ CIBO allgemein wissen, hätte ein

[1]) SEGNI, l. c., p. 373.

Apotheker BIAGIO, verleitet vom Herzog, auszuführen versucht[1]). Die Vernehmung des BIAGIO vor einem für diesen Zweck auf Wunsch COSIMOs geschaffenen Gerichtshofe ergab — nach den Umständen verständlich — nichts. Er sagte aus, daß weder der Herzog noch einer seiner Vertrauten ihm befohlen hätte, GIULIO MEDICI zu vergiften[2]). Dieser BIAGIO galt als ein verschlagener, bösartiger und in der Herstellung von Giften besonders bewanderter Mann, der aller Wahrscheinlichkeit nach Lehrer und Gehilfe des Herzogs in seinen chemischen, d. h. Giftstudien war. Dafür hatte er in seinem Palast ein Laboratorium eingerichtet.

Ungetrübt waren die blutigen, erwerblichen Erfolge von COSIMO nicht. Nachdem sein dritter Sohn, Don GARCIA — man weiß nicht, ob aus Versehen oder infolge eines Streites — auf der Jagd dem zweitältesten, dem Kardinal GIOVANNI, eine Schenkelwunde beigebracht hatte, die ihn in fünf Tagen zum Tode führte, erstach COSIMO den auf den Knien dafür um Verzeihung Flehenden in Gegenwart seiner Mutter, in deren Armen er starb[3]). Dies geschah im Jahre 1558. Einige Jahre später legte er die Regierung nominell in die Hände seines Sohnes FRANCESCO MARIA.

3. Dieser zweite toskanische Großherzog glich oder übertraf noch seinen Vater an grausamen Rachegelüsten und wurde mehr noch als dieser gehaßt. Bis in ferne Länder verfolgte er einen jeden Florentiner, der aus Furcht vor seinem Vater oder ihm als politischer Flüchtling das Vaterland verlassen hatte. COSIMO I. hatte, nachdem er sich zur Ruhe gesetzt, mehr noch wie vordem als Lieblingsbeschäftigung die Herstellung von Giften und Gegengiften betrieben — Studien, die sehr wahrscheinlich nicht um ihrer selbst willen, sondern nach verwertbaren Gesichtspunkten betrieben worden sind. Sein Sohn ahmte dies nach. Man erkennt hierin fast ein Stück atavistischen Zusammenhanges von Vater und Sohn mit ihrer Ahnin CATARINA SFORZA. FRANCESCO ließ in seinem Laboratorium auch Gifte herstellen, die er an CURZIO PICCHENA DA COLLE, seinem Gesandtschaftssekretär am Hofe CATARINAs VON MEDICI sandte, um mit ihnen die ihm bezeichneten Florentiner aus der Welt zu schaffen[4]). Und was Gift nicht erreichte, das taten die mit Gift versehenen Dolche gedungener und in die Welt geschickter Mörder, trotz allen Schutzes, den die Königin den florentinischen Flüchtlingen angedeihen ließ. Für jeden auf die eine oder die andere Weise getöteten Florentiner war ein Preis von 4000 Dukaten ausgesetzt. Außerdem wurden noch die Auslagen für Reisen usw. ersetzt. Nachdem GIROLAMI als erstes Giftopfer gefallen war, umgaben sich seine Genossen mit um so größeren Vorsichtsmaßregeln. Als schließlich trotz allem der Auf-

---

1) ADRIANI, *Istoria de suoi tempi*, lib. II, Venetiis 1587, p. 110: »che il duca havesse per suoi ministri fatto tentare quel Biagio speziale, che volesse segretamente avvelenare il S. Giulio ....«

2) SCIPIONE AMMIRATO, Istorie fiorent., lib. XXXII, p. 458.

3) GIOV. ANGUILLESI, Notizie storiche dei palazzi e ville .... Palazzo di Pisa, Pisa 1815 p. 146.

4) GALLUZZI, *Istoria del Granducato di Toscana*, Firenze 1781, tom. II, p. 199, ad ann. 1578: »e fu ben provvisto di veleni da propinarsi e da avvelenare le armi per assicurare l'effetto.«

enthalt in Paris für sie zu gefährlich geworden war, zerstreuten sie sich über Frankreich und England. Auch selbst dahin wurden ihnen mit Erfolg arbeitende Mörder nachgeschickt. Das Laboratorium FRANCESCOs lieferte vielleicht auch das Mittel, durch das PAOLO GIORDANO ORSINI, der gegen den Wunsch seiner Familie die VITTORIA ACCARAMBONI geheiratet hatte, beseitigt wurde. Er starb 1585 schnell in Salo. In Rom bezichtigte man den Großherzog, hierfür etwas getan zu haben.

4. Im Jahre 1579 lenkte dieser Mann in besonderer Weise wieder die Aufmerksamkeit auf sich, als er zwei Monate nach dem Tode seiner Frau, der Erzherzogin JOHANNA von Österreich, die berüchtigte BIANCA CAPELLO, seine Maitresse, heiratete. Unter anderen Ränken, die diese Kinderlose spielte, waren auch die: den Bruder ihres Mannes, den Kardinal FERDINAND, nicht in der Herrschaft folgen zu lassen. Dieser hatte sich, als BIANCA CAPELLO in ihre Stellung gelangt war, nach Rom zurückgezogen, aber aus seinen Empfindungen gegen seine Schwägerin nie ein Hehl gemacht. Sie haßte ihn deswegen glühend. Ob dieser Haß es war, der die Gelegenheit nach Sättigung suchte, oder ob der Großherzog eine Aussöhnung und Aussprache mit seinem Bruder erstrebte, kann niemand wissen. Tatsache wurde es, daß der Kardinal, der bisher mit seinem Bruder nicht einmal mehr im Briefwechsel stand, sich veranlaßt sah, im Oktober 1587 nach Florenz zu reisen, von wo er unverzüglich mit dem Ehepaar nach der von COSIMO MEDICI erbauten Villa Poggio a Cajano, in der die edelsten der MEDICI vordem geweilt hatten, übersiedelte. Ein neues Band herzlichster Bruderliebe und besten Vertrauens schien dort geknüpft worden zu sein — es ward aber schnell durch den allen überraschend gekommenen Tod des Großherzogs und seiner Frau wieder zerrissen. Am 8. Oktober erkrankte der erstere mit Fieber, das für eine »doppelte Tertiana« gehalten wurde. Die sofort herbeigeholten Ärzte verschrieben allerlei, darunter auch Abführmittel, erreichten aber nicht, daß er sich ihren Anordnungen fügte. Er litt an dauerndem, unstillbarem Durst und an heftigem Brennen oder Schmerzen im Schlunde und im Magen. Nur kalte Getränke erleichterten ihm den Zustand. Auch Atmungsstörungen scheinen vorhanden gewesen zu sein, die später an Stärke zunahmen[1]). Da sich allerlei dunkle Gerüchte über diese Krankheit in Rom verbreitet hatten — dem Papste hatte man gemeldet, daß eine Pilzvergiftung vorläge —, so wurde öffentlich am 16. Oktober mitgeteilt: daß der Großherzog an Malariafieber litte, das jetzt kontinuierlich geworden sei. Dessenungeachtet gehe alles so günstig vor sich, daß man auf volle Heilung hoffen dürfe. Der vierte und siebente Tag seien gut verlaufen. Das Bessere werde dem Guten folgen[2]). Das Volk solle viel beten und sich jeder Unruhe enthalten. Der Großherzog leide

[1]) GALLUZZI, l. c.: »Nel nono giorno la malattia del G. Duca prese un aspetto più decisivo poichè dopo due emissioni di sangue non essendosi ancora purgato si fece maggiore la febbre, sopraggiunte l'affano e finalmente .... la morte.«

[2]) Ibid., p. 278: »Il G. Duca ha due terzane subintranti, che vuol dire febbre continua, ed ha una grandissima sete; camminasi con tutto ciò fino ad ora con tutt' i buoni segni di futura salute ....«

auch dadurch, daß die gleichfalls erkrankte Großherzogin nicht um ihn sein könne. Trotz dieses Berichtes starb er am neunten Tage des Krankseins d. i. am 19. Oktober 1587, im Alter von nur 47 Jahren. Zwei Tage, nachdem er bettlägerig geworden, wurde es auch seine Frau. Die Symptome waren denen des Großherzogs ähnlich, aber nicht so heftig. Sie verlor den Gebrauch der Sinne und konnte nur mit Mühe so weit zu sich gebracht werden, um die Tröstungen der Religion zu empfangen.

5. Außer den gewöhnlichen Hofärzten waren noch andere, darunter auch ein Professor aus Pisa, zur Konsultation hinzugezogen worden; sie vermochten aber nicht zu helfen. Sie hielten die Ursache des Leidens geheim. Die Großherzogin starb einen Tag nach ihrem Manne, nachdem allerlei Eingriffe, darunter auch, wie beim Großherzog, Aderlässe gemacht worden waren. Die Leichenöffnung des Großherzogs soll nach dem ungenügenden Erkennenkönnen der Ärzte hauptsächlich ein Leberleiden ergeben haben[1]). Daß dies falsch sein muß, erweisen schon von vornherein die Umstände. Ein Befund bei der Großherzogin wird nicht angegeben. Es ist anzunehmen, daß auch in unserer Zeit an den Leichen Veränderungen nicht gefunden worden wären. Hier lag in Übereinstimmung mit der Überzeugung der Zeitgenossen sicher eine in den äußerlichen Umständen an die Vergiftung von Papst ALEXANDER VI. und CAESAR BORGIA erinnernde Doppelvergiftung vor. Dafür spricht das schnelle Eintreten der akuten Erkrankung nach einer Mahlzeit unter Magenschmerzen bei zwei Menschen, die vorher keinerlei Krankheitszeichen darboten, ferner das Brennen im Halse, der heftige Durst, der der Schilderung nach kein Fieberdurst gewesen sein kann, die Atmungsstörungen und die Erregungszustände im Nervensystem[2]). Man könnte daran denken, daß ein Präparat aus einer narkotischen Pflanze diese Symptome hervorgerufen habe. Dagegen spräche u. a. entscheidend die für eine solche Vergiftung zu lange Dauer des Leidens, und die Angabe, daß der Großherzog noch kurz vor seinem Tode das Bewußtsein hatte. Es ist sehr wahrscheinlich, daß das Gift, das bei den beiden wirkte, als Hauptbestandteil Arsenik, das Gift κατ᾽ ἐξοχήν jener Epoche enthalten hat. Damit würde die Verlaufsart am besten übereinstimmen. Es wird sich um die paralytische Form dieser Vergiftung gehandelt haben — unter der Voraussetzung, daß die üblichen schweren gastrointestinalen Symptome nicht vorhanden gewesen sind. Vielleicht bestand die gastrische Form, deren so deutlich lesbare Symptome aber von den Ärzten verheimlicht wurden. Sie haben ja, wie die zeitgenössischen Berichte besonders betonen, über die Krankheit selbst nichts oder nur das Allgemeinste laut werden lassen.

6. Wie die Vergiftung zustande gekommen ist, war schon damals Gegenstand von Meinungsäußerungen. Nach der einen war BIANCA, nach

---

1) GALLUZZI, *Istoria,* tom. II, p. 278: »Nella sezione del suo cadavere la sede principale del male apparve nel fegato ....«

2) MECATTI, *Storia cronologica di Firenze,* 1755, part. II, p. 770: »onde i miseri Principi tra smanie, e tra dolori terminarono infelicissimamente il lor vivere.« — LITTA, *Famiglie illustre,* tavol. XIII: »che morirono fragli spasmi.«

der anderen der Kardinal der Vergifter. Sie sollte, mit oder ohne Einverständnis ihres Mannes die Vernichtung des ihr verhaßten Kardinals durch Gift beschlossen und eigenhändig einen vergifteten Kuchen hergestellt haben[1]). Davon habe der Großherzog, nichts ahnend, ein großes Stück gegessen, während der Kardinal wohl auch ein Stück auf seinen Teller gelegt, sich aber, noch ehe er etwas davon aß, mit der Großherzogin unterhalten hätte. Als diese sah, daß ihr Mann sicher vergiftet sei, habe sie auch von dem Kuchen genommen, um keinen Verdacht zu erwecken oder um sich das jetzt unnütze Leben zu nehmen. Absurd aber dem Zeitgeiste entsprechend ist die Erzählung, daß der Kardinal, gewarnt durch einen Edelstein, den er stets als Amulett bei sich trug, und der seine Leuchtkraft verlor oder seine Farbe wechselte, falls ein Gift ihm nahekam, das Ehepaar mit dem Dolche in der Hand gezwungen habe, von der vergifteten Speise zu essen. Sie hätten es getan, um nicht schuldig erscheinen zu müssen. Verbreitet war auch die Meinung daß FERDINAND beide vergiftet habe und daß die Erzählung von dem vergifteten Kuchen nur erfunden worden sei um den Verdacht von ihm, dem wirklichen Verüber der Untat, abzulenken. Er wurde Großherzog von Toskana. Als solcher ordnete er an, daß BIANCA nicht in der Grabstätte der Familie beerdigt würde. In ein Leichentuch gehüllt, wurde sie auf dem Kirchhof von S. Lorenzo, der gewöhnlichen Begräbnisstelle des Volkes, begraben. Er nannte sie öffentlich »pessima BIANCA«.

[1]) LITTA, *Famiglie celebri italiane,* Fascic. XVII, Tavola XIII: »Allora ebbe luogo un celebre avvenimento, i cui particolari sono involti nelle tenebre, cioè la morte improvisa di Bianca preceduta di poche ore di quella del granduca. Narrano, che Bianca a Poggio a Cajano avesse preparato una torta avvelenata al cognato cardinale, e ch' egli mentre si schermiva di assaggiarla, il granduca la gustasse. Bianca non fu pronta ad impedirlo, e si avvelenò essa pure, quando vidde il marito perduto. Jo non oso affermar la verità di tutto ciò, ma non so manco piegarmi all' opinione di coloro, che nella famiglia Medici trovano sempre naturali le morte repentine di più persone in un punto.«

# Drittes Kapitel.

## Die Häuser: Scaliger, Riario, Rovere, Malatesta, Este, Farnese, Gonzaga, Baglioni, Anjou.

### I.

### Die Familie der Scaliger von Verona.

ANTONIO DELLA SCALA. GIAN GALEAZZO VISCONTI. — CAN FRANCESCO. — BARTOLOMEO DA SACCO. — GUGLIELMO DELLA SCALA. — FRANCESCO CARRARA.

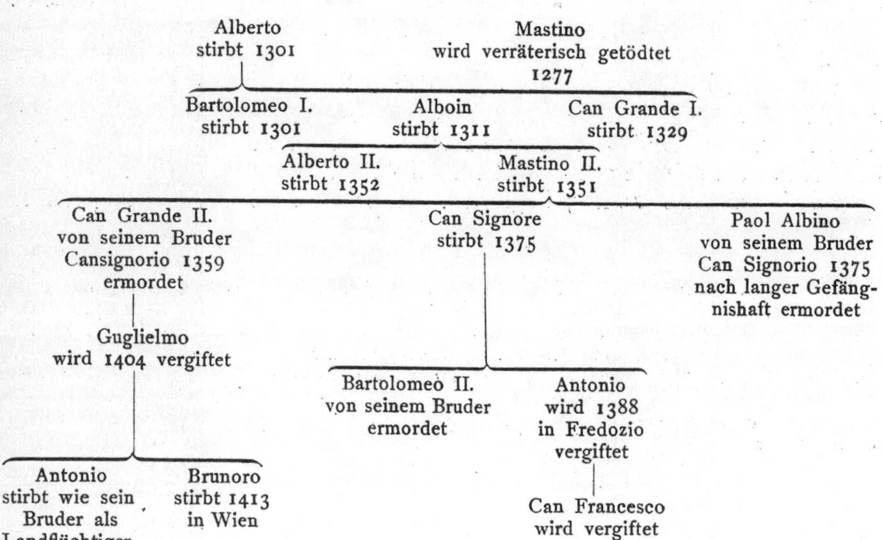


1. Bis auf einige Ausnahmen, zu denen CANE I. DELLA SCALA gehört, der Freund der Wissenschaft und Künste, der DANTE und anderen an seinem Hofe eine Zuflucht gewährte und von PETRARCA als ein großer Mann gerühmt wurde, haben diese Herrscher von VERONA schlimmste Gewalttaten verübt und an sich erfahren. Der unnatürliche Tod war in den fast zwei Jahrhunderten ihrer Herrschaft beinahe zu einer Signatur der Familie geworden. Auch Gift hatte an solchem sein Teil.

CAN GRANDE II. hatte einen natürlichen Sohn GUGLIELMO. Dieser versuchte Verona, dessen Herrschaft der Familie entglitten war, wiederzugewinnen. Durch die Hilfe von FRANCESCO CARRARA, dem Herrn von Padua war dies endlich gelungen. Bejubelt von den Veronesen zog er im Jahre 1404 in die Stadt ein — freilich als ein kranker Mann. Er litt an »Dysenterie« mit kontinuierlichem Fieber. Angeblich schon in Padua war er von diesem Leiden befallen worden[1]). Die Überzeugung war überall verbreitet — und ihr ist von fast allen Chronisten Ausdruck gegeben —, daß die plötzliche Erkrankung durch Gift verursacht worden sei[2]). Sie verschlimmerte sich trotz der vielfältigen Behandlung der Ärzte, die an seinem Krankenbette weilten[3]). Der Tod trat nach einigen Tagen — wie eine Angabe lautet nach 15 Tagen — ein. Angeschuldigt als Verursacher desselben wurde FRANCESCO CARRARA, der Herr auch von Verona werden wollte[4]). Die Vergiftung erfolgte angeblich bei einem Mahle und traf außer SCALA noch einen seiner Begleiter, der, vielleicht irrtümlich, als CARLO VISCONTI bezeichnet wird[5]). Der Tod beider soll nach einem Bericht[6]) in der gleichen Nacht, nach einem anderen[7]) in kurzer Aufeinanderfolge eingetreten sein.

Falls — was möglich aber nicht wahrscheinlich ist — FRANCESCO CARRARA den Giftmord veranlaßt haben sollte so hat er schlimm dafür gebüßt; denn anfangs von den Venetianern in seinem Kampf gegen VISCONTI begünstigt, wurden sie ihm später Feinde. Als er nach einer Kapitulation in ihre Hände gefallen war, wurde er mit zweien seiner Söhne in einen Kerker geworfen und auf Befehl des schrecklichen Rats der Zehn wurden alle drei erwürgt.

ANTONIO DELLA SCALA, Herr von Verona, natürlicher Sohn von CAN SIGNORE und Neffe von GUGLIELMO, folgte im Alter von 15 Jahren seinem Vater im Jahre 1375, zusammen mit seinem Bruder BARTOLOMEO II., in der Herrschaft. Als ANTONIO wahrnahm, daß die ganze Macht in den Händen seines Bruders war, ließ er ihn bei einem Stelldichein ermorden. Um den Verdacht von sich abzulenken, machte er der Maitresse seines Bruders, bei der dieser ermordet worden war, kurzerhand den Prozeß und vernichtete sie und ihre ganze Familie. Öffentlich klagte ihn des Brudermordes auch FRANCESCO CARRARA an. Es kam zwischen beiden zum Krieg, in dem

---

1) ANDREA GATARO, *Istoria padovana,* in: MURATORI, *Rer. ital. Script.*, tom. XVII, p. 873: ».... Messer Guglielmo giunse a Padova per la via di Venezia in quale era ammalato gravemente di febre e flusso.«

2) REDUSIUS DE QUERO, *Chronicon Travisinum,* in: MURATORI, *Rer. ital. Script.*, tom. XIX, p. 813: »Et habito tractatu cum Intrinsecis Veronae, putantibus Gulielmum de la Scala praedictum in Dominum futurum, civitatem intravit acclamantibus cunctis: Vivat Gulielmus de la Scala; qui a veneno jam praeventus civitatem aeger ad mortem intravit ....«

3) GATARO, l. c., p. 879: ».... era moltiplicato il male al Signor Guiglielmo, il quale era in letto con molto affanno ed intorno da diligenti medici custodito .... e con molto medicine e liquori suffragato.«

4) PIERO MINERBETTI *Cronica, Rer. ital. Script.*, tom. II, ad. ann. 1404, cap. III, p. 499: »Poi il detto Messer Guiglielmo subitamente ammalò, e in non molti dì si morì. Tennesi, e così si credette per tutti, che il Signore di Padova lo facesse avvelenare per essere Signore di Verona.«

5) SANUTO, *Vite de Duchi di Venezia,* in: MURATORI, *Rer. ital. Script.*, tom. XXII, p. 807: »il Signor Guglielmo dalla Scala signore di Verona, non passarono molti giorni, che ad una cena lo fece attossicare e morire; e così Messer Carlo Visconte.«

6) JACOBI DE DELAYTO, *Annal. Estenses,* in: MURATORI, *Rer. ital. Script.*, tom. XVIII, p. 997: »Dom. Guilelmus de Scala recentissimus Veronae Dominus et cum eo existens Domin. Karolus de Vicecomitibus noctis tempore morte subitanea obierunt.«

7) ANDREAE BILLII *Historia,* in: MURATORI, l. c., tom. XIX, p. 18: »Karolus postero die post ingressum urbis inventus est mortuus. Nec multo laetior Guilelmo ingressus fuit, nam simili parricidio, quamquam dicebant insueto, ac nimio armorum labore, paulo post extinctus est.«

ANTONIO unterlag, zumal als GIAN GALEAZZO noch gegen ihn aufgeboten worden war. Er floh. In Venedig wurde er mit Kälte empfangen und in Florenz war die Aufnahme ähnlich. So entschloß er sich, Soldaten anzuwerben und mit ihnen durch die Romagna zu ziehen, um einen Schlag gegen Verona auszuführen. Aber Gift machte am 3. November 1388 seinen Plänen ein Ende. Es wurde ihm in Fredozio auf dem Apennin gereicht, auf dem Grund und Boden der Grafen GUIDI, die in engen, auch verwandtschaftlichen Beziehungen zu GIAN GALEAZZO VISCONTI standen. Man nahm — wahrscheinlich nicht mit Unrecht — an, daß der letztere die Vergiftung veranlaßt habe, um Verona ungestört behalten zu können.

2. ANTONIO DELLA SCALA hinterließ einen Sohn, CAN FRANCESCO, der sich mit FRANCESCO CARRARA aussöhnte. Im Jahre 1392 hatte sich der Papst BONIFAZIUS IX. für den Frieden verwandt. Es sollte CARRARA Padua behalten. Nur die Wiedergabe von Verona an die Familie der SCALIGER stieß auf Hindernisse. CAN FRANCESCO zog sich mit seiner Mutter nach Ravenna zu den POLENTANI zurück. Dort starb er nicht lange nachher noch in jungen Jahren. Gift hat seine Tage gekürzt, das ihm von einem gewissen BARTOLOMEO DA SACCO, einem Veronesen, ebenfalls auf Veranlassung von GIAN GALEAZZO VISCONTI gereicht worden war. Die Wachsamkeit der Mutter über ihren Sohn war auf kurze Zeit getäuscht worden.

## II.

## Die Familien Riario, Rovere, Malatesta, Farnese, Baglioni, Este, Gonzaga.

Papst SIXTUS IV. PIETRO RIARIO. GIOVANNI DELLA ROVERE. GIROLAMO RIARIO. ROBERTO MALATESTA. FRANCESCO MARIA DELLA ROVERE. GEROLAMA FARNESE. MALATESTA und GALEOTTO BAGLIONI. BORSO. HERKULES I. ELEONORA VON ARAGON. MATTEO MARIA BOJARDO. ALFONSO II VON FERRARA.

1. Ein nicht geringer Teil von Schuld an den dauernden Kriegen, durch die Italien gegen das Ende des 15. Jahrhunderts gepeinigt wurde, lastet auf dem Papst SIXTUS IV., über dessen Herkunft und Papstwerden schon zu seiner Zeit und später Angaben verbreitet waren, die auf die Skrupellosigkeit seines Vorgehens dunkle Schatten werfen. Leidenschaftlich für die Bereicherung und Erhöhung seiner Neffen tätig, von denen zwei, wie er, den Namen ROVERE und zwei den der RIARIO trugen, unruhigen Geistes, händelsüchtig und falsch, in den Mitteln für die Ausführung seiner Pläne nicht wählerisch und auch sehr schlechte sich zunutze machend, lag er in dauernden Kriegen bald gegen Florenz, bald gegen Neapel, gegen Ferrara, Venedig und andere Städte. Zogen die Truppen aus, so segnete er die Geschütze und machte das Zeichen des Kreuzes über sie und bat und beschwor Gott, diese Geschütze seine und der Kirche Feinde besiegen zu lassen. Der zeitgenössische INFESSURA hat ihn sehr abfällig, als gottlosen, verbrecherischen, eitlen, habsüchtigen Mann beurteilt. Der eine seiner Neffen, PIETRO RIARIO, der Franziskanermönch gewesen war und

den er zu den höchsten kirchlichen Würden erhob, vergeudete Schätze in Luxus und sein Leben schnell in Genüssen. Nach dessen im Jahre 1474 angeblich durch Gift erfolgten[1]) Tode begünstigte er in gleichem oder noch erhöhtem Maße seinen Neffen GIOVANNI DELLA ROVERE, den Bruder von GIULIO DELLA ROVERE, dem späteren Papst JULIUS II., der schon unter seinem Onkel sich als kampf- und kriegswütig erwiesen hatte. Den vierten seiner Neffen — oder, wie man gar sagte, seinen Sohn — GIROLAMO RIARIO, der bis dahin in Savona Mehl, Rosinen und Orangen verkaufte, hatte er CATARINA SFORZA, die natürliche Tochter von GALEAZZO MARIA SFORZA, heiraten lassen und hatte ihm die Herrschaft von Imola gekauft und später ihm Forli verliehen, aus dem er die ORDELAFFI vertrieben hatte. Es kann kein Zweifel darüber herrschen, daß der Papst und RIARIO ihre Hände in der Verschwörung der PAZZI im Jahre 1478 hatten, die GIULIANO MEDICI das Leben kostete. Die PAZZI waren die Bankiers des Papstes.

2. Nach dem Mißlingen dieser Unternehmung ward eine neue ersonnen: Mit Venedig sollte der Besitz des Herzogs von Ferrara geteilt werden. Ihm wurde der Krieg erklärt. Zu seiner Hilfe zogen der König von Neapel, der Herzog von Mailand und die Florentiner. Der Herzog von Kalabrien drang in den Kirchenstaat vor. Als Gonfaloniere der Kirche zog ihm GIROLAMO RIARIO entgegen. Doch schien es sicherer, als obersten Heeresleiter außerdem noch einen erfahrenen General zu haben. Einen solchen überließen die Venetianer dem Papst. Es war ROBERTO MALATESTA. Ihm gelang es mit Hilfe von GIOVANNI GIACOMO PICCININO, dessen Vater nicht lange vorher auf tückische Weise FERDINAND I. VON ARAGON, der erste König von Neapel, hatte ermorden lassen, die neapolitanische Armee bei Campo Morto zu vernichten. Nachdem er sonst noch vorhandene, in festen Orten liegende neapolitanische Truppen aus dem päpstlichen Gebiete verjagt hatte, wurde er nach Rom zurückberufen. Dort wurde er vom Papste und dem Volke mit den höchsten Ehren als Befreier empfangen. Nach zwei Tagen erkrankte er und starb[2]) im Jahre 1482 im Hause des Kardinals STEFANO NARDINI. Nur ganz vereinzelt wird sein Tod auf eine natürliche Ursache, wie auf Trinken von kaltem Wasser nach der Schlacht oder »Fieber« oder ähnliche Unwahrscheinlichkeiten bezogen[3]). Er ging nach der allgemeinen damaligen Meinung an Gift zugrunde, das der auf seine Erfolge neidische RIARIO ihm hat reichen lassen[4]). Mit einer nicht mißzuverstehenden Wendung hat ein in jener Zeit hervorragender Mann, der Kanzler des

[1]) INFESSURA, *Diarium*, in: MURATORI, *Rer. ital. scribt.*, tom. III, 2, p. 1144: ».... mori lo Cardinalo di San Sisto, e fu attossicato.«

[2]) MARINI SANUTI, *Vite de duchi di Venezia*, in: MURATORI, l. c., tom. XXII, p. 1223: »subita egritudine s'ammalò, e mori ....«

[3]) SCIPIONE AMMIRATO, *Istor. fiorent.*, lib. XXV, Firenze 1741, p. 152: ».... il quale ò per l'affanno patito nella giornata, ò per la molt' acqua che ebevve in quel giorno, si era aliquanto infermato .... il pose prestamente al letto, ove prendentogli il male ogni giorno sopra maggior vigore senz' alcun riparo.«

[4]) NAUGERIUS *Storia Veneziana*, in: MURATORI, *Rer. ital. Script.*, tom. XXXIII, p. 1177: »Inquesto mentre il generale, il qual era in Romagna governatore delli genti del papa, assalito da grave infermità, non senza sospetto di veleno, dal conte d'Imola fattosi condurre a Roma, passo da questa vita.« — INFESSURA, Diarium roman. VI.

römischen Senats war, in seinen täglichen Aufzeichnungen vermerkt, daß, als einst die Bürger von Siena durch die Tüchtigkeit eines Heerführers von der Bedrückung durch die Florentiner befreit worden wären, sie lange beratschlagt hätten, welche Art von Belohnung sie diesem um sie so verdienten Manne zuteil werden lassen könnten. Schließlich sei einer in der Versammlung aufgestanden und habe geraten, man solle den Mann töten und ihn dann als Heiligen und Erretter anbeten. So sei es geschehen. Diese Reminiszenz wurde auf das Verhältnis des Papstes zu ROBERTO MALATESTA angewandt. Der Papst habe sich das Beispiel der Sienenser zum Vorbild genommen, weil der Tod dieses Mannes so unmittelbar nach seinem Siege erfolgt sei[1]).

Die Vergiftungserkrankung ging, wie in jener Zeit üblich, mit Durchfällen einher[2]). Diejenigen, die Näheres über dieselben und ihr Zustandekommen wußten, scheuten sich die ganze Wahrheit zu sagen. Ein solcher Chronist[3]) will gerade in jenen Tagen abwesend gewesen sein, aber gehört haben, daß MALATESTA schon im Lager einige Tage lang von blutigen Durchfällen gequält worden sei, dann zur Erholung sich in einen Ort begeben habe und, als dort das »Fieber« stark geworden, auf den Rat des Papstes nach Rom gekommen sei und bei dem Kardinal STEPHANUS Wohnung genommen habe. Dies widerspricht allen anderen Angaben, nach denen er scheinbar gesund und nicht in einer Sänfte getragen in Rom eingezogen und dort erst erkrankt sei. Aber selbst der Chronist, der so zurückhaltend in seinen Aussagen ist, kann nicht die Bemerkung unterdrücken, daß »vielen sein Tod für die Kirche schließlich nützlicher als sein Leben erschienen sei. Sein Sieg habe ihn so übermütig gemacht, daß kein Lohn dafür ihm genügen konnte. Deshalb wäre Trauer über seinen Hingang nicht am Platze, mehr die Freude darüber, daß er nicht wieder gesund geworden sei«[4]). MALATESTA war kaum 40 Jahre, als er durch Gift — wahrscheinlich durch Arsen — starb. Der Papst ließ ihn in der Peterskirche beisetzen. Auf der Gedenktafel stand:

»*Ich kam, sah und siegte, Lorbeeren*
*gewann ich für den Papst. Der das*
*Glück neidende Tod raffte mich dahin*«[5]).

Kaum war der Tote begraben, als RIARIO nach Rimini zog, um die Witwe MALATESTAs ihres Besitzes zu berauben.

---

1) STEPHANUS INFESSURA, *Diarium romanum*, in: MURATORI, l. c., tom. III, 2, p. 1157: »Dixerunt ergo aliqui — non tamen quod ego credam, Pontificem Xistum in hac parte fuisse Senenses imitatum ac eorum consilium prosecutum propter mortem ita immediate secutam post victoriam.«

2) ALLEGRETTO ALLEGRETTI, *Diari Sanesi*, in: MURATORI, *Rer. ital. Script.*, tom. XXIII, p. 811. Adi 12 di settembre 1482: »Ci fu nuove, el magnifico Roberto da Rimini era morto a Roma di flusso: stimasi sia stato avvelenato.«

3) JACOB. VOLATERRANI, Diarium romanum, in: MURATORI, l. c., tom. XXIII, p. 177 u. 179.

4) VOLATERRANUS, l. c.: »Itaque non tam pro obitu dolendum, quam quod non convaluerit mirifice laetandum.«

5) Eine zweite Inschrift lautete:

*Roberto son, che venni, vidi vinsi,*
*L'invitto Duca, e Roma liberai*
*Lei da morte, e me di vita estinsi.*

Einer späteren Zeit gehört die Vergiftung von FRANCESCO MARIA DELLA ROVERE, dem nächsten Blutsverwandten von mütterlicher Seite der VITTORIA COLONNA, der Gattin des im folgenden Buche erwähnten FERRANTE D'AVALOS, an. Dieser gewalttätige und rachsüchtige Herzog von Urbino starb im Oktober 1538, der damaligen allgemeinen Annahmen nach, an Gift.

3. In jenen Zeiten reichte oft schon der wirklich gehegte, oder sogar nur erheuchelte Verdacht einer geplanten Vergiftung aus, um ein Verbrechen zu begehen und ev. auch es straflos sein zu lassen. Ein solcher Verdacht lieferte die Unterlage für einen grausamen Mord, der einst in der Familie FARNESE sich ereignete. GEROLAMA FARNESE, die Schwester von GIULIA FARNESE, der Geliebten ALEXANDERS VI., hatte sich in zweiter Ehe mit einem Grafen GIULIANO ORSINI vermählt, der einen Sohn, GIAMBATTISTA, hatte. Im Tagebuch des Zeremonienmeisters BURCHARD wird — in Übereinstimmung mit einem in der Vatikanischen Bibliothek befindlichen Bericht — erzählt, daß dieser GIAMBATTISTA mit seinen Trabanten in Stabbia in das Zimmer der GEROLAMA eingedrungen sei, nachdem ihr Gatte unter einem Vorwande aus demselben herausgelockt worden war, seine Stiefmutter bei Tisch getroffen und sie mit zwei Stichen in die Brust und in den Kopf getötet habe. Nicht ganz sicher darüber, ob sie wirklich tot sei, schickte er einen von seiner Bande nochmals zurück, der ihr den Hals abschnitt. Dem Mörder scheint nichts geschehen zu sein. Ein Zeuge sagte aus, daß GEROLAMA Gift besessen habe, womit sie ihren Stiefsohn und andere habe vergiften wollen. Kein anderer hat diese böswillige Anklage bestätigt. Vielleicht aus diesem Grunde sagten die beiden vernommenen Menschen — darunter ein Priester — auch noch aus, daß GEROLAMA ehebrecherischen Umgang gepflogen habe.

## Die Baglioni.

4. In manchen anderen bekannten Herrscherfamilien Italiens war Gift neben Totschlag ein nicht seltener Lebensbeendiger. So im Hause der BAGLIONI, der Tyrannen von Perugia. MALATESTA BAGLIONI endete der allgemeinen Annahme nach auf diese Weise im Jahre 1437. Für ihn wurde eine sonderbare Leichenfeier veranstaltet[1]). Des gleichen Todes starb im Jahre 1460 noch in jungen Jahren GALEOTTO BAGLIONI[2]) und vielleicht auch ADRIANO (MORGANTE) im Jahre 1502. Ein kleiner Ausschnitt aus der Geschichte dieser Familie[3]) zeigt, wie der unnatürliche Tod in ihr fast die Regel war:

- Pandolfo, 1393 ermordet
  - Nello, gest. 1457
    - Galeotto vergiftet 1460
    - Pandolfo ermordet 1460
  - Malatesta wahrscheinlich vergiftet 1437
    - Guido, ermordet 1500
      - Astorre ermordet 1500
      - Gentile ermordet 1527
      - Adriano (Morgante) vergiftet 1502
      - Ottaviano getötet 1494
      - Gismondo ermordet 1500

---

1) CRONACA DEL GRAZIANI, in: Archivio storic. Italian., tom. XVI, I, p. 413.

2) GIROLAMO DI FROLLIERE, La guerra del Sale, in: Arch. stor. Ital., tom. XVI, 2, p. 434.

3) FRANCESCO MATARAZZO, Chronik von Perugia, übersetzt von MARIE HERZFELD, 1910, Einleitung S. XXXII.

## Das Haus Este.

5. Strahlender Glanz ergoß sich über das Haus ESTE, als BORSO, der seinem Bruder LIONEL ESTE in der Herrschaft gefolgt war, durch den Papst PAUL II. zum Herzog von Ferrara ernannt worden war. Schon vorher hatte ihn Kaiser FRIEDRICH III. zum Herzog von Modena und Reggio gemacht. Wie unbedeutend war aber der Jubel hierüber im Vergleiche zu dem, der nun folgte! Gleich einem antiken Triumphator war der neue Herzog unter Aufwendung eines ungeheuerlichen Luxus unter den begeisterten Akklamationen des Volkes im Jahre 1471 in Rom eingezogen. Wann hätte schaulustiges Volk je allein schon vor äußerlicher Prunkentfaltung der Großen dieser Welt geschwiegen? Der Papst war mit BORSO zufrieden, weil er der Liga der italienischen Fürsten gegen die Türken beigetreten war und weil er durch die Annahme des Herzogstitels anerkannte, daß Ferrara ein päpstliches Lehen sei. Nicht lange erfreute sich BORSO seines neuen Glanzes. Schon am 20. August 1471 starb er, wie die einen meinten durch ein Fieber, das er sich in Rom geholt, nach anderen, weil ihm ein langsam wirkendes Gift beigebracht worden sei. Sicher ist, daß er schon krank nach Ferrara zurückkehrte, nachdem er, wie es scheint, gesund in Rom eingezogen war.

Auch sein Bruder und Nachfolger HERKULES I. wurde mit Gift in Verbindung gebracht. LIONEL ESTE hatte einen Sohn NICCOLO hinterlassen, der Anspruch auf das Herzogtum machte. Als dieser sah, daß das Volk sich für HERKULES entschied, floh er, um der Rache seines Vetters zu entgehen, nach Mantua zu seinem Onkel LUDWIG II. Es scheint sicher zu sein, daß HERKULES NICCOLO hat vergiften lassen wollen, angeblich, weil dieser das gleiche gegen ihn geplant habe. NICCOLO war ein Gewaltmensch, der später mit einer Schar Gewappneter durch List sogar in Ferrara eingedrungen ist — für einen Vergiftungsversuch seinerseits fehlt jedoch jede Bekundung. Anders ist es mit der Tat des HERKULES. Er sandte den Grafen NICCOLO DI RINALDO ARIOSTI, der schon Vertrauter seines Bruders BORSO gewesen war, im Dezember 1471 nach Mantua, angeblich, um der Gräfin GONZAGA ein Geschenk zu überbringen, in Wirklichkeit, um NICCOLO zu vergiften. Unter dem Versprechen von zwei Kastellen, einem Schloß in Ferrara und einem Jahrgeld gelang es, den Hofmarschall NICCOLOS, CÄSAR PIRANDOLI, für die Tat zu gewinnen. Man gab ihm einen vergifteten Dolch und für den Fall, daß er nicht Mut genug besäße, mit diesem die Tat zu vollführen, noch ein tödliches Gift, das in die Speisen getan werden sollte. Als die Stunde für die Tat am 8. Dezember abends herannahte, wurde PIRANDOLI von Schwindel und Koliken befallen. Da er glaubte, sich durch Zufall mit der Substanz vergiftet zu haben, offenbarte er alles seinem Herrn. NICCOLO ARIOSTI floh, während PIRANDOLI und ein Komplize öffentlich auf dem Markt in Mantua hingerichtet wurden.

So sehr wahrscheinlich es ist, daß das geschilderte Ereignis sich so wie beschrieben abgespielt hat, so wenig Begründung hat es, daß, wie erzählt wird, der Herzog HERKULES seine Frau ELEONORA VON ARAGON im Jahre 1493 durch Gift getötet habe, angeblich weil sie ihn auf Betreiben ihres Bruders FERRANTE VON NEAPEL durch das gleiche habe beseitigen wollen[1]). Das letztere ist nach dem Charakter dieser kunstsinnigen, von ARIOST und anderen besungenen Frau, die durch ihre Geistesgegenwart bei dem Einfall NICCOLOs in Ferrara alles gerettet hat, sicher auszuschließen. Vielleicht hat der damals sehr bekannt gewordene Vergiftungsversuch an NICCOLO den Anlaß gegeben, den Herzog auch hierbei zu verdächtigen. Sie soll infolge eines Magenübels zugrunde gegangen sein[2]). Bei ihrem Tode war ihr Gatte nicht in Ferrara[3]).

Im allgemeinen war in jenen Zeiten die Gefahr, vergiftet zu werden, nicht gering. Dies erfuhr unter vielen anderen auch der Dichter des Ritterromans Orlando innamoroso MATTEO MARIA BOJARDO, Graf von Sandiano. Im mailändischen Staatsarchiv findet sich in einem Briefe des Grafen und herzoglichen Rates ANTONIO DA CORREGGIO an den Herzog von Mailand GALEAZZO MARIA die Begebenheit geschildert[4]). BOJARDO, der schon dem Herzog BORSO nahestand, war auch von HERKULES I. so geschätzt, daß er ihn mit der glänzenden Gesandtschaft nach Neapel schickte, um LEONORA VON ARAGON nach Ferrara zu geleiten. Im Jahre 1473 brach ein Streit der Stadt Reggio mit MARCO PIO VON CARPI aus. BOJARDO bot der Stadt seine Hilfe an. Diese war erfolgreich. Hierzu kam, daß seine Tante CORNELIA TADDEA, die Schwester des MARCO PIO, für ihren Sohn, dem schon ein Teil der BOJARDOschen Güter gehörte, mehr davon zu erringen trachtete. Sie und ihr Bruder beschlossen im Jahre 1474 durch zwei Beauftragte, den vertrauten Diener und den Notar SIMONE BOJONI, BOJARDO vergiften zu lassen. Der Diener, der das Gift aus Carpi holen sollte, offenbarte, weil ihm der Mut zur Tat schließlich fehlte, seinem Herrn die Verabredung. BOJARDO ließ ihn trotzdem das Gift aus Carpi holen, und als er das Beweismaterial hatte, offenbarte er das Komplott dem Herzog HERKULES. Das Gift wurde versucht und tödlich befunden. Der Notar sowohl als MARCO PIO wurden verhaftet, scheinen aber wieder losgelassen worden zu sein, weil der Herzog es mit der mächtigen Familie der PIO nicht verderben wollte. Auf die Bestrafung seiner Tante hatte BOJARDO verzichtet.

Fast hundert Jahre später hat der letzte der Herzöge von Ferrara, ALFONS II. (gestorben 1597), der Gatte der LUCREZIA MEDICI, der Tochter von COSIMO MEDICI von Toskana, ein genußsüchtiger, den glanzvollen Vergnügungen sehr ergebener Mann, seine noch verbleibende freie Zeit dazu benutzt, gleich den Mediceern, sich mit Giften zu befassen.

---

1) MALPIERO, Annali, in: Arch. stor. Ital., tom. VII, I, p. 318.

2) Diarium Ferrarense, in: MURATORI, Rer. ital. Script., tom. XXIV, p. 286.

3) LUZIO ALESSANDRO e RENIER RODOLFO, Arch. stor. lombard., ser. II, tom. VII, 1890, p. 380.

4) GARDNER, Dukes and Poets in Ferrara, p. 264. Noch andere diesbezügliche Dokumente brachte CATELANI, Sopra un attentato a la vita del Conte Matteo Maria Bojardo, Reggio 1891.

## III.

## König Ladislaus aus dem Hause Anjou.

Wie im Norden Italiens, so stieg auch in anderen Teilen dieses Landes um die genannte Zeit die Flut von Vergiftungen merklich an. Eine Fülle von zum Teil phantastischen Angaben umweben diejenige von LADISLAUS (LANCELOT), dem König von Neapel und Ungarn, dem Sohn von KARL III. und MARGARETE VON DURAZZO. In dauernde Kämpfe verwickelt, bald mit LUDWIG II. VON ANJOU, bald mit den Päpsten INNOCENZ VII. und JOHANNES XXIII., mit Florenz, Bologna usw., für einen Ketzer erklärt, gegen den ein Kreuzzug gepredigt wurde, siegte dieser junge ehrgeizige Mann in fast allen Unternehmungen. Nachdem er erneut im Jahre 1413 Rom eingenommen hatte — eine entsetzliche Heimsuchung für diese Stadt — nötigte er die Florentiner, den zu ihnen geflüchteten Papst zu verjagen. Dieser floh nach Bologna. Als LADISLAUS auf dem Marsche dorthin war, erkrankte er plötzlich in Perugia und starb bald danach im Jahre 1414.

Schon in seiner Jugend ging das Gerücht, daß er einmal vergiftet worden und nur durch die Kunst der Ärzte, die ihn öfter in das Innere von frisch getöteten Mauleseln haben einlegen lassen, gerettet worden sei[1]). Sein Tod wurde nur vereinzelt auf eine fieberhafte Erkrankung[2]), sonst allgemein auf Gift bezogen — aller Wahrscheinlichkeit nach mit Recht. Es war auch hier wieder das Mittel, um sich dieses unaufhaltsam und rücksichtslos vordringenden, auch vor Morden nicht zurückschreckenden Mannes zu erwehren. Zurückzuweisen sind für die Art des Vollbrachtseins der Vergiftung alle jene Fabeln, die sich in älteren medizinischen Schriften und bei Historikern finden. Weder hat er sich den Tod durch Gift geholt, das in die Geschlechtsteile seiner zugleich mit ihm gestorbenen Geliebten getan worden war, noch dadurch, daß diese auf Wunsch ihres von den Florentinern bestochenen Vaters eine mit Aconit bereitete Salbe gleichsam als Liebeszauber in seine Geschlechtsteile eingerieben hatte[3]), noch durch Berühren einer mit Schierlingssaft getränkten seidenen, mit Goldfäden durchwirkten Haube[4]), die die Geliebte trug. Ich nehme an, daß er bei

---

[1]) PANDULPHUS COLLENUTIUS, *Histor. Neapolit.*, p. 246: »suadentibus ita medicis involutus fuit saepius mulorum corporibus recenter divisis eoque calore veneno liberatus est.« — Vide auch: VOLATERRANUS, Commentar. urbana, Basil. 1559, Anthropologia, cap. XXII, p. 515.

[2]) CIPRIAN MANENTE, *Historie*, lib. II, p. 15: »In quest anno (1414) stando il Re Ladislao in Perugia se infermo di febre non molto grave, tanto che torno a Roma .... et indi per aqua se ne torno a Napoli, dove essendo dal mal agravato mori.«

[3]) SCIPIONE AMMIRATO, *Vita del re Ladislao*, in: *Gli Opuscoli*, Fiorenza 1583, p. 146: »il quale preso dalla grandezza del premio persuase alla figliuola che si dovesse ugnere le parti segrete d'un' unguento, ch'ei le darebbe attissimo a far crescer l'amore del Re, onde egli non mai più per qualcunque altra donna dal suo amor si sciorrebbe. Era questo unguento fatto di succo di nappello ....« — INFESSURA, Diarium, l. c., p. 1120.

[4]) CHALCONDYLE, *L'histoire de la décadence de l'empire grec*, Paris 1584: »ainsi éschauffé qu'il était encore que tout soudain le poison lui monta au coeur, d'une si grande promptitude et action, qu'après avoir jeté quelques petites gouttes d'une sueur froide connue pour un dernier effort de la nature, il rendit l'âme ..........«

ihr das Gift mit einem Getränk bekommen hat — nicht als Liebes-, sondern als Todestrank. Die Veranlasser waren die Florentiner. Mit Recht fürchteten sie, eines Tages von ihm ihrer Freiheit beraubt zu werden. Sie beschlossen deswegen, ihn durch irgendein Mittel aus dem Wege zu räumen. Die Liebschaft, die er mit einer Arzttochter aus Perugia hatte, bot sich hierfür als Mittel. Dem Vater wurden außerordentliche Versprechungen für den Fall des Gelingens gemacht[1]). Daß der König innerlich ein Gift bekommen haben muß, geht aus den Symptomen hervor, die auf Bilsenkraut oder Stechapfel oder Belladonna schließen lassen: Er wurde akut wahnsinnig und starb im Wahnsinn[2]), in Wahrheit an der Herzlähmung, die, konkurrierend mit der Gehirnerregung, eine Wirkungsfolge der Tropeine aus der Familie der Nachtschattengewächse, auftrat. Eine Stütze für meine Annahme liegt auch in der Bekundung, daß der König aus Furcht vor Gift, »den Trank königlicher Pokale«, lieber Soldatennahrung: Brot, Käse, Zwiebel usw. im Lager zu sich nahm.

Kirchliche Geschichtsschreiber lassen ihn durch venerische Infektion erkranken und sterben: »Sieh da, unvermutet hören wir«, so berichtet der Bischof NIEM, »die erfreuliche Nachricht, daß der König LADISLAUS, von einer schweren und unheilbaren Krankheit ergriffen, zu Schiff nach Neapel abgezogen sei, wo er nach Erduldung heftiger Schmerzen und besonders vom ‚heiligen Feuer' an seinem Gliede heimgesucht, der göttlichen Vergeltung anheimgefallen[3]), vorzeitig gestorben ist.« Die Genugtuung über die Geschlechtskrankheit, die den Angreifer des Papstes befallen hat, kommt auch sonst bei Annalisten zum Ausdruck. »Er sei an dem Körperteil gestraft worden, mit dem er gesündigt.« Eine Hure von Perugia habe ihn angesteckt oder durch Gift in ihren Geschlechtsteilen vernichtet[4]). Da der König weder an einer Gonorrhöe noch an einem Schanker, den er sich schlimmsten Falles in Perugia geholt hatte, jäh sterben konnte und man doch seinen Tod als durch eine Sexualkrankheit bedingt erklaren wollte, so verfiel man auf den Gedanken, ihm einen brandigen Schanker oder brandige Bubonen anzudichten, die einen schnellen tödlichen Ausgang in Pyämie oder Perforation der Bauchdecken mit Bauchfellentzündung genommen hätten. Diese freie Phantasie braucht ernstlich nicht abgewiesen zu werden. Sie widerspricht jeder Wirklichkeit in diesem Falle. Er starb, weil er allen ein Hindernis und ein Ärgernis war, und die Erzählungen über

---

1) SCIPIONE AMMIRATO, l. c.: »i Fiorentini non si tenendo sicuri delle ipromesse del Re e vivendo in un gran terrore: che egli non occupasse un di da loro possbile, e sapendo il Re esser molto vago di donne, e che egli ultimamente in Perugia prendea dilettoso piacere d'una bella giovane figliuola d'un medico, ricorsero con grandissime proferte a costui; perche di tanta lor paura e pericolo li liberasse.«

2) Ibid.: ». . . . che cadutone in ismanie grandissime finalmente sene mori farnetico.«

3) THEODORICI DE NIEM, *Historia de Vita Johannis XXIII*, in: *Rerum germanicarum* ...., tom. III, 1688, p. 24: »postquam cum vehementibus doloribus, quibus torquebatur et in corpore, praecipue igne sacro in membro virili, justo Dei judicio pervenerat, infeliciter obiit, antequam dimidiaret dies suos.«

4) RAYNALD, *Annales ecclesiastici*, tom. XVII, ad annum 1414, p. 436: »Ladislaus morbo correptus ex illico genitalibus a scorto Perusino, ut ajunt, veneno, sive igne sacro *divinitus immisso*, ut per quae peccarat per ea puniretur neapolim reversus est.«

die angeblichen Vorkommnisse in seiner Geschlechtsregion sind offensichtlich erfunden worden, um den wahren Vorgang zu verschleiern.

Der Feinde hatte dieser brutale Mann viele. Hatte er doch einmal vier Barone aus dem Hause der SANSEVERINI ermorden und ihre Leichen in einem Schutthaufen verscharren lassen. Seine chronische geschlechtliche Übererregung ließ ihn Weiber notzüchtigen. Es ist sogar nicht unwahrscheinlich, daß er seine zweite Frau, MARIA, die Tochter des Connetable von Zypern, JAKOB VON LUSIGNAN — er hatte deren drei —, um freie Bahn für weitere Liebschaften zu haben, hat vergiften lassen.

## Viertes Kapitel.

### Durch die Republik Venedig veranlaßte Vergiftungen.

1. Die bis zur äußersten Möglichkeit getriebene Überwachung der höchsten Staatslenker der Republik Venedig findet in den Statuten der Inquisition ihren Ausdruck und aus ihnen geht weiter die rücksichtsloseste und grausamste Bestrafungsart auch der kleinsten Vergehen hervor, aus denen z. B. eine Preisgebung von Staatsgeheimnissen oder eine Gefährdung der Sicherung von Interessen der Republik abgeleitet werden konnte. Ja, schon der leiseste Verdacht, der auf irgend jemand in diesen Beziehungen fallen konnte, führte den Beargwohnten ins Verderben. Erstreckte sich doch die Überwachung sogar auf die Mitglieder des furchtbaren Rates der Zehn, auf den Dogen und die Inquisitoren selbst. Jede Anklage gegen eine dieser Personen wurde im tiefsten Geheimnis erledigt. Wurde die Todesstrafe ausgesprochen, so sollte nach den Statuten der Inquisition vorerst an die Vollstreckung durch Gift gedacht werden[1]).

Was BURNET, der schottische Bischof von Salisbury, im Jahre 1686 über offizielle Vergiftungen in Venedig mitteilte, entspricht der Wahrheit: »Ein vornehmer Mann sagte mir, daß ein Generalvergifter zu Venedig wäre, welcher von den Inquisitoren besoldet und dazu gebraucht würde, daß er diejenigen, deren öffentlicher Tod einige Unruhe nach sich ziehen möchte, aus dem Wege räumen müßte. Die Nachricht kam ihm von einem Manne, dessen Bruder selbst dies Amt auf sich zu nehmen angezogen worden war[2]).«

Die Giftverwendung im Staatsinteresse ging aber noch viel weiter. Sobald der zum venezianischen Residenten in Konstantinopel ernannte Beamte sich dorthin begab, wurden ihm eine Kassette mit Goldstücken und ein Gefäß mit Gift übergeben, beides zur Verwendung auf Anweisung.

Urkunden, die in unserer Zeit im Archiv des Rats der Zehn gefunden wurden, lehren noch viel mehr. Nicht nur im Orient, sondern auch im Abendlande, überall wo das politische Interesse von Venedig nach der Meinung der rücksichtslosen oligarchischen Lenker der Republik es erforderte,

---

1) Art. 37 des Statuts der Staatsinquisition. — DARU, Histoire de Venise, tom. IX, p. 121.

2) G. BURNET, Some letters containing an Account .... travelling through Switzerland and Italy, 1708.

wurde Gift zur Tötung hindernder Menschen verwendet. Die Forschungen in dem genannten Archiv ergaben, daß die Republik auf diesem Wege Herrscher, hohe kirchliche Würdenträger und Feldherren beseitigen ließ. Sie war auch zugänglich für die Empfehlung neuer, ihr unbekannter Gifte. So berichtet NERI CAPPONI, der wiederholt als florentinischer Gesandter bei den Venezianern und bei SFORZA war, und dem man glauben darf, da auch das Geheimste an ihn gelangte, daß, als die Republik Venedig, die im Kampfe mit FRANCESCO SFORZA im Jahre 1453 lag, erkannt hatte, daß ihm nicht beizukommen war, sich in Verhandlungen einließ, die den Zweck hatten, ihn ermorden oder vergiften zu lassen. Das erstere mißlang. Das Gift sollte in dem Zimmer in das Feuer geworfen werden, in dem der Herzog sich befand. Der sich entwickelnde Rauch sollte so gefährlich sein, daß keiner der dann im Zimmer Befindlichen mit dem Leben davongekommen wäre, nach dem Eindringen des Giftes in die Atmungsorgane. Dem Vergifter, dem der schreckliche Rat der Zehn zehntausend Florin versprochen hatte, verriet den Plan an SFORZA und gab ihm das Gift, das dieser aufbewahrte, um seinerseits es bei geeigneter Gelegenheit zu gebrauchen[1]).

Man hat die Glaubwürdigkeit des Chronisten in diesem Falle bezweifeln zu müssen geglaubt, weil er als Florentiner der Parteilichkeit gegenüber den Venezianern verdächtig sei. Aber weder dies noch der andere Einwand, daß der Geschichtschreiber SFORZAs, sein Sekretär, nichts davon erwähnt hat, noch schließlich die Meinung, daß die Leiter der Republik auf einen Vorschlag, sich so ihrer Feinde zu entledigen, wegen seiner Unehrbarkeit nicht eingegangen wären[2]), ist stichhaltig. Am allerwenigsten der letztere Grund, wenn man als sicher weiß, daß in Venedig, soweit das Staatsinteresse in Frage kam, Gift als Waffe galt.

Es gab damals nur zwei Gifte, von deren Dampf man schwere körperliche Schädigung bzw. den Tod erwarten durfte: Arsenverbindungen und Quecksilber. Die ersteren können nicht in Frage kommen, weil ihr eigentümlicher Geruch sie verraten haben würde. Meiner Überzeugung nach wird es sich um metallisches Quecksilber gehandelt haben, das um jene Zeit begann, auch für arzneiliche Zwecke in größerem Umfange benutzt zu werden.

2. In die positiven Angaben über die Vergiftungspraxis der Republik fügt sich nicht ein ein Ereignis, das von PIETRO BEMBO, dem Sohne von BERNARDINO BEMBO, berichtet wird[3]). KARL VIII. von Frankreich stand im Kampfe gegen die Koalition von Papst, Kaiser, Mailand, Venedig und

---

1) NERI DI GINO CAPPONI, *Commentari,* in: MURATORI, *Rer. ital. Script.,* tom. XVIII, p. 1211: »I Viniziani promissono a uno, che promise loro avvelenare il duca, 10,000 ducati, e dierongli uno veleno venuto di Levante, che mettendolo nel fuoco, qualunque v'era d'attorno, o in quella sala, o camera, dove fosse il fuoco, subito moriva; e cosi qualunque con detto veleno fosse stato tocco, o unto. Fugli presentato detto veleno, e rivelato il fatto, e fattone la prova, e trovatala essere vera, remunero quello, che lo dovea fare e serbossi il veleno.«

2) DARU, Histoire de Venise, Bruxelles 1840, tom. III, p. 116.

3) P. BEMBUS, *Historia Venet.,* lib. III, p. 216: »ejusmodi contra hostes insidiis ad eam diem nunquam usam Rempublicam fuisse, cum saepenumero potuerit, neque nunc velle incipere ....«

Spanien. Da machte TRISTAN SAORNIANUS (?) dem BERNARDINO BEMBO, dem Vorsitzenden der Zehnmännerregierung, den Vorschlag, den König mit Hilfe eines ihm bekannten verschlagenen Epiroten, der am Hofe Frankreichs, in nächster Umgebung des Königs, einen Verwandten hatte, vergiften zu lassen. Obschon BEMBO im voraus wußte, daß das Kollegium den Plan ablehnen würde, legte er ihn vor. TRISTAN wurde vorgeladen und ihm eröffnet, daß ein solches Vorgehen von der Republik noch nie geübt worden sei, obschon sie es oft hätte bewerkstelligen können. Sie lehnten alles ab unter Hinweis auf die moralische Empfindung. Mir will scheinen, als hätte durch diese ablehnende Antwort der Welt gegenüber alles, was an Gegenteiligem getan worden war, gedeckt werden sollen.

## Sechster Abschnitt.

# Vergiftungsberichte aus dem 16. und den folgenden Jahrhunderten.

## Erstes Kapitel.

Berichte über Vergiftungen bekannter Menschen in romanischen Ländern und in Persien. FERRANTE D'AVALOS. GIULIO D'ESTE. VESPASIANO GONZAGA. GABRIELLE D'ESTRÉES. DON CARLOS. DON JUAN D'AUSTRIA. Schah ABBAS I. DOMENICO ZAMPIERI.

1. In dem gewaltigen Kampfe zwischen Kaiser KARL V. mit italienischen Staaten und FRANZ I. von Frankreich, der schließlich zu einer ungeahnten Suprematie des deutschen Kaisertums geführt hat, tat sich neben dem Connétable von Bourbon, dem Verräter seines Vaterlandes, besonders FERRANTE D'AVALOS, auch PESCARA genannt, der Gatte der VITTORIA COLONNA hervor. Er stand in spanischen Diensten. Bei Ravenna geriet er verwundet in Gefangenschaft und wurde ins Mailänder Kastell gebracht. Frei geworden ging er nach Flandern zu KARL V., der mit LEO X. verbunden war. Als dieser starb, setzte HADRIAN VI. den Krieg fort. PESCARA nahm und plünderte Genua wie vorher Como. Die besiegten Franzosen stiegen unter BONNIVET wieder in die lombardische Ebene hinab. Sie wurden, als sie zum Rückzug genötigt wurden, von PESCARA an der Sesia im Jahre 1524 geschlagen, wo auch BAYARD fiel. Er folgte ihnen bis nach Marseille, das er vergeblich belagerte. Zu dem Siege KARLS V. über FRANZ I. bei Pavia im Jahre 1525 hat er am meisten beigetragen. Dort wurde er auch verwundet. Durch diesen Sieg KARLS gab es eigentlich keine freien italienischen Staaten mehr. Sie wurden von den Fremden nach Belieben ausgesogen. Deshalb mußten sie an Befreiung denken. Als zwischen KLEMENS VII. und KARL V. Uneinigkeiten ausgebrochen waren, versuchten die Italiener, in Verabredung mit den Franzosen, den nicht nur als grau-

sam, sondern auch als perfid bekannten PESCARA zum Abfall vom Kaiser zu überreden. Der Herzog FRANCESCO SFORZA von Mailand und sein Kanzler MORONI leiteten die geheimen Verhandlungen. Für seine Zusage wurde ihm die Krone von Neapel versprochen. Die kaiserliche Armee sollte überfallen und vernichtet werden. Um den ganzen Umfang des Planes und alle dabei Beteiligten kennen zu lernen, behandelte PESCARA die Angelegenheit dilatorisch. Unterdessen hatte er in niedriger Weise alles an KARL V. verraten. Auf dessen Befehl wurde MORONI im Schlosse von Novara, wo der krank gewordene PESCARA wohnte und wohin dieser ihn zu einer weiteren geheimen Beratung eingeladen hatte, verhaftet. Der Vertrauensmann des Kaisers, ANTONIO DE LEYVA, hatte die Verhandlung, hinter einem Vorhang verborgen, mit angehört. PESCARA ließ sich nun alle festen Plätze des Herzogs von Mailand, der als solcher eben erst gegen Zahlung ungeheurer Summen vom Kaiser anerkannt worden war, überantworten und schickte sich an, Mailand zu belagern. Mitten in dieser Unternehmung verschlimmerte sich sein Leiden, das in einem Bericht als Schwindsucht bezeichnet wird[1]), eine solche aber aller Wahrscheinlichkeit nach nicht gewesen ist. Andere führten Leiden und Tod auf Gift zurück, das diesem, in ganz Italien und weit darüber hinaus als Spion niedrigster Gesinnung mit Recht verachteten Manne aus Rache für sein Verhalten gereicht worden sei. Jedenfalls kam sein Tod allen denen, die ihn ersehnten, sehr gelegen[2]).

2. Noch immer waren in Italien Vergiftungspläne in den Kreisen, die für ihr schlechtes Tun weder sich zu schämen noch vor dem Richter sich zu rechtfertigen brauchten, weil sie erhaben über jedes Urteil »Niedrigstehender« sich dünkten, etwas nicht Ungewöhnliches. GIULIO D'ESTE, ein natürlicher Sohn ERCOLES VON FERRARA, zürnte seinem Bruder und zettelte im Jahre 1505 gegen ihn eine Verschwörung an, in die er den leiblichen Bruder des Herzogs ALFONSO, Don FERRANTE, mit verwickelte. Es sollte zuerst der Kardinal HIPPOLYT von Ferrara, gleichfalls ein Bruder ALFONSOs, durch Gift getötet und dann ALFONSO ermordet werden. Dies wurde entdeckt. ALFONSO begnadigte beide vom Richtblock weg zu ewiger Gefangenschaft und ließ sie jahrzehntelang im Turm seines von ihm selbst bewohnten Schlosses schmachten.

## Vespasiano Gonzaga.

3. Allem Anschein nach wurde VESPASIANO GONZAGA, der Herzog von Sabbioneta, zum Giftmörder seiner Frau. Dieser Mann ist in der Geschichte nicht ganz unbekannt. Abgesehen davon, was er baulich und künstlerisch für Sabbioneta getan hatte, bleibt ihm als Ruhm die Schule für das Studium

---

1) JOSEPHI RIPAMONTII *Historiae patriae*, decad. III, lib. IX, p. 625: »Davalus enim ipse, dum irati Caesares mandata in Sfortiam et Moronum postea exsequitur, mortuus est phtisi et marcidum illud livore ac malignitate pectus conceptua fallaciarum labore tabes absumpsit.«

2) SCIPIONE AMMIRATO, l. c., part. II, lib. XXX, p. 356: »essendo massimamente in questi tempi seguita molto opportunamente la morte del marchese di Pescara.«

des Lateinischen und Griechischen, die er dort errichtet hatte, und die Druckerei, aus der hebräische Fundamentalwerke vorzüglicher Gestalt hervorgingen.

Er war mit DIANA D'ANTONIO DI CARDONA verheiratet. Die eheliche Gemeinschaft zeichnete sich nicht durch Kontinuität aus. Für kurze Zeiten nur hielt er sich in Sabbioneta auf. In den Zwischenzeiten sah ihn bald diese, bald jene italienische Stadt, bald auch der Hof des Kaisers FERDINAND. Im Jahre 1559 erhielt er nach einer vierzehnmonatlichen Abwesenheit vom Hause anonyme Briefe[1]), in denen ihm Mitteilungen über die Untreue seiner Frau gemacht wurden. Sie sollte ein Liebesverhältnis mit seinem Sekretär ANNIBALE RAINERI haben, das nicht ohne Folgen geblieben sei, nachdem sie schon vorher wiederholt mit anderen ihm die Treue gebrochen hätte[2]). Es ist bei der Stellung und dem Vonsicheingenommensein GONZAGAs erklärlich, daß schlimmster Haß und Rachsucht gegenüber seiner Frau Platz griffen. Einige Wochen noch wartete er, um die Wahrheit feststellen zu können, und als er Gewißheit gewonnen, ließ er den Liebhaber durch seinen Vertrauten PIERANTONIO MESSIROTTO in seinem Vorzimmer töten. Seine Frau führte er zu dem Getöteten und gab ihr ein Gefäß mit tödlichem Gift, das sie nehmen sollte. Sie flehte ihn an, zu warten, um das Kind in ihrem Leibe nicht mitzutöten. Drei Tage beließ er sie in dem Gemach, eingeschlossen mit dem Getöteten, unter gelegentlichem Zuruf durch ein Fensterchen: »Trinke, trinke.« Schließlich tat sie es und wurde mit dem Tode ringend fortgetragen. Ein glänzendes Gepränge wurde bei der Beerdigung entfaltet. GONZAGA ließ verbreiten, daß seine Frau an Apoplexie gestorben sei[3]). Sie starb aber an Gift.

## Domenico Zampieri.

4. Wie die Beneidung eines hervorragenden Schaffers den Neidern auch eine so verachtenswerte Waffe, wie das Gift sie darstellt, in die Hand drücken kann, ersieht man aus dem Schicksal des großen Malers DOMENICHINO. Schon in Bologna, dem ersten Felde seiner Tätigkeit, und in Rom, wo er im Jahre 1621 Überragendes für Kirchenfürsten und den Papst GREGOR XV. schuf, hatte er das Unglück, bei Berufsgenossen Neid und Eifersucht zu erregen. Diese wuchsen ins Ungemessene, als er in der Kathedralkapelle von Neapel die Fresken zu malen übernommen hatte. Zur Warnung hätte ihm dienen können, daß schon vor ihm an solchem Werk tätige Maler vor den Intrigen des CORRENZIO, RIBERA, LANFRANC und anderen das Feld hatten räumen müssen. Nachdem er einige Zeit gearbeitet hatte, wurde er durch ungerechte Kritiken und persönliche Bedrohungen veranlaßt, nach Rom zu entfliehen. Da man aber in Neapel den dringenden Wunsch hatte, die Ausschmückung der Kathedrale beendet zu sehen, erreichte

1) IR. AFFO, *Vita di Vespasiano Gonzaga*, Parma 1780, p. 40: ». . . . imperciocche per lettere cieche da me vedute fu avvertito d'alcune infidelità della moglie . . . .«

2) RACHELI, Memorie storiche di Sabbioneta, 1849, p. 572. — LITTA, *Famiglie celebri Italiane*, 1833, vol. III, tav. XIV: »Egli non la volle più perche grand amoreggiatrice ed essa lo ricusava, siccome impotente.«

3) LITTA, l. c.: »Traddandosi di si gran signore si disse morta d'apoplessia.«

schließlich ein nach Rom gesandter Vermittler, daß DOMENICHINO nach einem Jahre wieder nach Neapel zurückkehrte. Nun setzten seine Leiden verstärkt ein. Die Mißgunst seiner Kollegen erfand stets neue Mittel, um seine Arbeit nicht nur zu hemmen, sondern z. B. durch absichtlich veranlaßten schlechten Bewurf der Malfläche auch zu zerstören. Dazu kamen häusliche Bekümmernisse wegen eines als Schwiegersohn zurückgewiesenen Verwandten. DOMENICHINO wurde mißtrauisch und nahm an, daß man ihm sogar nach dem Leben trachten würde. Er fürchtete offene Gewalt weniger als Gift und bereitete sich deshalb seine Nahrung selber zu. Da erkrankte er im Jahre 1641 und starb nach nur zweitägiger Krankheit, aus voller Tätigkeit heraus. Er hatte gerade eine der Kuppelfresken zu malen beginnen wollen. Der Tod trat so unerwartet ein, daß damals allgemein die Überzeugung verbreitet war, daß er nicht natürlich, sondern durch Gift, das ihm in seinen morgendlichen Wassertrunk getan wurde, herbeigeführt worden sei[1]). Hierfür liegt nach allem, was vorgegangen war, und nach dem Charakter seiner Feinde eine große Wahrscheinlichkeit vor.

## Gabrielle d'Estrées.

5. Kurz vor dem Schluß des 16. Jahrhunderts machte in Frankreich der plötzliche Tod von GABRIELLE D'ESTRÉES, Herzogin von Beaufort, der Geliebten König HEINRICHs IV., bei vielen den Eindruck einer Vergiftung und wurde mehrere Jahrhunderte hindurch wirklich als eine solche aufgefaßt. Die Begleitumstände konnten dies rechtfertigen. Zuvörderst handelte es sich um eine Frau, die angeblich schon vor HEINRICH IV. eine ganze Reihe von Liebhabern gehabt hatte, von HEINRICH III. an, an den sie durch ihre Mutter gegen Bezahlung gegeben worden war, bis zu dem Bankier ZAMET, den Herzögen von Longueville und Bellegarde und anderen, und die — wie ihre Gegner angaben — noch als Geliebte HEINRICHs IV. ihren Verkehr mit anderen fortsetzte. Die Königin MARGARETE nannte sie in einem Briefe an SULLY, den dieser dem Untersuchungsrichter vorlegte, »eine verrufene Schanddirne«[2]). Sie besaß, wie SULLY in seiner Vernehmung angab, ein nicht geringes Maß von Anmaßung, Ehrgeiz und Habsucht. Ihr Vermögen war in der Zeit allgemeiner Not außerordentlich hoch angewachsen. Sie konnte kaum noch mehr erlangen als die Krone einer Königin von Frankreich. Und dies sollte trotz der Mißbilligung, die gegenüber diesem Plane des Königs von dessen Freund und Minister, dem Herzog SULLY und anderen laut wurden, geschehen. Die Scheidung HEINRICHs von MARGARETE VON VALOIS sollte gerade vom Papste KLEMENS VIII. gebilligt werden. Schon war der Verlobungsring mit der etwa im sechsten Monat schwangeren Herzogin gewechselt worden. Der König, der mit ihr in Fontainebleau war, wünschte, daß sie, als das Osterfest 1599 herangekommen war, in Paris ihren kirchlichen Pflichten nachkäme. Er mochte, weil dies öffentliches Ärgernis erregen könnte, in

---

1) MALVASIA, Felsina pittrice, Bologna 1678. — CH. BLANC, Histoire des peintres, Paris 1877.

2) SULLY, *Mémoires des Oeconomies d'Estat*, coll. PETITOT, tom. III: »qu'elle ne voulait voir en sa place une telle décriée bagasse.«

diesen Tagen nicht mit ihr zusammen sein[1]). Der König verließ sie in Melun. Er gab ihr zur Begleitung vor allem seine Vertrauten LA VARENNE und MONTBAZON mit. Sie soll durch ihre Schwangerschaft in dieser Zeit schon gelitten haben: sie war nervös erregt, weinte, stöhnte und war schreckhaft. Sie kam am Dienstag, den 6. April 1599 in Paris an und stieg bei dem Bankier ZAMET — auf Wunsch des Königs — ab. Am Donnerstag speiste sie mit großem Appetit[2]) und begab sich danach in die Kirche. Gegen das Ende des Gottesdienstes fühlte sie sich schlecht. Sie bekam dort Ohnmachtsanwandlung, Schwindel und Kopfschmerzen. Sie verließ deshalb die Kirche und ließ sich in ihrer Sänfte heimtragen. Sie nahm hier zur Erfrischung eine Zitrone. Mehrere Personen sagten später aus, sie hätte danach Fieber, Kolik und eine »Pleuresie« bekommen. Bei dem Zeugenverhör, dem auch LA VARENNE unterworfen wurde, machte er sehr richtig den Untersuchungsrichter darauf aufmerksam, daß bei dem heftigen und rapiden Verlauf der Krankheit von einer »Pleuresie« keine Rede sein könne. Sicher ist, daß sie nach der Rückkehr aus der Kirche und während eines kurzen Spazierganges in dem Garten von ZAMET zusammengebrochen ist, das Bewußtsein verlor und einen Anfall von Erstickung mit Konvulsionen und Verlust der Sinnesempfindungen, besonders des Gesichts[3]) bekam. Man bezeichnete die Krankheit damals als Apoplexie[4]). Dieser Anfall ging vorüber und das Bewußtsein kehrte zurück. Vielleicht hat sie in diesem Stadium des Leidens einen Brief an den König geschrieben, den sie durch den Herrn PUIPEYROUX absandte. Es ist nicht gut möglich, daß sie deren mehrere geschrieben habe. Sie wünschte sofort zu ihrer Tante, der Frau VON SOURDÈS, gebracht zu werden. Dort angekommen, wiederholte sich der geschilderte Anfall nicht nur mehrfach in kurzer Aufeinanderfolge, sondern sie nahmen an Stärke noch zu. Es scheint indessen, als wenn zeitweilig das Bewußtsein noch erhalten gewesen wäre. Die Sinnesempfindungen schwanden aber bald ganz mit ihm. Schmerzen scheint sie jedoch stark empfunden zu haben. Krämpfe und wahrscheinlich auch eine Verfärbung entstellten ihr Aussehen. Die Augen waren verdreht und der Kopf in den Nacken gezogen. Diese Konvulsionen wurden als eigenartige bezeichnet[5]). Die Ärzte konnten nicht helfen. Der Tod erfolgte wahrscheinlich in der Nacht vom 9. zum 10. April. Die in Gegenwart der hervorragendsten Pariser Ärzte vorgenommene Leichenöffnung

---

1) SULLY, *Mémoires*, Amsterdam, fol. chap. LXXX, tom. I, p. 421: »mais comme luy vit les Festes approcher et que s'il la retenoit près de luy et en ses jours de devotion, cela pourroit apprester à parler, voire apporter du scandale aux plus scrupuleux, il luy commanda de s'en aller faire ses Pasques à Paris.«

2) DE MÉZERAY, *Abbrégé chronol. de l'histoire de France*, Paris 1667, p. 1335: »Or un jeudi absolu, cet homme ayant pris un soing particulier de la traitter des viandes qu'il sçavoit estre le plus à son gout.«

3) MATHIEU, Histoire de Henri IV, tom. II, p. 310. — CHEVERNY, Mémoires, p. 387, coll. PETITOT.

4) *Lettre de la Varenne*, in: SULLY, *Mémoires*, coll. PETITOT, sér. 2, tom. III, p. 288: ». . . . pendant qu'elle se promenoit dans le jardin, elle avoit esté surprise d'une grande apoplexie, qui, dès l'heure mesme l'avoit pensé suffoquer . . . .«

5) DE MÉZERAY, Abregé chron. de l'histoire de France, 1740, tom. III, p. 535.

ergab in bezug auf die Todesursache — wie nicht anders erwartet werden konnte — kein Resultat.

Die zwei schon damals verbreiteten Ansichten über die Todesursache: Vergiftung und Apoplexie sind in ihrer Bedeutung oft gegeneinander abgeschätzt worden. Für eine Vergiftung wurden persönliche und politische Gründe angegeben, die einen bestechenden Eindruck zu machen wohl geeignet sind. Es ist bekannt, daß Unterhandlungen weit gediehen waren, um eine Heirat HEINRICHS IV. mit MARIA VON MEDICI, der Nichte des Großherzogs FERDINAND von Toskana, zustande zu bringen. Als diese durch GABRIELLE D'ESTRÉES zu scheitern drohten, soll der Großherzog durch den Italiener ZAMET die Vergiftung haben vornehmen lassen, die, wie man damals sagte, nicht die erste von ihm veranlaßte gewesen sei BIANCA CAPELLO und sein Bruder seien ja in seiner Gegenwart durch Gift umgekommen. Alte und neuere Historiker haben eine Vergiftung angenommen[1]) und diesen Mann als Urheber bezeichnet[2]).

Andere gingen noch weiter und nannten SULLY selbst den Veranlasser. Sie stützten sich abgesehen von allem anderen auf die Worte, die er kurz vorher zu seiner Frau gesagt hatte: »Das Seil sei stark gespannt und das Spiel verspräche Erfolg, falls es nicht risse[3]), es könne anders kommen, wie gewisse Personen es sich vorstellten.« Nicht nur dies gab SULLY bei seiner Vernehmung als Zeuge zu, sondern auch, daß, als er die Botschaft vernommen, er zu seiner Frau in das Schlafgemach gegangen sei, sie umarmt und zu ihr gesagt habe: »Mein Töchterchen, du brauchst in Zukunft weder am Abend noch am Morgen der Herzogin von Beaufort deinen Besuch zu machen[4]), denn das Seil ist gerissen.« Dies hatte der Bote gehört, der in aller Frühe vor SULLYS Schloß gesprengt kam und draußen vor dem Graben gerufen hatte: »Vom König! vom König!« Die Zugbrücke war heruntergelassen und der Bote ins Schloß geleitet worden, wo man ihn bewirtete und ausfragte. SULLY erläuterte den Sinn seiner Bemerkungen dahin, daß er auf irgendein zufälliges Ereignis gehofft habe, das den für den König und Frankreich unglückseligen Plan zunichte machen könne. Er fügte hinzu, daß er wohl sähe, daß die Fragen des Richters dahin zielten, bei ihm die Mitwissenschaft eines Verbrechens gegen die Herzogin vorauszusetzen. Aber er lehne derartiges ab, wie schon ZAMET, der direkt Angeschuldigte, jede solche Zumutung zurückgewiesen habe. Wie wenig der König an derartiges glaube, könne man daraus ersehen, daß sie beide nach dem Tode der Herzogin zu noch höheren Ehrenstellen befördert worden seien.

Die Annahme einer Vergiftung stößt toxikologisch auf unüberwindliche Schwierigkeiten. Nur unter den schlimmsten narkotischen Giften könnte ein ähnlich wirkendes gesucht werden, und auch da dürfte man kaum

---

1) DE MÉZERAY, Histoire de France, tom. III.

2) SISMONDI, Histoire des Français. — MICHELET, Histoire de France au XVI siècle, Parise 1855.

3) SULLY, l. c., 422.

4) Die Herzogin war so dreist, bei einem Besuch, den ihr die Frau VON SULLY machte, zu sagen, daß sie — wie es bei einer Königin von Hofdamen gemacht wurde — zu den angegebenen Zeiten ihr die Aufwartung machen solle.

eines finden, daß so dosiert werden könnte, daß es seine krampferzeugenden Wirkungen nach einigen Stunden eintreten und zweimal 24 Stunden anhalten ließe. Denn nicht, wie mehrfach irrtümlich angegeben wurde, in einigen, sondern nach etwa 45 Stunden, erfüllt mit Krampfanfällen, erfolgte hier der Tod. Man kannte damals kein Krampfgift, das Anfälle mit Remissionen und Intermissionen, wie sie scheinbar hier zutage traten, zu erzeugen vermöchte und — man kennt auch heute noch keines, das Menschen in derartigen Zuständen klonischer und tonischer Krämpfe, mit Nackenstarre[1]), Augenmuskelkrämpfen, Atmungsstörungen usw. und darauf folgender Bewußtlosigkeit so lange am Leben ließe. Ganz selten sah man nach akuter Vergiftung mit Strychnin bzw. den Krähenaugen, die selbstverständlich hier nicht in Frage kommen können, sich an die Krämpfe ein mehrtägiges Koma anschließen, das aber dann nicht in den Tod überging. Aconit muß als ganz anders wirkendes Gift hier von vornherein ausgeschlossen werden, und die anderen damals gebrauchten Vergiftungsmittel besitzen örtliche Reizwirkungen für Magen und Darm, die nach den Berichten hier nicht zutage traten. Es ist undenkbar, daß, falls solche vorhanden gewesen, sie nicht von einem der vielen Beobachter der Mitteilung für ganz besonders wert gehalten worden wären. Nur einmal wird von Kolik berichtet, die nach dem Essen der Zitrone eingetreten sein soll. Dies Symptom bedeutet aber hier nichts, da die Erkrankung, die schon im Einsetzen begriffen war, verschiedenartige Schmerzen im Körper hervorrief.

Mithin muß für die Erkrankung und den Tod der GABRIELLE nach einem anderen Grund gesucht werden. Es liefert ihn die Eklampsie, jener gelegentlich bei Schwangeren in den letzten Monaten ihres Zustandes auftretende, den epileptischen Krämpfen gleichende Krampfzustand, der als Vorläufer Kopfschmerzen oder Magenbeschwerden, gelegentlich auch Blindheit aufweist und bei dem tonisch-klonische Konvulsionen des ganzen Körpers bei livider Verfärbung des Gesichts und verlorenem Bewußtsein bald längere, bald kürzere Zeit bestehen bleiben, um ev. nach einer Pause wiederzukehren. Der Zustand endet mit völliger Bewußtlosigkeit, die früher oder später in den Tod übergeht. Bis darauf, daß gewöhnlich während eines Anfalles Gebärmutterbewegungen einsetzen und das Kind ausgetrieben wird — was bei GABRIELLE nach den meisten Berichten nicht der Fall war —, ist ihr Krankheitsbild das der Eklampsie und nicht das einer Vergiftung.

Unter den vielen einander widersprechenden Angaben über das ganze Ereignis — stimmen doch nicht einmal die einzelnen Daten in den verschiedenen Berichten überein — fällt besonders auf, daß von zwei verschiedenen Personen angegeben wurde, daß während des Krankheitszustandes selbst die Entbindung stattgefunden habe. Fräulein VON GUISE, die spätere Prinzessin CONTI, die bei der Herzogin während und nach dem Kirchgang war, läßt den Beginn des Leidens irrtümlich schon auf den Mittwoch, den 7. April abends fallen. Am Karfreitag sei sie niedergekommen, veranlaßt durch die Medikamente, die man ihr gegeben habe[2]), und am Sonnabend

---

[1]) SULLY, Mémoires, l. c., Angabe von LA VARENNE.

[2]) »Ce mal la prit le mercredi au soir, elle accoucha le vendredy par la force des remèdes qu'on lui fit et mourut le samedy matin.«

früh sei sie gestorben. Der Marschall von Bassompierre, der Freund Heinrichs IV., erzählt in seinen Memoiren[1]: »Die Herzogin stieg nahe bei dem Arsenal bei ihrer Schwester, der Marschallin de Balagny ab. Dort hatte sie u. a. Besuch von der Herzogin Guise und deren Tochter. Sie bat Madem. Guise bei ihr zu bleiben. Aber eine Stunde später bekam sie einen großen Krampfanfall, von dem sie sich erholte. Als sie im Begriff war, einen Brief an den König zu schreiben, stellte sich ein zweiter Krampfanfall ein, so stark, daß sie nicht wieder zu sich kam. In diesem Zustand verblieb sie die ganze Nacht. Am nächsten Morgen gebar sie ein totes Kind und am Karfreitag starb sie«. Am Donnerstag habe er sie kaum zum Wiedererkennen angetroffen.

Beide Angaben über die erfolgte Entbindung sind unrichtig und als solche schon in dem Zeugenverhör bezeichnet worden. La Varenne berichtigte damals den Irrtum. Die Ärzte hätten sogar, da das Übel so schwer war, mit Rücksicht auf die Schwangerschaft nicht die entsprechenden Mittel anwenden können und wollen. Auch so kann an der Diagnose Eclampsia gravidarum kein Zweifel bestehen. Obschon darüber keine Angabe vorliegt, kann es nicht zweifelhaft sein, daß die Ärzte, die das Kind bei der Obduktion noch im Leibe fanden, den Tod natürlichen und richtigen Ursachen zuschrieben. Dies ergibt sich aus einer beiläufigen Bemerkung des Untersuchungsrichters. Er sagte: »Unsere Ärzte bestätigen, daß diese Art von Krankheit sehr häufig bei Frauen in vorgerückterer Schwangerschaftszeit vorkommt.« Diese besonders wichtige Äußerung ist bisher unberücksichtigt geblieben.

## Don Carlos.

6. Das gleiche Jahrhundert bot der Welt in Spanien eine erschütternde Tragödie dar, in der Gift eine Rolle gespielt hat: Leben und Tod des Don Carlos, Infanten von Spanien und einzigen Sohnes Philipps II. Die Gründe, die zur Einsperrung und zu dem sich daran anschließenden Tode dieses dreiundzwanzigjährigen Mannes führten, sind nicht sichergestellt. Viele Deutungen liegen darüber vor. Die Wahrheit werden wohl außer Philipp nur einige wenige sehr Verschwiegene gekannt haben. Man behauptet, die Rachgier habe den Inquisitor Don Ferdinand von Baldez veranlaßt, zusammen mit den Herzögen von *Alba* und *Feria* Philipp II. gegen den Sohn aufzubringen. Man übertrieb alles, was er gesagt, in gehässiger Weise. Seine Lebhaftigkeit und Freimütigkeit waren nicht von Klugheit und Vorsicht begleitet, welche in den damaligen Zeiten bei dem unersättlichen Ehrgeiz seines Vaters und der Willkür der Minister nötig war. Er tadelte die Schwachheit des Königs, sprach wider den Despotismus der Inquisition und anderes mehr. Die Inquisitoren, denen er gedroht, ihre grenzenlose Macht einzuschränken, sollen seinen Untergang beschlossen haben. Außerdem sollen zwei weitere ihn beschwerende Umstände für

---

[1]) Bassompierre, *Mémoires*, coll. Michaud et Poujoulat, 2e sér., tom. XIX, p. 273: ». . . . elle accoucha d'un enfant mort.«

sein Schicksal entscheidend geworden sein: die seinem Onkel Don JUAN D'AUSTRIA mitgeteilte und an den König verratene Absicht, Spanien zu verlassen — man vermutete, um zu den verhaßten Niederländern zu gehen[1]) — und vor allem die einem Priester gegenüber gemachte Eröffnung, daß er jemand töten, vorher aber dafür Absolution erhalten wolle. Man glaubte, daß er damit seinen Vater gemeint habe. Auf diesen sei er darüber ergrimmt gewesen, daß er ihn absolut fern von allen Staatsgeschäften hielt und — so nahm man damals schon an — weil er die ihm bestimmte Braut, die mit Schönheit und geistigen Vorzügen begabte ELISABETH von Frankreich, für sich selbst genommen habe[2]). Dies ist jedenfalls wahr. Man setzte ihn gefangen, angeblich in dem Augenblicke, wo dem König glaubhaft gemacht worden war, daß er entfliehen wolle. Der Generalpostmeister RAMON DE TAXIS hatte gemeldet, daß der Prinz für die nächste Nacht Postpferde bestellt habe. Man drang in sein Schlafzimmer. Der König und seine Begleiter nahmen alle Waffen an sich, entfernten auch sonst alle Gegenstände, die etwa zum Selbstmorde hätten dienen können, und vernagelten die Fenster. Der König selbst nahm ihm eine unter das Kopfkissen gelegte Börse mit Gold fort und ließ auch ein Behältnis mit Briefen forttragen. Unberührt von den flehentlichen Bitten des auf den Knien liegenden jungen Mannes entfernte sich PHILIPP, nachdem er seine Befehle für die Bewachung gegeben hatte[3]). Sehr schnell vertauschte CARLOS sein Zimmer mit einem im festen Turm des Schlosses. Über die weiteren Ereignisse gehen die Berichte weit auseinander, und wo sie die gleichen Tatsachen behandeln, sind sie, je nach dem Standpunkte des Verfassers, absonderlich gefärbt oder mit Umdeutungen versehen worden, die die Notwendigkeit einer tief sondierenden Kritik nahelegen.

Es ist sicher, daß die Inquisition über ihn geurteilt hat. Man mag den Gerichtshof eine außerordentliche Kommission nennen, die nur eine »Enquete veranstaltete«[4]). Es genügt aber, wenn man als erstes Mitglied dieser »Kommission« DIEGO ESPINOSA, den Großinquisitor von Spanien, den schlimmsten Feind von Don CARLOS nennt. Daß sich in den Akten des heiligen Offiziums, wie der in Diensten PHILIPPs gewesene Kanonikus von Toledo, ANTONIO LLORENTE, versichert, keine Akten über den von ihm charakterlich in den schlimmsten Farben gezeichneten Don CARLOS gefunden haben[5]), ist durchaus glaubhaft. Wie sollte es auch anders sein?

---

1) Eine solche Absicht konnte in Rom nur alarmierend wirken. Man hatte den Erzbischof von Rosanes wesentlich deswegen als Nuntius nach Madrid geschickt, um über alles den Thronerben Bezügliche mitzuteilen.

2) D'AUBIGNÉ, *L'histoire universelle,* tom. I, livre V, chap. XXV, 1616, p. 337: »Le roi d'Espagne prend quelque soupçon, que son fils le voulloit venger de lui pour lui avoir osté la Roine Elizabet qui estoit voué pour lui: si bien que l'affaire fut communiquee à la Inquisition.«

3) FAMIANI STRADAE (Soc. Jesu) *De bello Belgico,* Roma 1648, p. 320: ». . . . quem postridie discessurum regi propere aperuit Raymundus. Ergo rex . . . . filii conclave profunda nocte dormientis ingreditur ereptoque qui suo pulvino latebat, gladio surgere illum confestim jubet . . . . custodiendum certis ab se traditis hominibus relinquit.«

4) DE MOÜY, Don Carlos et Philippe II, ouvrage couronné par l'Académie française, 3. édit. 1888, p. 297, 322.

5) LLORENTE, Hist. crit. de la inquisicion de España, trad. par. GALLOIS, Paris 1824.

Aber deswegen die Angabe, daß die Inquisition in der Tragödie aktiv beteiligt war, eine »absurde Lüge« zu nennen[1]), erweckt den Eindruck des Nichtsehenwollens. Ob es wahr ist, daß CARLOS durch mündlichenSpruch des Staatsrats zum Tode verurteilt wurde — wie man behauptete — oder nicht, ist belanglos, da PHILIPP nach der Einschließung seines Sohnes in Schreiben an die Königin von Portugal und an den Kaiser MAXIMILIAN erklärt hatte, daß an den Maßregeln gegen CARLOS nie etwas geändert werden sollte, d. h. mindestens, daß die Gefangenschaft bis zu seinem Tode dauern würde. Der Prinz war von aller Welt abgeschlossen. In der Nacht schliefen der Herzog von Lerme im gleichen, fest vergitterten Gemach, und zwei Offiziere im Nebenraum, und bei Tage wehrten zwei Hellebardiere jedem anderen als dem Beichtvater, dem Barbier, dem Diener und dem Arzt den Eintritt. Der gefühllose PHILIPP sah seinen Sohn von der Verhaftungsnacht am 22. Januar an bis zu seinem Tode am 24. Juli nicht mehr und kam, obschon ihm der bevorstehende Tod gemeldet wurde, nicht in das Sterbezimmer[2]). Man wird kaum noch ein weiteres Beispiel solcher Entmenschtheit in der Geschichte finden.

Eine Fülle von Vermutungen über den Grund dieses ganzen Verhaltens sind ausgesprochen worden. Der König selbst und der Großinquisitor stellten wiederholt in Briefen an Fürsten bzw. in Auskünften an Gesandte jede Attentatsabsicht des Infanten auf seinen Vater, jede schlechte Handlung, jedes politische oder religiöse Delikt bestimmt in Abrede. Ebenso bestimmt wurde abgewiesen, daß die dauernde Abschließung des Prinzen von der Welt eine Strafe oder ein Besserungsmittel sei. PHILIPP hatte es für nötig gehalten, gleich am Beginn der Festsetzung dem Papst, den Souveränen, den spanischen Städten, dem Herzog ALBA und hervorragenden Männern brieflich von der Tatsache Kenntnis zu geben. Keiner dieser Adressaten hat jemals, trotz Rückfragen, mehr als ganz vage Redensarten für die Gründe des Vorgehens erfahren, z. B.: Man könne überzeugt sein, daß zwingende Gründe vorhanden gewesen seien, die ihm durch seine königlichen Pflichten gegenüber seinen Untertanen diktiert wären[3]). Dem Papste, der die Wahrheit wissen wollte, teilte er mit, daß CARLOS so viele und so geartete Fehler besäße, die von seiner Intelligenz und seiner Anlage stammten, daß er zum Regieren ungeeignet sei[4]). Den gleichen Wortlaut haben die Antworten an den Kaiser MAXIMILIAN. Für diesen wurde noch hinzugefügt, daß der Prinz für Gott, im Interesse Gottes und des Staates, oder wie ESPINOSA dem päpstlichen Nuntius sagte: »für die Erhaltung der Religion und des Königreichs« hätte eingesperrt werden müssen[5]). Andere, wie die Königin von Portugal, vertröstete er auf spätere Mitteilungen, die nicht erfolgt sind. Aus den bei CARLOS beschlagnahmten Papieren ging, soweit bekannt geworden ist, nur hervor, daß er mit der Art, wie sein Vater

---

1) DE MOÜY, l. c.

2) Später wurde die Mär des von Podagra heimgesuchten Königs, der in das Sterbezimmer gestützt ging, ersonnen.

3) Schreiben an die Städte: Im Original bei DE MOÜY, l. c., p. 262.

4) DE MOÜY, l. c., p. 289.

5) DE MOÜY, l. c, p. 287.

ihn behandelt habe, unzufrieden gewesen, und er deswegen Spanien zu verlassen und außer Landes zu gehen gewillt sei. Es waren Zirkularbriefe an Fürsten. Selbstverständlich wird man etwaige Liebesbriefe mit seiner früheren Braut, der jetzigen Königin ELISABETH, nicht haben laut werden lassen. Diese starb übrigens kurze Zeit nach CARLOS — wie VOLTAIRE und andere annahmen, durch eine in der Eifersucht des jeder grausamen Tat fähigen PHILIPP oder der Politik gelegenen Ursache, also keines natürlichen Todes.

In dem bereits zitierten Werk von MOÜY findet sich neben vielem dokumentarischem auch handschriftlichem Material als Beweggrund PHILIPPs für das Verschwindenlassen von CARLOS aus der Welt der Vorwand PHILIPPs selbst wiederholt, daß sein Sohn *geisteskrank* gewesen sei. *Diese Diagnose ist so abwegig wie möglich.* Sie läßt sich weder durch die Vorgänge selbst noch medizinisch begründen. Bei dem Versuche, sie zu stützen, scheitert MOÜY selbst. Denn das Verhalten von CARLOS in den Monaten Februar und März kennzeichnet er so: »Er ist von Wut und Verzweiflung erfüllt gewesen, da er alle seine Projekte enthüllt, alle seine Intrigen vereitelt und alle seine Hoffnungen zerstoben sieht.« Eine solche Auffassung vereint sich medizinisch nicht mit derjenigen desselben Autors, der den Zustand des Infanten mit den Namen »folie« oder »démence« oder »folie intermittente« belegt, ohne sich der klinischen Tragweite dieser Bezeichnungen auch nur im entferntesten bewußt zu sein. Der Großinquisitor ESPINOSA war es, der diese Fabel tückischerweise aufgebracht und sie dem päpstlichen Nuntius zur Weitermeldung an den Papst erzählt hat, mit dem Zusatze, »übrigens habe man in seinen Papieren die Absicht, Spanien zu verlassen, entdeckt«[1]). Als es jedoch bekannt geworden war, daß man dem angeblich geisteskranken CARLOS während seiner Haft das Abendmahl gereicht hatte, und allgemeiner Unwille darüber kund wurde, schrieb PHILIPP an den Papst: »Es könne jemand sehr wohl diesen religiösen Akt vollziehen und doch unfähig sein, für alles, was Politik und Regierung beträfe[2]).« Dies hat der Papst wohl richtig gedeutet! Posthum kam der Diplomat MOÜY PHILIPP zu Hilfe, indem er die Geisteskrankheit als periodisches Irresein bezeichnet, »die PHILIPP [!] für unheilbar gehalten habe«.

Leider hat auch ein moderner Psychiater, MEYNERT, Don CARLOS für angeboren schwachsinnig erklärt, offensichtlich auf Grund von Mitteilungen eines Historikers[3]), die allenthalben den Eindruck von tendenziös-habsburgischen, philippfreundlichen machen. Alltägliches Menschliche, z. B. daß CARLOS den Wein verschmäht, daß er einen starken Appetit

1) Depesche des Nuntius vom 24. Januar 1568, bei DE MOÜY, l. c., p. 259: ». . . . Egli non ha cervello né sano intelletto e a questo aggiungeranno altre cose che dicono apparire per proprie scritture sue, cioè d'haver havuto animo di fuggire.«

2) ». . . . pues es asi que puede bien estar uno en este estado de poder recibir los sacramentos aunque no hubiese en él el subjecto y disposicion para regimiento y gobernio y cosas desta calidad que es necessario.« (DE MOÜY, l. c., p. 317.)

3) BÜDINGER, Don Carlos' Haft und Tod, insbesondere nach der Auffassung seiner Familie, 1891, S. 247 ff. — Ein anderer Historiker, MAURENBRECHER, Sammlung gemeinverständlicher wissenschaftlicher Vorträge, 1869, S. 21, bezeichnet Carlos als »halbverrückt«. Vgl. auch dessen Aufsatz in den Grenzboten, 1874, S. 246.

und die Neigung gehabt habe, geeistes Wasser zu trinken, seine angeblich mangelhaften Lernerfolge und vieles andere Gleichwertige wurde umgedeutet und umgemodelt, bis es sich in die Zwangsjacke psychiatrischer Systematik einpressen ließ. So kam es, daß der Prinz den offiziell-medizinischen Stempel eines »schwachsinnigen, von Tobsuchtsanfällen heimgesuchten Geisteskranken bekam, mit dem man bezüglich der Vorsichtsmaßregeln verfahren sei, wie auch heute noch Psychiatrie und gerichtliche Medizin verfährt«. Es liegt nahe genug — worüber Historiker hinweggesehen haben — sich zu fragen: *Was sagten die damaligen Ärzte über* CARLOS' *Zustand?* Frei von Anklagen stünden PHILIPP und seine Helfer da, falls sie ein gemeinsames Gutachten der berühmtesten spanischen Ärzte auf Grund einer Untersuchung des angeblich Kranken eingefordert hätten, ev. noch unter Zuziehung französischer und italienischer Ärzte. Derartige Consilia waren zu keiner Zeit ungewöhnlich. Man tat es hier nicht, weil das durchsichtige Gewebe von Ungesetzlichkeit sofort zerrissen worden wäre. Wo war die Berechtigung zu dem von PHILIPP kundgegebenen Entschluß, die Einsperrung seines Sohnes nie zu ändern? War es eine Geisteskrankheit, so konnte ja eine Besserung oder Heilung eintreten. War eine solche ausgeschlossen, so konnten nur Ärzte dies begründen. Kein Zeugnis eines Arztes darüber liegt vor. Schon dies allein wirft die Fabel einer Geisteskrankheit des Infanten über den Haufen. CARLOS war so bei Sinnen, daß PHILIPP, aus Furcht, daß man dies erkennen und vielleicht noch anderes erfahren würde, dem Ersuchen auch nahester Verwandten, sie zu einem Besuche zuzulassen, den absolutesten Widerstand entgegensetzte. Weder der Königin selbst, noch der Prinzessin JOHANNA, noch der Königin von Portugal, noch dem Kaiser MAXIMILIAN gelang es, persönlich oder ihren Abgesandten Zutritt zu erlangen. Kindlich erscheint als Erklärung hierfür, Philipp habe es nicht erlaubt, weil er eifersüchtig auf seine Autorität gewesen wäre. CARLOS durfte von niemand gesehen werden, weil sein Gesundsein dabei erkannt und weil damit gleichzeitig allen weiteren Erdichtungen, die notwendig kommen mußten, der Boden von vornherein genommen worden wäre.

Die einfachste Überlegung führt zu der Erkenntnis, daß PHILIPP und seine Vertrauten damit rechnen mußten, daß CARLOS seinen Vater überleben und dann nicht nur der Welt die Gründe für das Tun seines Vaters erklärt, sondern auch wegen des erlittenen Ungemachs an den Ministern, vor allem an seinem Kerkermeister RUY GOMEZ, Rache genommen[1]) und schließlich das alles ausgeführt haben würde, für dessen Planung er das Ungemach hatte leiden müssen. *Es konnte deswegen seine Isolierung nur eine Etappe zum Ziele seiner Vernichtung sein, und um dieser den Charakter eines natürlichen Ereignisses zu geben, mußte man ihn zuvor krank bzw. kränker als bisher werden lassen, und zwar möglichst durch eigene Schuld.* Dieses Programm wurde exakt durchgeführt. Noch in der Neuzeit ist jede

---

[1]) Brief des päpstlichen Nuntius CASTAGNA an Kardinal ALESSANDRINO vom 4. Februar 1568, bei GACHARD, Don Carlos et Philippe II, Bruxelles 1863, p. 514. — W. PRESCOTT, History of the reign of Philipp II, 1855.

Nummer desselben als ernsthaft, freilich so unmedizinisch wie möglich, für Leichtgläubige aufgetischt worden[1]).

Im dritten und vierten Monate der Inhaftierung von Don CARLOS, also im April und Mai, war, nachdem die Verzweiflung über die ihm zugefügte Unbill und der Kummer über die Nutzlosigkeit seiner Pläne sich gelegt hatten, vielleicht auch, weil er auf Befreiung gehofft hatte, bei CARLOS Gleichmut bei normalem körperlichem Befinden eingetreten. Schon im Monat Juni beginnt das letztere gestört zu werden. Es stellt sich Fieber ein — das Fieber, von dem auf manchen Seiten dieses Werkes gesprochen wird. Der Kanonikus LLORENTE erwähnt es zugleich mit Delirien und Wutanfällen, die er bekommen haben sollte. Zur Unterstützung LLORENTEs machte man in der Neuzeit weitere medizinisch monströse Angaben eigener Erfindung: »Er habe sein ganzes bisheriges Lebenlang an schrecklichen Fiebern mit der natürlichen Folge des Deliriums gelitten[2]).« Oder: »Er bekam Fieber, die Verzweiflung vermehrte es, und das Fieber verstärkte das Delirium.« Oder: »Im Monat Juni und Juli merkt er, daß der Gleichmut ihm [dem Geisteskranken!] nichts nütze; die übermäßige Sommerhitze steigt ihm zu Kopf und er läßt sich zu Wut und Exzessen hinreißen.« Einer dieser »Exzesse« bestand darin, daß er, der nie ins Freie gelassen wurde und Luft nur durch die verbarrikadierten Fenster bekam, um bei der hohen Sommerhitze Kühlung zu erhalten, barfuß auf dem mit Wasser besprengten Fußboden seines Gefängnisses ging, oder sein Bett mit kaltem Wasser besprengte[3]), oder in der Nacht unbekleidet am Fenster sich hielt. Der vernünftigste Mensch würde nicht haben anders handeln können. Ein anderer »Exzeß« bestand in Unregelmäßigkeit im Essen. Bald soll er viel, besonders Früchte, bald gar nichts gegessen, vor allem aber viel geeistes Wasser getrunken[4]) — also getan haben, was durch die äußerlichen Umstände absolut erklärlich ist. Und derartiges wagte man und wagt man noch als Erklärung für das zu geben, was nun sich daran anschloß, nämlich das *Auftreten grober Vergiftungserscheinungen, die toxikologisch als Folge von wiederholter Einführung von Arsenik aufzufassen sind.* Ich zitiere nach den Originaldepeschen des französischen Gesandten FOURQUEVAULX und Berichten anderer Zeitgenossen[5]) die Belege hierfür. Er schlief fast nicht, wurde mager und trocken, und die Augen sanken in den Kopf. Er wurde von dauerndem innerem Brand und Durst gequält, wogegen man ihm Eiswasser reichte, was er jedoch maßlos benutzte. Dabei bestand Fieber. Gegen Ende Juni verband sich dies mit Brechreiz und Durchfällen, die als Dysenterie bezeichnet wurden. Diese sollten ihre Ursache im Genuß des kalten Wassers

---

1) DE MOÜY, l. c.

2) DE MOÜY, l. c., p. 320.

3) Dies war eine damals in Spanien allgemeine Gewohnheit: »Vicio de algunos señores de España« (LORENZO VAN DEN HAMMEN). Das geeiste Wasser wurde in jener Zeit viel medizinisch empfohlen (MACARDES, Libro que trata de la nieve y de sus propiedates, Sevilla 1574).

4) FAMIAN. STRADA, *De bello Belgico,* 1648, p. 320: »Post menses omnino sex . . . . ex morbo ob alimenta partim obstinate recusata, partim intemperanter adgesta, nimiamque nivium refrigerationem, super animi aegritudinem *(si modo vis abfuit)* in divi Jacobi pervigilio extinctus est.«

5) DE MOÜY, l. c., p. 324, 325, 328, 329, 331.

gehabt haben, sind aber ganz allein Folgen von zweckmäßigen Dosen von Arsenik gewesen. Zwischen dem 10. und 15. Juli müssen diese stark erhöht worden sein. Die Folgen wurden auf das Verzehren einer großen, kalten Rebhuhnpastete samt der Kruste bezogen[1]). Sie bestanden in einer Zunahme des unerträglichen Durstes, des Erbrechens und der unaufhörlichen Durchfälle. Das Erbrechen war so hartnäckig, daß er nicht das Abendmahl zu nehmen vermochte. Medikamente einzunehmen soll er sich geweigert haben[2]). Nach einer anderen, durchsichtigen, Version soll ihm der Arzt OLIVAREZ ein Purgiermittel eingegeben haben[3]). Diese geschilderte Verschlimmerung wurde dem König gemeldet. Bald gesellten sich noch Inanitionsdelirien und die Zeichen des allgemeinen Verfalls, vor allem Schwäche, hinzu. Der französische Botschafter schrieb, daß CARLOS nur noch aus Knochen bestehe. Am 19. Juli war der Zustand hoffnungslos. Am 21. Juli meldete der Nuntius nach Rom, daß es mit dem Infanten zu Ende ginge. So war es. Er verschied bei vollem Bewußtsein und vollem Verstande, nachdem er gebeichtet hatte. Mit Recht wurde darauf hingewiesen, wie mit einem Male der angeblich vorher geisteskrank gewesene CARLOS vor seinem Ende begonnen habe, ernst und klug zu sprechen. Sein »Verstandesmangel« scheint mit der Betätigung seiner kirchlichen Verpflichtungen in irgendeinem inneren Zusammenhang gestanden zu haben[4]). Der Arzt hatte sich in der Todesnacht vorsichtigerweise entfernt. Der Tod war, wie gewünscht, eingetreten, CARLOS vor seinem Vater gestorben, und PHILIPPs Beschlüsse konnten nicht mehr durch unvorhergesehene Ereignisse durchkreuzt werden — dank der Arsenikwirkung. *Der Krankheitsverlauf bei* CARLOS *stellt geradezu einen Schulfall einer subchronischen Arsenikvergiftung dar.* Eine solche müßte diagnostiziert werden, auch wenn es sich um irgendeinen anderen Menschen und nicht um Don CARLOS gehandelt hätte. An dieser Erkenntnis scheitern alle tendenziösen Umdeutungsversuche, die so zahlreich unternommen wurden. PHILIPP II. ist mit einer an Gewißheit grenzenden Wahrscheinlichkeit als der Giftmörder seines Sohnes anzusehen. Er hat der zögernden Natur durch ein wirksames Mittel nachgeholfen[5]). Die toxikologische Bewertung der feststehenden Verlaufstatsachen der Krankheit gestattet nicht ein natürliches Ende des Prinzen anzunehmen[6]).

---

[1]) GACHARD, l. c., p. 467.

[2]) GACHARD, l. c.

[3]) Gerade dieser OLIVAREZ wird in Verdacht gehalten, das Gift in irgendeiner Gestalt bereitet und zum Beibringen fertig gemacht zu haben.

[4]) BIBL, Der Tod des Don Carlos, Wien 1918, S. 345. Eine sehr gute Darstellung des Gegenstandes.

[5]) SCHMIDT, Don Carlos und Philipp II., 1876, S. 381. — DE CASTRO, Hist. de los protestantes Españioles, Cadiz 1851 (bei BIBL, l. c., S. 37). GUEEL Y RENTE, Philippe II et Don Carlos, Paris 1878.

[6]) RANKE, Historisch-biographische Skizzen, 1877, scheint zuletzt nicht mehr absolut sicher an ein natürliches Ende geglaubt zu haben.

## Don Juan d'Austria.

7. Don JUAN, der natürliche Sohn des Kaisers KARLS V., dem sein Bruder, der König PHILIPP II. von Spanien, Heer und Flotte anvertraut hatte, rechtfertigte dies Vertrauen durch die auffallendsten Erfolge. Die Seeschlacht von Lepanto, die er im Alter von 26 Jahren im Jahre 1571 gegen die Türken gewann, verbreitete seinen Ruhm über die ganze Welt. Es kann nicht wundernehmen, daß dadurch in ihm die Begierde entflammt wurde, mehr als ein Werkzeug in der Hand PHILIPPs zu sein, sich selbständig zu machen und Herrscher zu werden. Mehrere Pläne scheint er für die Erfüllung dieses Wunsches gehabt zu haben. Das Mißtrauen PHILIPPs vereitelte alle, so den, sich ein Königreich an der Nordküste von Afrika durch Verjagung der Türken aus Tunis zu errichten, oder in den Niederlanden sich festzusetzen, wohin er als Gouverneur geschickt worden war, oder schließlich der gefangenen MARIA STUART zu Hilfe zu eilen und mit ihr den schottischen bzw. englischen Thron zu teilen. Der Papst war für diesen Plan gewonnen worden. PHILIPPs Eifersucht vereitelte ihn auf Hinterwegen. Während seines Aufenthaltes in den Niederlanden wurde sein Vertrauter ESCOVEDO, wie man damals allgemein behauptete, auf Veranlassung PHILIPPs ermordet. Bald nachher, am 28. September 1578, wurde er krank. Die Krankheit wurde als »malignes Fieber« bezeichnet. Eine Malaria war es nach dem, was darüber bekannt geworden ist, sicher nicht. Seine Haut war fleckig rotgelb geworden, als wäre sie der Hitze ausgesetzt gewesen. Dies gab den Anlaß, die Krankheit für einen Flecktyphus zu halten, was keinen großen Grad von Wahrscheinlichkeit hat, zumal diejenigen, die dies annehmen, auch noch andere Diagnosen, z. B. allgemeine Entkräftigung und eine Fistel, die operiert worden sein soll, bereit haben. Der zeitgenössische Historiker STRADA schreibt den Tod »einer schwarzen Melancholie« zu, der sich Don JUAN überließ, als er die Nachricht von der Ermordung ESCOVEDOs erhielt. BRANTOME läßt ihn an »der Pest sterben, die er sich bei der Marquise VON HAVRÉ geholt habe«. Es gibt aber wohl keinen alten Historiker, der nicht von der allgemeinen Überzeugung Kunde gibt, daß Don JUAN vergiftet worden sei. Der für PHILIPP sehr eingenommene STRADA bezeichnet diese Annahme zwar als nicht sichergestellt, fügt aber als wahr hinzu, was er selbst in Briefen von ALEXANDER FARNESE, dem der erkrankte Don JUAN seine Machtbefugnisse übergeben hatte, an seinen Vater, den Herzog OCTAVIO, gelesen hatte, daß mehrere Personen dem Leben Don JUANs nachgestellt haben, ja daß FARNESE sogar zwei solcher habe hinrichten lassen. Man sprach davon, daß das Gift vom Koche[1]) in ein Ragout getan worden sei. Er selbst beklagte sich während seines siebzehntägigen Krankenlagers bei seinem Beichtvater, daß man ihn gezwungen habe, ein Gebräu zu schlucken[2]). Die Meinung, daß diese Worte nur im Fieberwahn gesprochen worden seien[2]), ist nur ein Erklärungsversuch. Obschon PHILIPP an-

[1]) DUMESNIL, Histoire de Don Juan d'Autriche, 1827, p. 193.

[2]) *Documents inéd.*, tom. VII, p. 250, bei: FORNERON, *Hist. de Philippe II*, 1882, p. 48: »Se me quejo que la habian hecho beber una bebida porfuerza.«

geordnet hatte, daß die Ärzte über die Krankheit ein zuverlässiges Journal führen sollten, ist ein solches nicht bekannt gegeben worden. Nur wenige Symptome finden sich angegeben: die eigenartigen Hautflecke, eine auffällige Entkräftigung, Bewußtlosigkeit mit Delirien[1]). Daß noch andere vorhanden gewesen waren, darf wohl als sicher angenommen werden. Der ganze Krankheitsverlauf schließt eine Vergiftung nicht aus, für die dann Arsenik in Frage käme — jenes Gift, das PHILIPP II. nicht fremd war und das als »Requiescat in pace« bezeichnet wurde. Möglicherweise wurde ihm dies mehrfach beigebracht. Schon ein Jahr vor seinem Tode war er krank gewesen und deswegen sechsmal zur Ader gelassen worden. Damals schrieb er, daß seine Gesundheit ruiniert sei. Nähme man an, daß Arsenik Verursacher seines Leidens gewesen sei, dann ließen sich die angeführten Symptome zwanglos auf eine chronische Vergiftung damit zurückführen.

8. Die spanischen Vizekönige Süditaliens haben im 16. Jahrhundert und später viel Haß durch ihr schlimmes Gebahren auf sich geladen. Schlimm trieb es in dieser Beziehung MARCANTONIO COLONNA. Die Klagen, die über ihn an PHILIPP II., in dessen Dienste er getreten war, gelangten, veranlaßten seine Vorladung nach Madrid zur Rechtfertigung. Er kam nur bis Medina, wo er plötzlich starb. Man beschuldigte damals den Kardinal GRANVELLA, ihn vergiften lassen zu haben[2]).

In viel späterer Zeit, im Jahre 1709, wurde LUIGI DE LA CERDA, der Herzog von Medinacoeli, der als Vizekönig von Neapel arg in seinem Machtbereich gewirtschaftet hatte, aber dann doch Minister in Madrid geworden war, wegen Verrates angeklagt und eingekerkert. Er starb im Gefängnis, angeblich durch Gift[3]).

## Abbas I.

9. Die Perser halten den Schah ABBAS I., der im Jahre 1628 starb, für ihren bedeutendsten Herrscher und nennen ihn den Großen. Den Thron erlangte er im Jahre 1589, nachdem zwei seiner Brüder ermordet worden waren. Seine Hauptbeschäftigung bestand im Führen von Kriegen, zumal gegen die Türkei, der er viele und große Gebiete abnahm. Nebenher wachte er mit Eifersucht auf seine Herrschermajestät und mordete jeden, den er beargwöhnte, nach der Krone zu streben oder auch nur besser in den Augen seiner Untertanen erscheinen zu wollen als er selbst. Diese verehrten aber die Söhne des Schah. Die Höflinge erregten daraufhin seinen Argwohn, indem sie ihn glauben ließen, daß vor allem sein ältester Sohn SEFY-MIRZA ihm nach dem Leben trachte. Dies genügte dem Schah, um ihn von einem gedungenen Mörder erdolchen zu lassen. Bald danach ließ er zwei andere Söhne blenden. Der eine von diesen hatte eine von ihrem Großvater ABBAS besonders geliebte Tochter. Sie war es, die auch

---

[1]) LETI, La vie de Philippe II, tom. IV, p. 270.
[2]) v. CHLEDOWSKI, Rom, Teil II, S. 52.
[3]) v. CHLEDOWSKI, Neapolitanische Kulturbilder, 1918, S. 419.

seine schlimmsten Zorn- und Wutanfälle besänftigen konnte. Der geblendete Sohn tötete dieses, sein eigenes Kind, um den Großvater der Freude zu berauben. Nachdem er so sein Rachegefühl für die Blendung gestillt hatte, nahm er Gift in Pillenform und starb dadurch nach einigen Wochen[1]).

Um die gleiche Zeit, als er seine Söhne hatte blenden lassen, ließ ABBAS mehrere Khans, deren Treue er beargwöhnte, nach Kaswin kommen und bewirtete sie mit einem vergifteten Getränk. An dem entsetzlichen Schauspiel der Vergiftungsqualen weidete er sich, bis sie gestorben waren.

## Zweites Kapitel.

### Vergiftung in nordischen Reichen, Deutschland und Frankreich unter Ludwig XIII.

STEN STURE. ERICH XIV. KARL XI. von Schweden. IWAN IV., der Schreckliche. GODUNOW. EDUARD VI. von England. HENRY STUART DARNLEY. CROMWELL. Herzog BERNHARD von Weimar. JOHANNES BANÉR. ORNANO. CHEVRIER. CHRISTIAN AUGUST VON HOLSTEIN-AUGUSTENBURG.

1. Ein in seiner Zeit berühmter Mann, der Regent von Schweden, STEN STURE der Ältere, unterlag im Jahre 1503 einem Gifte, das ihm bei einem Gastmahle in Süderköping von der Verlobten seines mit ihm nicht verwandten Nachfolgers SVANTE STURE gereicht worden war. Sie wollte dem letzteren schnell zu einem Königreich verhelfen[2]).

2. Auch in jenem schrecklichen Drama, das das Lebensende ERICHs XIV., des Königs von Schweden, des Sohnes von GUSTAV WASA, darstellt, spielte das Gift eine dokumentarisch festgestellte Rolle. Nachdem er seinem Bruder JOHANN, den er vier Jahre in einer milden Gefangenschaft gehalten, die Freiheit geschenkt hatte, wurde er durch diesen entthront, gefangen gesetzt und grausam behandelt. Neun Jahre schmachtete er nach Freiheit. Keine der bitteren Klagen erweichte seinen Bruder, der sich zum König gemacht hatte. Am 19. Januar 1577 schrieb dieser vielmehr an ERICH ANDERSSON, den Kommandanten von Orby: »Der Rat habe beschlossen, daß dem König ERICH im Falle der Gefahr eine so starke Dosis *Opium* oder *Arsenik* zu geben sei, daß er danach nur noch einige Stunden zu leben habe. Falls er das Getränk zu nehmen sich weigern sollte, so

---

[1]) BURT gibt diese sicheren Nachrichten in einem vom 6. Februar 1627 datierten Briefe aus Gombrun (Public Records, India House). Vgl. MALCOLM, The history of Persia, 1829, vol. I, p. 376.

[2]) »Ex hoc pariter veneni genere, magnus ille sui temporis in nostro Septentrione Heros, Steno Stuure, Senior, decessit, quod Canuti Alfonis vidua, Martha, futuro suo sponso, Suantoni Stuure regnum paratura, ipsi propinasse dicitur, in convivio quodam Sudercopensi.«

müßten ihm die Venen geöffnet werden, damit er sich verblute, oder er sollte erdrosselt werden.« Darauf gab der Sekretär des Königs, HENRIKSSON, dem Gefangenen Gift in einem Erbsengericht. Der Diener des JOHANN hatte es zubereitet. ERICH starb dadurch schnell am 26. Februar 1577. Es kann danach nur Opium gewesen sein.

3. Etwa hundert Jahre später verbreitete sich das ganz falsche Gerücht, daß KARL XI., der König von Schweden, an Gift zugrunde gegangen sei. Beweggründe für seine Vergiftung lagen wohl genügend vor. Er hatte viele adlige Familien durch Einziehung der Domänen arm und unglücklich gemacht. Nachdem er von einer Reise nach Turnea zurückgekehrt war, verfiel er in eine »auszehrende Krankheit«, die ihn ins Grab brachte. Er hatte seine Leichenöffnung angeordnet, damit man sähe, »was für seltsame und wunderliche Sachen in seinem Bauche etwa zu finden sein möchten«. Man fand eine starke Bauchwassersucht. Bauchfell und Netz waren »zum Teil fast verfault«. Aus der Bauchhöhle schöpfte man drei Kannen blutig-eitriger Flüssigkeit. In der Leber waren »unnatürliche Geschwülste von Haselnuß- bis Gänseeigröße« und im Dickdarm Geschwüre[1]). Es handelt sich wohl um Erkrankung an Krebs.

## Iwan IV., der Schreckliche.

4. Wilde Tiere töten aus Hunger, und jedes von ihnen vollbringt dies nur nach *einer* Art, aber Menschen mordeten aus Ruhmsucht, Rachsucht, Habgier und Blutgier auf hunderterlei Weise. Wessen Seele noch erschauern kann über Greueltaten eines CALIGULA, NERO, COMMODUS, oder jener vieler anderen, die in der Zeiten Lauf über Menschenleben frei verfügten, der wird von tiefer Scham erfüllt, gleich jenen den Namen Mensch führen zu müssen. An keinen Namen der Weltgeschichte knüpft sich aber der Abscheu über diese generelle Namensgemeinschaft mehr, als an den jenes russischen Zaren IWAN, dem man den Beinamen des Schrecklichen gegeben hat. Er allein wiegt an Greueltaten, die er eigenhändig vollbracht oder hat vollbringen lassen, Hunderte der schlimmsten gekrönten und ungekrönten Menschenmörder auf. Die Feder sträubt sich, alle Einzelheiten wiederzugeben, die von zeitgenössischen Augenzeugen berichtet worden sind. Ist es nur Wahnsinn oder alkoholisches Irresein, das diesem Manne die menschenmordenden Befehle in den Mund legte oder seine eigene grausame Hand zur Tat bewegte? Oder waren es Taten, die mit Bewußtsein und Überlegung geplant und ausgeführt wurden? Ist der Cäsarenwahnsinn, der viele Gestaltungen — immer mit seiner Grundform der absoluten Verfügung über Menschen — annehmen kann, nur Geisteskrankheit, eine Monomanie, oder eine durch die Umstände bedingte andere Form des gewöhnlichen, bewußten Missetätertums? Die erstere Annahme würde eine Entlastung von Schuld in menschlicher Auffassung nötig machen. Meiner Meinung nach darf bei der übergroßen Zahl der hier in Frage kommenden

[1]) Magazin für Ärzte, 1783, V, 1, S. 91.

Menschen die fessellose Verwirklichung ihrer Zerstörungsinstinkte nur als bewußt gewollte Roheitstaten angesehen werden, die rücksichtslos verübt wurden, weil eine Sühne nicht gefordert werden konnte — es sei denn, daß gelegentlich einmal der Stahl oder Gift als Vergeltung sich erfolgreich gegen sie wandte.

IWAN, der Schreckliche, der in Wollust und Menschenmord schwelgte, der, »nachdem er sich in den Schandtaten rasender Wut gegen das Volk erschöpft hatte, seinen eigenen Sohn erschlug«, beging derartiges auch in nicht trunkenem Zustande, von innerer Mordgier erfaßt, weil er das Recht zu haben überzeugt war, als Vertreter Gottes in seinem Lande über Leben, Tod und Todesart »seiner Knechte« verfügen zu können. »Bis zum Ende seines Lebens war er ein eifriger Verehrer des christlichen Glaubens, der die göttliche Lehre desselben mit seiner unerhörten Grausamkeit in Übereinstimmung setzen wollte. Bald rechtfertigte er sie durch den Schein der Gerechtigkeit, indem er behauptete, alle Märtyrer seiner Grausamkeit seien Verräter, Zauberer, Feinde Christi und Rußlands, bald bekannte er sich voll Demut schuldig vor Gott und vor den Menschen, nannte sich einen abscheulichen Mörder der Unschuldigen, befahl in den Tempeln für sie zu beten ...[1]).« In einem Briefe an KOSMA, den Abt des Cyrillklosters, sagte er von sich, als einmal die unerbittliche Stimme des Gewissens den trüben Schlummer seiner Seele beunruhigte: »Ich bin jederzeit gewesen in Trunkenheit und Hurerei und in Ehebruch, in Unfläterei, im Totschlag und Blutvergießen, im Plündern und Rauben und jeglicher Schandtat.« So viele deren hat er begangen, daß man sie sogar in Epochen geteilt hat. Die furchtbarste begann im Jahre 1569. Zeitweilig nahm er Menschenschlachtungen von dreihundert und mehr Menschen vor, an denen er sich persönlich beteiligte. Auch dann war er noch nicht satt vom Morden. Er vergaß zuweilen Hunger und Durst, stieß Speise und Trank zurück, setzte sich zu Pferde, um sich in Blut zu baden. So metzelte er an hundert litauische Gefangene im Kerker nieder. In Nischni Nowgorod ließ er unter Selbstbeteiligung etwa 60 000 Menschen töten. Die Wolga trat über ihre Ufer, weil die Kadaver in ihr ihren Lauf behinderten[2]). Er mordete Kinder mit Vätern, Gatten mit Gattinnen und alle Verwandten angeblicher Verbrecher. Er hetzte Menschen im Zorn und zu seinem Vergnügen mit Bären. Den Abt von Pskow, CORNELIUS, ließ er in eine Bärenhaut einnähen und von Hunden zerreißen. Er ersann neue Martern und Marterinstrumente, Pfannen und besonders vorgerichtete Öfen für das Brennen, Schnüre zum Zerschneiden von Menschen in Gelenken, Zangen usw. Man zog Menschen die Haut ab, spießte, pfählte, ersäufte sie. Zur Feier der Hochzeit seines Schwagers warf er viele Bojarenkinder in den Wolchowfluß. Schändungen von Frauen und Jungfrauen waren gewöhnlich. Den 60 Jahre alten WOROTYNSKI, den Eroberer von Kasan, ließ er gebunden auf ein Holz zwischen zwei Feuer legen und

---

[1]) KARAMSIN, Geschichte des russischen Reiches, übersetzt, Bd. 8, 1826, S. 18.

[2]) ULFELD [dänischer Gesandter, der 1578 in Rußland war], Legatio moscovitica, siv. Hodoeporicon, Francof. 1627, p. 15.

rösten. Er, IWAN selbst, schob mit seinem blutigen Stabe die glühenden Kohlen näher an den Körper des Gepeinigten heran. Halb verbrannt wurde er herausgezogen, fortgebracht und starb bald. Und für einen solchen Mann, der noch viel Schlimmeres tat, betete das Volk! »So war der Zar! So waren die Untertanen! Sollen wir mehr über ihn oder über sie erstaunen?« Dieses Wort KARAMSINs bedarf keines Kommentars.

Es ist selbstverständlich, daß einem solchen Mann auch Gift als Waffe dienen mußte. Reichlich hat er hiervon Gebrauch gemacht. Schon einen Teil seiner sieben Frauen soll er vergiftet haben. Wiederholt äußerte er öffentlich, daß zwei von ihnen, ANASTASIA und MARIE, von geheimen Bösewichtern vergiftet worden seien. ADASCHEW, der Mitglied des Reichsrates und politisch seine rechte Hand gewesen war, ließ er anklagen und verurteilen, weil er die Zarin ANASTASIA bezaubert und getötet habe. In Dorpat wurde er eingekerkert, wo er nach zwei Monaten am hitzigen Fieber starb. Man meldete dem Zaren, er habe sich selbst vergiftet. Er ist vergiftet worden. Die nicht kontrollierbare Angabe liegt vor, daß IWAN sich eine »Giftuhr« gemacht habe, d. h. daß er die Stunden des Tages nach den vollzogenen Vergiftungen rechnete. Liegt hierin gewiß eine starke Übertreibung, so ist es doch wahr, daß er viele Menschen hat vergiften lassen. Die Gifte und die Weisungen für sie gab ihm »ein verlauffener, schelmischer«[1]) holländischer Arzt BOMELIUS. Man meinte, daß er bei jedem der mehr als hundert Vornehmen, die Gift haben nehmen müssen, die Wirkungszeit bestimmt habe, und zwar zu einer halben bis zu vier Stunden, um die Qualen, die dem Opfer bestimmt wurden, kürzer oder länger zu machen. Auf diese Weise starben z. B. sein Kämmerer GRASSNOW, sein Hofmarschall IWAN KWASTICK und andere. Im Frühjahr 1569 machte er seinen Vetter, den Prinzen WLADIMIR, zum Führer der Truppen, die er in Nischni Nowgorod zusammenzog. Als dieser auf dem Wege in diese Stadt durch Kostroma kam, wurde er von den Bojaren und der Geistlichkeit mit großen Ehren aufgenommen. Der Zar, der davon hörte, ließ die Veranstalter der Festlichkeiten nach Moskau kommen und hinrichten. Als WLADIMIR von Nischni Nowgorod heimkehrte, sah er im Dorfe Slotino, wo er haltgemacht hatte, plötzlich Reiter angesprengt kommen, die ihn und seine Familie vor den mitangekommenen IWAN führten. Dieser beschuldigte ihn, ihm durch Gift nach dem Leben getrachtet zu haben. Der bestochene Hofkoch hatte Gift erhalten und behauptete, es sei ihm von WLADIMIR gegeben worden. Vergebens beteuerten WLADIMIR, seine Frau EUDOXIA und seine vier Kinder auf den Knien ihre Unschuld und erboten sich sogar, in ein Kloster zu gehen. Der Zar antwortete: »Ihr habt mich durch Gift töten wollen, so trinkt es denn selbst.« Alle mußten das Gift trinken und starben in Gegenwart IWANs, der Prinz nach einer Viertelstunde, die übrigen nach einer Stunde[2]). Die Begleiterinnen der EUDOXIA,

---

1) TAUBE und KRUSE, Zar Iwan der Grausame, in: EWERS und v. ENGELHARDT, Beiträge zur Kenntnis Rußlands, Dorpat 1818, S. 250. — HAKLUYT, p. 520.

2) TAUBE und KRUSE, l. c., S. 214. — J. ULFELD, l. c.: »porrigens illi venenum, quod cum gustasset morbo correptus exspiravit.«

Bojarinnen und Dienerinnen, ließ er nackt ausziehen, nackt auf die Straße laufen, vom Pöbel jagen und nachher »zerschießen, kleglich zerfleischen und unbegraben den Vogeln und Tieren undter dem Himmel ins weite Feldt zu fressen hinwerfen«. Die Mutter WLADIMIRs, die in klösterlicher Zurückgezogenheit lebte, wurde ersäuft. BOMELIUS, der Giftberater, wurde eines geheimen Einverständnisses mit BATHORI, dem König von Polen, überwiesen und in Moskau im Jahre 1579 öffentlich verbrannt.

## Boris Godunow.

5. Mit dem Tode IWANs hörte die Giftverwendung am Zarenhofe nicht auf. Von seinem Stamme, den RURIKs, blieben nur noch sein Sohn und Nachfolger FEDOR I., ein widerstandsloser Gegenstand in der Hand seines Schwagers, des Bojaren BORIS GODUNOW, und ein Sohn, DEMETRIUS, von seiner siebenten Frau. GODUNOW gelang es schließlich im Jahre 1598, die Herrschaft über Rußland zu gewinnen. Unter den verwerflichsten Mitteln, die er hierfür gebrauchte, fand sich auch Gift. Mit einem solchen in Wein gereichten hat der skrupellose Mann wahrscheinlich FEDOR I. getötet[1]). Schon vorher hatte er den Versuch gemacht, den von seiner Mutter sorgfältigst überwachten jungen DEMETRIUS durch die im Hause tätige Bojarin WOLOCHOW vergiften zu lassen. Das Gift hatte er geliefert. Die angewandten Dosen waren aber wohl zu gering, so daß der Erfolg nicht eintrat[2]). Der ungeduldige GODUNOW ließ daher das Kind von gedungenen Mördern in Uglitsch im Jahre 1591 erstechen. Ohne rechtlichen Nebenbuhler auf der Höhe der Macht, bemächtigte sich seiner der Argwohn gegen heimliche Feinde. Als solche sah er die ROMANOWS, die Verwandten der verstorbenen Zarin ANASTASIA an. Der Bojar NIKITA ROMANOWITSCH hatte fünf Söhne hinterlassen. GODUNOW bestach den Schatzmeister dieser ROMANOWS, gab ihm Säcke mit giftigen Kräutern, die in die Vorratskammer gestellt werden sollten, und den Befehl, seine Herren als Giftbereiter für GODUNOW anzuzeigen. Dies geschah. Es verbreitete sich schnell das Gerücht von Vergiftungsattentaten gegen den Zaren. Man klagte die Familie an, und der Richterspruch lautete auf Klosterleben, Verbannung und Gefängnis. Eine Reihe dieser Unglücklichen starb im Elend.

GODUNOW wurde auch beschuldigt, durch zwei Mönche den falschen DEMETRIUS haben vergiften lassen zu wollen. Das Gift sollte mit Weihrauch gemischt werden und als Dampf töten. Dies scheint mir eine Fabel zu sein. Man verfügte überdies über sicherere Vergiftungsmethoden.

Als die Tragödie des falschen DEMETRIUS GODUNOW die Aussichtslosigkeit seiner Zukunft erkennen ließ, soll er sich, wie das Gerücht ging, im Jahre 1605 das Leben mit Gift genommen haben, das er so oft für andere verwendet hatte, oder von Feinden vergiftet worden sein[3]). Nach einer anderen Version habe ein Schlagfluß ihn getötet. Damit stimmen

---

[1]) PETRUS PETREJUS, Chronik, in: Rer. Rossicarum Scriptores, tom. I, p. 152.

[2]) KARAMSIN, l. c., S. 192.

[3]) PETREJUS, l. c., p. 172 und andere.

aber nicht die berichteten etwas unwahrscheinlichen Symptome überein, die in plötzlich nach dem Mittagsmahle aufgetretener Übelkeit und starken Blutungen aus Ohren, Nase und Mund bestanden haben sollen.

## Eduard VI. von England.

6. An JOHN DUDLEY, Graf von Warwick, Herzog von Northumberland, haftete in seiner Zeit das Gerücht, ein Giftmörder seines Königs EDUARD geworden zu sein. Seinem Charakter nach war er einer solchen Tat fähig; daß er sie verübt hat, ist unwahrscheinlich. Es ist möglich, daß er das Leben EDUARDs auf andere Weise gekürzt hat. Seine unter HEINRICH VIII. erworbene Stellung als Großadmiral war nach dieses Königs Tode an THOMAS SEYMOUR, den Bruder des Herzogs von Somerset, übergegangen. Diesem letzteren, dem Onkel des Königs und Protektor des Königreiches, neidete er seine Stellung und wußte sie so zu erschüttern, daß der Herzog in Ungnade fiel, ihm der Prozeß gemacht und er im Jahre 1552 hingerichtet wurde. Um auch über das Leben des damals schon kranken Königs, eines von Eifer für den neuen Glauben beseelten Jünglings hinaus sich seine Stellung zu sichern, verheiratete er seinen Sohn GUILFORD DUDLEY mit JANE GREY, der Enkelin von HEINRICHs VIII. Schwester MARIE. Er erschlich von dem König eine letztwillige Verfügung, kraft welcher die Bestimmungen HEINRICHs über die Erbfolge beseitigt wurden. Es sollten nicht nur mehr MARIE und ELISABETH, seine Schwestern, die nächsten Anrechte auf den Thron haben, sondern JANE GREY und mit ihr das Haus SUFFOLK. Kaum hatte der König im Jahre 1553 die Augen geschlossen, als auch schon JANE GREY zur Königin ausgerufen wurde. Ein Volksaufstand erhob sich gegen DUDLEY. Man verhaftete ihn und setzte ihn in den Tower von London. Er wurde zum Tode verurteilt und hingerichtet. Etwas später endete, durch seinen Ehrgeiz dahin gebracht, wohin sie nicht kommen wollte, die gelehrte und feinsinnige JANE GREY auf dem Schafott und mit ihr ihr Mann, GUILFORD DUDLEY, auf Befehl der Königin MARIE.

Hat NORTHUMBERLAND etwas zu dem frühen Tode EDUARDs VI. beigetragen? Es geht vorerst aus den meisten Berichten über des letzteren Krankheit hervor, daß er nicht, wie vereinzelt fälschlich berichtet wurde, an den Pocken gestorben sei, sondern daß ein Brustleiden ihn befallen habe, das als Tuberkulose aufgefaßt werden muß. Der Historiker DE THOU, der die Ereignisse seinerzeit beschrieb, nennt es ein Leiden, bei dem ein scharfer Saft in die Lunge gelangte und das ihn von Tag zu Tag mehr aufrieb[1]), und der zeitgenössische SLEIDAN berichtet kurz, daß der König etwa im 16. Lebensjahre an der Schwindsucht gestorben sei. Nur der letztere erwähnt nebenbei das Gerücht der Vergiftung[2]). Es sollte ein

---

[1]) THUANUS, *Historiae sui temporis*, lib. XIII, ad ann. 1553, Aurel. 1620, p. 386: ». . . ingravescente Eduardi morbo ex humore acri in pulmones distillante, quo indies confici et in hecticum paullatim evadere conspiciebatur.«

[2]) SLEIDANUS, *De statu religionis et reipublicae Carol. V. Commentar*, lib. XXV, Argentor. 1559, fol. 314 v.: »Eduardus sextus . . . . e vita decedit morbo tabifico . . . . divulgata fama fuit, interiisse veneno.«

»schleichend wirkendes« Gift gewesen sein. Alles spricht gegen eine solche Annahme. Das Lungenleiden wurde auch von Ärzten als solches aufgefaßt und für tödlich erachtet[1]). Vielleicht in böser Absicht veranlaßte NORTHUMBERLAND den geheimen Rat, eines Tages die Ärzte vom Krankenbette des Königs fortzuschicken und dafür eine Frau für die alleinige Behandlung zuzulassen, die versprochen hatte, den König zu heilen. Man argwohnte, dies sei geschehen, um ihn schneller zu beseitigen, zumal da bekannt wurde, daß sie den König mit allerlei Arzneimitteln quälte, die den Zustand verschlimmerten. Dies dauerte aber nur kurze Zeit, nach deren Verlauf wieder die Ärzte die Behandlung übernahmen. Das Leiden war, wie es scheint, im Januar des Jahres 1553 schlimm geworden und hatte am 6. Juli geendet. Es bestanden zuletzt Störungen in der Atmung und im Sprechen, livide Gesichtsfarbe, Schwellung der Schenkel u. a. m. [2]).

## Henry Stuart Darnley.

7. Wie für den Tod von Don CARLOS, so ist auch für den von DARNLEY, den Gemahl der MARIA STUART, Gift als Ursache bezeichnet worden. Man weiß, wie diese flatterhafte, geschlechtlich übererregbar veranlagte Frau, nachdem sie ihren ersten Mann, den jungen FRANZ II. verloren hatte und nach England zurückgekehrt war, Liebhaber hatte, die sie anfangs mit Gunst überhäufte, deren sie bald aber wieder überdrüssig wurde. Von dem charakterlich niedrig stehenden DARNLEY hatte sie bald genug. Es folgte ihm u. a. der Italiener RICCIO und, nachdem dieser im Jahre 1566 in Gegenwart MARIAS, von ihren Knien fort, die er umfaßt hatte, von DARNLEY fortgerissen und von dessen Mitverschworenen erstochen worden war, folgte ihm als Liebhaber BOTHWELL. Sie hatte jedenfalls den Wunsch, den seit der Ermordung RICCIOS ihr verhaßten DARNLEY zu beseitigen, um ihre Rache dadurch zu stillen und um ganz frei zu sein. Gegen Ende des Jahres 1566 wurde der Plan, ihn zu töten, jedenfalls schon gefaßt und kam nach einem Fehlerfolg, den manche in einer mißlungenen Vergiftung erblickten, am 9. Februar 1567 zur Ausführung. DARNLEY wollte jede Erniedrigung, die ihm zuteil wurde, so erzählt der berühmte Geschichtschreiber seiner Zeit, der Präsident DE THOU, ertragen, um wieder in die Gunst von MARIA zu gelangen. Auf einer Reise nach Glasgow, wo er seinen Vater zu besuchen beabsichtigte, erkrankte er, kaum tausend Schritt von Sterlin, unter sehr merkwürdigen Symptomen, die als Pockensymptome bezeichnet wurden. »Er bekam heftige Schmerzen im ganzen Körper, und bald nachher brachen an allen Körperstellen Flecke und schwarzbläuliche Pusteln mit solcher Heftigkeit hervor, daß er allem Anscheine nach nicht mehr lange zu leben hatte. Der hervorragende Arzt JACQUES ABRENETH erklärte auf Befragen,

[1]) THUANUS, l. c.: »Dudleius cum ex medicis morbum letalem, nec spei quidquam reliquum esse rescivisset ....«

[2]) HUME, *History of England*, London 1754—1756: »After the use of her medicines, all the bad symptoms increased to the most violent degree: he felt a difficulty of speech and breathing; his pulse failed, his legs swelled, his colour became livid; and many other symptoms appeared of his approaching end.«

daß hier eine Vergiftung vorliege. Nur die Kräftigkeit seines Alters und seine gute Konstitution ließen ihn das Leiden überstehen[1]).«

Auffällig ist es, daß MARIA während seiner Krankheit zu ihm eilte, und daß zwischen beiden scheinbar eine Versöhnung zustande kam. Sie reisten gemeinschaftlich nach Edinburg. DARNLEY wurde wegen seines Gesundheitszustandes in Kirk-of-Field in einem isoliert stehenden Gebäude untergebracht. Sie schlief aber einige Nächte unter dem Raum, in dem er sich befand. Hat er wirklich die Pocken gehabt, wofür übrigens die Symptome durchaus passen — denn die angegebenen starken Schmerzen können die berüchtigten, pathognostisch so sicheren Kreuzschmerzen gewesen sein —, so nimmt es doch wunder, daß MARIA die Ansteckung nicht gefürchtet hat und mit ihm so lange zusammengeblieben ist. Dies ist aber auch der einzige, gewiß schwache Zweifel, der über die Richtigkeit der Leidensdiagnose bestehen kann. Die Annahme einer Vergiftung, die von manchen stark betont worden ist — Flecke und Pusteln hätten wohl auch durch eine solche entstehen können —, kann doch nicht genügend, vor allem nicht durch die Kenntnis der weiteren Verlaufsart des Leidens gestützt werden, weil einige Stunden, nachdem MARIA das Haus verlassen hatte, um der Hochzeitsfeier eines ihrer Diener in Holy-Rood beizuwohnen, es mit DARNLEY und einem Diener durch eine Explosion in die Luft flog und beide tötete[2]). BOTHWELL, den LENOX, der Vater DARNLEYS, der Tat beschuldigte, wurde vom Gerichte freigesprochen. Drei Monate später heiratete er, der unwürdige Mann, MARIA STUART. Nach der Gefangennehmung seiner Frau floh er nach Norwegen, wo er auch starb.

8. Ein gesuchter Gegenstand hinterlistiger Mordtücke war, wie sich denken läßt, CROMWELL. Bekannt geworden ist auch der ergebnislose Versuch, ihn mit einer größeren Tischgesellschaft zu vergiften.

## Herzog Bernhard von Weimar.

9. Zu den Opfern von Gift rechnete man allgemein und sehr lange Zeit hindurch den Herzog BERNHARD von Weimar, der im 36. Lebensjahre im Jahre 1639 ziemlich akut starb. Es gab genug Menschen, die ihm den Tod wünschten. Es sei kurz daran erinnert, wie er nach der Schlacht bei Lützen mit HORN und BANÉR den Befehl über schwedische Truppen erhielt, wie er nach Franken zog, sich von dem schwedischen Kanzler OXENSTIERNA mit den Bistümern Würzburg und Bamberg als Herzogtum Franken belehnen ließ, daß er dies durch die Schlacht bei Nördlingen im Jahre 1634 wieder verlor und bald danach einen Subsidienvertrag mit

---

1) THUANUS, *Historiae suae temporis*, Londini 1733, vol. II, p. 539: »Inde cum Glascuam ad patrem iturus vix mille passus Sterlino abesset, vehementi dolore simul omneis corporis partes invadente correptus est, liventibus pustulis paulo post erumpentibus, cum tanta vexatione, ut exigua vitae spe spiritum duceret: quod Jacobus Abrenethius, usu medendi excellens, de genere morbi rogatus, a vehementia veneni provenire respondit.«

2) Die Mitteilung, daß beide erwürgt gefunden worden seien (Mémoires historiques .... de France, Amsterd. 1764, tom. III, p. 395), ist irrig.

Frankreich einging und nun offenkundig versuchte, für sich im Elsaß einen neuen Staat zum Teil auch mit französischen Truppen zu erobern. Im Jahre 1638 hatte er auch Breisach genommen und sich geweigert, die Stadt herauszugeben, oder sie im Namen des Königs von Frankreich zu verwalten. Er benahm sich in jeder Weise als Landesherr des Elsasses mit noch viel weiter gehenden Aspirationen und machte Anstalten zu einer von Frankreich unabhängigen Kriegführung. Verfügungen wurden ohne Rücksicht auf die Franzosen nicht nur im Elsaß, sondern auch in Hochburgund erlassen. Verhandlungen, die Frankreich durch seinen Gesandten GUÉBRIANT mit ihm einleitete, um ihn zu billigem Nachgeben zu veranlassen, fanden nicht nur keine Stätte, sondern es wurden neue, erhöhte Forderungen an Hilfsgeldern, die in die Millionen gingen, verlangt und die Erklärung abgegeben, daß er Elsaß und Hochburgund als unumschränkten Besitz für sich in Anspruch nehme. Dies Benehmen wurde als ungerecht und unerträglich bezeichnet. Plötzlich entschloß sich der Herzog, den Rhein zu überschreiten. Er begab sich am 3. Juli nach Hüningen. Am 4. Juli befiel ihn eine Unpäßlichkeit. Sogleich ließ er sich zu Schiff nach Neuenburg bringen. Die Krankheit verschlimmerte sich, und am 8. Juli frühmorgens starb er bei bis zuletzt erhaltenem Bewußtsein und nachdem er in den Tagen vorher sämtliche erforderlichen Verfügungen getroffen hatte.

Man kann leicht verstehen, daß nach dem Verhalten des Herzogs Frankreich gegenüber dieses ihm nicht gerade wohlwollte. Und ebenso klar ist es, daß die Kaiserlichen in ihm ihren schlimmsten Gegner erblickten. Unwidersprochen blieb es auch, daß er in der letzten Zeit seines Lebens Maßnahmen getroffen hatte, um sich gegen allerlei Mordversuche zu schützen. Seit der Eroberung von Pontarlier wurden aus Vorsicht die Wachen der fürstlichen Wohnung verdoppelt und für die Posten nur erprobte treue Krieger gebraucht. Die Unsicherheit gebot wohl auch einen Wechsel des Aufenthalts von Pontarlier und Joux. Während des Fürsten Aufenthalt im Elsaß wurde ferner eine Verschwörung gegen ihn entdeckt, die zur Hinrichtung von einem der Verschworenen führte[1]).

Dies alles waren Beweggründe, um seinen Tod ursächlich auf Gift zurückzuführen. Um so mehr glaubte man daran, als er, wie es schien, aus voller Gesundheit heraus, ohne welche seine damaligen großen kriegerischen Unternehmungen sich nicht denken ließen, ein vorzeitiges Ende nahm.

Die getroffenen Maßregeln zum Schutze seiner Person halfen dem Herzog nicht. Er wurde in einem entscheidenden Augenblicke krank und starb bald darauf. Die Ursache hiervon ist als eine natürliche bezeichnet worden. Der Herzog sollte schon im Jahre 1638 Anfälle von »hitzigem Fieber« mit späteren Rückfällen gehabt haben, so daß, was hier vorläge, nur eine Fortsetzung jenes etwa ein Jahr alten Leidens gewesen sei[2]). Dies ist sicher ebenso unrichtig wie die zweite Diagnose, daß er am »pestilenzia-

---

[1]) RÖSE, Herzog Bernhard von Sachsen-Weimar, 1829, Teil 2, S. 329.
[2]) Mémoires du Generalmajor d'Erlach, p. 113, in: RÖSE, l. c., p. 430.

lischen Fieber«, d. h. am Flecktyphus gestorben sei. Es ist sicher, daß damals weder am Erkrankungsorte noch anderwärts unter den Truppen dieser Typhus oder gar die Pest geherrscht hat, und ebenso sicher, daß niemand sonst aus der Umgebung des Herzogs erkrankt ist. In einer Chronik[1]) findet sich der folgende Bericht: »Als er mit dem Residenten MOCKEL am 3. Juli auf einem Schiff von Hüningen nach Neuenburg fuhr, befand er sich etwas übel und legte sich nach erreichtem Quartier gleich zu Bett, wie er denn auch anderen Tages niemand vor sich ließ. Seine beiden Leibärzte wußten sich nicht in die Krankheit zu finden, da aber die Schmerzen immer mehr überhandnahmen, empfing er am 8. Juli früh das Heil und starb um 9 Uhr. Bei Eröffnung seines Leichnams wurde die Lunge und Leber von einem pestilentzischen Gifft entzündet befunden.« Dem letzteren widerspricht — obschon es an sich belanglos ist — ein an den Kanzler OXENSTIERNA von HUGO GROTIUS gerichtetes Schreiben, in dem ausdrücklich hervorgehoben wird, daß keine Zeichen »der Pestilenz« in seinem Körper zu finden gewesen seien.

Es ist sehr bemerkenswert, daß, während GROTIUS im Juli 1639 in einem Brief an den Kanzler eine Vergiftung noch nicht annahm, er am 1. Oktober des gleichen Jahres eine typhöse Erkrankung direkt ablehnte und den Vergiftungsverdacht stärker hervorhob[2]).

Der Verlauf der Krankheit spricht entschieden genug gegen jede Art typhöser Erkrankung. Sie trat sehr schnell, fast plötzlich ein und war nach vier Tagen beendet. Der Flecktyphus hat eine Inkubation von 10—14 und ein Prodromalstadium von 3—4 Tagen, während seine Dauer bis zum Tode mindestens eine Woche, gewöhnlich anderthalb bis zwei Wochen beträgt. Ein so auffälliges Symptom wie der Schüttelfrost, mit dem das Leiden einsetzt, würde in den Berichten nicht verschwiegen worden sein, wenn es vorhanden gewesen wäre, ebenso die unerträglichen Kopfschmerzen. Es fehlte ferner bei dem Herzog die Benommenheit des Sensoriums, denn er war bis zur letzten Minute frei im Denken. Das Ende ging auch weder mit Konvulsionen noch mit Lungenödem einher, da er ganz zuletzt noch klar und ohne Mühe sprechen konnte.

So kommt man auf die Annahme, die der Herzog selbst hegte, daß er an Gift gestorben sei. Auch sein Bruder, der Herzog ERNST, glaubte an diese Todesursache, wie sehr viele Menschen in damaliger und späterer Zeit. Dies kam sogar in der Trauerrede zum Ausdruck: »Wann, wie viel meinen, und Ihr fürstl. Gnaden selbst geklagt, derselbe durch Gifft were vergeben worden, so würde ein jeglicher ... einen solchen Fürstenmörder

---

[1]) GOTTFRIED, Fortgesetzte historische Chronik, Bd. II, S. 715.

[2]) HUGONIS GROTII *Epistolae,* Amstelodami 1687, p. 566, epist. 1249: »Quo magis in mortem ducis Vinariensis inquiro, eo certior fio, nullas in corpore ejus notas exstitisse pestilentiae, nullas in domo causas. Itaque veneni fama revalescit, maxime ejus suspecto medico genevensi, qui ad morbi colici remedia accitus fuerat.« — Auch der Tod von HUGO GROTIUS wurde ursächlich mit Gift in Verbindung gebracht — wenigstens ging das Gerücht, daß die Lutheraner ihn in Rostock vergiftet hätten. GUI PATIN (Lettres, édit. REVEILLÉ-PARISE, Paris 1846, tom. II, p. 364), der dies als Gerücht verzeichnete, glaubte es nicht, weil man nicht in Deutschland, so wie es an manchen Stellen Italiens geschähe, vergifte. Das Gerücht ist völlig falsch. Der Tod war ein natürlicher.

vermaledeien.« Schon noch während des Lebens des Herzogs trafen Briefe aus der Schweiz, Venedig, Mailand bei ihm ein, die ihn vor spanischem Gift warnten[1]). Und vielfach hörte man ihm einen Gifttod voraussagen[2]). Manche andere wenn auch leichte Indizien für das Vorliegen eines Gifttodes wurden damals verbreitet, und noch hundert Jahre später hielt man ihn für völlig sicher und durch gleichzeitige und zuverlässige Nachrichten beweisbar[3]). Als Stütze für diese Annahme sind medizinisch »die schwarzbraunen Flecke, die sich an seinem sonst so gesunden Körper gezeigt hätten«, als für Giftwirkungen sprechend herangezogen worden. Wie ich schon des öfteren auseinandergesetzt habe, entbehren diese Veränderungen jeden diagnostischen Wertes.

Wie falsche Schlüsse aus Zufälligkeiten gezogen werden können, ergibt sich auch aus der Mitteilung, daß das dem Herzog gereichte Gift »so stark gewesen sei, daß die Hand des Wundarztes, die bei der Leichenöffnung ein wenig von den Hirnknochen gestreift wurde, nebst dem Arme sogleich aufschwoll, so daß die Geschwulst in Brand überging, woran der Feldscher am elften Tage starb«. Dieser Tod hatte als Ursache nur eine Vergiftung durch Leichengift, das durch die bei der Obduktion zustande gekommene Handverletzung in die Wunde eindrang und eine Allgemeininfektion bewirkte.

Außer den angeführten, eine typhöse Erkrankung ausschließenden Umständen sprechen für eine Vergiftung die freilich nur sehr spärlich berichteten Symptome. Neben Schmerzen bestanden nach den Memoiren des Generalmajors ERLACH noch kontinuierliche Durchfälle, die nach einer scheinbaren Besserung am 7. Juli wie es scheint sehr stark sich eingestellt hatten, zugleich mit Flecken am ganzen Körper[4]). Der Arzt war wegen eines »morbus colicus« hinzugezogen worden. Man könnte an eine Vergiftung durch Colchicum denken. Mancherlei: die Durchfälle, der Hautausschlag und vor allem das Erhaltengebliebensein des Bewußtseins bis zum Tode würden dafür sprechen. Indessen fehlt anderes von dem Symptomenbild einer solchen Vergiftung. Auch die arsenige Säure, mit der eine subakute Vergiftung erzeugt worden ist, ruft das gleiche Verhalten hervor. Eine Wahrscheinlichkeit dafür, daß sie in Frage kommt, ist jedoch nicht zu geben, weil das Gesamtbild ihrer Wirkung viel mehr noch enthält als hier bekannt gegeben worden ist.

Über die Art der Verabfolgung gibt es zwei Varianten. Nach der einen ist der Herzog nach dem Genuß einer Suppe erkrankt, nach der anderen hat er, nachdem er abends Karpfenkopf mit Zitrone gegessen, sofort gesagt, daß er Gift aufgenommen habe. Es muß dahingestellt bleiben, ob dies der Wahrheit entspricht. Wäre aber dem so, dann könnte man — was

---

1) RÖSE, l. c., S. 329, 428.

2) HUGONIS GROTII *Epistolae*, l. c., p. 548, epistol. 1216: »Febris ardens ambiguas reliquit judicationes aut pestilentiae, quae illis locis non abest, aut veneni, cujus suspicionem vix vitare possunt potentum exitus. Eam auget, quod penes Caesarianos pridem rumor et spes fuit, eum non diu victurum.«

3) Hallische Gelehrten-Zeitung, 1777, S. 111.

4) RÖSE, l. c., S. 430.

beiden Anschauungen gerecht würde und nicht ganz unwahrscheinlich wäre — an eine Vergiftung durch ein verdorbenes Nahrungsmittel — vielleicht eine Fischvergiftung — denken.

Als absichtlicher Darreicher eines Giftes ist der Arzt des Herzogs, ein Genfer namens BLANDINI, verdächtigt worden — meiner Überzeugung nach mit Unrecht, da er hinzugezogen worden ist, nachdem bereits die Durchfälle ausgesprochen vorhanden gewesen waren. Man hat auch behauptet, daß er, der in dem Testament des Herzogs ansehnlich bedacht worden ist, nach dem Tode des letzteren geflohen sei. Ein Beweis dafür ist nicht geliefert worden. Ferner sind beide Parteien, denen des Herzogs Tod Vorteil brachte, der Urheberschaft der Vergiftung geziehen worden, vor allem die Franzosen, bzw. der Kardinal RICHELIEU. Flugschriften und historische Darstellungen enthalten diese Beschuldigung: »Und weil er sich gantz nicht bewegen ließ, sie mochten ihm vorpfeiffen was sie wolten, ließen sie ihm endlich ein Süpplein geben, darauff er zu Neuburg starb [1]).« Das ganze dokumentarisch festgelegte Verhalten der Franzosen spricht gegen ihre Beteiligung an der eventuellen Herbeiführung des Todes. Der Kardinal schrieb an den Gesandten, Grafen von Guébriant [2]): »Je suis si affligé de la mort de Mr. le duc de Weimar, que je ne vous le saurois assez représenter.« Aus einem Briefe des Grafen von Avaux an den französischen Gesandten in Stockholm geht hervor, daß der König und der Hof über diesen Tod in Trauer gewesen ist, und der König selbst schrieb an GUÉBRIANT am 27. Juli 1639, daß er durch den Tod des Herzogs überrascht und über den großen Verlust, den derselbe darstelle, empfindlich berührt worden sei.

Wenn schon Anstifter in Frage kommen sollten, so würde wohl eher an Österreicher zu denken sein. Was taten diese, um den hervorragenden Feldherrn — der zwar ihr Feind, aber doch ein ehrlicher war — zu ehren? Wurde für ihn in Wien eine Totenfeier wie in Paris gehalten? Rief man in Wien von öffentlicher Rednerbühne herab dem verblichenen Helden Worte des Ruhmes oder der Anerkennung seiner Tüchtigkeit nach, wie dies ritterlich in Paris geschah? Ein Kaiser, der einen WALLENSTEIN ermorden ließ und dessen Mörder mit Ehren und Reichtümern überhäufte, könnte eher im Verdacht stehen, auch einen BERNHARD VON WEIMAR »durch spanisches Gift« haben beseitigen zu lassen, als irgend jemand anderes. Dies sind Imponderabilien — und doch wiegen sie schwer für die Beurteilung der Sachlage.

10. Noch von einem anderen, wenngleich weniger berühmten Führer aus dem Dreißigjährigen Kriege, dem schwedischen Feldmarschall JOHANNES BANÉR, dem Schrecken der Kaiserlichen, wurde angenommen, daß ihm bei einem Gastmahl in Hildesheim im Jahre 1641 Gift beigebracht worden sei, an dem er bald darauf in Halberstadt sein Ende gefunden habe.

---

1) RÖSE, l. c., S. 434.

2) PUFENDORFF, Continuirte Einleitung zu der Historie, Frankfurt a. M. 1699, Bd. 2, S. 730.

Es scheint wahrscheinlicher, seinen Tod auf den unmäßigen Genuß alkoholischer Getränke zurückzuführen.

### Marschall Ornano.

11. Die Lebenszeit des Königs LUDWIG XIII. war fast nur von Intrigen erfüllt, die sich gegen ihn oder den allmächtigen Herzog von Richelieu richteten. Viele dieser wurden von MARIE VON ROHAN, Herzogin von Chevreuse, der jahrelangen Freundin der Königin ANNA, eingefädelt, die in ihrer krankhaften Sucht, politisch eine Rolle auch weit über ihr Vaterland hinaus zu spielen, lange eine Gefahr für dasselbe geworden war. Dank ihrer Verbindungen und der Furcht, die man vor ihr hatte, wußte sie stets der Bestrafung zu entgehen, während die von ihr Verführten, die gewöhnlich in sie verliebt waren, für ihr Tun büßen mußten. So hatte der König den Wunsch, daß sein Bruder GASTON, der spätere Herzog von Orléans, die Herzogin von Montpensier, die einzige Tochter des letzten BOURBON aus dieser Linie, heiraten sollte. Als Helfer wollte man hierfür den Obersten ORNANO, den Gouverneur des Prinzen, benutzen. Die Herzogin von Chevreuse suchte dies zu verhindern, da sie den Plan geschmiedet hatte, daß die Königin, falls ihr nicht gesunder Gatte stürbe, den Herzog von Orléans heiraten sollte. Trotzdem RICHELIEU den ORNANO zum Feldmarschall ernannt hatte, gab sich dieser dazu her, in eine große Verschwörung einzutreten, die auf Anzettelung eines Bürgerkrieges, eine gewaltsame Entthronung des Königs und Einsetzung GASTONs hinauslief und an der der Prinz von Condé, der Graf von Soissons, die Herzöge von Vendôme und andere teilnahmen. Das Komplott wurde entdeckt und ORNANO verhaftet. Um trotzdem auf GASTON Einfluß zu haben, veranlaßte die Herzogin von Chevreuse ihren neuesten Liebhaber, den Marquis von Chalais, der bei jenem in Vertrauen stand, auf ihn weiter im Sinne der Verschwörung zu wirken. CHALAIS wurde aber bald verurteilt und in Nantes in schrecklicher Weise hingerichtet, während ORNANO am 2. September 1626 in Vincennes plötzlich starb, sehr wahrscheinlich an Gift.

12. Der Schriftsteller CHEVRIER starb im Jahre 1752 in Rotterdam. Seine spitze, satirische Feder schuf ihm schon frühzeitig bittere Feinde, und seine Geschichte berühmter Männer Lothringens sogar die Verbannung aus seinem Vaterlande. In Paris veröffentlichte er schlüpfrig-schmutzige Schriften, die Veranlassung gaben, daß er auch Frankreich meiden mußte. Nach vielen Wanderungen landete er im Haag, wo er wiederum seiner verwundenden Feder zügellosen Lauf ließ. Hier schrieb er den Colporteur, eine Sammlung von Skandalgeschichten und Verleumdungen. Die französische Regierung verlangte von Holland seine Auslieferung. Er flüchtete nach Rotterdam, wo er, wie man angab, akut starb, nachdem er ein Gericht vergifteten Spinats gegessen hatte[1]). Der Tod erfolgte, als man ihn verhaften wollte. Angeblich soll dieser Weg gewählt worden sein, um ihn nicht ausliefern zu brauchen.

---

[1]) FAVART, Mémoires et Correspondance, Paris 1808, tom. II, p. 19.

## Christian August von Holstein-Augustenburg.

13. Nach der erzwungenen Abdankung des Königs GUSTAV IV. von Schweden im Jahre 1809 wurde sein Onkel, der Herzog von Südermanland, unter dem Namen KARL XIII. König von Schweden. Da er keine Kinder hatte, wurde noch zu seinen Lebzeiten, im Jahre 1809, der Prinz CHRISTIAN AUGUST von Holstein-Augustenburg zum Thronfolger erwählt. Am 24. Januar 1810 adoptierte ihn der König als seinen Sohn. Er verweilte etwa vier Monate in Stockholm und begab sich am 9. Mai 1810 auf eine Inspektionsreise in den südlichen Teil von Schweden nach Schonen. Auf dieser Reise starb er plötzlich am 28. Mai 1810 bei einer Truppenmusterung auf der Quidinger Heide. Die Leiche sollte am 20. Juni, geleitet von Personen des Hofstaates, nach Stockholm gebracht werden. Auf dem Wege dahin rottete sich höherer und niederer Pöbel zusammen und bedrohte den Reichsmarschall Grafen VON FERSEN, den berühmten Freund MARIE-ANTOINETTEs, der vor dem Leichenwagen fuhr, und den Leibarzt ROSSI, denen man dauernd »Mörder!« entgegenrief. Der erstere rettete sich in ein Haus. Dorthin verfolgte man ihn. Zu seiner eigenen Sicherheit und um die erregte Masse zu beruhigen, begleitete ihn der General SILFVERSPARRE in das Stadthaus. Kaum war der schwache Greis dort angelangt, als er von dem bluthungrigen, aufgehetzten Volkshaufen ergriffen und in schrecklicher Weise getötet wurde[1]). Der Arzt ROSSI entging dem Tode.

Der Grund für diese Schandtat war das künstlich von den Anhängern des Königs KARL XIII. in der Anti-Gustavpresse aufgetauchte und künstlich im Volke verbreitete Gerücht, der Thronfolger sei auf Betreiben des Grafen VON FERSEN und seiner Schwester, der Gräfin PIPER, sowie des Grafen UGGLAS vergiftet worden, und das ausführende Instrument sei der Leibarzt ROSSI gewesen. Man wollte der Partei des verjagten Königs GUSTAV durch die Vernichtung FERSENs einen Schlag versetzen.

Die Behörden wußten davon, daß ein tendenziöser Aufstand sich vorbereitete, taten aber nichts für dessen Verhinderung. Das Militär hatte Befehl, sich passiv zu verhalten. FERSEN, der sich bei dem ersten Angriff der Rotten auf ihn bei einer Truppenabteilung Schutz gesucht hatte, fand ihn nicht, weil die Soldaten auf Befehl nichts für ihn tun durften. KARL XIII., dem man mitgeteilt hatte, daß für den Tag der Beerdigung des Kronprinzen ein Aufstand in Aussicht stehe, erwiderte: »Es wäre nicht übel, wenn dem stolzen FERSEN eine Lektion zuteil würde[2]).« Nach dem Tode FERSENs wurde eine Untersuchung eingeleitet, durch die er und seine Schwester für durchaus unschuldig an dem Tode des Kronprinzen erklärt wurden. Man suchte weiter nach Schuldigen und glaubte solche in Ausländern, zumal in Dänen zu finden, um so mehr, als angeblich schon vor dem Tode CHRISTIANs in Kopenhagen das Gerücht des erfolgten verbreitet war. Die Veranlassung zu solchen Gerüchten kann in den politischen Verhältnissen gelegen haben. Der König von Dänemark, FRIEDRICH VI., sehnte sich

---

1) Politisches Journal, Jahrgang 1810, Bd. 2, S. 687.
2) GAULOT, Un ami de la reine, 2. éd., Paris 1892, p. 365.

unendlich nach der schwedischen Krone. In der Meinung, die Achtung vor seiner Souveränität sei durch den Prinzen, der zuvor dänischer Statthalter in Norwegen gewesen war, mit der Annahme seiner Wahl als Thronfolger verletzt, grollte er diesem bitter[1]). Solche Empfindungen waren auf das dänische Volk übergegangen und hatten sogar zu bösartigen Pamphleten Anlaß gegeben. Dies, zusammengenommen mit den dynastiefeindlichen Wünschen der Parteigänger des abgesetzten GUSTAV IV., konnten wohl auch allerlei Prophezeiungen von einem vorzeitigen Tode CHRISTIANs gebären. Als Erfüller solcher Wünsche wurde der Leibarzt ROSSI angesehen.

*Liegt hier eine Vergiftung als Todesursache vor?* Mit besonderer Zähigkeit wurde diese Frage von vielen, darunter auch von Medizinern, bejaht. Besonders der Schwede ADLERSPARRE[2]) vertrat die Überzeugung, daß der Kronprinz Gift bekommen habe und nach Verlauf einiger Zeit daran gestorben sei. Die Abneigung gegen den Freund GUSTAVs IV., der ihm so überaus viele Feindseligkeiten gezeigt hatte, macht es vielleicht erklärlich, daß sogar NAPOLÉON die folgende Notiz auffällig früh in das Journal de Paris einrücken ließ: »Dieser elende VON FERSEN und seine Schwester, die Gräfin PIPER, sind es, die den Prinzen von Augustenburg vergiftet haben.«

Das mit der Untersuchung des Falles beauftragte Hofgericht entschied, wie die Obduzenten, »daß keine Anzeichen vorlägen, daß Komplotte gegen das Leben des Kronprinzen im Werke gewesen, noch weniger, daß ein vorsätzlicher Anschlag mittels Vergiftung vorläge, sondern daß eine innere, natürliche, nicht von anderen bewirkte Krankheit des Fürsten Tod verursacht habe, so daß die ausgesprengten Gerüchte, als ob der Kronprinz durch Gift ums Leben gekommen, sonach allen Grundes entbehrten«[3]). Trotzdem hat es seither nicht an solchen gefehlt, die in ROSSI den Vollführer einer Vergiftungstat erblickt haben, ungeachtet seiner auch von neueren Historikern nicht gekannten oder verschwiegenen Verteidigungsschrift[4]). Wie auch immer das Ergebnis der toxikologischen Analyse über diesen Fall ausfallen mag, so darf als sicher angenommen werden, daß ROSSI nicht der Täter war, und daß allerlei andere Vorwürfe, die ihm bezüglich seiner Hilfsleistung bei dem Erkrankten und dessen späterer Obduktion gemacht wurden, so nichtig, wenn nicht sogar töricht gewesen sind, daß seine Verurteilung durch das Hofgericht zur Dienstentsetzung und Landesverweisung — die letztere wurde vom König aufgehoben — jeder vernünftigen Grundlage entbehrt und den Eindruck schlecht angebrachter höfischer Kriecherei erweckt. Unter den vor diesem Gericht gemachten Aussagen finden sich auch solche, die von schon vorgängigen Vergiftungsversuchen am Hofe des Kronprinzen, z. B. mit Hafersuppe, Kaffee, Bouillon usw. handeln. Besonders wurde eine Pastete, die der Fürst in Aby genoß, als vergiftet angesprochen.

---

[1]) IPSEN, l. c., S. 169.
[2]) ADLERSPARRE, Fidstaflor, 1850.
[3]) IPSEN, Christian August, Kiel 1852, S. 275.
[4]) ROSSI, Über die Art und Ursache des Todes des Kronprinzen Christian August, Berlin 1812.

Die Annahme bestand mithin, daß wiederholte Vergiftungsversuche, bzw. Vergiftungen des Prinzen schon eine Zeitlang vor seinem Tode stattgefunden hätten. Einwandfreie Tatsachen ließen sich aber nicht hierfür beibringen. Aus den allerletzten Lebensjahren, zumal aus dem Jahre 1809 wurde von Militärärzten, die den Prinzen zu beobachten Gelegenheit hatten, berichtet, daß seine Eingeweidetätigkeit oft gestört war, daß zumal Neigung zu Erbrechen und Diarrhöen bestanden hätte, und daß seine Gesichtsfarbe gelblich getönt gewesen wäre. Auch Schwere im Kopf, plötzliche Kopfkongestionen und Schlaflosigkeit hätten bestanden. Der Prinz selbst, von Professor LODIN gefragt, ob er früher an Kolik und Erbrechen gelitten habe, gab Magenstörungen nur für die Zeit seines Aufenthaltes in Schweden zu[1]). Tatsächlich bestanden schon auf der Reise von Norwegen nach Stockholm allerlei Magen-Darmstörungen und später auch Schwindelanfälle. Der Hergang der Ereignisse war so: Am 9. Mai trat er die Reise von Stockholm an. Am nächsten Tage speiste er in einem Gasthofe zu Aby eine kalte Pastete. Bald darauf stellten sich bei ihm Leibschmerzen und Erbrechen ein, aber nicht bei Herren seiner Begleitung. Dem hinzugerufenen Professor LODIN gegenüber äußerte CHRISTIAN mit Bestimmtheit, daß er glaube, vergiftet zu sein, und daß er allein von der Pastete gegessen habe — was nicht zutrifft. Die Symptome setzten sich auf der weiteren Reise fort. Dazu gesellte sich angeblich Fieber. Man mußte die Reise für einige Tage aussetzen. Der Magen behielt Nahrung nicht. Am 14. Mai ging es dem Kranken besser. Der Stadtarzt OLIN hatte auch ein Brechmittel verschrieben. Am 16. Mai gelangte der Prinz nach Carlskrona, wo er über Kopfbetäubung klagte. Er könne bisweilen eine Tür, durch die er eben gegangen, nicht wiederfinden. Am 21. Mai reiste er nach Lund. Am 23. Mai fand man ihn platt auf dem Sofa liegen, unter Klagen über heftige Schmerzen im Unterleibe. Dennoch ging er zu einem bischöflichen Diner. Abends stellten sich wieder heftige Kopfschmerzen und Schwindel ein. Am 24. Mai kam sein Bruder zu ihm, dem eine besondere Färbung der Haut an den Backenknochen, der Nase und Schläfe auffiel. »Es war, als wenn man tief unter der Haut eine Menge schwarzer Flecke durchschimmern sähe.« Der Zustand des Magens änderte sich bis zum 28. Mai, dem Todestage, nicht. An diesem Tage ritt CHRISTIAN bei starkem Wind zu einer Regimentsinspektion. Plötzlich schwankte er, verlor Steigbügel und Zügel und stürzte vom Pferde. Man fand ihn ohnmächtig, auf dem Rücken liegend, schwer und röchelnd atmend. Der herbeigerufene Leibarzt ROSSI machte einen Aderlaß. Die Atmung wurde immer schwieriger, rotgefärbter Schaum trat vor Mund und Nase, und eine halbe Stunde nach dem Sturze trat der Tod ein.

Die Obduktion ergab Blutungen zwischen der Dura mater und Pia mater sowie an einzelnen Gehirnwindungen und am Kleinhirn bis zum Wirbelkanal. Im Magen fanden sich zwei Eßlöffel voll einer schokoladenähnlichen Flüssigkeit, in der drei bis vier feste sandkorngroße Körner gefunden wurden. Das Vorhandensein von diesen letzteren legte wohl die

---

1) ADLERSPARRE, II, S. 237.

Vermutung nahe, daß sie Arsenik seien. Man warf sie auf Kohlen. »Sie ließen nichts Schädliches erkennen.« Exakte Untersuchungen mit dem Mageninhalt konnten nicht angestellt werden, weil dieser schließlich verschwunden war.

Zieht man allein die Zeit vom 9. Mai, dem Reisetag des Prinzen, an bis zu seinem Tode am 28. Mai in Betracht, so erinnert manches in seinem Krankheitsbilde an eine Vergiftung. Man kann verstehen, daß nicht nur Laien, sondern auch Ärzte an eine solche durch Arsenik geglaubt haben. Es gibt Bilder einer wiederholten Vergiftung durch Arsenikdosen, die nicht auffälliges, schweres akutes Kranksein veranlaßt, sondern dem Leiden des Prinzen ähnelt. Dazu gehören die intermittierend auftretenden Erscheinungen seitens des Magens und Darms — die hohe Reizbarkeit des Magens, die Koliken, die Durchfälle —, der allgemeine körperliche Verfall, das Fieber, die Kopfschmerzen, der Schwindel und die gelbe Gesichtsfärbung. Und wenn es wahr sein sollte, daß der Prinz kurz vor seinem Tode, wie freilich keiner der Ärzte, sondern nur sein Bruder angab, auf dem Gesicht dunkle Flecken aufgewiesen habe, so würde die Annahme einer Arsenikvergiftung eine weitere Stütze erhalten. Denn man könnte diese Verfärbung als eine Arsenmelanose auffassen. Trotz alledem komme ich zu dem Schlusse, daß hier keine derartige subchronische oder chronische Vergiftung vorliegt. Die Geschichte und der ganze Verlauf des Leidens sprechen dagegen. Lange zurück vor dem Ende liegt sein Beginn. Schon zu einer Zeit, in der dieser Mann noch nicht Eifersucht und Haß erregt hatte, war er krank. Er hatte in den letzten Jahren schon in Norwegen zeitweilig an Husten, Koliken, Durchfällen, Erbrechen und Schwindel und noch vor dieser Zeit, als er in der österreichischen Armee befehligte, einmal an nervösen Störungen gelitten, die als ein »Schlagfluß geringeren Grades« bezeichnet wurden. Man müßte danach im Sinne derjenigen, die sein Kranksein und seinen Tod als Folgen von Arsenvergiftung ansehen, annehmen, daß eine solche methodisch Jahre hindurch an ihm verübt worden sei — was als unglaublich kurzweg von der Hand zu weisen ist.

Der wahren Ursache des Leidens wäre man nähergekommen, wenn ärztlicherseits eine genaue körperliche Untersuchung des Kranken vorgenommen worden wäre. Dies ist niemals geschehen. Selbst nach dem damaligen Zustande medizinischer Differentialdiagnostik würde sich einiges haben feststellen lassen, was, wenngleich vielleicht nur negativer Natur, dennoch falsche Behauptungen hätte ausschließen lassen können. Der erhobene Obduktionsbefund ist zu wenig eingehend und konnte dem damaligen pathologisch-anatomischen Wissenszustande nach kaum viel anders sein. Das makroskopische Bild eines Organs konnte den Untersuchern normal erscheinen, während die histologische Durchforschung Krankhaftes ergeben haben würde.

Ich halte es für sicher, daß bei dem Prinzen nur ein chronischer Magenkatarrh bestand. Dadurch finden ihre vollste Erklärung die oft jahrelang bestehenden Kopfschmerzen, deren Besserung eintrat, wenn natürlich oder künstlich Erbrechen erfolgte, die »Magenkrämpfe«, der Husten, der nichts anderes war als der sogenannte »Magenhusten« eines Dyspeptikers, die zeitweiligen Fieberbewegungen, der Magenschwindel u. a. m. Bei der durch die Bildung abnormer Zersetzungsvorgänge im Magen bei dem chronischen Magenkatarrh entstehenden Autointoxikation spielen die letztgenannten Symptome seitens des zentralen Nervensystems oft eine schlimme Rolle. Sie haben sie, im Verein mit einem bestehenden chronischen Darmkatarrh, auch bei dem Prinzen gespielt. Auf der gleichen Basis können sich erfahrungsgemäß auch Änderungen in der Gemütsstimmung, »hypochondrische« Schwermütigkeit, Angstgefühle u. a. m. aufbauen. Dies wies auch CHRISTIAN AUGUST auf. Nichts anderes brauchte zur Beschwerung des Magen-Darmkatarrhs als Krankheitsursache hinzuzukommen, um das Krankheitsbild ursächlich deuten zu können. Zeitweilige Besserung der groben Symptome trat, wie berichtet wird, ein, wenn Reizmittel wie Ingwer und Pfeffer gebraucht wurden. Dies wird durch meine Annahme verständlich. Was die erste Veranlassung für diesen Magenkatarrh gewesen ist, läßt sich nicht feststellen. Ich vermute, daß es das Tabakrauchen war, das der Prinz sehr liebte — neben dem Alkohol eine der häufigsten Ursachen dieses Leidens. Es kann wohl sein, daß das Nikotin zur Verschlimmerung desselben sehr beigetragen hat.

Die bei der Obduktion im Gehirn gefundenen Blutergüsse sind durch den Sturz vom Pferde veranlaßt worden und sie allein haben den schnellen Tod herbeigeführt — den Tod, der den Marschall BERNADOTTE zum Gründer einer Dynastie gemacht hat.

## Drittes Kapitel.

### Vermutete Vergiftungen in der Familie Ludwigs XIV.

Der Tod der Herzogin HENRIETTE von Orléans. MARIE ADELAIDE. LUDWIG VON BURGUND. LUDWIG VON BRETAGNE. KARL VON BERRY.

### Henriette von Orléans.

1. Die Schwägerin LUDWIGS XIV. war im Juni 1670 von England heimgekehrt, wo sie ein für Frankreich besonders günstiges, gegen Holland gerichtetes Abkommen mit ihrem Bruder KARL II. zustande gebracht hatte, als sie nach elf Tagen sehr akut in St. Cloud erkrankte und innerhalb 24 Stunden starb. Das Ereignis mußte den gesamten Umständen nach das größte Aufsehen machen. Man versteht es, daß BOSSUET[1]) in seiner berühmten Leichenrede auf die Verstorbene nicht nur oratorisch, sondern gemäß der Wirklichkeit sagen durfte: »O nuit désastreuse! o nuit effroyable où retentit ... cette étonnante nouvelle, Madame se meurt, Madame est morte! ... Au premier bruit d'un mal si étrange, on accourut à Saint Cloud de toutes parts.« Sie war nach den verläßlichsten Schilderungen unter sehr starken, ihr Schreie entreißenden Schmerzen gestorben, die unverkennbar

[1]) BOSSUET, Oraisons funèbres, Paris 1802, tom. I, p. 43.

vom Magen ihren Ausgangspunkt genommen hatten, gerade nachdem sie ein Glas Zichorienwasser, welches ihr auf ihren Wunsch gereicht worden war, ausgetrunken hatte. Sie selbst hatte, als die Schmerzen einsetzten, ausgerufen, daß sie vergiftet sei. Dieser Ausruf, die Schmerzen im Verein mit dem so schnellen Ablauf des Leidens, das an die Schilderung des CICERO von dem akuten Tode der CLUENTIA, der Frau des OPPIANICUS, erinnert[1]), gaben, wie leicht verständlich ist, allgemein den Anlaß, eine Vergiftung anzunehmen, nicht nur in dem engen Kreise der Hofleute und in ganz Frankreich, sondern weit darüber hinaus in allen Ländern, die, wie England und Spanien durch nahe Verwandtschaft oder politisches Interesse an dem Leben dieser Prinzessin Anteil nahmen.

Brachte die Auffälligkeit des tödlichen Krankheitsverlaufs den Giftverdacht auf, so die Verhältnisse, in denen die Verstorbene gelebt und gewirkt hatte, angebliche Hinweise auf die Verursacher des Ereignisses: vor allem auf den Chevalier DE LORRAINE und den Marquis D'EFFIAT, die Intimen ihres Gemahls. In den Memoiren von ST. SIMON[2]) wird erzählt, daß PURNON, der Haushofmeister der Herzogin, auf Befehl LUDWIGS XIV. verhaftet und vor ihn geführt worden sei. Auf die Drohung, ihn sofort töten zu lassen, falls er die Wahrheit nicht gestehen würde, habe er ausgesagt, daß der Chevalier DE LORRAINE Gift aus Rom an den im Dienste des Herzogs stehenden Kapitän der Garde BEUVRON und an EFFIAT, den Oberstallmeister des Herzogs, geschickt habe, um es in ein Zichoriengetränk zu tun. Der Herzog habe nichts davon gewußt. Man habe PURNON nach dieser Aussage freigelassen. Daß hierbei die Wahrheit sehr zu kurz gekommen sein muß, geht daraus hervor, daß der Chevalier DE LORRAINE sechs Wochen später vom König zum Brigadegeneral ernannt wurde.

Zu dem Gerüchte der Mitwisserschaft ihres Gatten, des Herzogs PHILIPP von Orléans, trug sein Verhältnis zu ihr bei. Der weibische, putzsüchtige, selbstgefällige Mann hatte von Anfang an für sie kaum mehr als Freundschaft empfunden. Sagte er doch selbst, daß er sie nur vierzehn Tage geliebt habe! Bald war es nur noch Abneigung, die er für sie empfand. Diese äußerte er auch öffentlich in verletzender Weise, besonders als sie von der diplomatischen Reise nach England zurückgekehrt war. In ihren Sterbestunden benahm er sich schließlich so empörend gleichgültig — unter anderem bemächtigte er sich schnell einer Kassette, in der die Briefe waren, die HENRIETTE nach England geschrieben hatte, und gab sie trotz Drängens auch nicht wieder heraus —, daß man begreifen kann, wie die Fama ihn, wenn vielleicht auch nur indirekt, mit der Verursachung des Todes in Beziehung brachte. Dies wäre immer noch näherliegend als — wie es geschehen ist — die Urheberschaft der angeblichen Vergiftung als Racheakt Hollands anzusprechen, das durch das von der Herzogin zustande gebrachte Bündnis mit England direkt bedroht war.

Es kann davon abgesehen werden, die Anschauungen aller derer hier auseinanderzusetzen, die für und wider das Vorliegen einer Vergiftung ihre

---

1) Vgl. S. 158.

2) ST. SIMON, Mémoires, tom. III, p. 179.

Stimme erhoben haben, nämlich solcher, die das Ereignis aus allernächster Nähe miterlebten, oder solcher, die nur retrospektiv analytisch, ohne und mit Berücksichtigung des Ergebnisses der Leichenöffnung urteilten. Das Loch, das man im Magen fand, wird jetzt nach vielen Erörterungen nicht — wie man damals meinte — für ein durch die Schere des Obduzenten aus Versehen verursachtes, sondern als ein bereits vor dem Tode vorhanden gewesenes angesehen, das durch ein durchgebrochenes rundes Magengeschwür entstanden sei. Mehrere Berichte liegen vor, aus denen hervorgeht, daß schon eine Zeit vorher Zeichen dafür vorlagen, daß die Herzogin magenleidend sei: ein lokalisierter Schmerz, Sodbrennen und Brechreiz bei schlechtem Aussehen, sind die mitgeteilten Symptome. Es ist gegen diese Erklärung des Todes kein schwerwiegender Gegengrund aufstellbar. Alles, was man klinisch gegen das Vorhandengewesensein eines runden Magengeschwürs anführen könnte, z. B. das Fehlen von Erbrechen bzw. des Blutbrechens nach dem Essen, das Fehlen starker, auch ausstrahlender Schmerzen, alles dies und manches andere ist so wenig konstant bei diesem Leiden, daß gültige Schlüsse nach keiner Richtung hin daraus gezogen werden können. Unverständlich erscheint mir nur, daß die Obduzenten das Loch im Magen, das ihnen doch grob anatomisch als Fortsetzung einer eigenartigen Gewebsveränderung des Magens auffallen mußte, nicht gesehen und beschrieben haben und ein durchgebrochenes Geschwür als einen glatten Scherenschnitt gedeutet haben. Die eigentümliche trichter- oder kraterförmige Gestalt des Geschwürs, der Zustand der Ränder, seine doch mindestens 2 cm im Durchmesser haltende Größe u. a. m. hätten gesehen werden müssen, selbst zu jener Zeit, wo das Leiden noch nicht medizinisch registriert war.

Ich finde ferner eine Lücke in den bisherigen so reichlichen Erörterungen über diesen Fall, daß an eine eventuelle postmortale peptische Erweichung und Perforation nicht gedacht worden ist, gerade mit Rücksicht darauf, daß die Leiche bei großer Hitze bis zur Sektion gelegen hatte.

Mit diesen Bemerkungen sollen die eine Vergiftung abweisenden Tatsachen nicht verdunkelt oder erdrückt werden. Denn schwerer als alle anderen Argumente wiegt, falls sie wahr ist, die Angabe, daß von dem gleichen Zichorienwasser, das die Herzogin nahm, mehrere Personen ohne jeden Schaden getrunken haben. Völlig unmöglich wäre es, daß, wie ein Beurteiler gemeint hat, Sublimat in dem Getränke gewesen sei und dies die Perforation gemacht habe. Das letztere ist auch im Experiment nicht zu erzielen. Ich habe viele Tiere für Vorlesungszwecke mit Sublimatlösungen, sogar mit stärkeren als fünfprozentigen alkoholischen Lösungen vergiftet und danach nur eine graue oder schmutzig bräunlichgraue Schleimhaut gefunden. Es war überflüssig, die Erörterungen über die Wirkungen des Sublimats auf den Magen so auszuspinnen, wie es neuerdings[1]) geschehen ist, weil von vornherein wissenschaftlich das Sublimat als Vergiftungsmittel hier gar nicht in Frage kommen konnte.

1) Funck-Brentano, Le drame des poisons, p. 261.

Es ist ferner nicht denkbar, daß, wie schon BROUARDEL richtig bemerkte, ein Mensch ein Getränk in größerer Menge zu sich nähme, das eine konzentrierte Sublimatlösung darstellt. Schon nach dem ersten Schluck würde eine Zurückweisung des Restes erfolgen. Auch die Unmittelbarkeit des Überganges von Gesundheit in schmerzhaftes Kranksein, das bei der Herzogin nach dem Trinken des Zichorienwassers sich zeigte, würde nicht gerade für eine Vergiftung durch eines der damals bekannten anorganischen Gifte, einschließlich des Arsenik, sprechen. Von den ätzenden Säuren oder Alkalien muß man absehen, da diese unfreiwillig niemand trinkt. Daß, wie man behauptete, nicht das Getränk, sondern das Gefäß, aus dem sie trank, vergiftet worden sei, ist so närrisch, daß es einer Widerlegung unwert erscheint. Von pflanzlichen Giften könnte nur Aconit in Frage kommen. Dieses würde aber neben den Schmerzen so andersartige Symptome erzeugt haben, als die Herzogin aufwies, daß sie deutbar gewesen wären.

Nach alledem kann als unwahrscheinlich angesehen werden, daß der Tod der Herzogin auf Gift als Ursache zurückzuführen sei. Sie starb wahrscheinlich an einer akuten Bauchfellentzündung. Es muß trotzdem darauf hingewiesen werden, daß die naheliegende Frage, warum die Experten eine so überaus grobe Veränderung nicht gesehen haben sollten, wie ein zur Perforation geführt habendes Magengeschwür sie darstellt, unerledigt bleibt und bleiben wird, da es neue Quellen, die ihre Beantwortung ermöglichen könnten, nicht gibt.

2. LUDWIG XIV. hat ihn noch näher angehende Todesfälle erlebt, die man in seiner Zeit wegen der Eigentümlichkeit ihres Geschehens auf Gift bezogen hat. Im Jahre 1711 und später starben aus seiner Familie sechs Menschen, darunter vier, die die nächsten Kronerben waren. Ein scheinbar ganz geheimnisvolles Sterben! Im Alter von 45 Jahren starb die Königin. Der Grand Dauphin, der einzige Sohn LUDWIGs XIV., erkrankte akut. Er wollte auf die Jagd gehen, fiel auf einen Stuhl nieder und mußte ins Bett gebracht werden. Dies geschah am 9. April. Am vierten Krankheitstag, also am 12. April, kam ein leichter Hautausschlag, am 14. April stellte sich Schwellung im Gesicht und am Kopfe ein, dann folgten Agonie und der Tod. Der Mann war nur 49 Jahre alt.

Zehn Monate nach diesem Tode starb die Thronfolgerin MARIE ADELAIDE VON SAVOYEN. Sie zeigte am 5. Februar 1712 eine leichte Indisposition. An diesem Tage nahm sie eine Prise Tabac d'Espagne, die ihr der Herzog von Noailles anbot. Die Nacht darauf stellte sich Fieber ein. Dieses und heftige Schmerzen an der Schläfe bestanden noch am 7. Februar. Die Schmerzen wichen nicht durch Opium. Nach zwei weiteren Tagen wurden auf der bläulichvioletten Haut einige Flecke sichtbar. Trotz sieben Ärzten, die die Therapie ihrer Zeit in Bewegung setzten, erfolgte am 12. Februar der Tod. VOLTAIRE[1]) bezeichnete — wohl als Krankheitsdiagnose der Ärzte — das Leiden als »epidemische Masern mit blutigem Ausschlag

[1]) VOLTAIRE, Siècle de Louis XIV, chap. XXVII.

(rougeole pourprée)«, an denen damals in weniger als einem Monat mehr als fünfhundert Menschen gestorben sein sollen. Es starben daran von Hofpersonen: der Herzog von Bourbon, Enkel des Prinzen CONDÉ, der Herzog DE LA TREMOUILLE, Frau VON VRILLIÈRE und Frau VON LISTENAY. Der Marquis VON GONDRIN, Sohn des Herzogs von Antin, ging daran in zwei Tagen zugrunde. Die Krankheit durchlief ganz Frankreich und forderte auch im Elsaß Opfer, z. B. Kinder des Herzogs von Lothringen, der dazu bestimmt war, eines Tages Kaiser zu sein.

Trotzdem nahmen auch Ärzte an, daß dieser Tod ein Gifttod gewesen sei. Ein solcher, namens BOUDIN, der als Ignorant bezeichnet wird, sagte eines Tages: »Derartige Krankheiten gibt es nicht.« Dieses Wort verschärfte noch die Meinung der großen Menge, daß hier Gift gearbeitet habe.

Fünf Tage nach dem Tode seiner Gemahlin erkrankte der Thronfolger LUDWIG, Herzog von Burgund, mit Fieber und eigentümlichen Flecken, wie seine Frau sie gehabt hatte. Die Annahme systematischer Vergiftungen im Königshause wuchs. Die Leichenöffnung ergab nicht die Bestätigung hierfür. Der Obduzent MARÉCHAL protestierte gegen das Vorliegen einer Vergiftung — natürlich auf Grund der damals allgemein angewandten, an sich völlig wertlosen Nachweise. Eine chemische Untersuchung, die einzige, die vielleicht in irgendeinem Sinne ein verwertbares Ergebnis liefern konnte, vermochte man damals noch nicht vorzunehmen.

Den Vergifter erblickten viele in PHILIPP, Herzog von Orléans, Neffen LUDWIGS XIV., der ein chemisches Laboratorium besaß und der darin, neben anderem, auch chemische Studien betrieb. Die Öffentlichkeit schrie förmlich nach dem Übeltäter. VOLTAIRE, der mitten in diesem Getriebe lebte, wollte, wie er berichtet, Klarheit über die Gerüchte haben. Er wandte sich an den Marquis DE CANILLAC, einen charakterlich sehr vornehmen und dem Prinzen nahestehenden, später aber von diesem schlecht behandelten Manne, um Auskunft. CANILLAC sagte, er hätte ihn in seinem Schlosse auf der Erde ausgestreckt, Tränen vergießend und halb verrückt vor Verzweiflung gefunden. Sein Chemiker HUMBERT eilte nach der Bastille, um sich gefangensetzen zu lassen. Man ließ ihn nicht ein, da kein Verhaftsbefehl gegen ihn vorlag. Der Herzog selbst verlangte festgesetzt zu werden, um auf dem Rechtswege seine Unschuld beglaubigen lassen zu können, und seine Mutter verlangte gleichfalls diesen wenn auch grausamen Rechtfertigungsweg. Der eingetroffene Befehl hatte aber keine Unterschrift, war also ungültig. Der Marquis DE CANILLAC riet von weiterem ab, wobei es auch verblieb.

Damit war des Sterbens unter den Bourbonen noch nicht genug. Am 6. März 1712 erkrankte der älteste Sohn des verstorbenen Thronfolgerpaares, der Herzog von Bretagne, und starb. Sechs Pariser Ärzte standen dem Leiden, das wieder als Masern bezeichnet wurde, machtlos gegenüber. Das zweite, noch übrigbleibende Kind, das noch an der Brust lag, der Herzog von Anjou, wurde auch von dem Leiden ergriffen, kam aber mit dem Leben davon.

Nach weiteren zwei Jahren, im Mai 1714, erkrankte KARL, der Herzog von Berri, der Bruder des Herzogs von Burgund, und starb im Alter von

28 Jahren, und seine Tochter endete zu der gleichen Zeit. Auch an den Tod dieses Herzogs knüpften sich Vergiftungsgerüchte. Andere wollten dagegen wissen, daß er acht Tage vorher mit dem Magen gegen den Sattelknopf gefallen sei und danach Blut gespien habe.

Man wird in der Weltgeschichte kein zweites Beispiel von so gehäuften, in so kurzer Zeit aufeinander gefolgten Todesfällen in einer Königsfamilie finden. Es ist begreiflich, daß man hier an Giftarbeit gedacht hat. Eine solche kann schon aus toxikologischen Gründen gar nicht vorliegen. Sieht man von anderem ab, so würde die beobachtete Regelmäßigkeit der Hautausschläge bei den Erkrankten dagegen sprechen. Es gibt nämlich kein Gift, das dies zuwege brächte: wohl bei dem einen oder anderen erscheint nach gewissen Giften ein Ausschlag, aber nicht bei allen Ergriffenen. Es kann sich hier nur um eine Infektionskrankheit gehandelt haben, die meiner Auffassung nach der exanthematische Typhus, das Petechialfieber, gewesen, das in jenen Jahren in Deutschland herrschte und nach Ausbruch des Reichskrieges gegen Frankreich auch dort um sich gegriffen hatte.

3. In der Zeit der französischen Revolution mit ihren so tief greifenden moralischen Erschütterungen mag manches Menschenleben auch durch Giftmord geendet haben. Von vielen, auch rohesten Tötungsformen politischer Feinde wird berichtet — von Vergiftung als der stets verheimlichten, schweigen meistens die zeitgenössischen Memoiren. Vereinzelt, wie bei dem schnellen Tode des robusten, jungen Generals Hoche, wurde der Vergiftungsverdacht laut. Er erkrankte mit quälendem Husten, sowie nervösen Konvulsionen, denen bald Eingeweideschmerzen folgten. Die Obduktion ergab in Magen und Därmen »schwarze Flecke«[1]. Ich nehme wegen der ganzen Verlaufsart an, daß es sich hier nicht um eine Vergiftung gehandelt hat.

[1] Thiers, Histoire de la Révolution française, Bruxelles 1844, tom. II, p. 446.

## Zehntes Buch.

# Frauen als Giftkennerinnen und Vergifterinnen.

## Erster Abschnitt.

## Betätigungen des Giftwissens von Frauen bis zum 16. Jahrhundert.

### Erstes Kapitel.

**Beweggründe für die Giftverwendung durch Frauen. Opium. Massenvergiftungen durch Frauen im alten Rom. Juvenal. Nero. Locusta. Unterricht im Vergiften. Venenarii. Stiefmütter. Zeitliche Vergiftung des Gatten durch ausschweifende Weiber. Gesetze der Westgoten.**

1. Eine eigentümliche Erscheinung ist es, daß sowohl in der Geschichte der Vergiftungen als auch in derjenigen der Arzneikenntnis so oft Frauen hervortreten. Ihrer Betätigung auf diesen beiden einander so nahestehenden, ohne Grenzen ineinander übergehenden Wissensgebieten begegnet man von der sagenhaften Epoche des Menschengeschlechts bis in die neue Zeit hinein. Die Typen: Hekate, Medea, Kirke, Dejaneira bringen in dem, was von ihnen erzählt wird, zum Ausdruck, daß ein Stück, wenn auch primitiven toxikologischen Wissens, das anderen verborgen war, in ihrem Besitz sich fand und daß sie von ihm nicht selten einen unfreundlichen Gebrauch machten. Sie kannten gewisse Naturprodukte und deren Wirkungsart auf den Menschen. Mag immerhin ein solches Eingeweihtsein anfangs seine Zweckerfüllung nur im gütigen Sinne: im Heilen von Körperstörungen gefunden haben — zuletzt stellte sich, sobald man einmal die Wirkung einer großen Dosis des betreffenden Stoffes kennen gelernt hatte, von selbst das Gefühl der Überlegenheit schwacher über sonst starke Menschen durch die Vergiftungsmöglichkeit ein. Dies wurde in irgendeinem Sinne ausgenutzt. Schon von der sagenhaften Hekate, der Tochter der Persa, einem von den Alten als grausam bezeichneten Weibe, das in Ermangelung von Tieren Menschen jagte, wurde angegeben, daß sie in der Gewinnung tödlicher Gifte eine große Kunst besessen, zuerst Aconit als Gift erkannt und seine Wirkungen an ihren Gästen versucht habe[1]).

---

1) Diodorus Siculus, *Biblioth. histor.*, lib. IV: »Φιλότεχνον δ'εἰς φαρμάκων θανασίμων συνθέσεις γενομένην, τὸ καλούμενον ἀκόνιτον ἐξευρεῖν, καὶ τῆς ἑκάστου δυνάμεως πεῖραν λαμβάνειν, μισγοῦσαν ταῖς διδομέναις τοῖς ξένοις τροφαῖς.«

2. Die Ägypterin POLYDAMNA liefert der HELENA das Opium, dessen Wirkung HOMER so treffend beschreibt. Dem TELEMACH wird es gereicht, als er in Sparta von den Schicksalen seines Vaters ODYSSEUS hört und seelisch dadurch im Übermaß erregt wird. Beruhigung und zeitliches Vergessen sollen ihm durch den Trank werden:

*»Und da tat in den Wein wovon man trank sie ein Mittel:*
*Kummer scheucht es und Groll und aller Leiden Gedenken.*
*Kostet einer davon, nachdem in den Krug es gemischt ist,*
*Dann benetzt an dem Tag ihm keine Träne die Wange,*
*Wären ihm auch der Vater, die Mutter ganz jählings gestorben,*
*Würde vor ihm sein Bruder, sogar der geliebteste Sohn durchs*
*Feindliche Schwert getötet, so daß seine Augen es sähen.*
*Dieses so wundersam wirkende klüglich ersonnene Mittel*
*Hatte der Helena einst die Gemahlin Thons, Polydamna*
*Aus Ägypten geschenkt.«*

Dieses Vergessenmachen alles dessen, was an Beschwerendem an den Menschen tritt, was die Seele von Unruhe zu Unruhe treibt, will als Wirkung des Opiums VIRGIL[1]) mit den Worten treffen:

*»Sende lethäischen Mohn zum Totengeschenke dem Orpheus.«*

Obschon der Mohn eine uralte Kulturpflanze ist, die wahrscheinlich schon zu HOMERs Zeiten in Griechenland gepflanzt wurde — im achten Jahrhundert v. Chr. nannte HESIOD die Stadt Sikyon: Mekone, die Mohnstadt — kannten sicherlich nur sehr wenige die Bereitung des Opiums aus ihm, und die Mengen, die von diesem Saft seliges Vergessen und Schlaf hervorrufen können. Daß HELENA dies erst über Ägypten erhielt, zeigt einmal, wie der Orient auch hier die überlegene Quelle derartigen Wissens in alten Zeiten war, und sodann, daß es vereinzelten Frauen, vielleicht von Priestern, zugänglich gemacht worden ist. Zu welchem Zwecke, ergibt sich aus den bekannt gewordenen, sehr vielseitigen Verwendungen. Das Mystische, Transzendentale, Heimliche hat in dem Weibe immer seine Vertretung gefunden. Das ganze Heer der Beweggründe, die schwache Menschen aus den Wirklichkeiten ihres freudigen, traurigen, bedrückten, begehrlichen Lebens hinaustreiben, um irgendwo für ihre abnorme seelische Bewegung einen Ankerplatz zu suchen, hat diesen in den geschwundenen Jahrtausenden oft bei der »klugen« Frau, bei der Zauberin, der Wahrsagerin, der »Hexe« gefunden, die den gesunkenen Mut durch einen »Zaubertrank« hoben, der Verzweiflung den Hoffnungsstrahl gaben, die augenblickliche ärgste körperliche Not durch ein Mittel schwinden ließen, die durch einen Feind drohende Gefahr behoben, indem sie dem Wünschenden ein Gift behändigten, Rachegefühl auf dem gleichen Wege stillten und in die Zukunft zu schauen erlaubten, indem sie in dem Fragenden durch einen narkotischen Stoff Visionen, Illusionen oder Halluzinationen wachriefen.

---

[1]) VIRGILII *Georgicon,* lib. IV, vers. 545, edit. BURMANNI, 1774, p. 245:
*»Inferias Orphei lethaea papavera mittes.«*
Orpheus sollte dadurch die Verschuldung des Aristaeus vergessen.

Von der Totenbeschwörerin zu En Dor, die der König SAUL befragte, bis zu den römischen Verfertigerinnen von Liebestränken oder von Mitteln, um unfruchtbar zu machen, oder die Geschlechtserregbarkeit zu beeinflussen, oder um die Kinder im Mutterleibe oder Erwachsene zu töten, bis zu den mittelalterlichen Zauberinnen, die mit der narkotischen Mandragora, dem übelberüchtigten Alraun, wirtschafteten, bis zu den MACBETHschen Hexen mit ihrem Giftwissen, bis zu den Vergifterinnen in der Zeit LUDWIGs XIV. von Frankreich, die mit Beschwörungsformeln, Liebestränken und Gift Unsummen verdienten, und schließlich bis zu den modernen Massenvergifterinnen und den heutigen »klugen Frauen«, die sich mit Weissagen, Abtreiben, Heilen und Engelmacherei abgeben, besteht eine ununterbrochene Kette eigenartigen weiblichen Tuns, in dem Gifte, im weitesten Sinne des Wortes, eine Rolle spielen.

3. Woher das Wissen genommen wurde, das immerhin für die Hantierung mit solchen Stoffen erforderlich ist, läßt sich allgemein nicht beantworten. Tradition, Zufall oder emsiges Nachgehen, besonders aber das letztere haben dazu verholfen. Kostgängerinnen bei giftkundigen Weibern sind naturgemäß in erster Reihe Weiber gewesen. Dort fanden sie für ihr Begehren bestes Verständnis. Dort, und nicht vor einem Manne konnten sie alle, auch unlautere sittliche Regungen offenbaren, vor allem alles, was mit dem Liebesleben in Zusammenhang steht. Dort erstanden sie einen Liebestrank, der oft keinen gleichgültigen Inhalt hatte. Sagt doch schon ein Historiker des zehnten Jahrhunderts: »Giftmischerei ist es, wenn man jemand ein tödliches Getränk oder einen Liebestrank reicht[1].« Dort erhielten liederliche Weiber Mittel, wie den Stechapfel, mittels derer man den Mann so lange sinnlos erhielt, bis den ehebrecherischen Gelüsten Genüge getan war, dort auch Mittel zur Beseitigung eines Feindes oder zur Stillung der Rachsucht an einer Nebenbuhlerin oder zur gänzlichen Unschädlichmachung des Gatten.

4. Mit der irgendwoher beschafften Giftwaffe fühlt sich das verbrecherische, schwache Weib so stark wie der Mann mit seiner Armeskraft, die von jäh aufwallender Leidenschaft zum Todesstoß gelenkt wird. Dieser Kraft setzt das Weib die Schlauheit gegenüber, die Ausführung der Tat so dicht mit dem Mantel der Heimlichkeit zu decken, daß die Folgen als Fügungen des Schicksals erscheinen. In dieser mysteriösen Umhüllung kann sich die Verüberin der Tat an dem schlimmen Schicksal ihres Opfers weiden und vor Vergeltung sicher sein. Manche der Vergifterinnen freilich, auch solche, die aus Lust am Töten oder am Schauen der Vergiftungsleiden so häufig vergifteten, daß man geradezu einen krankhaften Vergiftungsinstinkt bei ihnen hat annehmen wollen, entgingen nur so lange der Nemesis, bis ihre Sucht nach Vergiften die Vorsicht der Verhüllung Lücken bekommen ließ. Solche Massenvergifterinnen tauchten in allen Epochen auf — in

[1]) CEDRENUS, *Historiar. Compend.*, Paris 1647, tom. I, p. 41: ». . . . φαρμακεία δὲ ὅταν συσκευασία θανατήφορος ᾖ πρὸς φίλτρον δοθεῖσά τινι διὰ τοῦ στόματος.«

Rom schon in einer Zeit, in der eine Sittenverderbtheit noch nicht so zutage trat wie später. Ihre Taten können etwa in Parallele gesetzt werden mit den zu Zeiten LUDWIGS XIV. erfolgten, die die zivilisierte Welt lange in Erregung hielten. Dort wie hier waren es, wenn man dem Berichte trauen darf, Frauen, die Vergiftungen in so großer Zahl vorgenommen haben sollen, daß man zuerst das Vorhandensein einer epidemischen Krankheit annahm. Vielleicht lag nicht so die Lust am Töten dem Tun zugrunde, als die Beseitigung durch Ehebruch getäuschter Männer. An Ehebruch scheinen die römischen Damen es nie so recht haben fehlen lassen. Denn in lapidarer Kürze wird aus dem Jahre 290 v. Chr. angegeben, daß FABIUS GURGES Damen zu einer Geldbuße wegen dieser Leidenschaft verurteilt habe. Die erhaltene Summe läßt auf Stand und Zahl der Bestraften schließen: denn es wurde so viel eingenommen, daß davon, was witzig genug ist, der Tempel der VENUS in der Nähe des Circus maximus gebaut werden konnte.

5. Das in folgendem berichtete Ereignis war aber folgenschwerer. Aus mancherlei geht dies hervor. Wenn die Pest Rom heimsuchte, wurde ein Diktator gewählt, der, auch um die Götter zu versöhnen, einen Nagel in das Kapitol schlagen mußte. Dies geschah zur Zeit der Konsuln C. VALERIUS FLACCUS und CL. MARCELLUS im Jahre 328 v. Chr. Diese beiden, sowie die hervorragendsten Männer in Rom waren an der gleichen Krankheit gestorben, die man für die Pest hielt. Eine Sklavin gab dem Ädilen FABIUS MAXIMUS bekannt, daß es sich nicht um die Pest, sondern um die Wirkung von Gift handele, das vornehme römische Damen, darunter zwei Patrizierinnen, darstellten. Man überraschte einige beim Kochen dieser Gifte und fand bei zwanzig noch eine große Menge von Drogen. Da sie die Stoffe für Arzneimittel ausgaben, wurden sie genötigt, die Abkochungen zu trinken. Sie starben sämtlich daran. Insgesamt wurden 170 Frauen bestraft[1]).

Bis dahin wäre, so meint LIVIUS, in Rom nie über Vergiftungen eine Untersuchung angestellt worden[2]). Er schreibt die angebliche Tat der Frauen mehr einer Art von geistiger Verwirrung als einer vorüberlegten Böswilligkeit zu. Es wurde, um darzutun, daß nunmehr alles Übel von Rom abgewandt und wieder Ruhe in die geängstigten Gemüter gezogen sei, als Diktator Cn. QUINTILIUS gewählt, um den Nagel in das Kapitol zu schlagen.

Lange nach dem eben berichteten Ereignisse, im Jahre 184 v. Chr., kamen wieder in Rom viele Vergiftungen vor, die zu eingehenden Untersuchungen Anlaß gaben, im Verfolg derer — wie ich schon mitteilte —

1) LIVIUS, lib. VIII, cap. 18, edit. TEUBNER, tom. II, p. 76: ».... Ancilla quaedam ad Q. Fab. Maximum aedilem curulem indicaturam se causam publicae pestis professa est .... Tum patefactum muliebri fraude civitatem premi matronasque ea venena coquere .... secuti indicem et coquentis quasdam medicamenta et recondita alia invenerunt .... cum ea medicamenta salubria esse contenderent, ab confutante indice bibere jussae, ut se falsum commentam arguerent .... epoto medicamento suamet ipsae fraude omnes interierunt. — VALERIUS MAXIMUS, lib. II, cap. 5, § 3, berichtet das gleiche — offenbar nach LIVIUS.

2) LIVIUS, lib. VIII, cap. 18, edit. TEUBNER, tom. II, p. 26: ».... néque de veneficiis ante eam diem Romae quaesitum est.« — VALERIUS MAXIMUS, l. c.: »Veneficii quaestio et moribus et legibus Romanis ignota ....«

die Gemahlin des angeblich durch Gift umgekommenen Konsuls C. CALPURNIUS PISO als Giftmörderin bestraft wurde. Ob und wieviel Frauen bei der nach Tausenden zählenden Massenbestrafung im Jahre 180 v. Chr. beteiligt waren, wurde nicht berichtet. Dagegen war man unmittelbar vor dem dritten Punischen Krieg — 150 v. Chr. — wieder genötigt, zwei vornehme Frauen, PUBLILIA, die Gattin des POSTUMIUS ALBINUS, und LICINIA, die Gattin des CLAUDIUS ASELLUS, wegen tödlicher Vergiftung ihrer Männer anzuklagen. Sie hatten zwar dem Prätor Bürgen gestellt, wurden aber durch Beschluß eines Familiengerichtes zum Tode verurteilt[1]). Diese Beschlüsse hatten Gültigkeit.

Ein so verbreitetes und eingewurzeltes Übel wie die Vergiftung unbequemer Menschen — Ehemänner und Fernstehender — konnte nicht so leicht verschwinden. In Rom wuchs es, wie die Schilderungen aus der Kaiserzeit beweisen. Schon kurz vor dieser, in den Zeiten des Bürgerkrieges zwischen MARIUS und SULLA, herrschte allenthalben, auch in den Familien sittliche Entartung. Giftmord kam oft vor, wie CICERO in seiner Rede für CLUENTIUS darlegte. Der »Blutmensch« CORNELIUS SULLA versuchte im Beginne seiner Diktatur durch die Lex Cornelia de sicariis et veneficis vor allem die persönliche Sicherheit des Bürgers gegen Mord und Giftmord zu heben. Indes, trotz härtester Strafen blieben Gifte aus den immer gleichen Beweggründen weiter tätig, obschon die Lex Cornelia in der ganzen Kaiserzeit in Geltung war.

6. Aus dem vierten Jahrhundert stammt ein Epigramm des AUSONIUS[2]), in dem als Zweck der Vergiftung die Beseitigung des eifersüchtigen Gatten zum Ausdruck kommt. Nach der GOETHEschen Übersetzung lautet es[3]):

*»Gifttrank reichte dem eifernden Gatten ein buhlerisch Ehweib;*
*Meinend jedoch, es sei noch nicht zum Tode genug,*
*Mischt sie dazu noch flüssige Last merkurischen Giftes,*
*Daß die gedoppelte Kraft schneller ihn stürze zum Tod.*
*Reichst du getrennt sie dar, sind beides heftige Gifte,*
*Doch heilsamer Natur, wer sie verbunden genießt.*
*Während nun unter sich selbst in feindlicher Gärung sie kämpfen,*
*Weichet der tödliche Trank endlich dem heilsameren:*

---

[1]) LIVIUS, *Periochae*, lib. XLVIII: »de veneficiis quaesitum. Publilia et Licinia, nobiles feminae, quae viros suos consulares necasse insimulabantur, cognita causa, cum praetori praedes vades dedissent, cognatorum decreto necatae sunt.«

[2]) AUSONIUS, *Epigramm.*, III, edit. PEIPER, p. 311:

*»Toxica zelotypo dedit uxor moecha marito:*
*Nec satis ad mortem credidit esse datum.*
*Miscuit argenti letalia pondera vivi,*
*Cogeret ut celerem vis geminata necem.*
*Dividat haec si quis, faciunt discreta venenum,*
*Antidotum sumet, qui sociata bibet.*
*Ergo, inter sese dum noxia pocula certant,*
*Cessit letalis noxa salutiferae.*
— — — — — — — — — — — —
*Quam pia cura Deûm! prodest crudelior uxor:*
*Et, cum fata volunt, bina venena juvant.«*

[3]) DOEBEREINER, Journ. f. Chemie, Bd. 6, 1912, S. 363.

*»Und nun schlüpft es hinab durch des Magens leere Behausung,*
*Da, wo die Speise zuletzt sucht den gewöhnlichen Weg.*
*O ihr sorgenden Götter! Ein allzutückisches Weib nutzt;*
*Und, wenn das Schicksal es will, heilt ein gedoppeltes Gift.«*

Es interessiert an dieser Sittenschilderung nur die Tatsache des Vergiftungsversuchs, als ein Beleg dafür, wie Weiber im alten Rom in Giften Übung hatten — nicht die verabfolgten Mittel, über die der Dichter sehr verkehrte Vorstellungen hatte. Eine solche Entgiftung eines Giftes ist schon an sich unmöglich, aber metallisches Quecksilber ganz unfähig, irgend etwas zur Erfüllung eines solchen Vorganges beizutragen.

7. Diejenigen, die Gift für eigenen Bedarf brauten oder nur Händler von solchem waren, haben entweder nie die Art desselben verraten oder ihm Bezeichnungen gegeben, die der Einbildungskraft weiten Spielraum schufen. So, wie wenn JUVENAL die römischen Frauen schildert, er von ihren Giftkünsten gegen das Leben ihrer Männer spricht und dabei als Gift bezeichnet, was keines ist. Die Häufigkeit solchen Tuns scheint ziemlich groß gewesen zu sein, selbst wenn man annimmt, daß der Dichter stark aufgetragen hat.

*»Du findest überall Beliden*[1]
*Und Eripylen*[2]*. Jede Straße wird*
*Dir eine Klytemnaestra*[3] *zeigen:*
*Nur mit dem kleinen Unterschiede, daß*
*Die Tochter Tyndarus' die plumpe ungeschickte Axt*
*Mit beiden Händen führte,*
*Dagegen jetzt mit Gift der Krötenlunge*
*Das Morden vor sich geht.*
*Wiewohl auch jetzt man Eisen braucht,*
*Wenn der Atride sich mit Pontischer Latwerge*
*Des dreibesiegten Königes versah.«*

Hier soll die Feigheit, die in der Heimlichkeit der Vergiftung liegt, zum Ausdruck gebracht werden. Verbreitet war damals wohl die Meinung, daß, weil das Drüsengift der Kröte giftig ist, die Lunge es in erhöhtem Maße sei. JUVENAL, wie andere, glaubte, daß auch gegen dieses Gift das Jahrhunderte hindurch angewendete Gegengift des Königs MITHRIDATES hilfreich sei, und daß dies nur versage, wenn das ausersehene Giftopfer gleich dem Atriden AGAMEMNON sich zu schützen versuchte, indem es das Gegengift prophylaktisch einnahm.

Rom hatte seine geübten Vergifterinnen. Was eine LOCUSTA oder eine MARTINA in ihrem Berufe leisteten, stand gewiß auf der Höhe des toxikologischen Wissens ihrer Zeit und war nicht geringer als das, was Vergifter wie APELLES, den sich PERSEUS von Mazedonien, der Sohn PHILIPPS, für diesen Zweck hielt, darin leisteten. Ja, manche dieser Gift-

[1] Die Töchter des Danaus, die ihre Ehemänner umbrachten.
[2] Eripyla wurde Verräterin ihres Mannes Amphiaraus um eines Geschmeides willen.
[3] Die Tochter des Tyndarus, die ihren Mann Agamemnon ihrem Liebhaber Aegysthus zuliebe ermordete.

mischer und Giftmischerinnen machten geradezu Schule. Das merkwürdigste darauf hinweisende Dokument besagt, daß, nachdem LOCUSTA mit vollem Erfolg dem NERO Gift zum Töten des BRITANNICUS geliefert hatte, sie von diesem nicht nur völlige Straflosigkeit, sondern auch ansehnliche Landgüter und den Auftrag erhielt, Schüler in ihrer Kunst zu unterrichten[1]). Neben Weibern, und gewiß oft mit diesen zusammen arbeitend, gab es, schon vor der Kaiserzeit, »venenarii«, d. h. Menschen, deren Beruf und Erwerbsquelle das Darstellen und Verkaufen von Gift und wahrscheinlich auch das Vergiften war. Daß man auf diese Weise Geld zu verdienen bestrebt war, bezeugt aus späterer Zeit JUVENAL[2]):

*»Wo ist ein Tag so festlich auch, der nicht*
*Ertappte Diebe zeigt und Meineid und Betrug*
*Und Geldgewinn, den man durch jede Missetat erzielt:*
*Durch Schwert, durch Giftesschachteln ....«*

Wiederholt findet man in römischen Berichten die *Stiefmütter* als Giftmischerinnen bezeichnet. Durch giftige Liebestränke und magische Beschwörungen[3]) suchten sie Liebe einzuflößen oder für verschmähte Liebe sich zu rächen. Schon kurz vor der jetzigen Zeitrechnung schrieb PROPERZ in einer seiner Elegien:

*»Sollt' ich sogar noch kosten die tückischen Becher der Phädra,*
*Denen des Stiefsohns Herz noch unbeschadet entging?*
*Sollten dahin mich raffen circeische Mischungen, sollt' auch*
*Mir auf jolkischem Herd sieden der Kolcherin Gift*[4])*?«*

Und später schildert auch JUVENAL solche Verhältnisse[5]):

*»Soll ich der Liebestränke noch erwähnen,*
*Der Zauberei'n und des gekochten Gifts,*
*Das sie dem Stiefsohn gab?«*

Noch anderes brachten Weiber zuwege. Die Übung, Gatten durch einen Gifttrank auch nur so krank zu machen, daß sie in einen Zustand von Besinnungslosigkeit oder Urteilslosigkeit für eine gewisse Zeit versetzt würden, der die praktische Untreue des giftmischerischen Weibes nicht zu erkennen und gerichtlich zu verfolgen gestattete, gab in späteren Jahrhunderten bei den Wisigoten zu einer gesetzlichen Bestimmung Anlaß[6]).

---

1) SUETON, lib. VI, cap. 34: »Locustae pro navata opera impunitatem praediaque ampla, *sed et discipulos dedit.*« Die Locusta wurde unter Galba hingerichtet.

2) JUVENAL, *Satirae*, satira XIII, vers. 23:

*»Quae tam festa dies, ut cesset prodere furem,*
*Perfidiam, fraudes, atque omni ex crimine lucrum*
*Quaesitum et partos gladio vel pyxide nummos.«*

3) Vgl. S. 17.

4) PROPERTIUS, *Elegiae*, übersetzt von VOSS, lib. II, elegia I, vers. 53:

*»Seu mihi sunt tangenda novercae pocula Phaedrae,*
*Pocula privigno non nocitura suo ....«*

5) JUVENAL, *Satirae*, Satira VI, vers. 133:

*»Hippomanes carmenque loquar coctumque venenum*
*Privignoque datum? ....«*

6) *Lex Visigothorum Reccessvindiana*, lib. III, tit. IV, l. XIII, edit. ZEUMER, p. 107: »Si perpetratum scelus legalis censura non repremit, sceleratorum temeritas ab adsuetis vitiis ne-

## Zweites Kapitel.

Vergiftungsvorkommnisse aus dem Orient und aus der Longobardenzeit. ANTIOCHUS II. und LAODICE. KLEOPATRA vergiftet DEMETRIUS NICATOR, SELEUCUS V. und ANTIOCHUS VIII. GRYPUS. Ihr eigener Gifttod. Ostgoten und Longobarden. AMALASUNTHA. THEODAD. ALBOIN. ROSEMUNDA. HELMICHIS. AUTHARI.

1. Rom war nicht die alleinige Lehrmeisterin des Vergiftungswissens. Der Orient verfügte schon länger und reichlicher über ein solches, und Frauen verstanden es hier und dort zu gebrauchen. Herrschsucht und Rachsucht waren meist die Beweggründe ihres Handelns. Wo immer in Frauen diese beiden Triebe Wurzel gefaßt haben, da werden sie gewöhnlich mit einer unerbittlichen Konsequenz zur Ausführung zu bringen versucht, die dem gleichartigen Tun des Mannes in nichts nachsteht, ja vielleicht an Bedenkenlosigkeit sie noch übertrifft. Die Giftgeschichte liefert hierfür der Belege genug.

2. Eines der ältesten derartigen Vorkommnisse fällt in das Jahr 246 v. Chr. Die Tragödie spielte sich am syrischen Hofe des ANTIOCHUS II. ab, dem einst die Milesier in hündischer Selbsterniedrigung, weil er ihren Tyrannen TIMARCH vertrieben, den Beinamen »Gott« gegeben hatten. In Kriegshändel mit PTOLEMAEUS PHILADELPHUS, dem König von Ägypten, verwickelt, sah sich ANTIOCHUS in einem gegebenen Augenblicke genötigt, mit diesem Frieden zu machen und, in Erfüllung einer der Friedensbedingungen, dessen Tochter BERENICE zu heiraten, nachdem er seine Frau LAODICE, eine syrische Königstochter, mit ihren Kindern verstoßen und die letzteren für illegitim erklärt hatte. Nachdem aber PTOLEMAEUS gestorben war, schickte er BERENICE fort und nahm LAODICE wieder zu sich. Vielleicht war es alter, verhaltener Groll über die Verstoßung und Rachsucht für die jahrelang erlittene Unbill, die das haßerfüllte Weib ihrem Manne in Ephesus den Giftbecher reichen ließ [1]). Was anders als Aconit konnte er enthalten haben, das im Orient damals und später den Begriff des stärksten Giftes verkörperte? Der »Gott« starb dadurch. Damit nicht genug, ließ sie BERENICE und ihr junges Kind und viele andere, an denen sie Vergeltung üben wollte, töten. Nach einer anderen Darstellung veranlaßte sie ihren Sohn SELEUCUS, die verhaßte Nebenbuhlerin und ihr Kind zu töten [2]). Ihr selbst soll es aber später nicht gut gegangen sein.

---

quaquam quiescit. Ideoque, quia quorundam interdum uxores, viros suos habominantes seseque adulterio polluentes, ita potionibus quibusdam vel maleficiorum factionibus eorundem virorum mentes alienant atque precipitant, ut nec agnitum uxoris adulterium accusare publice vel defendere valeant ....«

[1]) APPIAN, *De rebus Syriacis*, lib. LXV, edit. SCHWEIGHÄUSER, tom. I, p. 635: ».... ἀλλὰ τόνδε μέν, τὸν Θεὸν ἔκτεινεν ἡ γυνὴ φαρμάκῳ .... καὶ αὐτὸν ἔκτεινε Λαοδίκη, καὶ ἐπ' ἐκείνῳ Βερενίκην τε καὶ τὸ Βερενίκης βρέφος.«

[2]) JUSTINUS, *Histor. Philippic.*, lib. XXVII, cap. I: ».... hortante matre Laodice, quae prohibere debuerat, auspicia regni a parricidio coepit.«

Denn PTOLEMAEUS EUERGETES, der Bruder der BERENICE, nahm die Grausame gefangen und tötete sie[1]).

3. Eifersucht und Herrschsucht veranlaßten KLEOPATRA, die Frau des DEMETRIUS NICATOR, zum Giftmorde. Ihr Mann hatte die RHODOGUNE, die Tochter des Partherkönigs ARSACES II., neben ihr geheiratet. Sie ließ ihn im Jahre 125 v. Chr. durch Gift beseitigen. Ihr Sohn, SELEUCUS V., der sich zu selbständig benahm und daher die Hoffnungen seiner Mutter getäuscht hatte, mußte aus diesem Grunde das Schicksal seines Vaters teilen. Sie machte nun ihren zweiten Sohn, ANTIOCHUS VIII. GRYPUS[2]) zum Könige von Syrien. Als sie schließlich auch bei diesem nicht zur Macht gelangen konnte, versuchte sie auch ihn zu vergiften, und da dies verraten worden war, nötigte er sie, das für ihn bereitete Gift selbst zu trinken. So starb sie dadurch, daß das für andere geplante Verbrechen sich an ihr selbst verwirklichte[3]). Man nannte diesen ANTIOCHUS deswegen auch PHILOMETER, den Mutterfreund.

4. Direkte Erben der alten Kenntnis von der Giftwirkung bestimmter Stoffe sind die Germanen gewesen, die mit Rom in Verbindung kamen oder in Italien sich ansässig gemacht hatten. Um die Mitte des sechsten Jahrhunderts kommen bei Ostgoten und Longobarden Vergiftungen vor, die auf keine Seltenheit solcher schließen lassen — auch soweit Frauen dabei aktiv beteiligt waren.

THEODERICH, der König von Italien, hatte, wie GREGORIUS VON TOURS[4]) erzählt, die Schwester König CHLODOVECHS zur Frau und ließ nach seinem Tode eine kleine Tochter mit seiner Gemahlin zurück. Die Tochter, AMALASUNTHA, aber hing sich, als sie erwachsen war, in ihrer Leichtfertigkeit, ohne auf ihrer Mutter Ermahnungen zu achten, welche sie für einen Königssohn bestimmt hatte, an einen Unfreien, TRAGUILA mit Namen, und floh mit ihm in eine Stadt, in welcher sie sich verteidigen konnten. Sie gab den Bitten ihrer Mutter nicht nach, den Diener zu entlassen und einen ihresgleichen von königlichem Geschlecht zu heiraten. Deshalb schickte die Mutter ein Heer gegen sie. Der Diener wurde getötet, sie selbst aber in das Haus ihrer Mutter gebracht. Beide waren Arianer, bei denen es Sitte ist, daß die Könige, wenn sie zum Altare gehen, von einem anderen Kelche genießen als das gemeine Volk. Die Tochter warf Gift in den Kelch, aus welchem die Mutter kommunizieren wollte. Kaum hatte sie getrunken, so starb sie.

Wenn auch das letztere sicher eine Übertreibung ist, da man ein so schnell wirkendes Gift damals noch nicht kennen konnte, so steckt in den Erzählung, die man sonst nicht historisch belegt findet, ein wahrer Kern.

---

1) Nach PLUTARCH überlebte LAODICE den Einfall des PTOLEMAEUS in Syrien.

2) Antiochus mit der Habichtnase.

3) JUSTINUS, *Historiae Philippicae*, lib. XXXIX, cap. II, Lugd. Batav. 1783, p. 572: »Sed Grypus praedictis jam ante insidiis veluti pietate cum matre certaret, bibere ipsam jubet, abnuenti instat. Postremum prolato indice eam arguit, solam defensionem sceleris superesse affirmans, si bibat quod filio obtulit. Sic victa regina scelere in se verso, veneno quod alii praeparaverat, extinguitur.«

4) GREGORII TURONICI Historiae Francorum, lib. III, cap. 31, Basil. 1568, p 138.

Sicher ist, daß AMALASUNTHA bei THEODERICHs Tod Witwe war und für ihren jungen Sohn ATHALARICH, der im Jahre 534 starb, die Mitregierung führte. Das geschilderte Ereignis kann sich daran angeschlossen haben. Es hatte übrigens für die Vollbringerin des Giftmordes schlimme Folgen. Denn die Italer empörten sich gegen das Weib und machten THEODAD, den König von Thuscien, zu ihrem König. »Wie dieser erfahren hatte, was jene Metze begangen, wie sie wegen ihres Dieners ihre Mutter gemordet, ließ er ein Bad heizen und sie darin einschließen. Sie fiel bald, als sie in die heißen Dämpfe gekommen war, auf den Boden und starb[1]).« Dieser Gifttod durch das Kohlenoxyd der glühenden Kohlen der Badstube ist der gleiche, der, wie auf diesen Blättern mehrfach verzeichnet wurde, von Mächtigen gegen Schwache verhängt worden ist. Ob AMALASUNTHA auf diese Weise zugrunde ging, oder ob, wie andere Quellen besagen, THEODAD, den sie nach dem Tode ihres Sohnes zum Mitregenten genommen, sie auf einer Insel des Sees von Bolsena töten ließ, läßt sich nicht sicher ausmachen.

In die sittliche Welt der barbarischen Longobarden erhält man durch das Ereignis einen Einblick, das den ersten König derselben, ALBOIN, betraf und das PAULUS DIACONUS[2]), selbst ein Longobarde, uns überliefert hat. Mit Hilfe der asiatischen Avaren zerstörte ALBOIN das Reich der Gepiden und vernichtete diese im Jahre 566, »so daß kaum einer übrigblieb«. Dem Gepidenkönig KUNIMUND schlug er den Kopf ab und ließ sich aus dem Schädel einen Trinkbecher machen. Dreiundeinhalb Jahre hatte er nur in Italien regiert, als er ein gewaltsames Ende fand. Er hatte bei einem Gelage die ROSEMUNDA, die Tochter KUNIMUNDs, die ihm als Beute zugefallen und seine Frau geworden war, genötigt, aus dem Schädel ihres Vaters Wein zu trinken. Von Rachegefühl gegen den Mörder ihres Vaters und ihren brutalen, wilden Beleidiger entflammt, beschloß sie, ihn zu beseitigen. HELMICHIS, der Waffenträger des Königs, den sie zur Ausführung der Tat gewinnen wollte, traute sich diese nicht zu. Man kam auf einen wegen seiner herkulischen Kräfte bekannten Krieger, PEREDEO, der ein Liebesverhältnis mit der Kammerfrau ROSEMUNDAs unterhielt und nachts zu ihr kam. Man richtete es so ein, daß er, ohne es zu wissen, in einer Nacht an Stelle der Kammerfrau die Königin traf. Als er dies merkte, hatte er nur die Wahl, das sichere Opfer der Eifersucht ALBOINs zu werden oder diesen zu töten. Er tat das letztere. HELMICHIS nahm ROSEMUNDA zum Weibe, und beide flohen nach Ravenna zum Statthalter LONGINUS. Dieser überredete sie, den HELMICHIS zu töten. Sie, in der Aussicht, Herrin von Ravenna zu werden, versprach es und reichte HELMICHIS, als er aus dem Bade kam, einen Gifttrank, den sie für besonders gut ausgab. Als er im Trinken merkte, daß er den Becher des Todes genommen, nötigte er sie, den Rest zu trinken. Beide starben im Jahre 572.

---

[1]) GREGORIUS TURONICUS, l. c., lib. III, cap. 32: ». . . . succenso vehementer balneo, eam in eodem cum una puella includi praecepit. Quae nec mora, inter *arduos* vapores ingressa in pavimento corruens mortua est.«

[2]) PAULUS DIACONUS, Historia Langobardor., lib. II, cap. 28.

Mit einer kleinen Abweichung wird der gleiche Bericht im neunten Jahrhundert von AGNELLUS[1]), dem Erzbischof von Ravenna, sehr dramatisch erzählt. »Die Ursache der Tötung ALBOINs, die wir kennen«, sagt er, »möchte ich nicht übergehen, sondern dringlich zu Nutz und Frommen mitteilen[2]).« Der Kopf des KUNIMUND war mit Gold, Perlen und Edelgestein versehen. Nachdem ALBOIN selbst daraus getrunken, bot er ihn, mit Wein gefüllt, der ROSEMUNDA dar mit den Worten: »Leere ihn ganz!« Sie seufzte, bezwang sich und antwortete: »Den Befehl meines Herrn erfülle ich eifrig.« HELMICHIS, den sie dann zum Morde aufforderte, lehnte ab, schwor ihr aber Verschwiegenheit. Er pflegte ihre Kammerfrau nachts zu besuchen und ihm gab sich ROSEMUNDA nach einem klug ersonnenen Plane hin. Er tötete in ihrer Gegenwart den vom Wein benommenen König und mit ihm floh sie nach Ravenna, wo sie seine Frau wurde. Der Ehrgeiz nach größerer Macht trieb sie zur Vergiftung ihres neuen Gemahls. Als er eines Tages heiß aus dem Bade kam, bot sie ihm Wein mit Gift gemischt. Er begann zu trinken, merkte, daß er den Tod getrunken habe, setzte ab und sprach: »Trink auch du mit mir!« Sie weigerte sich. Da zog er das Schwert und drohte sie zu töten, falls sie es nicht täte. Sie trank, und beide starben[3]).

Nach dem ermordeten ALBOIN regierte nur 18 Monate lang KLEPH das Longobardenreich. Wegen seiner Grausamkeiten wurde er von einem seiner Diener ermordet. Sein Sohn AUTHARI, vermählt mit THEODELINDE, Tochter des Bayernherzogs GARIBALD, wurde, wie man sagte, nach sechsjähriger Regierung im Jahre 590 tödlich vergiftet[4]). Diese Todesart gewinnt eine gewisse Wahrscheinlichkeit durch die Charakterisierung, die diesem Manne nach seinem Tode die Kirche, voran der damalige Papst, hat zuteil werden lassen. Er wurde als nichtswürdig, der Taufe feindlich bezeichnet, den Gottes Majestät für diese Verhalten vernichtet habe[5]).

---

1) AGNELLI *Liber Pontificalis Ecclesiae Ravennatis,* cap. 96.

2) »Causa vero interfectionis suae quam scimus non praetermittam sed alacriter in medio proferam ut caveatis.«

3) »Die vero quadam, dum balneum parare jussisset, et vir qui maritum occiderat, lavacrum ingrederet, postquam egressus de balneo, in ipso fervore corporis, quod calor obsederat attulit Rosmunda calicem potione plenum, quasi ad regis opus; erat enim venenum mixta. Tunc ille sumens de manu ejus vasculum, coepit bibere. At ubi intelligens, potum esset mortis, submovit ori suo poculum dedit reginae dicens: ‚Bibe et tu mecum.' Illa vero noluit; evaginatoque gladio stetit super eam et dixit: ‚Si non biberis de hoc, te percutiam.' Volens nolens bibit et ea hora mortui sunt.«

4) PAULUS DIACONUS, *Histor. Langobardorum,* lib. III, cap. 35: »rex Authari apud Ticinum veneno, ut tradunt, accepto moritur.« — ORDERICUS VITALIS, *Histor. ecclesiastica,* Édit. LE PRÉVOST, tom. II, p. 354: »Autharith post sex annos regni sui veneno periit.«

5) PAULUS DIACONUS, l. c., in: MURATORI, *Rer. italic. Scriptores,* tom. I, 1, p. 453 Note: »Quoniam nefandissimus Autharit in hac quae nuper expleta est, Paschali solemnitate Langobardorum filios in fide catholica baptizari prohibuit: pro qua culpa eum divina Majestas extinxit.«

# Drittes Kapitel.

## Das Frankenreich unter den Merovingern. Brunhilde. Fredegunde.

Schlimm wüteten etwa um dieselbe Zeit von Weiberhand gereichte Gifte im Frankenreich, zumal in der Zeit Chlotars I., Chlodwigs jüngsten Sohnes, und nach seinem Tode, als das Reich zum zweiten Male geteilt wurde.

- Chlodwig I. † 511
  - Childebert I.
  - Chlotar I. † 561
    - Charibert † 570
    - Gontran † 593
    - Chilperich I. † 584, Gem. Fredegunde
      - Chlotar II. † 628
        - Dagobert I. † 638
    - Sigibert I. † 575, Gem. Brunhilde
      - Childebert II. † 596
        - Theodobert II. † 612
        - Theodorich II. † 613
  - Theodorich I. † 553

In den inneren Greuelkriegen zwischen Sigibert von Austrasien und Chilperich von Neustrien überboten sich förmlich die Frauen dieser beiden Herrscher, die westgotische Königstochter Brunhilde und Fredegunde, in Grausamkeiten. Brunhilde war die Anstifterin von Haß und Krieg zwischen Sigibert und seinem Bruder Chilperich, besonders weil dieser die Schwester der Brunhilde, die Galswintha, verstoßen und sich mit der Fredegunde, der Unfreien, seiner früheren Beischläferin, vermählt hatte. Er wurde im Jahre 584 ermordet. Die grausame, von zügelloser Rachsucht erfüllte Fredegunde ließ durch bezahlte Männer den Sigibert mit vergifteten Schwertern ermorden, gerade als er von den Franken, die Chilperich abgesetzt hatten oder absetzen wollten, zum König ausgerufen wurde.

Sie scheint viel auf Gift gegeben zu haben und darin bewandert gewesen zu sein. Sie wollte auch den Sohn des Sigibert und der Brunhilde, Childebert II., auf die gleiche Weise töten. Sie ließ zwei Messer von Eisen anfertigen, tief einkerben und mit Gift belegen. Damit sollte ihr Opfer aus der Welt geschafft werden. Die gewonnenen, durch einen erregenden Trank mutig gemachten Mörder, zwei Kleriker, verrieten sich aber und wurden in Soissons getötet. Childebert entging aber doch nicht dem gewaltsamen Tode, denn auch er kam 596 im Alter von 25 Jahren mit seiner Gemahlin durch Gift um[1]).

---

1) Paulus Diaconus, lib. IV, cap. II.

Dieses Weib FREDEGUNDE schreckte vor keinem Morde zurück. »Als sie in Rouen war, ließ sie gegen den Bischof PRAETEXTATUS bittere Worte laut werden. Sie sagte, es würde die Zeit kommen, wo er die Verbannung, in der er schon gewesen, wieder sehen würde. Jener erwiderte: ‚In der Verbannung und außer ihr bin und werde ich Bischof sein, du aber wirst nicht immer königliche Macht besitzen. Wir fahren aus dem Exil durch Gottes Gnade in das Reich, du aber wirst von diesem Reiche hinabgestoßen werden in den Abgrund.' Sie ließ ihn wegen dieser Worte wutentbrannt in der Kirche in seinem Chorstuhl bei der gottesdienstlichen Handlung erdolchen. Sterbend bezeichnete er vor den Hinzugeeilten, unter denen auch FREDEGUNDE war, laut sie als Anstifterin zum Morde. Nach seiner Beerdigung kam ein edler Franke zu ihr und sagte: ‚Viel Übles hast du schon auf dieser Welt getan, aber Schlimmeres als die Ermordung des Priesters Gottes, die auf dein Geheiß geschah, hast du nicht verübt. Möge Gott schnell das unschuldige Blut rächen. Wir alle wollen dieser schlimmen Tat nachspüren, damit dir nicht länger erlaubt sei, solche Grausamkeiten zu begehen.'« Nach seinem Weggange sandte sie jemand ab, der ihn zu Tische einladen sollte. »Als er sich weigerte, bat sie ihn wenigstens einen Becher Wein zu trinken, damit er nicht nüchtern das königliche Haus verlasse. Da wartete er, nahm den Becher und trank daraus Wermut mit Wein und Honig vermischt, wie die Barbaren zu tun pflegen. Aber dieser Trank war vergiftet. Sobald er getrunken, fühlte er heftigen Schmerz seine Brust drücken, es war ihm, als ob ihm inwendig alles zerschnitten würde. Da rief er den Seinen zu: ‚Fliehet, ihr Unglücklichen, fliehet das Verderben, damit ihr nicht wie ich umkommet.' Diese tranken nicht, sondern machten sich eilends davon. Ihm aber wurde dunkel vor den Augen. Er bestieg noch sein Pferd, fiel aber, nachdem er drei Stadien geritten war, vom Pferde und starb[1]).«

Dieser Bericht von GREGORIUS lehrt, einmal, daß FREDEGUNDE Gift vorrätig gehabt, und daß sie hier im Trank wahrscheinlich das gleiche gereicht hat, was von ihr wiederholt zum Vergiften von Waffen verwendet worden ist. Zieht man die damals bekannten Gifte und selbst die nur wenigen geschilderten Symptome in Betracht, so kann es sich hier nur um eine Zubereitung aus einer Aconit-Art, wahrscheinlich um das leicht zugängliche Aconitum Napellus, den Sturmhut, gehandelt haben. Dafür sprechen die Schmerzen im ganzen Körper, die Präkordialangst und besonders auch die Verdunkelung des Gesichts sowie der überaus schnelle Ablauf der Vergiftung bis zum Tode; denn der Vergiftete konnte nur noch etwa 5,5 km weit reiten. Dies weist auf die akuteste Form der Aconitvergiftung hin. Sicherlich war dieselbe von viel mehr Symptomen

---

1) GREGORII *Historia Francorum,* lib. VIII, cap. 31: »Cum autem haec dicens discederet a conspectu reginae, misit illa qui eum ad convivium pronocaret. Quo renuente, rogat ut si convivio ejus uti non velit, saltem vel poculum hauriat, ne jejunus a regali domo discedat. Quo expectante, accepto poculo, bibit absinthium cum vino et melle mixtum, ut mos barbarorum habet: *sed hic potus veneno imbutus erat.* Statim autem ut bibit, sensit pectori suo dolorem validum imminere: et quasi si incideretur intrinsecus .... protinus excaecatus, ascensoque equo in tertio ab hoc loco stadio cecidit et mortuus est.«

begleitet, deren Wiedergabe man von einem Historiker nicht erwarten darf[1]).

Allgemein war die Annahme verbreitet, daß FREDEGUNDE auch »Zaubertränke« besäße, vermittels derer sie Menschen ihren Zwecken dienstbar machen könne. Deshalb verlangten die Gesandten CHILDEBERTs, des Sohnes von BRUNHILDE und SIGIBERT, von GUNTHRAM unter anderem die Auslieferung »der Zauberin« FREDEGUNDE, der Mörderin so vieler aus königlichem Geschlecht. Dem aber wurde nicht Folge gegeben. Sie scheint ihre Tränke und Gifte von zweifelhaftem Volk erworben zu haben. Mit solchem stand sie in naher Verbindung. Als eine Wahrsagerin, die durch ihre Kunst »viel Gold und Silber gewann«, sich von der Geistlichkeit bedroht sah, »zog sie zur Königin FREDEGUNDE und hielt sich bei dieser verborgen«. Dies war eine von jenen dunklen Existenzen, den bereits geschilderten Weibern, deren es zu allen Zeiten gegeben hat, die ein gewisses Wissen über Gifte und deren Zubereitung besaßen und die auch nicht davor zurückschreckten, Narkotika wie die Mandragora, den Alraun zu verwenden.

BRUNHILDE, die Feindin der FREDEGUNDE, sah gleichfalls Gift als bequemes Tötungsmittel an. Dies geht aus ihrem Verhalten gegen ihren Enkel THEUDERICH (THEODORICH) II., den König von Burgund und Austrasien hervor. Unter den viehischen Mördern jener Zeit, des Beginns des siebenten Jahrhunderts, die von den Völkern so lammsmäßig dumm als Herrscher ertragen wurden, war dieser ein besonders bösartiger. Er hatte das noch zarte Kind seines Bruders THEUDEBERT (THEODOBERT) in Köln an den Füßen ergreifen und an einem Stein zerschmettern lassen, so daß das Hirn herausspritzte.

Als er nach Besiegung seines Bruders mit Beute und seiner Nichte, der Tochter THEODEBERTs, zurückgekommen war und diese heiraten wollte, machte ihm darüber seine Großmutter BRUNHILDE Vorwürfe. Deswegen bedrohte er sie mit dem Schwerte. Seitdem haßte sie ihn tödlich. Sie mischte ihm einen Trank mit Gift und ließ ihn durch einen Diener reichen. Er trank ihn ohne es zu wissen, und seitdem siechte er lange[2]). Er starb im Jahre 613 in Metz an Durchfall[3]).

Das Ende, das dieser spanischen Königstochter BRUNHILDE CHLOTAR II. von Neustrien, der Sohn der FREDEGUNDE, bereitete, ist bekannt genug. Nachdem sie in seine Gewalt geraten war, rechnete er ihr vor, daß durch ihre Schuld zehn Frankenkönige ermordet worden seien. Er ließ sie drei Tage lang martern, dann mit dem Haupthaar und einem Arm und einem Fuß an den Schwanz des wildesten Pferdes binden. So wurde sie von den Hufen des davonsprengenden Tieres zerschlagen, bis Glied für Glied abfiel.

---

[1]) Die Möglichkeit des Vorliegens einer Vergiftung durch *Helleborus niger* habe ich in Betracht gezogen, bin aber nach kritischer Abwägung aller Verhältnisse zu der Überzeugung gelangt, daß eine solche hier nicht in Frage kommt.

[2]) Der ganze vorstehende Passus ist den »Taten der fränkischen Könige« Kap. 39 entnommen und findet sich nur in einer Handschrift (ABEL, Fredegars Chronik, 3. Aufl., 1888, S. 19).

[3]) FREDEGARII *Chronicar.*, lib. IV, cap. 39: »Theudericus, Mettis profluvium ventris moritur.« — SISEBUTUS, *Vita Desiderii*, § 10: »dyssenterico morbo Theudericus correptus.«

Mit den angeführten Giftmorden ist nicht etwa die Reihe der bei den Merovingern vorgekommenen erschöpft. So soll u. a. auch der König CHARIBERT und seine Frau eines Gifttodes gestorben sein. Die Greuel, die sich an den Höfen dieser fränkischen Herrscher abspielten, haben eine besondere Note. Sowohl die groben Gewalttaten als auch die Vergiftungen erscheinen zynischer und brutaler als die anderwärts, z. B. im Orient, um die nämliche Zeit, wenn auch mit dem schließlich gleichen, zerstörenden Erfolge vollführten.

## Viertes Kapitel.

Vergiftungen unter den Karolingern. König BERNHARD von Italien. LUDWIG DER STAMMLER. LOTHAR. EMMA. LUDWIG V. (FAINÉANT). BLANCA. Kaiser ARNULF.

War es in den bisher aus der angegebenen Zeit berichteten Fällen vorzugsweise Eifersucht auf Macht und Mann, die gekrönte Frauen zu Giftmörderinnen machte, so erscheint von nun an, zumal in Frankreich und Italien manche Frauengestalt, die in dem Bestreben nach Selbstschutz, oder in Erfüllung ihrer Rachegefühle, oder um frei ihren Liebeslüsten nachzugehen, zu Giftstoffen griff.

1. Im *Frankenreich* war, wie schon vorher, die Zeit des zehnten Jahrhunderts in den herrschenden Kreisen erfüllt von Trug und Lüge: Niemals in der Geschichte dieses Landes war sonst der Sinn für Moral so vollständig aus der Seele der Menschen ausgelöscht[1]). Kann es da wundernehmen, daß auch das Weib ihre sonst nicht erfüllbaren menschlich schlechten Wünsche durch ein Tun zu erfüllen bestrebt war, das allein bei ihr, die über rohe, offene Gewalttat zu verfügen nicht vermochte, zum Ziele zu führen geeignet war? Sie lernte Grausamkeit und alles moralisch Häßliche von den Männern. Wie demoralisierend mußte der treulose Mord, den der Sohn KARLS DES GROSSEN, LUDWIG, den man den Frommen heißt, an seinem Neffen BERNHARD verübte, wirken! Diesen hatte KARL DER GROSSE, sein Großvater, zum König von Italien gemacht. Bei der ersten Teilung des Reiches, die LUDWIG im Jahre 817 vornahm, wurde jedoch seinem Sohn LOTHAR die Herrschaft auch über dieses Land zugesprochen. BERNHARD, der mit Waffengewalt sich dem zu widersetzen und vielleicht noch mehr dadurch für sich zu gewinnen gewillt war, wurde durch die Rüstungen LUDWIGs eingeschüchtert, kam als Verzeihung Erflehender, wurde geblendet und starb, wahrscheinlich durch eine septische Infektion — wenn nicht durch eine Vergiftung — schon nach drei Tagen. Gewiß zeigte LUDWIG die größte Reue über seine Tat — aber sie war vollbracht und ward, wie die Römer gesagt haben würden, zu einer »mali exempli res«.

---

[1]) HENRI MARTIN, Histoire de France, tom. II.

## Die Karolinger.

- Karl der Große, † 814.
  - Pipin, † 810.
    - Bernhard † 818 König von Italien.
    - Adelheid Gem. Lambert Herzog von Spoleto.
      - Guido, König von Italien, Kaiser, † 894.
        - Lambert † 898. Kaiser. Teilt Italien mit Berengar I.
  - Ludwig der Fromme, † 840.
    - Lothar I. † 855. Kaiser.
      - Ludwig II. † 875. König von Italien, Kaiser.
        - Irmengard, Gem. Boso, König von Burgund, † 887.
          - Ludwig, König von Italien, Kaiser † 917.
      - Lothar II. † 869. König von Lothringen.
    - Ludwig der Deutsche, † 876, König.
      - Karlmann, † 880. König von Bayern und Italien.
        - Arnulf (natürl. Sohn), König von Deutschland, Kaiser, † 899.
          - Ludwig das Kind. Letzter Karolinger in Deutschland, † 911.
      - Karl d. Dicke, † 888, Kaiser, König von Frankreich, Deutschland, Italien.
    - Karl d. Kahle, † 877, König von Frankreich und Kaiser.
      - Ludwig II. der Stammler, † 879, König von Frankreich.
        - Karl der Einfältige, † 929, König von Frankreich.
          - Ludwig IV. (d'outre mer) † 954, verm. Gerberge.
            - Lothar, Tit.-König von Frankreich, † 986, verm. Emma.
              - Ludwig V. (Fainéant), † 989, verm. Bianca.
            - Karl von Lothringen, König, † 991, von Hugo Capet gefangen.
    - Gisela, Gem. Eberhard, Herzog von Friaul.
      - Berengar I. † 924, König von Italien, Kaiser.
        - Gisela, Gem. Adalbert von Ivrea.
          - Berengar II. König von Italien, † 987.
      - Judith, Gem. Werner.
        - Konrad, König von Franken.
          - Konrad I. König der Deutschen, † 919.
      - Hedwig, Gem. Otto von Sachsen.
        - Heinrich I. König der Deutschen, † 936.
          - Otto I., Kaiser, König d. Deutschen, † 973, verm. Adelheid.
            - Otto II. Kaiser, † 983, verm. Theophanie.

2. Viele andere schlechte Beispiele wurden schamlos gegeben: Söhne, die den Vater verfolgten, Väter, die die Söhne blenden ließen, Brüder, die sich bekriegten, Untreue gegenüber dem verpfändeten Wort, Frevel gegen Gott, Kirchenschändung, Raub, Tötung. In der Familie der Karolinger ein schnelles Hinsterben aus Gründen, die schwer erklärbar sind. Der Stamm KARLS DES GROSSEN verdorrte schnell. Hier und da starben Männer aus der Nachkommenschaft KARLS DES KAHLEN, unter dem Gerüchte, von ihren Frauen auf dem Giftwege beseitigt worden zu sein. Ehelicher Zwist war wie Bruderzwist in dieser Familie nicht gar selten. So hatte sich die Kaiserin RICHARDIS von ihrem Manne getrennt und war in ein elsässisches Kloster eingetreten, weil ihr Mann, KARL DER DICKE, ihr öffentlich Ehebruch mit seinem Erzkanzler LIUTWARD vorgeworfen. Sie erbot sich, ihre jungfräuliche Unversehrtheit nach einem zehnjährigen Eheleben mit ihm zu erweisen. Sie wollte sich hierfür in irgendeiner Form einem Gottesurteil unterwerfen. Fand jeder Teil dieses Paares sein natürliches Lebensende — KARL, der letzte karolingische Kaiser, ein unrühmliches, verlassenes, fast mit Not einhergehendes —, so scheinen drei direkte Nachkommen KARLS DES KAHLEN eines Gifttodes gestorben zu sein, des Kaisers, der im Jahre 873, also noch vier Jahre vor seinem Tode, seine Grafen aufforderte, dem Verbrechen der Vergiftung eifrig nachzuforschen [1]).

3. König LUDWIG DER STAMMLER, sein Sohn, endete, noch nicht 33 Jahre alt, im Jahre 879 in Compiègne. Auf einem Zuge gegen den abgesetzten Markgrafen BERNHARD von Gothien, an dem er teilnahm, erkrankte er in Troyes schlimm und starb. Man nahm an — mit welchem Recht läßt sich nicht feststellen —, daß er durch Gift krank geworden sei [2]).

4. Der Enkel LUDWIGS II., der beim Anrennen gegen einen Wolf gestürzte und an dem Sturz gestorbene LUDWIG IV. D'OUTRE-MER, hinterließ aus der Ehe mit seiner Frau GERBERGE zwei Söhne, LOTHAR und KARL, von denen der erstere nur 13 Jahre alt war. GERBERGE und ihre Schwester HEDWIG — die Frau HUGOS DES GROSSEN — beides Schwestern OTTOS I. — herrschten unter dem Schutze dieses Kaisers und seines Bruders, des Erzbischofs BRUNO von Köln in Frankreich. LOTHAR heiratete EMMA, die Tochter des durch BERENGAR vergifteten LOTHAR II., Königs von Italien, und seiner Frau ADELAIDE, der zweiten Gemahlin des Kaisers OTTO I. Hierdurch war reichlich die Gelegenheit zu Einmischung dieses Kaisers und seiner Nachkommen in die Geschicke Frankreichs gegeben. Die Königin EMMA, jung und galant, führte ein nicht gerade mustergültiges eheliches Leben. Ihren Mann achtete und liebte sie nicht. Sie lebte in einem nahen geschlechtlichen Verhältnis zu ADALBERON (ANCELIN), dem Bischof von Laon, einem geistreichen, geschmeidigen, aber gewissenlosen und

---

1) *Capitulare Carisiacense:* ».... ut magnum studium adhibeat ut tales (malefici et venefici) perquirantur et comprehendantur.«

2) HINCMARI *Annales (Annales Bertinianae)*, in: BOUQUET, *Recueil des Historiens des Gaules*, tom. VIII, p. 33: »Sed quia ingravescente infirmitate sua — dicebatur enim veneno infectus — longius ire non potuit ....«

verderbten Höfling. Als LOTHAR im Jahre 986 gestorben war, wurde sie des Giftmordes an ihm beschuldigt. In ihrer Zeit wurde dies allgemein geglaubt und von Chronisten mehr oder minder sicher berichtet[1]). Er war kurz vorher in Limoges gewesen und hatte einige Zeit — wie es scheint gesund — in Aquitanien geweilt. Bald nach seiner Rückkehr soll ihn die ehebrecherische Gemahlin durch Gift beseitigt haben[2]). Es ist wahrscheinlich, daß das Ereignis wie angegeben sich zugetragen hat. Dagegen spricht nicht, daß die Königin mehr Interesse an seinem Leben als an seinem Tode gehabt habe. Da ihr Sohn, der spätere LUDWIG V., schon etwa sechs Jahre an der Regierung beteiligt war, so durfte sie hoffen, obschon er bereits verheiratet war, mehr politischen Einfluß zu gewinnen als sie damals besaß. Aber selbst wenn dieser Gesichtspunkt ausschiede, bliebe immer noch die Liebesleidenschaft als Triebfeder einer Tat übrig, die zum Ziele hatte: frei zu werden und dieser Leidenschaft ohne die öffentliche Zensur als Ehebrecherin nachgehen zu können. Falls sie so geplant haben sollte, so wurde es ihr verdorben. Der König hatte vor seinem Tode seinen Sohn der Fürsorge von HUGO CAPET anvertraut, ohne ahnen zu können, welchen Bock er damit für Frankreich zum Gärtner gesetzt hatte. War dieser ihr schon nicht genehm, so noch weniger ihr Schwager KARL, der Herzog von Lothringen. Sie wollte deswegen mit ihrem Sohne zu ihrer Mutter, der Witwe OTTOS I., flüchten. In der Vorbereitung hierzu setzte ihr Schwager sie und den Bischof ADALBERON ins Gefängnis unter dem Beifall ihres Sohnes, dem man seine Mutter als Ehebrecherin und Giftmischerin anzusehen beigebracht hatte. Es sollte ihr und dem Bischof der Prozeß gemacht werden. KARL blieb auch gegenüber dem Eingreifen der beiden Kaiserinnen ADELAIDE und THEOPHANIE sowie der Geistlichkeit, die ihn mit Exkommunikation strafte, fest. Da starb schon im folgenden Jahre, 987, LUDWIG V., und die Krone kam nun KARL zu. Aber schon regten sich die hohen Ansprüche HUGO CAPETS, dessen Ansehen auch beim Volke schon gewachsen war. KARL, der Exkommunizierte, wollte seine beiden Gefangenen unter den besonderen politischen Verhältnissen seiner Rache opfern. Eines Tages entwichen sie beide. Die Königin EMMA starb erniedrigt und vergessen, während der Bischof, ihr Geliebter, sich bei seinem Feinde später so einzuschmeicheln wußte, daß er ihn als Berater annahm. Bei einer geeigneten Gelegenheit kühlte er seinen Rachedurst für die Gefangenschaft, in der er gehalten worden war, und verriet im Jahre 991 seinen Herrn an HUGO CAPET, der ihn in Orléans in einen Turm sperren ließ, wo er einige Jahre später starb[3]).

---

1) *De vita S. Genulfi*, lib. II, cap. XXVI, in: DUCHESNE, *Historiae Francorum Scriptores*, tom. III, p. 464: »Lotharius post patrem regnavit; et a regina sua veneno extinctus est.« — *Fragment. Historiae Francor. Floriacens. Coenobii*, in: BOUQUET, *Recueil*, tom. VIII, p. 297: »Porro Lotharius per triginta annorum curricula regno nobiliter administrato, veneno, ut dicitur, ab uxore potatus obiit.«

2) ADEMARI CABANENSIS, *Chronicon*, in: *Recueil des Historiens des Gaules*, tom. X, p. 144: »Rex autem Lotharius Lemovicam adiit, et tempus aliquantum in Aquitania exegit. Unde reversus, veneno a Regina adultera extinctus est.« — Fast mit denselben Worten findet sich dieser Bericht in: Chronicon S. Maxentii, ibid., tom. IX, p. 9.

3 GUILLAUME DE NANGIS, l. c., ad annum 990.

5. LUDWIG V., der Nichtsausrichter (Fainéant), der Sohn LOTHARS, war, wie berichtet wurde, schon im Jahre 987 gestorben. Auch sein Tod wird ganz allgemein als ein Gifttod bezeichnet[1]). Er war jung verheiratet worden mit BIANCA (BLANDINE), der Tochter eines Adligen von Aquitanien. Sie war ihm ebensowenig ehelich treu wie ihre Schwiegermutter ihrem Manne. Er galt für einen Schwächling im Geist und vielleicht auch im Körper — sie für unternehmend und galant. Eines Tages lief sie unter einem Vorwande ihrem Manne davon, da sie eine Scheidung erzwingen wollte. Man holte sie wieder zurück. Nach dem Tode ihres Schwiegervaters LOTHAR scheint sie Interessenbeziehungen zu HUGO CAPET, der schon damals als Herr der Krone gelten konnte, gehabt zu haben. Es wurde angegeben, daß sie ihn in zweiter Ehe geheiratet habe[2]). Dies scheint den Umständen nach unwahrscheinlich. Vielleicht hatte er ihr aus Politik ein Heiratsversprechen gemacht. Viele Zeichen sprechen dafür, daß sie an der Todesursache ihres Mannes nicht unbeteiligt gewesen ist[3]). Wahrscheinlich kam Gift in Frage. HUGO CAPET, der Graf von Paris, wurde am 3. Juli 987 in Reims vom Bischof ADALBERON zum König von Frankreich gesalbt[4]). Karolingische Könige gab es nicht mehr.

## Kaiser Arnulf.

6. Schon etwa ein Vierteljahrhundert vor dem Erlöschen der Karolinger war der Stamm LUDWIGS DES DEUTSCHEN eingegangen. Der im Jahre 880 gestorbene KARLMANN, König von Bayern und Italien, hatte nur einen unehelichen Sohn ARNULF hinterlassen, der mit Umgehung des natürlichen Sohnes KARLS DES DICKEN auf den Thron seines Großvaters als deutscher König erhoben wurde. Sein Blick richtete sich aber weiter, vor allem auf Italien.

Durch die Züge der deutschen Kaiser nach diesem Lande wurden dort die Interessensphären einzelner Machthaber oder von Republiken zu stark gefährdet und beeinträchtigt, um nicht den Wunsch rege werden zu lassen, den Eindringling auf die bequemste Weise ohne Blutvergießen zu beseitigen. Dies ist oft und überoft bewerkstelligt worden. Karolinger des Frankenreichs und Karolinger in Italien, deutsche Fürsten und ihr Anhang haben

---

1) *Ex Chronico S. Maxentii*, in: BOUQUET, *Recueil* .... tom. IX, p. 9: »[Lotharius] Ludovicum filium reliquit qui uno tantum anno supervivens et ipse potu malefico necatus.« — *Fragmentum Histor. Francor. Floriac.*, l. c., p. 299: »Hic adolescens immatura praeventus morte destitutum proprio herede Francorum principatum, utpote expers conjugii, dereliquit. Qui etiam, ut refertur, malefico periit potu.« — Im *Liber miraculorum S. Patris Benedicti,* in: BOUQUET, *Recueil* .... tom. X, p. 341, heißt es nur: »Hludovicus filius successit qui immatura praeventus morte ....«

2) GERVASIUS TILLEBERIENSIS, *Ex libro de otiis imperialibus,* in: BOUQUET, *Recueil des Historiens,* tom. IX, p. 45: »Sepulto rege .... Hugo Blanchiam sub tempore et ordine canonico duxit solemniter.«

3) *Chronicon* ADEMARI, l. c.: ».... et ipse potu maleficii a sua conjuge, Blanca nomine, est necatus.«

4) In RICHERI Historia, lib. III, edit. WAITZ, p. 180, wird angeführt, daß Hugo Capet einen knötchenförmigen Ausschlag bekommen und durch Juden getötet worden sei. Es soll mithin die Todesursache wohl Gift gewesen sein. Vgl. Buch 5, Kap. 1.

die Macht des Giftes, das ihnen dort gespendet wurde, an sich erfahren müssen. Einer der ersten, der zum Opfer fiel, war der Kaiser ARNULF. Zweimal war er nach Italien gezogen. Das zweite Mal war er, allem Anschein nach, einem Giftmordversuche ausgesetzt. Ein alter Geschichtschreiber schildert den Mann so: »Er war freudig, herzhafftig und geschickt zur Angreiffung und Vollbringung großer Hendel, weise und verständig, in Künsten erfahren, aber hoffärtig, ehrgeizig, den Kriegsleuten zu viel Muthwillen gestattend mit Beraubung der Unterthanen und der Kirchenbeleidigung, Schändung der Weiber und Jungfrauen.« Er war an sexuelle Ausschweifungen gewöhnt, auf die auch sein früher Tod bezogen worden ist.

Seine zwölfjährige Regierung war fast nur eine fortlaufende Reihe von Kämpfen. Der Papst FORMOSUS hatte ihn gegen GUIDO VON SPOLETO, den gekrönten Kaiser, zweimal nach Italien gerufen. Das erste Mal konnte er wegen Weigerung seiner Großen nicht bis Rom ziehen. Das zweite Mal, gegen den Sohn GUIDOs, den später zum Kaiser gekrönten LAMBERT gerufen, kam er bis Rom, das von der bewundernswert mutvollen Mutter LAMBERTS, der Herzogin AGILTRUDA (AGILRUD) vergeblich verteidigt wurde. Sie war die Tochter des Herzogs ADALGIS von Benevent, der »nicht in frecher Empörung seine Hand wider die gesalbte Majestät LUDWIGS II. erhoben hat«, sondern aus dem Selbsterhaltungstrieb heraus dem Vordringen der Karolinger in Italien sich widersetzte. Trotz der Einnahme von Rom war es ARNULF unmöglich, die Herzogin einzuschüchtern. Aus Rom verjagt, suchte sie andere Stützpunkte. Sie zog sich nach SPOLETO zurück. ARNULF zog ihr in voller Gesundheit nach. Ihr und auch dem Papst FORMOSUS kam es gelegen, als dieser unbequeme, grausame Mann auf seinem Rückzuge bei der Belagerung von Fermo in der Mark Camerino erkrankte. Das Leiden wurde verschiedenartig geschildert. REGINO nannte es eine »Paralyse«[1]), andere ein Kopfleiden. Es wurde damals angenommen, daß AGILTRUDE einen aus dem engsten Gefolgschaftskreise des Kaisers dazu gebracht habe, ihm Gift zu reichen. Von allen Seiten bedrängt und nirgends einen Ausweg sehend, mußte sie auf einen solchen »schlangenlistigen Plan« kommen, der für jene Zeit nichts Auffälliges hatte und Erfolg versprach. Sie selbst wollte von dem mit vielem Geld erkauften Manne nur erreichen, daß er den König einen von ihr gegebenen Trank nehmen ließe. Er werde dadurch — so sagte sie ihm — nicht etwa sterben, sondern nur die Wildheit seiner Gesinnung werde gemildert werden. Um diese Wirkungsart des Giftes zu beweisen, ließ sie einen ihren Diener davon trinken, der nach einer Stunde wieder gesund hinwegging. Bald nachdem der König den Trank genommen, verfiel er in einen so tiefen Schlaf, daß ihn drei Tage des gesamten Heeres Lärm nicht zu erwecken vermochte. Trotz der Versuche, ihn durch Rütteln zu erwecken, lag er mit offenen Augen gefühllos und ohne sprechen zu können da. Er gab kein Wort von sich, sondern brüllte in der Geistesverwirrung[2]).

---

[1]) REGINONIS *Chronicon* ad ann. 896, in: *Mon. German. historic. SS.*, tom. I, p. 607: »Inde revertens paralisi morbo gravatur, ex qua infirmitate diu languescit.«

[2]) LIUDPRAND, *Antapodosis*, lib. I, cap. 32: »orat, ut poculo quodam *ab ea sibi collato* dominum suum regem potaret; quod non mortis periculum daret, sed mentis feritatem mul-

Spätere Historiker[1]) fassen den Trank als ein Schlafmittel auf, das erst nach drei Tagen seine Wirkung beendete, aber als Nachwirkung eine Schwäche von Körper und Geist zurückließ[2]).

Eine Vergiftungskrankheit des Kaisers wird von neueren Geschichtschreibern als Sage oder Fabel bezeichnet. Sie nehmen wohl als wahr an, was die Fuldaer Annalen berichten, daß ARNULF dem Erzbischof RATBOD einen Hieb auf den Kopf mit seinem Stock gegeben habe, leugnen aber den Tod durch Gift. Dieser sei vielmehr eine Folge eines seit drei Jahren bestehenden Übels gewesen, das schließlich zu einer Lähmung geführt habe, die »von der Art gewesen zu sein scheint, wie die von seiner Großmutter HEMMA und vom König KARLMANN«, der ebenfalls in Italien davon befallen worden sei[3]). »Diese Beweisführungsart muß in solcher Form medizinisch als verfehlt zurückgewiesen werden. Zum Glück gibt es nicht eine Vererbungsordnung, die gestattet, eine Krankheit des Enkels in direkten Zusammenhang zu bringen mit in ihrem Wesen nicht einmal gekannten Krankheiten des Vaters und der Großmutter. Kurzerhand werden die wenigen Bemerkungen, die sich bei Chronisten über das, was dem Kaiser auf dem notwendig sehr beschleunigten Rückzug aus Italien und später an körperlichen Störungen zustieß, als der Ausdruck einer lange in seinem Körper latent gewesenen Krankheit angesehen. Ja, man ging sogar so weit, den Grund für seine spätere Untätigkeit »in dem Krankheitskeim zu erblicken, welchen der Aufenthalt in Italien in ARNULFs kräftigen Körper gepflanzt und der, ein langwieriges Siechtum erzeugend, dem Streben seines Willens Schranken setzte«[4]). Dabei werden die Tatsachen übergangen, die seine ziemlich ausgedehnte Tätigkeit in Deutschland beweisen. Ein Blick in die Regesten[5]) lehrt zur Genüge, daß sein »Siechtum« nicht besonders groß gewesen sein kann. Denn neben sehr vielen Urkunden über Verleihungen, Bestätigungen, Schenkungen von Land- und anderem Besitz in den Jahren 896—899 findet man dort verzeichnet die Abhaltung von mehreren Reichsversammlungen, so im August 896, im Mai 897, und Empfängen, z. B. der Gesandtschaft des griechischen Kaisers LEO im August 896, der Mähren im Dezember 896. Das vorhandene Chronikenmaterial enthält nichts, was dazu berechtigt, sagen zu dürfen, daß er »infolge jenes Übels, das schon seit drei Jahren in zunehmendem Maße ihn des vollen Gebrauches seiner Kräfte beraubt hatte, im Dezember 899 starb.«

---

ceret. Quae etiam, suis ut fidem dictis praeberet, ante sui ipsius presentiam hoc unum suorum potat servorum; qui unius horae spatio conspectui hujus adstans, sanus abscessit. Sumptum loetale poculum festinus regi propinat. Quo accepto, *tanta hunc confestim somni virtus invasit,* quatinus tocius exercitus strepitus eum triduo evigilare nequiret. Fertur autem, quoniam dum familiares hunc modo strepitu, modo tactu inquietarent, apertis oculis nil sentire, nil loqui posse perfecte. Positus tamen in mentis excessu, mugitum reddere, non verba edere, videbatur.«

1) H. MUTIUS, *De Germanorum prima origine,* Basil. 1539, p. 99: »somniferum letalemque venenum potu dedit imperatori, qui ante urbem in tabernaculis erat.«

2) Ibid.: »Arnulphus hac potione corpore et animo ignavior factus.«

3) DÜMMLER, Geschichte des ostfränkischen Reiches, 3. Aufl., S. 473. — MURATORI, Annali d'Italia, tom. V, p. 216.

4) DÜMMLER, l. c., S. 437.

5) BÖHMER, Regesta Imperii, Bd. I, 1908.

Das chronistische Tatsachenmaterial, das sich auf sein Kranksein bezieht, ist nicht umfangreich. Vor seinem Zug nach Rom im Jahre 896 wird von einem solchen nichts berichtet. Es erscheint erst auf dem Zug nach Spoleto, und vor dem Hingelangen an diesen Ort[1]). Ja, die Alamannischen Annalen[2]) legen den Beginn der Erkrankung sogar in die Zeit seines fünfzehntägigen Aufenthalts in Rom — ein Beweis dafür, wie wenig man darüber wußte oder sagen wollte. Die gleiche Ungewißheit besteht auch über die Art seines Leidens. Während der eine angibt, daß er von einer »starken Kopferkrankung« oder Kopfschmerzen zurückgehalten worden sei — ohne den Ort anzugeben, wo dies geschehen ist, läßt der andere ihn von einer »Lähmungskrankheit« beschwert sein und der dritte ihn nur krank zu werden beginnen. Dies alles schließt nicht aus, daß ihm an irgendeiner Stelle auf seinem Rückzug, wie LIUTPRAND es angibt, Gift beigebracht worden sei. Wäre dies der Fall gewesen, so konnte es sich nur um ein Opiumgetränk gehandelt haben, das ihm eine lange Bewußtlosigkeit mit völligem Verlust der Reflexerregbarkeit und lauter, stöhnender Atmung verschafft hat. Es ist nicht von der Hand zu weisen, daß eine große Dosis Opium derartiges erzeugen und trotzdem Wiederherstellung in irgendeinem Umfang erfolgen kann. Ja, es gibt Fälle, in denen — wie nebenbei bemerkt werden darf — nach einer solchen Vergiftung eine Lähmung der Extremitäten zurückblieb, wahrscheinlich durch Gehirnblutung veranlaßt, deren Vorkommen sichergestellt ist.

Nach drei Tagen zog ARNULF, »erbittert über die Giftmischerei in Italien, wieder nach seinem Deutschland«[3]). Es ist wohl möglich, daß ein Nachleiden es war, das ihn noch in den folgenden Jahren beschwert hat. Aus dem Jahre 897 wird angegeben, daß er den Winter irgendwo in Bayern zubrachte — nicht »wegen schweren Siechtums«, wie fälschlich angegeben wurde[4]), sondern, wie ich es übersetze, wegen Kränklichkeit[5]). Im Mai hielt er den Reichstag in Worms ab. Noch in seinem Todesjahr 899 unternahm er, weil er »schon damals« schwach oder kränklich war, einen Zug gegen Mautern an der Donau, das er »kraftvoll« eroberte, nicht zu Lande, sondern zu Schiff[6]).

Es kann nach alledem kein Zweifel darüber bestehen, daß er in seinen drei letzten Lebensjahren vom Jahre 896 an zeitweilig körperlich nicht normal erschien. Welcher Art sein Leiden war, läßt sich direkt nicht feststellen. Indirekt läßt sich erschließen, daß es bis 899 keine Lähmung, auch nicht als Folge einer Apoplexie gewesen ist, die er etwa auf dem Rück-

---

1) *Annales Fuldenses: Mon. Germ. hist. Script.*, tom. I: »sed antequam ad locum destinatum pervenisset gravi infirmitate capitis detentus imperfectum reliquit et cum omni festinatione .... reversus est. — REGINONIS *Chronicon*, ibid., p. 607: »Inde revertens paralisi morbo gravatus, ex qua infirmitate diu languescit.«

2) *Annales Alamannici*, ibid., p. 53: »Arnolfus Romam vi caepit .... Et rex Arnolfus coepit infirmari.«

3) MUTIUS, l. c.: »Italiae propter veneficia infensus suam Germaniam repetit.«

4) BÖHMER, Regesta Imperii, Bd. I.

5) *Annales Fuldenses*, l. c.: »propter gravitudinem corporis.«

6) *Annales Fuldenses*, l. c.: »decrevit navigio, quia jam tunc infirmus corpore fatigaretur civitatem Mutarensem aggredi.«

zuge aus Italien erlitten hat. Denn es dürfte wohl zu den größten Seltenheiten gehören, daß dabei eine Wiederherstellung erfolgt, wenn die Bewußtlosigkeit mehrere Tage gedauert hat. Solche Fälle gehen gewöhnlich in den Tod über. Gesetzt aber, es wäre trotzdem eine Apoplexie gewesen, so würden die Symptome eines solchen Zustandes unter allen Umständen vorhanden gewesen sein, und mindestens hätte man sie, wenn auch nur andeutungsweise, erwähnt. Man hätte berichtet, daß er hat getragen werden müssen, weil er, als frisch Apoplektischer, nicht hat reiten können. Man hätte auf seine Gesichtsdeformation und anderes hingewiesen, was bei diesem Leiden auch zu den Sinnen des Laien so auffällig spricht. Auch ein syphilitisches Gehirnleiden kann nicht in Frage kommen, weil hier die Verlaufsart dem Bilde nicht entsprechen würde, das man sich von dem Gesundheitszustande des Kaisers bilden muß, wenn man seine Tätigkeit vor und nach seinem Römerzug berücksichtigt. Es wären dann gleichfalls sehr auffällige Symptome: Schwindel, Seh- und Sprachstörungen u. a. m. vorhanden gewesen, die von der näheren oder weiteren Umgebung wahrgenommen und irgendwie chronistisch festgelegt worden wären. Wäre aber eine halbseitige oder doppelseitige Lähmung erfolgt, so würde sich diese syphilitische Apoplexie in keiner Weise von der nicht syphilitischen unterschieden haben, deren Unwahrscheinlichkeit für diesen Fall ich schon begründet habe. Die genannten Gründe sprächen auch gegen die Annahme einer Gehirngeschwulst.

Sehr auffällig ist eine von allen Historikern übergangene Mitteilung der Jahrbücher des Klosters Fulda. Danach sei der Kaiser im Jahre 899 zu der Zeit der großen und allgemeinen Versammlung in Regensburg an einer Lähmung erkrankt. Es wurde, so heißt es dort[1]), dem König etwas Schädliches von Männern und Frauen gegeben, wodurch er gelähmt worden ist. Von diesen hieß einer GRAMAN, welcher wegen Majestätsverbrechens zu Otinga geköpft worden ist, ein anderer aber entfloh und hielt sich in Italien verborgen. Ein Weib, RUDPURC, wurde als Teilnehmerin an demselben Verbrechen überführt und in Ebilingua (Aibling) aufgehängt.

An der Tatsächlichkeit der Bestrafung der hier angeführten Personen wegen Giftmischerei darf nicht gezweifelt werden, da die Einzelheiten zu sehr dafür sprechen. Freilich ist es nicht feststellbar, unter welchen Umständen man ihnen dies Verbrechen zur Last legte — scheinbar nur, weil der Kaiser gelähmt worden war. Es ließe sich denken, daß der Haß, den der launische Mann mit dem »rohen, ungestümen Wesen« schon immer gesät, ein Komplott zu seiner Beseitigung zuwege gebracht hat. Die Frage, welchen Kreisen die Ausführenden zugehörten, muß offenbleiben. Man denkt jedoch daran, daß ARNULF die wichtigsten Reichsgeschäfte mit Weibern und Personen niederer Abkunft verhandelte. Solche Menschen sind ihm nahegekommen und konnten sehr wohl aus eigenen Beweggründen oder durch andere veranlaßt einen Giftmordversuch unternommen haben.

---

1) *Annales Fuldenses*, Pars tertia, in: *Mon. Germ. histor. SS.*, tom. I, p. 414: »rex paralysi solutus infirmatus est. Secundum autem ut regi nocuum a viris ac feminis daretur ut inde paraliticus efficeretur.«

Die Annalen lassen die Folgen der angeblichen Vergiftung in Gelähmtwerden bestehen. Unter Lähmung, Paralysis, verstand man zu damaliger Zeit nicht viel anderes als was auch heute an Vorstellungen mit diesem Wort verknüpft wird. Nur bezüglich der inneren Verursachung wurde, etwa bis zum 14. Jahrhundert, der Begriff der Paralysis unterschiedslos auf Apoplexie bezogen, ohne daß man sich von der Entstehungsart einer solchen eine Vorstellung zu machen in der Lage war. Es könnte sich also bei dem Kaiser zuletzt um die Inaktivierung irgendeines oder mehrerer der vier Gliedmaßen gehandelt haben, die aus einer inneren Krankheitsursache oder durch Gift zustande gekommen ist. Daß Gifte derartiges zu erzeugen vermögen, bedarf nach dem öfter schon Dargelegten keiner Erörterung. Eine nicht geringe Wahrscheinlichkeit spricht dafür, daß der Kaiser zwischen den Jahren 896 und 899 dem Angriffe von solchen ausgesetzt gewesen ist. Es wäre sehr wohl möglich, daß dies nur einmal der Fall gewesen und *diese Tatsache von Chronisten in verschiedene Zeiten verlegt worden ist.*

Mehrfach findet sich auch die Angabe, daß ARNULF an der »Läusesucht« gestorben sei. Es sei unmöglich gewesen, trotz Tötens vieler, die Menge der Läuse zu mindern. Er sei deswegen an Entkräftung und unter viel Schmerzen zugrunde gegangen [1]: »Ze jüngest wart er siech und kunde ime des kein arzot vor gesin: in ossent die lüse zu tode noch gotz gebürte 9 hundert jor [2].«

Man meinte in alter Zeit, daß die Läuse sich auch auf Kosten der einzelnen menschlichen Körperteile bilden, sich in Beulen usw. aufhalten und durch ihren überwältigenden Parasitismus den Menschen an Erschöpfung zugrunde gehen lassen könnten. Dies alles ist unmöglich, das erstere schon deshalb, weil es keine Generatio aequivoca gibt. Es ist möglich, daß ARNULF viel Läuse — wahrscheinlich Filzläuse — von seinem intimen Umgang mit italienischen oder deutschen unsauberen Weibern gehabt hat und daß sie sich reichlich an seinem Körper, mangels genügender Abwehr, gebildet haben. Diese Läuse konnten den Kaiser nur unsauber, aber nicht krank machen oder gar töten.

---

1) MUTIUS, l. c.: »Itaque toto fere corpore consumpto magni doloris morte excedit ex hoc seculo.« — LIUDPRAND, l. c.: »Minutis vermibus quos pedunculos ajunt vehementer afflictus spiritum reddit.«

2) Chronik des JAC. TWINGER VON KÖNIGSHOFEN, Kap. 2, in: Chroniken der deutschen Städte, Bd. 8, S. 415.

# Fünftes Kapitel.

Normannen in Nord und Süd im 11. und 12. Jahrhundert. Die Medizinische Schule in Salerno. Arabische Medizin. MABILLE VON BELLEME. SICHELGAITA. BOEMUND. ROBERT GUISCARD. BERTRADE VON MONTFORT. Erzbischof ROMUALD von Salerno. Kaiser HEINRICH VI.

1. Durch die Wanderungen der Normannen nach Süditalien waren erweiterte Kenntnisse über Gifte als geheimer Besitz durch einzelne Adepten auch nach ihrem Stammland gekommen und fanden hier ihre praktische Bewertung. Manche solche Vergiftung ist bekannt geworden.

Bei der Normannenfrau MABILLE VON BELLEME, der Gemahlin von ROGER VON MONTGOMMERI, war die Erhöhung des Ansehens ihres Mannes die Triebfeder, das Gift der Erfüller ihrer Wünsche. Hier ist einer der Belege für die im elften Jahrhundert sicherlich nicht in der Normandie heimische, sondern durch die innige Berührung der Normannen mit italischer und arabischer Kultur in Unteritalien gewonnene Erfahrungen über Gifte.

MABILLE versuchte ARNOLD VON ECHAUFOUR, den Nebenbuhler ihres Mannes, durch Gift zu vernichten. Speise und Trank hatte sie damit versehen[1]) und angeordnet, sie ihm darzureichen. Doch dieser, gewarnt, aß nichts von dem, was er als vergiftet beargwöhnte. Aber ihr Schwager GILBERT VON MONTGOMMERI nahm einen solchen Trunk und starb dadurch am dritten Tage. MABILLE jedoch verfolgte trotz dieses Fehlerfolges ihren todbringenden Plan weiter[2]). Sie überredete den Kammerdiener durch Versprechungen zur Vergiftungstat. *Sie selbst stellte die verderblichen Tränke dar*[3]). Der Diener reichte sie seinem Herrn und zwei anderen, die mit ihm speisten. So wurden bei Courville drei der Vornehmsten durch das gleiche Gift heimgesucht. ARNOLD VON ECHAUFOUR war einige Tage krank und starb dann (1067), während die beiden anderen genasen[4]).

2. Geht schon aus diesem Bericht hervor, wie eine hochgestellte Normannenfrau Gift zu bereiten verstand, so zeigt das Folgende, daß solche Frauen die Giftkunde sogar in Italien studierten. Um keine Geringere handelt es sich hier als um die Frau von ROBERT GUISCARD, der einst das ganze unteritalische Festland den Sarazenen entrissen und zu einem Normannenstaat gemacht hatte, während sein Bruder ROGER das gleiche in Sizilien vollbrachte. Sie, SICHELGAITA, Tochter GAIMARDs IV., Fürsten von Salerno, haßte ihren Stiefsohn BOEMUND, den späteren Führer im ersten Kreuzzuge und Fürsten von Antiochia, weil sie fürchtete, daß ihr

---

1) »Mabilia, Talavacii filia lethali veneno cibum et potum infecit.«

2) »Mabilia dum primo conatu se declusam esse ingemuit ad concupitum facinus perpetrandum alio nisu non minus ferali denuo insurrexit.«

3) »Deinde pestiferas potiones haec praeparavit.«

4) ORDERICI VITALIS, *Eccles. Historiae,* in: *Histor. Normannor. script. antiqui,* Lutet. Paris. 1619, lib. III, p. 488 ff.

Sohn ROGER an ihn, den Stärkeren, das Herzogtum Apulien und Kalabrien, das ROBERT GUISCARD ihm zugewiesen, verlieren könnte.

Deshalb bereitete, wie der Chronist meldet, *sie selbst* einen tödlichen Trank und sandte diesen an salernitanische Professoren, bei denen sie studiert und von denen sie Unterricht in der Kunde der Giftzubereitung empfangen hatte. Diese erkannten sofort den Willen ihrer Herrin und Schülerin und brachten dem kranken BOEMUND, den sie gesund machen sollten, das tödliche Gift bei[1]). Danach wurde er schwer krank und ließ dies seinem Vater melden. Diesem kam plötzlich der Gedanke an eine schlechte Tat seiner Frau und er fragte sie: Lebt BOEMUND? Ich weiß nicht, Herr, erwiderte sie. Da ließ er sich Schwert und Evangelium bringen und schwor, daß, wenn BOEMUND stürbe, er sie töten würde. Sie, über diese Drohung erschreckt, bereitete ein Gegengift und sandte überdies schnell einen Boten an die Ärzte nach Salerno mit den inständigsten Bitten, daß sie ihr in ihrer Gefahr beistehen sollten. Diesen gelang es, ihn, den sie geschädigt, wiederherzustellen. Er behielt aber während seines ganzen Lebens durch die überstandene Vergiftung eine bleiche Farbe. Dies Ereignis gehört dem Jahre 1084 an. Ich vermute, daß, falls eine Vergiftung vorgelegen haben sollte — was nicht unwahrscheinlich ist —, Arsenik es gewesen sei, der sie veranlaßt hat, ein Gift, das, nach wiederholter Anwendung und nach dem Verschwinden der akuten, in ihrer Gestaltung sehr von der Höhe der Dosis und individueller Verhältnisse abhängigen Symptome die geschilderten anämischen Zustände, neben Abmagerung lange zurückbleiben lassen kann.

Schon das nächste Jahr ließ Zeitgenossen wieder über eine angebliche Vergiftung in dieser Familie reden. Diesmal handelt es sich um den Gatten SICHELGAITAS, um ROBERT GUISCARD.

### Robert Guiscard.

3. Der Herzog ROBERT GUISCARD, der normannische Eroberer, der so viele staatliche Verhältnisse seiner Zeit anders gestaltete, für viele Zeitgenossen ein Schrecken, für viele Ländergebiete ein Zerstörer und nur für sich und seine Familie ein Schaffender war, starb plötzlich im Beginne neuer Unternehmungen gegen das griechische Kaiserreich im Jahre 1085, nachdem er die vereinigten Flotten der Venezianer und Griechen vernichtet hatte. Er hatte seinen Sohn ROBERT ausgesandt, um Cephalonia zu erobern. Er rückte ihm mit Truppen von Bundicea aus nach. Kaum aber hatte er sich eingeschifft, so wurde er so krank, daß man bei Cassiope auf Korfu landen mußte. Von seinem Kranksein erfuhr seine Gattin SICHELGAITA, die in Bundicea zurückgeblieben war. Sie eilte nach Korfu, wo sie ihn noch am Leben traf. Er starb aber bald — im ganzen nach sechstägigem Kranksein. Sein Ende wird nur von wenigen Chronisten als ein natürliches

1) »Unde *ipsa lethiferam potionem confecit*, et Psalernitanis archiatris misit, inter quos enutrita fuerat, et a quibus veneficiorum eruditionem perceperat. Protinus ipsi voluntatem dominae et *alumnae* suae cognoverunt et Buamundo quem curare debuerant virus mortis contulerunt; quo percepto ad mortem aegrotavit.«

angesprochen. ANNA COMNENA, die berühmte Tochter seines Feindes, des Kaisers ALEXIS, schrieb in ihrer »Alexiade«, daß GUISCARD beim Vorgebirge Ather auf Cephalonia von heftigem Fieber ergriffen worden sei und die innere Glut nicht zu ertragen vermochte[1]), so daß alle nach Wasser liefen, das aus einer von den Eingeborenen gewiesenen Quelle geholt wurde. Ob ihn aber dies Fieber am sechsten Tage aufgerieben hat oder eine Brustfellentzündung, läßt sie dahingestellt sein[2]).

4. Es ist selbstverständlich von der Tochter des Todfeindes von GUISCARD nicht zu erwarten, daß sie — selbst wenn sie es sicher gewußt haben sollte — ihren Vater als den ev. Veranlasser des Gifttodes bezeichnet hätte, wie dies von zeitgenössischen Männern geschehen ist.

WILHELM VON APULIEN schildert den großen Schmerz, der alle, und besonders SICHELGAITA ergriffen habe, als sie den schwer fiebernden Mann habe daliegen sehen, der das Fieber durch die Sommerglut der Hundstage bekommen habe, die ja gewöhnlich den Menschen schädlich seien[3]). Auch diese Erklärung des Todes befriedigt in keiner Weise und um so weniger, als es ganz unangebracht ist von einer durch die Hundstagshitze erzeugten Infektionskrankheit zu sprechen. Eine solche würde ganz anders verlaufen und anders auch ein »Morbus pleuritidis«.

Vorsichtiger war der im elften Jahrhundert lebende Mönch AMATO von Monte Cassino, der nur den Tod, den Feind aller menschlichen Freude, als Sieger über GUISCARD vermeldet[4]).

5. Der größte Teil aller zeitgenössischen Chronisten bezeichnet den Tod des durch offene Gewalt nicht Besiegbaren mit ungewöhnlicher Sicherheit als Vergiftungstod[5]). Wahrscheinlich mit Recht. Am byzantinischen

---

1) ANNA COMNENAE *Alexiadis libri XV,* lib. VI, 6, Bonnae 1878, p. 287: »λάβρῳ κατέχεται πυρετῷ μὴ φέρων δὲ τὴν τοῦ πυρετοῦ φλόγωσιν, ὕδωρ ψυχρὸν αἰτεῖ.«

2) Ibid.: »εἴτε δὲ ὁ πυρετὸς τοῦτον ἀνάλωσεν, εἴτε πλευρῖτις ἦν ἡ νόσος, ἀκριβῶς λέγειν οὐκ ἔχω.«

3) GUILLERMI APULIENSIS *Gesta Roberti Wiscardi,* in: *Monum. Germ. histor. SS.,* tom. IX, p. 296:

»*Navim conscendens, quam castra revisere possit,*
*Febre prius capitur. Flagrare canicula fervens*
*Coeperat; aestiva cujus saevissimus ardor*
*Tempestate solet mortalibus esse nocivus.*
— — — — — — — — — — —
— — — — — — — — — — —
*Haec [Sigelgaita] ubi Robertum cognovit febricitare*
*In quo tota sui sita spes erat, utpote tanto*
*Conjuge, discissis flens vestibus, acceleratis*
*Cursibus accessit.*«

4) AIMÉ, moine du mont Cassin, publ. par Champollion-Figeac, Paris 1835, p. 310: »Alore, à li XV jors de Jul (1085), quant lo sol entroit en li signe de lyon, et la mort, laquelle a sempre invidie de toute joie, vainci et supéra lo duc Viscart.«

5) Außer den später zitierten noch: GAUFREDI DE BRUIL, Prioris Vosiensis, *Chronica,* in: *Mon. Germ. hist. SS.,* tom. XXVI, p. 200: »Robertus Guiscardus acquisitis civitatibus multis . . . . maleficiis nurus et uxoris suae veneno periit consilio imperatoris Grecorum.« — Als Gerücht gibt es an: RICHARDUS PICTAVIENSIS, *Chronica,* in: *Mon. Germ. hist. SS.,* tom. XXVI, p. 79: »De eo quidam ajunt, quia veneno necatus est.«

Hofe sah man mit Schrecken die Invasion der Normannen herannahen. Tatkraft und Glück GUISCARDS und seiner Söhne hatten sich bisher als so groß erwiesen, daß eine erfolgreiche Abwehr als aussichtslos angesehen werden mußte. Man mußte deshalb andere Wege einschlagen, um das Ziel zu erreichen. Der einzig mögliche war der der geheimen Machinationen[1]).

Daß das Märchen der Quellenvergiftung, das SALIMBENE berichtet[2]), nicht in Frage kommt, braucht nicht erst erörtert zu werden. Es hätten dann auch seine Begleiter vergiftet werden müssen, und in den uns überkommenen Nachrichten würde dies sicherlich vermerkt worden sein. So bleibt nur übrig anzunehmen, daß ihm auf dem üblichen Wege Gift beigebracht worden ist, ihm, der sonst in kurzer Zeit sein gekröntes Haupt in Konstantinopel gezeigt hätte[3]).

Da man wohl wußte, daß SICHELGAITA mit Giften Bescheid wußte, so wurde sie als Mörderin bezeichnet. Der in jener Zeit lebende Mönch von Saint Evroul-en-Ouche, ORDERIC VITAL, schreibt dieser Frau ohne jede Begründung den Giftmord zu[4]).

6. Es wird aus der zweiten Hälfte des elften Jahrhunderts jedoch mitgeteilt, »der Kaiser ALEXIS habe, da er den Mann durch hinterlistige Tat beseitigen wollte, den er durch Tapferkeit zu besiegen nicht vermochte, durch das trügerische Versprechen der Ehe die Gattin zur Giftmischerei veranlaßt. So sei dieser Mann durch Gift in seinem Hause aus der Welt geschafft worden[5]). Hier wird also als Triebfeder einer solchen Handlung nicht die Abneigung gegen ihren Stiefsohn BOEMUND, der ihrem eigenen Sohn wirklich im Wege stand, auch nicht die Furcht vor ihrem Manne, sondern die angebliche Liebe zum Kaiser ALEXIS bezeichnet. Nicht nur durch Eheversprechen, sogar durch Geld soll ALEXIS SICHELGAITA bestochen haben[6]). Und noch phantastischer ausgesponnen wird diese Angabe von ROGER VON HOVEDEN, der am Ende des zwölften Jahrhunderts seine Annalen schrieb. Er läßt nach vollbrachter Vergiftung SICHELGAITA nach Konstantinopel fliehen, dort mit großem Pomp zur Kaiserin gekrönt und nach

---

1) DE BLASIUS, La insurrezione Pugliese e la Conquista normanna, Napoli 1864, tom. II, p. 323.

2) SALIMBENE, l. c.: »Audiens hoc imperator Graecorum, et timens ne Robertus vellet Constantinopolim ire et omnes Graecos occidere, fecit aquas alicubi veneno infici.«

3) GUIBERTI ABBATIS *Gesta Dei per Francos,* in: *Recueil des Histor. des croisades,* Paris 1879, p. 152: »Sed saepenumero eum subigens, nisi veneni haustus ei subito vitam praeripuisset, coronatum caput infra paucos dies, ut dicitur, Constantinopolitanis sedibus intulisset.«

4) ORDERICI VITALIS monachi *Ecclesiast. Histor.*, lib. VII, in: DUCHESNE, *Historia Normann. Script. antiqui,* Paris. 1619, p. 646: »non militari robore prostratus sed livore femineo corruptus, .... non armis sed veneno laesos adveniente hora mortis mundo est sublatus.«

5) WILLELMI MALESBIRIENSIS *Gesta regum,* l. c., lib. III, § 262, p. 441: »Sustulit imperator maleficio quem virtute nequibat, uxori ipsius connubium augustale mentitus: cujus insidiis *elaboratum virus* hauriens interiit.«

6) ALBRICI MONACHI *Trium Fontium Chronica,* in: *Mon. Germ. hist.*, tom. XXIII, p. 805: »Imperator Alexius .... homo tergiversatione famosus et nihil unquam nisi dolo machinatus: ipse nobilem illum et victoriosum ducem Robertum Guiscardum veneno et uxorem ejus auro corrupuerat, fidem ei conjugalem falso per nuntios pactus.«

der Hochzeit vom Kaiser auf ein Urteil seiner Umgebung hin wegen Tötung ihres Mannes zu Asche verbrannt werden[1]).

Von alledem ist nichts wahr. Sie eilte nach der Beerdigung ihres Mannes schnell nach Italien zurück[2]), um ihrem Sohne ROGER die ihm vermachten Länder Kalabrien und Apulien gegen BOEMUND zu sichern, der gegen seinen Bruder einen blutigen Krieg führte. Ihr Schiff scheiterte. Mit Mühe wurde sie und die Überreste ihres Gatten gerettet. Von diesen bestattete sie Herz und Eingeweide in Otranto; den Körper ließ sie einbalsamieren und in das Kloster der Heiligen Dreieinigkeit zu Venosa überführen. Lag eine Vergiftung vor, so mußte sie schon im Lager von Bundicea bewerkstelligt worden sein. Nur drei Symptome des Leidens sind bekannt geworden: Fieber, verzehrendes inneres Brennen und Durchfälle[3]). Da das Fieber — oder was dafür gehalten wurde — den Umständen nach nur ein Abhängigkeitssymptom gewesen sein kann, so muß es hier außer acht gelassen werden. Es könnte sich nur um ein Präparat aus Arsen — dem Gift der Zeit — gehandelt haben, das akut oder wahrscheinlicher subakut beigebracht worden ist. Damit würde die Zeit des Eintritts der Symptome bald nach der Abfahrt von Bundicea und auch der — freilich ja nur kümmerlich berichtete — Verlauf übereinstimmen.

## Die Schule von Salerno.

7. Gerade hundert Jahre vor diesen Ereignissen war die Medizinische Schule von Salerno, Civitas Hippocratica, die erste Lehranstalt in Europa, die Vorläuferin von Montpellier und Paris, gegründet worden. Sie hat viel Wissen gerade über Arznei- und Giftwirkungen verbreitet, z. T. sogar in populärer Form. SICHELGAITA war nicht die einzige Frau, die dort solches Wissen aufnahm. Gerade Salerno war wegen der vielen Medizin studierenden Frauen berühmt, darunter auch solche, die in ihrem Wissen den hervorragendsten Lehrern gleichkamen. Wird doch aus dem Jahre 1095 angegeben, daß damals ein Abt RODBERTUS gelebt habe, dem in medizinischem Wissen niemand außer einer klugen Matrone gleichkam[4]).

Später werden andere auch mit Namen erwähnt, die selbständig über Medizin geschrieben haben, darunter die TROTULA, von der ein Werk gedruckt ist. Zahlreich finden sich ferner in den Schriften salernitanischer

---

1) ROGER DE HOVEDEN, *Annales*, in: *Rerum anglicar. Scriptor.*, Londin. 1596, p. 230: ». . . . nacta opportunitate temporis et loci porrexit Roberto Wiscard marito suo venenum bibere: et mortuus est . . . . Mulier fugit ad Imperatorem . . . . et duxit eam in uxorem et coronavit in imperatricem . . . . Et sic translata de nuptiis ad supplicium, accenso rogo injecta est et in cineres redacta.«

2) ORDERICUS VITALIS, l. c.

3) LUPI PROTOSPATAE *Rer. in regno Neapol. gestarum*, in: *Rer. italic. Script.*, tom. V, p. 46: ». . . . jussu misericordiosissimi et Omnipotentis Dei, qui dissipat, ac reprobat cogitationes, vel consilia principum, non ex suo procedentia *profluvio ventris extinctus est.*«

4) ORDERICI VITALIS, *Histor. ecclesiast.*, in: DUCHESNE, *Histor. Normannor. Script. antiq.*, p. 477: ». . . . ut neminem in medicinali arte praeter quandam sapientem matronam sibi parem inveniret.«

Ärzte Vorschriften über arzneiliche Behandlung, Kosmetika u. a. m., die von Frauen herstammen.

Viel Wissen des Orients ist von dort, dem Lande der Sarazenen, in die europäische Medizin übergegangen, wo es jahrhundertelang befruchtend gewirkt hat. Viel Brauchbares von ihm ist bis heute noch nicht für die Menschheit ausgenutzt. Es wirkt in seiner Anspruchslosigkeit und Ruhe wohltuend gegenüber so vielem modernen therapeutischen, so schnell wechselndem Phrasentum, auf das gerade heute MOLIÈRES Wort angewandt werden kann: La médecine est une espèce de jargon.

Die arabische Medizin war ein fest gefügtes, konservatives Wissen. Insonderheit an der Kenntnis von Arzneimittel- und Giftwirkungen hatte schon damals, seit Jahrtausenden, die Findekunst der Menschen gearbeitet und sie auf eine staunenswerte Höhe gebracht. Wer dieses Wissensgebäude erkennenden Auges auch nur oberflächlich durchwandert hat, staunt über die Mannigfaltigkeit seines Inhalts, den zwingenden Ordnungssinn, der in ihm herrscht, und — wenngleich vieles nach unseren heutigen Anschauungen Abergläubische und Willkürliche darin sich findet — über die Zweckmäßigkeit und Richtigkeit des Geschaffenen. Zu ihm trat um die Wende des ersten Jahrtausends der Teil der Medizin Italiens und Griechenlands, der seit GALENS Tagen noch nicht assimiliert worden war.

In diesem Bestand fanden sich auch manche mineralische Gifte, deren chemischer Darstellung neues Forschen gewidmet war. Man kannte diese, zumal die Arsenverbindungen, auch in toxikologischer Beziehung gut.

## Bertrade de Montfort.

8. Es gab in jenen Zeiten auch berufsmäßige, gewinnsüchtige *Giftmischer*, die das sich immer mehr vergrößernde und mehr erlangbare Wissen über Gifte, vor allem über Arsenik, sich zu eigen zu machen verstanden. Solcher bediente sich eine andere Stiefmutter, die schöne und kluge BERTRADE VON MONTFORT, im Jahre 1101 für ihren Stiefsohn, den späteren französischen König LUDWIG VI., den Dicken. PHILIPP I., sein Vater, hatte diese Frau ihrem Manne, dem Herzog von Anjou, FOULQUES-LE-RÉCHIN, entführt, sie aber nicht heiraten können, weil ihm dies die Kirche versagte. Er lebte, trotzdem er deswegen erst spät aus dem Kirchenbann herauskam[1]), mit ihr bis an sein Ende zusammen. Um ihre eigenen Kinder zur Herrschaft zu bringen, versuchte sie, LUDWIG aus dem Wege zu räumen, und als dies nicht mit Gewalt durch drei dafür gedungene Kleriker, von denen einer den Plan verriet, ging, wandte sie sich an Giftmischer, die sie durch das Versprechen großer Belohnung dafür gewann, ihm ein langsam

[1]) Er hatte, der Form wegen, im Büßergewand und mit nackten Füßen vor einem Konzil in Paris feierlich versprochen, BERTRADE nicht mehr als Gattin anzusehen und nicht einmal unter vier Augen zu sprechen. So kam die Versöhnung mit der Kirche zustande und damit auch die stillschweigende Sanktion des weiteren Zusammenlebens. BERTRADE brachte auch eine Versöhnung mit ihrem ersten Manne zustande. Sie und PHILIPP wurden in Angers mit großen Ehren empfangen. Sie speisten mit dem Herzog zusammen, ja schliefen, wie der Chronist vermeldet, alle drei im gleichen Zimmer.

wirkendes Gift zu geben. So vergiftete sie den königlichen Sprößling[1]). Dieser wurde bettlägerig und vermochte mehrere Tage weder zu kauen noch zu schlafen. Nachdem alle fränkischen Ärzte hierbei versagt hatten, rettete ihn ein Mann aus dem Lande der Mauren, also ein arabischer Arzt. Er blieb aber sein ganzes Lebenlang bleich.

Verschiedene Möglichkeiten der Vergiftungsart liegen hier vor: Man könnte daran denken, daß das Gift ein tropeinhaltiges Produkt gewesen ist, das in geeigneter Dosis Schlundkrampf und Schlaflosigkeit durch einen Erregungszustand hervorruft. Es kämen Tollkirschen, Stechapfel und Bilsenkraut in Frage, deren Wirkungsweise der Art nach die gleiche ist. Man kannte sie vom Bilsenkraut sicher schon im alten Rom, wahrscheinlich aber auch von den beiden anderen Nachtschattengewächsen. In der Renaissancezeit reichte man aus Scherz, um gefräßigen Schmarotzern das Wiederkommen zu verleiden, einen Belladonnawein, durch den sie infolge des eintretenden Schlundkrampfes angesichts auch des bestbesetzten Tisches nicht zu essen vermochten[2]).

Gegen die Annahme einer Vergiftung LUDWIGs durch ein solches narkotisches Gift sprechen sehr gewichtige Gründe, vor allem das Nichterwähnen derjenigen Symptomengruppen, die alsbald dem Opfer aufgefallen wären, nämlich der Sehstörung und der zerebralen Symptome. Zudem ist es nicht annehmbar, daß nach dem Überstehen einer solchen Vergiftung die ofterwähnte Blässe seines Gesichts als Nachleiden sich hätte ausbilden können. Es liegt viel näher, entweder an eine Bleiverbindung oder an Arsenik als Verursacher seines Leidens zu denken. Ich halte es für wahrscheinlich, daß es sich um mehrfach wiederholte Arsenvergiftungen durch kleine Dosen gehandelt hat. Dadurch können neben anderen Symptomen, wie Übelkeit und Erbrechen, eine allgemeine Körperschwäche, Kopfschmerzen und — was hier besonders interessiert — Entzündungen und geschwürige Veränderungen am Zahnfleisch und sonst in der Mundhöhle, damit auch Schwierigkeiten beim Kauen und Schlucken und, wie in entsprechenden Fällen wiederholt beobachtet wurde, Schlaflosigkeit eintreten. Es kann auch im Anschlusse daran für sehr lange Zeit, wie ich es selbst sah, eine allgemeine Anämie, oft neben Abmagerung, sich einstellen.

9. Noch am Ende des zwölften Jahrhunderts und lange darüber hinaus gab es in Süditalien Medizinkundige, die sich speziell mit der Giftkenntnis befaßten und deswegen mehr über Gifte wußten als andere. Ein solcher war z. B. ROMUALD, Erzbischof von Salerno und Mitglied des Collegii medici in dieser Stadt. WILHELM I. von Sizilien, der Böse, schätzte ihn deswegen hoch und sein Sohn WILHELM II. (gestorben 1189) ließ ihn um Rat fragen, als er sich vergiftet glaubte. Die Haare fielen ihm aus, die

---

1) ORDERICUS VITALIS, edit. LE PRÉVOST, tom. IV, p. 196: »Deinde procax noverca *veneficos* adhibuit, magnorumque pollicitationibus praemiorum sollicitavit et regiam sobolem veneno infecit.«

2) MATTHIOLUS, *Comment. in Dioscor.*, Venetiis 1570, p. 680: »*Jocus est magnus*, ubi quis gulosis parasitis hoc apposuerit vinum, cum mensis optimis cibis refertis assidentes, nihil prorsus cibi ingerere queant.«

Haut war mißfarben und bekam Substanzverluste, sobald man sie nur stark berührte[1]). ROMUALD und andere zur Beratung hinzugezogene Ärzte erklärten, daß ein solches Leiden andere als innerliche Krankheitsursachen haben müsse. Hier lag wahrscheinlich ebenfalls eine chronische Vergiftung durch Arsen vor. Die Veränderungen an der Haut, die man damals in ihrem Wesen nicht kannte und von denen der Chronist nur nach dem Hörensagen übertrieben berichtete, brauchen nicht nur in fetzenartigen Abstoßungen von Epidermis zu bestehen. Es kommen auch Herpes gangraenosus und andere Zerfallsformen des lebenden Gewebes vor.

## Kaiser Heinrich VI.

10. Einer der frühen deutschen Kaiser, dessen Erkrankung und 1198 erfolgter Tod in einen ursächlichen Zusammenhang mit Gift gebracht worden ist, das *in Sizilien* Frauenhand gab oder zu geben veranlaßte, war, nach den Chroniken, der in seinen moralischen Eigenschaften bereits charakterisierte[2]), hochfahrende, mehr wie tierisch grausame und blutdürstige HEINRICH VI. Die Beweggründe zu einer solchen Tat schildert ein Chronist folgendermaßen: »Es hat aber Keyser HEINRICH weil sein Gemahl alt war/ seinen Ehebund übel gehalten/ allenthalben Hurerey und Ehebruch getrieben/ und damit der alten und auch geilen CONSTANTIAE [sie, die Tochter ROGERs von Sizilien und Apulien, war schon 50 Jahr alt, als er sie heirathete] Ursach geben sich an einen Sicilischen Herrn zu hengen/ und aus anstifftung ihrer Landsleute der Sicilier/ ihrem Ehegemahl Gifft bey zu bringen/ weil er viel ihrer Vettern getödtet/ und mit den Siciliern gar grausam umb gangen war.«

Seine Grausamkeit ist eine unbezweifelbare Tatsache. Die Stader Annalen berichten z. B., daß, als ihm hinterbracht wurde, daß die Kaiserin einem gewissen JORDANUS von Sizilien, der Burgherr von St. Giovanni war, Kleinodien geschickt und herrlichere dafür empfangen habe, überdies dieser sich gerühmt hätte, er werde König werden und CONSTANTIA heiraten, der Kaiser ihn fangen, ihn auf einen glühenden eisernen Stuhl setzen und ihm eine glühende Krone auf dem Haupte mit Nägeln befestigen ließ[3]). Und weiter: RICHARD, den Grafen von Acerra, ließ er durch die Straßen schleifen und aufhängen, weil er ihn auf Anstiften der CONSTANTIA hat vergiften wollen[4]). Haß hatte dieser Kaiser reichlich gesät. Ist er doch der meineidige Feind gewesen, der das Normannenhaus Siziliens unter unsäglichen

---

[1]) ROMUALDI *Chronicon,* in: MURATORI, *Rer. italic. Script.,* tom. VII, p. 206 und: HUGON. FALCANDI *Historia Sicula,* ibid., p. 319: »Sed cum praedicta passio ingravesceret rex Guilelmus Romualdum .... qui in arte medicinae valde peritus ad se vocari praecepit .... Mirabantur qui aderant videntes, capillos sponte defluere, cutemque lividam ad tactum manus avelli et a carne facillime separari. Dicebant ergo venenum ei fuisse sine dubio propinatum.«

[2]) Vgl. Buch 9, Abschn. 3, Kap. 1.

[3]) *Annales Stadenses,* in: *Monum. Germ. histor. Script.,* XVI, p. 353: ».... captum in sedem ferream candentem posuit et coronam ignitam clavis ferreis capiti ejus incussit.«

[4]) *Annales Stadenses,* l. c.: »Quendam etiam Richardum per plateas tractum suspendi fecit quia eum Constantiae consilio inpotionare voluit.«

Greueln vertilgt hatte[1]). Dabei hatte TANKRED die Kaiserin CONSTANTIA, die in seine Hände gefallen war, edelmütig behandelt und sie, statt sie als Geisel zu behalten, frei fortziehen lassen.

Historiker haben auch hier seine angebliche Vergiftung als Einbildung bezeichnet. Die Fabel habe nach seinem unerwarteten Tode leichtgläubige Hörer gefunden. Diese Art der Beweisführung ist um so eigentümlicher, als das, worauf die Geschichtsforschung sich allein stützt, nämlich alte Nachrichten, hier deutlich genug von Vergiftung sprechen. Zu einer solchen wird bekanntlich kein Zeuge, also auch kein Historiker, hinzugezogen. Mithin kann ein solcher alter Berichterstatter nur von einem Gerüchte der Vergiftung sprechen. Dies gibt aber keinen Grund ab, *jetzt* daran zu zweifeln. In einer Chronik heißt es ohne jeden Zweifel, so bestimmt wie möglich: »Dessem Keisser HEINRICH wart vergeben[2]).« Andere, die den unerwarteten Tod hervorheben, nachdem ein unheilbares, mit schweren Symptomen einhergehendes Leiden ihn akut befallen hatte, stellen die Vergiftung allgemein als Gerücht hin[3]) oder bezeichnen als Anstifterin die CONSTANTIA, deren Verwandte der Kaiser durch ausgesonnene Qualen fast insgesamt getötet hatte[4]). Sehr zurückhaltend lautet in bezug hierauf, was ein alter Chronist mitteilt: Viele hätten versichert, daß der Kaiser durch Gift umgekommen sei, das seine Frau besorgt habe, und zwar deswegen, weil er ihre Verwandten unter Qualen hatte sterben lassen[5]). Dies sei aber nicht wahrscheinlich, weil es alle Vertraute des kaiserlichen Hauses leugneten und weil es auch KONRAD, der spätere Prämonstratenserabt, der im Hause des Kaisers gelebt, in Abrede gestellt habe.

Diese Berichte gestatten nicht nur nicht eine Vergiftung des Kaisers kurzerhand abzuweisen, sondern schließen sogar einen hohen Grad von Wahrscheinlichkeit für eine solche ein, weil alle angeführten Beweggründe sie auszuführen sie erklärlich machen und das Gebiet, in dem HEINRICH weilte, der Giftkenner nicht ermangelte. Wie immer wurde auch hier Malaria als Krankheits- und Todesursache angesprochen. Ohne jeden Beweis. Selbst wenn er sie durch Jagen im sumpfigen Gebiet um Messina bekommen hätte, so würde er so schnell nicht daran gestorben sein. Der Wahrheit kommt man nahe, wenn man beachtet, was andere Annalen zu sagen wissen, nämlich daß er an Schwächezuständen durch Diarrhöe

---

1) GREGOROVIUS, Geschichte Roms, Bd. 5, 1908, S. 381.

2) EPKONIS DE REPKAU [EIKE V. REPGOW], Breve Chronicon Magdeburgense, in: MENCKENII Script. rerum germanic., tom. III, p. 357.

3) *Annales Reinhardsbrunnenses*, herausgegeben von WEGELE, Jena 1854, p. 79: »Denique post prenotate deliberationis magnifica promissa imperator ipse applicuit Messin, ubi properata et insanabili plaga percussus, vi symptomatis faciente principia egritudinis, continuato statu propter duritiem accidentium et vere defectuum insperata morte finitus est. Aliqui dicunt quod veneno interiit.« — In der Chronik OTTOS VON ST. BLASIEN (MURATORI, Rer. italic. Scriptor., tom. VI, p. 901) wird nur der in der Nähe von Messina erfolgte Tod registriert.

4) HERMANNI ALTAHENSIS *Annales*, in: *Monum. Germ. histor. SS.*, tom. XVII, p. 385: ». . . . ac demum in Apulia insidiis uxoris sue ut dicitur veneno periit; cujus uxoris fere totam miris cruciatibus interfecerat parentelam.«

5) CONRADI A LICHTENAW *Chronicon Urspergense*, Argentorati 1609, p. 233: »Multi asserebant eum interiisse veneno procurante uxore sua pro eo quod nepotes ipsius suppliciis interfecerat, quod tamen non est verisimile, et qui cum ipso eo tempore erant familiarissimi hoc inficiabantur . . . .«

gelitten habe[1]). Dies läßt mehr als vermuten, daß Gift, und zwar Arsenik, die Ursache der Durchfälle und des — wie bei Papst ALEXANDER VI. — zweiundeinhalbtägigen Fiebers gewesen ist. Inwieweit CONSTANTIA bei der Vergiftung beteiligt war, ist selbstverständlich nicht feststellbar. Sehr bemerkenswert ist, daß, nach der Kaiserchronik, sie es gewesen ist, die ihn schon vorher während des Aufstandes vergiftet habe, ohne daß schlimme Folgen danach eingetreten seien. Jedenfalls war vielfach der Glaube verbreitet, daß sie ihm Gift gereicht habe, »um ihr geschändetes und zertretenes Vaterland an ihm zu rächen«.

Glaubt man an eine Nemesis, so hat sie an diesem Kaiser und seinem Geschlecht sich schlimm betätigt. Er war ein fluchwürdiger, treuloser Blut- und Raubmensch. Einiges zur Begründung dieser Charakterisierung mag hier seine Stätte finden[2]). Tuskulaner, die in heftiger Fehde mit Rom standen, hatten sich unter seinen Schutz gestellt und eine Besatzung aufgenommen. Als die Römer ihm anboten, seine Krönung durch den Papst CÖLESTIN III. bewerkstelligen zu wollen, wenn er ihnen Tuskulum überantworten würde, übte er an diesen Verrat. Die Stadt wurde verbrannt und zerstört und die Einwohner unter Verübung entsetzlicher Greuel niedergemetzelt.

König TANKRED, in dessen Hände die Kaiserin CONSTANTIA gefallen war, benutzte sie, wie angeführt, nicht als Geisel, sondern ließ sie unbehindert, unter dem Versprechen über Rom heimzuziehen und den Papst um Friedensvermittlung anzugehen — was sie versprach, aber nicht tat — frei. Dieses edelmütige Verhalten reizte HEINRICH, »wie dies bei gemeinen Naturen der Fall zu sein pflegt«, nur noch zu doppeltem Grimm. Sizilien zu erobern war sein Hauptziel, zumal nach dem Tode TANKREDs. Dessen Witwe, SIBYLLA, konnte ihm nur wenig Widerstand leisten. Bei Catania wurden ihre Truppen geschlagen. Die Führer derselben ließ HEINRICH grausam hinrichten. Einigen ward bei lebendigem Leibe die Haut abgezogen[3]). Um SIBYLLA und ihren Sohn WILHELM in seine Gewalt zu bekommen, ließ er sich auf Unterhandlungen ein. Der Sohn TANKREDs sollte Fürst von Tarent werden und allen Leben und Freiheit verbürgt sein. Nachdem er kurz darauf im Jahre 1194 in Palermo gekrönt worden war, beging er »Handlungen so empörender und ruchloser Grausamkeit, daß er dadurch für immer als einer der abscheulichsten und blutdürstigsten Tyrannen aller Zeiten dasteht«. Er erdichtete eine gegen sich gerichtete Verschwörung, ließ deswegen den Knaben WILHELM blenden und auf der Burg Ems in Vorarlberg verkommen, und seine Mutter in dem festen Schlosse Hohenburg im Elsaß mit ihren Töchtern gefangensetzen. Keine Qualen gibt es, mit denen dieser Mensch in Sizilien nicht freigebig gewütet hätte. Selbst vor Leichenschändung schreckte er nicht zurück. Die Leichen TANKREDs und seines Sohnes ROGER ließ er aus ihren Gräbern holen und ihnen die Diademe vom Haupte reißen. Nebenher raubte er alle Normannenschätze aus Palermo und schaffte sie nach Deutschland.

---

1) *Annales Marbacenses*, edit. BLOCH, 1907, p. 70: ». . . . ubi dyarria infirmitate laborans . . .«
2) v. SCHACK, Geschichte der Normannen in Sizilien, 1889, Bd. 2.
3) v. SCHACK, l. c.

# Sechstes Kapitel.

Weibliche Vergiftungstätigkeit am Kaiserhof in Byzanz. Die Kaiserin MARTINA. CONSTANTIN III. Die mazedonische Dynastie in Konstantinopel. THEOPHANO CONSTANTIN VII. ROMANUS II. TZIMISCES. PHOCAS. ZOE. ROMANUS III.

## Die Kaiserin Martina.

1. Das siebente Jahrhundert weist im Oströmischen Reich eine Frau an hervorragender Stelle auf, die aus persönlichen oder politischen Gründen zum Gift als Erfüller ihrer Pläne griff. Die Stiefmutter des Kaisers CONSTANTINs III., Sohnes des Kaisers HERACLIUS, die MARTINA, hatte den Ehrgeiz, mit ihrem leiblichen Sohne HERACLEONAS, der freilich schon an der Regierung teilnahm, allein zu regieren. CONSTANTIN hatte sich auch sonst verhaßt gemacht. So hatte er aus Habsucht das Grab seines Vaters öffnen und die diesem mitgegebene goldene Krone, die 70 Pfund wog, ihm vom Haupte nehmen lassen. Dieselbe klebte so am Kopfe, daß sie von ihm nur mit Haaren entfernt werden konnte.

Der Patriarch von Konstantinopel, PYRRHUS, und sein Anhang beseitigten die Bedenken der MARTINA. Sie brachte CONSTANTIN Gift in Nahrungsmitteln bei, das ihm, nach kaum sechs Monate dauernder Regierung das Leben nahm. Dies Ereignis des Jahres 641 wurde oft bedichtet:

»*Dum parat imperium nato Martina repente*
*Toxica privigno dira noverca dedit.*«

Nicht lange erfreuten sich die beiden der Macht, denn schon nach einem weiteren halben Jahre mußte HERACLEONAS abdanken.

## Die mazedonische Dynastie in Konstantinopel.

2. Nach einem langen Zwischenraum, um die Wende des tausendsten Jahres, hob sich in Konstantinopel gleich jener Hetäre THEODORA, die JUSTINIAN etwa 400 Jahre vorher zu sich aus dem Schmutze emporgezogen hatte, aus niederer Volksschicht zu der hohen irdischen Machtfülle einer oströmischen Kaiserin ein Weib empor, dem Verbrechen zur Lebensgewohnheit, das Leben anderer zu rauben eine Gewohnheit geworden war: die Kaiserin THEOPHANO. Sie, eine Wirtstochter, hatte den noch jungen Sohn CONSTANTINs VII. berückt, so daß er sie heiratete. Sie trieb ihn dazu und gab ihm die Mittel in die Hände, seinen Vater zu vergiften. Nur vier Jahre hatte sich der Vatermörder ROMANUS II. der Macht erfreut, als THEOPHANO, des Wollüstlings überdrüssig und nach neuer Liebe lüstern, ihm kundiger Hand den Gifttrank mischte.

Man verstand es damals in Ost und West, sich die unheimliche chemische Energie von Giften für solche Zwecke dienstbar zu machen. Sie waren hier wie immer die Hilfe der Feigen und der Schrecken der dagegen verteidigungslosen Menschen. Das frei und Herrin eines Reiches gewordene Weib, dessen Schandtaten bekannt genug geworden waren, hatte sich ehebrecherisch schon vorher in die Arme des NICEPHORUS geworfen. Ihn heiratete sie nun im Jahre 963. Aber nicht lange ließ sie ihm Leben und Macht. Schon war ein neuer Prätendent für ihre Liebe da. JOHANNES TZIMISCES, wegen seiner Schönheit, ungewöhnlichen Körperkraft und seines Heldenmutes berühmt, hatte Grund, Haß gegen den Kaiser NICEPHORUS zu hegen und zu betätigen. Er, der u. a. Syrien und Zilizien für den Kaiser erobert und dadurch neuen kriegerischen Glanz auf die Monarchie hatte strahlen lassen, wurde verbannt, freilich nicht weit, auf die Verwendung von THEOPHANO nach dem nahen Chalcedon. Von hier aus kam er nächtlich zu der in ihn Verliebten in den Palast. Hier wurde der Tod des NICEPHORUS beschlossen. In der Dunkelheit einer Winternacht setzte TZIMISCES mit einigen Verschworenen über den Bosporus, drang, trotz aller Vorsichtsmaßregeln, die der Kaiser getroffen, in sein Schlafzimmer und tötete den am Boden auf einer Bärenhaut Schlafenden. Dies geschah im Dezember des Jahres 969. THEOPHANO hatte ihrem Liebhaber den Weg gebahnt. So ward TZIMISCES Kaiser JOHANN I. und waltete seiner Macht wenigstens ohne orientalische Gewalttätigkeit.

NICEPHORUS, der trotz der gehässigen Schilderung, die LIUDPRAND von ihm entwarf, kein unbedeutender Mensch war, hatte eine von den Ottonen an ihn geschickte Gesandtschaft nicht gerade freundlich behandelt — vorausgesetzt, daß man dem LIUDPRAND, der dabei war, glauben darf. Dafür rächte sich dieser und schilderte den Kaiser als einen zwerghaften Mann mit dickem Kopf und kleinen Augen, wie ein Maulwurf entstellt durch einen dichten angegrauten Bart, mit zollangem Hals und dem Aussehen eines Schweines, mit aufgedunsenem Bauch und dunkler Gesichtsfarbe, in Reden unverschämt, listig wie ein Fuchs und voller Lügen und falscher Schwüre wie ein ODYSSEUS.

Sein Mörder TZIMISCES war es, der — was NICEPHORUS abgelehnt hatte — dem Deutschen Kaiser OTTO II. THEOPHANO, die schöne und begabte Tochter ROMANUS II. und der THEOPHANO, im Jahre 972 zur Frau gab. Aus seinem Munde empfing die vom Erzbischof GERO von Köln geleitete Gesandtschaft OTTOS I., die den Mörder zu seinem Kaisertum beglückwünschte, das Jawort. Von den schauerlichen Bildern von Familienmorden erfüllt, zog THEOPHANO nach Deutschland. Ihre Mutter hat sie wohl nie wiedergesehen. Denn auf Betreiben des Patriarchen POLYEUCTES wurde sie, die durch Herrschsucht und Wollust zu ihren Verbrechen geführt worden war, von JOHANNES nach der Insel Proconesus verbannt und dann in ein Kloster eingeschlossen.

Als der gleich zu berichtende Tod von JOHANNES ihren Söhnen BASILIUS II. und CONSTANTIN IX. den Weg zum Thron gebahnt hatte, den ihre eigene Mutter zugunsten ihrer Liebhaber ihnen versperrt hatte, kam diese wieder nach Konstantinopel. Von diesem Augenblicke verschwindet sie aus der Geschichte der Menschheit, man weiß nicht einmal wann, wo und wie sie starb.

3. Auch TZIMISCES hat die Macht des Giftes an sich erfahren müssen. Auf einem Zuge durch Zilizien erregte er bei dem Eunuchen BASILIUS, seinem Oberkämmerer, der sich ungewöhnlich bereichert hatte, durch einige Äußerungen die Furcht, für unrecht erworbenes Gut bestraft zu werden. Dieser ließ ihn daher im Jahre 976 vergiften. Eine Schwäche der Glieder und des ganzen Körpers zeigte sich am nächsten Tage. Geängstigt durch den schnellen Verlust seiner bisher so großen Kraft und ohne Vertrauen zum ärztlichen Wissen gegenüber einem solchen Leiden, eilte er, um noch schnell nach Konstantinopel zu kommen. Dort bekam er Atemnot und starb[1]). Noch mehr über die Vergiftungssymptome wird gleichfalls von einem Zeitgenossen berichtet. Nachdem, wie so häufig in alter Zeit, der Mundschenk des Kaisers bestochen worden war, mischte er »nicht ein Gift heftigster Art und was sofort tötet, sondern das allmählich die Kräfte des Menschen schwinden läßt, in den Trank«. Danach wurde der Kaiser mehr und mehr schwach, Geschwüre bildeten sich an den Schultern, Blut floß aus den Augen, und er starb bald nachdem er in Konstantinopel eingetroffen war[2]). Meinem Urteil nach handelt es sich hier um eine Vergiftung mit einem Arsenpräparat, das, wie man aus der Mitteilung herauslesen kann, in kleiner Dosis und wahrscheinlich mehrfach gegeben worden ist. Eiterungen an der Haut nach Arsengebrauch kommen vor. Ebenso ist in der Schwäche, die den Kaiser befiel, das Anfangsstadium einer Arsenlähmung, die mit Vorliebe zuerst die unteren Gliedmaßen befällt, zu erblicken. Das Ausfließen von Blut aus den Augen, d. h., modern ausgedrückt, Blutungen in die entzundete Bindehaut, kennt man seit lange. Sie wurden z. B. in England gerade neben Hautausschlägen und Nervenstörungen bei Menschen festgestellt, die durch arsenhaltiges Bier vergiftet worden waren.

4. Nach dem Tode von TZIMISCES hatte BASIL II., der mit seinem Bruder CONSTANTIN IX. zur Herrschaft gekommen war, zwei alte Feldherren PHOCAS und SCLERUS, die in Asien hausten, bekämpft. PHOCAS sank in der Schlacht vom Pferde — die einen meinen durch einen giftigen Pfeil, andere durch vorher ihm beigebrachtes Gift vernichtet.

5. Nur wenige Jahre vergingen, als wieder auf dem byzantinischen Kaiserthron ein leidenschaftlich wollüstiges Weib saß, das in vorgerückterem Alter in der Ehe nicht die Hoffnung auf Nachkommenschaft, sondern nur auf sinnliches Vergnügen finden konnte oder wollte. ZOE, die Tochter

---

1) LEONIS DIACONI *Historia,* Parisiis 1819, p. 110: ». . . . aliquis spado de ministrantibus venenum praeparatum Imperatori in potione praebuit . . . . Jam postridie ejus diei torpor eum membrorum et corporis universi relaxatio occupavit.«

2) CEDRENUS, *Historiarum Compendium,* Paris 1647, tom. II, p. 684: ». . . . καὶ δηλητήριον κερασάμενος οὐ τῶν δραστικωτάτων καὶ ταχὺν ἐπιφερόντων τὸν κίνδυνον, ἀλλὰ τῶν σχωλαίως καὶ κατὰ μικρὸν ἀναλισκόντων τὴν τοῦ πεπωκότος δύναμιν κεράννυσι τῷ βασιλεῖ. καὶ πιὼν καὶ κατ᾽ ὀλίγον νοσηλευόμενος καὶ τῆς οἰκείας δυνάμεως ἀποπίπτων, τελευταῖον δὲ καὶ τοὺς ὤμους ἀνθρακιάσας αἵματος πολλοῦ ρυέντος αὐτῷ διὰ τῶν ὀφθαλμῶν εἰσελθὼν ἐν τῇ βασιλίδι κατέλυσε τὴν ζωήν.«

von CONSTANTIN IX., wurde dem hübschen und angesehenen Patrizier ROMANUS aufgedrängt. Als er die Ehe ablehnte, wurde ihm Blendung oder Tod als Alternative gestellt. Seine Frau ging aus Liebe zu ihm in ein Kloster. Nun wurde die Heirat auch kirchlich möglich. ROMANUS III. hatte nur vier Jahre die Herrschaft, und während dieser kurzen Zeit wurde sie ihm arg verleidet durch Verschwörungen, die THEODORA, der ZOE Schwester, mit Mißmütigen anzettelte. ZOE selbst hatte anderweitig Entschädigung für den Ausfall von Liebe in der ehelichen Gemeinschaft gefunden. Sie liebte ihren Mann nicht mehr. Dafür entbrannte sie aber, sie, die schon Fünfzigjährige, in rasender Leidenschaft zu einem Kämmerling, dem jungen und schönen Paphlagonier MICHAEL, einem früheren Geldwechsler. Mit ihm und seinem Bruder, dem Eunuchen JOHANNES, verschwor sie sich gegen ihren Mann. Sie machte den *römischen Grundsatz wieder wahr, daß jede Ehebrecherin auch zur Giftmischerin werden könne.* ROMANUS muß schwer durch wiederholt gereichtes Gift gelitten haben. Wie immer in Byzanz, wurde auch hier ein besonders langsam wirkendes oft beigebracht. Durch die erzeugten Leiden magerte der Kaiser ab, Haare und Bart fielen ihm aus — charakteristisch für die Arsenwirkung — und er wurde bettlägerig[1]). Er führte ein elendes Leben, für das er sich den Tod als Ersatz wünschte. Dieser wurde ihm zuteil. Denn da die chronische Vergiftung nicht schnell genug zum Ende führte, ließ ihn ZOE im Jahre 1034 im Bade erwürgen oder ertränken und machte MICHAEL zum Kaiser. Aber eine arge Enttäuschung harrte ihrer nun; denn anstatt eines erkenntlichen, kräftigen Liebhabers mußte sie nun wahrnehmen, daß sie einen Menschen geheiratet habe, der durch seine Epilepsie in Gesundheit und Vernunft heruntergekommen war und der, was dem skrupellosen Weibe besonders unangenehm sein mochte, Gewissensbisse über seine Tat zeigte und sehr fromm wurde. ZOE hielt er wie eine Gefangene im Palast. Sein Bruder, der Eunuch JOHANN, schaltete im Reich. ZOE wurde genötigt, den ihr vorgeschlagenen Neffen der beiden, MICHAEL, als Sohn zu adoptieren. Als ihr Mann gestorben, wurde dieser Adoptivsohn als MICHAEL V. im Jahre 1041 Kaiser. Er verbannte ZOE in ein Kloster. Das Volk aber führte sie und ihre Schwester THEODORA wieder zurück und ließ sie beide regieren. Zwei Monate dauerte diese Frauenherrschaft. Dann heiratete diese ZOE im sechzigsten Jahre den dritten Mann, CONSTANTIN X. MONOMACHUS, der sie überlebte.

---

1) CEDRENI *Historiar. Compendium,* Parisiis 1647, tom. II, p. 733: »διὸ καί φασι χρονίοις φαρμάκοις κατεργασθεὶς ὁ βασιλεὺς θυμαλγέσι νόσος ἐσφακελίζετο.«

# Siebentes Kapitel.

**Nachrichten über Vergiftungen durch Fürstinnen unter den Kapetingern und in England. ISABELLA VON ANGOULÊME. LUDWIG IX., der Heilige. PIERRE DE LA BROSSE. MARIA VON BRABANT. EDUARD DER MÄRTYRER. WALTER VON MENTEITH.**

## Isabella von Angoulême.

1. Da Verbrechen ohne Rücksicht auf die Eigenschaften des Opfers geplant oder begangen werden, so darf es nicht wundernehmen, daß auch ein Mann wie LUDWIG IX., der Heilige, als Angriffsobjekt für ein solches ausersehen war. Man kennt seine Kämpfe gegen den unruhigen, großsprecherischen aber feigen HEINRICH III. von England, den Sohn JOHANNS OHNE LAND und der ISABELLA VON ANGOULÊME. Diese war ihrem Manne HUGO X., dem Grafen von La MARCHE, davongelaufen und hatte im Jahre 1201 JOHANN OHNE LAND geheiratet. Trotzdem sich der eheverlassene Mann bei dem König PHILIPP II. über das Ereignis beklagte, und trotzdem es für diesen verlockend war, mit dem dreist und auch in England unbeliebt gewordenen Mann abzurechnen und ihm die englischen Besitzungen in Frankreich bei dieser Gelegenheit zu nehmen, so hielt er schließlich die Zeit noch nicht für gekommen. JOHANN OHNE LAND wurde nach Paris eingeladen und man feierte dort eine Art von Freundschaftsfest. Diese Eintracht hielt nicht lange an. Bald ließ ihn PHILIPP vor den französischen Lehnsgerichtshof als Vasall laden. Er erschien nicht. In Kämpfen unterlag er und sein geringer Anhang. Er verlor, trotzdem der Papst INNOZENZ III. für JOHANN indirekt Partei ergriffen hatte, die Normandie und bald auch die übrigen französischen Lehen bis auf Guyenne. Die versprochene Hilfe seines Neffen, des Kaisers OTTO IV., nützte ihm gleichfalls nichts, auch später nicht, als dieser mit flandrischen Truppen in den Kampf gegen PHILIPP gezogen, bei Bouvines geschlagen und so eilig er konnte geflohen war. Als JOHANN, eine der scheusäligsten Gestalten, die kraft ihrer Stellung Menschen quälen und in Tod und Verderben jagen durften, schließlich im gleichen Jahre wie Papst INNOZENZ III., der noch ein Jahr zuvor ihn von dem Schwur, den er auf die Magna charta der Engländer geleistet, entbunden hatte, gestorben war, folgte ihm — da die Engländer von LUDWIG, dem Sohne PHILIPPS II., bald nichts mehr wissen wollten, sein Sohn HEINRICH III. Seine Mutter, ISABELLA VON ANGOULÊME, war von ihrem ersten Mann HUGO VON LA MARCHE wieder aufgenommen worden. Die Macht der Könige von Frankreich war im steten Aufstieg. LUDWIG VIII. hatte ihren Herrschaftskreis erweitert auf Kosten der großen französischen Landherren, und sein Nachfolger, LUDWIG IX., auch das moralische Ansehen des Königtums auf eine außerordentliche, fast ungeahnte Höhe gebracht. Der Neid auf dieses Anwachsen der königlichen Macht blieb nicht aus. Es kamen heimliche Bündnisse gegen LUDWIG IX. zustande, an denen neben HEINRICH III. französische Fürsten beteiligt waren. Die treibende Kraft war ISABELLA VON ANGOULÊME. HEINRICH brach in Frankreich ein.

Erfolge erblühten ihm so wenig, daß er nach der verlorenen Schlacht bei Saintes bis nach Bordeaux floh. HUGO VON LA MARCHE mußte um einen Separatfrieden bitten. In diesen Nöten schickte ISABELLA, wie der zuverlässige zeitgenössische Benediktiner WILHELM VON NANGIS und andere berichten, Vergifter in das Lager König LUDWIGS, um diesen und seine Brüder zu vergiften. Das Gift sollte in die Speisen oder die Getränke getan werden. Der Plan wurde entdeckt und die Agenten in den Kerker geworfen[1]). Nach den Umständen und der niedrigen moralischen Qualität dieses Weibes kann der Giftmordversuch fast als sicher angenommen werden. Es wird berichtet, daß sie aus Ärger über das Mißlingen sich das Leben habe nehmen wollen[2]).

## Maria von Brabant.

2. Ein eigentümliches, wenig aufgeklärtes Ereignis, bei dem Vergiftung eine Rolle gespielt haben soll, fällt in das Jahr 1278. PHILIPP III. von Frankreich, ein Sohn LUDWIGS IX., des Heiligen, hatte aus erster Ehe mit ISABELLA VON ARAGON vier Söhne, aus seiner zweiten mit MARIE VON BRABANT einen Sohn. Der älteste Sohn aus der ersten Ehe starb plötzlich im Jahre 1276, wie ein Gerücht besagte, durch Gift. Es scheint, als wenn dies auch dem König zu Ohren gebracht worden sei durch seinen Vertrauten PIERRE DE LA BROSSE. Dieser steht mit dem Namen PETRUS DE BROCIA in der Aufzählung des Hofpersonals LUDWIGS IX. verzeichnet als Chirurg und Kammerdiener[3]). Er war Barbier dieses Königs gewesen und war bei PHILIPP bald Kammerherr und alleiniger Minister geworden. Es mag sein, daß Liebe zu den ersten Kindern seines Herrn es war, die ihn veranlaßte, dem König ein Gerücht zuzuflüstern, das, wie es scheint, auch von drei Leuten, die göttliche Offenbarungen zu bekommen behaupteten: dem Vizedom der Kirche von Laon, ferner einem Mönch und einer Beguine, ISABELLA VON SPARBEKE aus Nivelles in Brabant, gestützt wurde. Dies mußte unter den Umständen von den schlimmsten Folgen für MARIA VON BRABANT sein[4]). Nach einer Angabe wäre die Königin eingekerkert

---

1) GUILELMUS DE NANGIACO, *Gesta St. Ludovici noni*, in: DUCHESNE, *Histor. Franc. Scriptor.*, tom. V, p. 337: »Videns autem comitissa uxor comitis Marchiae, quod maritus suus comes regi resistere non valeret, servientes donis et promissis illectos ad curam regis transmisit cum veneno, ut regem et fratres ejus, quos maritus suus armis vincere non valebat, ipsa potu occideret venenoso .... deprehensos nuntios cum veneno praecepit rex atrocissimo carceri mancipari.« — VINCENTIUS BELLOVACENSIS, Specul. histor., lib. XXX, cap. CILVIII.

2) ROB. GUAGUINI *Compendium super francorum gestis*, 1504, lib. VII, fol. CXI: »At mater angli regis uxor comitis marchiani postquam ludovicum videt superiorem atque potentiorem esse bello: veneno regem intercipere tentavit. Sed venientibus in ludovici castra iis quos venefica mulier ad perpetrandum facinus instituerat cum deprehensi fuissent *pulverem in cibos regios injicere* furcis appensi strangulati sunt. Quae res adeo anglae mulieri indoluit ut consciscere sibi mortem tentavit. Sed a suis impedita perpetua aegritudine laboravit.«

3) »Petrus de Brocia cyrurgicus et valletus de camera« — so wird er in der Ordinatio hospitii et familiae Ludovici IX vom Jahre 1261 genannt. Irrtümlich wurde einmal angenommen, daß dieser sein Vater gewesen sei.

4) GUILELMUS DE NANGIACO, *Gesta Philippi tertii Francorum regis*, in: DUCHESNE, *Historiae Francor. Script.*, tom. V, p. 532: »Circa idem tempus, scilicet anno Domini 1276 obiit Ludovicus primogenitus filius Regis Franciae Philippi *impotionatus, ut murmurabant aliqui;* et de

worden und ihr Bruder Johann von Brabant wäre als Franziskanermönch verkleidet in ihr Gefängnis gelangt, habe aus ihrem eigenen Munde die Beteuerung ihrer Unschuld gehört und sei davon überzeugt worden. Er wäre dann in einem Gottesgerichte für sie öffentlich eingetreten und habe sie von jedem Verdachte gereinigt. Ein anderer Bericht hat mehr Wahrscheinlichkeit für sich. Danach schickte der König, wie die meisten seiner Zeit abergläubisch, den Bischof von Bayeux, den Schwager von la Brosse, und einen Abt von St. Denis zu der Prophetin nach Brabant. Was sie aussagte, vermochte der König nicht zu erfahren, da sie es nur an den Bischof gesagt hatte und dieser es als angebliches Beichtgeheimnis nicht kundgeben wollte. Als der König zwei andere zu ihr sandte, ließ sie ihm sagen daß seine Frau völlig unschuldig sei. War la Brosse schon vorher von der Königin und den Großen des Hofes, so dem Herzog von Burgund, dem Grafen von Artois, dem Herzog von Brabant, dem Vater der Königin gehaßt, so war dies jetzt begreiflicherweise noch mehr der Fall. Trotzdem hielt er sich noch weitere zwei Jahre in voller Gunst. Da wurden dem König angebliche Briefe von la Brosse übergeben, deren Inhalt unbekannt geblieben ist, die aber Veranlassung gaben, den Minister von einem Gerichtshofe, der aus den drei Vorgenannten bestand, aburteilen zu lassen. Er wurde gehenkt. Allgemein wurde damals geglaubt, daß la Brosse, unschuldig, ein Opfer von Machinationen seiner Feinde geworden sei.

»*Contre la volenté le roy*
*Fu il pendu, si con je croy*
*Mien encient qu'il fu desfet*
*Plus par envie que par fet*[1].«

Der Bischof von Bayeux floh sofort nach Rom. Dem Ersuchen des Königs, ihn abzusetzen und zu bestrafen, entsprach der Papst Nikolaus III. nicht nur nicht, sondern gab dem König kund, daß er ihn für völlig unschuldig halte. Im übrigen ermahnte er den König, die ganze angebliche Vergiftungsaffäre, die er lieber nicht hätte aufrühren sollen, auf sich beruhen und sie nicht etwa weiter aufklären lassen zu wollen. Auch der Königin attestierte er in einem Briefe ihre Unschuld; auf Grund ihrer Abkunft, ihrer vornehmen Eltern, ihrer guten Sitten, ihres Ansehens, ihrer hohen Stellung brauchte sie sich nicht um solche Verdächtigungen zu kümmern. Weswegen sollte sie auch die Tat verübt haben, da alle Söhne des Königs von Frankreichs immer gut versorgt sein würden[2]).

Als auf Philipp III. sein Sohn Philipp der Schöne gefolgt war, wandten sich die drei obengenannten Herzöge und Grafen nochmals erfolglos an den Papst, um den Bischof bestrafen zu lassen. Dieser kehrte im Gegenteil alsbald auf seinen Bischofstuhl zurück.

---

hoc maxime in corde Regis dedit suspicionem Petrus de Brocia Cambellanus. Nitebatur enim astruere clam, non aperte, quod mortem pueri Regina Maria uxor Regis procuraverat et consimiliter de reliquis primae uxoris Regis filiis facere moliebatur, ut jus et haereditas regni Franciae ad suos procreandos liberos deveniret.«

1) La vie de St. Magloire, in: Recueil des Histor. des Gaules, tom. XXII, p. 84, vers 124ss.

2) Raynaldi, Annal. ecclesiastic. ad ann. 1278, § 34 und § 36.

Absolut frei von Verdacht bleibt die Königin MARIE nicht[1]), die Wahrheit ist jedoch begraben und kann nicht auferstehen. Wie sehr man damals doch an die Schuld der Königin und die Unschuld von LA BROSSE glaubte, geht aus den Worten von DANTE hervor, der beide Personen in seiner Dichtung verewigt hat[2]):

»[*Es war*] .... *jener Geist zu schauen,*
*Der, wie er sagt' vom Leib durch Neid und Groll*
*Geschieden ward und nicht durch ein Vergehen.*
*Den Pier dell' Broccia mein' ich und es sehe*
*Sich die Brabantrin vor, dieweil sie lebet,*
*Daß nicht zu schlimmrem Troß sie einst gehöre.*«

Als ganz haltlos muß bezeichnet werden, daß LA BROSSE den Giftmord begangen habe, wie dies einmal in Reimen zum Ausdruck gebracht wurde. Falls ein solches Gerücht bestanden haben sollte, so könnten es nur seine Feinde noch nachträglich aufgebracht haben, um jedem anderen Verdacht eine andere Richtung zu geben:

»*L'an de ces choses droitement,*
*Fina par empoisonnement*
*(C'on voit souvent sus les sains né)*
*Lois, le fiez au roi ainsné:*
*Venin sa vie li descrut.*
*De laquel chose l'en mescrut*
*(Si comme ès cronicques veïsmes)*
*L'homme de la court méismes,*
*C'on nommoit Pierres de la Broce*[3]).«

3. In England regierte im letzten Viertel des ersten Jahrtausends EDUARD, dem wegen seines traurigen Endes der Beiname der Märtyrer gegeben worden ist. Er war seinem Vater EDGAR im Jahre 975 in der Herrschaft gefolgt, obschon seine Stiefmutter ELFRIDA sich alle erdenkliche Mühe gab, um ihrem eigenen jungen Sohn ETHELRED das Königtum zukommen zu lassen. Nur durch das schnelle Eingreifen des Erzbischofs von Canterbury, des heiligen DUNSTAN, der alsbald die Krönung vorgenommen hatte, war ihre Absicht durchkreuzt worden. Sie gab dieselbe nicht auf, und der Zufall war ihr günstig. Als EDUARD eines Tages, von der Jagd heimkehrend, nahe bei dem Schloß von Corfe auf der Insel Purbeck in der Grafschaft Dorset vorbeikam, wo ELFRIDA mit dem ETHELRED ihren Sitz hatte, sonderte er sich von seinem Gefolge ab, um sie zu besuchen. Sie kam an die Tür, lud ihn ein, bei ihr auszuruhen. Er bat jedoch nur um

---

1) SISMONDI, Hist. des Français, tom. VIII, p. 295.

2) DANTE, *Purgatorio*, cant. sesto, vers. 19 ss.:

»*Vidi .... e l'anima divisa*
*Dal còrpo suo per astio e per inveggia,*
*Come dicea, non per colpa commisa;*
*Pier dalla Broccia dico: e qui provveggia,*
*Mentr' è di qua, la donna di Brabante,*
*Si che però non sia di peggior greggia.*«

3) La vie de Saint Magloire, l. c., p. 22.

ein Glas Wein. Kaum hatte er das Glas an den Mund gesetzt, als er einen Dolchstoß bekam[1]). Er konnte sich noch aufs Pferd schwingen, aber sein Fuß verwickelte sich im Steigbügel, er wurde geschleift und in einer Entfernung vom Schlosse in einer Hütte tot gefunden. In einer deutschen Chronik[2]) wird angegeben, daß die Stiefmutter ihm einen vergifteten Trank gegeben habe, an dem er gestorben, nachdem er weitergeritten sei.

4. In Schottland verlor die große Familie der COMYNS im Jahre 1258 ihren großen Führer WALTER, Grafen von Menteith. In England wurde berichtet, daß er durch einen Sturz mit seinem Pferde gestorben sei, in Schottland aber, wo das Ereignis sich abgespielt hatte, sagte man, daß er durch Gift umgekommen sei, das ihm sein Weib beigebracht habe. Sie heiratete unverweilt (precipitately) JOHN RUSSEL, einen obskuren englischen Mann. Die schottischen Adligen, die darob enttäuscht waren, weil sie sich selbst Hoffnung auf die Hand der Witwe gemacht hatten, beschuldigten sie des Giftmordes und warfen sie und ihren Liebsten ins Gefängnis[3]).

## Zweiter Abschnitt.

# Die Renaissancezeit in Italien und in Frankreich.

## Erstes Kapitel.

CATARINA SFORZA. CATARINA VON MEDICI. Ihr Charakter. D'ALBA. RENATUS BIANCHI. COSMUS RUGGIERI. Behexung. Bilderzauber in Griechenland, Rom, Frankreich, England. DUFF VON SCHOTTLAND. NOSTRADAMUS. HUMPHREY GLOCESTER. ELEONORA COBHAM. Die Hexe von Eye. DE LA MÔLE. COCONAS.

1. Die Jahrhunderte flohen und nahmen sehr vieles von dem mit sich, was einem jeden von ihnen an Lebensauffassungen, Gewohnheiten, Anschauungen, Sitten das Gepräge gegeben hatte. Das Oströmische Reich war nach langer Agonie zusammengebrochen. Die Kreuzzüge, große völkerverheerende Epidemien, nie gesehene Volkskrankheiten waren verrauscht und hatten mancherlei an dem Weltbilde geändert — eines blieb unverändert: die Handhabung von Gift. Überkommenes und neues Wissen darüber vereinten sich vom 15. bis 16. Jahrhundert und schufen Episoden, die nie aus der Menschen Gedenken schwinden werden. Die Vergiftungszwecke änderten sich nicht: Macht! Macht! Erfüllung von Haß und

[1]) RANULPHI HIGDENI *Polychronicon,* lib. VI, in: *Historiae Britann. et Anglic. Script.,* 1691, tom. I, p. 269: »Dum igitur juvenis Edwardus venatu lassus in redeundo sitiret, inter pocula quae noverca sibi porrexit sica percussus est.« — Das gleiche bei JOHANNES FORDUN, Scotor. Hist., ibid., p. 677.

[2]) GOTTFRIED, Chronika, S. 495.

[3]) DALRYMPLE, Annales of Scotland, Edinb. 1776, p. 112.

Rachsucht, Habsucht, Liebessucht, Notwehr blieben die Triebfedern der Vergifter. Wer diese waren? Von männlichen und weiblichen Vergiftern aus dem Volke schweigt die Geschichte gewöhnlich. Davon sprechen gelegentlich nur die Blätter des Gerichtes, die von der Sühne platter, verbrecherischer Tat Kunde geben. Die Weltgeschichte kennt das Einzelindividuum nur dann, wenn es ganz Ungewöhnliches, Bestimmendes in Wissenschaft und Kunst geleistet oder an der Gestaltung der Zeit entscheidend mitgewirkt, oder wenn es, an die sichtbarste Stelle des Staates gelangt, Gleichgültiges, Gutes oder Schändliches vollbracht hat oder hat vollbringen lassen. Das letztere schließt auch die Vergiftungen ein. Darum kennt man so viele Vergifter und Vergifterinnen, die im Staatsleben irgendeine Rolle spielten, und nur ausnahmsweise ihre Helfer. Sie alle haben sich ein, wenn auch häßliches oder herostratisches, so doch bleibendes Andenken gesichert. Die genannten Jahrhunderte sind an solchen reich. Gifte waren noch mehr Kampf- oder Macht- oder sogar Erwerbsmittel geworden und die Giftkunde ein unter Umständen wertvoller Besitz. Es gab auch Frauen, die dieses Wissen und die Arzneimittellehre — soweit wir es jetzt zu erkennen vermögen — ihrer selbst wegen trieben, aus Freude an solchem Können.

## I.

## Catarina Sforza.

2. Unter solchen Frauen ragt eine hervor, die man auch als Mannweib, als Virago, bezeichnet hat: CATARINA SFORZA. Von ihr sagte ein alter Chronist[1]), daß sie im weiblichen Leib ein männliches tapferes Herz getragen habe. Obschon sie nicht in große Weltereignisse eingegriffen, war sie durch ihre Eigenart wert, von Historikern so eingehend wie es geschah geschildert zu werden. Sie, die natürliche Tochter von GALEAZZO-MARIA SFORZA, hatte von ihrem später ermordeten Vater schreckliches Tun: Giftmischerei und tyrannische, grausame Menschenquälerei in schlimmster Gestalt üben sehen. Ihr erster Mann HIERONYMUS RIARIO, Herr von Imola und Forli, fiel ebenfalls als Opfer seiner Tyrannei unter Mörderhänden. Man nahm CATARINA und ihre Kinder gefangen. Die Zitadelle von Forli hielt sich noch. Ihr Befehlshaber erklärte, sie nur der Witwe seines Herrn übergeben zu wollen. CATARINA wurde deshalb in die Zitadelle geschickt, nachdem sie ihre Kinder als Geiseln zurückgelassen hatte. Kaum dort angelangt, fordert sie von oben herab die Aufständischen auf, sich zu ergeben. Als Antwort wurde ihr die Tötung ihrer Kinder angekündigt. Da hob sie ihre Kleider hoch, zeigte ihren Leib und rief herunter: »Ihr seht hier — ich kann noch andere Kinder zeugen.« Es kam ihr Hilfe durch Verbündete. Sie rächte grausam die Ermordung ihres Mannes. Ein zweiter Gatte, GIOVANNI MEDICI (POPOLANO), starb schon nach zwei Jahren. Den Sohn, den sie mit diesem Manne hatte, den

---

[1]) JEAN D'AUTON, *Chroniques*, Paris 1834, tom. I, p. 79: ».... et elle sous corps féminin montra coeur viril et vertueux car onc pour nul danger, tant lui fût-il proche ne mit en arrière la marche.«

später so bekannt gewordenen GIOVANNI DELLE BANDE NERE, glaubte sie in Gefahr, durch ihren Schwager LORENZO vergiftet zu werden. Die Furcht gründete sich darauf, daß das Vermögen, das ihr Mann für den Knaben hinterlegt hatte, von LORENZO größtenteils verbraucht worden war, so daß mit dem Tode des Kindes auch der Gläubiger gestorben wäre. Sie verbarg sich mit ihm acht Monate lang im Nonnenkloster zu Annalena, bis zum Tode LORENZOS. Es kam eine für sie günstige Einigung mit der Familie MEDICI zustande.

Eine besondere Unruhe und Gefährdung kam in ihr Leben, als ALEXANDER VI. und CÄSAR BORGIA ihren Landbesitz für sich beanspruchten. CÄSAR nahm Imola und Forli. Er mußte die Festung der letzteren Stadt, die von CATARINA verteidigt wurde, fast einen Monat lang belagern. Dann fiel CATARINA in seine Hände. Er setzte sie in der Engelsburg gefangen. Sie durch Gift zu töten wagte man nicht. Der Papst machte ihr einen Prozeß, weil sie ihn angeblich habe vergiften wollen, ließ sie aber schließlich auf Betreiben LUDWIGS XII. frei[1]). Sie zog sich dann nach den Wechselfällen eines so bewegten Lebens nach Florenz in das Kloster der Santissima Annunziata delle Murate zurück, wo sie 1509 starb. Den Ärzten, die sie mit heißen Umschlägen quälten, hatte sie die Tür gewiesen. So war in großen Zügen das Schicksal dieser Frau, die zu den Großen ihres Geschlechts gehörte.

3. Den Historiker haben bisher fast nur ihre Beziehungen zu einer wildbewegten Zeit Italiens beschäftigt — jener Zeit, die ungewöhnlich in allem war, was das Menschengeschlecht interessiert: groß war im Hassen, Lieben und Schaffen. Man muß CATARINA SFORZA noch von einer anderen Seite kennen, um ihr Bild, das in unsere Zeit projiziert ist, ganz beurteilen zu können. Sie war nämlich eine medizinisch für ihre Zeit nicht ganz unbedeutende Frau. Aus dem, was wir von ihrer Hand an Vorschriften für Arzneianwendung besitzen, leuchtet die Liebe zu diesem Wissen, von dem sie mancherlei, auch Wesentliches beherrschte. Sie war, wie ihr Briefwechsel mit Arzneikundigen ihrer Zeit beweist, emsig bemüht, möglichst viel und Vielseitiges davon sich zu eigen zu machen, so daß man aus ihren Niederschriften ein gutes Bild des arzneilichen Könnens ihrer Zeit gewinnen kann. Ich habe sie wiederholt gelesen und bin jedesmal von neuem dafür durch Belehrung belohnt worden.

In ihrem Material findet sich auch, mit einer Chiffreüberschrift versehen, eine Vorschrift für ein langsam wirkendes Gift, ein sogenanntes Gift ad tempus, das also erst nach einem bestimmten Zeitraum seine schlimmste Wirkung entfalten solle. So lautet sie in dem eigentümlichen Gemisch von Lateinisch und Italienisch:

*X f n f n p o B T f r m k n f.*

»*Piglia ova que fac Bullire in aceto tantum quod ea chooperiat et Idem consumatur in totum accipe vitella dittorum ovorum. et ea pone supra prunis ut possint pulverizarj et pulverem illam misce cum succo*

[1]) Vgl. Buch XI, Abschn. 3, Kap. 1.

*cataputie Cataputie ad modum unguenti et repone ad ignem Desicca et pulveriza et fattum est, nam ejus dramma una durat ad mensem, mezza 2 doi. grossi. Quindici giornj.«*

Im wesentlichen läuft die Anweisung darauf hinaus, den getrockneten Saft der Pflanze zu gebrauchen, von der die früher gelegentlich arzneilich gebrauchten Semina Cataputiae minoris, Springkörner, die Samen von *Euphorbia Latyris* L., gewonnen wurden. Er sollte mit in Essig gekochten Eiern und Eigelb, die zuvor getrocknet und gepulvert würden, gemischt werden. Nähme man davon 4 g, so sollte die Vergiftung anderthalb Monate dauern, nach mehr nur 14 Tage. In der Tat kann der Milchsaft dieser Euphorbie Vergiftung erzeugen, noch mehr die Samen durch ein in ihnen enthaltenes Öl. Außer Erbrechen und Durchfall sah man danach auftreten: stieren Blick, erweiterte Pupillen, Kälte und Starre des Körpers, die zeitweilig von Zuckungen unterbrochen wurde, Arhythmie des Pulses oder Pulsbeschleunigung, Schwindel und Delirien. Bei Kindern kam es nach ähnlichen Symptomen wie den eben angeführten nach fünf Stunden zu großer Unruhe. Die Augen funkelten, die Wangen glühten und die Haut war brennend heiß. Später folgte allgemeiner Schweiß und danach Wiederherstellung. Kann somit kein Zweifel darüber aufkommen, daß Milchsaft und Samen der Pflanze giftig sind, so halte ich es für unwahrscheinlich, daß das Präparat der Catarina Sforza eine Vergiftung mit schlimmem Ausgang liefert. Wohl aber kann dadurch akutes unauffälliges Kranksein hervorgerufen werden, und einer oder der andere kann davon eine unangenehme bleibende Darmstörung zurückbehalten. Von Belang kann das Gesamtleiden aber nicht sein. Die Möglichkeit, daß die Eier in dem Präparat durch Zersetzung zu der Giftwirkung beitragen könnten, ist nicht in Rechnung zu stellen.

Die Semina Cataputiae fand ich in einer Arzneitaxe aus der Mitte des 15. Jahrhunderts. Möglicherweise bedeutet das Wort »Cataputie« in der angeführten Vorschrift noch etwas ganz anderes, nachhaltiger als die Springkörner Wirkendes[1]). Unter den Vorschriften der Catarina Sforza finden sich manche, die stärkere Gifte mit schwereren Allgemeinwirkungen enthalten. Diese Frau hatte ein systematisches Wissen in Arzneimitteln und Giften. Ich habe aus ihren Mitteilungen den Eindruck gewonnen, als wären es nicht nur nachgeschriebene Rezepte, die sie gibt, sondern auch im Laboratorium versuchsweise selbst hergestellte Arzneiformen. Wird doch auch von anderen hervorragenden Personen jener Zeit z. B. von Cosimo Medici angegeben, daß sie selbsttätig in derartigen Dingen gewesen seien und auch Giftzubereitungen herstellten — ob nur aus Liebe zum Wissen, ist zweifelhaft. Daß aber damals nicht wenige für egoistische Zwecke solche Formeln gerade in Italien ersannen oder erwarben und verwendeten, geht aus zahlreichen Ereignissen der Renaissancezeit hervor.

---

[1]) Nicht gemeint kann hier sein, was die Alten als »Catapotium« bezeichneten, nämlich eine Arzneiform: »Medicamentum quod non diluitur sed ita ut est devoratur.« Bei Celsus (erstes Jahrhundert unserer Zeitrechnung) und Späteren finden sich Vorschriften für die Herstellung solcher Catapotia, z. B. um Schlaf zu befördern, Schmerzen zu stillen u. a. m.

## II.
## Catarina von Medici.

4. Zugleich mit dem Bilde der CATARINA SFORZA hebt sich aus dem Dunkel der Vergangenheit das einer Stammesverwandten hervor. CATARINA SFORZA stand als Beherrscherin einiger italienischer Städte in einem nur kleinen Wirkungskreis, und auch die Beziehungen zu den BORGIA, in die sie gewaltsam gezerrt wurde, erhöhten nur wenig ihre lokalistische Bedeutung.

Wie anders ihre Verwandte, die Mediceerin CATARINA VON MEDICI! Sie, Königin von Frankreich in einer überaus bewegten Epoche, hatte lange Zeit einen so machtvollen, überlegenen persönlichen Einfluß auf das geschichtliche Geschehen in Europa, wie ihn kein anderes Glied der Familie MEDICI und nur wenige an der Spitze von Staaten Stehende vor und nach ihr ausgeübt haben. Machtgierig aus Familienveranlagung und dieser Machtgier alles, vielleicht sogar das natürliche mütterliche Empfinden unterordnend, gelangte sie zu ihren Zielen durch Klugheit, List, unverdrossene Emsigkeit und Unermüdlichkeit. Liest man die diplomatische Korrespondenz ihres Gesandten in England, des Herrn DE LA MOTHE-FÉNÉLON, so staunt man darüber, wie diese Frau unermüdlich gearbeitet haben muß. Schrieb sie doch eigenhändig Instruktionen für diesen Gesandten! Ihre Gewandtheit im Schreiben war so groß, daß man sie an einem Nachmittag zwanzig Briefe schreiben sah.

Die mediceische Tradition der Liebe zu Kunst und Wissenschaft lebte in ihr weiter. Sie beschäftigte die besten italienischen Künstler, bereicherte Frankreich mit den kostbaren Handschriften, die LORENZO, der Prächtige, mit so vielem Eifer und Verständnis gesammelt hatte, stellte den Louvre wieder her, ließ die Tuilerien erbauen und förderte hervorragende Männer. Sie obsiegte über alle künstlichen Hindernisse und fand Hemmung und Grenze ihres Tuns nur in dem unbezwingbaren Geschehen der Natur. Feine Beobachter, wie GIROLAMO LIPPOMANO, der venezianische Gesandte am Hofe der VALOIS, der die Ereignisse von 1577—1580 schilderte, wissen zu vermelden, wie die Franzosen, die in früheren Zeiten die Klugheit und Tüchtigkeit der Königinmutter nicht anerkennen wollten, diese Frau zuletzt fast als eine übernatürliche Erscheinung betrachteten, die durch ihren Verstand, die Schärfe ihrer Voraussicht und die Folgerichtigkeit und Entschlossenheit in ihren Handlungen alle anderen übertraf.

Ein solcher Charakter konnte nicht vor einem Menschenleben als Hindernis seiner Pläne haltmachen. Deswegen fielen ihr Menschenleben zum Opfer, die sie als Hindernisse betrachtete. Und jedes Mittel war ihr für diesen Zweck genehm. Gemäß ihrem ausgesprochenen Grundsatz:

*Il faut tout tenter et faire*
*Pour son ennemy desfaire*

wurde auch Gift zu ihrer Waffe.

Es ist gewiß eine falsche Anschauung, daß mit ihrem Einzug in Frankreich auch eine Einwanderung italienischer Gifte dorthin stattgefunden habe, gleichsam als hätte dieses Land nicht schon vorher Giftmischer gehabt, die auf Wunsch Zahlender ihre Kunst betätigt hätten. Der neuerdings ausgesprochene Satz, daß »die Franzosen im Mittelalter Gift überhaupt nicht kannten«[1]), zeugt von einem nicht ganz unbedeutenden Nichtwissen. Das Gegenteil geht aus mehr als einer Darlegung dieses Buches hervor. Wahr ist, daß Italien damals über einen größeren Besitzstand von Giftkenntnissen verfügte und daß mancher in sie eingeweihter Abenteurer mit der MEDICI nach Frankreich zog, um sein Glück zu machen. Daß die französische Königin sich eines oder des anderen für ihre Zwecke bediente, kann dem nicht zweifelhaft sein, der die Ereignisse, die in jener bewegten Zeit mit einer Giftdarreichung in Zusammenhang gebracht wurden, unter Würdigung der Begleitumstände medizinisch betrachtet. Deshalb kann der Versuch einer posthumen Reinigung dieser Königin von aller Schuld an den Vergiftungen, die sie gewollt und indirekt oder direkt veranlaßt hat, keinen Erfolg haben, um so weniger, als hierbei die lautesten Rufer mit dem geringsten toxikologischen Rüstzeug für die Entscheidung der hierhergehörigen Fragen versehen sind. Diese berufsmäßigen Charakterreiniger deuten nicht nur Tatsachen dreist um, sondern gehen auch, um die Königin giftfremd zu machen, über absolut sichere, unbequeme Angaben hinweg, z. B. über die so besonders bedeutungsvolle aus dem Jahre 1570, daß das Gift, das D'ALBA vom Hofe bekommen hatte, als *Arsen* erkannt worden ist. Trotzdem muß die Kritik wach bleiben, um Unmögliches vom Möglichen, Unwahrscheinliches vom Wahrscheinlichen zu sondern.

5. Sie hat zuvörderst die Pflicht, darauf hinzuweisen, daß CATARINA, beraten von einem BIANCHI oder einem COSMUS RUGGIERI diese Vergiftungsmacht, soweit *etwas davon in die Öffentlichkeit drang*, nicht gerade häufig betätigt hat. Selbst in der heftigsten Schmähschrift, die noch auf der Höhe ihrer Tätigkeit anonym gegen sie veröffentlicht worden ist, und in der sie mit einer BRUNHILDE oder einer FREDEGUNDE in eine Reihe gestellt wird, finden sich — wenn man an ihren Ruf als skrupellose Vergifterin denkt — doch nur verhältnismäßig wenige Giftmorde oder Giftmordversuche angeführt[2]), von denen einer oder der andere noch als unwahrscheinlich bestritten wird. Und dabei ist alles, was auch nur entfernt an eine Vergiftung anklingen mochte, von ihren so überaus zahlreichen Feinden und glühenden Hassern im papistischen und kalvinistischen Lager auf ihr Schuldkonto geschrieben worden. Und das bei der Möglichkeit, über die Künste eines RENATUS BIANCHI oder eines COSMUS RUGGIERI und wahrscheinlich noch manches anderen frei zu verfügen! Beides waren Italiener und beide benutzte sie zweifellos als Instrumente für die Erfüllung ihrer Wünsche und ihrer Rache. Waren sie hierfür geeignet? Sicherlich! Sie hatten aus Italien allerlei verderbliches Wissen mitgebracht. BIANCHI verfertigte als Haupt-

[1]) NASS, Revue de la Soc. des études histor., 1901, p. 209.

[2]) Diese Schmähschrift: Discours merveilleux de la vie, actions et deportemens de Catherine de Medicis Royne mere 1575, wurde dem berühmten Drucker und noch berühmteren Gelehrten Henri Estienne, einem der hervorragendsten Kenner alter Sprachen, die je gelebt haben, zugeschrieben — wahrscheinlich mit Unrecht, weil er sonst nach dem Erscheinen des Druckes nicht gewagt haben würde, nach Paris zurückzukehren.

beruf[1]) Parfüms, parfümierte Handschuhe, Damenschmuck und ähnliches, war aber im Nebenberuf ein Giftkundiger, der, wie es scheint, mehr als die arsenige Säure zuzubereiten verstand, und aller Wahrscheinlichkeit nach nicht nur der Königin in letzterer Beziehung Dienste leistete, sondern jedem, der ihn genügend bezahlte. Merkwürdigerweise trat er nur sehr wenig in den Vordergrund und scheint auch nicht Gegenstand gerichtlicher Verfolgung geworden zu sein, obschon er in der obenbezeichneten Schrift als »maistre empoisonneur à gaiges« der Königin bezeichnet wird[2]). Trotzdem ist er meiner Überzeugung nach der Hauptlieferant des immer, und besonders damals, sehr einträglichen Giftgeschäfts gewesen, mehr als COSMUS RUGGIERI, der neben ihm in direkter Beziehung zur Königin stand und für sie Gift, und zwar *arsenige Säure* verwendet hat.

## Die Behexung durch schmelzende Wachsfiguren.

6. Freilich leistete er noch anderes und den abergläubischen Anschauungen jener Zeit entsprechend besonders Hervorragendes: Er verstand sich auf Astrologie, Magie, Nekromantie, Behexung (Envoûtement). Besonders das letztere stand damals, und noch lange danach, hoch im Werte, um Liebe zu erzwingen oder Rache als substantielle Fernwirkung zu ermöglichen. War es doch angeblich so bequem, einem Menschen, weit entfernt von ihm selbst, dadurch jedes Leid antun, oder den Tod bereiten oder in ihm Liebe erwecken zu können, daß man ihn in einer aus Wachs oder aus anderem Material hergestellten Figur personifizierte und dieser Personifikation so alles Üble wünschte oder sie so verletzte, wie man wünschte, daß es dem lebendigen Feinde geschehen solle. Sehr alt war dieser Aberglaube. Schon bei dem im dritten Jahrhundert v. Chr. gelebt habenden THEOKRIT[3]) findet sich dieser magische Spuk erwähnt, eine Figur aus Wachs zu schmelzen, damit das Herz der geliebten Person ebenso vor Liebe vergehe:

»*Wie ich schmelze dies wächserne Bild mit Hilfe der Gottheit,*
*Also schmelze vor Liebe sogleich der Myndier Delphis.*«

Manchmal wurde mit dem Wachs noch Ton oder eine mit Wachs bezogene Tonfigur ans Feuer gelegt, damit, so wie das Wachs zerschmolz, und der Ton durch das Feuer hart gemacht wurde, ebenso das Herz der Person, von der man sich verworfen sah, erweicht und zur Liebe entflammt, für eine andere aber hart und unerbittlich würde. So schrieb VIRGIL[4]):

---

1) AMBROISE PARÉ (Œuvres, Paris 1614, p. 755) wußte, daß hinter vielen dieser »Parfüms« Gifte steckten, darum meinte er, daß man am besten täte: »fuir tels parfumeurs comme la peste et les chasser hors du royaume de France et les envoyer avec les Turcs et infidèles.«

2) Discours merveilleux . . . . p. 46.

3) THEOCRIT, *Idyll.*, II, vers. 24:

». . . . χῶς αὕτα λᾶκον μέγαν ἔκπυρος ᾆσε,
κἠξαπίνας ἅφθη, κοὐδὲ σποδὸν εἴδομες αὐτᾶς
οὕτω τοὶ καὶ Δέλφις ἐνὶ φλογὶ σάρκ᾽ ἀμαθύνοι.«

4) VIRGIL, *Bucolica*, Ecloga VIII, vers. 80:

»*Limus ut hic durescit, et haec ut cera liquescit,*
*Uno eodemque igni: sic nostro Daphnis amore.*«

*»Die Puppen magst du reichen*
*Von Ton und Wachs. Zur Flamme wende dich!*
*Den Ton erhärtet sie, das Wachs wird sie erweichen:*
*So werd' er hart für andre, weich für mich.«*

7. Durch die Jahrhunderte hindurch hat sich dieser Aberglaube an eine Fernwirkung durch symbolische Beeinflussung noch bis heute in allen Ländern Europas erhalten. Im Jahre 961 war DUFF König von Schottland geworden. Nicht viel später brachen Unruhen aus, weil viele mit ihm unzufrieden waren, und er wurde krank. Die Krankheit war, wie berichtet wird, neu und bis dahin unbekannt. Heilmittel der verschiedensten Art waren machtlos. Gewisse Menschen verbreiteten das Gerücht, daß der König behext sei. Begründet wurde dies durch gewisse Krankheitszeichen, besonders aber durch die dauernden Schweiße, die den König quälten und mit Körperverfall einhergingen[1]). Die von nah und fern geholten Ärzte wußten nichts dagegen zu tun, und da sie keinen zureichenden natürlichen Grund aufzufinden vermochten, schrieben sie das Leiden geheimen Einflüssen zu. Da erfuhr man nun, daß nächtliche Zusammenkünfte von Verschwörern in Fores, einer Stadt in Murray, stattfänden. Der Gouverneur der Provinz wurde durch Boten darüber befragt. Er brachte heraus, daß eine öffentliche Dirne kurz vorher Bemerkungen über Krankheit und Tod des Königs hatte fallen lassen. Man nahm sie fest, und schon nur beim Anblick der Folter gestand sie, daß ihre Mutter den König verzaubere. Als man zu dieser kam, fand man sie mit anderen Weibern damit beschäftigt, eine Wachsfigur des Königs am Feuer langsam zu schmelzen. So wie das Wachs schmolz, so sollte das Leben des Königs durch Schweiße schwinden. Man zerbrach die Figur, und von Stund an wurde der König gesund[2]). So weit der Geschichtschreiber, der hinzufügt, daß er jedem überlassen müsse, davon zu glauben, was er wolle[3]). Bald nachher, im Jahre 966, wurde DUFF durch Mörder, die DONALD gedungen, im Schlafe getötet.

Im Jahre 1066 wurden sogar die Juden in Trier des Bilderzaubers beschuldigt. Der Erzbischof EBERHARD, der es als seine Heilsaufgabe ansah, die Juden seines Gebietes ihrer Religion abwendig zu machen, war während der Osterfeier plötzlich gestorben. Die Juden sollten dies dadurch bewirkt haben, daß sie sein von einem bestochenen Priester geweihtes Wachsbild verfertigt und dies während des Festgottesdienstes angezündet und zerschmolzen hätten. Zu gleicher Zeit sei der zelebrierende Erzbischof gestorben[4]).

---

[1]) BUCHANAN, *Rerum scoticar. historia*, 1624, p. 184: »Morbo novo et inaudito afflictari coepit .... incertis auctoribus rumor est pervulgatus eum maleficatum veneficiis peti, sive ex indiciis orta suspicione: sive cum e perpetuo sudore corpus paulatim contabesceret et vires deficerent ....«

[2]) BUCHANAN, l. c.: »Missi milites puellae matrem cum aliquot mulierculis effigiem regis ceream lento igne torrentes comperiunt. Id facinus eo tendebat ut cera paulatim liquescente rex in sudorem solutus, sensim contabesceret: ea vero consumta spiritu defectus moreretur.«

[3]) Ibid.: »Quid de hoc genere veneficii sit sentiendum, legentium judicio relinquo.«

[4]) BROWER, *Antiquitat. et Annal. Trevir.*, lib. XI, Leodii 1670, p. 539: ».... facta ex cera ad Episcopi similitudinem imagine, clericum .... corrupere pretio ut ad stygias hasce

8. Die Folgezeit brachte, zumal in Frankreich unter PHILIPP III., PHILIPP IV., LUDWIG X., viele derartige Prozesse, z. B. gegen den Kanzler PIERRE DE LATILLY, Bischof von Chalons, GUICHARD, Bischof von Troyes (1308), den Minister ENGUERRAND DE MARTIGNY (1315), den Kardinal CAJETAN u. a. m. Der folgenschwerste richtete sich gegen ROBERT III., Grafen von Artois, der die Hälfte seines Lebens damit zubrachte, die Grafschaft Artois seiner Tante MATHILDE streitig zu machen. Dies gelang ihm nicht, da der Schwiegersohn derselben der König PHILIPP V. war, auch nicht nach dessen und der Königin JEANNE Tode. Das erneute Begehren auf Grund neuer Rechtstitel scheiterte nicht nur, sondern führte auch zu bösartigen Intrigen. PHILIPP VI., dem ROBERT mit zum Throne verholfen hatte, nahm mit anderen an, daß die Rechtstitel gefälscht seien, ja, daß ROBERT sogar seine Tante und deren Tochter, die Königin JEANNE, vergiftet habe. Man folterte viele Menschen wegen dieses angeblichen Verbrechens und verurteilte ROBERT, im Jahre 1332, zur Verbannung. Er floh eilends nach England, auch weil mittlerweile noch eine Anklage gegen ihn und seine Familie wegen Behexung des Königs und der Königin durch Wachsfiguren erhoben wurde. Er war es, der EDUARD III. von England zur Erhebung von Ansprüchen auf den französischen Thron veranlaßte. Damit wurde der hundertjährige Krieg zwischen Frankreich und England eingeleitet. Die Hauptbelastung gegen den Grafen lieferte wiederum ein Mönch, der ein angebliches Beichtgeheimnis verriet. Ihm sollte der Graf aufgetragen haben, die Wachsbilder, mit denen er behexen wollte, zu taufen. Für den Giftmord seiner Verwandten sollte er sich des Mundschenks HUPPIN bedient haben, der das Gift in Wein verabfolgt hätte. Schreckliche Schmerzen seien danach aufgetreten, das Gift wäre aus den Augen, dem Munde, der Nase und den Ohren geflossen und der Körper schwarz und weiß geworden. Es ist mit Rücksicht auf den Aberglauben der Zeit nicht unmöglich, daß ROBERT ein solches »envoûtement« wirklich habe vornehmen lassen, aber der ganzen Sachlage nach unwahrscheinlich, daß, falls wirklich ein Giftmord an den beiden Gräfinnen von Artois begangen worden sein sollte, er daran beteiligt gewesen ist.

9. Schon lange vor CATARINA VON MEDICI erlitten an solchem Spuk Beteiligte den Tod. Der Herzog HUMPHREY von Glocester hatte ELEONORA COBHAM geheiratet, die bald mehr noch als Herzogin sein wollte. Ein in Zauberkünsten erfahrenes Weib MARGERIE GOURDEMAINE, die Hexe von Eye genannt, hatte ELEONORA, wie diese meinte, durch Liebes- und Zaubertränke dazu verholfen, Herzogin zu werden[1]). Sie sollte noch mehr leisten. ELEONORAS Neffe, HEINRICH VI. von England, ein an Geist und Körper schwacher Knabe, war das einzige Hindernis, um HUMPHREY VON

machinationes, imaginem eam undae salutari immersam ablueret .... Tum vero Judaei praeparatam jam maleficiis iconem accendere, ea porro absumpta dimidiata, Pontificem sacris ministeriis insistentem vires omnes subito liquere.«

[1]) JOHN STOW, The Annales of England, 1592, p. 618: »There was taken also Margerie Gourdemaine a witch of Eye in Suffolke, whose sorcerie and witchcrafte the saide Elianor had long time used, and by hir medicines and drinkes enforced the duke of Glocester to love hir ....«

GLOCESTER und sie die Königskrone tragen zu lassen. Die Hexe von Eye, zusammen mit zwei in Magie erfahrenen Geistlichen: ROBERT BOLINGBROOKE, ein berühmter Sterndeuter, und THOMAS SOUTHWALL, ein Kanonikus der St. Stephanskirche am Westminster, bereiteten ein Wachsbild, an welches sie des Königs Jugend fesselten. Dann ließen sie die Wachspuppe tagelang bei Kohlenglut langsam schmelzen, damit in derselben Zeit HEINRICHS VI. Leben versieche[1]). Die Sache wurde ruchbar. BOLINGBROOKE wurde mit allem seinem Zaubergerät im Jahre 1440 öffentlich auf einer Bühne ausgestellt. Er saß auf seinem buntbemalten Stuhl im Zaubermantel, in der linken Hand ein Schwert, in der rechten ein Zepter — so wie er zuvor die Geister zu beschwören gewohnt war. Vor den vor der Bühne stehenden Bischöfen mußte er alles abschwören, was sich auf schwarze Kunst und Ketzerei bezog.

ELEONORA flüchtete aus Angst, daß ihr ein Leids geschehen könne, in die Westminstersakristei — ein schlimmes Zeichen ihrer Schuld. Der gefolterte BOLINGBROOKE gab an, daß sie ihn zuerst auf die schwarze Kunst gebracht habe, sie hätte ihr künftiges Geschick dadurch erfahren wollen. Die Hexe von Eye wurde verbrannt, BOLINGBROOKE gehängt und gevierteilt, und SOUTHWALL starb, wie er es vorausgesagt, im Kerker vor der Hinrichtung, wahrscheinlich durch selbstgenommenes Gift. ELEONORA wurde nach öffentlichem Bußgang zu lebenslänglichem Kerker abgeführt. Auf der Insel Man hat sie ihr Leben beschlossen. HUMPHREYS Name rettete sie vor dem schimpflichen Ketzertod[2]).

10. In der Verschwörungsuntersuchung gegen DE LA MÔLE und COCONAS, die gegen HEINRICH III. bzw. KARL IX. und zugunsten des Herzogs von Alençon gerichtet war, fand man im Jahre 1574 bei DE LA MÔLE mehrere kleine Wachsfiguren, von denen eine zur Hälfte abgeschmolzen war und eine andere eine Nadel in der Herzgegend trug. Er wollte nicht zugeben, was die Ankläger behaupteten, daß die erstere Figur den König personifizieren sollte. Er gestand nur, daß das Leben der Person, die damit gemeint sei, so schwinden sollte, wie die Wachsfigur unter dem Einflusse der Wärme langsam aber sicher zum Schwinden gebracht würde. RUGGIERI war der Verfertiger der Figuren. Man verhaftete ihn, folterte ihn sogar, verurteilte ihn aber nur zu neunjähriger Galeerenarbeit. Nach einiger Zeit ließ ihn aber CATARINA wieder frei, weil sie ihn brauchte. Noch bei HEINRICH IV. spielte dieser Mann gelegentlich als Astrolog eine Rolle und scheint viel später der Frau des Marschalls D'ANCRE, der LEONORA GALIGAI, nahegestanden zu haben. Ich bin der Überzeugung, daß er hier, wie schon

---

[1]) STOW, l. c.: »Roger Bolinbrooke a great astronomer, with Thomas Southwell a chanon of S. Stephens chappell at Westminster were taken as conspiratours of the kings death, for it was saide, that the same Roger shoulde labour to consume the Kings person by wace of Negromancie ....«

[2]) Vgl. auch: GARINET, Histoire de la magie en France, wo berichtet wird, wie ENGUERRAND DE MARIGNY, der Minister PHILIPPS DES SCHÖNEN, beschuldigt wurde, LUDWIG X. gegenüber Bilderzauber geübt zu haben. Gegen die Königin ELISABETH bei: BODIN, l. c., II, 8. Gegen Papst URBAN VIII. in: Theatrum Europaeum, III, p. 456.

früher oft genug, substantieller als durch fernwirkende Hexerei Dienste geleistet haben wird, nämlich durch Arsenik. Man verlangte von ihm, wie von NOSTRADAMUS, seinem Vorgänger in der Stellung des Astrologen, nicht nur visuelle Täuschungen durch den magischen Spiegel, in dem Zukunftsbilder erschienen[1]), sondern Erfüllung von Rache: Tötung. Wie vieles in dieser Beziehung Bewirkte mag sich im Dunkel des Geheimnisses verbergen, wie viele Menschen, die nicht auf den Höhen des Lebens wandelten, durch Giftdarreichung ausgelöscht worden sein!

11. CATARINA VON MEDICI hatte schon während ihrer zehnjährigen Sterilität von arzneilichen Stoffen für Liebestränke und Fruchtbarmachung, wie dies von vornherein anzunehmen ist und wie es ausdrücklich der venezianische Gesandte MATTEO DANDOLO[2]) hervorhebt, Gebrauch gemacht: Er meinte, daß sie, obschon von guter »Komplexion«, doch ungeeignet schiene, Kinder zu bekommen. Sie nähme alle erdenklichen Medikamente ein, die für die Zeugung als hilfreich gelten, wodurch die Gefahr heraufbeschworen würde, den Zustand noch zu verschlimmern.

Es ist kaum anzunehmen, daß Ärzte, besonders der damals berühmte FERNEL, ihr solche gegeben haben werden; denn an die Möglichkeit, durch Darreichung von Arzneimitteln fruchtbar machen zu können, haben von jeher nur die Dümmsten unter den Ärzten geglaubt. Nun gab es in früheren Zeiten zwar sehr viele solcher — aber selbst wenn diese Stoffe für den genannten Zweck verschrieben wurden, so galten sie in den Augen der sie Verlangenden stets viel weniger als diejenigen, die von allerlei heimlichem Volk, dessen Tun das Tageslicht zu scheuen Grund hatte, Magiern, Taschenspielern, Bauchrednern, Weissagerinnen, Zigeunern verkauft wurden. Bei diesen fand sich auch oft eine Giftschmiede, in der Arsen neben dem Alraun, dem Colchicum, dem Helleborus und manchem anderen Pflanzengift gehandhabt wurde. Die Königin wird manche Aufklärung über solche Gifte von den zahlreichen derartigen Individuen, die offen oder heimlich mit ihr in Verbindung standen, erhalten haben. Trotzdem sind, wie ich schon hervorhob, nicht viele Vergiftungen bekannt geworden, die man mit Grund auf sie als Veranlasserin zurückführen kann. Aber es gibt solche. Das Folgende stützt es.

---

1) In dem Schlosse von Chaumont-sur-Loire waren die Magier der Königin installiert. Dort wurden ihr in dem magischen Spiegel wahrscheinlich Projektionsbilder gezeigt.

2) MATTEO DANDOLO, *Relazione di Francia,* in: ALBERI, *Le Relazioni degli Ambasciatori Veneti al Senato,* ser. I, vol. IV, p. 47: »La sereniss. Delfina si può dire benissimo complessionata, ma che si possa chiamare quanto alle qualità del corpo donna da figliuoli, non solo non ne ha ancora, ma dubito che non sia per averne, se ben non manca *di pigliare per bocca tutte quelle medicine che possono esserle di giovamento alla generazione,* dal che porta certo gran pericolo d'infermarsi peggio.«

## Zweites Kapitel.

Der Tod des Dauphin Franz. MONTECUCULI. FRANÇOIS v. COLIGNY (D'ANDELOT). Admiral v. COLIGNY. ODET v. COLIGNY. Die Königin von Navarra. ROGER DE BELLEGARDE. MONTMORENCY.

1. Man wies auf CATARINA als Urheberin einer Vergiftung hin, der der ältere Bruder ihres Mannes, der präsumptive Thronfolger FRANZ, der Sohn von FRANZ I., zum Opfer gefallen sei[1]). Der Graf SEBASTIAN VON MONTECUCULI aus Ferrara wurde beschuldigt, das Gift gereicht zu haben, und auch verurteilt, durch Henkershand gevierteilt zu werden. Auf der Folter soll MONTECUCULI gestanden haben, von ANTONIO DI LEYVA, den General und Vertrauensmann KARLS V., und von FERDINAND GONZAGA erkauft worden zu sein[2]), um nicht nur den Dauphin, sondern auch den König mit seiner Familie zu vergiften. Noch anderes mehr als Unwahrscheinliches wurde angeführt, um den Kaiser als mittelbare Ursache eines Giftmordes zu beschweren. Nicht als wenn man damals moralische Bedenken gegenüber einer solchen Tatverübung gehabt hätte! Sowohl KARL V. als seinem ANTONIO DI LEYVA war sie sehr wohl zuzutrauen. Wenn die Spanier nichts für den Tod des Dauphin getan haben, so scheinen sie doch Argwohn durch unbesonnene Reden erweckt zu haben. So hatte der Kaiser in einer Rede gesagt, er werde eines Tages so Herr in Paris sein, wie er es in Madrid wäre. Man nahm damals an, daß er ausgedehnte geheime Verbindungen in Frankreich unterhielte, um zu diesem Ziele zu kommen. Andere gaben eine Äußerung von ihm wieder, die er beim Empfange von MONTECUCULI getan haben soll: Er hätte ihn gefragt, ob er gut unterrichtet sei über die Einrichtungen bei den Mahlzeiten des Königs. Und schließlich erzählte man sich, daß, nachdem der Dauphin gestorben war, Don LOPES DE SORIA, der kaiserliche Gesandte in Venedig, bei einer Gelegenheit gefragt haben sollte: wer in Frankreich zur Regierung käme, falls der König und seine Kinder stürben, und gegen wen in einem solchen Falle der Kaiser Krieg führen müßte — Fragen, die nur hätten gestellt werden können, wenn der Fragesteller Kenntnis von den dunklen Machinationen, die in Frankreich im Gange gewesen wären, gehabt habe.

Eine Wahrscheinlichkeit für die ursächliche Beteiligung der Spanier an diesem Tode besteht nicht. Eine größere Summe von Verdacht als Urheberin desselben hat sich an CATARINA VON MEDICI geknüpft. In einer geschichtlichen Darstellung jener Zeit wird berichtet, daß, als ihr Gemahl HEINRICH II. ihr Vorwürfe über die Tötung seines älteren Bruders gemacht und geäußert habe, daß ihre Seele dafür vor Gott Rechenschaft zu geben

---

1) [HENRY ESTIENNE] *Discours merveilleux* .... p. 14: »On sait les grandes et fortes présomptions qui sont contre elle d'avoir fait empoisonner le Dauphin François ....«

2) FRANCISCUS BELCARIUS, *Rerum gallic. commentarii*, lib. XXI, cap. 52, Lugduni 1625, p. 677: »in hoc uno animum defixit [Franciscus I] hunc gravissime lugens, praesertim quod veneno sublatus ferebatur, quarto enim valetudinis die expiravit .... In parteis dissectus est Seb. Montecuculus veneni propinati reus: at Antonium Leuam ac Ferdinandum Gonzagam quasi hujus facinoris authores nominavit.«

haben werde, sie geantwortet hätte: »Was geht dich an, was mich treffen wird? Genieße deinen Thron, den ich dir verschafft habe und sei überzeugt, daß ich keine Furcht vor den Folgen meiner Tat habe. Mein Onkel, der Papst LEO X., dem ich, wie man sagt, ähnlich sein soll, pflegte zu sagen: Man müsse immer scheinen, ein guter Mensch zu sein, selbst wenn man nichts wert ist, und in Florenz lehrte man die Prinzen und Prinzessinnen den Grundsatz:

*»Cherche d'avoir d'homme droit le renom*
*Mais les effets et justes oeuvres non:*
*Fais seulement cela dont tu verras*
*Que recevoir du profit tu pourras.«*

Ihr, die den zweiten Sohn des Königs, den späteren HEINRICH II. geheiratet hatte, stand FRANZ im Wege. Als er im Jahre 1547 auf der Aisnay-Wiese in Lyon Ball spielte, ließ er sich von seinem Pagen frisches Wasser holen. Dieser hatte nicht weit bis zum Brunnen zu gehen. Er stellte das Gefäß auf den Brunnenrand und ließ den Eimer in den Brunnen herab. Diesen Augenblick soll MONTECUCULI, der angeblich lange auf einen günstigen Zeitpunkt zur Ausführung seines Planes gewartet hatte, benutzt haben, um mit zwei Fingern Gift in das Trinkgefäß zu schütten. Alsbald nachdem der Dauphin das Wasser getrunken hatte, fühlte er sich krank und starb danach[1]). Es gibt einen anderen Bericht mit mehr Einzelheiten als der eben angeführte, und der als offiziell anzusehen ist: Nach ihm begab sich der König FRANZ nach Lyon, um dort eine Gerichtssitzung gegen den Grafen von Montecuculi abzuhalten. Er war umgeben von den königlichen Prinzen und den höchsten Würdenträgern des Reiches. In deren Gegenwart wurden die Untersuchungsakten von einem Ende zum anderen verlesen[2]). Es ergab sich daraus, daß MONTECUCULI den Dauphin im Hause »du Plat« vergiftet habe, mittels eines roten Trinkgeschirrs, in das er »Sublimatpulver und Arsenik« getan habe. Durch diese Gifte sei nach drei Tagen der Tod herbeigeführt worden. Der Prinz starb in Tournon[3]). Das Gerichtsurteil stützt sich auf viele Vernehmungen, Konfrontationen und Nachforschungen. Als besonders belastend scheint gewirkt zu haben, daß man bei MONTECUCULI ein von seiner Hand geschriebenes Buch über die Verwendung von Giften gefunden hat[4]). Heilkundige in allen Rangstufen und Apotheker wurden als Sachverständige vernommen.

---

1) PIERRE DE BOURDEILLE (Brantôme), *Mémoires,* Paris 1738, p. 273: »Aussitôt le dauphin se sentit touché et malade, dont après il mourut.«

2) MARTIN et GUILLIAUME DU BELLAY, *Mémoires,* liv. VIII, edit. BOURILLY et VINDRY, tom. III, p. 336: »Ce temps pendant arriva le Roy à Lion et là feit assemble tous les princes de son sang .... il feit en la presence de eux lire depuis un bout jusques à l'autre le procès du malheureux homme qui avoit empoisonné feu Monsieur le Dauphin.«

3) *Chroniques du roy François premier,* edit. GUIFFREY, Paris 1860, p. 184 suiv.: »qui l'avoit empoisonné en la maison du Plat à Lion, en ung vas de terre rouge onquel il avoit mis et appousé pouldre de sublimé et d'arcignic; lequel, au moyen desdictz poisons, trois jours après mourut à Tournon.«

4) Ibid.: »livre de l'usance des poisons escript de la main dudict Sebastiano, visitations, rapport et advis des médecins, chirurgiens, barbiers et apothicaires ....«

Das Erkenntnis des Gerichts vom 7. Oktober 1536 erachtet ihn überführt, zu dem Zwecke, den Dauphin zu vergiften, nach Frankreich gekommen zu sein[1]). Er wurde verurteilt, bis vor die Kirche St. Johann geschleppt zu werden, dort entblößten Hauptes und mit nackten Füßen eine Kerze in der Hand stehen und Gott, König und Justiz um Verzeihung anrufen zu müssen. Alsdann sollte er nach Grenette gebracht, dort in seiner Gegenwart das Arsenik und der Realgar, die man bei ihm gefunden, mit dem roten Trinkgefäß, in das er das Gift getan, verbrannt werden[2]), er selbst aber von vier Pferden zerrissen werden. So geschah es. Das Volk zerstückelte den Leichnam in Fetzen.

Falls wirklich eine Vergiftung vorgelegen haben sollte, so können, den ganzen Umständen nach, weder KARL V. noch ANTONIO DE LEYVA und FERDINAND VON GONZAGA als Urheber in Frage kommen. Ihre öffentliche Anschuldigung, die von FRANZ I. in nach Deutschland gerichteten Briefen laut wurde, scheint der König später nicht mehr als richtig angesehen zu haben, vielleicht auch weil die Betreffenden sich energisch dagegen wehrten. Wie heute angenommen werden muß, mit Recht; denn weder konnten sie die ganze königliche Familie ausrotten, noch besten Falles ihnen ein dauernder Vorteil daraus erwachsen. Nur CATARINA VON MEDICI konnte aus dem Tod des Dauphin Nutzen ziehen.

Für die Frage, ob der Dauphin an Gift gestorben und MONTECUCULI dasselbe gereicht habe, darf das Ergebnis der gerichtlichen Feststellungen, wonach der letztere Giftrezepte aufgeschrieben hat und bei ihm Gift gefunden wurde, nicht übergangen werden. Man darf — wie immer man sonst über jene Zeit urteilen mag — nicht annehmen, daß beide Beweis- oder Verdachtstücke dem MONTECUCULI verbrecherischerweise in seine Habseligkeiten gelegt worden sind — wie dies wohl einmal politische Spitzel tun — oder daß solche Beschuldigungen bübischerweise ohne materielle Unterlage in die Akten gekommen sind, wie dies neuzeitlich gelegentlich einmal mit erdachten Einschriften in Personalakten geschehen soll. Ich nehme an, daß der Graf wirklich die festgenommenen Objekte gehabt hat. Auffällig erscheint, daß im ersten Teil des Gerichtsberichtes als Gifte, die verwendet worden seien, Sublimatpulver und Arsenik, und im zweiten Teil der Strafausführung Arsenik und Realgar, d. h. Schwefelarsenik, genannt werden. Man kann »Sublimat« als Quecksilbersublimat auffassen, aber ebenso als Arseniksublimat. In der Mitte des 16. Jahrhunderts sprach man auch von dem letzteren kurzweg als Sublimat[3]). Es würde nicht von

[1]) Wie überzeugt man in Frankreich von der Schuld MONTECUCULIS und der Richtigkeit des Urteils war, geht aus einer Eintragung von DE L'ESTOILE in sein Tagebuch (P. DE l'ESTOILE, *Mémoires-Journeaux*, Paris 1880, tom. VIII, p. 348) zum Oktober 1607 hervor: »Le jeudi 4e j'ay envoié à M. du Pui la Sentence de condamnation donné à Lyon 1536 contre Sébastiano de Montecuculo empoisonneur du Dauphin de France, laquelle j'ay fait extraire et transcrire.... d'un de mes manuscripts ....«

[2]) *Chronique du roy François premier*, l. c.: ».... auquel lieu, en sa présence, seront publicquement les poisons d'arsigni et de riagart [Realgar] dont il a esté trouvé saisi, bruslées avec le vas rouge où il a mis et jecté la poison ....«

[3]) AMATUS LUSITANUS, *Curat. medic.*, 1565: »sublimatum aut cujusque arsenici altera species.«

vielem Vergiftungswissen gezeugt haben, wenn Quecksilbersublimat, Arsenik und Realgar in das Wasser geschüttet worden wären. Denn das letztere schwämme, da es in Wasser unlöslich ist, so obenauf, daß es an die Lippen sich angelegt haben würde und im Munde als Fremdkörper wahrgenommen worden wäre. Auch Arsenik löst sich nicht schnell. Immerhin würden, wenn etwa 0,3 g — eine tödliche Dosis — in das Wasser geworfen und umgeschüttelt worden wären, zu deren Lösung nur 100 g erforderlich gewesen sein, also weniger, als ein Durstiger trinkt. Eine so kleine Menge konnte auch, ev. ohne ganz gelöst zu sein, unwahrnehmbar hinuntergeschluckt werden. Wahrnehmbar wäre dagegen der schlimme metallische Geschmack des Quecksilbersublimats gewesen, falls dies als Gift Verwendung gefunden hätte. Nur ein sehr Durstiger könnte auf einmal von einer solchen Lösung — es löst sich schon zu 5 Teilen in 100 Teilen Wassers — viel heruntertrinken, würde dann aber auch ziemlich schnell mit Erbrechen auf die Reiz- bzw. Ätzwirkung des Genossenen im Magen reagieren. Ich glaube deswegen, daß als Gift nur Arsenik in Frage kommen könnte. Mit einer solchen Annahme würde sich auch gut die Verlaufszeit von drei Tagen bis zum Tode vereinigen lassen. Leider ist über die Symptome nichts berichtet worden. Da jedoch die damaligen Ärzte die Arsenwirkungen besonders gut kannten, so ist vorauszusetzen, daß sie die Beziehungen derselben zu den ihnen bekannt gewordenen Erkrankungsäußerungen des Prinzen richtig gedeutet haben.

Statt einer Vergiftung wurde auch eine Brustfellentzündung als Todesursache angenommen. Die Berechtigung gerade für eine solche Annahme scheint mir nicht begründet zu sein, weil dieses Leiden ungeeignet ist, eine so plötzliche Wendung zum Schlechten oder einen schnellen Tod in drei Tagen zu veranlassen. Mit einer Flüssigkeitansammlung in dem Pleuraraum würde Franz wohl nicht wie ein Gesunder haben Ball spielen können. Dabei berücksichtige ich sehr wohl, daß eine Pleuritis auch mit geringen subjektiven Erscheinungen verlaufen kann. Ein schnelles tödliches Ende ist bei solchen aber nicht zu erwarten.

Der Tod ist schließlich auch auf das Trinken des kalten Wassers, ja sogar auf zu viel Liebestätigkeit mit einer Hofdame zurückgeführt worden [1]). Über die Haltlosigkeit solcher Vermutungen kann hinweggegangen werden.

Begleitumstände sowie Charakter und späteres Tun der Catarina von Medici rücken eine Vergiftung in den Bereich der Möglichkeit.

## Der Tod des Franz von Coligny (d'Andelot).

2. In einer anonymen, objektiv gehaltenen Schrift aus dem Jahre 1575, die das Leben Caspars von Coligny behandelt und die, wie ich meine, von einem ihm Nahestehenden verfaßt worden sein muß, weil darin Originalbriefe des Admirals enthalten sind, die der Verfasser in Händen gehabt hat, wird der Verdacht ausgesprochen, daß der Tod d'Andelots

---

1) Fr. Belcarii *Rerum gallicar.* . . . ., l. c., lib. XXI, p. 677: »Delphinum ex parvae pilae ludo, multo sudore madentem aqua frigida intemperantius hausta, alii ex nimia venere cum Lestrangia aulica matrona mortem sibi conscivisse.«

durch Gift veranlaßt worden ist[1]). Um so mehr sei dies anzunehmen, als man oft den Kanzler und späteren Kardinal BIRAGUE habe sagen hören, der ganze Krieg (Religionskrieg) müsse nicht durch Waffen tragende Männer mit großen Hilfsmitteln und Verlusten geführt werden, sondern mühelos von Köchen und Küchenbedienten[2]). Ein an Gewißheit grenzender Grad von Wahrscheinlichkeit besteht dafür, daß der Tod wirklich die Folge geschickt beigebrachten Giftes gewesen ist. Dafür sprechen noch andere zeitgenössische Berichte. Sie besagen, daß Diener des Prinzen von Condé, des Admirals COLIGNY und seines Bruders D'ANDELOT von der Königin verführt worden wären, ihre Herren durch Gift zu beseitigen[3]). Dies gelang bald nach der Schlacht von Jarnac im Jahre 1569, in der Prinz CONDÉ gefangen genommen und hinterrücks erschossen worden war. Der Admiral und seine Brüder entkamen. Ein Gastmahl, dem sie dann beiwohnten, wurde für beide verderblich, D'ANDELOT, der, aus voller Gesundheit heraus, sehr akut »mit Fieber« und schweren Begleiterscheinungen sich niederlegte, starb am 7. Mai 1569 durch Gift, während der Admiral, der ebenfalls erkrankt war, mit dem Leben davonkam[4]). Der Kardinal von Chatillon, sein Bruder, schrieb an den Kurfürsten FRIEDRICH DEN FROMMEN: »D'ANDELOT ist durch die höchsten Papisten offensichtlich vergiftet worden. Dies geht aus dem anatomischen Befund und den Aussagen eines Italieners hervor . . .« Der zum Tode verurteilte Vergifter gestand, daß CATARINA selbst ihn zur Vergiftung angestiftet habe[5]). Es ist zweifelhaft, ob die Angabe der Bestrafung des Schuldigen richtig ist. Man behauptet auch, daß der Verbrecher unentdeckt blieb[6]).

Am 10. Mai 1569, also nur drei Tage nach dem Tode D'ANDELOTS erhielt der englische Gesandte NORRIS eine Zuschrift, in der ihm der erfolgte Tod mitgeteilt wurde[7]). CATARINA kündete in Briefen laut ihre Freude darüber an. Sie hoffe, so schrieb sie an FOURQUEVAUX, den französischen Gesandten in Spanien, »daß Gott den anderen das gleiche Ende bereiten werde, das sie verdienten«[8]). NORRIS meldete am 27. Mai seiner Regierung, daß in Paris verbreitet sei, daß ein Florentiner sich öffentlich damit rühme, D'ANDELOT vergiftet zu haben und auch den Admiral Gift habe trinken lassen[9]). Dies erfuhr der Gesandte LA MOTHE FÉNÉLON und schrieb des-

[1]) *Gasparis Colinii Castellonii, magni quondam Franciae amirallii vita,* 1575, p. 75: »His peractis rebus gravis Amirallio casui accidit, fratris Andelotti morte qui in urbe Santonum repentino morbo oppressus est: a quo veneni suspicio non abfuit.«

[2]) Ibid., p. 75: ». . . . totum istud bellum non per homines armatos, tanto molimento et jacturis, sed per coquos et culinarios minimo negotio conficiendum esse.«

[3]) [HENRI ESTIENNE] *Discours merveilleux* . . . ., p. 35: »Elle sollicite des serviteurs es maison du Prince de Condé, de l'Amiral, et du sieur d'Andelot pour faire mourir leurs maistres par poisons . . . .«

[4]) KLUCKHOHN, Briefe Friedrichs des Frommen, Bd. II, p. 334.

[5]) *Discours merveilleux* . . . . »Ils sont tous deux peu de jours apres empoisonnez en un mesme festin, dont l'un mourut et l'autre fut extrement malade, et confessa celuy qui fut exécuté pour ce crime, qu'elle mesme luy avoit fait faire.«

[6]) DELABORDE, Gaspard de Coligny, tom. III, p. 119.

[7]) *Calendar of state papers foreign,* ser. 1569—1571, London 1874, no. 254: »Mons. d'Andelot is died at Xaintes. From appearances it is thought he was poisoned.«

[8]) Lettres de CATHERINE DE MEDICIS, tom. III, p. 241.

[9]) *Calendar,* l. c., no. 272: »Here is a great bruit arisen, by means of an Italian, who

wegen am 3. Juni an CATARINA: ». . devant hyer il vint lettre à ceste Royne de son ambassadeur Mr. NORRYS, par lesquelles il luy en confirme la mort et luy mande davantaige qu'il y a gens en vostre court qui poursuyvent leur reccompence pour avoir empoysonné Mr l'Admyral, DANDELLOT, DE LA ROCHEFOUCAULT et MONTGOMMERY, jouxte la certitude qui aparoit desjà, de ce qui est advenu du dict Sr DANDELLOT lequel ayant esté ouvert c'est trouvé empoisonné . . .« Am 10. Juni kam er nochmals darauf zurück und teilt mit, daß infolge des Vergiftungsgerüchtes gewisse Anordnungen über das Essen und Trinken der Königin ELISABETH getroffen und alle Italiener aus ihrem Dienste entlassen worden seien. Er wolle aber am Hofe Vorstellungen deswegen machen und dartun, daß der Gifttod D'ANDELOTs eine Verleumdung sei. Seine Königin suchte nicht solche Tötungen [1]).

Trotzdem ist D'ANDELOT an Gift gestorben, das aus Paris gekommen ist, und es zeugt von großer Voreingenommenheit oder völligem Ununterrichtetsein, wenn in einer neueren Schrift gesagt wird: D'ANDELOT wurde vergiftet, »gemäß dem ewigen Refrain der Hugenotten« [2]). Es ist wahrscheinlich von dem »Nekromanten« und Astrologen COSMUS RUGGIERI bereitet worden. In ihm hat man den »Florentiner« zu erblicken. Er, der Vergifter, war unter HEINRICH IV., der ihn auch konsultierte, Abt von Saint-Mahé geworden.

## Der Vergiftungsversuch an Admiral Coligny.

3. War COLIGNY auch das erstemal dem Gifte entgangen, so gab man damit doch nicht die Bemühung ihn zu vergiften auf. Am 18. Juli 1569 wurde ein neuer Versuch gemacht. Frühzeitige Kunde hiervon hatte wieder der englische Gesandte NORRIS. Er schrieb im Juli des genannten Jahres an CECIL, daß ein Deutscher gegen die übliche Belohnung dafür gedungen worden sei [3]). Auch der spanische Gesandte FRANCES DE ALAVA hatte von einem Deutschen, der in seinem Hause lebte, erfahren, daß der Tod des Admirals beschlossen sei. Dies erzählte er bei einer Audienz dem Könige und der Königin. Sie ließen ihn in ein Zimmer eintreten, in dem niemand anwesend war, und ersuchten ihn dringend, die Sache keinem anderen gegenüber laut werden zu lassen. Sie erwarteten in bezug auf sie stündlich eine gute Nachricht [4]). Dies alles und das, was sich bald danach

has vaunted that he has empoisoned M. d'Andelot, and boasted that he had made the Admiral ad him drink both of one cup.« — Am 13. Juni 1569 schrieb Lord HUNSDON an seine Regierung sogar, daß die Königin zum Mord angestiftet habe: ». . . . d'Andelot is dead poisoned by an Italian procured thereto to the Queen mother.« — Am 14. Juni (*Calendar*, l. c., no. 300) schrieb NORRIS: ». . . . a gentleman of M. d'Anjou poisoned him suborned hereunto by M. Martigues.«

1) Correspondance diplomatique de la Mothe Fénélon, tom. II, anné 1569, Paris et Londres 1838, p. 8, 16, 17.

2) MERKI, L'Amiral de Coligny, Paris 1909, p 385.

3) *Calendars of state pap. foreign.*, 1569, no. 327: »Is informed that Captain Hayz, an Almainis dispatched hence to seek by empoisonning to destroy the admiral, and has the same entertainement that others aforetime had for the like.«

4) Dépêche de Don Fr. de Alava au roi d'Espagne. Archives nat. de France, in: JULES DELABORDE, Gaspard de Coligny, tom. III, p. 145.

ereignete, läßt überzeugend erkennen, daß in der Tat der Versuch gemacht worden ist, COLIGNY aus dem Wege zu räumen, auf dessen Kopf eine Prämie von 250000 Fr. gesetzt war. »Um diese Zeit«, so heißt es in seiner Lebensbeschreibung, »wurde DOMINICUS ALBIO, ein Diener des Admirals, nachdem er aus der Gefangenschaft bei den Königlichen wieder zu seinem Herrn zurückgekehrt war, verhaftet, weil er sich durch prahlerisches Reden und anderes Gebaren verdächtig gemacht hatte. Man fand bei ihm eine Büchse mit Gift, die er von RIVERIUS, dem Hauptmann der Garde und dem Sekretär HEINRICHS, empfangen hatte. Zweitausend Goldstücke waren ihm, wie er sagte, versprochen worden, wenn er mit dem Gifte den Admiral töten würde[1]). Man fand bei D'ALBE, der zum Tode verurteilt wurde, einen Geleitsbrief des Bruders des Königs, des Herzogs von Anjou. Das Gift, das ihm die Auftraggeber: LA RIVIÈRE und DES LAURENS übergeben hatten, war ein weißes Pulver, das, wie in dem Urteil ausgesprochen wird, von einer Kommission von Ärzten und Apothekern in La Haye geprüft worden ist[2]). Von besonderer Bedeutung ist die gleichfalls gemachte Angabe, *»daß das weiße Pulver erkannt worden sei als Realgar oder Arsenik«*[3]). Da das Pulver weiß war, so kann es sich nur um arsenige Säure gehandelt haben. Mit diesem bisher verschwiegenem oder gar nicht gewürdigtem Befunde wird Licht auf das wesentliche Vergiftungsmittel jener Zeit geworfen, das den Opfern so leicht hat beigebracht werden können. D'ALBE wurde gehängt und das Gift öffentlich verbrannt.

## Der Tod von Odet von Coligny.

4. Zu den posthumen, auf nichts gestützten Krankheitsdiagnosen berühmter Verstorbener gehört auch die den Kardinal ODET von Chatillon, den Bruder COLIGNYs, betreffende. Um eine Vergiftung abzulehnen, wurde als Todesursache ein durchgebrochenes rundes Magengeschwür angenommen, das immer wieder und wieder in solchen Fällen die letzte Erklärungszuflucht derjenigen Mediziner ist, die von der Toxikologie nur das Wissen eines Kompendiums haben und vom Magengeschwür wissen, daß es auch durchbrechen und akut durch Bauchfellentzündung töten kann. Diese denken nicht daran, daß der Magen nach dem Tode recht oft durch seinen

---

[1]) *Vita Gasparis Colinii*, 1575, p. 83: »Qua de caussa comprehensus et excussus veneni pixidem exhibuit, quam sibi a Riverio, Henrici satellitum praefecto, et altero quodam ejusdem principis secretario traditam confessus est: promissaque sibi aureorum duo millia si Herum suum Amirallium eo veneno interficeret.« — D'AUBIGNÉ, *Histoire universelle*, livre V, chap. XVI: »A ce mesme jour fut exécuté Dom. d'Albe, gagné par les gens de Monsieur pour tuer ou empoisonner l'admiral, son maistre, sur la teste duquel .... il y avait promesse de la somme de cinquante mille éscus pour l'admiral ....«

[2]) [J. DE SERRES] *Mémoires de la troisième guerre civile*, 1570, p. 412, 413: »confessions dudict Dalbe *par huict fois reiterees*, d'avoir esté instamment sollicité pressé et practiqué ... de faire mourir de glaive ou par poison monsieur l'Amiral son maistre: Et après avoir promis au dict de la Rivière d'empoisonner ledict sieur Amiral et avoir prins d'iceluy La Rivière audictes fins argent et *la poison en forme de poudre blanche laquelle il avait depuis exhibee aux dits Prévost et Commissaire* .... Veu auscy la vérification dudit poison faite par les médecins et apothicaires assemblez à la Haye en Touraine ....«

[3]) Ibid., p. 410: »certaine poudre blanche *laquelle fut depuis cogneuë reagar ou arsenic.*«

sauren Saft Veränderungen erleidet, die man als Selbstverdauung bezeichnet und die den Unerfahrenen glauben machen können, daß hier eine schon während des Lebens vorhanden gewesene Krankheit vorliegt. Alle Stadien peptischer Einwirkung können an den Stellen, wo Mageninhalt liegt, sich finden: Lockerung der Schleimhaut bis zu ihrer gallertartigen Umwandlung und Ablösung, Zerfallsveränderungen an den übrigen Schichten der Magengewebe und Durchlöcherung des Magens. Um so leichter werden diese Veränderungen eintreten, je mehr saure oder säurebildende Nahrungsmittel vor dem Tode aufgenommen worden sind. Dabei kann es ganz dahingestellt bleiben, ob etwa Arsenik diese peptische Wirkung begünstigt oder nicht. Dies alles muß man mindestens wissen, um Befunde, wie sie in dem folgenden oder anderen Fällen erhoben wurden, zu verstehen.

Der Kardinal war nach England geschickt worden, um wegen der Heirat des Herzogs von Anjou mit der Königin von England zu verhandeln. Als er wieder nach Frankreich zurückkehren wollte, wurde er durch seinen Kammerdiener GUILLIN tödlich vergiftet. Dieser Diener, der nach der Bartholomäusnacht in Rochelle als Spion verhaftet worden war, gestand, daß er auf Betreiben von Hofleuten der Königin die Vergiftung ausgeführt habe[1]). Dies berichtet auch THOMAS SMITH an den Gesandten WALSINGHAM[2]). An dieser Angabe darf nicht gedeutelt werden, weil nichts für ein vorgängiges Kranksein des Kardinals vorliegt. Er hätte, falls er an einem runden Magengeschwür gelitten haben sollte, doch vorher krank gewesen sein, mindestens aber öfter Erbrechen gehabt haben müssen. Von alledem wird nichts berichtet. Im Gegenteil! Wer die diplomatische Korrespondenz des Gesandten DE LA MOTHE FÉNÉLON durchgelesen hat, ersieht daraus, daß der Kardinal stets in jener Zeit wohlauf und bei gutem Appetit war. Er speiste oft bei diesem Gesandten[3]) und war oft bei der Königin ELISABETH. Am 31. Januar 1571 wird gemeldet, daß er einem Feste beigewohnt[4]) und sich nach Canterbury begeben habe. Im Februar machte er sich bereit, nach Frankreich zurückzukehren, als er am 24. Februar unter heftigem Brennen im Magen plötzlich erkrankte und am 21. März nach schwerem Leiden starb. Die Annahme einer Vergiftung war allgemein[5]), auch am Hofe. Die Ärzte, die die Leichenöffnung vornahmen, kamen zu dem Schlusse, daß das Leiden eine äußerliche Ursache gehabt habe und daß die Annahme einer Vergiftung keine oberflächliche Vermutung sei[6]). Auch hier sollten Leber, Lungen in schlimmster Art verändert und der Magen durchlöchert gewesen sein. Dies waren — wenn man von den Über-

---

1) [HENRI ESTIENNE] *Discours merveilleux* . . . ., p. 43: ». . . . il fut empoisonné par un nomme Guillin, son valet de chambre . . . . il confessa . . . . qu'à la sollicitation de quelques officiers de la Roine, qui luy en promettoient recompense, il avoit empoisonné son feu maistre le Cardinal de Chastillon.«

2) DELABORDE, Gaspard de Coligny, 1882, tom. III, p. 297.

3) DE LA MOTHE FÉNÉLON, Correspondance diplomat., tom. III, 1570—1571, Paris 1840, p. 314.

4) Ibid., p. 445.

5) Ibid., tom. IV, p. 40: »Mademoiselle de Lore m'a envoyé dire, comme, ayant esté trouvé que feu Mr. le Cardinal de Chastillon estoit mort de poyson . . . .«

6) DELABORDE, Gaspard de Coligny, tom. III, p. 297.

treibungen absieht, die ein Produkt der pathologisch-anatomischen Unerfahrenheit jener Zeit darstellen — Leichenerscheinungen. Der englische Hof war empört über das Ereignis und ließ die beiden Diener des Kardinals verhaften.

Das angewandte Gift war das Gift jener Zeit, nämlich *Arsenik*, der auch in anderen Vergiftungen jener Tage fast ganz allein in Frage kam. Er tötete auch mit hoher Wahrscheinlichkeit den zweiten Bruder COLIGNYS.

### Die Königin von Navarra.

5. Am häufigsten diskutiert worden ist die Frage, ob die Königin von Navarra ein Opfer von Gift geworden sei, das ihr auf Betreiben CATARINAS VON MEDICI beigebracht worden ist. VOLTAIRE, dem man keine Begünstigung dieser Königin vorwerfen kann, möchte sie von dieser Schuld freilassen:

»*Je ne suis point injuste et je ne prétens pas*
*A Médicis encore imputer son trépas*«[1]).

Sicher ist JEANNE D'ALBRET, die Hugenottin, von ihr gehaßt worden, die Frau, von der D'AUBIGNÉ sagte, daß sie vom Weibe nur das Geschlecht hätte, sonst, der Seele nach, ein Mann war, mit ihrem Verstande große Dinge verrichten konnte und im Mißgeschick ein unbesiegbares Herz besaß. Alles war zur Hochzeit ihres Sohnes HEINRICH mit MARGARETE VON VALOIS, der Schwester KARLS IX., bereit. Die Königin von Navarra fühlte sich schon in Blois, wohin sie im August 1571 gekommen war, und wo CATARINA VON MEDICI und KARL IX. sie trafen, unbehaglich, da sie überall List, Trug und Täuschung wahrnahm. Falls man die Absicht hatte, die kluge und vorsichtige Frau, die für viele Pläne ein schweres Hindernis war, aus dem Wege zu räumen, so gab es hierfür nur einen einzigen Weg, nämlich den der Vergiftung. Die Geschichtschreiber jener Zeit bezeichnen RENÉ BIANCHI als denjenigen, den man ins Vertrauen gezogen, um sie zu bewerkstelligen. Es wird erzählt, daß er wiederholt an die Königin Parfüms, parfümierte Kragen und dergleichen Dinge mehr verkauft habe. Er habe dann aber solche Gegenstände — von einem Paar Handschuhe wird besonders gesprochen — so vergiftet, daß sie nach deren Gebrauch in wenigen Tagen starb. BIANCHI soll sich seiner Tat später noch öffentlich gerühmt haben[2]). Es gibt kaum einen unter den zeitgenössischen Geschichtschreibern, der dieser Vergiftungsform nicht Erwähnung getan hätte, mancher sogar nicht als gerüchtweise verlautender, sondern als sicher begründeter[3]).

---

1) VOLTAIRE, La Henriade, chap. II.

2) *Discours merveilleux,* l. c., p. 46: »Pourtant à elle recours à *maistre René son empoisonneur à gaiges,* qui en vendat ses parfums et collers parfumez a la roine de Navarre, trouva moien de l'empoisonner, de telle sorte qu'à peu de jours de la, elle en mourut.« — DAVILA, *Histoire des guerres civiles de France,* Paris 1677, tom. I, p. 266: ». . . . la Reyne de Navarre, qui pour estre femme et de condition royale, fut empoisonnée à ce qu'on tient, par le moyen de certains gands qu'on luy présenta, dont le poison estoit si subtil, qu'un peu après qu'elle les eut maniez, elle fut saisie d'une fièvre ardente, dont elle mourut à quatre jours de là.«

3) D'AUBIGNÉ, l. c., tom. II, liv. 1, chap. 2: ». . . . elle se trouva prise d'une fièvre à laquelle elle ne résista que quatre jours. Sa mort, causée sans dissimuler par une poison que

Von allem abgesehen, steht es fest, daß JEANNE D'ALBRET etwa sechs Wochen nach ihrer Ankunft in Paris im April 1572 akut krank wurde, »Fieber« hatte und nach nur vier- bis fünftägigem Kranksein im Alter von nur 44 Jahren bei Bewußtsein starb. Man fand angeblich bei der Obduktion an der rechten Lunge eine starke Verhärtung und ein ziemlich großes Apostem, d. h. ein Geschwür[1]). Die »gelehrten Mediziner«, die, »um jedem Gerede darüber ein Ende zu machen«, die Leichenöffnung vorgenommen hatten, waren nach dem Befunde einstimmig der Überzeugung, daß diese Veränderungen ihr den Tod gebracht hätten. Während hier nur von einem Geschwür die Rede ist, werden im Beginne der Erzählung daraus schon mehrere. Sie hätten sich durch Anstrengungen und hohe Außenwärme verschlimmert und ein kontinuierliches Fieber erzeugt. Kein medizinischer Bericht erhärtet diese Angaben. Dieselben Historiker, die sie uns übermitteln, teilen auch mit, daß nach einer anderen Meinung die Königin vergiftet worden sei. Es ist deshalb, und auch nach dem von keinerlei ärztlicher Verantwortlichkeit getragenen angeblichen Obduktionsbefund ganz willkürlich geurteilt, wenn man sie sicher an einer »tuberkulösen Pneumonie« zugrunde gegangen sein lassen will[2]). Die Berechtigung für eine solche Annahme ist unter den vorhandenen Umständen nicht größer als die für eine Vergiftung, selbst wenn es wahr sein sollte, daß ein alter, abgelaufener Prozeß in der Lunge vorhanden gewesen ist, aus dem durch Übertreibung große frische Eiterungen gemacht worden sind. JEANNE D'ALBRET hatte keine Lungentuberkulose, weil sie mit einer solchen nicht ein so überaus großes Maß von Tätigkeit hätte entwickeln können, wie das ist, was historisch feststeht. Bei irgendeiner Gelegenheit würde sie versagt und die ziemlich aufmerksame Chronik jener Tage würde die so auffallenden Symptome, die mit einer solchen Tuberkulose einhergehen, wohl gekündet haben, zumal es sich um eine Person handelte, die in jener bewegten Zeit etwas bedeutete. Allem Anschein nach kam sie gesund in Paris an. Nähme man aber an, daß sie wirklich eine Lungenentzündung bekommen habe, so schlösse dies keineswegs aus, daß diese durch Gift erzeugt worden sei. Arsenik z. B. kann unter bestimmten Vergiftungsbedingungen nicht nur eine Bronchitis, sondern auch eine Broncho-

---

des gants de senteur communiquèrent au cerveau, façon d'un messer René, florentin, exécrable depuis même aux ennemis de cette princesse.«

[1]) [JEAN DE SERRES] *Recueil des choses mémorables* .... 1598, p. 418: »le quatrième de Juin tomba malade au lict d'une fièvre continue causée (disoit-on) d'un mal de poulmons, ou de long temps s'estoyent formez quelques apostemes, lesquels esmeus et irritez par les grandes chaleurs d'alors et d'un travail extraordinaire, qu'elle print durant sa santé, lui enflammerent ceste fievre dont elle mourut cinq jours après .... Aucuns ont asseuré quelle fut empoisonnee par l'odeur de quelques gands parfumez. Mais afin d'oster toute opinion de cela elle fut ouverte .... par plusieurs doctes medecins .... qui lui trouverent toutes les parties nobles fort belles hors mis les poulmons interessez du costé droit, ou s'estoit engendree une dureté extraordinaire et un aposteme assez gros. Mal qu'ils jugèrent tous avoir esté la cause de sa mort.« — PIERRE MATHIEU, *Histoire de France*, tom. I, liv. 6, wiederholte diesen Bericht: »on trouva que, de longue main, les poulmons étoient ulcérés .... mais plusieurs ont cru que le mal étoit au cerveau et qu'elle avoit été empoisonnée en une paire de gands parfumées.«

[2]) NASS, Revue des études historiques, 1901, p. 211.

pneumonie und manches noch Schlimmere an den Lungen veranlassen. Er kann sogar, wie ich weiß, eine eitrige Brustfellentzündung neben Nierenentzündung und Wassersucht erzeugen.

Die Königin von Navarra könnte in der angegebenen Weise erkrankt gewesen sein, wenn sie das Gift mit der Nahrung aufgenommen hätte. Eine solche Angabe liegt vor. Sie sollte bei einem Mahle, das der Vorsteher der Kaufmannschaft ihr zu Ehren gegeben habe, vergiftet worden sein[1]). Es wäre möglich, daß diese Gelegenheit für den erwünschten Schlag benutzt wurde. Dann würde die vergiftete Ware des BIANCHI nur die Ablenkung von der richtigen Fährte geliefert haben. Dies schließt nicht aus, daß BIANCHI der Vergifter gewesen ist. Ja, dies wird direkt ohne jede Einschränkung von L'ETOILE berichtet[2]). Durch die Handschuhe konnte der Tod in diesem Falle nicht, und keinenfalls in so kurzer Zeit herbeigeführt werden — soweit wir das damals bekannt gewesene Giftmaterial zu überschauen vermögen. Was derartige vergiftete, den Körper berührende Gebrauchsgegenstände an Giftwirkung erzeugen können, ist in einem anderen Kapitel dargelegt worden. Es hat den Anschein, als ob JEANNE D'ALBRET keines natürlichen Todes gestorben sei.

Wie man schon in jener Zeit über die ärztliche Diagnose einer Brustfellentzündung (plurésie) dachte, ersieht man aus einer Bemerkung von BORDENAVE: »Ich weiß nicht, ob sie richtig oder unrichtig war, oder ob die Ärzte, wie manche meinen, sich durch die Krankheitszeichen haben täuschen lassen und durch falsches Urteil eine Ursache für die andere nahmen — wie ja solche Leute oft bei inneren Krankheiten Montmartre für Paris halten.« In bezug auf toxikologische Dinge ist es heute, wie ich aus meiner Erfahrung weiß, noch nicht viel anders.

## Roger de Bellegarde.

6. Gift als heimlicher Beseitiger aller Schwierigkeiten, die von Menschen ausgehen, hat — meiner Überzeugung nach unter persönlicher Beteiligung der Königin — dem Leben eines seinerzeit viel beneideten Höflings ein jähes Ende bereitet. ROGER DE BELLEGARDE, dem es durch einen Italiener gelang, an den Hof zu kommen, wurde durch den Grafen VON RETZ, der Gefallen an ihm fand, der Königin vorgestellt. Von diesem Augenblicke an wuchs sein Glück so schnell, daß man ihn den »Glückssturzbach« nannte. Er stieg unter KARL IX. und noch mehr unter HEINRICH III. bis zur Würde eines Marschalls von Frankreich. Als die Gunst ihm schwand, ging er feindlich gegen den König HEINRICH III. vor, und als man weder durch Unterhandlungen, noch durch Drohungen, noch nach einer Zusammen-

---

1) NICOLAS DE BORDENAVE, *Histoire de Béarn et Navarre* (1517—1572), édit. PAUL RAYMOND, Paris 1873, p. 333: »Les uns eurent opinion qu'elle avoit esté empoisonnée en une collation faite chez le prévost des marchans; les autres par un parfumeur italien avec une paire de gans parfumés ....«

2) DE L'ESTOILE, *Mémoires pour servir à l'histoire de France*, edit. PETITOT, tom. XLV, p. 71: »Le jour que la reyne de Navarre arriva à Blois le Roy et la Reyne mere, qui la fit empoisonner par René son parfumeur, luy firent tant de caresses ....«

kunft mit der Königin in Montluel mit ihm ganz fertig wurde[1]), starb er plötzlich im Jahre 1579.

Er starb nach einem Kranksein von wenigen Tagen, nicht an sexuellen Exzessen, wie behauptet wurde[2]), noch an einem Blasen- oder Nierenleiden, sondern wahrscheinlich an Gift, das die Königin ihm geben ließ. »Sie war glücklicher in der Erfüllung ihrer Wünsche nach Rache als ihr Sohn HEINRICH. Was dieser aus Schwäche nicht erreichte, gelang dem unversöhnlichen Hasse seiner Mutter: denn es gilt für sicher, daß sie ihn vergiften ließ[3]).« Hier war in der großen Verlegenheit, in der man sich befand, das Gift die Ultima ratio. Es tat seinen Dienst. BRANTÔME, der unterhaltendste Schilderer seiner Zeit und seiner Zeit Menschen, sagte: »il se trouva atteint de maladie par belle poison de laquelle il mourut«.

## Die Montmorency.

7. CATARINA VON MEDICI hatte eine ausgesprochene Abneigung gegen das Haus MONTMORENCY. Der zweite Sohn des Connetable dieses Namens, HENRY, Herzog von Montmorency Damville, Marschall und später gleichfalls Connetable, war Gouverneur von Languedoc. Obschon er, ungleich seinen Brüdern, streng am Katholizismus hing, traute man seinem Verhalten gegenüber den Hugenotten nicht. Er wie seine Brüder waren dem Unheil der Bartholomäusnacht entgangen. CATARINA wollte ihn verhaften lassen. SCIARRA MARTINENGO sollte ihn dann ermorden. Der Plan wurde verraten und DAMVILLE versagte jeden »ehrenvollen Auftrag«, den ihm CATARINA zukommen ließ, um ihn aus dem Languedoc hinauszulocken, in dem er trotz aller königlichen Gewalt unumschränkter Herr war und in dem er auf Grund vieler Verhandlungen mit den Reformierten einen mittleren Weg der Verständigung gefunden hatte. Ja, als HEIHRICH III. zur Regierung gekommen war, wurde an ihn im Jahre 1575 eine Deputation gesandt, die ihm ein Übereinkommen der Vertreter der religiösen Richtungen überreichen sollte. In dieser auf einer Konferenz in Basel festgestellten Denkschrift war die Forderung nach Gleichberechtigung der Reformierten mit den Katholiken aufgestellt worden. Der König hatte keine Lust, darauf einzugehen, um so weniger, als gerade die Nachricht nach Paris gelangt war, daß DAMVILLE in Montpellier so erkrankt sei, daß er für irgendeine Unternehmung nicht mehr zu brauchen wäre[4]). Hier lag eine Vergiftung vor, die endlich bei dem so vorsichtigen Mann auf Betreiben CATARINAS zuwege gebracht worden war. Als Vergifter wurden der Oberst ORNANO und der Hauptmann GIRARDON genannt. BRANTÔME versichert zugegen gewesen zu sein, als die Nachricht von der

---

1) SECOUSSE, *Mémoire historique sur la vie de Roger de St. Lary de Bellegarde,* Paris 1764, p. 176 et suiv.: ». . . . »On se sépara ensuite les esprits étant plus disposés à la vengeance qu'à la paix.«

2) THUANUS, Historia sui temporis, tom. III.

3) LE LABOUREUR, Mém. de Castelnau, 1731, tom. II, p. 716. Auch in der Histoire généalogique de la maison de France, tom. IV, p. 306 et tom. VII, p. 261 wird der Tod BELLEGARDES auf Gift als Ursache zurückgeführt.

4) SISMONDI, Hist. des Français, tom. XIX, p. 332.

gelungenen Vergiftung und dem Tode DAMVILLEs an den König gekommen sei. Dieser zeigte einen unveränderten Gesichtsausdruck, sandte aber sofort einen Boten mit der Nachricht an seine Mutter CATARINA und vergab ebenso schnell die Regierung von Languedoc an den Herzog von Nevers[1]). CATARINA glaubte wohl Grund zu haben, die Nachricht für sehr begründet zu halten, und da sie den Bruder von DAMVILLE in Haft hatte, so traf sie alle Anstalten, auch diesen zu beseitigen. Auf die ersten rigorösen Verschlimmerungen seiner Gefangenschaft ließ er der Königin sagen, daß sie keine Umstände mit ihm machen solle. Sie möge ihm nur den Apotheker des Kanzlers schicken. Er würde einnehmen, was er ihm geben würde[2]). Als die Nachricht des Todes von DAMVILLE sich als falsch erwiesen hatte, ja, als man erfuhr, daß er wieder ganz gesund geworden sei, erleichterte man dem Marschall seine Gefangenschaft aus Furcht vor Repressalien.

Der Historiker D'AUBIGNÉ erwähnt eines, vielleicht anderen Vergiftungsversuches an HENRY VON MONTMORENCY, aus dem Jahre 1574, bei dem das Gift von der Frau CORBOUSON dem bestochenen Arzte des Herzogs übergeben worden war. Der Plan wurde vereitelt[3]).

## Drittes Kapitel.

Weitere Gerüchte über Vergiftungen in der königlichen Familie von Frankreich: KARL IX. FRANZ II. Der Herzog von Alençon. Prinz von Condé. ANTOINE DE CROY. Der Kardinal von Lothringen. SAINT-BARTHÉLEMY. CLAUDE DE GUISE. Herzog WOLFGANG von Bayern. BEATRICE CENCI.

1. Gegen die Königin wurde noch eine weitere schwere Anklage erhoben, die ein näheres Eingehen benötigt: die angebliche Vergiftung ihres Sohnes KARLs IX. Man hat, um Krankheit und frühen Tod desselben — er starb in seinem 24. Jahre — zu erklären, in allen Winkeln seines voruterinen, uterinen und späteren Lebens nach Gründen gesucht. Von seinem Vater HEINRICH II. konnte er, soweit man etwas darüber weiß, nichts

---

1) BRANTÔME, *Œuvres*, édit. LALANNE, Paris 1867, tom. III, p. 365: ».... il vint à estre empoisonné de telle façon, que, s'il ne fût esté secouru prestement et par bon remèdes, il estoit mort; et de faict les nouvelles vindrent au roy qu'il estoit mort de ceste poison. J'estois lors en sa chambre quand ces nouvelles lui furent apportées .... Il ne s'en esmeut autrement, et ne monstra le visage plus joyeux ny fasché, sinon qu'il envoya le courrier à la reyne.«

2) PIERRE DE L'ESTOILE, l. c., tom. I, p. 63: »Le mercredi 8e juing, arrivèrent nouvelles au Roy (mais fausses) de la mort du mareschal Dampville, décédé à Nismes d'une fièvre, procedante de poison: qui fut cause de faire resserrer, le dimanche en suivant 12e juing, le mareschal de Montmoranci; et lui osta-l'on .... ses principaux serviteurs et officiers. Desquels ce pauvre seigneur se voiant destitué et traitté de ceste façon, .... dit à un de ses gens: Dittes à la Roine que je suis bien adverti de ce qu'elle veult faire de moi. Il n'y faut point tant de façons; quelle m'envoie seulement l'apoticaire de M. le chancelier, je prendrai ce qu'il me baillera.«

3) D'AUBIGNÉ, *Histoire universelle*, edit. de RUBLE, Paris 1890, tom. IV, p. 237: »Un autre dessin de poison, composé par la femme de deffunct Corbouson, par elle mis en main du medecin du mareschal d'Amville, corrompu; cela desouvert par un escuyer du roi de Navarre, qui en advertit la duchesse de Montmorenci, et elle son beau frère.«

Schlechtes geerbt haben, höchstens von seinem Großvater FRANZ I., der die Syphilis gehabt haben soll, vielleicht aber nur eine Perinealfistel aus anderen Ursachen besaß. KARL hatte seinen Körper durch allerlei Übung so gestählt, daß an ihm äußerlich keine Minderwertigkeit erkennbar war. Ob er syphilitisch war, läßt sich nicht feststellen. Jedenfalls wurde er im Jahre 1573 krank, als sein Bruder HEINRICH König von Polen geworden war. Er bekam häufige Lungenblutungen und viel Fieber. Im Beginn des Jahres 1574 wurden sicherlich von seinen nächsten Verwandten allerlei Intrigen gegen ihn angezettelt. Man sprach von Vergiftungsversuchen. Bald traten zu den bisherigen Krankheitssymptomen Atmungsstörungen, Schüttelfröste, hektisches Fieber u. a. m. hinzu. Er wurde bettlägerig. Die Ärzte, die zu einer großen Konsultation zusammenberufen wurden, erklärten das Leiden für eine einfache dreitägige Malaria, obgleich der König oft von Husten gequält wurde und Schmerzen hatte. Es gesellten sich bald Hautblutungen hinzu, d. h. es entstand ein petechialer Hautausschlag. Am 30. Mai stellte sich häufiges Erbrechen ein und danach Agonie und Tod. Als Ursache desselben gab der darum befragte AMBROISE PARÉ das zu stark betriebene Blasen des Königs auf dem Horne an.

Die linke Lunge wies bei der Sektion Verwachsungen und einen großen Eiterherd auf, die rechte geringere eitrige Veränderungen.

Man ist heute genötigt, die Krankheit des Königs auf gewebliche Zerfallsvorgänge in den Lungen zurückzuführen. Die Veranlassung hierfür läßt sich aber nicht feststellen. Es steht nichts im Wege anzunehmen, daß es der Tuberkelbazillus gewesen ist[1]). Mehr als unwahrscheinlich ist es, daß die Syphilis als Veranlasserin gewirkt hat. Wenn ich somit auch das Vorliegen eines idiopathischen Leidens annehme, so muß doch bei dieser Gelegenheit die Meinung zurückgewiesen werden, als wenn Arsenik nicht *symptomatisch* ähnliche Zustände, wie sie der König aufwies, erzeugen könne. Wenn einmal das so überaus notwendige Werk über Arsen geschrieben sein wird, in dem seine sämtlichen Beziehungen zu belebten Wesen dargelegt werden, dann wird vieles in bezug auf seine nosologische Bedeutung Allgemeingut werden, was heute auf der Welt nur sehr wenige wissen. Dann wird man damit rechnen, daß dieses Gift, aus welcher Quelle und wie auch immer es wiederholt und in kleinen Mengen in den Körper gelangen mag, unter subjektiv ungünstigen Bedingungen auch Zustände veranlassen kann, die den im Verlaufe einer Lungentuberkulose erscheinenden ähnlich sind: allgemeine Körperschwäche, Abmagerung, schlechtes Aussehen, Fieber, Husten, Auswerfen von eitrigen Massen, Blutspeien, Blutflecke an der Haut, Atmungsstörungen u. a. m. Hat man doch früher Arsen direkt als phthisiogenen Stoff angesprochen!

War CATARINA auch gewiß die Regentschaft, zu der sie durch den Tod ihres Sohnes gelangte, nicht unerwünscht, so lastet auf ihr, meiner Überzeugung nach, kein Makel, diesen Tod herbeigeführt oder beschleunigt zu haben.

---

1) BROUARDEL, Les empoisonnements criminels .... 1902, p. 295.

2. Sie hat auch sicherlich nichts mit dem Tode ihres ältesten Sohnes, des Königs FRANZ II., zu tun. Man hat ihn für schwer skrofulös gehalten. Er litt sicher an adenoiden Vegetationen in der Nase und an einer »Fistel am Ohr«. In seinem 19. Jahre, nachdem er schon seit zwei Jahren mit MARIA STUART verheiratet gewesen war, traten Kopfschmerzen und Schmerzen im linken Ohr auf. Aus diesem floß übelriechender Eiter. Die Ärzte suchten durch Trepanierung, wahrscheinlich des Processus mastoideus, Linderung zu schaffen. Es entwickelten sich aber meningitische Zustände, Halluzinationen, schweres Fieber, Herzstörungen. Er starb wahrscheinlich an den Folgen einer Karies des Felsenbeins, die zu einem Hirnabszeß geführt hat. Es verbreitete sich das Gerücht, daß in der Jagdkappe, da, wo sie dem kranken Ohr angelegen habe, ein weißes Giftpulver gefunden worden sei, oder daß man ihm bei dem Verbinden seines kranken Ohres auf Betreiben CATARINAS oder anderer Gift in dasselbe gebracht habe, und was der Torheiten mehr sind.

3. Ich halte sie ferner — falls überhaupt ein Vergiftungsversuch vorgelegen haben sollte — an dem gegen ihren Sohn, den Herzog von ALENÇON gerichteten für unbeteiligt. Falls er an Gift gestorben ist, so hatte dieser charakterlich sehr eigenartige, herrschsüchtige und unstäte Mann es in Antwerpen oder sonstwo außerhalb Frankreichs bekommen, wo er durch sein Verhalten zu seiner Beseitigung anreizte. Er war 40 Tage lang krank. STRADA[1]), der Historiker der Freiheitskriege der Niederlande, berichtete, daß man der Meinung gewesen ist, daß er durch Gift gestorben sei — »eine Todesart, die man gewöhnlich Prinzen zukommen läßt, als ob es nicht ehrbar genug für sie sei, so zu sterben wie die anderen und um sie auch hierin nicht auf gleichen Fuß mit gewöhnlichen Sterblichen zu setzen«. Mir will trotzdem scheinen, als wenn der Tod des Herzogs kein natürlicher gewesen ist und daß die Niederländer dafür gesorgt haben, den sehr unbequemen Mann auf diesem Wege zu beseitigen.

## Henri Condé.

4. Schriften aus der Zeit der CATARINA VON MEDICI und von später erzählen noch manche anderen Giftmorde oder Giftmordversuche, die im Gegensatze zu den bisher berichteten mit Annahmen verbrämt sind, die der Kritik nicht standhalten — unter der Voraussetzung, daß die Vorgänge sich so wie berichtet abgespielt haben. Man wolle aber nicht vergessen, daß man früher geneigt war, mit dem an und für sich unheimlichen Gifttod auch Absonderlichkeiten in der Art seiner Herbeiführung zu verbinden. So sollte, um den Hugenotten einen Schlag zu versetzen, CATARINA VON MEDICI dem Prinzen HEINRICH I. von Condé einen bei RENÉ BIANCHI verfertigten vergifteten Riechapfel gesandt haben. Sein Arzt GROS nahm ihm den Apfel aus der Hand, weil er wegen der Herkunft desselben Bedenken hatte, roch daran und bekam ein geschwollenes Gesicht. Man

1) FAMIANI STRADAE De bello Belgico decas prima, Antverp. 1640. — Histoire de la guerre de Flandre trad. par Du-Ryer, Anvers 1705, p. 75.

schabte die Oberfläche des Apfels ab, gab das Abgeschabte mit Brot gemischt einem Hunde, der dadurch verendete[1]). Darauf bezieht sich wohl die Bemerkung von AMBROISE PARÉ, daß »ein Gewisser, zu seiner Zeit, durch Riechen an einem vergifteten Riechapfel nicht nur Gesichtsschwellung, sondern auch Schwindel und Bewußtlosigkeit bekommen habe«[2]).

Es ist möglich, daß die Oberfläche des Apfels Gift besessen und der geschilderte Versuch mit dem Tode des Tieres geendet hat. Daß der Duft allein keine Allgemeinvergiftung veranlassen konnte, ist sicher. Deshalb wäre ein solcher Vergiftungsversuch von vornherein aussichtslos gewesen. Wahr ist, daß gewisse Gifte, z. B. manche Pflanzen oder Zubereitungen aus ihnen, wenn sie die Nase zufällig beim Riechen berühren, zumal bei hoher individueller Empfindlichkeit, eine örtliche Gewebsreizung hervorrufen können. Auf diese Weise hätte — wofern die Erzählung überhaupt wahr ist — der Arzt sein geschwollenes Gesicht bekommen können, nachdem er den Apfel mit diesem berührt hatte. Mir will jedoch scheinen, daß der ganze angebliche Vergiftungsversuch mit einem für das Endziel der Beseitigung eines CONDÉ untauglichen Mittel einer CATARINA VON MEDICI unwürdig war. Wenn man damals vergiften wollte, waren schon noch andere wirksame Dinge erhältlich. Wurde doch in dem Urteil, das gegen den Diener D'ALBE gefällt wurde, ausdrücklich erwähnt, daß es feige, gemeine, ehrlose Menschen gäbe, »qui font magazin et boutique ouverte d'empoisonner les personnes de nom et de vertu«.

Unbeteiligt ist die Königin CATARINA auch an dem Tode HEINRICHS. Nach der für die Hugenotten unglücklichen Schlacht bei Coutras war der Prinz nach Saint Jean-d'Angely zurückgekehrt und dort nach nur zweitägigem Kranksein im Beginn des Jahres 1588 gestorben und zwar unter heftigen Koliken. Die Ärzte, die seine Leiche öffneten, waren davon überzeugt, daß hier eine Vergiftung vorläge: Die Leiche hatte Schaum vor dem Munde, war bläulich verfärbt und die inneren Organe und Eingeweide zeigten gleichfalls allerlei auffällige Färbungen — also lauter völlig bedeutungslose Veränderungen. So viel Wert hatten jedoch damals solche ärztlichen Äußerungen, daß man nach einem Vergifter fahndete. Man folterte seinen Haushofmeister BRILLAND, der die Vergiftung eingestanden hatte und als Veranlasserin die Prinzessin CONDÉ, eine LA TREMOUILLE[3]), angab. Man vierteilte ihn. Die Prinzessin, eine Protestantin, entging dem Tod

1) [HENRI ESTIENNE] *Discours merveilleux de la vie de Cathérine de Médicis Royne mère,* 1575, p 24: ». . . . elle faict envoyer au Prince de Conde par Maistre René son perfumeur Milanois une pōme de senteurs empoisonnee, et n'eust esté que son Chirurgien nommé le Gros, s'en doutant pour le lieu dont elle venoit, la luy osta des mains, et la sentit, dont il en devint tout enflé par le visage, il n'y a doute qu'il estoit mort: car un chien auquel on en fit manger des raclures avec du pain, en tomba tout roide mort.«

2) AMBROISE PARÉ, *Œuvres,* Paris 1614, p. 755: »un quidam de recente memoire, ayant odoré une pomme de senteurs envenimée subit le visage luy enfla et eut une grande vertigine de façon qu'il luy sembloit que tout tournast sans dessus-dessous et perdit pour quelque temps la parole et toute cognoissance . . . .«

3) L'ESTOILE, *Mémoires-journeaux,* Paris 1876, tom. III, p. 130: ». . . . le prince de Condé, décédé en la ville de Saint-Jean-d'Angeli . . . . le second jour de sa maladie, aiant esté empoisonné, selon le bruit commun, par un page, à la suscitation de la damoiselle de La Tremouille, sa femme.«

nur dadurch, daß sie sich für schwanger erklärte. Man hielt sie aber im Gefängnis, wo sie einen Sohn gebar. Erst sechs Jahre später erklärte das Parlament sie für unschuldig und gab ihr auf Betreiben HEINRICHS IV., der der Vetter ihres verstorbenen Mannes war, die Freiheit wieder. Die Annahme einer Vergiftung blieb trotzdem festgewurzelt und kam auch in einer Grabschrift[1]) zum Ausdruck:

»*Princeps Condensis jacet hic, quem ferreus ensis*
*Haud valuit, soli sed superare doli.*«

Hier liegt — wofern der Bericht auf Wahrheit beruht — geradezu ein Schulfall eines perforierenden Magengeschwürs vor. Dies geht aus der Schilderung von DE THOU hervor: Nach einer Mahlzeit, drei Tage zuvor, waren furchtbarste Kolikschmerzen aufgetreten, nicht zum ersten Male, sondern als Wiederholung solcher, die er schon früher gelegentlich gehabt hatte. Sie hielten ohne Unterbrechung an und führten nach zwei weiteren Tagen zum Tode. Dieser schnelle Ablauf erregte den Verdacht, daß ihn ein heftiges Gift veranlaßt habe[2]).

Die Obduktion begründete den Verlauf. Man fand rechts oben im Magen unter der Speiseröhre ein Loch von Fingerdicke, durch das Mageninhalt in die Bauchhöhle gedrungen war. Um die Perforationsöffnung waren natürlich geschwürige Veränderungen, die man damals wie die anderen Veränderungen als brandige, durch ein ätzendes Gift erzeugte ansah[3]). Abgesehen von allem anderen gab es zu jener Zeit überhaupt kein einnehmbares Gift, das derartiges hätte hervorrufen können.

## Antoine de Croy.

5. Für das Opfer einer Vergiftung auf Veranlassung der Königin wurde ANTOINE DE CROY, Prinz von Porcian, gehalten. Ihn hätte im Jahre 1567 ein Paar nach der Art von RENÉ BIANCHI vergiftete Handschuhe getötet[4]). Daß auf diesem Wege — freilich nur unter ganz besonderen Umständen — mehr als Hautentzündung hervorgerufen werden kann, wurde an anderer Stelle bereits berichtet. Es liegt jedoch noch eine ganz andere Version aus dem Jahre 1581 vor, nach der der gleich zu erwähnende SAINT BARTHÉLEMY ihn dadurch vergiftet hätte, daß er ihm, nachdem er sich durch List in die Küche eingeschlichen hätte, Gift in die

---

[1]) L'ESTOILE, Mémoires-journeaux, tom. XI, p. 379.

[2]) THUANUS, l. c., lib. XC, tom. IV, p. 563: [BORBONIUS CONDAEUS] »qui triduo ante, post coenam acutissimo dolore, quem cholicum dolorem ei familiarem existimabant medici, correptus, biduo post, .... inter dirissimos et nusquam intermittentis cruciatus, summa mentis constantia .... exspiravit .... Repentinus adeo casus suspicionem violenti ac praesentis veneni fecit.«

[3]) THUANUS, ibid.: ».... ventriculus pariter lividus, et in superiore ejus dextra parte paulo infra oesophagum perforatus crassitudine digiti, ita ut per illud foramen humores illi corrupti, qui inferiorum partium capacitatem distendebant, percolati esse crederentur .... dextrum [ventriculi] latus omnino erosum et gangraena ustulatum repertum est; ab eaque parte jecur et pulmones male affecti: idque a violento et caustico veneno profectum esse affirmarunt medici ac chirurgi ....«

[4]) [HENRI ESTIENNE] *Discours*, p. 31: »On avoit desia empoisonné le Prince de Porcian par une paire de gands parfumez de la façon de maistre René.«

Bouillon geschüttet habe[1]). An dem Verbrechen sei der berüchtigte Abbé von Cluny, CLAUDE DE GUISE beteiligt gewesen. Es findet sich in dieser Darstellung keinerlei Andeutung darüber, daß CATARINA VON MEDICI irgend etwas mit dem Geschehnis zu tun gehabt hat.

Schließlich ist noch ein Bericht zu erwähnen[2]), nach dem dieser Prinz, der bei den Machthabern einigen Verdacht gegen sich erregt hatte, eines natürlichen Todes gestorben sei. Freilich flößt diese Schilderung der Todesursache alles andere mehr wie Vertrauen in ihre Zuverlässigkeit ein. Danach wäre Zorn und zu langes Ballspiel an dem Tode schuld. Nachdem er lange am Tage dem Spiele obgelegen, sei er abends zum König in die Tuilerien befohlen worden, wo er barhäuptig zwei Stunden lang von dem König heftige Vorwürfe und die Drohung hören mußte, daß er ihm den Kopf abschlagen lassen würde, weil er den Grenzort Linchant befestigen ließ. Bei sich zu Hause angekommen, habe er, so verärgert wie er war, Wein und grüne Nüsse kommen lassen, viel von beiden genossen, sich dann zu Bett gelegt und sei nicht wieder aufgewacht. Dieser mehr als unwahrscheinlichen Todesursache ist nach allem anderen vorliegenden besseren Material die Vergiftung durch das weiße Pulver des sogenannten SAINT BARTHÉLEMY vorzuziehen.

## Der Kardinal von Lothringen.

6. SAINT-BARTHÉLEMY in Gemeinschaft mit dem Abt von Cluny hielt man in jener Zeit für verdächtig, den Kardinal KARL von Lothringen[3]) auf Wunsch der Königin CATARINA im Jahre 1574 vergiftet zu haben, und zwar durch eine Geldbörse und darin befindliches vergiftetes Gold, gerade als er in Avignon den aus Polen heimkehrenden HEINRICH III. erwartete. Daß er mit den beiden obengenannten, so überaus übel berüchtigten Personen nahe Verbindungen gehabt hat, ist unbezweifelbar. Vielleicht deswegen stand er in Frankreich lange in dem Rufe, den Tod KARLS IX. durch Gift herbeigeführt, oder mindestens dieses angebliche Projekt von BARTHÉLEMY gebilligt zu haben. Alsbald nachdem der Kardinal gestorben war — er lag 13 Tage in einem Zustand von Delirium —, verbreitete sich das Gerücht, daß er vergiftet worden sei. Die berichtete Art der Giftanwendung ist abzuweisen. Die auch sonst von BARTHÉLEMY beliebte andere Methode der Beibringung in Nahrungs- und Genußmitteln[4]) wurde vielleicht auch in diesem Falle verwirklicht. L'ETOILE[5]), der auch sonst alle

---

1) Légende de Domp Claude de Guise, nouv. édition, Paris 1745 — Supplément aux Memoires de Condé, p. 43—60.

2) L'ESTOILE, Mémoires pour servir à l'histoire .... An 1567.

3) Die ältere Angabe, daß der Vater dieses Kardinals, CLAUDE, der erste Herzog von GUISE, und sein Oheim JOHANN, Kardinal von Lothringen — beide starben 1550 — durch Gift geendet, ist zweifelhaft.

4) Légende de Domp CLAUDE DE GUISE, l. c., p. 131, 132 et suiv.

5) PIERRE DE L'ESTOILE, *Mémoires-journaux,* journal de Henri III, déc. 1574, Paris 1881, tom. I, p. 40: ».... il mourust en Avignon d'une fiebure, symptomée d'un extrême mal de teste, provenu du serin d'Avignon, qui est fort dangereux, qui lui avoit offensé le cerveau à la procession des Battus, où il s'est trouvé, avec le crucefix à la main, les pieds à moictié nuds et la teste peu couverte, qui est le poison qu'on a depuis voulu faire accroire qu'on lui avoit donné.«

Vergiftungsgerüchte von Zeitgenossen abweist, läßt ihn an einem Fieber mit Gehirnstörungen sterben, das er sich in der Abendfeuchtigkeit bei einer Prozession zugezogen hatte, in der er, den Kopf nur wenig bedeckt und die Füße zur Hälfte nackt, gezogen war. Mit einer solchen Erkältungsursache kann man nicht leicht die psychische Alienation erklären. Krämpfe fehlten ganz und ebenso Entzündungen von Brust- und Bauchorganen. Bemerkenswert ist die vorhandene Angabe, daß eine Vergiftung vorläge, die aber unbeabsichtigt gewesen sei: der Rauch der vor dem Kardinal hergetragenen Kerzen soll ihn vergiftet haben. Wie immer aber auch das Leiden und der Tod zustande gekommen sein mochten — eines scheint mir gewiß, daß CATARINA damit nichts zu tun hatte.

### Der Vergifter Saint-Barthélemy.

7. Der erwähnte angebliche Vergifter des Kardinals, der oft mit CATARINA VON MEDICI in Verbindung gebrachte und vielleicht doch von ihr direkt nicht gekannte SAINT-BARTHÉLEMY, oder richtiger CLAUDE GARNIER, war in seiner Zeit übelberüchtigt für alle erdenklichen Schandtaten, die er skrupellos durch irgendwelche Mittel, vor allem aber durch Gift verrichtete. Wie ausdrücklich hervorgehoben wurde, besaß er Arsenik. Schon frühzeitig verband er sich zu einer engen Interessengemeinschaft mit CLAUDE DE GUISE, wie er selbst ein Bastard, angeblich des Herzogs von Guise, in Wahrheit die Frucht des Umgangs einer Präsidententochter in Dijon mit dem Stallknecht ihres Vaters. Als diese sich schwanger fühlte, wurde sie dem Herzog zugeführt. Er glaubte an seine Vaterschaft. Bevor er starb, empfahl er ihn seinem Bruder, dem Kardinal von Lothringen. Dieser ließ ihn studieren und machte ihn zum Abt von Saint Nicaise, später zum Koadjutor von Cluny. Mit diesem zusammen hat SAINT-BARTHÉLEMY — vorausgesetzt, daß die zeitgenössischen Berichte auf Wahrheit beruhen — so viele Menschen vergiftet, daß er zu den verwegensten Giftmischern gerechnet werden muß. Besonders richtete sich sein und seines geldgierigen Kumpanen Augenmerk auf Besitzende, deren Erbe sie dann antraten. Sie haben in der Abtei Cluny, in St. Nicaise und von Cluny abhängigen Häusern weit über 50 Menschen und überdies eine ganze Anzahl kirchlicher und weltlicher Würdenträger, wie den Prior von St. Marcel und St. Belyn, COTTIGNON, den Großprior von Cluny, den Arzt DE GUTTERY, CHEVILLARD, den Sekretär von Cluny und andere vergiftet, darunter auch solche, wie den Schlosser HUGO, die früher ihre Helfer gewesen waren[1]). Ein zeitgenössisches Pasquill meldet von den Taten des SAINT-BARTHÉLEMY:

»*. . . . souvent il leur appreste*
*Un petit desjuné si friand, tant honneste,*
*Si bien assaisonné, qu'esprins de telle viande,*
*Sans vouloir, son contraint someiller. On demande*
*Pourquoy? C'est pour chasser aux taupes sous terre,*
*Afin que par après ne facent plus la guerre.*«

---

[1]) La Légende de Domp Claude de Guise — Supplém. aux Mém. DE Condé, seconde partie, nouv. édit., Paris 1745.

8. Auffällig muß es erscheinen, daß der Tod WOLFGANGS VON BAYERN, des Herzogs von Zweibrücken, nicht auf eine Vergiftung zurückgeführt wurde, obschon alle Umstände so dringend wie möglich dafür sprechen. Er war mit Truppen nach Frankreich gekommen, um COLIGNY zu unterstützen, war erfolgreich gewesen, hatte die Loire überschritten und stand im Begriffe, sich mit den protestantischen Truppen von Poitou zu vereinen, als er, unmittelbar nach einem Mahle, an dem auch die Königin von Navarra teilgenommen hatte, sich unwohl fühlte und in der Nacht eine »Quartana« bekam. COLIGNY und LA ROCHEFOUCAULD, die erfuhren, daß er nur zwei Meilen von ihrem Lager entfernt sei, suchten ihn auf und fanden ihn stimmlos und in den letzten Zügen liegend. Nach einigen Stunden starb er[1]). Drei Tage, vom 10.—13. Juni 1569, waren von der Mahlzeit bis zum Tode vergangen. Ob hier nur ein für CATARINA glücklicher Zufall sich abspielte, oder ob sie mit Gift hat nachhelfen lassen, wie man vielleicht aus einem von ihr am 12. Juni geschriebenen Brief vermuten könnte, ist nicht mehr zu beweisen. In der anonymen Lebensbeschreibung des Admirals COLIGNY heißt es nur:

»An dem gleichen Tage, an dem COLIGNY seine Truppen mit denen des Herzogs von Zweibrücken vereinen wollte, starb der letztere nach kurzer, schwerer Krankheit[2]).« Es mag hinzugefügt werden, daß der später wegen der Vorbereitungen zu einer Vergiftung von COLIGNY zum Tode verurteilte D'ALBE, der zweifellos Arsenik besaß, kurz vorher bei dem Herzog zum Ausspionieren gewesen war[3]).

9. Der Königin wurde schließlich sogar zur Last gelegt, als sie mit den Waffen allein keinen Erfolg erzielte, Italiener ausgeschickt zu haben, um im Heere des Prinzen CONDÉ Massenvergiftungen vorzunehmen. Einem von diesen habe sie zehntausend Franken gegeben, um die geeigneten Materialien zu kaufen[4]). Diese Erzählung hat nicht viel Wahrscheinlichkeit für sich.

## Beatrice Cenci.

10. Der Schluß des 16. Jahrhunderts sah ein ungewöhnliches Verbrecherdrama sich abspielen. FRANCESCO CENCI, ein charakterlich schlecht beleumundeter Mann, der zugleich reich und geizig war — es gehörte ihm u. a. die Villa Borghese —, Glied einer alten römischen Adelsfamilie, hatte mehrere Söhne und eine Tochter BEATRICE. Das häufige Geldbegehren der Kinder wollte er nicht immer befriedigen. Da er und sie dauernd mit Gerichten zu tun hatten und sehr oft Geldstrafen zu zahlen waren, minderte sich sein Vermögen stark. Angeblich hat er zwei seiner Söhne durch Banditen töten lassen. Sicher ist, daß an allen, bis auf den jüngsten, nicht viel

---

1) DEFRANCE, Cathérine de Medicis, Paris 1911, p. 163.

2) GASPARIS COLINII *Vita*, p. 79: »quo ipso die VVolphgāgus gravi oppressus morbo e vita excessit.«

3) [JULES DE SERRES] Mémoires de la troisième guerre civile, 1570, p. 409.

4) [HENRI ESTIENNE] Discours merveilleux . . . . p. 35.

Gutes war. Sie gehörten zu den größten Abenteurern Roms. Zumal GIACOMO CENCI wurde als ein gemeiner, hinterlistiger, zu jedem Verbrechen bereiter Mensch bezeichnet. Er war die Triebfeder des Planes, den unbequemen Vater zu töten. Den letzteren beschuldigten sie der Blutschande mit seiner Tochter. Die Gerichte sprachen ihn aber frei und legten ihm nur eine Geldbuße auf. Nach gründlichen weiteren, auf die Prozeßakten sich stützenden Untersuchungen hat er dies Verbrechen nicht begangen. Die großen Aufwendungen, die er in Rom zu machen hatte, vielleicht dazu auch die Furcht, durch den ältesten Sohn, der schon einmal auf ihn einen Mordversuch unternommen hatte, durch Gift beseitigt zu werden, veranlaßten ihn, seinen Freund MARCIO COLONNA zu bewegen, ihm das Schloß Petrella in den neapolitanischen Abruzzen zeitweilig zu überlassen. BEATRICE[1]), die sich dort in der Einsamkeit langweilte, ging ein Verhältnis mit dem Kastellan der COLONNA: OLYMPIO CALVETTI, einem mehrfachen Mörder, ein. Sie wurde von ihm schwanger. Die Absicht des Vatermordes durch Gift gewann nun eine feste Form. Ihr Bruder GIACOMO gab ihr eine rote giftige Wurzel — meiner Meinung nach die dunkelbraune Aconitwurzel — und eine Flasche mit Opium, das in Speise oder Trank getan werden sollte. FRANCESCO ahnte die Vergiftungsgefahr und ließ alle Speisen von BEATRICE vorkosten. Auch der Versuch, den Wein mit Opium zu vergiften, gelang nicht genügend, da ihn der bittere Geschmack des Getränkes vom Weitertrinken abhielt. Er schlief aber in der Nacht unruhig und war am Tage noch benommen. In der darauf folgenden oder übernächsten Nacht, in der er sich wahrscheinlich auch unter Opiumeinfluß befand, erschlugen ihn OLYMPIO und CATALANO, ein gemieteter Mörder. Es dauerte nicht lange, daß der Verdacht rege wurde, daß CENCI einem Morde zum Opfer gefallen sei. GIACOMO versuchte sich vor allem des Mitwissers der Tat, des OLYMPIO, zu entledigen. Da eine Vergiftung durch Wein mißlang, so ließ er ihn durch Banditen ermorden. Man nahm an, daß er auch seinen jüngsten Bruder, PAOLO, der um den Mord und das Verhältnis der BEATRICE mit OLYMPIO wußte, und der jäh starb, durch Gift beseitigt habe. Die durch den Kardinal INNICO D'ARAGONA geleitete Untersuchung führte, nachdem auch die Tortur angewandt worden war, zu einer Verurteilung. GIACOMO und BEATRICE wurden 1599 hingerichtet.

Es gibt noch eine andere, nicht zutreffende Darstellung des Ereignisses, nach der BEATRICE und ihre Familie die falsch beschuldigten Opfer eines verbrecherischen Planes erkaufter Menschen geworden seien. Sie war keine Idealgestalt, wozu sie von SHELLEY und anderen gemacht worden ist, sondern die Gehilfin eines Vatermordes, und ihre Brüder waren zu jeder Schandtat bereite Menschen. Auch in diesem Falle hat, wie wahrscheinlich unzählige Male vorher und nachher das so bequeme Opium eine unheilvolle Rolle als Begünstiger oder Vollender des Verbrechens gespielt.

---

[1]) RINIERI, Beatrice Cenci secondo i costituti del suo processo. Storia di una leggenda, Siena 1909. — v. CHLEDOWSKI, Rom, 4. Aufl., Bd. II, S. 72 ff.

# Dritter Abschnitt.

# Die Vergiftungen durch Frauen in Frankreich unter Ludwig XIV. und in Süditalien.

## Erstes Kapitel.

AENEAS SILVIUS PICCOLOMINI berichtet über Wiener Frauen. Vergiftende Frauen in Prag und Nonnen im Kloster von Ville-l'-Evèque. Die Herzogin von CHÂTEAUROUX. Die Marquise von BRINVILLIERS. ST. CROIX. EXILI. JEAN STAMELIN. BOSSE. VIGOUREUX. LA VOISIN. Arsenik. Abtreibungsmittel.

1. Die Analyse der Vergiftungsvorgänge, die in der Zeit CATARINAS VON MEDICI sich abspielten, lehrt, daß, wie vordem so damals, aber in einem erhöhten Umfange, Gift von Frauen in den Dienst politischer Zwecke gestellt wurde. Es braucht aber nicht erst erhärtet zu werden, daß noch häufiger selbstische Gründe anderer Art allen denen diese Waffe in die Hand hat kommen lassen, die die Wege für sein Erlangen kannten, oder die jene dunklen Existenzen haben auffinden können, die, gegen entsprechenden Lohn, sich als Instrumente der Ausführung von Vergiftungen gebrauchen ließen. Solche gab es immer und überall. Nicht nur in den romanischen Ländern: Um die Mitte des 15. Jahrhunderts erwähnte AENEAS SILVIUS PICCOLOMINI, der spätere Papst PIUS II., in einer bemerkenswerten Schilderung der Wiener und ihrer Sitten, daß es in dieser Stadt berufsmäßige Giftmischerinnen gäbe: »Es soll auch sehr viele Weiber geben, die die Männer, welche ihren Frauen zur Last sind, durch Gift beseitigen[1]).« Es kann als sicher gelten, daß diese allgemeine Bemerkung auf Tatsachen begründet ist. Aus der gleichen Zeit, dem Jahre 1498, liegt ein Bericht aus österreichischen Landen vor, dessen detaillierter Inhalt in das geschichtliche Bild der menschlichen Vergiftungshandlung für niedrige Zwecke gegen Lohn paßte: »Es kam ein Wunderlich Ding an Tag, nemlich dz etzliche Weiber zu Prag, Pulffer bereiteten damit sie ihren Männern, oder weme sie gewöllet, vergeben könnten. Erstlich auffm Kuttenberge ein altes Weib derentwegen Peinlich gefraget und nachmals verbrennet. Darnach sind zu Prag diese Weiber hierumb gefänglich eingezogen worden, nämlich JOHANNA des Kameniken, welcher zur Zeit in der Newen Stadt Primus gewesen, Eheweib, LIDA eine Höckin auffm Roßmarkt, BILA eine Jüdin und CZECZELICZKA eine vom Adel, und diese wurden alle Peinlich angegrieffen. Erstlich bekandte des Kameniken Weib, dz sie diese Ding mit

1) AENEAE SILVII *Histor. rer. Frederici III*, Argentor. 1685, p. 5: »... Ajunt et mulieres esse admodum multas, quae viros graves uxoribus, veneno auferunt.«

jres Mannes Wissenschaft getrieben, derselbe ward auch gemartert und wolte es nicht gestehen. Uũ als die andern Weiber auch mit der scharffen Frag angegrieffen, haben sie noch auff eine mit Namen KOPTOWA bekandt. Also sind sie am Freytag nach Christi Himmelfarth hinaus geführet und umb die Vesperstunde sambt dem gifftigen Pulfer verbrennet. Etzliche ihre Gespielen aber sind fur Furcht, damit ihnen nicht auch so viel zu Theil würde, zur Stadt hinaus gelauffen, und sollen noch wider kommen[1]).«

Ich glaube nicht, daß es sich hier um Arsen gehandelt hat, weil dies damals in Deutschland nicht so leicht in die Hände von gewöhnlichen Leuten hat kommen können, um damit Vergiftungen zu planen, selbst wenn man annehmen wollte, daß fahrende Leute aus Italien und Frankreich die Kenntnis seiner verderblichen Wirkungen mitgebracht haben. Man verfügte damals genugsam über Pflanzengifte. Vielleicht bezieht sich die Bemerkung des Berichtes, daß die Weiber Pulver »bereitet« hätten, auf ein solches. In erster Reihe wäre hier an *Stechapfel* zu denken, dessen Samen von liederlichen Weibern, die ihrer Männer für einige Zeit ledig sein wollten, Hurenwirtinnen, Verführern und ähnlichem Gesindel benutzt worden sind, um einen bestimmten Zustand von geistiger Alienation bei ihren Opfern und eventuell den Tod herbeizuführen.

2. Die weibliche Liebessucht fand zu ihrer Befriedigung Helfer mit den entsprechenden Mitteln, auch hinter geweihten Mauern. In Klöstern verstand man nicht minder, sich Gift zu verschaffen und zu verwenden, wie auf dem weniger beschaulichen großen Jahrmarkt des Lebens: Die Herzogin von LONGUEVILLE und ihre Schwester hatten, um das Kloster von Ville-l'Evêque zu besetzen, zehn Nonnen aus der Abtei von Montmartre berufen. In diesem Kloster herrschte ein zügelloses Leben, und als die neue Äbtissin Ordnung schaffen wollte, wurde sie von den Nonnen vergiftet.

3. Unter die begehrlichsten und schlimm wirkenden Kurtisanen gehört die aus dem berühmten Hause DE NESLE stammende Witwe des Marquis von Tournelle, die spätere Herzogin von Châteauroux. Sie folgte ihren drei Schwestern, die ebenfalls Geliebte LUDWIGS XV., des argen Lüstlings, Schlemmers und Prassers waren. Für sie verschwendete er außerordentlich große Summen. Als er im Jahre 1744 in Metz akut erkrankte und ihm vom Herzog von Chartres und dem Bischof von Soissons die Lebensgefahr, in der er sich befände, und das öffentliche Ärgernis vor Augen geführt wurde, das er durch das Zusammenleben mit der Herzogin errege, entschloß er sich unter Äußerungen der Reue, die er über sein bisheriges Verhalten empfände, sie fortzuschicken. Sie mußte eilends aus Metz entweichen, ihres Lebens nicht sicher, weil sie vom Volke gehaßt wurde. Der König wurde, wie man sagte, durch einen Kurpfuscher mittels einer großen Dosis eines Brechmittels wiederhergestellt. Was damals für unmöglich gehalten wurde, geschah: Der Marschall VON RICHELIEU, ihr früherer Geliebter,

---

1) W. HAGECII Böhmische Chronika, 2. Teil, 1596, fol. 201 vers.

brachte die Herzogin auf einer Jagd wieder mit dem König zusammen, und dieser nahm sie wieder als Geliebte auf. Auf ihren Befehl mußte der Minister MAUREPAS, der sie im Auftrag des Königs aus Metz weggeschickt hatte, ihr persönlich ihre Zurückberufung an den Hof überbringen. Damit hatte ihre Dreistigkeit ihr Ende erreicht. Sie wurde akut bettlägerig krank. RICHELIEU behauptete, daß sie auf Veranlassung von MAUREPAS vergiftet worden sei. Sie selbst hat auf ihrem Krankenlager bis zu ihrem 1744 erfolgten Tode das gleiche gegenüber allen Besuchern versichert und, unter Verfluchen der Urheber, Ort und Umstände, unter denen es erfolgt sei — nämlich in Metz in einem Medikament — angegeben. Elf Tage lang hatte sie abwechselnd Erregungszustände mit Geistesabwesenheit, Krämpfe und normale Zeiten. Man ließ ihr neunmal zu Ader, ohne daß die nervösen Störungen sich besserten. Die Obduktion ergab bisauf eine geringe Lungenentzündung nichts Abnormes. Falls ein Gift die Todesursache gewesen sein sollte — was nicht wahrscheinlich ist —, so käme vielleicht ein tropeinhaltiges Material: Bilsenkraut oder Stechapfel in Frage.

## Die Marquise von Brinvilliers und andere Vergifterinnen.

4. CATARINA VON MEDICI, die schon zu ihrer Zeit bei Menschen mit der Vorstellung des unheimlichen Waltens von Gift verbunden war, lebte seit etwa 80 Jahren nicht mehr, als man wieder auf Paris als den Schauplatz von Vergiftungen hinwies. Diesmal freilich nicht auf Menschen, die irgend eine individuell hervorragende Besonderheit darboten, sondern auf Vergifterinnen und Vergifter aus persönlichem Interesse oder Leidenschaft. Denn auch Menschen mit *Vergiftungssadismus weist die Geschichte menschlicher Verirrungen auf.* Verbrecherisch veranlagte, sexuell lüsterne, habgierige, nach Glanz, Größe, Einfluß dürstende Weiber der sogenannten besten Kreise, der vornehmen Gesellschaft, aber auch viele andere drängten sich zu den versteckten Orten, wo Verfertiger oder Mittlerinnen von Gift hausten. Womit sie befriedigt wurden? Bezeichnenderweise erhielten sie Gift unter dem Namen der »Poudre de succession«. Es wirkte nicht jäh, sondern raubte die Gesundheit unter dem Bilde einer subchronischen Kachexie, täuschte vor, daß eine Krankheit in dem Opfer wüte. In den allermeisten Fällen wurde wieder Arsenik gebraucht. Was sonst bei einem der Hauptvergifter oder Giftmittler gefunden wurde, nämlich Sublimat, Bleiazetat, Antimonverbindungen, die gerade damals als Arzneimittel aufkamen, sowie Opium, wird wohl gleichfalls in irgendeiner Kombination zu einer Zweckerfüllung benutzt worden sein, trat aber gegen Arsenik, dem Universalgift, zurück.

Wie lange diese Gifte heimlich in den bezeichneten Kreisen Unglück schufen, läßt sich nicht feststellen. Ich nehme an, daß etwa um das Jahr 1670 die Vergiftungswelle so hoch gestiegen war, daß sie die Gesellschaft überflutete und endlich auch von den blödesten Ärzten erkannt werden mußte. Die Marquise von Brinvilliers gab den ersten gröbsten Anlaß, Todesfällen etwas näher nachzugehen, die gehäuft vorkamen, ohne eine genügende Erklärung ihres Zustandekommens zuzulassen. Die Hauptzüge jener Dramen seien hier geschildert. Durch ihren Mann, der Oberst war, lernte die BRINVILLIERS einen Rittmeister ST. CROIX kennen, einen vor keinem Verbrechen zurückscheuenden Industrieritter. Er wurde ihr Liebhaber. Als ihr Vater, D'AUBRAY, dies erfuhr, ließ er ihn in die Bastille setzen. Dort lernte er einen Italiener EXILI kennen, der in Diensten der Königin CHRISTINE von Schweden stand und sich mit Giften befaßt hatte. Der Lieferant der Gifte scheint der damals angesehene Schweizer Chemiker GLASER gewesen zu sein, der in Paris lebte und Leibapotheker des Königs war. Es kann hier gleich bemerkt werden, daß dieser Mann in die späteren gerichtlichen Untersuchungen miteinbezogen, aber als schuldlos freigesprochen wurde. EXILI wurde nach einiger Zeit zwangsweise nach England abgeschoben, kehrte aber wieder nach Paris zurück und verkehrte wieder mit ST. CROIX. Dieser teilte sein Giftwissen der BRINVILLIERS mit. Im Besitze einer solchen Waffe benutzte sie es in einer geradezu zügellosen Weise. Um Übung in der Anwendung und Schätzung der Giftwirkung zu bekommen, reichte sie Gifte als hilfreiche fromme Schwester im Hôpital Dieu den Kranken in Stärkungs- und Erfrischungsmitteln. Als Versuchsobjekte benutzte sie auch ihre Bediensteten, denen sie Gift in Früchten oder Fleisch verabfolgte. Um ihren Geldbedürfnissen genügen zu können, vergiftete sie ihren Vater. Etwa dreißigmal in acht Monaten reichte sie ihm, nach ihrem eigenen Geständnis, Gift, und zwar kleine Mengen Arsenik. Die Ärzte hielten den nach dieser Zeit eingetretenen Tod für einen natürlichen, im Gegensatz zu allerlei Gerüchten, die ihn auf Gift bezogen wissen wollten.

Da ihre beiden Brüder den größeren Teil des elterlichen Vermögens geerbt hatten, so beschloß sie, auch diese zu beseitigen, da sie für sich Geld brauchte, und auch um ST. CROIX zu befriedigen, der in gemeinster Weise Erpressungen an ihr vornahm, sowie um den anderen zahlreichen Liebhabern, von denen einigen sie, wie von ST. CROIX, Kinder hatte, Geld zukommen zu lassen. Dies war z. B. mit JEAN STAMELIN, genannt CHAUSSÉE, der Fall, den sie bei einem ihrer zusammenwohnenden Brüder als Diener angebracht hatte, um durch ihn beide den Arsentod erleiden zu lassen. Auch dies gelang. Der eine Vergiftete starb nach drei Monaten, nachdem er in einer überaus starken Weise abgemagert und siech geworden war, Brennen im Magen, Erbrechen und andere Arsensymptome bekommen hatte, der andere drei Monate später. Jetzt erklärten die Ärzte und ein hinzugezogener Apotheker, daß ein Vergiftungstod vorliege. Die Rätsel dieser Vergiftungen wurden jäh gelöst, als man in der Hinterlassenschaft des plötzlich gestorbenen ST. CROIX eine Kassette fand, in der neben Briefen und Schuldverschreibungen für die bei den Vergiftungen geleistete Hilfe von der Hand der BRINVILLIERS noch Giftflaschen gefunden wurden. Die Gifte wurden an Tieren versucht. Die BRINVILLIERS floh, während LA CHAUSSÉE gerädert wurde. Schließlich lockte man sie aus einem Lütticher Kloster und schaffte sie nach Paris. Sie gestand alle ihre Giftmorde ein, wurde gefoltert, dann im Jahre 1676 enthauptet und ihr Leichnam verbrannt.

5. Mit dem Tode der BRINVILLIERS hörten die unerklärbaren Todesfälle nicht auf. Das Volk wurde beunruhigt, zumal — worauf noch zurückzukommen sein wird — um diese Zeit auch die Herzogin von Orléans, der Herzog von Savoyen und andere hervorragende Menschen akut aus voller Gesundheit heraus verstorben waren, ohne daß ein zureichender Grund ersichtlich war. Schon ein Jahr später fand man in einem Beichtstuhle einen Zettel, auf dem der Plan mitgeteilt wurde, den König und den Dauphin zu vergiften. Man verhaftete auf Grund eines bestimmten Verdachtes einen gewissen DE VANNES und seine Geliebte. Bei ihnen beschlagnahmte Papiere ergaben Hinweise auf eine Gesellschaft dunkler Existenzen von Alchimisten, Zauberern und dergleichen mehr, die mit vielen Menschen Verdacht erregende Verbindungen unterhielten. Und bald hernach gelang das letzte und Furchtbarste: Durch Zufall kam man auf zwei Vergifterinnen. Die eine, MARIE BOSSE, eine Wahrsagerin, von Wein voll, erzählte, wie Prinzen, Grafen, Adlige ihre Dienste in Anspruch nähmen und daß sie nur noch drei Vergiftungen zu machen nötig habe, um sich zur Ruhe zu setzen. Von der alsbald unterrichteten Polizei wurde eine Frau abgesandt, die sich über ihren Mann bei der BOSSE beklagte. Sie erhielt von ihr Gift zu seiner Beseitigung. Man verhaftete nun nicht nur die BOSSE und die Frau VIGOUREUX, bei der dieses Gespräch geführt worden war, sondern nach einigen Tagen auch eine Frau MONVOISIN, genannt LA VOISIN, ein Weib aus der Hefe des Volkes mit gemeinen Manieren, die allein für sich Hekatomben von Menschen geopfert hat. Sie hatte einen außerordentlichen Zulauf, verdiente enorme Summen, hielt sich Liebhaber, feierte jeden Tag Feste und kleidete sich für Hunderttausende Franken. Sie erklärte u. a. bei ihrer Vernehmung, daß Giftmorde auch bis zu 50000 Frank bezahlt wurden. Mehr als 2500 nicht ausgetragene Kinder wurden angeblich durch sie verbrannt oder vergraben.

6. Neben dem Verkauf von Liebestränken, neben Vergiftungen und Abtreibungen wurden die berüchtigten schwarzen Messen von einem verkommenen Geistlichen auf dem nackten Leib der Weiber gelesen und dabei vorher noch schnell getaufte Kinder getötet, deren Blut man in den Kelch fließen ließ. Mit diesem Blut wurden Hostien gemacht. Im Verlaufe der vor einer besonders dafür geschaffenen Kammer (Chambre ardente, Cour des poisons) vorgenommenen, drei Jahre dauernden Untersuchung, in die weit über vierhundert Menschen einbezogen wurden, kamen neben anderen Scheußlichkeiten eine große Zahl von Giftmorden, Giftmordversuchen und geplante Giftmorde ans Tageslicht. Bis in die Nähe und an die Person LUDWIG XIV. wagten sich solche Pläne heran, an denen auch die MONTESPAN einen gewissen Anteil hatte. Viele sehr hochgestellte, in die Prozesse verwickelte Personen flüchteten ins Ausland[1]). Andere wurden durch Machtbefehl außer Verfolgung gesetzt. Einen Teil der Akten ließ der König in seiner Gegenwart verbrennen. Die über die Gifte gemachten Angaben

[1]) Mme DE SÉVIGNÉ, Lettres, Lettre 596 du 26. janv. 1680, édit. par GRONVELLE, Paris 1806, tom. V, p. 52, 53, 54.

sind gleichfalls nicht an die Öffentlichkeit gelangt. Der Bevölkerung hatte sich eine außerordentliche Aufregung bemächtigt. Frau VON SÉVIGNÉ schrieb: »on est dans une agitation, on envoie aux nouvelles, on va dans les maisons pour en apprendre, on est curieux ...« Ungleich der BRINVILLIERS benahm sich vor ihrem Feuertod, der ihr schon vier Tage zuvor angekündigt worden war, die VOISIN. Sie trank viel Wein, aß ordentlich, sang Trinklieder, verbat sich jeden Geistlichen und war zu keinem Reuewort zu bewegen[1]).

Eine Fülle von weiteren zu dieser Vergiftungsflut gehörenden Tatsachen sind aus den Akten der Bastille bekannt geworden. So wurden als angebliche Giftentnehmer von der VOISIN die Gräfinnen VON SOISSONS, ROURE, POLIGNAC bezeichnet, die ersteren beiden, weil sie damit die DE LA VALLIÈRE töten, die Herzogin von Bouillon, weil sie ihren Mann beseitigen wollte, um den Herzog von Vendôme heiraten zu können. Andere Vergifterinnen, wie die GRANGE, die 1677 in die Bastille kam und hingerichtet wurde, bezogen Gift aus der Apotheke. Die Vergifterin LE SAGE belastete den Herzog von Luxemburg, der den König durch Gift habe beseitigen wollen. Von dieser Anklage wurde er freigesprochen, aber seiner Würden entkleidet und auf seine Güter verbannt. Schlimm scheint es der Giftmischer GUIBOURT getrieben zu haben, der die Gifte in Wein, Konfitüren, Kuchen oder Bouillon nehmen ließ.

Entkleidet man die geschilderten Vorgänge aller sensationeller Zutaten und betrachtet sie rein toxikologisch, so handelt es sich bei allen den in jener Zeit in Frage kommenden Vergiftern und Vergifterinnen nicht um ein besonderes Giftwissen. Sie wandten alle für die akute und subakute Vergiftung fast ausschließlich Arsenik und zwar in den schon immer bekannt gewesenen Anwendungsarten: zugemischt zu ärztlich verordneten Arzneien, oder in Nahrungs- und Genußmittel oder in gewöhnliche entleerende Klistiere getan, die damals sehr gebräuchlich waren. Ausnahmsweise wurde auch die Leibwäsche, besonders Hemden, in eine Arseniklösung getaucht. Dem dasselbe tragenden Individuum entstand am Leibe Entzündung, die je nach der Empfindlichkeit der Hautstelle, die von dem Arsen berührt wurde, geringer oder größer war. Es sollte dadurch ev. der Eindruck eines syphilitischen Hautausschlages erweckt werden, der rückwärts auf eheliche Untreue schließen lassen mochte. Daß bei dieser Art der Arsenverwendung auch resorptive Wirkungen entstehen können, wurde bereits an anderer Stelle gezeigt.

Den Giftmischern standen freilich noch viele andere Gifte zur Verfügung. Aber was auch immer sie verwenden konnten — nichts kam an Bequemlichkeit der Verwendung, an Unauffälligkeit, an Sicherheit in der Erfüllung dem Arsenik gleich. Deswegen herrschte er souverän. In Abhandlungen aus jener Zeit wird die »Poudre de succession« als aus Diamantpulver bestehend bezeichnet, was natürlich völlig wirkungslos sein würde. Andere behaupteten, daß es aus Bleiazetat bestanden hätte — wahrscheinlich in Erinnerung daran, daß im römischen Altertum Bleiverbin-

[1]) Mme DE SÉVIGNÉ, l. c., p. 88.

dungen[1]) zu den »tödlichen Mitteln« und den »unfruchtbar machenden« gerechnet wurden. Daß bei einer gewissen Sättigung des Körpers mit Blei ein solcher Erfolg eintreten kann, ist als eine auch durch moderne Erfahrungen gestützte Tatsache anzunehmen. Ich zweifle nicht, daß in jener großen Vergiftungsepidemie des 17. Jahrhunderts auch wohl gelegentlich Bleiazetat oder Bleiglätte verwendet sein werden. Sie können aber wegen ihres schwer zu verdeckenden Geschmackes wohl keine große Rolle gespielt haben. Die Poudre de succession bestand im wesentlichen aus Arsenik.

Auch für *Fruchtabtreibungen* leistete Arsen die so oft erprobten[2]) Dienste. Nebenher war es das alte Arsenal: Sadebaum, Lebensbaum, *Artemisia*-Arten, Raute, *Galbanum* u. a. m.[3]), aus dem man wählte.

## Die Geschwister Mancini.

7. In den geschilderten großen Vergiftungsereignissen wurde auch die Gräfin von Soissons, OLYMPIA MANCINI, eine der vier Schwestern und Nichten des Kardinals MAZARIN genannt, ebenso wie ihre Schwester, die Herzogin von Bouillon. Die letztere, MARIE-ANNE, hatte bei ihrer Vorladung vor der Chambre ardente die Richter verhöhnt. Sie war in den Gerichtssaal geführt worden, an der einen Hand von VENDÔME, an der anderen von ihrem Manne. Alle lachten, denn sie war verdächtigt worden, durch einen Besuch bei der VOISIN die Mittel sich haben verschaffen zu wollen, den letzteren zu töten, um den ersteren heiraten zu können. Weil sie sich rühmte, die Richter als Trottel charakterisiert zu haben, wurde sie für eine Zeitlang verbannt. In der Giftaffäre wurde sie nie wieder genannt.

Anders mit ihrer Schwester, der Gräfin von Soissons. Sie, die von ihrer Schwester MARIE als schlechter Charakter bezeichnet wurde, war ernsthafter in die Vergiftungsklage gegen die VOISIN verwickelt. Mehrfach wegen allerlei Intrigen vom Hofe LUDWIGS XIV. verbannt, lebte sie ihren Liebesabenteuern, bis ihr Mann plötzlich starb und das Gerücht sich verbreitete, daß auch sie Verbindungen mit der VOISIN unterhalten habe. Durch die Aussagen der letzteren wurde sie belastet. Sie entfloh, als sie die Vorladung vor Gericht erhalten hatte, weil, wie sie angab, der Minister LOUVOIS und die Frau VON MONTESPAN sie durch falsche Zeugen vernichten und in die Bastille bringen wollten. Mit ihren Kindern und 20 Personen ihrer Suite kam sie nach Brüssel, wo sie ihr Liebesleben fortsetzte. Nach sechs Jahren reiste sie nach Spanien, um ihre Schwester MARIE COLONNA zu sehen. Bald wurde sie dort die Vertraute der Königin MARIE-LOUISE, der Gemahlin KARLS II. Im Oktober 1688 sah sie sich indes von einer Ausweisung aus Spanien bedroht. Der Gesandte Frankreichs, Graf VON REBENAC, schrieb, der König von Spanien hielte die Gräfin von Soissons für eine Zauberin. Er führte seine Kinderlosigkeit auf sie zurück: »Elle

1) LEWIN, Die Fruchtabtreibung durch Gifte, 2. Aufl. — Berliner klinische Wochenschrift, 1904, Nr. 41.
2) LEWIN, Die Fruchtabtreibung durch Gifte, 2. Aufl., S. 229.
3) LEWIN, l. c., S. 199.

aurait jeté un sort sur lui.« Als aber die Königin — die sich insofern politisch betätigte, als sie ihren Gemahl von der allseits geplanten Liga gegen LUDWIG XIV. abbringen wollte — nach dreitägigem Erbrechen und ebensolange anhaltenden Koliken gestorben war, beschuldigte man die Gräfin von Soissons des Giftmordes. Der Gesandte VON REBENAC schrieb an LUDWIG XIV. etwas mysteriös: »Dieu seul, Sire, connaît la cause d'un évènement si tragique.« Die österreichische Partei am Hofe verbreitete die Nachricht, sie wäre durch den Genuß von viel Austern und geeister Milch gestorben. In seinen Gesandtschaftsberichten widersprach dem der französische Gesandte. Er, wie andere, z. B. SAINT SIMON, glaubten an eine Vergiftung, und der letztere hielt die Gräfin von Soissons, die unbeschränkten Zutritt zu der Königin hatte, für die Verüberin der Tat. Sie hätte das Gift in Milch verabfolgt. Diese schwere Belastung könnte in dem Charakter der Gräfin eine Stütze finden. Falls sie die Vergiftung bewerkstelligt haben sollte, so konnte sie sich nur als Instrument der österreichischen Partei haben gebrauchen lassen, die den großen Einfluß der Königin auf ihren Gemahl ausschalten wollte. Erkrankung und Tod erfolgten jedenfalls so eigenartig und schnell, daß es auch heute noch toxikologisch naheliegt, an eine Vergiftung zu glauben.

MARIE MANCINI, die dritte der schönen und intelligenten Schwestern, hatte auf den damals 20 Jahre alten LUDWIG XIV. so starken Eindruck gemacht, daß er eine Zeitlang mit dem Gedanken umging, sie zu heiraten. Dies lag aber nicht in dem Wunsche des Kardinals MAZARIN. Er sorgte dafür, daß sie im Jahre 1661 den Connétable Fürsten COLONNA heiratete. Auf der Fahrt nach Rom in Begleitung des Erzbischofs von Amasie und des Grafen ANGELELLI sagte ihr der erstere, daß ihr Gatte sie in seinem Palaste wie eine Gefangene halten würde. Bei irgendwelchem Verdacht sei sie in Gefahr, geschlagen zu werden oder Gift zu bekommen. So schrieb der Abbé BENEDETTI an den Staatssekretär LYONNE, damit dieser es LUDWIG XIV. mitteilen könne[1]). Trotzdem war das Verhältnis zwischen den Gatten ein gutes. MARIE gebar in den ersten Jahren mehrere Söhne. Bald danach aber fühlte sie sich unglücklich und erklärte ihrem Gatten, nicht mehr mit ihm zusammenleben zu wollen. Die Absicht, ihn zu verlassen, wurde lebendig, als ihre Schwester HORTENSE, die Herzogin von Mazarin, sie in Rom besuchte. Zu dieser Zeit glaubte sie sich vergiftet. Sie schreibt darüber in ihrem Journal: »Ich hatte endlich die Freude, meine Schwester, die schöner als je war, wiederzusehen. Dieses Vergnügen hätte mir beinahe das Leben gekostet, denn an dem betreffenden Tage, an dem ich zum Abführen eingenommen hatte, wurde ich von so heftigen Koliken befallen, daß ich bei Fortdauer derselben sicher gestorben wäre. Auch der empfindungsloseste Mensch würde dadurch ergriffen worden sein — nur auf meinen Gatten machte mein Zustand keinen Eindruck.« Zwischen den Zeilen liest man die Angst vor Vergiftung. Sie ließ während ihrer Erkrankung jedes Gericht von ihrer ergebenen Dienerin, der Maurin MORÉNA, vorkosten. Das Ereignis machte in Rom Aufsehen, und die Zeitungskor-

[1]) PERREY, Une princesse romaine au XVII siècle, Marie Mancini Colonna, 1896, p. 11.

respondenten hielten mit dem Verdacht, daß hier eine Vergiftung vorläge, nicht zurück. Das Gerücht einer solchen gelangte sogar zu LUDWIG XIV., der den Chevalier DE LORRAINE, der gerade zu jener Zeit in Rom war, zu sich berief, um ihm Bericht zu erstatten. Dieser erklärte dem König persönlich, daß es dringend sei, die Fürstin den Vergiftungsversuchen zu entziehen. Daraufhin wurde für sie ein Paß ausgestellt, mit dem sie nach Marseille gelangen könnte. In Mannskleidern entfloh sie mit ihrer Schwester — wie Frau VON GRIGNAN schrieb — beladen mit Edelsteinen, aber ohne Wäsche. Mehrere Jahre lang verblieb sie in Klöstern oder reiste an die Höfe von Turin und Madrid und schließlich nach elfjähriger Abwesenheit nach Frankreich. Sie starb, vielleicht in Madrid, in völliger Vergessenheit.

Ich glaube nicht, daß an ihr ein Vergiftungsversuch unternommen worden ist. Die Koliken, die sie gehabt hat, waren wohl eine Folge zu großer Dosen des Abführmittels, das sie, wie sie selbst sagt, zuvor genommen hatte. »Dare il boccon«, d. h. jemand vergiften, war auch in jener Zeit in Italien ein nicht ganz ungewöhnliches Tun. Bei einer so bekannten, von dem König von Frankreich geschätzten Person hätte selbst ein COLONNA seiner Rachsucht in dieser Beziehung Zügel angelegt.

HORTENSE MANCINI hatte den reichen Marquis von Meillerage, der durch die Heirat Herzog MANCINI geworden war, geheiratet. Von Beginn an war er eifersüchtig, vor allem auf den König. Er reiste deshalb mit ihr viel umher, bis es ihr zu viel wurde. 20 Jahre alt verlangte sie bereits die Scheidung. Ehe der Prozeß sein Ende erreicht hatte, verließ sie mit ihrem Bruder und ihrem Liebhaber, dem Chevalier DE ROHAN, Frankreich und zog zu ihrer Schwester COLONNA. Mit dieser entfloh sie, lebte drei Jahre am Hofe KARL EMANUELS in Chambéry und ging darauf nach England, wo sie dem König KARL II. nahestand. Sie ist toxikologisch durch ihren Alkoholismus interessant, der ziemlich hochgradig war. Wo immer es möglich war, suchte sie sich alkoholische Getränke zu verschaffen. SAINT ÉVREMONT dichtete an sie:

*»Beauté des mortels chérie,*
*Et de moi plus que ma vie!*
*Moins d'eaux fortes, de vin blanc,*
*Vous iriez jusqu'à cent ans.*

. . . . . . . . . . . . . .

. . . . . . . . . . . . . .
*Contre eau d'anis, eau d'absinthe*
*Qu'on boit en tasse de pinte*
*Vos poumons ne tiendront pas.*

. . . . . . . . . . . . . .
*Et votre coeur doux et tendre*
*Qu'on fait les dieux pour se rendre*
*Au service des amants*
*Périra par vos vins blancs.«*

Die krankmachenden Folgen blieben nicht aus, und als sie, wie es schien, hoffnungslos war, ließ man ihre Schwester, die Herzogin von Bouillon, kommen. Aber selbst in dieser Zeit schrieb sie noch an den Abbé VON HAUTE-

FEUILLE, ihr Faktotum in Paris, ihr guten Wein zu senden. Sie lebte fast nur noch von Schnaps, wie der Abbé VIGUIER schrieb. Sie starb 1699 im 53. Jahre an ihrer Trunksucht.

### Adrienne Lecouvreur.

8. Die Verwendungsform von Gift wurde gewöhnlich den Umständen anzupassen versucht. So scheint weibliche Eifersucht es einst ihrem Opfer in Pastillenform reichen gewollt zu haben. Es war die berühmte ADRIENNE LECOUVREUR, die angeblich so beseitigt werden sollte, sie, die erste Schauspielerin in Frankreich, die Ruhm auf der Bühne und Wertschätzung in der besten Gesellschaft erworben hatte, die von dem hervorragenden Feldherrn, dem Marschall MORITZ VON SACHSEN geliebt und von VOLTAIRE, der ihr seine rührendste Elegie gewidmet hat, ganz besonders verehrt wurde[1]). Im Juli des Jahres 1729 teilte ihr ein Abbé BOURET, ein Miniaturenmaler, mit, daß man ihn unter großen Geldversprechungen dafür geworben habe, ihr, falls er dazu gelange ihr Porträt zu malen, vergiftete Pastillen zu reichen. Die Herzogin von Bouillon — die MORITZ VON SACHSEN ohne Erwiderung liebte[2]) — sei die Auftraggeberin, und sie habe ihm hierfür das Gift überreicht. Nach Besprechung mit ihren Freunden und dem Marschall kam man überein, die Angelegenheit der Polizei zu übergeben. Die Pastillen wurden chemisch untersucht, ohne daß man zu einem sicheren Ergebnis gelangte. Immerhin erschienen einige von ihnen verdächtig.

Das Gerücht hiervon gelangte an die Familie BOUILLON, auf deren Veranlassung der Abbé eingesperrt wurde. Bei den Verhören blieb er bei seiner ersten Aussage. So vergingen einige Monate, als plötzlich die LECOUVREUR im März 1730 an einer Darmentzündung starb, die man auf eine von ihr genommene Dosis Ipecacuanha zurückführte. Die Sektion ergab eine akute Entzündung der Eingeweide. VOLTAIRE, in dessen Armen die Erkrankte starb, glaubte nicht an das allgemein verbreitete Gerücht eines Vergiftungstodes. Diese Meinung würde, wie SAINTE-BEUVE hervorhebt, entscheidend sein, wenn man nicht wüßte, daß VOLTAIRE systematisch jede derartige Vergiftung abgelehnt habe. Fünf Monate später erlangte man von dem immer noch gefangen gehaltenen unglücklichen Abbé BOURET, daß er — offenbar veranlaßt durch seine Zwangslage — seine ersten Aussagen zurückzog und eine Art von Unschuldserklärung für die Herzogin abgab[3]). Diese soll noch auf dem Totenbett ihre Unschuld beteuert haben. Dies hinderte nicht, daß man noch in der Neuzeit den Tod der LECOUVREUR als Vergiftungstod für wahrscheinlich gehalten hat[4]). Der Pfarrer von Saint-Sulpice verweigerte der Leiche ein kirchliches Begräbnis. Sie mußte in der Nacht von Freunden beerdigt werden.

---

1) SAINTE-BEUVE, Causeries de Lundi, Paris 1851, tom. I, p. 187.
2) Lettres de Mademoiselle AÏSSÉ à Mad. CALANDRINI, Paris 1878, p. 99.
3) SAINTE-BEUVE, l. c., p. 205.
4) Nouvelle Biographie générale, publ. par FIRMIN DIDOT, Paris 1859, tom. XXX, p. 250.

## Zweites Kapitel.

Vergifterinnen in Süditalien, Deutschland, Holland. Die Aqua Tofana. Massenvergifterinnen: KOENIG. GOTTFRIED. VON DER LINDEN.

1. Um die Mitte des 17. Jahrhunderts, noch bevor die geschilderten Massenvergiftungen durch Weiber in Paris vorgekommen und gesühnt worden waren, haben in Italien Vergiftungen ähnlichen Charakters sich abgespielt. Sie knüpfen sich an Giftmischerinnen, von denen eine in Palermo sicher den Namen TEOFANIA oder TOFANA trug. Als solche wurde sie unter der Regierung des Vizekönigs FERDINANDO AFAN DE RIBERA hingerichtet, weil sie durch ihr käufliches Gift zu zahlreichen Giftmorden Anlaß gegeben hatte.

In Rom betrieb dieses Geschäft ein Weib, das angeblich auch den Namen TOFANA trug. Über diese und eine dritte TOFANA aus dem Beginn des 18. Jahrhunderts liegen etwas eingehendere Angaben vor.

Als ALEXANDER VII. Papst war, erfuhren etwa um das Jahr 1659 Beichtväter in Rom oft als Beichtgeheimnis, daß durch ein Giftwasser Menschen getötet worden wären. Als der Frevel wuchs, als es sicher geworden war, daß Frauen auch der angesehensten römischen Familien bei dem geringsten Zwist oder aus Liebesgründen ihre Männer mit diesem Gift, der Acquetta oder Tofania, töteten, gab der Papst dem Monsignore BALANZONI den Befehl, die Giftmischerinnen zu entdecken.

Man erkundete, daß von zwei Männern, die zwei Schwestern geheiratet hatten, der eine plötzlich nach häufigem Erbrechen und Fieber und der andere acht Tage später gestorben war. Die Schwestern standen mit einer Sizilianerin, einer Wahrsagerin, HIERONYMA SPARA, in Verbindung, zu der, wie man feststellte, mehrere Witwen kamen. Nun schickte man zu dieser eine fein gekleidete Detektivin, die ihr viel Geld versprach, wenn sie ihren eifersüchtigen Mann mit Gift beseitigen wollte. Sie versprach, ihr Gift zu schicken. Die Überbringerin desselben, die Magd der SPARA, machte mit dem Wasser den Versuch an einem Hunde, der dadurch starb. In dem Nebenzimmer war ein Richter untergebracht, der die Magd sofort festnehmen ließ. Diese, sowie die verhaftete SPARA, gestanden alles. Das Gift hatte die letztere in Palermo von der TOFANIA kennen gelernt. Sie verriet seine Zusammensetzung und die Opfer desselben, unter denen sich Fürsten, Ritter, Damen usw. befanden. Sie vermochte nach der Dosierung des Mittels einen schnellen oder langsamen Tod zu bewirken. In dem Prozeß wurden außer der SPARA noch vier Witwen zum Tode verurteilt. Die Galgen waren in Campo di Fiore errichtet, und damit alles vom Volke besser gesehen werden könnte, ließ der Papst alle Krambuden auf dem Platze niederreißen. Es war ein solches Begehren nach guten Aussichtsplätzen, daß Fenster zu 30 Dukaten vermietet wurden. Vor der Hinrichtung wurden die Verurteilten zwei Stunden lang unter Vorantritt eines Dieners des Scharfrichters durch die Stadt geführt. Dieser rief ihr Verbrechen aus.

2. Diese Abschreckungsmethode half nicht viel. Es wurde die Aqua Tofana weiter verkauft, so daß man wieder nach zwei Monaten zwei Weiber hängen mußte. Der Papst ließ die Prozeßakten in die Engelsburg legen, damit niemand die Zusammensetzung des Giftes erführe.

70 Jahre später wurde ein ähnlicher Giftbetrieb in Neapel entdeckt[1]). Eine Frau fabrizierte wieder die Acquetta. Sie verschickte sie sogar außerhalb Neapels unter dem Namen »Manna von Sankt Nikolaus von Bari« in kleinen, platten, gläsernen Flaschen, auf deren einen Seite man das Bildnis dieses heiligen Bischofs sah. So wurden auch die Zollbeamten über den Inhalt getäuscht, weil unter dem angegebenen Namen ein wundertätiges Öl, das aus dem Grabe des Heiligen fließen sollte, verkauft wurde. Man fand die Giftmischerin, die ihren Aufenthalt wechselte, endlich, konnte ihrer aber nicht sofort habhaft werden, da sie in ein Kloster floh. Dem entriß man sie unter lautem Widerspruch des Klerus, der die klösterliche Freiheit dadurch verletzt fand. Der Kardinal drohte mit Interdikt. Das Volk machte einen Aufstand. Als Beruhigung eingetreten war, wurde diese TOFANA, die alles, auch ihre Abnehmer offenbart hatte, erwürgt. Von ihren Kunden wurden die Niedrigstehenden hingerichtet, die Vornehmen zu Gefängnis verurteilt. Der Kadaver der TOFANA wurde, um den Respekt vor den Kirchengerechtsamen zu beweisen, in das Kloster geworfen.

3. Noch gegen Ende des 18. Jahrhunderts wurde berichtet[2]), daß in Neapel es nur wenige Personen gäbe, die die Aqua Tofana zuzubereiten wüßten. Durch die überaus strengen Verordnungen gegen Zubereitung und Verkauf sei das Übel gemildert, aber nicht ausgerottet worden. Keine Vorsicht sei imstande, eine Sicherung dagegen zu geben.

Die Aqua Tofana, Aqua tophania, Aqua del Tofnina im neapolitanischen Dialekt, Acquetta di Napoli war ein farb- und geschmackloses Wasser, das nichts anderes darstellte als eine Lösung der arsenigen Säure. Dies ist schon frühzeitig erkannt worden, da im Jahre 1633 in Palermo eine Verordnung gegen den Verkauf von Arsenik erlassen wurde, sicher nur zu dem Zwecke, um der verbrecherischen Verwendung desselben ein Ziel zu setzen. Auch Männer der Wissenschaft haben das Präparat für eine Arseniklösung gehalten[3]). Überdies hat dies Kaiser KARL VI. (1711—1740), der damals König beider Sizilien war, seinem Leibarzt VON GARELLI selbst erzählt und dieser es dem berühmten Kliniker FR. HOFFMANN mitgeteilt. Das Wissen stammte aus dem eigenen Geständnis der Giftmischerin, die Arsenik in heißem Waser löste und dazu Aqua Cymbalariae aus *Antirrhinum Cymbalaria* Linn., einer harmlosen Pflanze, die früher gegen Krätze und Skorbut benutzt wurde, hinzufügte.

Eine andere ältere Angabe, wonach die Aqua Tofana aus Opium und Spanischen Fliegen bestehen sollte, ist ganz von der Hand zu weisen —

---

1) LABBAT, Reisen nach Spanien und Welschland, übersetzt von TRÖLTSCH, 1758, Bd. IV, S. 33.

2) ARCHENHOLZ, England und Italien, 1785, S. 355.

3) WEPFER, Historia Cicutae, p. 295. — HOFFMANN, Opera, 1740, vol. I, p. 198.

ohne freilich dadurch ausschließen zu wollen, daß auch diese beiden Stoffe sonst für Mordzwecke gelegentlich benutzt worden sind. Als in Frankreich in der zweiten Hälfte des 18. Jahrhunderts der Dauphin und bald darauf die Dauphine unter dem Verdacht von Gift gestorben waren, ließ man Nachforschungen über schleichend wirkende Gifte anstellen. Der Abbé GAGLIANI wollte hierbei erfahren haben, daß die »Aqua di Tufania« aus Opium und Kanthariden bestehe[1]). Da er aber hinzufügte, daß das Mittel klar wie Quellwasser und geschmacklos sei, so wird dadurch seine Angabe als absolut falsch gekennzeichnet, weil eine solche Mischung weder klar noch geschmacklos sein kann. Die Kantharidenwirkung ist überdies so besonders auffallend und so eigenartig, daß sie sich, besonders wenn Nieren- oder Blasenblutungen eingetreten wären, durch ihre Auffälligkeit verraten haben würde.

Die Aqua Tofana, als Arseniklösung, erzeugte die typischen Arsensymptome: Verlorengehen der Spannkraft innerer Organe, besonders der Lungen, Ekel, Mattigkeit, Magenschmerzen, unnennbares allgemeines Übelbefinden, Körperschwäche, Abmagerung, Fieber usw. An der Leiche fehlen deutbare Veränderungen.

Das Wissen über diese Arsenikwirkungen war in Italien ein indigenes. Die vergangenen Jahrhunderte hatten diesem Gifte dort einen geeigneten Grund zum Wurzeln gegeben. Nie schwand es aus dem Gedenken derer, die, als Werkzeuge verbrecherischen Tuns, dieses ihr Wissen in Geld umzusetzen verstanden. Davon haben Frauen, wie die vorstehenden Blätter lehren, oft genug Gebrauch gemacht, oder, im Besitze einer bestimmten Giftkenntnis, auch ohne fremde Hilfe selbst vergiftet. Solche Typen, bei denen die Triebfeder für ihre Verbrechen außer Rachsucht oder Eigennutz *auch das unheimliche Verlangen war, andere leiden oder sterben zu sehen,* kennt reichlich die Neuzeit in den Kulturländern. Haben doch unter anderem die Giftmischerin KÖNIG mit Arsen 21 Morde, die Giftmischerin GOTTFRIED in Bremen (1831) 15 Morde und 15 Mordversuche, ein anderes Weib VON DER LINDEN in Leiden von 1869—1885 23 Morde und 50 Mordversuche und die Giftmischerin von St. Clar (1902) drei Morde damit ausgeführt. Mitunter verbanden solche Weiber, wie die LEONORE METZGER (1855—1856) Arsen mit anderen Giften, z. B. einer Nachtschattenabkochung, oder sie wählten nur Pflanzengift. So tötete die JEANNERET von Oktober 1867 bis Januar 1868 sechs Menschen durch Atropin und vergiftete drei weitere. Es sind dies schlimme Betätigungen weiblicher Entartung, für die ein zureichender Grund nicht immer gefunden werden kann. Meistens sind, wie ich schon ausführte, Herrschsucht und Gewinnsucht die Triebfedern. So läßt auch CHAMISSO seine Giftmischerin sprechen:

*»Der Herrschaft Zauber aber ist das Geld.*
*Ich weiß mir Bess'res nichts auf dieser Welt*
*Als Gift und Geld.*

. . . . . . . . . . . . . .

[1]) *L'espion dévalisé,* London 1782, p. 91: »A Naples le mélange de l'opium et des mouches cantharides à des doses qu'ils connaissent est un poison lent, le plus sûr de tous, infaillible.«

*Das Gift erschleicht im Dunklen Geld und Macht,*
*Ich hab' es zum Genossen mir erdacht,*
*Und hab' es gut befunden.*
*Hinunter stieß ich in das Schattenreich*
*Mann, Brüder, Vater, und ich ward zugleich*
*Geehrt und reich.«*

Sie tötete sogar die ihr verhaßten eigenen Kinder und fand schließlich Lust am Giftmorden:

*»Daß Lust am Gift, am Morden ich gewann,*
*Wer, was ich that, erwägt und fassen kann,*
*Der wird's begreiflich finden.*
*Ich theilte Gift wie milde Spenden aus,*
*Und weilte lüstern Auges, wo im Haus*
*Der Tod hielt Schmaus.«*

Elftes Buch.

# Geistliche als Vergifter oder Opfer von Vergiftungen.

## Erster Abschnitt.

## Kaiser Heinrichs VII. Zug nach Italien, Leiden und Tod.

### Erstes Kapitel.

**Einleitende Bemerkungen. HEINRICHS Tun. DANTES Hilferuf. Vermutete Verursacher des Todes. War Gift die Todesursache des Kaisers? Meinungen darüber. Berichte über Krankheitszustand und Krankheitsverlauf.**

1. Da das Vergiften ein häßliches menschliches Tun wie anderes Häßliche ist, so kann es nicht wundernehmen, daß es auch in kirchlichen Kreisen in der Zeiten Lauf seinen Platz fand. Das Kirchengewand schützte nicht vor dem Vergiftetwerden, und die besonders nahen Beziehungen zur Religion hielten oft genug nicht von dem Vergiften ab. Die Vergiftungen mögen in den kirchlichen Kreisen nicht häufiger als außerhalb ihrer gewesen sein — falls jedoch einmal ein Kirchenmann mit Recht oder Unrecht mit *einer* solchen Tat als Ausführer in Verbindung gebracht wurde, so wog sie aus begreiflichen Gründen bei den Menschen hundertfach schwerer als die aus anderen Kreisen heraus begangenen. Daß Anlaß zu Klagen in dieser Beziehung gegeben worden ist, geht unter anderem daraus hervor, daß König HEINRICH II. von England sich um das Jahr 1150 genötigt sah, zu versuchen, ob er nicht solche Vergifter vor dem weltlichen Richter aburteilen lassen könnte. Gewöhnlich scheiterte dies an dem strengsten Festhalten Roms an dem Rechte der inneren Jurisdiktion. Die mannigfaltigsten Beweggründe gaben Anlaß, die Giftwaffe zu gebrauchen: die gleichen nämlich, die auch sonst den Menschen zu ihr greifen ließen. Es ist deswegen nicht gerechtfertigt, sie, wie dies geschehen ist, allgemein in dem Stande der Geistlichen zu suchen, von dem einst gesagt wurde: »Man hat nichts so sehr zu fürchten, als für einen zum Zorn bewegten Religiosen ... dieweil er meinet, daß Gott sein Secundant seyn müsse, daß die Religion in seiner Person hart blessiret und endlich, daß sein Zorn göttlich sei.« Alle unedlen Triebe, die Menschen zu schlechten Handlungen bewegen, haben

auch in der Giftbeibringung durch Geistliche eine Rolle gespielt. Erleichtert wurde ihnen die Vergiftung, zumal in weit zurückliegenden Zeiten, dadurch, daß viele von ihnen sich selbst mit Medizin beschäftigten und Gifte suchten und darstellten. Dies war besonders in Italien der Fall, und darum findet man dort wohl am häufigsten solche Geschehnisse.

## Der Tod Kaiser Heinrichs VII.

2. »Über seinen Tod gingen verschiedene Berichte um«, schrieb JOHANNES VICTORIENSIS, der im ersten Drittel des 14. Jahrhunderts lebte. In der Tat stehen sich die Meinungen hierüber, wie vielleicht in keinem anderen ähnlichen Falle starr, vermittelungslos einander gegenüber, und niemals ist ein so überaus großer Apparat von historischer Forschung an weitschichtigem Forschungsmaterial von so leidenschaftlich bewegten Bejahern und Verneinern einer stattgehabten Vergiftung in Bewegung gesetzt worden. Wieder sind es die beiden Möglichkeiten: Tod durch ordnungsgemäße Krankheit oder durch eine außerordentliche Gewalt in Gestalt von Gift. Von dieser hat ein Historiker, der sie zurückweist, gesagt, daß »sie bis auf den heutigen Tag eine haßerregende Rolle in den meisten unserer Geschichtsbücher spiele«. Demgegenüber muß ich bemerken: Es gibt so viele andere ganze Menschenstämme betreffende Vorkommnisse, die an sich geeignet wären, in den verschiedenen politischen oder religiösen Parteilägern in berechtigterer Weise als hier Haß zu erregen, daß man, schon mit Rücksicht darauf, daß es sich hier um *einen* Menschen, und noch dazu um einen handelt, der als ein »verunglückter Messias Italiens ohne Tatenspur« bezeichnet worden ist, den Ausspruch mindestens für übertrieben ansprechen darf.

3. Die Frage, welche Todesart den Kaiser betroffen, kann nicht vom parteipolitischen Standpunkte aus entschieden werden, auch nicht durch eine einfache Verneinung; denn wenn *ein* Geschichtschreiber erklärt, Kaiser HEINRICH ist nicht durch Gift gestorben, so sagen zehn andere das Gegenteil.

Es scheint mir erforderlich zu sein, sich einmal zuvörderst die Zeitereignisse anzusehen, die HEINRICH VII. selbst geschaffen hatte, um in ihnen vielleicht den zureichenden Beweggrund für eine verbrecherische Tat zu finden. »Er war mit erhabenen Friedensträumen nach Italien gekommen. Er war aber in einem Jahr aus dem Messias des Friedens ein schonungsloser Zerstörer geworden, welchen der unglückliche Landmann mit gleich gerechtem Haß verfluchte wie einst FRIEDRICH BARBAROSSA oder FRIEDRICH II. Die Ufer des Arno wurden nutzlos von Blut gerötet, und der Garten Toskanas von wildem Kriegsvolk in eine Wüste verwandelt[1]).« Es war ja nicht das erstemal, daß er in der Ergebnis- und Aussichtslosigkeit seines Wollens und Tuns zu derartigen nutzlosen, aber aufreizenden und erbitternden Maßnahmen griff. Hatte er doch schon im Jahre 1301 in einer Fehde

1) GREGOROVIUS, Geschichte Roms, 1908, Bd. 6, S. 82.

mit der Stadt Trier in ohnmächtiger Wut ihre festen Mauern berannt und aus Rache über das Nichtgelingen die ganze Landschaft in Ost und West wie ein Barbar verheert.

4. An fremdem Anreiz zu verderblichem Tun hat es dem Kaiser nicht gefehlt. Was in DANTEs »Mahnbrief an ARRIGO« vom 16. April 1311 steht, den der Kaiser wahrscheinlich in Cremona erhielt, ist nicht »die mahnende und klagende Stimme eines Propheten«[1]), sondern unserer modernen, richtigen Auffassung nach die hetzerische, vaterlandsverräterische Aufforderung, von dem Kampf gegen die stets aufs neue wachsende lombardische Hydra abzulassen und nur Florenz zu vernichten, »das stinkende Füchslein, den grausen Tod, die Natter, welche sich wendet im Bauche der Mutter, das räudige Schaf, welches durch seine Annäherung die Herde seines Herrn ansteckt. »Auf denn;,« so ruft er HEINRICH zu, »brich den Verzug, hoher Sproß des Isaia, schöpfe Vertrauen aus den Augen deines Gottes Zebaoth, vor welchem du wirkest. Strecke nieder diesen Goliath mit der Schleuder deiner Weisheit und mit dem Steine deiner Kraft!« Dieses haßgluterfüllte Sendschreiben eines verbannten Florentiners, der, statt andere Vaterlandsverräter in den zehnten Höllentrichter zu versetzen, wo sie in Eisseen eingefroren sind, sich selbst dort hätte büßen lassen sollen, mußte, wie manches andere, was dazu kam, irgendwelche Folgen haben. Sie kamen.

5. HEINRICH war am 8. August 1313 aus Pisa ausgezogen, um geradewegs nach Rom zu gelangen. Florenz überrumpeln zu können, war ihm unmöglich geworden, da er es zu seinem Verdrusse wohlvorbereitet fand. So zog er südlich. Verwüstung, Brand und Mord bezeichneten seinen Weg. Die Gelegenheit, Siena seinen Zorn fühlen zu lassen, schien ihm zu verlockend, als daß er sie nicht auch ergreifen sollte. Verrat wurde angezettelt, gelang aber nicht. Das Volk war stärker als die ghibellinischen Nobili und auf den altgewohnten Hilfe- und Energiebetätigungsruf: Popolo! Popolo! verließ es seine Alltagsbeschäftigung, eilte zur Verteidigung und hielt Mauern und Zinnen der Stadt so drohend besetzt, daß HEINRICH zu stürmen nicht wagte. »Der Deutschen Grimm durfte sich nur sättigen an Verwüstung der anmutigen Villen. Unglückliche Landleute, die der Zufall ihnen in die Hände führte, wurden an Bäumen aufgehängt[1]).« »Diese zornige Verheerung der Landschaft von Siena war des Kaisers letzte, freiwillige Tat.« Hierfür war er, von dem ein ihm persönlich Nahestehender, der Bischof NIKOLAUS von Bothronto, sagte, daß er nur nach seinem eigenen Kopf gehandelt habe[2]), allein verantwortlich, und jeder der so hundertfältig gezeugten und genährten Rachegedanken mußte sich deswegen nur gegen sein Haupt wenden.

---

[1]) BARTHOLD, Römerzug König Heinrichs, 1831, Bd. 2, S. 437. — CUSPINIANUS, *De Caesaribus atque Imperatorib. romanis*, Basil. 1561, p. 456: »Ipse Senensium terras ferro igneque devastavit, captos laqueo in arboribus suspendi fecit.«

[2]) NICOLAUS EPISCOPUS BOTRONTINENSIS, in: BALUZE, *Vitae papar. Avenionensium*, II, p. 1210: »proprii capitis et proprii sensus in hoc et in multis aliis ....«

6. Für die Erweckung von Rache- und Vergeltungsgefühlen tat er noch mehr: Er hatte geplant, an dem König ROBERT die Reichsacht zu vollziehen und ihn zu enthaupten als Sühne für KONRADIN. Gerade das letztere hat, mit einem nicht geringen Grad von Berechtigung auch die Meinung entstehen lassen, daß ROBERT an dem Tode des Kaisers, als Veranlasser, beteiligt gewesen sei[1]). Beide um ihre Existenz — mit der fast sicheren Aussicht auf Unterliegen —kämpfenden Mächte: hier Siena und das blühende Florenz, die beide nach dem, was sie bisher hatten vollbringen sehen, ihr Schicksal voraussehen konnten, dort der geächtete ROBERT, hatten ein geradezu vitales Interesse daran, ihren Todfeind sterben zu sehen. Falls eine von ihnen, oder beide vereint dieses Ziel durch Gift zu erreichen bestrebt waren, um wieviel Stufen stehen sie moralisch tiefer als jene, die in modernsten Kriegen mit schlimmstem Gift arbeiten und viele Tausende von Menschen, die gar keine Vorstellung von der Art dieser Gefahr und dem ihnen drohenden Unheil haben, in den Tod bringen? Daß die Florentiner in dem Rufe standen, zielbewußt auch mit verwerflichen Mitteln zu arbeiten, geht aus manchen alten Auslassungen hervor. Eine der interessantesten ist die von AENEAS SILVIUS PICCOLOMINI (1447) stammende: Als der letzte in Rom gekrönte deutsche Kaiser FRIEDRICH III. nach Italien gekommen war, sandten Bologna, Florenz und andere Städte Einladungen an ihn, in ihnen zu weilen. Die Ansichten hierüber waren im Rate des Kaisers geteilt. Die einen rieten, Florenz zu meiden. Die Florentiner seien stets Feinde des römischen Namens gewesen. Sie hätten den Kaisern HEINRICH VII., LUDWIG IV., dem Bayern, KARL IV. und SIGISMUND nachgestellt und zahlreiche Sterbliche durch Gift umgebracht[2]). Ob sie ihren schlechten Ruf allein oder mit einem anderen am Kaiser HEINRICH betätigt haben, oder ob sie diesmal unbeteiligt waren, oder ob der Kaiser eines natürlichen Todes starb, darüber sprechen drei Gruppen von Chronisten, von denen jede Zeitgenossen des Kaisers und Nachfahren in sich schließen.

7. *Die erste Gruppe, die eine Vergiftung nicht einmal erwähnt, läßt den Kaiser, schon ehe er nach Buonconvento gelangt war, krank gewesen sein.*

Krank sei er in das Tal der Arbia, eines Nebenflusses des Ombrone in der Nähe von Siena, gelangt, und habe dort ein Lager aufgeschlagen. Am anderen Morgen sei er nach Buonconvento aufgebrochen, wo ihn sein Schicksal ereilt habe. So einig die dies vermeldenden Schriftsteller über das Kranksein HEINRICHs als ein natürliches sind, so sehr weichen sie voneinander über die Art desselben ab. Der eine begnügt sich damit, ohne näheres Eingehen auf Symptome und Verlauf nur von einer Krankheit zu sprechen, deren erstes Verspüren in die Zeit nach dem Auszug aus Pisa verlegt wird. Im Lager von Montaperti an der Arbia sei sie zum Ausbruch

1) »Qui opera Roberti Siciliae regis hoc venenum datum esse contendit. Quod ideo valde credibile videtur, quia Henricus eundem Robertum laesae majestatis reum ac privationis omnium dignitatum quocunque comprehensarum titulo proscripsit.«

2) AENEAS SILVIUS, Histor. rer. Friderici III, edit. KOLLAR, Vindob. 1762, tom. II.

gekommen und habe sich zu Buonconvento zu einer tödlichen verschlimmert[1]).

Andere führen als Krankheitsursachen an: Anstrengung der Feldzüge, Maremmenluft, Aufregung, Enttäuschung[2]). Neben den klimatischen Einflüssen[3]) des Sommers und den seelischen Erregungen wird also die Malaria als Krankheitsursache angeführt. Ja, sie wird sogar von einem damals lebenden Berichter als eine Tertiana bezeichnet, die, zuletzt atypisch geworden, zu einer Febris continua sich gewandelt habe[4]).

8. Ganz anders, und phantastisch wird des Kaisers Kranksein von einem zeitgenössischen Paduaner geschildert[5]): Ermattet gelangte er in das Tal der Arbia, wo er ein Lager aufschlagen ließ. Nach der Mahlzeit machte er sich einige Bewegung, ließ sich dann am Flußufer nieder und tauchte seine Beine in das Wasser. Lange ergötzte er sich an der Frische des Wassers. Mattigkeit ließ ihn früher zu Bett gehen. Er konnte aber keinen Schlaf finden, weil, *wie er entdeckt hatte*, eine schmerzhafte Pustel unter dem rechten Knie saß[6]). Er gab deswegen schon mit dem Morgengrauen das Zeichen zum Aufbruch und zog nach Buonconvento. Dort verschlimmerte sich sein Leiden während dreier Tage. Dann sei er, wie man entdeckte, durch drei Ursachen gestorben:

a) Ein tödliches Geschwür am Knie, von der Art, die die Ärzte Anthrax nennen.

b) Harnzwang infolge eines Blasenleidens (gespaltene Blase), an dem er ständig gelitten hätte.

c) Entzündung des Brustfells, das er, »wie feststeht«, nach seinem Tode ausgebrochen habe[7]).

9. *Die zweite Gruppe von Berichten meldet ebenfalls sein Kranksein schon vor Buonconvento, erwähnt aber das Gerücht seiner Vergiftung.*

Die Schilderung des Krankseins weicht von der vorstehenden ab. Es sei ein schon in Pisa sichtbar gewordener Abszeß entstanden, wie eine pestartige Beule[8]), der am Oberschenkel seinen Sitz hatte und von schlechten

---

1) GIOV. VILLANI, *Historia universalis*, lib. IX, cap. LI, in: MURATORI, l. c., tom. XIII, p. 468: »Et posonsi a campo a Monte Aperti in su l'Arbia. *Là incomincio amalare*, con tutto che infino alla partita di Pisa non si sentisse bene; ma per non fallirc la sua partita al tempo ordinato si misse al camino .... Là [Bonconvento] aggravò forte et come piacque al Dio, passo di questa vita.«

2) JOHANNES DE CERMENATE, Historia, edit. FERRAI, Roma 1889, p. 133. — GREGOROVIUS, l. c., S. 87.

3) BOEHMER, Regesta Imperii, 1844, S. 311.

4) JOHANNES DE CERMENATE, l. c.: »triduana febre implicitus .... inde iram animi et immodicus corporis aegri labor ipsius febris igniculum in continuam traxit.«

5) ALBERTINUS MUSSATUS, Historia augusta, in: MURATORI, l. c., tom. X, p. 567.

6) MUSSATUS, l. c.: »prima vigilia sub dextri cruris genu pustulam obortam deprehendit, qua multo dolore cruciatus, noctem duxit insomnem.«

7) Ibid.: »Triplex illi interitus causa deprehensa, una in nate sub genu lethalis ulceris, quod Physici anthras vocant, altera scissae ab stranguria vesicae, quo morbo assidue laborabat, tertia pleuresi, quam misso jam spiritu vomuisse constitit.«

8) FERRETI VICENTINI *Historia* [etwa um 1330 verfaßt], in: MURATORI, *Rer. ital. Script.*, tom. IX, p. 1117: »in coagulum abiens, eaque inter inguen et cruris genu parte secessit et tumefacta valde ad instar tuberis apostema pestilens induit.«

Säften herrührte. Die Säfte seien aber durch ein Leberleiden in den schlechten Zustand gelangt. Sie hätten fiebererzeugend gewirkt, heftige Kopfschmerzen und allgemeines Krankheitsgefühl hervorgerufen. Mit Mühe sei es den Ärzten gelungen, hierin erstmals Besserung herbeizuführen, aber nicht in dem Zustand der Beule. Trotz des Einspruchs der Ärzte und trotz der »pestartigen Beule« setzte sich der Kaiser zu Pferde (!), um auf Siena zu reiten. Am 18. August war er im Val di Mersa, wo er, wie einige berichten, angeblich die Bäder von Mascareto zur Linderung der brennenden Schmerzen aufgesucht haben soll. Alsdann zog er gen Buonconvento, einen Burgflecken im Gebiete von Siena. Als fortschreitende Krankheitssymptome werden angegeben: Appetitverlust, Pulsbeschleunigung, unruhiger Schlaf und Fieber. Er trank, von innerer und äußerer Hitze gepeinigt, viel kaltes Wasser. Die Geschwulst nahm an Umfang zu und war feuerrot. Heftige Kopfschmerzen, Fieberschauer, Schlaflosigkeit, Trockenheit der Lippen und des Schlundes und eine beschwerte Atmung aus keuchender Brust folgten[1]). Dem Fieber entsprach die rostbraune Harnfarbe. Die Ärzte, die nichts mit dem Zustande anzufangen wußten, und überdies »ihren GALEN und HIPPOKRATES, die beim Gepäcktroß geblieben waren«, nicht einsehen konnten, griffen kaum ein. Der Kaiser starb am 24. August in seinem 51. Lebensjahre. Unter den Deutschen kam nun das Gerücht auf, daß der Priester mit der Hostie bewußt dem Kaiser Gift gegeben, und daß er dadurch früher, als die Krankheit es erforderlich gemacht hätte, gestorben sei[2]).

Ein weiterer Zeitgenosse, PTOLEMAEUS aus Lucca, Prior des dortigen Dominikanerklosters und später Bischof von Torcelli, hat eine noch andere Todesursache angegeben: Der Kaiser sei bei Buonconvento krank geworden und eines natürlichen Todes gestorben, obschon einige Übelwollende vermeldet hätten, daß ihm Gift in der Hostie gereicht worden sei. Seine Krankheit habe ihren Ausgang von einem Geschwür an den Rippen genommen, dadurch sei Fieber entstanden, das nach zehn Tagen zum Tode geführt habe[3]).

Schließlich berichtet noch der Verfasser der Mailändischen Annalen kurz und bündig, daß der Kaiser, nachdem er in das Gebiet von Siena gekommen, an einem Geschwür gestorben sei. Es hätte aber ein teuflischer deutscher Mönsch das Gerücht verbreitet, daß ein Predigermönch den Kaiser vergiftet habe. Er habe später diese Verleumdung vor dem Papst JOHANNES eingestanden und sei bestraft worden[4]).

---

1) FERRETUS, l. c.: »arebat guttur, anhelo pulmonis flatu, .... dolor immensus caput urgebat .... quies excusso somno nulla adest, et arentia semper ora aestuansque magis pectus quiescere non sinunt.«

2) FERRETUS, l. c., p. 1117: »ob eamque causam subito Caesarem priusquam aegritudo posceret emigrasse.«

3) PTOLEMAEUS LUCENSIS, *Historia ecclesiastica,* in: MURATORI, l. c., tom. XI, p. 240: »Moritur autem morte naturali, quamquam aliqui malivoli dixerunt, quod fuit datum sibi venenum in Eucharistia. Infirmitas autem ipsa incoepit ab apostemate in costa, inde venit ad febrem ....«

4) Annales Mediolanenses, in: MURATORI, l. c., tom. XVI, cap. LXXXV, p. 694.

10. *Die dritte Gruppe* von zeitgenössischen und späteren Berichten *spricht nur von Vergiftung als Ursache des Krankwerdens und Absterbens des Kaisers ausnahmslos so bestimmt und ohne Einschränkung, daß Zweifel dagegen nicht aufzukommen scheinen.*

Ein italienischer Chronist jener Zeit, der um 1309 lebende GIOVANNI DA LELMO von Comugnolo, Notar von San Miniato, berichtet in seinem Tagebuch über die Ereignisse der Jahre 1302—1318. Er gilt für durchaus gewissenhaft. Bei ihm heißt es: Der erlauchte Kaiser zog am 8. August von Pisa ab, gelangte nach Renonivio, von wo er nachts wieder aufbrach. Über San Miniato gelangte er nach Buonconvento. Hier reichte ihm ein im guten Ruf stehender Mönch seiner Umgebung, der BERNARDINO von Montepulciano Gift im Kelche bei der Kommunion, wodurch ein so würdiger Fürst schnell starb[1]).

Eine weitere Quelle für die Nachricht über die Vergiftung ist der unbekannte zeitgenössische Chronist der in Einzelheiten zuverlässigen Lebensbeschreibung HEINRICHS VII. und des Erzbischofs BALDEWIN von Trier, des Bruders des Kaisers. Der Verfasser schöpfte zweifellos aus persönlichen Mitteilungen des Erzbischofs — ob alles, mag dahingestellt bleiben. Er berichtet gleichfalls, daß der Kaiser das Abendmahl in Buonconvento genommen, daß aber nicht der dasselbe reichende Predigermönch, sondern ein anderer Bruder des gleichen Ordens Gift in den Kelch gegossen habe. Der Kaiser habe vertrauensvoll getrunken, dann aber gleich dahinterher sich im ganzen Körper unwohl gefühlt. Die Ärzte hätten das schwerer werdende Leiden auf Gift geschoben und gebeten, er möchte ein Brechmittel einnehmen. Dies habe er aus frommer Scheu abgelehnt[2]).

11. Das Gerücht des Vergiftungstodes eilte mit den zurückkehrenden Truppen durch Deutschland. Hoch- und Niedergestellte verbreiteten es. Man sang und sagte darüber. Man fluchte dem Mönche BERNARDINO und rühmte den Kaiser als Hort des Rechts und Stütze der Unterdrückten. »Dissen Keisser mag man gelichen zu den besten Keisseren an aller siner gedat.« Deutsche Chroniken des 14. Jahrhunderts verarbeiteten schon — manchmal textlich in vielem übereinstimmend —, was aus Italien an solchen Nachrichten herübergekommen war: »was lieff der gemein Lümelung zu den Zitten« mit größerer oder geringerer Bestimmtheit, meist mit einer unangenehmen Spitze gegen den Papst oder die Geistlichkeit im allgemeinen. Der Todesort wird gemeiniglich nach Pisa verlegt:

»Zu denselben Zitten schuff derselbe Bobst daß Keisser HEINRICH vergeben ward. Der Bobst bekandte an sinem End der vorgeschriebener

---

1) LELMO, *Transunte d'alcune cose notabili della Terra di San Miniato quando era in libertà,* in: LAMII *Deliciae erud.,* tom. VIII, Florent. 1740, p. 82: ». . . . poi se ne andò al Borgo di Buon Convento, e quivi stando un certo Fra Bernardino da monte Pulciano dell Ordine di Predicatori di buona reputazione appresso a sua Maesta, communicandolo nel calice lo avveleno per la qual cosa sì degno Principe passo di questo mondo.«

2) *Gesta Baldewini de Luczenburch Trevir. archiep. et Heinrici VII Imperat.,* in: BALUZIUS, *Miscellan.,* tom. I, lib. I, p. 93: ». . . . et statim postea totius corporis molestiam sentiebat.«

dryerartickel, daß er doran schuldig war, und es durch sin Gittigkeit hette gethan, davon verscheid er jemerlich, wand er verzweiflet an Gott. Do der Keisser Rom und das Land mit Gewalt betwang, do kam er gon Peis ... Und do er desselben Tags nach der Meß bericht, do vergab ihm der Priester mit Gotts Lichame, mit des Bobstes Rott ... Do der Keisser von dem Altar ging an sin Andacht, er empfand der vergift, do ging er durch sin gros tugent zu dem Priester in die Sacrastye, und hies in fliechen ...[1]).« So bestimmt wie der eben angezogene Bericht ist auch der in der fortgesetzten Chronik des Dominikanermönchs MARTINUS POLONUS, der schon 1278 gestorben war. In ihr heißt es nach der ältesten Handschrift aus dem 14. Jahrhundert[2]): »Derselbe [der Papst] geschuf auch, daz keiser HEINRICH vergeben wart. Als hernach stet ... Also kam er in die stat zu pis [Pisa]. Do wolt er an unser frowen ufwartag sich berihten mit gotes lichnam ... Er hete gotes dienst und die pfafheit liep, und do er sich dezselben tages nach der messe berihtet. Do vergab ime der priester mit gotes lichenam. Daz geschah mit des bapstes rat und mit sumelicher stet rat ... Do der Keiser von dem alter gieng an sin andacht er empfand der vergift. Der priester waz ein bruder uz prediger orden ...«

In ähnlicher Weise lassen sich andere derartige Chroniken aus: »Hernach zeucht er in Apuliam gar mechtig. Do verschuff der Bapst, das im ein Prediger Mönch im Sacrament vergab. Die Aertzet woltens von im getrieben haben, der Keiser wolt aber dem Sacrament nit die Schmach anthun.«

12. Eine besondere Bedeutung ist jedenfalls *der* Darstellung beizulegen, die sich in der etwa aus dem Jahre 1325 stammenden Chronik des Mönchs von Fürstenfeld[3]), eines wahrheitsliebenden Mannes[4]), findet: »Da nun der Kaiser nach der heiligen Kommunion, wie es üblich war, trinken sollte, reichte ihm der Priester oder sein Gehilfe den mit Gift versehenen Becher des Todes. Bald nachher fühlte er, daß dem so sei. Die Vergiftung verlief *mit starken Durchfällen. Die damit verbundenen Leiden und Schmerzen* machten seinem Leben nach drei Tagen ein Ende[5]). O, welch großes Verbrechen, unerhört zu allen Zeiten! Die Hand des Priesters, welche dem Kaiser das Brot des Lebens reichte, mischte ihm den Trank des Todes. Im übrigen meine ich, daß es besser sei, zu schweigen, als darüber etwas zu schreiben, und schicklicher, alles zu unterdrücken, um nicht öffentlichen Anstoß zu erregen[6]).«

Einen Zwischenraum von drei Tagen zwischen Vergiftung und Tod läßt auch der Barfüßermönch JOHANN VON WINTERTHUR, der um die Mitte

---

1) Chronik aus dem Ende des 14. Jahrhunderts, in DIEFENBACH, l. c., p. 40.

2) MARTINUS POLONUS, Chronik der Kaiser und Päpste, herausgegeben von SAN MARTE, Archiv für das Studium der neueren Sprachen, 1858, Bd. 24, S. 306.

3) MONACHI FÜRSTENFELDENSIS Chronica de gestis principum, in: BOEHMER, Fontes, tom. 1, p. 44.

4) BOEHMER, l. c.: »veri amans.«

5) »Verum venenosa infectio vertitur in profluvium ventris, cujus passione et dolore infra triduum cesar vivendi finem fecit.«

6) »Estimo melius esse reticere quam de hac re aliquid scribere et decentius *ad devitandum scandalum* omnino silentio praeterire.«

des 14. Jahrhunderts schrieb, bestehen[1]). In Verbindung damit ist zu bringen, daß der zeitgenössische MUSSATUS, der nichts über eine Vergiftung vermerkt, den Kaiser sterben läßt, nachdem Kranksein ihn in Buonconvento drei Tage lang auf das Lager geworfen habe. Es gibt andere Chroniken des 14. Jahrhunderts, in denen sich die Erzählung des Vergiftungsvorganges mit kleinen Abweichungen nur als Gerücht findet. So berichtet die Kaiser- und Papstgeschichte von HEINRICH DEM TAUBEN[2]), daß, als der Kaiser mit einem großen Heere in Tuscien, in der Nähe der Stadt Siena lag und dort am Himmelfahrtstage »den Leib und das Blut des Herrn im Sakrament erhielt, wurde, wie man erzählt, von einem Predigermönch bei Ausspülung des Kelches Gift in ihn getan und der Kaiser so vergiftet, daß er alsbald starb«.

Nicht viel anders drückt sich MATTHIAS VON NEUENBURG aus. Als sicher bezeichnet er, daß der Kaiser sofort nach dem Abendmahle erkrankte. Es wurde gesagt, so fügt er hinzu, daß der Predigermönch unter dem Fingernagel Gift verborgen gehabt hätte, das er in den Trank des Kaisers mischte[3]).

13. Die späteren Jahrhunderte, zumal das 15. und 16., weisen eine weitere beträchtliche Zahl von Geschichtswerken auf, in denen die Vergiftung HEINRICHs, je nach den Hilfsmitteln, die den Schreibern zur Verfügung standen, bald ausführlich, bald kurz mit dem entsprechenden Temperament und Ausschmückungstalent erzählt wird. In der Sachsenchronik[4]) wird zu dem Bekannten noch hinzugefabelt, daß dem Mönch die Finger abfaulten und daß er so stank, daß man ihm das Brod wie einem Hunde vorwerfen mußte: »In der sulven tyt wart gekoren Greve HINRICK van Lützelborch to eynem Könighi unde to Keyser gewiget und was to Frankvort ... He reigerde ses Jare. öm wart nach vorgeven in dem sacramente ... In dussem selven jare [1313] do lyt der Pauwes [Papst] den guten Keyser HINRICK VAN LÜTZELBORCH vorgheven dat dede eyn monick der Prediger orden, unde vergaff ome yn der spoling alse he dat sacramente hadde entfanghen. unde dem Monicke, dem fulden aff de vinger so dat he so vule stangk, dat man ome dat brot moste vor warppen gelick eynem Hunde.«

Als Mittelsperson des Papstes wurde der apostolische Legat[5]) bzw. die Guelfen[6]) bezeichnet, die den Mönch veranlaßten, Gift in Hostie und Kelch zu tun[7]).

---

1) Bei DIEFFENBACH, l. c.: »Dum ergo medicinam recusaret, intra triduum a carnis ergastulo feliciter migravit.«

2) *Annales* HAINRICI MONACHI, Ingolstadt. 1618, p. 8: »cum devote sumeret corpus et sanguinem Dominici sacramenti, in ablutione calicis per quendam fratrem ordinis Praedicatorum (ut narratur) immissum est venenum in calicem et sic intoxicatus statim obiit.«

3) MATTHIAS NEOBURGENSIS *Chronica,* cap. 37, edit. STUDER, Zürich 1867, p. 55: ».... post missam cepit illico infirmari. Dicebatur enim, quod ipse Praedicator venenum, sub ungue digiti tenens absconsum, post communionem potui cesaris immisisset et illico recessisset.«

4) CONRAD BOTHO, Croneken der Sassen.

5) PANDULPHUS COLLENUTIUS, *Histor. Neapolit.,* Basil. 1572, p. 211: »Venenum ad Apostoloci legati instinctu fuisse procuratum.«

6) MUTIUS, De Germanor. prima origine, lib. XXIII.

7) CUSPINIANUS, *De Caesaribus,* Basil. 1561, p. 456: »Ferebatur maledictus iste monachus

14. Mit größerer Berechtigung werden ev. als Anstifter zu der Vergiftung am häufigsten die Florentiner bezeichnet. Schon der im Jahre 1302 gestorbene GUILLAUME DE NANGIS, ein Mönch von St. Denis, erwähnt das damals hierüber verbreitete Gerücht der Vergiftung und der Urheber derselben[1]: »Einige sagen, er sei durch eine vergiftete Hostie gestorben, die ihm von einem durch den König ROBERT, oder, was für wahrer gehalten wird, durch die Florentiner bestochenen Priester gereicht worden war.« Diese Meinung ist in den nächsten Jahrhunderten öfter wiederholt worden. So schrieb PLATINA, der anfangs in Diensten des Kardinals GONZAGA stand, später Abbreviator der päpstlichen Kanzlei und durch den Papst SIXTUS IV. Bibliothekar des Vatikan geworden war, ein freimütiger Historiker in seiner Geschichte der Päpste, die dem vorgenannten SIXTUS gewidmet ist, daß der Kaiser, krank geworden, ohne Erfolg die Bäder gebraucht und schwach nach Buonconvento gekommen, wo er gestorben sei, »nicht ohne Verdacht, daß die Florentiner ihm Gift haben beibringen lassen, wie einige schrieben in einer Hostie, durch einen Mönch, dem sie große Versprechungen gemacht hatten« [2]).

Noch weiter geht eine alte Chronik des 15. Jahrhunderts[3]), die außer dem Papst noch eine Vereinigung mehrerer Städte zum Zwecke den Kaiser zu vergiften anführt: »Etzliche sagen dat der Pays und eyn deyl Stede als die Florentiner, die von Luca, und die von der hohen synnen, etc. groiss Goit dairumb gaven den vurß moenich dat he dem Keyser vergeve.«

## Zweites Kapitel.

### Die toxikologische Beurteilung der Überlieferungen. Des Kaisers Gesundheit beim Beginn des Zuges. Der Mönch BERNARDINO. Arsenik.

1. Aus dem so Verschiedenartigen, das über die Todesursache des Kaisers oder über einzelne Geschehnisse vor oder an dem Tage seiner schwersten Erkrankung geschrieben worden ist, läßt sich Klärendes mit einem hohen Grade von Wahrscheinlichkeit ableiten, wenn man nur die medizinischen Gesichtspunkte in ihrer Gesamtheit sorgfältig abwägend beurteilt. Niemals bisher ist dies geschehen. Man trifft nur auf leidenschaftliche Verneinung interessierter kirchlicher oder anderer Kreise gegenüber hartnäckiger Bejahung seitens der dem Dominikanerorden feindlich oder

---

sub unguibus venenum habuisse, quo et hostiam et calicem infecerat.« — MEYER, Annal. rer. Flandicar., 1561, p. 117.

[1]) *Continuatio Chron.* G. DE NANGIACO, edit. GÉRAUD, tom. I, p. 398: ». . . . vel ut dicebant aliqui Eucharistiam sumendo de manu sacerdotis corrupti pecunia per regem Robertum, vel ut verius creditur, per Florentinos veneno potionatus.«

[2]) PLATINA, *De vitis summorum pontific.*, Venetiis 1479, fol. 167: ». . . . moritur non sine suspicione dati a florentinis veneni: subornato pollicitationibus et proemiis monacho quodam: qui ei eucharistiam veneno illitam dederat: ut nonnulli scribunt.«

[3]) Die Cronica von der hilligen Stat Coellen, 1499, fol. CCXLVIII. — Auch JOHANNES VITODURANUS (Winterthur) schrieb schon im 14. Jahrhundert: »quaedam civitates sibi adversantes Capellanum imperatoris . . . . corrupuerunt.«

neidisch gesinnten anderen Orden, wie z. B. der Franziskaner, oder der Laien, die so töricht sind, die vielleicht vorgekommene Verfehlung *eines* Mannes der Gemeinschaft, zu der er gehört — hier im weitesten Sinne der Kirche —, als Makel anzuheften. Von beiden Seiten ist mit allen erdenklichen Mitteln gearbeitet worden, um andere zu überzeugen. Die Dominikaner haben sich allerlei Zeugnisse für die Nichtwahrheit, daß einer der Ihrigen der Kaisermörder gewesen sei, verschafft, darunter auch aus dem Jahre 1326 einen Brief seines Sohnes, des blinden Königs JOHANN von Böhmen, der in der veröffentlichten Form mit Propheten- und Psalmenzitaten den Eindruck macht, als sei er in einer Mönchszelle und nicht in einem Königspalast geboren worden. Aber selbst wenn der abenteuerliche König ihn geschrieben haben sollte, so beweist er nichts, da er von dem Dominikaner PETRUS DE CASTRO REGINALDI, der vielleicht sein Beichtvater war, von ihm nach so langer Zeit zum Nutzen des Ordens erbeten worden war. Der Brief beweist eines: daß schon in dem ganzen Zeitraum bis zu seiner Niederschrift überall: »romancij, chronicae et moteti« verfaßt worden sind, in denen zur Unehre des Predigerordens erzählt wurde, wie der Mönch den Kaiser beim Abendmahl vergiftet habe. Bei der Nachforschung habe er, der König, nichts davon glaubenswert gefunden[1]). Solcher Unschuldsbriefe, die von kirchlicher Seite der Welt in späteren Zeiten mitgeteilt worden sind, gibt es mehrere[2]), nicht minder verdächtige und belanglose als der eben angeführte. Die Wahrheit ist durch sie nicht zu begründen — nicht einmal die Wahrscheinlichkeit dessen, was sie beweisen sollen.

Ganz flüchtig, schattenhaft erscheinen Ärzte, BARTOLOMEO DI VARGINIANA aus Bologna und ANDREAS DI PUTEO, auf dieser dramatischen Bühne, freilich nicht als sachverständige Beurteiler von Krankheit und Tod. Als Eideszeugen hätten sie mindestens so viel geben können, um die Zweifel nach der Seite der Wahrheit neigen lassen zu können. Tatsächlich sind sie nur schweigsame Statisten, denen posthum von einem oder dem anderen zu den Ereignissen Beziehungslosen einige nichtssagende Worte in den Mund gelegt worden sind. Nirgends ist von ärztlichem Erkennen oder Eingreifen die Rede. Sie werden als hilflose Ignoranten gekennzeichnet, die angeblich nichts tun, weil sie ihre medizinischen Handschriften des HIPPOKRATES und GALEN nicht bei sich haben. Welches Verkennen der Fähigkeiten damaliger italienischer Ärzte, die in der arabischen Medizin lebten, d. h. *der* Medizin, die wenig theoretisierte aber sehr viel Wesentliches tun konnte und tat! Gerade das Tun um jeden Preis ist ein Charakteristikum jener Medizin.

2. Der Kaiser war 18 Monate vor der Katastrophe *in voller Gesundheit und Manneskraft* an der Spitze seines Heeres am Golf von Grosseto vorübergegangen nach Castiglione alla Pescaja auf pisanisches Gebiet. Im Winter

---

1) BALUZIUS, *Miscellaneor. Lib. primus,* Paris 1678, p. 162: »contra dictum fratrem nihil invenimus fide degnum. Idcirco ipsum credimus praedictum facinus nullatenus commisisse.«

2) HERM. CORNERUS, Chronica novella, p. 984.

von 1312 zu 1313 baute er, »immer mutig die Stirn bietend der guelfischen Liga«, die Burg Mont' imperiale auf einer Höhe in Poggibonzi. Dort blieb er bis zum 6. März 1313. Er war damals, wie vorher, gesund. Niemals ist von seiner Erwählung bis zu seinem Tode von einem Kranksein seinerseits berichtet worden. Ohne jedes nähere Eingehen auf die Art des angeblichen Unwohlseins wird erst spät angeführt, daß er schon am 8. August in, oder bald nach dem Auszuge aus Pisa krank gewesen sei. Keinenfalls kann dieses Kranksein Bedeutung gehabt haben; denn er bewies so volle Energie im Handeln, daß es übermenschlich gewesen wäre, mit einer für den tödlichen Ausgang bestimmten Krankheit nicht dabei zusammengebrochen zu sein. ***Körperliches Leid bewältigt auch den machtvollsten Kaiser und macht seinem kriegerischen Wollen ein jähes Ende.*** Wenn etwas vorgelegen haben sollte, so könnte es nur eine Unpäßlichkeit gewesen sein. Malaria kann überhaupt nicht in Frage kommen, weil der Marsch von Pisa bis zur Arbia, wo angeblich das Leiden sich verschlimmert haben soll, nur drei Tage gedauert hat. Hätte er in dieser Zeit, wie angegeben wurde, ein dreitägiges Wechselfieber gehabt, so wäre er mit diesem nicht so schnell bis zur Arbia geritten.

Daß die Mißerfolge, die er allenthalben hatte, ihn seelisch beeinflußt haben, kann bei seinem Temperament und der überschraubten Vorstellung von seiner Kaiserstellung wohl angenommen werden. Aber dies macht einen kräftigen, willensstarken Mann nicht sterbenskrank, der vor dem Eintritt in ein so großes Unternehmen, wie es der Zug nach dem durch Parteiungen zerrissenen Italien war, ganz gewiß auch mit der Möglichkeit des Nichtgelingens gerechnet haben wird. Es kann gleich weiter noch gesagt werden, daß keine der Krankheitsschilderungen, die bereits erwähnt wurden, und die sich auf die Zeit vom 12. August bis zu seinem Tode beziehen, mit den Symptomen einer Malaria übereinstimmt oder auch nur Ähnlichkeit mit solchen aufweist. Falls der Kaiser dieses Leiden schon in Pisa gehabt hätte, so würde er auch nicht, fast unterbrechungslos, vom 8. bis zum 12. August sich in der Richtung auf Buonconvento fortbewegt haben können, weil ein oder zwei, oder, wie die Chronica Sanese es will, sogar drei Tertiananfälle oder eine Febris continua ihn irgendwo zum Bleiben genötigt haben würde.

In dem Wust der verschiedensten Berichte läßt sich eine Angabe als nicht unwahrscheinlich bezeichnen, nämlich, daß, nachdem er in der Arbia seine Beine gebadet hatte, er am rechten Knie einen schmerzenden Furunkel (Anthrax. Apostemma) entdeckt habe, der ihn in der nächsten Nacht nicht schlafen ließ. Schlimm kann er damals nicht gewesen sein, weil er sonst von Pisa bis dahin nicht hätte reiten können. Daß der Furunkel am Bein saß, scheint begründeter zu sein als sein Sitz an einer Rippe. Das erstere wird wiederholt, das letztere nur einmal angegeben. Alles andere, was MUSSATUS und FERRETUS über Brustfellentzündung, Blasenleiden, Leberleiden und Säfteverderbnis des Kaisers angeben, was ferner von einer infektiösen »hektischen Krankheit«[1]) gefabelt wird, trägt in der offensicht-

---

[1]) ANDREAS DEI, *Chronica Sanese* ad ann. 1313: »E poi li ritorni a S. Salvi per le Donne Fiorentine, che divenne etico.«

lich gewollten Häufung so den Stempel des Erklärenwollens um jeden Preis, selbst mit Zuhilfenahme phantastischer, unmöglicher Beigaben, daß ein Eingehen darauf sich von selbst verbietet, ebenso wie auch darauf, daß er einen »im Körper verborgenen Abszeß gehabt habe, der durch die dauernden Kriegsmühen entstanden wäre« [1]). Er hat an keiner dieser angeblichen Krankheiten gelitten, hat nicht nach dem Tode, »wie feststeht«, das Brustfell ausgebrochen und hat auch nicht ein in zwei Teile krankhaft gespaltenes Herz gehabt [2]). Nimmt man an, daß der Hautabszeß bei dem forcierten Reiten von Pisa aus, und besonders durch die am 10. August zurückgelegte »gewaltige Strecke durch das sonnenverbrannte Gefilde über Montajone nach Poggibonzi« durch Reibung und Staphylokokkeninfektion am Bein entstanden und später durch entzündliche Schwellung der Umgebung den Charakter des heißen Abszesses angenommen habe, so liegt darin — soweit die Berichte *medizinisch* gelesen werden — das Wesentliche der Erkrankung, die zwischen dem 12. und 18. August, als er im Val di Mersa war bzw. die Bäder von MASCARETO aufsuchte, in die Erscheinung trat. Ein chirurgischer Eingriff scheint merkwürdigerweise nicht vorgenommen worden zu sein. Dies wenigstens hätte man berichtet, wenn es geschehen wäre. Drei Tage blieb er im Val di Mersa, bis zum 22. August. Über seinen körperlichen Zustand zwischen diesem Tage und dem 24. August, seinem Todestage, erfährt man gar nichts. Wenn es wahr sein sollte, daß er sich vom Val di Mersa nach Buonconvento in einer Sänfte habe tragen lassen, so würde dies darauf hinweisen, daß der Abszeß noch bestand und ihn am Reiten verhindert hat. Das örtliche Leiden kann ev. auch das Bild einer Phlegmone gezeigt haben und mit remittierendem Fieber einhergegangen sein. Für solche Zustände ist die Prognose günstig. Wäre er anders lebensbedrohlich krank gewesen, z. B. durch ein mit kontinuierlichem oder intermittierend exazerbierendem Fieber einhergehendes inneres Leiden, so würde ihn dies auf das Lager gezwungen haben trotz seiner Majestat.

3. Es ist möglich, daß die örtlichen, eitrigen Veränderungen ihrerseits nicht nur Fieber erzeugt, sondern auch zu Schlaflosigkeit, Durstgefühl und Kopfschmerzen geführt haben. Dem Vorliegen eines septikämischen oder pyämischen Prozesses entspricht aber nicht die Schilderung bei den Chronisten. Die Febris continua paßt weder auf Septikämie noch auf Pyämie. Kommen doch bei der letzteren, als geradezu charakteristisch, eine Fieberunterbrechung von einem, zwei und mehr Tagen, und bei der Septikämie tiefe Remissionen am Morgen vor, die bei dem Kaiser, den Zeiten nach, gar nicht vorhanden sein konnten. Es fehlte ferner die so häufige Gelbfärbung von Haut und Sklera, und vor allem fehlte der bei Septikämie schnell eintretende Kräfteverfall. Der Kaiser war nicht in einem derartigen, prognostisch zweifelhaften Krankheitszustande, wenn-

---

[1]) JOHANNES, Canonicus St. Victoris paris., bei BALUZE, *Vitae papar. Avenionensium:* »Et quia laboraverat ultra vires apostema quod latebat in corpore et inordinatis armorum laboribus generatum ipsum suffocavit.«

[2]) JOHANNES VICTORIENSIS, Liber certar. histor., lib. IV, cap. 8, in BOEHMER, Fontes rer. germanic., 1843, tom. I, p. 376.

gleich man glauben darf, daß er aus dem angegebenen Grunde nicht gesund war. Zu diesem Zustand trat nun zwischen dem Abend des 22. August, wo HEINRICH in Buonconvento eintraf, und dem 24. August irgend etwas, was ihm eine jähe Wendung zum Schlechten gab. Nach allen bisherigen Ausführungen halte ich es medizinisch für unwahrscheinlich, daß sein örtliches Gewebsleiden die Veranlassung hierfür abgab. Einen zureichenden Grund liefert dagegen die von dem größten Teil[1]) der zeitgenössischen Chronisten ausgesprochene Annahme, daß dem Kaiser in dem angegebenen Zeitraum Gift beigebracht worden ist — jene Annahme, die man jahrhundertelang in politischen und Religionslägern geglaubt und verworfen hat, mit der, weil ein Mönch ursächlich in ihr verwickelt sein sollte, nicht nur der Protestantismus den Katholizismus gehöhnt und niedrig geschmäht und beschmutzt hat, sondern die auch Anlaß gab, daß Gunstneid innerhalb der Mönchsorden die auch in hervorragenden politischen Stellungen bisweilen tätig gewesenen Dominikaner, zu denen BERNARDINO VON MONTEPULCIANO gehörte, mitverantwortlich machte für die angebliche Tat dieses ihres Mitgliedes. Der Vorgang soll sich nach den einen so abgespielt haben, daß das Gift in die Hostie hineinverarbeitet gewesen sei, nach anderen im Spülkelch sich schon befunden haben, oder von dem Vergifter, der es unter dem Nagel verborgen gehabt hätte, erst kurz vor der Darreichung in den Kelch getan worden sei. Sogleich nach dem Nehmen des Abendmahls hätten »eisige Schauer die Gebeine des Kaisers durchrieselt« oder »eine schwächende Gewalt seine Brust erbeben und seine Eingeweide wie durch einen Haufen Diamanten sich zusammenziehen lassen«[2]). Prosaischer drückt dies der Fürstenfelder Mönch aus durch die Angabe, daß die Vergiftung starke Durchfälle und Schmerzen im Gefolge gehabt habe, und daß der Tod nach drei Tagen erfolgt sei. Hiernach würde die Vergiftung nicht am 24., sondern schon am 22. August stattgefunden haben. Wie und bei welcher Gelegenheit, kann nicht einmal vermutet werden. Ein solches dreitägiges Intervall zwischen Vergiftung und Tod wird auch in anderen zeitgenössischen historischen Niederschriften angegeben[3]). Von toxikologischem Standpunkte aus ist das frühere Geschehensein, wahrscheinlich weil damals kein Gift bekannt war — vielleicht Aconit in zweckmäßigster Zubereitung ausgenommen —, das unmittelbar nach dem Einnehmen, so wie einige es schilderten, wirken konnte.

4. Hiermit würde die Behauptung im Freien hängen, daß der Mönch BERNARDINO, als zeitweiliger Stellvertreter des Bischofs HEINRICHs von Trident, des gewöhnlichen Seelsorgers des Kaisers, am 24. August vergiftet habe. Es wäre dann aber auch möglich, daß das Gift auf einem anderen Wege und nicht von Mönchshand beigebracht worden ist, und daß ein un-

---

1) MURATORI, *Rer. italic. Script.*, tom. XV, *Chronica Sanese*, p. 50: »*Io confesso ingenuamente, che la maggior degli Scrittori contemporanei sono per il veleno.*«

2) JOHANNES VICTORIENSIS, *Liber certar. historiarum*, lib. IV, cap. 8: »Et dum potum calicis suscepisset mox vis quedam tremule infirmitatis pectus ejus concussit et quasi adamantina congerie viscera contraxit.«

3) Vgl. DIEFENBACH, De vero mortis genere ex quo Henricus VII obiit, 1685, p. 17.

glücklicher Zufall die schlimmste Giftwirkung am 24. mit dem Nehmen des Abendmahles zusammenfallen ließ. Daß an eine Vergiftung geglaubt wurde, geht aus den Berichten hervor: daß die Ärzte, um das Gift aus dem Körper zu entfernen, ein Brechmittel reichten[1]), oder den Kaiser für den gleichen Zweck auf den Kopf stellen wollten[2]): »sy voelden eme dat veniin tzo eyne Ougen herwyss bringen als ouch vur geschrewen is van Konymk ALBRECHT van Oesterrych . . .[3]). Er habe aus ängstlicher Frömmigkeit einen solchen Eingriff abgelehnt, um nicht mit dem Gift den Leib des Herrn von sich zu geben. Er wollte lieber sterben, als das heilige Abendmahl herabsetzen[4]).

Es ist sehr auffällig, daß die Leiche des Kaisers in Paganico in der Nacht verbrannt worden ist. Wiederholt ist die inhaltlose Behauptung aufgestellt worden, daß sie »die Zeichen der Vergiftung« aufgewiesen habe: sie sei geschwollen gewesen[5]).

Sieht man von der abergläubischen Angabe ab, daß »der Mönch zerstoßene Diamanten heimlich in den Kelch getan habe«, ein Material, das jahrhundertelang in dem Rufe als besonderer Schädiger stand, während es in Wirklichkeit harmlos ist, so findet sich zweimal das angeblich gereichte Gift angegeben. In der Cronica Sanese heißt es: »Auch wird gesagt, daß sein Tod durch das Gift Napellus veranlaßt worden sei. Ein Predigermönch gab es ihm in der Hostie«[6]). Auch der anonyme Verfasser der Pisaner Chronik erwähnt das Aconitum Napellus als Gift, mit der Erweiterung, daß es in Pulverform beigebracht worden sei[7]). Dies ist ganz von der Hand zu weisen. Eine solche Beibringungsart, z. B. im Spülkelch, würde sich sofort verraten haben, einmal weil das Pulver als unzugehöriger Fremdkörper empfunden und als Warner ausgespien worden wäre, sodann, weil Aconitpulver nach kurzdauernder Berührung im Munde anfangs Reizerscheinungen in der Form von aufdringlich unangenehmen Empfindungen, später Empfindungslosigkeit erzeugt. In der Hostie kann weder Aconitpulver noch Aconitextrakt in tödlicher Dosis beigebracht werden, weil das Volumen beider die Hostie so vergrößern würde, daß der Nehmende den Unterschied gegen sonst sofort merken würde, gar nicht der veränderten Farbe und des Geschmacks zu gedenken.

Daß derjenige, der Aconit in irgendeiner Form beibringen wollte, es

---

1) GESTA BALDEWINI, l. c.: »Medici ipsum nulla infirmitate alia quam intoxicationis materia graviter laborare sibi indicarunt, devotissime supplicarunt, quod hanc intoxicationis materiam sineret eos per inferendum sibi vomitum radicitus revocare.«

2) JOHANNES VICTORIENSIS, l. c.

3) Die Cronica von der hilligen Stat Coellen, 1499, fol. CCXL.

4) GESTA BALDEWINI, l. c.: »Malo migrando ad Dominum diem claudere extremum quam generare scandalum in sacrum Dominicum . . . .« Hierzu bemerkt BARTHOLD, l. c., p. 439, mit Recht, daß sacrum Dominicum einen Doppelsinn habe: das heilige Abendmahl und den heiligen Dominicus.

5) RICARDUS, bei: CUSPINIAN, *De Caesaribus,* p. 413: »corpus ejus tanquam venenati ob repletionem comparuisse.«

6) ANDREAS DEI *Cronica Sanese,* l. c.: »Anco si disse, che la sua morte fu di veleno, *il qual veleno si chiama napello.*«

7) *Cronica di Pisa,* in: MURATORI, *Rer. ital. Script.,* tom. XV, p. 986: »chi dice ch'elli morì per veleno, che li fussi dato di polvere d'erba, che si chiamava Napello.«

unter dem Nagel bewahrte, ehe er es in Kelch oder Hostie tat, ist nicht möglich, weil die tödliche Menge dieses Giftes dort keinen Platz hat: überdies würde ein Pulver schnell herausgefallen sein, und ein Extrakt würde, selbst wenn es vom Nagel bald zu entfernen gewesen wäre, sich im Kelch nicht so schnell als erforderlich haben lösen können. Nach dem schon angeführten Berichte des Franziskanermönches JOHANNES VON WINTERTHUR soll der Vergifter das Gift zwischen den Fingerverbindungen gehalten haben. Auch auf diese Weise dürfte die Vergiftung des Kelches schwer zu bewerkstelligen gewesen sein. Vergiftungen mit dem Kelchinhalt müssen in damaliger Zeit eine vorgängige Präparation desselben vorausgesetzt haben. So konnten natürlich mancherlei Gifte verwendet werden, auch Aconit oder Arsenik, der damals schon genugsam, gerade wegen seiner völlig unauffälligen Beibringungsmöglichkeit, gekannt und besonders in Italien erhältlich war. Die Auftraggeber der Vergiftung oder der Vergifter mußten die mit Wein hergestellte Giftlösung als solche bereitgehalten haben. Soweit Hostien als Giftträger in Frage kommen, wäre für sie, nach dem, was ich über die Gifte jener Zeit weiß, nur Arsenik verwendbar gewesen, das sich auch in seiner Farbe derjenigen der Hostie anpaßt.

5. Eine halbwegs sichere Entscheidung über die Art des Giftes zu treffen, ist, da über das Befinden des Kaisers, besonders am 24. August nur Oberflächliches berichtet wird, nicht zu fällen. Nur der Fürstenfelder Mönch, der um jene Zeit seine Chronik schrieb, erwähnt Durchfälle und Schmerzen. Das Trinken eines alkoholhaltigen Auszuges der Aconitwurzel erzeugt alsbald unangenehme subjektive Symptome: Zusammenziehen, Brennen und Schmerzen im Halse und ev. auch in den Eingeweiden. Alsdann folgen gewöhnlich schlimme Krämpfe und auch wohl Blindheit bei erhaltenem Bewußtsein. Selbst größere Mengen des Mittels lassen noch Genesung nach etwa 24 Stunden erhoffen — andernfalls erfolgt der Tod unter Blauwerden, wie ich an Tieren erwies, durch Atemlähmung. Von solchen so auffälligen Symptomen ist nichts während des letzten Krankseins des Kaisers vermeldet worden. Nimmt man dagegen eine vorgängige Vergiftung durch Arsenik an, so werden dadurch die Durchfälle, die Schmerzen bis zu dem — hier wie gewöhnlich bei der gastrischen Form dieser Vergiftung — bei Bewußtsein erfolgenden Tode am 24. August erklärlich. Gerade der genannte Zeitraum von zwei bis drei Tagen umfaßt häufig die ganze Ablaufszeit einer subakuten Arsenvergiftung. Würde erst am Todestag das Arsenpräparat in großer Dosis, z. B. zu 0,2 g im Kelch oder in Kelch und Hostie beigebracht worden sein, so wäre der Tod frühestens in etwa sieben bis acht Stunden zu erwarten gewesen. Hätte die gastrische Form eingesetzt, so würden auffällige, choleraähnliche Symptome der Vergiftung das Gepräge gegeben, und bei der paralytischen ev. auch Diarrhöen, außerdem heftige Schmerzen in Kopf und Gliedern, auch Fieber, und in weiterer Entwicklung bis zu Benommensein, Delirien, Koma erschienen sein.

*Ich nehme als sehr wahrscheinlich an, daß Kaiser* HEINRICH *durch eine subakute Vergiftung gestorben ist, deren Ausführer und Ausführungsart sich nicht feststellen lassen.*

# Zweiter Abschnitt.

# Vergiftung von Päpsten und hohen kirchlichen Würdenträgern.

## Erstes Kapitel.

**Konzilbeschlüsse über Gifte. Angaben über vollzogene Vergiftungen an kirchlichen Würdenträgern zwischen dem 9. und 11. Jahrhundert. Kloster Farfa. JOHANN VIII. JOHANN IX. JOHANN XI. THEODORA. MAROZIA. CRESCENTIUS. BONIFACIUS VII. JOHANN XIV. CLEMENS II. DAMASUS II. LEO IX. VICTOR II. STEPHAN X. GERHARD BAZUTIUS. VICTOR III. HALINARD von Lyon.**

1. Die allgemeine Aufmerksamkeit ist nicht nur durch den Tod HEINRICHS VII. auf die Vergiftungen durch Geistliche gelenkt worden. Schon früher kamen aus den entwickelten Gründen sicherlich deren viele vor. Immerhin ist es sehr bemerkenswert, daß auf dem Konzil zu Avignon im Jahre 1326 auch Fragen über Gifte zu Bestimmungen geführt haben. Im Kanon XVII wird jedermann: Apotheker oder Laien bei Strafe der Exkommunikation verboten, irgendwelche Giftsubstanz[1]) zu verkaufen oder einem anderen zu überlassen, ohne die Überlassung vorher öffentlich gemeldet zu haben. Dadurch sollten die erforderlichen Feststellungen im Falle einer Vergiftung ermöglicht werden. Der Kanon XVIII besagt, daß, wer einen Menschen vergiftet, oder wer irgendwelche Beihilfe für den Gifttod direkt oder indirekt geleistet hat, so exkommuniziert wird, daß nur der Papst selbst lossprechen kann. Ist der Vergifter oder Helfer im weitesten Sinne ein Kleriker, so solle er seine Pfründen verlieren und von seinem Range bis zur untersten Stufe degradiert und dem weltlichen Gericht übergeben werden. Nie dürfe ein solcher, an dem der Vergiftermakel hafte, zu einer kirchlichen Würden- und Ehrenstellung wieder zugelassen werden. Überdies solle er bis zu einer völligen Aufklärung im Gewahrsam gehalten werden.

Diese Bestimmungen sind auf späteren Konzilien bestätigt worden, z. B auf dem Konzil im Kloster des heiligen RUFFIUS bei Avignon im Jahre 1337, wo »Bestimmungen zur Besserung von Sitten und Disziplin« getroffen wurden[2]), und ferner auf dem Konzil zu Vaur im Jahre 1368, wo der angeführte Kanon XVIII wörtlich übernommen wurde. Auf dem

---

[1]) *Sacrosancta Concilia,* edit. PHIL. LABBEUS et GABRIEL COSSARTIUS, tom. XI, Paris 1671, p. 1729: »Ut nullus minister toxicum vel alia venenosa ....« — Ibid., p. 1730: »De poenis, toxicum vel herbas mortiferas in mortem alterius ministrantibus inferendis ....«

[2]) SPONDANUS, Annal. ecclesiast. continuat., Lugd. 1678, p. 40.

Konzil zu Freising im Jahre 1440 wurde im Kanon XXIV bestimmt, daß mit Exkommunikation bestraft würde, wenn Priester einen Vergifter, Giftkäufer oder Verkäufer ohne besondere Erlaubnis absolvieren, zumal, wenn die Tötung eines Menschen beabsichtigt war[1]).

Ob man auf dem Konzil zu Avignon (1326) bei den Feststellungen über Gifte auch an den so kurz zurückliegenden Tod HEINRICHS VII. gedacht hat, muß dahingestellt bleiben. Immerhin scheint die Annahme gerechtfertigt zu sein, daß an irgendwelche Vergiftungsvorkommnisse, bei denen Geistliche beteiligt gewesen sind, gedacht worden sein muß. Schon vorher hat die Vergiftung des Bischofs RAYNER im Jahre 1248 dazu geführt, daß in der Kirche St. Petrus Maguelonne der beim Abendmahl amtierende Priester in Gegenwart des ihm assistierenden Diakonus und Subdiakonus von der Hostie und dem Wein selbst Teile hat nehmen müssen, um eine solche gottlose Tat, wie die Vergiftung sie darstelle, zu verhindern[2]). Derartige rein lokale Einrichtungen konnten keinen sonderlichen Einfluß auf das verbrecherische Tun im allgemeinen ausüben. So wie vor dieser Zeit schon vergiftet wurde, so auch nach ihr.

2. Manche derartige Vergiftungen von Prälaten besaßen eine nur untergeordnete oder gar keine Bedeutung in bezug auf Beeinflussung weiterer Kreise, andere dagegen haben in der Zeit ihres Geschehens Folgen von großer Tragweite, selbst für die ganze Welt, gezeitigt. Als Beispiel der ersteren Gruppe kann der Tod des Abtes RAFFRED angeführt werden. Er hatte das berühmte Reichskloster Farfa, das Päpste oft versucht haben sich abhängig zu machen, nach seinem Untergange wieder aufgebaut. Nachdem er ihm 38 Jahre vorgestanden hatte, erlitt er den Vergiftungstod im Jahre 936, weil er einem Anwärter auf diese Stelle zu lange lebte. Zwei seiner Mönche, CAMPO und HILDEBRAND, reichten ihm das Gift. Den CAMPO hatte der Abt von Jugend an in seiner Obhut gehabt, ihn mit Wohltaten überhäuft und ihn in die Medizin gut einweihen lassen[3]). Wie gut er diese studiert hatte, bewies er durch Verfertigen eines tödlichens Gifttrankes[4]), durch den der Abt, wie es scheint, sein Sehvermögen verlor. Er fühlte mehr, daß jemand bei ihm stand, und als auf die Frage, wer da sei, ihm geantwortet wurde, daß es CAMPO sei, sprach er, so gut er es noch konnte:

»*Campigenans Campo, male quam me campigenasti!*«

---

1) J. CASSUTIUS, *Notitia ecclesiast. histor. conciliorum,* Lugduni 1680, Canon 116, p. 493: ». . . . propinantem, ementem aut vendentem venenum praesertim in machinationem mortis hominis.«

2) *Opus fratrum* SCAEVOLAE et LUDOVICI *Sammarthanorum: Gallia christiana,* Paris 1656, tom. III, p. 590: ». . . . indeque statutum communi Canonicorum decreto in Ecclesia S. Petri Magalonensis ut Presbyter sacra sacrificia peragens, Diacono et Subdiacono in altari sibi ministrantibus, hostiae consecratae fragmentum et sacri calicis stillam impertiret, ad vitandum deinceps tale sacrilegium.«

3) HUGONIS *Opuscula. Historia Farfarensis,* in: *Monum. German. histor. SS.,* tom. XI, p. 535: »Unus vocabatur Campo, qui ab infantia ipsius nutricius fuit, cui cuncta bona contulit, quem et medicinae artis studio satis imbuere fecit.«

4) Ibidem: »ipsi miserrimi ob ambitum honoris in nullo ei pepercerunt, sed mortifero eum viru interfecerunt.«

Nach Raffred wurde der Abt Dagibert von »niederträchtigen Mönchen« des Klosters Farfa durch Gift beseitigt[1]).

Bedeutungsvoller als ein solches lokalistisches Vorkommnis sind *die Vergiftungen von Päpsten*. Der Natur der Sache nach handelt es sich meistens um Gerüchte, die in dem allergrößten Teil der Fälle eine nicht abzuweisende, zureichende Grundlage besitzen. Die absolute Wahrheit festzustellen ist begreiflicherweise nie möglich — die Wahrscheinlichkeit zu zeigen gelingt oft. Das Beurteilungsmaterial ist meistens von kirchlichen Kreisen bzw. Kirchenhistorikern geliefert worden.

## Johann VIII.

3. Einer der Päpste, in deren Wirkenwollen nach außen sich zeitweilig die Ohnmacht der kirchlichen Macht verkörperte, war der einhundertelfte Papst Johann VIII., der im Jahre 872 zu dieser Würde gelangt war. In eine Zeit gestellt, in der Machtfragen in Frankreich und in Italien ganz besonders roh die Welt bewegten, in der die Sarazenen Italien unaufhörlich heimsuchten und selbst bis vor die Mauern Roms plündernd, raubend und vergewaltigend vordrangen, in der die Unnahbarkeit des höchsten Priesters für Männer wie Lambert, den Herzog von Spoleto, nur mehr eine Fabel war, da er mit seinen Leuten sich desselben bemächtigte und dieser nur mit Mühe nach Frankreich entkommen konnte, in einer solchen Zeit und unter solchen Verhältnissen benutzte Johann VIII. als Waffe nur den Bann und gegen die Sarazenen — Geld. Karl, der Kahle, den er um Hilfe angegangen, ließ sich wohl zum Kaiser krönen, war aber selbst hilflos gegenüber dem Andringen Karlmanns und mußte die Flucht ergreifen. Auch der Kaiser Basilius in Konstantinopel, den der Papst um Hilfe anging, wollte nicht helfen. Die Flucht nach der Provence war die einzige zeitliche Rettung aus allen Nöten. Das Konzil, das er in Troyes abhielt, war eines der dürftigsten und erfolglosesten, die je abgehalten wurden. Trotzdem gebärdete sich Johann in Frankreich, in dem nominell der von ihm gekrönte Ludwig, der Stammler, herrschte, wie der Herr, exkommunizierte Fürsten und verteilte Gebiete — alles ohne tieferen und dauernden Erfolg. Und Erfolge erblühten ihm auch nicht nach seiner Rückkehr nach Italien im Jahre 879. Dort suchte er sich in Boso, dem Herzog der Provence, eine Stütze großzuziehen, als er ihn an Sohnes Statt annahm und ihn zum König von Italien machen wollte. Auch dies schlug fehl. Neue Einbrüche der anfangs mit Geld abgefundenen fremden Eindringlinge in Italien ließen ihn, da die von Konstantinopel geleistete Hilfe nur kurzen Erfolg hatte, wieder karolingische Hilfe erflehen. Jetzt war es Karl der Dicke, der sich zwar zum Kaiser machen ließ, aber nicht helfen wollte oder konnte. Es hatte sich viel Enttäuschung über das Walten dieses, im übrigen sehr geschäftigen Papstes angesammelt. Die Fuldaer Annalen berichten, daß er im Jahre 882 ein gewaltsames

---

1) *Monum. Germaniae Script.*, tom. XI, p. 536: »completo quinquennio pessimi monachi veneno eum occiderunt.«

Ende gefunden habe. Er soll danach zuerst von einem Verwandten vergiftet, und als der Tod nicht schnell genug eintrat, von den Teilnehmern am Giftmordversuch, die des Papstes Stellung und Schätze haben wollten, so mit einem Hammer auf den Kopf geschlagen worden sein, daß er im Schädel sitzen blieb [1]).

## Johann XI. Johann XIV.

4. In der zweiten Hälfte des zehnten Jahrhunderts war Rom ganz besonders stark der Schauplatz von Kämpfen, die durch die widerstreitendsten Interessen von Fürsten, Päpsten und leidenschaftlichen Frauen veranlaßt worden sind und zum Teil Fortsetzungen älterer Zwistigkeiten, Eifersuchten und Machtsucht darstellten. Die überaus reiche THEODORA, die im Beginne des genannten Jahrhunderts außer vielen Burgen auch Sant' Angelo in Rom besaß, und, da sie viele Liebhaber gehabt, aus jedem für die Mehrung ihrer Stellung Nutzen zu ziehen verstanden hatte und so mächtig war, daß sie sogar auf die Besetzung des päpstlichen Stuhles den schwerwiegendsten Einfluß ausüben durfte, hinterließ zwei Töchter: THEODORA, die, ebenso liebeslustig wie ihre Mutter, aus einem Nebengeliebten den Papst Johann X. gemacht hatte, und MAROZIA. Diese dominierte, eine Zeit hindurch mit ihrer Schwester, lange in Rom. Vom Papste SERGIUS III. soll sie einen Sohn gehabt haben, den späteren Papst JOHANN XI. Sie war aber mit ALBERICH, dem Grafen von Spoleto, verheiratet. Dieser mußte infolge von Zwistigkeiten mit JOHANN X. mit seiner Frau aus Rom fliehen und wurde ermordet. Er hinterließ einen Sohn gleichen Namens. MAROZIA heiratete nun den Grafen GUIDO von Tuscien. Nach Rom zurückgekehrt, ließ sie JOHANN X. gefangennehmen und im Gefängnis erdrosseln. Sie machte nacheinander LEO VI., STEPHAN VIII. und schließlich ihren Sohn, JOHANN XI., zu Päpsten, den letzteren, als er nur 24 Jahre alt war. Als ihr Mann GUIDO gestorben war, heiratete sie in dritter Ehe, im Jahre 932 den König HUGO von Italien. Dieser wurde von seinem Stiefsohn ALBERICH verjagt. Seine Mutter und seinen Stiefbruder, den Papst JOHANN XI., ließ er einkerkern und den letzteren durch Gift umkommen.

Ein Enkel der MAROZIA wurde in seinem 18. Jahre, als JOHANN XII., Papst. Er war es, den Kaiser OTTO I. erfolglos absetzen ließ, weil er Priester in einem Marstalle geweiht, mit seinen Schwestern Blutschande getrieben, auf die Gesundheit des Teufels getrunken und beim Würfelspiel den Satan um Hilfe angerufen hätte. Er wurde schließlich, nachdem der Gegenpapst LEO VIII. von den Römern verjagt worden war, wieder alleiniger Papst. Er starb jedoch bald nachher, im Jahre 964, entweder durch eine achttägige Krankheit oder eines gewaltsamen Todes.

---

[1]) *Annales Fuldenses*, Pars IV, ad ann. 883, in: *Monum. Germ. hist.*, tom. I, p. 398: »Igitur Romae praesul, apostolicae sedis, Johannes nomine, prius de propinquo suo veneno potatus, deinde, cum ab illo simulque aliis suae iniquitatis consortibus longius victurus [putatus] est, quam eorum satisfactio esset cupiditati, quia tam thesaurum suum quam culmen episcopatus rapere anhelebant, malleo, dum usque in cerebro constabat percussus est, expiravit.«

Ein Neffe der MAROZIA, der Sohn ihrer Schwester THEODORA, war CRESCENTIUS. Als Kaiser OTTO I. im Jahre 973 gestorben war, bemächtigte sich CRESCENTIUS des Papstes BENEDIKT VI. und ließ ihn in der Engelsburg erdrosseln, weil er die Rechte der Kirche und des Kaisers gegenüber den römischen Aufständischen verteidigt hatte. Für ihn setzte er BONIFAZIUS VII. ein, mit dem er sich bald für eine Zeitlang entzweite. In dieser Zeit wurde auf Veranlassung von Kaiser OTTO II. ein Gegenpapst JOHANN XIV. gewählt. Als aber die Aussöhnung zwischen CRESCENTIUS und BONIFAZIUS VII. wieder erfolgt war, ließ der letztere den Gegenpapst, der beim Volke unbeliebt war, weil er ein »kaiserlicher Papst« war, in die Engelsburg setzen und ihn durch Gewalt, oder, wie man mehr behauptete, durch Gift im Jahre 985 sterben[1]). CRESCENTIUS herrschte als Fürst in Rom. So verhaßt war der Mörder BONIFAZIUS geworden, daß ihn das Volk nach seinem Tode an dem Monumente MARC AURELS aufhing. Wie die spätere Tötung von CRESCENTIUS durch seine Witwe gerächt worden sein soll, habe ich an anderer Stelle bereits besprochen.

## Clemens II.

5. Das willkürliche Eingreifen deutscher Kaiser in die Rechte der Kirche bzw. ihrer hohen Würdenträger hat nicht ganz selten tragische Folgen gehabt. Im Jahre 1047 starb CLEMENS II. Er war vordem Bischof in Bamberg gewesen und auf Befehl HEINRICHS II. zum Papst gewählt worden, nachdem der Kaiser auf der Synode von Sutri drei gleichzeitige, des geistlichen Ämterschachers überführte Päpste hatte absetzen lassen. Die Römer nahmen die Wahl übel, weil sie nicht gefragt worden waren, und nachdem der Kaiser wieder nach Deutschland abgezogen war, sollen sie ihn vergiftet haben. Als Gerücht wird dies von PLATINA in seinem auf Veranlassung des Papstes SIXTUS IV. verfaßten, und unabhängigen Sinnes geschriebenen Geschichtswerk verzeichnet[2]). In gleicher Weise drücken sich andere aus[3]).

6. Der gleiche Grund, der zu dem Gerüchte Anlaß gegeben haben wird, daß CLEMENS II. vergiftet worden sei, könnte auch für DAMASUS II., der zuvor Bischof POPPO von Brixen und ein ehrgeiziger Mann war, maßgebend gewesen sein. Denn er war der zweite, von HEINRICH II. allein eingesetzte Papst. Die Römer wünschten den Erzbischof HALINARD von Lyon, der in Rom wegen seiner Frömmigkeit und anderer hervorragender Eigenschaften besonders geschätzt war. So ganz leicht wurde die Einsetzung von POPPO in das Pontifikat nicht. Denn der berüchtigte BENEDIKT IX. stand ihr im Wege. Der Markgraf BONIFAZIUS erhielt vom Kaiser den Auftrag, seinen Erwählten nach Rom zu geleiten und ihn vor Unbilden

---

1) PLATINA, De vitis Pontificum, Venetiis 1511, p. 73. — CIACONIUS, Historia Pontificum, 1677, tom. I, p. 739.

2) PLATINA, *Histor. de vitis pontific. rom.*, Colon. Ubior. 1593, p. 168: »Abeunte imperatore, ut quidam scribunt, Romani pontificem injussu suo creatum, veneno e medio sustulere.«

3) PANVINIUS, Epitome pontificum, Venetiis 1557, p. 58.

zu schützen. Da der Markgraf aber im geheimen Bunde mit BENEDIKT IX. stand, weigerte er sich dessen, und POPPO mußte wieder nach Deutschland zurückkehren. Erst als der Kaiser mit einem Einfall in Italien drohte, wurde POPPO vom Markgrafen nach Rom in sein als Usurpation aufgefaßtes[1]) Pontifikat gebracht, dessen Beginn und Ende zwischen dem 17. Juli und 9. August des Jahres 1048 lagen.

Diese Kurzlebigkeit im Amte zweier, den Römern rücksichtslos aufgedrängter Päpste mußte den Verdacht der Vergiftung erregen, der wahrscheinlich nicht ungerechtfertigt gewesen ist. Die beiden Ereignisse wurden schon damals so sehr als giftverdächtig angesehen, daß der Kaiser nach dem schnellen Hinscheiden von DAMASUS, an dessen Vergiftung BENEDIKT IX. beteiligt gewesen sein soll, keinen Bischof in seiner Nähe, d. h. keinen kaiserlich gesinnten Bischof mehr fand, der Lust gehabt hätte nach Rom zu ziehen, wo »welsch Süplin« und »welscher Trunk« den Päpsten gespendet würden. Diese, wie andere in dem genannten Kreise vorgekommenen Vergiftungen sollen durch Gift bewerkstelligt worden sein, das im Abendmahlkelch beigebracht wurde.

Der hauptsächlichste Verbreiter dieser, die Päpste CLEMENS II., DAMASUS II., LEO IX., VIKTOR II., STEPHANUS X. und NIKOLAUS II. umfassenden Behauptung war der Kardinal BENNO, der auf der Seite Kaiser HEINRICHs IV. stand und eine arge Schmähschrift gegen GREGOR VII. verfaßt hat[2]). HILDEBRAND, den die Kirche heilig gesprochen hat und den sie, gewiß nicht mit Unrecht, als einen ihrer Größten, wenn nicht den Größten ansieht, der aber von im anderen Lager Stehenden als frech, boshaft, listig, ränkevoll, verschmitzt usw. bezeichnet wird[3]), soll nach BENNO an dem Gifttode von DAMASUS II. und anderen intellektuell beteiligt sein: »Ueber das hatte er ihm schon lange Zeit zuvor einen Ertzzauberer mit Namen GERARDUM, welcher mit dem Zunamen BRAZUTUS genennet worden, wiederum zum freund gemacht. Dieser ist ein sonderlicher guter freund gewesen THEOPHYLACTI [BENEDIKT IX.] und man sagt von ihm, daß er 6 Römische Päpste innerhalb 13 jahre mit gifft getödtet habe.«

Da der Kaiser keinen Deutschen bereit fand, Papst zu werden, erwählte er BRUNO von Toul, der den Namen LEO IX. annahm, und der nach den Grundsätzen HILDEBRANDs sein Amt verwaltete. Nach fünf Jahren erkrankte er in Benevent, wo er sich harten aszetischen Übungen hingab. Über die Art der Krankheit erfährt man nichts. Sie dauerte fast einen Monat, so daß daraus allein eine Vergiftung nicht ganz wahrscheinlich wird. Freilich ist sie auch bei einer solchen Verlaufsart nicht abzuweisen.

7. Sein Nachfolger VICTOR II., ein von den Römern oft beleidigter Papst, der für sie jedoeh stets nachsichtig war, soll, nach BENNOs Behauptung, gleichfalls durch den Abendmahlskelch vergiftet worden sein. Die

1) PLATINA, l. c., p. 168: »pontificatum per vim occupat ....«

2) BENNO, De vita et gestis Hildebrandii — Vom leben, handel und Wandel Hildebrandi, 1619, p. 38.

3) HILDEBRAND (GREGOR VII.) wurde später als »leibhafftiger Teufel« bezeichnet (AUGUSTIN LERCHHEIMER, Christliche Bedencken und Erinnerung von Zauberey, Straßburg 1586, S. 75.

älteste Nachricht hierüber stammt von dem zeitgenössischen LAMBERT VON HERSFELD. Er gibt an, daß der Subdiakonus dem Papst Gift in den Kelch getan habe, daß aber durch ein Wunder der Vergifter sich als solcher verraten habe[1]). Der Verfasser der kirchlichen Annalen, der ausgeführte oder erduldete Vergiftungen kirchlicher Organe fast ganz ablehnt, gibt diese, da sie so wunderbar verlief, zu[2]). Diese Errettung des Papstes ist mehrfach angezweifelt worden, und der nach so kurzem Papstsein erfolgte Tod dennoch auf Vergiftung zurückgeführt worden[3]). In manchen Papstgeschichten wird indessen einer solchen überhaupt nicht Erwähnung getan[4]).

8. Nach nur einjährigem Pontifikat starb in Florenz auch der Nachfolger VICTORS II., der Papst STEPHAN II., früher FRIEDRICH, Kardinal und Abt von Monte Cassino. Der Kardinal BENNO läßt ihn gleichfalls ein Opfer der Vergiftungskünste des GERHARD BRAZUTUS, des Freundes von HILDEBRAND, gewesen sein. Der letztere ist, falls überhaupt eine Vergiftung vorliegen sollte, daran unbeteiligt, da er zu der Todeszeit dieses Papstes nach Deutschland geschickt worden war, um seine Anerkennung beim Kaiser zu betreiben.

## Victor III.

9. Häufiger als diese angebliche Vergiftung ist die des Papstes VICTOR III., des früheren Abts DESIDERIUS von Monte Cassino, in alten Chroniken behauptet worden. Nach dessen Hinscheiden im Jahre 1087 schrieb ein Chronist des 12. Jahrhunderts[5]): VICTOR fiel entseelt hin, während er die erste Messe sang, — wenn man glauben darf — durch Gift, das ihm im Kelche gereicht worden war. Mit der gleichen Bestimmtheit findet sich in späteren Zeiten diese Nachricht in mannigfaltigen Variationen. Ein Minoritenbruder ging sogar so weit, ihn, gleichsam als wäre ein solcher Vorgang selbstverständlich, als Schismatiker vergiftet sein zu lassen[6]), und JAKOB VON KOENIGSHOFEN, »Priester in Straßburg«, meldete im Beginn des 14. Jahrhunderts kurz und bündig: »VICTOR der dirte was Bobest ein jor und XVII wuchen. dieseme wart vergeben mit vergift

1) LAMBERTI HERSFELDENSIS *Annales*, in: *Monum. Germ. hist. SS.*, tom. V, p. 156: »Huic subdiaconus toxicum in calicem misit. Quem cum ipse post consecrationem levare vellet nec posset, a Domino causam facti inquisiturus cum populo ad orationem prosternitur, statimque toxicator a demone arripitur.« Das gleiche findet sich in: BERNOLDI Chronica, Mon. Germ. SS., tom. V, p. 426.

2) BARONIUS, *Annales ecclesiast.*, Colon. Agripp. 1624, tom. XI, art. XXVII, p. 245: »passus horrendam plane proditionem, cum ad ejus interitum immissum est venenum (dictu pavendum) in sacrum calicem.«

3) ZVINGER, Tractat. de festo corp. Christi, Basil. 1685, p. 288.

4) CIACONIUS, *Vitae et res gestae Pontificum roman.*, tom. I, Romae 1677, p. 808: »Florentiae Tuscorum mortuus est.« Der Herausgeber des erweiterten Werkes, OLDOINUS, führt indessen das Mirakel an.

5) WILLELMI MALMESBIRIENSIS MONACHI *Gesta regum Anglor.*, London 1840, vol. II, lib. III, § 266, p. 446: »sed ad primam missam, incertum quo discrimine, cecidit exanimatus, calice (si dignum est credere) veneno infecto.«

6) *Flores temporum auctore fratre ord. Minorum*, in: *Monum. Germ. hist. SS.*, tom. XXIV, p. 246: »Hic veneno in calicem misso extinctus fuit tamquam scismaticus.«

in dem Kelche über alter das er starp zehont.« Andere frühe Nachrichten geben das angebliche Ereignis nur als Gerücht wieder[1]). Auch über die Beweggründe ließ man sich aus: weil er die Grundsätze des im Exil in Salerno gestorbenen GREGOR VII. für sein Handeln angenommen, sollte er den Kaiser HEINRICH IV. sich zum Feinde gemacht haben und dieser der Veranlasser der Vergiftung gewesen sein[2]).

Diese sicherlich aus der Luft gegriffene Behauptung findet sich auch in späteren deutschen Geschichtswerken: »Anno 1054 ward VICTOR III., ein Abt des Cassinischen Berges, DESIDERIUS genannt, zu hand ein strenger Beschirmer deren, die auff GREGORI seitten waren gewesen, und ihm deshalben keyser HEINRICH zum feind gemacht, dem er aus arglist, mit vergifft (das man ihm in dem Kelch, dieweil er Meß hielt, kochet und zurichtet) tödtet und vergab[3]).« Im Verein mit dem Kaiser wird auch der Gegenpapst als Veranlasser der Vergiftung genannt[4]).

Er scheint unter den Symptomen einer Dysenterie gestorben zu sein[5]), was von den einen als Beweis einer Krankheit, von anderen gerade als charakteristisch für eine Vergiftung angesprochen wird[6]). Die Möglichkeit einer Vergiftung mit dem Kelche oder der Hostie hält ein Historiker, der eine Vergiftung HEINRICHs VII. ablehnt, »durch frühere Beispiele«, z. B. des Papstes VICTOR III., für erwiesen[7]). In der Lebensbeschreibung dieses Papstes durch Mönche von Monte Cassino findet sich keinerlei Andeutung eines solchen Endes[8]). Die Annahme einer Vergiftung ist jedoch nicht ganz von der Hand zu weisen.

10. Manche wirklich zustande gekommene Vergiftung war keine beabsichtigte, sondern eine zufällige, durch Nahrungsmittel verursachte. Dieser Entstehungsgrund ist nur selten deutlich erkennbar. Ein solches Ereignis spielte sich, wie toxikologisch leicht erschließbar ist, im Jahre 1052 in Rom ab, wo der Bischof HALINARD von Lyon mit Gästen durch einen, angeblich von einem falschen Freund vorgesetzten vergifteten Fisch erkrankte. Alle Teilnehmer des Mahles starben innerhalb acht Tagen, oder gingen nach langem Kranksein zugrunde. Es sind dies die üblichen Verlaufsarten der Vergiftung durch zersetzte Fische, falls die bösartige paralytische Form sich ausgebildet hat.

---

1) MARTINUS POLONUS, *Chronica*, in: *Monum. German. hist. SS.*, tom. XXII, p. 434: »qui veneno in calice misso dicitur extinctus.« — PTOLEMAEUS LUCENSIS, ibid., tom. XI, p. 1255.

2) PLATINA, *Vitae summorum Pontificum*, Venetiis 1479, fol. 118 vers.: »statim Gregorii partes suscepit. Hanc ob rem crediderim eum quoque Henricum regem hostem habuisse: cujus fraude (ut Mantinus scribit) veneno in calicem injecto dum sacrificat necatur.«

3) FRANKS Zeitbuch und Geschichtbibel, 1536, Chronica der Bäpst, S. XLVI.

4) CIACONIUS, l. c., tom. I, p. 875.

5) VINCENTIUS BELLOVACENSIS, *Bibliotheca mundi*, Duaci 1624, lib. XXV, § LXXXII, p. 1031: »mox disenteria dissolvitur, et non multo post moritur. Fertur autem opinio quod veneno extinctus sit ad primam missam in calice misso.«

6) PLATINA, l. c.: »quod a suspicione dati veneni nequaquam alienum est: unde in dysenteriam veneno petiti interdum vertunt: corruptis et labefactis intestinis.« — Vgl. auch CRENZIUS, Metropolis, Basil. 1548, lib. IX, cap. 1.

7) BARTHOLD, Römerzug Kaiser Heinrichs, Bd. 2, 1831, S. 41.

8) Vita Victoris III a LEONE et PETRO monachis Casinensibus conscripta, in: WATTERICH, Pontific. romanor. Vitae, tom. I, p. 549.

## Zweites Kapitel.

Berichte aus dem 12. und 13. Jahrhundert: Erzbischof HUGO von Palermo. MAJO. WILLIAM COMYN. Vergiftungen von Geistlichen aus der Zeit des zweiten Kreuzzuges. JOHANN OHNE LAND. Bischof RAYNER von St. Maguelonne. Der Bischof von Valence. ROBERT VON SUMERCOTE. CHRISTOPH I. Bischof LADISLAUS. THOMAS VON AQUINO.

1. Die Vergiftungstätigkeit der Normannenzeit in Sizilien wird in einem, wie es scheint wahren, Ereignis aus dem zwölften Jahrhundert wieder in die Erinnerung gerufen, das sich am Hofe WILHELMS I. von Sizilien, den man den Bösen nannte, zutrug. Nachdem dieser die Griechen endgültig aus Sizilien vertrieben und die Pläne FRIEDRICH BARBAROSSAS auf Sizilien hatte scheitern lassen, lebte er in Palermo in seinem nach orientalischen Vorbildern geschaffenen Harem den Freuden seiner geschlechtlichen Übererregung und überließ die Regierung dem Großkanzler MAJO, der ihn ganz in Händen hatte, und dem Erzbischof HUGO von Palermo. Beide hausten in tyrannischer Weise, entzweiten sich aber im Jahre 1160. MAJO wollte allein herrschen und ließ deswegen den Erzbischof durch einen Verwandten, den er durch Geschenke und Versprechungen dafür gewonnen hatte, vergiften. Das Gift hatte jedoch nur krankmachend gewirkt. Aus Furcht, daß er wieder gesund würde, bereitete er bald ein viel stärker wirkendes. Als der Erzbischof zu ihm kam, fragte er nach seiner Gesundheit und empfahl ihm ein vorzügliches Heilmittel, das er in seiner Gegenwart herstellen ließ[1]). Unter allerlei Ausflüchten weigerte sich der Erzbischof, dieses Medikament zu nehmen, und ließ sich auch nicht durch den Verwandten, der ihm vorher das schwache Gift gegeben, zum Einnehmen des neuen überreden. Es scheint aber, als wenn er doch an den Folgen des ersten zugrunde gegangen ist. Vor seinem Tode ließ er aus Rache den Kanzler MAJO durch BONNELLO erdolchen.

2. Es gibt andere Vergiftungsvorkommnisse in jenen zurückliegenden Zeiten, die nach übereinstimmenden Nachrichten kirchlicher und nicht kirchlicher Kreise Zweifel an ihrer Tatsächlichkeit nicht zulassen. Dahin gehört die 1154 erfolgte Vergiftung des Erzbischofs von Eboracum WILLIAM COMYN (CUMYN). Er war Kanzler des Königs DAVID von Schottland. Aus blindem Ehrgeiz wollte er Bischof sein, besetzte das Kastell Durham und die Besitztümer von St. Cuthbert und bedrückte jene Kirche schwer. Prior und Diakonus verließen sie, und die übrigen Geistlichen zerstreuten sich. In der Kirche wurde kein Gottesdienst abgehalten. COMYN wurde

---

1) HUGONIS FALCANDI *Historia Sicula*, in: MURATORI, *Rer. ital. script.*, tom. VII, p. 279: »Cum enim jam Admiratus [Majo] ipsi archiepiscopo per manum cujusdam familiaris sui, quem donis ac promissis allexerat, venenum propinari fecisset, mirabatur eum tardius mori, diuque languere, et curis ingentibus angebatur, timens ne forte posset sanitati restitui. Idque ex impotentia veneni praevidens accidisse praeparat aliud multo vehementius ad nocendum et amplioris malitiae.«

vom päpstlichen Legaten feierlich als Erzbischof eingesetzt. Mit seiner Geistlichkeit lebte er in Zwietracht. Mehrere Kleriker verbanden sich, wie ein Zeitgenosse berichtet[1]), um ihn zu beseitigen. Sie taten Gift in den Abendmahlkelch, und, »obgleich er das Gift darin sah«, trank er doch und starb dadurch. »Gott sei Dank!« ruft ein Historiker am Ende dieses Berichtes aus[2]). Der um das Jahr 1200 lebende GERVASIUS berichtet, daß der Tod nach einigen Tagen eingetreten sei[3]). Der Racheakt galt dem Eindringling[4]).

Einige Jahrzehnte weiter war England wiederum der Schauplatz einer Vergiftung.

## Vergiftung von Geistlichen in der Zeit des zweiten Kreuzzuges.

3. Mehrere Vergiftungsvorkommnisse an Geistlichen ereigneten sich in den Zeiten der Kreuzzüge. WILHELM VON TYRUS berichtet darüber[5]): Im Jahre 1131 wurde der Abt ETIENNE von Saint-Jean de la Vallée, früher Vicomte von Chartres, ein Verwandter des Königs BALDUIN, Patriarch von Jerusalem. Nachdem er eingeweiht worden war, fing er mit BALDUIN, dem König von Jerusalem, einen schweren Streit an, indem er behauptete, Joppe gehöre ihm und der Kirche zum Heiligen Grabe, und ebenso Askalon. Er war ein Mann, der auf seinen Vorsätzen beharrte und sein Recht verfolgte. Daher schwere Feindschaft zwischen ihm und dem König, der sein früher Tod ein Ende machte. Er starb nach kaum zwei Jahren. »Einige sagen, er sei an Gift gestorben. Die Gewißheit dieser Angabe konnten wir jedoch nicht erfahren. Doch erzählt man, er habe dem König, als dieser ihn auf seinem letzten Krankenlager besucht habe, auf die Frage nach seinem Befinden geantwortet: Wir befinden uns so wie Ihr, Herr, es gewollt.«

Noch über andere Vergiftungen berichtet WILHELM VON TYRUS.

Der Patriarch von Antiochia, RADULF, war mit seinem Klerus in Streit geraten, zu dessen Schlichtung wiederholt päpstliche Legaten zu ihm geschickt wurden Was die Lage des Patriarchen erschwerte, war seine Behauptung, Rom habe als kirchlich höchster Sitz keinerlei Vorzug vor Antiochien, da beide Kirchen Sitz des Apostels PETRUS gewesen seien.

---

1) ROGERI DE HOVEDEN, *Annalium pars prior*, in: *Rer. anglicar. script.*, Francof. 1601, p. 490: »Eodem anno Willielmus Eboracensis Archiepiscopus in sedem suam honorifice est susceptus; sed non multo post proditione clericorum suorum post perceptionem Eucharistiae infra ablutiones liquore lethali infectus, extinctus est.« — Ebenso: MATTHAEUS PARIS und WARTON, Anglia Sacra, pars I, p. 72.

2) JOANNIS FORDUN Scoti chronicon, Edinb. 1759, p. 296.

3) *Chronica* GERVASII, in: *Histor. Anglic. Script.*, Londini 1652, p. 1376, ad ann. 1154: ». . . . inter missarum solempnia veneno infectus et post paucos dies migravit ad deum.«

4) BARONIUS, *Annal. ecclesiast.*, Colon. Agripp. 1624, tom. XII, p. 305: »hicque finis hominis non meritis, sed diutiis ad ecclesiam dei sibi aditum aucupantis.«

5) GUIL. TYRUS, *Belli sacri historia*, Basil. 1549, lib. XIII, cap. XXV, p. 308: »Postquam ergo consecratus est, coepit adversus regem quaestiones movere difficiles . . . . Unde inter eum et regem graves exortae sunt inimicitiae: quarum tamen, mors immatura finem dicitur fecisse. nam non completo biennio, in fata concessit. Opinantur nonnulli eum veneno dato interiisse: sed nos pro certo id compertum non habemus.«

Die Aussprache, die er persönlich in Rom mit dem Papst hatte, behob die Dissonanzen, und er kehrte auf Galeeren des ROGER von Sizilien nach Antiochia zurück. Die Gegner des Patriarchen erregten von neuem gegen ihn Fürsten- und Volksabneigung. Um diese zu beseitigen, sandte der Papst INNOZENZ den Erzbischof PETRUS von Lyon nach Syrien. Auf der Rückkehr von einem Abstecher nach Jerusalem erkrankte er in Akkon an einer schweren Krankheit und starb, wie man sagte, durch einen vergifteten Trank.

Die Streitigkeiten setzten sich fort und spitzten sich so zu, daß schließlich ein neu entsendeter Legat eine Synode einberief, die den Patriarchen absetzte und ihn in Ketten in einem Klostergefängnis halten ließ. »Nach langer Zeit glückte es ihm, nach Rom zu entkommen und dort die Gunst des apostolischen Stuhles wieder zu erlangen. Als er jetzt nach Antiochia zurückkehren wollte, wurde ihm, wir wissen nicht von welchem Missetäter, Gift gereicht, an dem er elendiglich starb [1]).«

## König Johann ohne Land.

4. In der Zahl der Könige, die sich durch ihre Handlungen allgemeinen Haß zugezogen und durch Betätigung desselben ihr Ende gefunden haben, ist auch der berüchtigte König von England, JOHANN I., JOHANN OHNE LAND, ein Mörder und Säufer, zu nennen. Sein Leben war eine fast ununterbrochene Kette von Verbrechen gegen Treu und Glauben, gegen Pietät vor den Eltern, gegen seine Familie, gegen England, gegen alle, die nicht zu ihm hielten. Sein Gehaßtwerden begann schon, als er im Jahre 1185 von seinem Vater als Regent nach Irland geschickt worden war. Er verriet seinen Vater, der dadurch vor Kummer bald starb. Er erwürgte im Jahre 1202 mit seinen eigenen Händen seinen Neffen ARTHUR VON BRETAGNE, den Enkel HEINRICHS II. von England, und warf den Leichnam in die Seine. Nachdem sein Bruder, der König RICHARD LÖWENHERZ, in den Kreuzzug gezogen und bei seiner Rückkehr in Gefangenschaft geraten war, versuchte er sich des Thrones zu bemächtigen. Dies gelang ihm, obschon ein direkter Erbe vorhanden war, nach dem Tode RICHARDS, der ihm seine erste Verräterei verziehen hatte. Sein Tun machte ihn in England verächtlich. Den Klerus behandelte er durch Anmaßung schlecht. So verjagte er z. B. die Mönche von Canterbury aus England und zog ihre Güter ein. Der Papst INNOZENZ III. belegte ihn mit dem Bann. Die schlimmsten Grausamkeiten beging er und seine Söldlinge auf ihren Zügen in England, z. B. in York. Verzweifelt boten die Engländer ihre Krone dem Sohne von PHILIPP AUGUST an. Darauf verließen JOHANN seine Söldlinge, und er verlor überdies durch einen Unglücksfall seine Schätze und seine Ausrüstung. Wutentbrannt über seinen Unstern kam er in das Zisterzienserkloster Swynshened. Über das, was sich dort ereignete, gibt

---

[1]) GUILELMUS TYRUS, *Belli sacri hist.*, Basil. 1549, lib. XV, cap. XVII, p. 357: »Captus est et cathenatus in monasterio diu detentus, tandem elapsus Romam profectus est. Ibi aliquatenus gratiam sedis apostolicae assecutus, dum redire maturaret, veneno hausto, sceleris ministro porrigente, nescimus quo, miserabiliter interiit.«

es zwei Nachrichten, die jedoch beide auf das gleiche hinauslaufen, nämlich daß JOHANN durch Gift geendet hat. Beide enthalten auch die Worte, die die Vergiftung veranlaßt haben sollen. Als ihm nämlich ein Frühstück vorgesetzt worden war und er gehört hatte, daß das Brot außerordentlich billig sei, schwor er, daß es innerhalb eines Jahres ein Vielfaches des gehörten Preises kosten solle. »Weiß Gott! Die große Fruchtbarkeit läßt die Barone und das Volk sich gegen mich erheben.« Daraufhin habe ein Mönch, um die Drohung, das Land und das Kloster in Not und Elend zu bringen, nicht zur Wirklichkeit werden zu lassen, in den dem König vorgesetzten Wein Gift getan. Dem Verlangen, das Getränk vorzukosten, kam der Mönch nach. Beide starben dadurch[1]).

Zu dieser Drohung, die gewiß gefallen ist, scheint, als Bestimmendes hinzugekommen zu sein, daß JOHANN die Heiligkeit eines Nonnenklosters verletzen wollte. Er hatte gehört, daß die Schwester des Abts von Swynshened, die Priorin eines nahen Klosters, außerordentlich schön sei. Seiner Gewohnheit nach wurde er von Begierde sie zu besitzen erfaßt und schickte seine Leute hin, um sie holen zu lassen. In seiner Betrübnis erzählte der Abt auf Befragen einem Klosterbruder, welche Untat im Entstehen begriffen sei. Darauf vergiftete der letztere Birnen, die der König gern aß, und zeichnete für sich drei unvergiftete, da er wußte, daß der König nichts unvorgekostet genieße. Nachdem JOHANN seine Drohung über die Not, die er herbeiführen wolle, getan hatte, nahm er — anfangs mißtrauisch — dennoch von den Früchten, die der Klosterbruder vorkosten mußte. Er kam mit dem Leben davon, da er die unvergifteten genossen hatte, während der König in der Nacht gestorben ist, und zwar unter den Symptomen der Dysenterie[2]), d. h. unter schweren Durchfällen.

Der König war erst 50 Jahre alt. Alle Umstände sprechen für die Art des geschilderten Endes und nicht für einen natürlichen Tod. Dieser soll, wie üblich, durch »Fieber« erfolgt sein. Ich habe mich wiederholt darüber ausgelassen, daß eine solche Angabe völlig nichtssagend ist. Man wird nicht behaupten wollen, daß das tödliche »Fieber« eine Malaria gewesen sei. Da es eine solche nicht gewesen sein kann, so ist, falls wirklich Fieberempfindung bestanden haben sollte, sie mindestens ebensogut auf Gifte zu beziehen, die sie im Verein mit Durchfällen entstehen lassen können, z. B. auf Colchicum, Helleborus, Arsenik, als auf irgendein unbekanntes Leiden. Wut, Verzweiflung, Ermüdung durch Märsche und Ausschweifungen, die auch als Todesursachen angegeben wurden, töten einen JOHANN OHNE LAND nicht im besten Mannesalter. Es ist überheblich, wenn ein Histo-

---

[1]) POLYDORUS VIRGILIUS, *Historiae anglicae*, Lugduni Batavorum 1651, lib. XV, p. 370: »Sunt qui scribant Joannem post amissum exercitum ita et furore accensum, pervenisse ad coenobium monachorum ordinis Cistertiensis et ibi indignatum ob annonae vilitatem, utpote quo haud quisquam id temporis Anglicae genti innimicior erat, iracunde dixisse, se intra paucos dies ita facturum ut multo carior esset: et ea voce monachum quendam concitatum, continuo regi administrasse venenum vino infusum, ab se prius degustatum, quo liberius ille hauriret, et ita ambos uno fere temporis puncto animam efflasse.«

[2]) HENR. DE KNYGHTON, *Chronica de eventibus Angliae*, lib. II, cap. XV, in: *Hist. Anglic. scriptores antiqui*, vol. II, p. 2425: »Obiit . . . . morbo dissenterico. Tradit autem vulgata fama quod apud monasterium de Swynhenede alborum monachorum intoxicatus obiit.«

riker[1]) auch hier wieder von der »Fabrikation einer melodramatischen Vergiftungsgeschichte« spricht, statt zu versuchen, sich die Umstände, unter denen der Tod erfolgte, ein wenig klar zu machen, vor allem sich bei einem Giftkundigen Rats erholt zu haben.

5. Als wahrscheinlich kann auch die im Jahre 1248 erfolgte Vergiftung des Bischofs RAYNER von St. Maguelonne bezeichnet werden. Er erhielt das Gift beim Abendmahl, in der Hostie. Man fand damals das Verbrechen unerhört und faßte den oben schon erwähnten Beschluß, daß der ministrierende Priester das, was er den Gläubigen reiche, vorkosten müsse, und daß auch noch das vierte Geschlecht solcher Vergifter kirchliche Stellungen in Maguelonne nicht erwerben könne.

Das 13. Jahrhundert läßt, wie die früheren, das Übergewicht Italiens in dem Vollzuge des Vergiftungsverbrechens erkennen:

6. Unter den streitbaren Kirchenfürsten jener Zeit wurde GUILLAUME, der Bischof von Valence, genannt, »ein Mann, begierig zum Blutvergießen und keck zur Brandlegung«. Er war Oheim des Königs von Frankreich und England. Ihn wollte der Papst GREGOR IX. zum Heerführer gegen den Kaiser FRIEDRICH II. machen. Er war gerade zum Bischof von Lüttich ernannt worden und hatte das Bistum Winchester erhalten, als er zu Viterbo, im Jahre 1239, wie man annahm, vergiftet wurde und starb. Der des Giftmordes beschuldigte LAURENTIUS ANGLICUS reinigte sich später von diesem Verdachte[2]).

7. Zwei Jahre später, im Jahre 1241, endete der Kardinal ROBERT von Sumercote, wahrscheinlich durch Gift, als er mit den übrigen Kardinälen in dem Palaste, der Regia solis hieß, eingeschlossen, über die Papstwahl verhandelte. Er, des päpstlichen Thrones würdig und dafür geeignet, erschien seinen Nebenbuhlern, die ihn als Engländer nicht gewählt sehen wollten, als ein Hindernis, das sie beseitigten. Das gleiche Schicksal erlitt damals ein zweiter Kardinal des Konklave[3]).

## Christoph I. von Dänemark.

8. Waren es hier nur Ereignisse ohne große Tragweite, so führt das, was um die Mitte des 13. Jahrhunderts, etwas abseits vom großen Weltgetriebe, in Dänemark, geschah, in prinzipielle, bedeutungsvolle Fragen, die seit dem Bestehen einer weltumspannenden Kirche mit einem Oberhaupt so viel Ungemach über die Welt gebracht hat, wie keine Seuche

---

1) PETIT-DUTAILLIS, Étude sur la vie et la règne de Louis VIII, 1894, p. 326.

2) MATTHAEUS PARIS, l. c., p. 179: »Cum Willelmus electus Valentinus a domino Papa impetrasset, ut in episcopum Leodinensem eligeretur .... apud Viterbium pocionibus, ut dicitur, diem clausit extremum .... procurante magistro Laurentio Anglico, sed postmodum eo rite purgato.«

3) MATTHAEUS PARIS, l. c., p. 223: »Robertus de Sumercote .... viam universe carnis est ingressus pocionatus ut dicitur eo quod papatui dignus videbatur et ydoneus ab emulis suis .... Simili peste quidam alius periit.«

es zu erzeugen vermochte: in den Kampf um Macht zwischen Kirche und Staat. Der König CHRISTOPH I. von Dänemark war mit dem Klerus in Streit geraten. Allmählich hatten Bischöfe seines Reiches nicht nur große Landgebiete erworben, sondern auch feste Plätze angelegt und Vasallen sich herangezogen. Zumal der Erzbischof ERLANDSEN, der sich auf Reisen gebildet hatte und dem Papst INNOZENZ IV. nähergetreten und vielleicht sogar in seine Freundschaft aufgenommen worden war, trieb die Selbständigkeitsgelüste so weit, daß er unter anderem, als hoher kirchlicher Beamter, sich nicht vom König bestätigen ließ, Steuern ausschrieb, und als der König dagegen Einspruch erhob, den Thronsitz des Königs aus der Kathedrale entfernen ließ. Damit nicht genug, zettelte er allerlei politische Intrigen an, die zum Zwecke hatten, die Neffen des Königs, die Söhne seines Vorgängers und Bruders ABEL, der 1252 gestorben war, in ihren Ansprüchen auf den dänischen Thron zu unterstützen. Und als schließlich alle diejenigen mit Exkommunikation bedroht wurden, die sich bereitfinden ließen, den Sohn des Königs, ERICH, wie der König es wünschte, zu salben, ließ CHRISTOPH den Bischof kurzerhand verhaften und angebunden an ein Pferd, das Haupt mit einem Fuchsschwanz versehen, durch Fünen führen.

Da der König schließlich den Wunsch hatte, wieder in Frieden zu leben, begab er sich zu Verhandlungen nach Ripe, wo der Erzbischof gefangen saß. Dort wurde er von ARNEFAST, dem Bischof von Arhus, den er zu dieser Würde erhoben hatte, im Jahre 1259 mit der Hostie vergiftet[1]). Die bedingenden Voraussetzungen für einen solchen Racheakt sind hier in größter Vollständigkeit vorhanden. Die Wahrscheinlichkeit, daß der König durch Gift geendet, ist groß.

9. Habsucht und Eigennutz führten denen die Hand, die im Jahre 1270 den Bischof VLODIZLAUS, einen Bruder des Königs von Polen, vergifteten. Nachdem er als Nachfolger des Erzbischofs ULRICH die Bestätigung des Papstes erhalten hatte, ging er nach Polen, um dort seine Erbgüter zu übernehmen und sie der Kirche zur Verfügung zu stellen. Seine nächsten Verwandten, welche sich dadurch benachteiligt glaubten, vergifteten ihn[2]). In OTTOKARS österreichischer Reimchronik heißt es vom Bischof LADISLAUS von Salzburg[3]):

»*Der bischolf muoste lîden pîn*
*wand im ein gift wart gegeben,*
*dâvon er verlôs daz leben.*
*und dô er der gift enphant,*
*dô îlt er zehant*
*her ze Salzpurc wider*
*dâ legt er sich nider*
*und starb des selben siechtums.*«

---

[1]) JOH. MEURSI, *Histor. Danicae Libri quinque post.*, lib. II, Amstelod. 1638, p. 40: »ab Arhusiensi episcopo Arnefasto interfectum, sive, ut nonnulli volunt, pane dato eucharistico quem veneno imbuisset.«

[2]) JOH. VICTORIENSIS, in: BOEHMER, *Fontes rer. germanic.*, tom. I, lib. I, cap. X: »Hoc tempore moritur Ulodeslaus, qui dum iret Poloniam ut suum patrimonium ecclesie addiceret veneno peremptus est ut dicitur a propinquis.«

[3]) Monum. German. hist., Reimchroniken, Bd. 5, S. 117.

### Thomas von Aquino.

10. Unter den Vergiftungsfällen, die als solche nicht der Kritik standhalten, ist auch die angebliche des heiligen THOMAS VON AQUINO zu rechnen, die durch KARL VON ANJOU im Jahre 1274 veranlaßt worden sein soll, als THOMAS gerade in Fossanova unweit Terracina auf dem Wege zum Konzil von Lyon sich befand. KARL fürchtete angeblich, daß THOMAS durch getreuen Bericht über seine Grausamkeiten den Papst gegen sich aufstacheln könnte[1]). Daß Zeitgenossen dies glauben mochten, geht aus DANTEs Göttlicher Komödie hervor[2]):

»*Karl kam nach Welschland und aus Reu und Buße*
*Köpft' er den Konradin und sandte drauf*
*Den Thomas heim zu Gott aus Reu und Buße*[3]).«

Trotzdem ist die Vergiftung eine Fabel. Man weiß, daß er auf seiner Reise auf dem Schlosse seiner Nichte FRANCESCA D'AQUINO, die an den Grafen HANNIBAL von Ceccano verheiratet war, haltmachte und dort schwer krank wurde. Seinen Tod voraussehend, wollte er in ein Dominikanerkloster gebracht werden, gelangte bis Fossanova und starb dort in der Abtei des Zisterzienserordens. Er litt an allgemeiner Körperschwäche[4]) und angeblich auch an Halluzinationen. Sein Kranksein im Kloster dauerte mehrere Tage.

## Drittes Kapitel.

Berichte aus dem 14. und 15. Jahrhundert. BONIFACIUS VIII. BENEDIKT XI. JOHANN XXII. GUICHARD von Troyes. HUNIBALD. GIOVANNI VITELLESCHI.

### Bonifazius VIII.

1. Das 14. Jahrhundert begann so mit Vergiftungsgerüchten, wie das 13. damit geendet hatte. Höchste kirchliche Würdenträger waren wieder die Ziele. So wird aus dem Jahre 1303 berichtet, daß der Papst BONIFACIUS VIII., wie man sagte, mit Gift, das ihm in den Becher getan wurde, aus der Welt geschafft worden sei: Feinde, die er sich durch seine besondere Rechtschaffenheit gemacht, hätten dies getan[5]). Diese Angabe wird durch andere Berichte nicht gestützt. Nachdem diesem verschlagenen und hinterlistigen Manne, von dem eine Chronik sagt, daß er wie ein Fuchs

[1]) PIETRO GIANNONE, Istoria civile del regno di Napoli, 1753, tom. III, lib. XX, p. 6.

[2]) DANTE, *Purgatorio*, Canto ventesimo, vers. 67:
»*Càrlo venne in Italia; e per ammenda*
*Vittima fe' di Curradino; e poi*
*Ripinse al ciel Tommaso, per ammenda.*«

[3]) Übersetzt von STRECKFUSS, Bd. 2.

[4]) RAYNALD, *Annal. ecclesiastic.*, Lucae 1750, tom. V, p. 252: »Coepit illic [in Fossanova] in infirmitate gravari, eadem, viribus paullatum destitui.«

[5]) *Monachi Fürstenfeldensis* (vulgo VOLCMARI), in: BOEHMER, *Fontes rer. germanic.*, tom. I, p. 24: ». . . . emulos habuit, qui eum, ut fertur, veneno mixto poculo . . . . necaverunt.«

auftrat, wie ein Löwe regierte und wie ein Hund starb, die unsägliche Beschimpfung in Anagni von den Beauftragten PHILIPPS DES SCHÖNEN angetan worden war, nachdem der Kanzler und Sachverwalter des Königs, GUILLAUME VON NOGARET, Hand an ihn gelegt und SCIARRA COLONNA ihn — wie angegeben wird — mit seinem Handschuh ins Gesicht geschlagen hatte, mußte dem stolzen Greise die seelische Erschütterung das labile Gesundheitsgleichgewicht gestört haben. Daß er Vergiftung fürchtete, wird ausdrücklich vermeldet. Drei Tage lang enthielt er sich deswegen in seiner Gefangenschaft der Nahrung. Nach seiner Befreiung zog er sich nach Rom zurück, wo er von einem heftigen» Fieber« ergriffen worden sein soll. Vier Wochen später starb er, angeblich 86 Jahre alt. In jener Zeit ging das Gerücht, daß die ORSINI ihn im Vatikan vergiftet hätten. Das Gift habe einen Wahnsinnszustand erzeugt. Er sei tobsüchtig geworden, sei mit dem Kopf gegen die Wand gerannt, habe seinen Stock zerbissen, deliriert usw. Er sei schließlich unter den Kissen seines eigenen Bettes erstickt. Ein solcher Zustand kann unter den besagten Umständen auch ohne Vergiftung zustande kommen.

## Benedikt XI. Johann XXII.

2. Der Nachfolger von BONIFACIUS, BENEDIKT XI., der am 22. Oktober 1303 erwählt worden war, starb am 7. Juli 1304. Sein Tod wird mit Sicherheit oder Wahrscheinlichkeit auf Vergiftung bezogen: »Im Jahre 1304 starb BENEDIKT XI. in Perugia an Gift, das ihm in Feigen gegeben worden war[1]).« Die Art der Ausführung wird verschieden erzählt. Ein Bericht läßt die Tat durch einen französischen Franziskanermönch vollbracht worden sein, ein anderer durch einen jungen Mann, der als Laiendienerin der Schwestern der heiligen PETRONELLA verkleidet, eine silberne Schale mit frischen Feigen als angebliches Geschenk der Äbtissin des genannten Klosters überbracht habe[2]), und nach einer noch anderen Darstellung seien von Frankreich aus zwei Mundschenke des Papstes durch Bestechung für den Vergiftungsplan gewonnen worden. Der eine von ihnen, der die Speisen auftrug, habe in Feigen, die der Papst gern aß, Gift getan. Daß die Vergiftung von Frankreich aus veranlaßt worden sei, gibt, zumal die Mittelspersonen genannt werden[3]), der ganzen Erzählung einen Wirk-

---

[1]) PANVINIUS, *Epitome,* Venetiis 1557, lib. II, p. 196: »veneno in ficubus sibi dato mortuus est.« — DINO COMPAGNI, *Cronaca,* in: MURATORI, *Rer. ital. Script.,* tom. IX, p. 515: ».... morì in Perugia Papa Benedetto undecimo di veleno, messo in fichi freschi, gli furono mandati.«

[2]) GIOVANNI VILLANI, *Historie Fiorentine,* in: MURATORI. *Rer. italic. Script.,* lib. VIII, cap. LXXX, tom. XIII, p. 416: ».... morì Papa Benedetto nella cita di Perugia e dissesi di veleno, che stando elli a sua mensa a mangiare, gli venne uno giovane vestito e velato in habito di femina come servigiale delle monache di St. Petronella con uno bacino d'argento, ivi entro molti belli fichi fiori, e presentogli al Papa da parte della Badessa di quello Monistero sua divota. Il Papa gli mangiava .... onde incontanente cadde malato, e in pochi di morì.«

[3]) FERRETI VINCENTINI *Historia,* in: MURATORI, *Rer. italic. Script.,* tom. IX, p. 1013: ».... in Philippum Francorum regem verenda parabat edicta: quod ut regi secretis literis indicatum est, quoad potuit, nisus auri donis explicitis veneno papam extinguere, ad hoc conscios Neapoleonem ut perhibent, et Johannem Francigenam pollicitis asciscens .... Qui pollicitum

lichkeitsanstrich. Es würde sich dann um einen Schlimmerem vorbauenden Racheakt jener gehandelt haben, die des Papstes Vorgänger so schnöde beleidigt hatten. Voller Milde hatte er scheinbar allen Helfern bei jener Tragödie verziehen, nur nicht GUILLAUME VON NOGARET und SCIARRA COLONNA. Den beiden Kardinälen JAKOB und PETER COLONNA hatte er nur ihre Würden genommen. Im Juni des genannten Jahres besann er sich jedoch eines anderen und nahm die Strafverfolgung gegen alle Schuldigen wieder auf. Er veröffentlichte am 7. Juni 1304 die Exkommunikationsbulle, und am 7. Juli war er bereits tot. Hierin ist vielleicht der Beweggrund für das Handeln der Verfolgten zu suchen.

Die Erkrankung BENEDIKTS, die zweifellos, nachdem er etwa neun Monate Papst gewesen war, eintrat, wird verschieden geschildert. Bald nachdem er eine große Menge der ersten Feigen verzehrt hatte, soll er von starken Schmerzen und Kranksein ergriffen worden und gestorben sein[1]). Über die Verlaufsdauer der Erkrankung wird in einem Berichte hervorgehoben, daß sie ausgedehnt gewesen sei. Die Symptome seien nicht alsbald eingetreten. Acht Tage habe das Leiden gedauert und sei mit schweren Durchfällen einhergegangen[2]). Es ist nach allen Gesichtspunkten hin nicht unwahrscheinlich, daß hier eine Vergiftung vorliegt. Zwei Möglichkeiten für deren Ursache gibt es hierbei: die Feigen konnten an sich giftig geworden sein, oder es wurde in sie Gift eingebracht. Falls dieses einen Sondergeschmack gehabt haben sollte, so würden die Feigen als seine Träger nicht ungeschickt gewählt worden sein. Daß Feigen unter Umständen giftig wirken können, habe ich nach einer persönlichen Erfahrung mitgeteilt[3]). Nach Genuß von wenig rohen Feigen und solchen, die gedämpft als Kompott zubereitet worden waren, stellten sich alsbald Leibschmerzen und starker Durchfall ein. Im Innern der Feigenfrüchte fand sich bei genauerer Untersuchung eine schwarze Sporenmasse, die der *Ustilago Ficuum* Reich. zugehörte. Eine solche autogene pilzliche Vergiftung der Feigen könnte hier vorliegen. Ob dadurch auch ein tödlicher Ausgang herbeigeführt werden könnte, ist nicht mit Sicherheit zu beantworten, an sich unwahrscheinlich, aber mit Rücksicht auf die große Menge, die der Papst davon »gierig verschlungen hat«, und sein hohes Alter, in dem zumal Störungen des Darms sich nicht leicht regulieren, auch nicht von der Hand zu weisen. Toxikologisch zusagender, und den Umständen nach näher liegend, ist die Annahme einer Vergiftung durch Arsenik, wobei man freilich noch anderweitige, nicht berichtete Begleitsymptome voraus-

munus pro perpetrando scelere cupientes, pincernas duos Papae ministrantes pretio corrupere; ex quibus, dum ficus jam maturos apponi mensae Dominus imperasset, qui cibaria ministrabat, venenum his latenter immiscuit.«

1) *Chronicon* F. FRANCISCI PIPINI, in: MURATORI, *Rer. ital. Script.*, tom. IX, p. 747: »Hic quum in prandio apud Perusium ficus primi temporis in magna quantitate manducasset, statim gravi correptus dolore ac aegritudine migravit a seculo. Fuit aliquorum opinio, quod ficus fuerint veneno infectae.«

2) FERRETUS VICENTINUS, l. c.: »non ideo propere defecit in prandio; sed usque in dies octo metas vitae protendens, visceribus jam tabe consumptis profluvio ventris languens in sede defecit.«

3) L. LEWIN, Lehrbuch der Toxikologie, 2. Aufl., 1897, S. 407.

setzen müßte. An Sublimat darf nicht gedacht werden, weil sein metallischer Geschmack auch nicht durch Feigen zu verdecken möglich ist. Aus dem gleichen Grunde auch nicht an Bleiglätte oder Bleiweiß, die damals schon erhältlich waren.

Unter CLEMENS V., der auf BENEDIKT folgte und den päpstlichen Hof nach Avignon verlegte, wird über Vergiftungen nichts verlautbar. Aber bald nach seinem Tode, im Jahre 1317, klagt sein Nachfolger JOHANN XXII. öffentlich über Vergiftungsversuche, die man an ihm vorgenommen habe. Der Feinde hatte er genug. In seinem schweren Kampfe gegen den jede Schicklichkeit außer acht lassenden, habgierigen Kaiser LUDWIG DEN BAYERN, der unter anderem den Papst in Gestalt einer Strohpuppe in Pisa und Amelia hatte verbrennen lassen, und in dem Streite mit ihn befehdenden Kardinalsfaktionen konnte schon bei seinen Gegnern der Gedanke keimen, diesen unbequemen Mann möglichst unauffällig zu beseitigen. Es kann als sicher angenommen werden, daß um die angegebene Zeit am avignonesischen Papsthofe eine Verschwörung gegen sein Leben geplant war. Er schrieb darüber in einem Briefe, daß »einige entartete und verräterische Söhne der Kirche gegen ihn und einige seiner Brüder, die Kardinäle konspiriert hätten, mit der Absicht der Tötung durch giftige Getränke und Bezauberungen«. Er verschaffte sich deswegen »Gegengifte«. Die Gräfin MARGUERITE von Foix sandte ihm als Entdeckungsmittel für Gifte »ein Schlangenhorn von unschätzbarem Wert«[1]), wofür er sich sehr erkenntlich erwies. Auch der König PHILIPP V. von Frankreich ließ ihm ein Schutzmittel gegen Gifte zukommen[2]).

## Guichard von Troyes.

3. PHILIPP DER SCHÖNE von Frankreich, der in so brutaler Weise sich an der Würde der höchsten kirchlichen Autorität und — was vielleicht schlimmer noch ist — sich an einem Greise vergangen hatte, schreckte natürlich nicht davor zurück, sich an einem Bischof zu vergreifen, wenn sein argwöhnisches Temperament ihm hierzu Anlaß gab. Er, der selber mächtige Feinde immer im rechten Augenblick sterben sah, und den man deswegen stark im Verdacht hatte, in der Kunst des Vergiftens kein Fremdling, sondern sogar ein Praktiker gewesen zu sein[3]), setzte, bei Gelegenheit, eine Vergiftungstätigkeit auch bei anderen voraus. Lange nach dem im Jahre 1305 erfolgten Tode seiner Frau JEANNE schuldigte er den Bischof GUICHARD von Troyes an, sie und andere behext oder vergiftet zu haben. Als stützende Unterlage hierfür gab es nur die Aussagen eines Eremiten REGNAUD DE LANGRES, der den Bischof zur Zeit, als die Königin starb, als Bauer verkleidet zusammen mit einer Hexe bei nächtlicher Giftbereitung gesehen haben wollte. Er, der Eremit, sollte das Gift dem Herzog von

---

[1]) RAYNALD, *Annales ecclesiastici,* tom. V, p. 72: »antidota adversus veneficiorum improbitatem comparavit, transmisitque ad ipsum Margareta comitissa Fuxensis cornu serpentinum magnarum ad venena detegenda virium.«

[2]) RAYNALD, ibid., p. 318: »linguaria serpentina adversus venena.«

[3]) DE SISMONDI, Histoire des Français, tom. IX, p. 285.

Anjou, dem jungen König von Navarra und anderen Gliedern des königlichen Hauses beibringen. Er sei geflohen, um mit solchen verbrecherischen Projekten nichts zu tun zu haben. Das Gift sei aus Skorpionen, Kröten und Giftspinnen bereitet gewesen. Auch ein italienischer Apotheker sollte bei der Herstellung von Gift mitgeholfen haben. Wie dieser es getan, wie der Bischof sich dem Eremiten gegenüber bezüglich der Vergiftungen ausgelassen und wie er nach dem Tode seiner angeblichen Opfer öffentlich darüber gesprochen haben sollte — alles dies und das übrige, was vor Gericht über seine Vergiftertätigkeit gesagt wurde, trägt den Stempel grober Erfindung an sich. Welche Gründe zu seiner hartnäckigen Verfolgung vorlagen, ist nicht klar. Der König hatte aber solche. Er ließ ihn unter Zustimmung des Papstes im Jahre 1308 durch den Erzbischof von Sens verhaften und in einen Kerker werfen[1]). Obschon bei der Untersuchung, die durch drei Bischöfe geleitet wurde, sich nichts Belastendes ergeben hatte, ließ ihn der König etwa fünf Jahre lang nicht frei. Dann beschuldigte sich ein zum Tode Verurteilter, ein Lombarde namens NOFLE (NOFFO DEI), die Tat begangen zu haben[2]). Der König glaubte nicht an die Wahrhaftigkeit der Aussage, ließ aber den Bischof frei, oder besser, der Papst ließ ihn frei von Avignon, wo er festgehalten worden war, abziehen. In seinen Bischofssitz zurückzukehren verbot ihm der König. Er wurde nach Bosnien verbannt, wo er 1317 starb.

4. Kirchliche Würdenträger, die sich durch ihre Handlungen verhaßt gemacht hatten, waren am allerersten der heimlich wirkenden Gewalt von Giften ausgesetzt. Ohne Gefahr der Vergeltung konnte die Rachsucht auf diesem Wege Sättigung finden. Im Jahre 1350 fand ein großer Zustrom der Menschen nach Rom statt. Es war vom Papst das Jubeljahr verkündet worden, das allen Nachlaß von Schuld und Strafe bringen sollte. Jene Zeit war in Italien wildbewegt. COLA DI RIENZI, der Volkstribun, war, von der Kirche gebannt und verflucht, in die Abruzzen geflohen. In Rom war keine die freiheitstrunkenen Massen zügelnde Macht vorhanden. Wohl hatte der Papst, der in Avignon saß, den Kardinalbischof von Tusculum HUNIBALD als Legaten nach Rom gesandt. Hier residierte er im Vatikan und schuf durch seine Handlungen Erbitterung im Volke. Nicht nur hatte er RIENZI als Ketzer geächtet, er schaltete auch mit unerhörter Dreistigkeit, Grausamkeit und Willkür in Gewährungen und Strafen. Er und der Kardinal GUIDO kürzten überdies die Festtage von vierzehn auf acht angeblich wegen des Gedränges und der herrschenden Teuerung. Dies brachte den Volksgroll zum Überlaufen. Man schoß auf ihn, als er durch die Straßen ging, mit Pfeilen, fügte ihm aber keinen Schaden zu, da er eine eiserne Kopfbedeckung trug. Rom belegte er für acht Tage

---

1) GUILELMUS DE NANGIACO, *Contin. Chronici,* edit. GÉRAUD, Paris 1843, tom. I, p. 369: »Guichardus Trecensis episcopus pro suspecto vehementer habetur, quod mortem Johannae reginae quondam Franciae et Navarrae quibusdam procurasset sortilegiis aut veneno; propter quod audita etiam super hoc quorumdam depositione testium, videlicet falsorum prout sequentia, quamvis longo tempore, probaverunt, capitur . . . .«

2) Ibid., p. 400: »per confessionem cujusdam Lombardi cognomine Nofle ad mortem judicati . . . . innoxius est repertus.«

mit dem Interdikt und wütete mit Kerker und Folter. Schließlich verließ er Rom, um nach Neapel zu ziehen. Auf dem Wege dorthin oder schon in Rom[1]) wurde er, wie man sagte, durch vergifteten Wein getötet.

## Giovanni Vitelleschi.

5. Nicht ganz 100 Jahre später, im Jahre 1433, herrschte gleichfalls an Papstes Statt ein Mann im Kirchenstaat mit Feuer und Schwert. Nachdem der Papst EUGEN IV. schon wiederholt Folgen der Unzufriedenheit mit seinem Tun bei den Römern hatte entstehen sehen, brach endlich ein Aufstand aus, der bedrohlich war. Rom wurde wieder als Republik erklärt und der Papst persönlich bedroht. Er floh in die Kirche St. Chrysogono, wo man ihn belagerte. Er konnte, als Mönch verkleidet, entweichen und gelangte nach Ripagrande. Von hier fuhr er in einem Nachen den Tiber herunter, überschüttet von einem Hagel von Steinen und Pfeilen, gelangte glücklich nach Ostia und von dort nach Florenz. Als Rächer der ihm zugefügten Unbill schickte er den Kardinal und Patriarchen von Alexandrien GIOVANNI VITELLESCHI, einen »beherzten und kühnen Mann«, in das römische Gebiet. Er nannte ihn seinen CAESAR. Und wie CAESAR waltete er nach Willkür, aber auch mit wilder Zerstörung von Unbelebtem und Menschen. Er verbrannte z. B. Palestrina. Damit nicht genug, ließ er durch hingeschickte Arbeiter die Fundamente aus den Tiefen reißen, die Domkirche zerstören — alles in Wüstenei wandelnd. Rom feierte ihn in ganz unerhörter Weise. Nachdem er sich fünf Jahre in der absoluten Macht erhalten hatte, verlor er, auf Verdächtigungen hin, das Vertrauen EUGENS. Man sagte, daß er mit dem Herzog von Mailand und NICOLO PICCININO im Einverständnisse sei. EUGEN ließ durch einen Vertrauensmann von COSIMO MEDICI dem Kastellan der Engelsburg ANTONIO RIDO den Befehl zukommen, VITELLESCHI zu verhaften. Dieser wollte gerade nach Umbrien ziehen und sich mit RIDO noch auf der Engelsbrücke besprechen, als sein Verhängnis sich vollzog. RIDO führte sein Pferd, im Gespräch, über die Brücke, ließ diese dann plötzlich sperren, und als VITELLESCHI über das Hindernis setzte, wurde er vom Pferde gerissen und verwundet in die Engelsburg geschleppt. Dort ist er 14 Tage später, mit großer Wahrscheinlichkeit auf Geheiß des Papstes, vergiftet worden[2]). Aus eigenem Antrieb würde RIDO es nicht gewagt haben, einen Mann, der so viel für den Papst getan, ums Leben zu bringen. Überdies wurde er vom Papste reich belohnt. VITELLESCHI selbst war überzeugt, daß seine Todesursache Gift sei, und soll es auch der Madonna GIROLAMO gegenüber zum Ausdruck gebracht haben.

---

[1]) HAINRICI MONACHI *Annales*, Ingolstadii 1618: Hunibaldus manens in urbe persecutionem patitur a Romanis: ita quod una die transiens per urbem duas sagittas post eum occulte missas suscepit .... sed postea mense Julio mortuus est in urbe et (prout dicebatur) intoxicatus a Romanis.«

[2]) AENEAE SILVII *Histor. rer. Friderici III:* »hunc postea accusatum in carcerem conjecit, et, ut fama fuit, veneno extinxit.« — VOLATERRANUS, *Commentarior. urban. octo et triginta libri*, lib. XXII, Lugduni 1552, p. 674: »per insidias captus in transitu pontis ac in Adriani mole custoditus veneno sublatus est ab Antonio Rido arcis praefecto.«

Es wurde auch angegeben, daß er an seinen Wunden gestorben sei: Er sei bei seiner durch den Papst angeordneten Gefangennahme am Kopfe verletzt worden[1]). Davon weicht ein anderer Bericht[2]) ab, der die Wunden am Knie, an der Hand und am Ohr sitzen und es klüglicherweise möglich sein läßt, daß *auch ein anderer Grund* für den Tod bestanden haben könne. Mit dieser anderen Ursache kann nur Gift gemeint sein. Es hat hier Verwendung gefunden. Eine letzte Lesart läßt den Tod dadurch eingetreten sein, daß LUCCA PITTI ihm eine Sonde durch die Kopfwunde in das Gehirn gestoßen habe, wodurch sofort der Tod eingetreten sei[3]). Diese Angabe trägt den Stempel der Fabel so grob, daß nicht näher darauf eingegangen zu werden braucht.

# Dritter Abschnitt.

# Der Papst Alexander VI. und Caesar Borgia.

## Erstes Kapitel.

Orientierende Kritik der Zeit. CAESAR BORGIA. VOLTAIRE über die Todesursache von Papst ALEXANDER VI. FERRARA. Das Aussehen der Papstleiche. Die Vergiftungstätigkeit des Papstes und seines Sohnes. Der Prinz DJEM. JUAN BORGIA. Die Familien GAETANI und ORSINI. Die Kardinäle MICHIELI. Der Bischof von Seuta.

1. Viele Umstände haben dazu beigetragen, den Begriff Gift in eine praktisch nahe Beziehung zu der Familie BORGIA oder besser zu dem Papst ALEXANDER VI. und seinem Sohne CAESAR zu bringen. Wie ein Fluch lasteten beide auf ihrer Zeit, auf Rom, auf Italien und auf Gebieten, die weitab davon lagen. Sie für sich spiegelten ein Stück jener Zeit wider, in der Kunst und Wissenschaft nach langem Verfall wieder aufblühten, der Wert des Menschen aber auf nichts herabgedrückt und die Menschlichkeit, trotz zur Schau getragener eifervollster Religionsübung zum Nichtwiedererkennen entstellt wurde. Religiöse Inbrunst und Missetat — beide zum Himmel rufend —, die eine in prächtigen Domen, die andere auf offener Straße, oder in den Palästen der Opfer, oder in den unheimlichen Verließen der Machthaber. Wie in aller Ewigkeit es wahr bleiben wird, so wurde besonders damals das GOETHEsche Wort wahr:

»*Wie einer ist, so ist sein Gott,*
*Darum ward Gott so oft zum Spott.*«

---

1) BARTHOLOMAEUS DELLA PUGLIOLA, *Cronica di Bologna* ad ann. 1440, in: MURATORI, *Rer. ital. Scriptores,* tom. XVIII, p. 664: »alla sua presa fu ferito sulla testa, della qual ferita mori: Fecelo pigliare Papa Eugenio IV.«

2) PAULI PETRONII *Miscellanea histor.*, in: MURATORI, l. c., tom. XXIV, p. 1123: ». . . . il prese, e menollo dentro in castello feruto con tre ferute, ciò fu una nel ginocchio, una in la mano, e l'altra su la orecchia, per le quali ferute, o per altra cagione che fosse . . . . fu morto.«

3) SCIPIONE AMMIRATO, l. c., part. II, lib. XXII, p. 23.

Moralische Hemmungen fehlten in jenen Herrenmenschen, und die Furcht hatte in ihnen keinen Raum, weil sie die Macht besaßen. Richter und Recht gab es ihnen gegenüber nicht, die ein Gewissen nicht kannten. Sie nahmen für sich die Gottähnlichkeit und das Geliebtwerden von Gott in Anspruch. Sie mordeten unter allen Greueln, die hochstehende, von diesem Wahnwitz erfüllte Henker aus Gefühlsentartung heraus ersonnen haben. Und doch waren sie feige, weil sie ohne ihre Machtmittel so zu handeln nicht gewagt haben würden. Sie waren feige, weil sie das Schlimmste, was sie taten, im Dunkel der Nacht oder in dem für die meisten Menschen schwer zu durchdringenden Dunkel der Giftwirkung verbargen.

So viel Haß haben selten zwei Menschen auf sich geladen wie ALEXANDER VI. und sein Sohn CAESAR. Aber ihre Taten, zumal die des letzteren dürfen nicht allein als aus der Zeit entspringend beurteilt werden. Ihre individuelle, verbrecherische, gewalttätige Anlage entwickelte sich in der Zeit, begünstigt durch beider Lebensumstände und genährt durch das Laster maßloser Herrschsucht, so wie es geschehen ist.

Menschen von reinem Charakter, mit Adel der Gesinnung, von schlichtem Herzen, mit jenem, freilich auch in unseren Tagen nicht gar überaus häufigen gottgewollten, erhebenden, menschheitsrettenden Empfinden, Denken und Tun hat es immer, und auch in der Renaissancezeit gegeben. Sie gehören so zum Weltbestande wie die Sonne, wie die Nahrungs-, Zier- und Duftpflanzen. Darum ist es unverständlich, wie neuerdings gefragt werden konnte, wer von der BORGIA Zeitgenossen, im Besitz von deren Macht, anders als sie gehandelt hätte, wenn er ein hochgestecktes Ziel erreichen wollte![1]) Man kann für die Realitäten des Lebens, soweit sie auch außerhalb der eigenen Sphäre des Denkens und Handelns liegen, ein volles Verständnis haben, und man wird doch diese Auffassung sehr merkwürdig finden. Es hat auch in jenen Zeiten große Machtfülle bei einzelnen führenden Männern gegeben, ohne daß für die Erlangung oder Ausbreitung derselben Mittel verwendet worden sind, wie sie CAESAR BORGIA gebrauchte. Was war denn schließlich das »hochgesteckte Ziel« dieses Mannes? Der älteste Sohn ALEXANDERs zu sein? Dafür ließ er seinen älteren Bruder, den Herzog von Gandia, ermorden. Oder Herr der Romagna zu werden und sich zum König von Neapel zu machen? Er war weit davon entfernt, diesen seinen Wünschen etwa den Gedanken unterzulegen, den Jahrhunderte später GARIBALDI in bezug auf die Einigung Italiens zur selbstlosen Tat werden ließ. Bei ihm war es allein die Erlangung der persönlichen Macht und nicht das bessere Schicksal des Volkes, was ihn so handeln ließ, wie es Zeitgenossen und spätere Geschlechter als Schrecken im Erdulden oder in der Erinnerung empfunden haben: »Seine Frechheit und Grausamkeit, seine Lüste und seine Verbrechen gegen die Seinigen und andere waren so groß und so bekannt, daß er alles, was vor ihm in dieser Beziehung geleistet wurde, übertraf, mindestens aber ihm gleichkam. Das ganze flaminische Gebiet und was sonst in Italien in Beziehung zu Rom stand, hallte wider von Jammer und Klagen. Hochgestellte Frauen

[1]) SEMERAU, Die Condottieri, 1912, S. 378.

und Jungfrauen wurden entehrt, Knaben entführt. Diese schreckliche BORGIA-Pest dauerte jahrelang, bis der Tod ALEXANDERS VI. die Menschen wieder aufatmen ließ[1]).« Dieser von Blutgelüsten erfüllte Mensch nahm jede Gelegenheit wahr, um sie zu stillen. Fehlte eine solche, so tötete er Tiere in der Arena.

Daß CAESAR — wie ich glaube meistens auf eigene Rechnung, ohne Mitwissen seines Vaters — Gift nicht nur gekannt, sondern besessen und seinen dunklen Zwecken dienstbar gemacht hat, kann als völlig sicher angesehen werden.

2. Es hat nur wenige Historiker gegeben, die die Vergiftungskünste dieses BORGIA und seines Vaters leugneten, indem sie ihren Zweifeln nichts anderes zugrunde legten als einige Berichte, in denen die eines Tages erfolgte Erkrankung des Papstes und seines Sohnes als von selbst entstandene Krankheit berichtet und einer Giftwirkung nicht Erwähnung getan oder eine solche abgewiesen wird. Es soll weiterhin über diese Geschichtschreibung und ihre Begründung noch gesprochen werden.

BURCHARD, der Zeremonienmeister dieses und anderer Päpste, erwähnt in seinem berühmt gewordenen Tagebuch bezeichnenderweise nicht die Erkrankung von CAESAR BORGIA, sondern nur die des Papstes. Er läßt ihn schon vor dem angeblichen Vergiftungstage an einer Malaria mit dreitägigem Typus krank sein. Bis in unsere Tage hinein wird oft genug die Todesursache, wenn sie nicht grob erkennbar zutage liegt, nach den Symptomen und nicht nach der Ursache bezeichnet — weil diese eben schwerer auffindbar ist. Man braucht in dieser Beziehung nur an Vergiftungen von Arbeitern in Betrieben zu erinnern. Sie verlaufen, wie dies nicht anders möglich ist, unter dem Bilde von Krankheiten. Sie geben sich z. B. als Schlaganfall, oder Brechdurchfall, oder Lungenentzündung, oder Blutspeien, oder Fieber, oder Herzerkrankung, oder einer Geisteskrankheit zu erkennen. Nur der Verdacht, daß ein Gift der Verursacher eines Leidens sei, und das Wissen, das die Leidenszeichen mit den durch ein bestimmtes Gift erzeugbaren in Beziehung zu setzen vermag, kann die Wahrheit zutage fördern.

Eine recht beträchtliche Zahl von Meinungen aus den verschiedensten politischen und religiösen Lägern für und gegen das Vorliegen einer Vergiftung kämpfen seit mehreren Jahrhunderten, bis in unsere Tage hinein gegeneinander. Eine Kritik einiger scheint mir erforderlich zu sein. Die Einwände, die VOLTAIRE[2]) gegen die Vergiftungsursache des Todes von ALEXANDER VI. erhoben hat, sind so oberflächlich, daß sie einer ernsten Widerlegung gar nicht bedürfen. Für unsere Betrachtung des Falles ist es gleichgültig, welches die Triebfedern für das letzte Vergiftungsdrama der BORGIA gewesen sind. Wenn man sagte, daß CAESAR Kardinäle eingeladen und vergiftet hatte, um nach ihrem Tode ihr Vermögen an sich zu nehmen und ihre Stellen zu verkaufen, und VOLTAIRE dagegen einwendet,

---

1) LUDOV. TUBERONIS Commentarii de rebus quae temporibus ejus gestae sunt., Francof. 1603, p. 227 ff.

2) VOLTAIRE, Essai sur les moeurs.

daß Geld in Fülle vorhanden gewesen sei, da man in den Koffern ALEXANDERS 10 000 Golddukaten gefunden habe — genug für CAESAR, um Krieg zu führen, so ist dagegen einzuwenden, daß sein Vater ihm dies Geld wahrscheinlich nicht gegeben haben würde, da er seinen Schatz für seine eigenen Pläne brauchte. Aber selbst wenn das Gegenteil der Fall gewesen wäre, so würde die unglaubliche Habsucht der beiden an der genannten Summe keine Grenzhemmung gefunden haben. Wie sollte es anders sein bei Menschen, die so goldgierig waren, daß sie hohe kirchliche Stellungen für hohe Summen verkauften? Der venezianische Gesandte GIUSTINIANI schrieb unter dem 31. Mai 1503, daß ein Teil der neun an diesem Tage neu gewählten Kardinäle einen etwas zweifelhaften Ruf genössen, daß aber einige von ihnen für ihre Stelle 20 000 Dukaten und mehr bezahlt hätten, so daß mindestens 120 000 Dukaten zusammengekommen wären. Es ging damals in Rom ein Pasquill auf den Papst um[1]), das bitter genug war:

*»Feil sind dem Papste die Schlüssel, Altäre und Christus.*
*Da er sie vorher gekauft, hat er das Recht des Verkaufs.*
*Taumelnd eilt er vom Fehler zum Laster, vom Lichte zum Brande*
*Rom geht zugrunde durch ihn, der aus Spanien kam.*
*Immer war es ein Sechster, der Rom zum Abgrund hinbrachte:*
*Sextus Tarquinius, Nero auch handelte so.«*

Der Schatzmeister des Papstes, FERRARA, das Instrument, das jene Habsucht in die Tat umsetzte, wurde, nachdem er sich selbst bereichert hatte, von CAESAR BORGIA vergiftet. Auf sein Grab wurde die Inschrift gesetzt:

*»Hier ruht Johann Baptist Ferrara,*
*Die Erde hat seinen Leib, Borgia*
*sein Geld, der Styx seine Seele.«*

Ein anderer Einwand, daß Vergifter sich so zu schützen wissen, daß sie nicht selbst von dem Gifte zu leiden haben, ist ohne Berücksichtigung des praktischen Lebens gemacht worden. Unglückliche Zufälle haben oft genug die Folgen des schlimmsten Vernichtungsplanes auf die Urheber fallen lassen, da auch der klügste Verstand nicht alle Ereignismöglichkeiten in seine Rechnung einzustellen vermag. Falls hier einer der beiden BORGIA als Urheber und Wisser der eingeleiteten Vergiftungsabsicht in Frage kommt, so ist es meiner Überzeugung nach nur CAESAR gewesen.

Das letzte, was VOLTAIRE einwendet, ist ohne Kenntnis der Vorstellungen über Gegengifte in jenen vergangenen Jahrhunderten gemacht worden. Es wurde nämlich berichtet, daß der erkrankte CAESAR BORGIA in den Leib eines noch lebenden Maulesels gelegt wurde. Dieses Einnähen in eine blutwarme Tierhaut galt in der Tat als ein Gegengift. Die belebende Wärme des Tieres sollte, besonders wenn Kältegefühl den Körper ergriffen hatte, diese beseitigen. VOLTAIRE fragt, um diese Erzählung zu verlächer-

---

1)
*»Vendit Alexander claves, altaria, Christum;*
*Vendere jure potest, emerat ille prius;*
*De vitio in vitium, de flamma transit in ignem,*
*Roma sub Hispano deperit imperio.*
*Sextus Tarquinius, Sextus Nero, Sextus et iste*
*Semper sub Sextis Roma perdita fuit.«*

lichen: gegen welches Gift der Bauch eines Maulesels ein Gegengift darstelle? Mit demselben Rechte könnte man viele der absurdesten allgemeinen »antidotarischen« Maßnahmen alter Zeit auf ihren Wert zu prüfen suchen. Sie entstammten dem Aberglauben, der dem rationellen Denken jeden Widerstand entgegensetzt und immer als Sieger hervorgeht. Im übrigen ist CAESAR vielleicht mit Gegenmitteln von den Ärzten behandelt worden[1]).

VOLTAIRE geht ebenfalls an der Tatsache der gleichzeitigen Erkrankung von Vater und Sohn vorüber. Dies ist aber ein schwerwiegender Anhalt für die Annahme einer Vergiftung. Es ist mehr als unwahrscheinlich, daß hier ein Zufall vorliegt.

3. Mit Recht wird als auffällig bemerkt, daß BURCHARD, der sonst keine Gelegenheit verabsäumt, seine Person als immer erforderlich in den Vordergrund zu stellen, nicht im Nebenzimmer anwesend war[2]). Er, der so vielen Päpsten intim gedient hatte, hat mehr verschwiegen als das, was er damals von den Ereignissen wußte. Dies läßt sich aus Dokumenten erweisen, deren sichere, wichtige Tatsachen von ihm nicht angeführt werden. Es wird ihm wegen dieser löblichen Diskretion über das, was dem Ansehen seiner Herren schaden konnte, Anerkennung gezollt werden müssen — aber die Forscher haben kein Recht zu schließen, daß das, was er nicht erwähnt, sich nicht ereignet habe, und daß das, was er als Untergebener oder Vertrauter darstellt, in Wirklichkeit sich gerade so abgespielt habe. Deswegen kann er nicht als Geschichtsquelle dienen, insoweit Ereignisse und Taten, die mit Gift im Zusammenhang stehen, in Frage kommen, deren Bekanntgabe seinen Herren zur Unehre gereichen würde.

Es haben von zeitgenössischen Schriftstellern über die letzte beabsichtigte Vergiftung der Kardinäle durch ALEXANDER VI. bzw. CAESAR BORGIA Kunde gegeben: ein italienischer Kardinal und ein Bischof, ein dalmatinischer Abbate, ein spanischer Jesuit, ein General der päpstlichen Truppen und der Gesandte Frankreichs, sowie überdies eine reiche Zahl bekannter Chronisten, und zwei Päpste, nämlich JULIUS II. und PIUS V., ließen sich Werke dedizieren, in denen dieses Ereignis berichtet worden ist.

Wohl hat man damals, wie schon in römischer Zeit, den falschen Glauben gehabt, aus dem Aussehen der Leiche auf einen Gifttod schließen zu können. Ich habe darüber schon auf den vorstehenden Blättern die erforderliche Aufklärung gegeben. Diese irrige Vorstellung ist auch in bezug auf den Leichenzustand ALEXANDERS zum Ausdruck gekommen. »Er war livid, geschwollen und entstellt — sicherste Zeichen der Vergiftung.« Noch eingehender läßt sich ein Brief des Markgrafen von Mantua, der sich damals wenige Meilen von Rom befand, an seine Gemahlin ISABELLA, am 22. September 1503 aus: »Als er nun tot war, begann sein Körper in Gärung zu geraten und sein Mund zu schäumen wie ein Kessel über Feuer;

---

1) JOVIUS, *Illustrium viror. vitae*, lib. II, Basil. 1567, tom. I, p. 527: »Caesarem filium, ut erat aetatis vigore praevalidus, multis antidotis conservarunt.«

2) BURCHARDI *Rerum urban. Commentarii*, edit. THUASNE, tom. III, p. 239: »Hora vesperarum .... presentibus datario et episcopo [Calmensi] et Pape parafrenariis tantum adstantibus ....«

und so dauerte dies fort, solange als er über der Erde war. Er wurde auch ungeheuerlich aufgetrieben, so daß er keine menschliche Gestalt mehr hatte, noch Breite und Länge des Körpers irgend unterscheidbar war[1]).«

So irrig die Stellung einer Vergiftungsdiagnose aus solchen Zeichen ist, so wahr ist es, daß die Berichte über die Todesursache nicht etwa rückwärts aus ihnen konstruiert worden sind. Welche der vorhandenen Varianten auch die richtige sein mag, ihr Kern ist für wahr zu halten — ALEXANDER *fiel einem Gifte zum Opfer, während* CAESAR *mit dem Leben davonkam, aber lange ein kranker Mann blieb.*

Für wichtiger als alles dafür Angeführte halte ich den zusammenfassenden Überblick über Vergiftungen, die die BORGIA schon vorher bewerkstelligt haben, und über die begründete Zweifel kaum laut geworden sind. Sie beweisen, daß Gifte als werktätige Helfer von ihnen benutzt wurden, so daß die letzte durch die vorangegangenen an Sicherheit ihrer Existenz gewinnt. Einige Berichte mögen diese Anschauung beleuchten, die in dem Grunde mit dem Worte von RANKE übereinstimmt: »Wen die Gewalt nicht erreichen konnte, der wurde vergiftet[2]).«

## Der Prinz Djem.

4. Im Jahre 1495 gingen mehrere Kardinäle: ASCANIO, COLONNA, SAVELLI u. a. den König KARL VIII. von Frankreich an, ALEXANDER VI. abzusetzen, wegen seines lasterhaften Lebenswandels und weil er den allgemeinen Haß auf sich geladen habe. Er würde dadurch auch die Kirche von der Tyrannei dieses Mannes befreien, und zu seiner eigenen bzw. Frankreichs Sicherheit sei es erforderlich.

Trotzdem schloß er mit diesem Papste einen Vertrag, in dem u. a. vorkam, daß ihm der Prinz DJEM (ZIZIM), der Bruder des regierenden Sultans BAJAZET, übergeben werde. Mit diesem hatte es eine eigene Bewandtnis. Er war der jüngere Sohn von MAHOMET II., der Konstantinopel im Jahre 1453 erobert und das Römische Reich hatte enden lassen. BAJAZET hatte den Wunsch, diesen Bruder, der Selbständigkeitsgelüste hatte, zu beseitigen. Dem entging DJEM durch die Flucht, zuerst nach der Insel Rhodus. Von dort hatten ihn aber die Ritter als wertvolles Objekt gegen den Sultan nach Frankreich und dann auf dringendes Verlangen in die Hände des Papstes INNOZENZ VIII. gebracht, jenes Papstes, der die Tiara nur durch ungeheure Bestechungen und die Intrigen des Kardinals BORGIA, späteren ALEXANDERS VI., erlangt hatte. Der Großmeister D'AUBUSSON lieferte ihn gegen Verleihung des Kardinalshutes aus. BAJAZET zahlte dem Papste und seinem Nachfolger ALEXANDER VI. unter dem Titel einer jährlichen Pension für seinen Bruder 40 000 Dukaten[3]), in Wahrheit, um ihn dauernd außer Landes als Gefangenen zu wissen.

---

[1]) ». . . . il corpo comincio a boglire, e la bocca a spumare come faria uno caldaro al focho.«

[2]) v. RANKE, Päpste, 6. Aufl., Bd. 1, S. 34.

[3]) BURCHARDUS, *Diarium*, edit. THUASNE, tom. II, p. 661: »Articles entre notre saint pere le pape et le roi treschretien accordez: Item et au regard du tribut que le turcq a acoustumé

Er hatte auch an diesem Bruder einen Vergiftungsversuch, freilich mit untauglichen Mitteln machen lassen. Ein seines Landbesitzes durch päpstliche Beamte beraubter und in seiner Verzweiflung ausgewanderter Mann, namens MARINI, hatte von dem Sultan BAJAZET in Konstantinopel ein Fläschchen voll Gift erhalten, das er gegen hohe Belohnungen in den verschlossenen und mit Holzfenster versehenen Quellbrunnen beim Vatikan werfen sollte, woraus besonders für den päpstlichen Hof Wasser geschöpft wurde. Auf diese Weise sollten alle, die es tränken, zumal der Papst INNOZENZ und der Bruder des Sultans, nämlich der dort lebende Prinz DJEM, getötet werden. Dem Gift wurde die Eigenschaft zugeschrieben, erst nach fünf Tagen tödlich zu wirken. Der Versuch mißlang. Unter schrecklichen Martern wurde der Mann im Jahre 1490 getötet[1]).

Nachdem man KARL VIII. die Bedeutung dieses auch politisch wertvollen Pfandes klar gemacht hatte, forderte und erlangte er die Auslieferung dieses Prinzen, der aber schon auf dem Wege nach Neapel oder in Neapel starb. Es kann als gewiß angesehen werden, daß er an Gift gestorben ist, das ihm CAESAR BORIGA im Einverständnis mit seinem Vater ALEXANDER und in treuer Befolgung der Abmachungen hat beibringen lassen, nicht etwa nur, weil, wie der Historiker JOVIUS und andere[2]) angeben, den beiden noch eine besondere Belohnung von 300 000 Dukaten versprochen wurde, wenn sie den Nebenbuhler beseitigen würden, sondern der Begleitumstände wegen. CAESAR BORGIA, der den König KARL drei Monate lang gewissermaßen als Geisel für die Erfüllung des Vertrages begleiten sollte, verließ diesen bald bei Nacht und Nebel in Verkleidung. Nicht lange nachher erkrankte DJEM, der bis dahin gesund war. BURCHARD, der um ALEXANDER VI. beschäftigt war, schrieb bedeutungsvoll für den richtig Lesenden in sein Tagebuch: »Den 25. Februar starb der Sohn des Großtürken zu Neapolis an einer Speise oder einem Trank, die seiner Natur nicht bekommen wollte und an die er sich auch nicht gewöhnt hatte[3]).« Er erkrankte mit einer an Gewißheit grenzenden Wahrscheinlichkeit an Arsensymptomen, nämlich Störungen in Magen und Darm — wie zeitgenössische Berichter angeben, an Dysenterie. Die BORGIA kannten und hatten Arsen. Man wußte damals den Unterschied in der Wirkung kleiner und großer Dosen dieses Stoffes, der leicht, ohne Verdacht zu erregen, in Nahrungs- und

de payer à nostre dit saint pere à l'occasion dudit *Zinzime*, qui est de XL mille ducatz . . .« In den Lettere di Principi, tom. II, fol. 3, findet sich die Angabe, daß der Kardinal RAYMONT PERRAULT im Jahre 1497 dem florentinischen Notar AL. BRACCI versichert habe, er hätte den Brief gesehen, in dem der Sultan dem Papste 200000 Dukaten versprochen habe, wenn er ZIZIM tötete.

1) ST. INFESSURA, *Vitae romanor. Pontificum*, in: MURATORI, *Rer. ital. Script.*, tom. III, 2, p. 1231: »Videlicet quod dictus Marinus se conferret ad urbem, et certum venenum, quod portavit de Constantinopoli in quadam parva ampulla, projiceret in fontem aquae, qui existit parum extra Portam viridariam juxta palatium Papae, ex quo fonte aquam sumebant principaliores de palatio, potissime sanctissimus . . . . Venenum autem habebat vim necandi in capite quinque dierum, et non ante . . . .«

2) Archiv. Fiorent. Letteri ai X di Balie. clas. X, dist. 4, no. 26, a. c. 103.

3) BURCHARDI *Diarium*, edit. THUASNE, Paris 1884, tom. II, p. 242: »Feria quarta, 25 mensis februarii Gem alias Zizim, frater magni Turci in civitate Neapolitana, ex esu sive potu nature sue non convenienti et consueto vita functus est.«

Genußmitteln beigebracht werden konnte[1]). Zu alledem kommt, daß die Leiche des Djem, wahrscheinlich als Beweis für seinen Tod, einbalsamiert dem Sultan ausgeliefert wurde, um die versprochenen 300 000 Dukaten zu erhalten.

Absolut sicher kann natürlich der Vergiftungstod nicht bewiesen werden, für ihn sprechen aber — abgesehen von Werten, die in den Umständen liegen — medizinische Erwägungen. Diese sind so stark, daß sie die ohne Begründung von Nur-Literaten gegebene Behauptung, er sei eines natürlichen Todes gestorben, hinfällig machen.

Bajazet II., der seinen Bruder Djem auf die geschilderte Weise hatte umkommen lassen, ereilte übrigens schließlich das gleiche Schicksal. Nachdem er Albanien erobert und Venedig so gedemütigt hatte, daß es um Frieden bitten mußte, erhob sich gegen ihn sein Sohn Selim, der die Janitscharen für sich zu gewinnen gewußt hatte. Diese nötigten Bajazet zur Abdankung, und um den Thron sicher zu haben, ließ ihn Selim durch einen Arzt im Jahre 1512 mittels eines Trankes vergiften, dem Arzt danach aber den Kopf abschlagen.

## Der Kardinal Juan Borgia.

5. Im Jubeljahr 1500 starb der Kardinallegat Juan Borgia, Bischof von Melfi, in Urbino, wie es schien durch einen Fieberanfall. Caesar Borgia teilte diese Nachricht dem Herzog von Ferrara mit: Der Kardinal sei vom Papst nach Rom berufen, dorthin von Forli abgereist und in Urbino an einem Katarrh verstorben. Er verschwieg aber, daß er sich kurz zuvor in seinem Lager befunden hatte und, bald nach der Abreise, krank in Urbino eingetroffen sei. Dies gab dem Argwohn von einer Vergiftung durch Caesar eine große Wahrscheinlichkeit. Er hatte ihm bei einem Mahle Gift in einem Fleischgericht geben lassen. Wenn kurzweg behauptet wurde[2]), daß »der Kardinal, obgleich fieberkrank, zu Pferde stieg, nur bis Fossombrone kam, wo er einem erneuten Fieberanfall erlag, mithin ganz grundlos später die Fabel verbreitet worden sei, Caesar habe seinen Neffen vergiftet«, so berücksichtigt diese Meinung weder die allgemeinen Umstände noch besonders die medizinische Seite. So wie hier angenommen wird, verläuft die Malaria nicht, und an einer solchen ist Juan Borgia sicher nicht gestorben, sondern an Gift.

## Die Familie Gaetani.

6. Der Mittelpunkt der Gaetanischen Ländereien in der römischen Campagna war Sermoneta, das Alexander den Gaetani zu entreißen versuchte, die dort seit dem 13. Jahrhundert saßen. Er lockte einen der Söhne von Honoratus II., dem Herrn von Sermoneta, den Protonator

[1]) Vgl. Guicciardini, l. c., lib. II. — M. Sanuto, *Commentar. de bello gallico,* in: *Rer. italian. Scriptor.*, tom. XXIV, col. 16: »morì ivi Ziem Sultano fratello del Signor Turco; il quale fu avvelenato.« Diese, wie andere in jener Zeit lebende Geschichtschreiber hielten den Tod durch Vergiftung für sicher.

[2]) Pastor, Geschichte der Päpste, Bd. 3, S. 452.

Giacomo nach Rom, wo er ihn als Rebellen in die Engelsburg setzte und ihm den Prozeß machte. Der zweite Bruder, das Haupt des Hauses Guglielmo Gaetani, entkam nach Mantua.

Die Soldknechte der Borgia erwürgten auf Befehl Caesars den kleinen Sohn des dritten Bruders, Nicolo. Sie erstürmten Sermoneta. Die Güter der Gaetani wurden im Jahre 1500 von der apostolischen Kammer an Lucrezia Borgia für 80 000 Dukaten verkauft. Sie wurde Gebieterin von Sermoneta. Der unglückliche Giacomo Gaetani erhob vergebens aus dem Kerker heraus Protest. Man vergiftete ihn am 5. Juli 1500.

## Die Orsini.

7. Besondere Gegenstände des Hasses der Borgia waren aus verschiedenen Gründen die Orsini. Der Papst gab später auf eine Beschwerde der Kardinäle an, daß diese Familie den Heiligen Stuhl dadurch beleidigt habe, daß sie in der Romagna gegen seinen Sohn konspiriert habe und daß noch andere Gründe für eine Bestrafung vorlägen.

Am Morgen des 3. Januar 1503 kam der betagte Kardinal Giambattista Orsini in den Vatikan, um dem Papst wegen der Einnahme von Sinigaglia zu gratulieren. Als mit ihm beim Papste noch andere Orsini, auch Jakob von Santa Croce und der Abt Abbiano angekommen und von Bewaffneten umgeben worden waren, wurde der Befehl gegeben, den Orsinischen Palast zu plündern. Dies geschah. Die Beute wurde zwischen Alexander und seinem Sohn geteilt.

Der Kardinal Orsini wurde in die Engelsburg gesetzt und blieb dort trotz aller Bemühungen, die für seine Freilassung gemacht worden waren, und trotz eines angebotenen Lösegeldes. Er starb in diesem Kerker am 22. Februar durch Gift, das ihm der Papst geben ließ. Der Eifer, den dieser selbst und andere bald nach dem Tode des Kardinals aufwendeten, um den allgemein verbreiteten Verdacht einer Vergiftung seinerseits zu zerstreuen, die von ihm veranlaßten, schon aus medizinischen Gründen ganz wertlosen Eide, daß eine natürliche Krankheit vorläge, der Auftrag an die Ärzte, an dem Leichnam den natürlichen Tod festzustellen und Gift auszuschließen[1]), ferner das Zugrufttragen des Verstorbenen in einem offenen Sarge, um das Vorliegen einer Vergiftung auszuschließen, sind eher Beweise für eine solche. Wäre die Vergiftungspraxis der Borgia nicht schon längst bekannt gewesen, so war diese Geflissentlichkeit in der Abwehr unnötig. Daß eine solche gerade für diesen Fall als erforderlich angesehen wurde, lag in der Person des Vergifteten, der ein Kardinal und ein Orsini war, und somit zu einem großen, einflußreichen d. h. eventuell zur Rache bereiten Kreis gehörte.

Man hat nach allem, was damals geschah, nicht das Recht, weil in einem oder dem anderen Gesandtschaftsberichte die Todesursache des Kardinals nicht erwähnt wird, anzunehmen, daß der Papst an ihr unschuldig sei. Wurde doch dem Gefangenen die anfangs gegebene Erlaubnis, Nahrungs-

---

1) Giustiniani: »Per justificare la morte: del ditto esser stata natural e non per alcuna *violenza di veneno* ne altro.«

mittel und Getränke von seiner Mutter zu empfangen, später zurückgezogen. Es wußte eben jeder von dem BORGIA-Gifte und suchte sich davor zu schützen. Die Erlaubnis wurde erst wieder gegeben, nachdem der Papst von dem Gefangenen 2000 Dukaten und eine Perle dieses Wertes erpreßt hatte. Sie hatte jedoch keinen Wert mehr, weil, wie man allgemein annahm — so berichtet BURCHARD —, der Kardinal bereits päpstliches Gift getrunken hatte[1]).

Gäbe es aber gar keinen Anhalt, eine Vergiftung in diesem Falle anzunehmen, so würde eine nicht mißzuverstehende Bemerkung des sonst so zurückhaltenden Zeremonienmeisters BURCHARD[2]) genügen, um klar zu sehen: »Am Mittwoch starb der Herr Kardinal URSINUS in der Engelsburg. Der Papst ordnete an, daß mein Kollege [BERNARDINO GUTTERII] sich um die Beisetzung des Verstorbenen kümmere. *Ich wollte der Sache nicht beiwohnen; ich wollte nämlich nicht mehr davon erfahren als gerade notwendig war.*« Aus diesen Worten spricht das ganze Eingeständnis, daß hier etwas vorlag, was die Menschheit veranlassen mußte, diesen Papst zu verabscheuen.

Außer dem Kardinal gingen noch andere Glieder der Familie ORSINI auf gewaltsame Weise, auch durch Gift, zugrunde.

## Der Kardinal Michieli.

8. Habsucht war auch die Triebfeder, den sehr reichen Kardinal MICHIELI, den Nepoten des Papstes PAUL II., zu töten. ASQUINIO DA COLLOREDO gab ihm auf Befehl von CAESAR BORGIA, und wahrscheinlich mit Wissen des Papstes, Gift, an dem er am 11. April 1503 starb. Das Erbe nahm CAESAR an sich. Es waren mehr als 200000 Dukaten an Werten. Im März 1504 wurde der Vergifter zum Tode verurteilt. Der Papst Iulius II. hatte ihn vor den Richter bringen lassen. Er gestand mit lauter Stimme, daß er diesen Mord auf ausdrücklichen Befehl ALEXANDERS VI. und CAESAR BORGIAS vollführt habe[3]).

## Der Bischof von Seuta.

9. Wie weit auch die Rachsucht dieses CAESAR BORGIA ging, ersieht man aus der nicht zu bezweifelnden Vergiftung des Bischofs von Seuta, der Nuntius in Paris war. Der Papst hatte die Scheidung LUDWIGS XII. von seiner Gemahlin JOHANNA ausgesprochen und den Dispens zur Ein-

---

1) J. BURCHARD, *Diarium Curiae romanae,* in: ECCARD, *Corpus Histor.*, tom. II, p. 2150: »Quibus habitis Papa commisit quod permitterentur illi duo, ut prius cibum et potum ministrare cardinali, qui interim, ut a vulgo affirmabatur, biberat *calicem, ordinatione et jussu Papae sibi paratum.*«

2) BURCHARD, ibid.: »Die Mercurii Dom. Cardinal Ursinus obiit in Castro Sancti Angeli. Papa commisit socio meo ut haberet curam funeris defuucti. Ego nolui interesse; nolui enim sapere plus quam oporteret.«

3) Depesche des BELTRANDO COSTABILI an Herzog ERCOLE von Ferrara. Rom 7. März 1504. — GREGOROVIUS, Lucrezia Borgia, S. 309. — TOMAS TOMASI, *Vita del Duco Valentino,* 1670, p. 288: »Michael, civis Venetus, Cardinalis, Romae veneno interiit quod ei Alexander a Praefecto Michaelis epularum dari jussit.« Vgl. auch BEMBO, lib. VI, p. 217.

gehung einer neuen Ehe mit ANNA VON BRETAGNE, der Witwe KARLS VIII., schriftlich gegeben. Überbringer desselben war CAESAR. Um aber den wie er glaubte ungeduldigen König schnell dazu zu bringen, zuerst seinen eigenen Wünschen, vor allem seiner Heirat mit CHARLOTTE VON NEAPEL seine Zustimmung zu geben, verheimlichte er den Besitz des Dispenses, den er täglich aus Rom zu erwarten vorgab. Der genannte Bischof wußte aber, daß er ihn bei sich hatte, und teilte dies dem König mit. Daraufhin, der päpstlichen Entscheidung sicher, berief er eine Versammlung seiner Geistlichen und legte ihnen die Frage vor, ob er wieder heiraten könne, obschon er die Bulle nicht in Händen habe. Dies wurde bejaht. Daraufhin wurde ANNA VON BRETAGNE zur Königin proklamiert. Als CAESAR so seine Hoffnungen getäuscht sah, brachte er das Dokument, dem der König nun keine Bedeutung mehr beilegte. Von Rache entflammt, ließ er dem Bischof von Seuta Gift beibringen, dem dieser auch nach wenigen Tagen in einem sehr bedauernswerten Zustande unterlag)[1].

Damit ist die Reihe der Giftopfer — soweit sie kirchliche Würdenträger betraf — nicht erschöpft. Noch andere Kardinäle, die aufzuzählen unnötig, nahmen ein solches Ende. Über sie ist uns Kunde gekommen, nicht aber über die anderen Lebenssphären zugehörenden Menschen, von denen, allem Ermessen der Zeit- und BORGIA-Psyche nach, nicht wenige durch Gift, aber scheinbar doch durch eine natürliche Krankheit ihr Ende fanden. Was VOLTAIRE dagegen sagt, mag geistreich sein, beruht jedoch nicht auf ernstem, historischem Forschen und trägt die Absicht, in bezug auf die von ihm befeindete Kirche auch einmal paradox zu sein, an der Stirn. Seine Auslassungen sind von interessierter Seite begierig aufgenommen und tendenziös verarbeitet worden unter der ausdrücklichen Einschränkung, daß er sonst »deliriere«[2]).

## Zweites Kapitel.

Das Gift der BORGIA und die Erkrankungsursache von ALEXANDER VI. und CAESAR BORGIA. Arsenik. Varianten in den Berichten über das entscheidende Vergiftungsgastmahl.

1. Die »Cantarella«, das Gift der BORGIA, wurde sicherlich auch sonst in Italien von Mächtigen und von Wissenden benutzt, falls sie sicher vor Entdeckung waren. Es war das Gift des Cinquecento. Es war ein weißes Pulver, das meistens in Dosen verabfolgt wurde, die eine subakute Vergiftung erzeugten und dadurch die falsche Vorstellung erweckten, als könne man damit zu einem bestimmten Zeitpunkte töten. Es war eine Arsenverbindung, sehr wahrscheinlich *arsenige Säure*, jener Stoff, der, wie ich schon angegeben habe, unter der deutlichen französischen Bezeichnung »arsenic sublimat« bereits im Jahre 1380 zu Vergiftungszwecken, und

---

1) MONTFAUCON, Monuments de la monarchie française, tom. IV, p. 64.

2) CLÉMENT [Abbé], Les Borgia, Paris 1882.

wahrscheinlich auch schon lange Zeit vorher, in karolingischer und normännischer Zeit in roher Form verwendet worden war. Die Beibringung war und ist leichter als die der meisten Pflanzengifte, die einen auffallenden, schwer oder gar nicht zu verdeckenden Geschmack haben, und die Wirkung eine zuverlässige, gleichgültig in welcher Form das Mittel in den Körper gebracht wird. Wohl kannte man damals, wie die vorstehenden Blätter es lehren, noch andere starke Gifte, z. B. das Aconit. War es doch sogar bekannt genug, daß MATTHIOLUS mit dieser Pflanze, von der die Alten angaben, daß sie dem Geifer des Zerberus entstammt sei, auf Befehl des Papstes CLEMENS VII. in Rom im Jahre 1524 Versuche an Verbrechern angestellt hat, die die furchtbare Wirkung derselben weiter bekannt machte. Und doch mußten diese und andere Giftpflanzen aus den genannten Gründen zurücktreten gegen die bequemere Arsenverbindung.

Die wenngleich nur dürftigen Angaben über die an den Giftopfern der BORGIA beobachteten Symptome sind den Kundigen Arsenfolgen. Man kann von den Historikern jener Tage, als Laien, nicht erwarten, daß sie ihre Nachforschungen so weit zu treiben versuchten, um über die Erkrankungserscheinungen derjenigen Bericht erstatten zu können, die in streng von der Außenwelt abgesperrten Kerkern, z. B. der Engelsburg, oder während ihres gewöhnlichen Alltagslebens akut, subakut oder chronisch dem ihnen gereichten Gift unterlagen oder dadurch nur für eine gewisse Zeit erkrankten. Wie sollten sie dies auch ermöglichen? Stets hat man es für gut befunden, den dichtesten Schleier des Geheimnisses gerade über diese Tötungsart zu breiten. Der roheste Mörder in wildester Zeit menschlicher Sittenentartung rühmte sich wohl, einem Menschen den Kopf abgeschlagen zu haben, wie CAESAR BORGIA kein Hehl daraus machte, seinen Schwager ALPHONS VON ARAGON, den Herzog von Biseglia, haben erwürgen zu lassen, oder, offen, den Liebling seines Vaters, PEROTO, der sich angstvoll an den Papst anschmiegte, unter dessen Mantel erstach, so daß das Blut dem Papst in das Gesicht spritzte, aber einen Giftmord verheimlichte er, er, Aller Meister des Verbrechens mit allen ihm zu Gebote stehenden Mitteln aus einem letzten Rest von Anstandsgefühl heraus. Nur dem unterrichteten Mediziner kann es deswegen gelingen, aus für den Laien scheinbar unbedeutenden Indizien das Vorliegen einer Vergiftung zu erschließen oder abzulehnen. Dazu muß er überdies über alle jene zahlreichen Varianten der Vergiftungszeichen unterrichtet sein, die bei jedem Gifte, abhängig von jenem angeborenen, unerklärlichen Mysterium der Individualität und den äußerlichen Bedingungen der Giftdarreichung bestehen, um auch diese, ruhig wägenden Sinnes, seinem Urteil zugrunde legen zu können.

2. Arsenik kann akut Durchfälle erzeugen, wie man in früheren Jahrhunderten sagte, dysenterische, wie wir heute sagen, choleraartige. Bei der Erkrankung des Prinzen DJEM wird diese »Arsendysenterie« zufällig als Erkrankungsform genannt. An den Durchfällen wäre er nicht gestorben — er starb an den nicht angegebenen Arsenfolgen, die sich durch Aufnahme des Giftes in die Säftebahnen seines Körpers einstellten. Die Darm-

symptome sind für gewöhnlich mit quälendem, lang anhaltendem Erbrechen und Magenschmerzen vergesellschaftet. Aber die Vielfältigkeit der Verlaufsmöglichkeiten, zumal die sogenannte paralytische, und mehr noch die remittierende Form der Giftwirkung läßt sogar die Magen-Darmsymptome ganz fehlen oder nach anfänglichem Vorhandensein wieder für einige Zeit schwinden. Es stellen sich dann unter anderem Fieber, Frostgefühl an der Haut und nervöse Symptome, Glieder- und andere Schmerzen bei kalter, bläulicher Haut ein. War die Arsendosis groß, so zögern die Vergiftungssymptome nicht in ein bis zwei Stunden einzutreten. Aber selbst in dem Verlaufe einer solchen akuten Vergiftung mit unangenehm wachsenden Störungen kommen Intermissionen und Remissionen vor.

Nach nicht tödlichen Dosen bleibt der anfangs akut erregte Krankheitszustand in wechselnder Stärke eine Zeitlang bestehen und kann zur Wiederherstellung in sechs bis acht Tagen oder auch zum Tode, unter Umständen nach einer bis zwanzig Wochen führen. Dies gibt in großen Umrissen eine Vorstellung von Verlaufsmöglichkeiten, wie sie wirklich vorkommen. Daran können die Ereignisse gemessen werden, die nach den verschiedenen Berichten sich zu der kritischen Zeit bei ALEXANDER und CAESAR abgespielt haben.

Über die Veranlassung zu der — worauf Gewicht zu legen ist — gleichzeitigen Erkrankung von Vater und Sohn, soweit Gift in Frage kommen könnte, liegen verschiedene Versionen vor, die aber sämtlich auf ein Gastmahl zurückgehen, dem beide bei dem Kardinal ADRIAN von Corneto an einem Abend beigewohnt haben. Es kann nicht meine Aufgabe sein, auf alle Varianten einzugehen, die in bezug auf die Einzelheiten des Ereignisses selbst erzählt wurden. Nur das Wichtigste soll hervorgehoben werden. Am verbreitetsten ist das geworden, was JOVIO[1]), der Bischof von Nocera, erzählt: »Von Rom wurde an GONSALVO geschrieben, daß ALEXANDER um den 13. August von tödlicher Krankheit befallen und vier Tage hernach gestorben sei. Sein Sohn CAESAR läge an der gleichen, so überaus schnell erfolgten Krankheit schwer danieder, so daß das Volk als sicher annahme, Vater und Sohn hätten aus einer Flasche Gift getrunken, welches sie den Gästen bereitet hätten. Durch einen unglücklichen Mißgriff des Dieners, seien unvorsichtig die Flaschen verwechselt worden. Dies hätte sich bei dem Mahle ereignet, welchem sie beide fröhlich bei dem Brunnen, zur anderen Seite des Vatikans gelegen, beigewohnt, aber traurig beschlossen hätten. Die Ärzte hätten nicht vermocht, die Kraft des Giftes bei dem Greise zu brechen, wohl aber sei es ihnen gelungen, den kräftigen Sohn durch viele Gegengifte zu retten.« Eine Zeitbestimmung

---

[1]) JOVIUS, in: *Vita Consalvi*, lib. II, Basileae 1567, p. 527: »Consalvo nunciatum est, Alexandrum Pontificem circiter Idus Augustas, lethali correptum morbo post quartum diem decessisse Caesare Borgia filio eadem rapida valetudine graviter tentato, ita ut populus pro comperto haberet et patrem et filium ex eadem lagena venenum quod convivis parassent ebibisse fatali scilicet errore ministri qui lagenas improvide commutasset.« — In Deutschland schrieb WILHELM REN in seiner *Cronica alter und newer Geschichten* [zwischen 1495 und 1509]: »Nun hett der bapst 2 Kardinel zu Gast geladen, die mit im asend und der Duca Fallentino aß auch mit im. Also *hett der Duca 2 silbrin fleschen zugericht* mit wein und *in die ain hett er gift ton* und in die andere kains ....«

für dieses Gastmahl wird von JOVIO nicht angegeben, wohl aber von dem venezianischen Gesandten GIUSTINIANI, der seiner Regierung unter dem 13. August meldete, die Ursache des Krankseins des Papstes scheine ein Gastmahl zu sein, an dem er vor acht Tagen in der Villa des Kardinals ADRIANO teilgenommen habe.

Nicht anders lauten die Eintragungen BURCHARDs in sein Tagebuch. Am 11. August sei der Papst noch gesund gewesen, am 12. hätte er Erbrechen und Fieber bekommen, was die ganze Nacht hindurch angedauert habe. Alsdann wären Tage mit Besserung und Verschlechterung aufeinander gefolgt, und am 18. August sei das Ende eingetreten!

Der zeitgenössische Historiker GUICCIARDINI freilich berichtet die damals umlaufende Meinung ganz anders, nämlich daß alsbald nach der besagten Abendmahlzeit Vater und Sohn wie für tot fortgetragen werden mußten. Der Tod des Vaters sei am folgenden Tage erfolgt. An der Leiche seien die Giftzeichen sichtbar gewesen. Der Sohn hätte durch geeignete Giftgegenmittel gerettet werden können, sei aber lange und schwer krank geblieben. Man hätte hartnäckig dies Ereignis auf eine Vergiftung bezogen, deren indirekte Ursache die Absicht CAESARs gewesen sei, den Kardinal ADRIANO zu vergiften[1]. Dieser Bericht ist mit den vorher erwähnten unvereinbar. Welcher der richtige ist, kann nicht mehr festgestellt werden, also nicht mehr, wann das Mahl bei dem Kardinal stattgefunden und was sich dort mit den Teilnehmern ereignet hat.

3. Diejenigen, die der Meinung sind, daß dort keinerlei Erkrankung sich ereignet habe, die auf Gift bezogen werden könne, haben bis auf die neuesten Historiker einen Grund für das Leiden des Papstes und seines Sohnes angegeben, der, wenn man ihn kritisch verfolgt, schon bei einem halbwegs erfahrenen Mediziner mehr als Kopfschütteln erzeugen muß, nämlich: Alle, die nach dem besagten Abendessen erkrankt seien, hätten der Malaria, von der sie abends befallen worden wären, alsbald ihren Tribut dargebracht. Drückt man dies modern wissenschaftlich aus, so würde es lauten: Alle Teilnehmer wären von *Anopheles* gestochen und dadurch von Malariaparasiten infiziert worden. Und nicht nur dies! Die Erkrankung wäre sogar bei dem Papst und dem Sohne zu gleicher Zeit akut, unmittelbar nach der Übertragung sichtbar und schlimm geworden. Hiernach wird geschlossen[2], daß »ALEXANDERs letzte Krankheit *unzweifelhaft* das gefährliche römische Fieber gewesen sei«. Die Fieberanfälle wären periodisch aufgetreten. Nach BURCHARD ist nun das Fieber des Papstes eine Tertiana gewesen. GIUSTINIANI spricht von einem sich täglich wiederholenden Fieber des Kardinals ADRIANO, und bei CAESAR »folgten die Fieberanfälle *einander unmittelbar*«[2]. Dies sind gar eigenartige Unterschiede! Selbst wenn

---

1) GUICCIARDINI, *Storia d'Italia,* lib. VI, cap. I: ».... il pontifice da una vigna appresso a Vaticano, dove era andato a cenare per ricrearsi da caldi, e repentinamente portato per morto nel palazzo pontificale, e incontinente dietro è portato per morto il figliulo. E il giorno seguente e portato morto secondo l'uso dei pontifici nella chiesa di San Pietro .... Credettesi costantemente che questo accidente fosse proceduto da veleno ....«

2) PASTOR, Geschichte der Päpste, Bd. 3, S. 498.

in allen drei Fällen nur der Perniciosa-Parasit (Tropica-Parasit) die Erkrankung bedingt hätte, so könnten wohl auf Grund von individuellen Reaktionsmöglichkeiten auch verschiedene Verlaufsarten der Malaria entstehen, z. B. eine Quotidiana mit Anfällen von 6—8 oder sogar von 18—24 Stunden Dauer, oder eine Tertiana maligna. Keine der notwendigen Voraussetzungen für die Annahme eines Leidens auf solcher Grundlage sind vorhanden. Mindestens mußte man verlangen, daß, wie dies beim Befallensein von dieser Malariaform in Italien und den Tropen die Regel ist, ausgesprochene Prodromalsymptome hätten vorhanden sein müssen — mindestens doch bei einem der Teilnehmer an der Mahlzeit. Die drei Personen hatten keine solche, sonst würde die eine nicht das Gastmahl gegeben, und die anderen — selbst wenn sie nur Kopfschmerzen oder Abgeschlagenheit empfunden hätten — sich nicht zu demselben begeben haben. Da sie gesund waren, so konnten sie auch nicht so akut und schwer, wie es geschildert wird, am gleichen Abend durch Malariainfektion erkranken, und zwar so, daß sie nach den Worten des Staatsmannes GUICCIARDINI wie tot fortgetragen werden mußten. Und weiter spricht gegen eine Malaria der ganze Verlauf. Man würde nicht unterlassen, haben mindestens einige der schweren und so auffälligen Begleiterscheinungen der Perniciosa anzugeben.

In Wirklichkeit liegt hier ursächlich nicht eine Malaria, sondern unzweifelhaft eine Vergiftung, und zwar eine solche durch Arsenik vor, die vielleicht schon so schnell geendet hat wie GUICCIARDINI es angibt, nämlich einen Tag nach der Abendmahlzeit bei ADRIANO. Die Historiker, die, wie RANKE, von einem richtigen Gefühl, auch für die Bewertung der Umstände geleitet, an dieser Auffassung festhielten, haben sich nicht geirrt. So wie ALEXANDER starb, stirbt man nicht an einer Malaria, selbst wenn es sich um eine der Formen der perniciösen Intermittenten gehandelt hätte, und so stirbt man nicht an einer Apoplexie, die, falls er den Zustand überhaupt erkannt haben sollte, der kurz vor dem Tode des Papstes aus dem Palast kommende Arzt SCIPIO dem Gesandten GIUSTINIANI als Krankheitsnamen angab. Eine »Apoplexie« kann nicht einmal die nächste Krankheitsursache gewesen sein. Des Erstaunens findet man kein Ende, wenn man gewahrt, wie in einem sonst ausgezeichneten historischen Werke[1]) als Seitenüberschrift angegeben wird: »ALEXANDER VI. sicher nicht vergiftet, sondern dem römischen Fieber *und* der Apoplexie erlegen«, und in einer Fußnote das Schwarzwerden der Leiche des Papstes als »venöse Stauung« bezeichnet und zu der Diagnose »Apoplexie« stimmend angegeben wird[1]). Unorientiertsein über die entsprechenden klinischen und pathologisch-anatomischen Erscheinungen dokumentieren diese Sätze.

Ich teile die Ansicht, daß alle Tischgenossen des Mahles bei dem Kardinal erkrankt seien. Von dem Gastgeber selbst wurde es, als persönliche Mitteilung, erzählt: »Von ADRIAN, dem Kardinal von Corneto,« schreibt JOVIO, »erfuhr ich selbst, daß er durch Aufnahme des gleichen tödlichen Tranks durch die Hitze in den Eingeweiden so in Glut geraten sei, daß

[1]) PASTOR, l. c., S. 499.

ihm das Sehen sich verdunkelt habe und alle Vernunft vergangen sei. Er hätte sich in kaltes Wasser tauchen müssen, und bei den verbrannten Eingeweiden sei er nicht eher wieder zu sich gekommen, als bis ihm die Haut in Fetzen abgefallen sei[1]). Was hier berichtet wird, ist eine Schilderung von Symptomen, die Arsenik in Magen, Darm, an der Haut und an den Augen[2]) veranlaßt. Um nichts anderes handelt es sich. Das Bemühen auch diese Symptome umzudeuten, muß, weil mit ganz untauglichen Mitteln unternommen, fehlschlagen. Es löst das Empfinden des größten wissenschaftlichen Mißbehagens aus, wenn man liest[3]), »daß das Abfallen [sic!] der Haut bei dem Kardinal wohl nur eine Abschuppung bedeutet, wie sie im Verlaufe so vieler Infektionskrankheiten auftritt. Mit irgendeinem Vergiftungsbild hat dieses Symptom durchaus keine eigentümliche Beziehung.« *In Wirklichkeit handelt es sich um ein Arsenerythem*, dessen Schuppung, wie ich schilderte, bis fast zu Monaten dauern kann[4]).

4. Die Erkrankungssymptome, die man von dreien der Teilnehmer am Gastmahl kennt, gehören mithin dem Arsen zu. Daß sie bei den einzelnen in Erscheinungsformen und im Verlaufe verschieden ausfielen, hat seinen sehr naheliegenden Grund, zuvörderst in den nicht gleichen Mengen, die von dem vergifteten Wein oder, was sonst immer vergiftet vorgesetzt worden sein mochte, aufgenommen wurden. Der Papst, der, wie ausdrücklich angegeben wird, sich durch die Hitze stark belästigt fühlte, und CAESAR, der des Trinkens nicht Ungeübte, werden viel von dem Wein getrunken haben, der oder die Kardinäle, vielleicht schon aus Mißtrauen, weniger. Eine weitere Erklärung der Differenzierungen der Arsenikvergiftungszeichen liegt in den bereits erwähnten individuellen Verhältnissen, dem Umstande, den ich als individuelles Glück bezeichne. Auch dies hängt, wie alles Geschehen, von Naturgesetzen ab, die aber so verborgen sind, daß es noch nie gelungen ist, auch nur den kleinsten Einblick in ein so eigenartiges Körperwalten zu gewinnen. Nichts hat von den ältesten Zeiten bis heute Ärzte und Laien biologisch so in Staunen gesetzt wie die Tatsache, daß Krankheitsursachen, einschließlich der Gifte, einen so verschiedenen Reaktionsboden bei einzelnen Menschen und Tieren finden. Es ist einfache aber unerklärliche Wahrheit, daß eben die reaktive Kraft der Gifte bei gewissen Individuen, unter sonst gleichen Verhältnissen, kleiner oder größer oder anders ist als bei anderen, oder überhaupt sich bricht an einer bestimmten, eigenartigen Organisation, oder besser: einer verschiedenen Energetik einzelner oder vieler körperlicher Vorgänge, die

---

1) JOVIUS, l. c., p. 527: »Accepi ego ab Adriano cardinale Cornetano, in cujus villa coenabatur, se eodem mortifero poculo petitum, ita exarsisse ex subito viscerum fervore, ut obortae caligines oppressis sensibus sibi rationem excuterent, sese in solium frigida plenum mergere cogeretur, neque prius perustis interaneis ad vitam rediisse quam ei extrema cutis in exuvias abiens toto corpore decideret.«

2) L. LEWIN und GUILLERY, Wirkungen von Arzneimitteln und Giften auf das Auge, 2. Aufl., 1913, Bd. I, S. 415.

3) PASTOR, l. c., p. 499.

4) L. LEWIN, Die Nebenwirkungen der Arzneimittel, 3. Aufl., S. 369.

die Alten »Lebenskraft« nannten, und die zuwege bringt, daß Gifte bei dem einen nur leichte, bald wieder ausgeglichene Eindrücke machen, bei anderen dagegen tief gehen und schwere Störungen bringen, ev. Nachleiden oder den Tod[1]).

So erledigt sich auch der Zweifel, der vor einigen Jahrhunderten über das Vorliegen einer Vergiftung der BORGIA geäußert worden ist. »Im Volke«, so schrieb ein Historiker des 15. Jahrhunderts, »war die Meinung verbreitet, daß beide bei Tafel Gift bekommen hätten; aber *weil sie zu verschiedenen Zeiten starben*, gab es auch eine andere Meinung[2]).« So konnten in früheren Zeiten Laien schließen. Leider kommen ähnliche Schlüsse auch heute noch vor. Alle diese Umstände müssen bei der Beurteilung der vorliegenden Fälle berücksichtigt werden. Ihre relativ gute Verlaufsart — der Papst starb wahrscheinlich an einem Nachleiden der akuten Arsenvergiftung — ist meiner Überzeugung nach durch eine zu schwache Vergiftung des Weins bedingt gewesen. Wer ihn zugerichtet hat, hatte sich entweder versehen oder war noch ungeübt in der Giftdosierung.

5. Und nun bleibt noch übrig, das Schlußstück meiner Beweisführung zu geben, nämlich die Beziehung des mindestens bei dem Papste vorhanden gewesenen *Fiebers* mit der Arsenvergiftung. Die fiebererzeugende Eigenschaft von Arsenik ist bei Kranken, denen derselbe in irgendeiner Art arzneilich beigebracht worden ist, so oft gesehen worden, daß die Tatsache ein festes Stück medizinischer Erfahrung geworden ist, das ich im Jahre 1892 folgendermaßen formuliert habe[3]): »*Am häufigsten nach parenchymatösen Einspritzungen in Geschwülste oder nach dem Einnehmen von Arsenik zeigt sich Steigerung der Körperwärme. Das Fieber hat in einigen Fällen einen intermittierenden Typus, z. B. den einer Quotidiana, oder ist kontinuierlich mit Steigerung am Abend bis 39,5° und Abfall am Morgen. Es verschwindet nicht immer unmittelbar nach dem Aussetzen des Arseniks, sondern kann noch ziemlich lange Zeit, etwa 14 Tage anhalten ... Das Allgemeinbefinden des Kranken wird zuletzt durch das Fieber geschädigt .. Man sah es neben Ausschlägen und neben Symptomen seitens der Luftwege bestehen.*«

Durch diese Erkenntnis ist die historische mit der medizinischen Wahrheit zu verknüpfen möglich geworden, so daß nun in Zukunft man wohl nicht wieder zu hören bekommen wird, daß eine Vergiftung des Papstes ALEXANDER und seines Sohnes mit Sicherheit auszuschließen sei, daß vielmehr Fieber vorgelegen habe.

Es ist schon so, wie in lapidarster Kürze der gelehrte, von Kaisern und Päpsten geschätzte ONUPHRIO PANVINIO[4]) im Jahre 1557 drucken

---

1) L. LEWIN, Obergutachten über Unfallvergiftungen, Leipzig 1912, S. 15 ff. und an anderen Stellen.

2) BARTHOL. SENAREGA, *De rebus Genuensibus*, in: MURATORI, *Rerum. ital. Scriptor.*, tom. XXIV, p. 578: ».... rumor in vulgus manavit in mensa venenum sumsisse, sed quia diverso tempore mortui sunt non una fuit fama.«

3) L. LEWIN, Die Nebenwirkungen der Arzneimittel, 3. Aufl., S. 364.

4) ONUPHRIO PANVINIO, Epitome Pontificum Romanorum, lib. III, Venetiis 1557, p. 357.

hieß: »Anno Dominicae Nativitatis 1503, Die XV calendas Septembris P. P. ALEXANDER VI Romae in Palatio Apostolico *mortuus est ex veneno in coena sibi dato*: Pontificatus anno duodecimo ineunte.

6. Es interessiert an dieser Stelle wenig, den Historikern über andere Veranlasser oder Ausführer der Vergiftung der BORGIA in ihren Vermutungen nachzugehen. Neuere verwerfen die Annahme, daß sie durch Gift haben leiden müssen, das sie für andere bereitet hätten, nehmen vielmehr an, daß ein Feind des Papstes ihm das Gift habe reichen lassen. Als einen solchen Feind sieht man die venezianische Regierung an, die freilich aus dem Verhalten des Papstes zu der Republik keine Liebe zu ihm schöpfen konnte. Der Kardinal ADRIAN von Corneto soll die Ausführung der Vergiftung bewerkstelligt haben. Nach einem venezianischen Bericht soll er den Mundschenk des Papstes mit zehntausend Dukaten erkauft haben, damit er den vergifteten Wein verwechsele[1]).

Es ist auch für das Ereignis an sich bedeutungslos, ob die Vergiftung mit Wein oder mit Konfekt verursacht worden ist. Nach dem Diarium des SANUTO ist das letztere der Fall gewesen. Der Kardinal ADRIAN, der davon Kunde bekommen, daß er vergiftet werden sollte, habe den Küchenmeister, der in der Art, das vergiftete und nicht vergiftete Konfekt in Schachteln zu reichen, bewandert war, durch Bitten und große Geschenke und Versprechungen dazu gebracht, es derart einzurichten, daß das vergiftete Material dem Papste und seinem Sohne, ohne Argwohn zu erregen, in einer Schachtel vorgesetzt werden konnte. Dies wurde bewerkstelligt, da der Papst seinem Küchenmeister vertraute. Er und sein Sohn aßen von dem vergifteten, der Kardinal von dem unvergifteten Konfekt[2]). Diese Version läßt sich jedoch mit der Miterkrankung des Kardinal's nicht vereinen, vorausgesetzt, daß dieser dem JOVIO darüber die Wahrheit gesagt habe, was ich, den Symptomen nach, annehme. Diese Nachricht über die Vergiftung des Papstes und CAESARs wird von allen, die wir darüber besitzen, von RANKE vielleicht für die beste gehalten[3]).

Sicher ist in dem ganzen weltgeschichtlichen Ereignisse nur die *durch Arsenik* erfolgte Vergiftung und interessant das Urteil des »heidnischen« Kardinals BEMBO, des Zeitgenossen ALEXANDERs VI.: »So erkennt man den allerheiligsten Willen und die unendliche Gerechtigkeit der unsterblichen Götter. Denn sie ließen zu, daß diese zwei Personen, die viel Fürsten und viele ihrer Vasallen vergiftet hatten, um ihr Vermögen an sich zu reißen, selbst durch das Gift umkamen, welches sie ihrem Gast bestimmt hatten[4]).«

---

[1]) GREGOROVIUS, Geschichte der Stadt Rom, Buch 13, Kap. 5.

[2]) *Diarium* M. SANUTO's, V, fol. 70: »S. S. fidandosi del suo scalcho e per la credenza li fece esso c[l], judico in quella non esser veneno e ne manzo allegramente, e del altra, chel papa fusse avenenata si credeva e non era, manzo ditto c[l]. Hor al hora solita a la qualita del veneno sua S[ta] commenzo a sentirlo e cussi sen'è morto: el card[l], che pur haveva paura, se medicino e vomito, e non have mal alcuno ma non senza difficulta.«

[3]) RANKE, Geschichte der Päpste, Bd. 3, 6. Aufl. Analecten, S. 7.

[4]) P. BEMBI *Historiae venetae*, lib. VI, p. 244: »Qua in re Deorum immortalium mens et voluntas visa est magnopere affuisse, cum ii, qui plurimos et romanae reipublicae principes et clientes suos, ut eorum opibus et thesauris potirentur, veneno necaverant, et tunc suum

Schon vorher hatten Menschen nicht auf die göttliche Gerechtigkeit diesem Manne gegenüber warten wollen, sondern hatten — wie erzählt wurde — ihn und seinen Sohn zu töten beabsichtigt. Ein angeblicher Versuch wurde jedoch mit untauglichen Mitteln projektiert. Ein gewisser THOMASIUS, Musiker des Papstes, wurde nebst einem Genossen verhaftet, weil er vergiftete Briefe dem Papste überreichen wollte. Hätte er sie, so meint BURCHARD, angenommen, so hätten sie ihn vergiftet, weil gegen das in wenigen Tagen oder Stunden tötende Gift kein Kraut gewachsen wäre[1]). Der Papst ließ THOMASIUS einkerkern und foltern. Dieser habe seine Absicht der Vergiftung bekannt. Würde er den Papst getötet haben, so hätten die Bedrückungen, die Imola und Forli durch CAESAR BORGIA erdulden müßten, ein Ende genommen. THOMASIUS wurde in einer entsetzlichen Weise getötet. Der Papst ließ für seine Errettung eine Messe in S. Maria del Popolo lesen[2]). In einem Schreiben an die Signoria von Florenz berichtet er den Giftmordversuch und bezeichnet als dessen Urheberin CATARINA RIARIO [CATARINA SFORZA], »die Tochter der Verdammnis«[3]). Dies war jene Frau, die mit männlichem Mute den BORGIA entgegengetreten, aber schließlich unterlegen war[4]). Der venezianische Gesandte berichtete den angeblichen Vergiftungsversuch[5]) und fügt hinzu, daß die ganze Erzählung wenig Glauben verdient. Er vermutete, daß der Papst der Urheber der lügnerischen Erfindung gewesen sei. Immerhin kann man annehmen, daß CATARINA sowohl ihrem Charakter als ihrem Giftwissen nach wohlgeeignet war, einen Vergiftungsversuch zu unternehmen. Der gegen sie angestrengte Prozeß, den CATARINA für ein zu ihrer Vernichtung ersonnenes Lügengewebe erklärte, wurde niedergeschlagen, weil sie öffentlich entsetzliche Taten der BORGIA zu berichten begann.

---

hospitem et alumnum adjungi ad reliquos, necarique mandaverant, eo ipso in ministerio semet ipsos pro illo interficerent.«

1) BURCHARD, *Rer. urbanar. commentarii,* edit. THUASNE, tom. II, p. 578: ». . . . Hic Thomasius Romam venerat cum certis litteris venenatis, quas in unnam cannam posuerat S. S. presentandas . . . . Quas si Papa accepisset, eum venenavissent et intoxicavissent, adeo quod sine spe remedii post modicos dies vel horas recidisset mortuus.«

2) BURCHARD, ibid., p. 579: »Dominica 24 novembris de mandato S. S. pape, Raphaël de Mena, diaconus capelle, cantavit missam solemnem in ecclesia . . . . cum ipse D. noster periculum intoxicationis hujusmodi evasisset.«

3) PETRI DELPHINI, *Epistol.,* lib. VI, ep. 22: ». . . . contra perditionis filiam Catharinam Forlivii Imoleque comitissam . . . . proditionem et veneficium quod ipsa comitissa contra nos moliebatur et quemadmodum Dei beneficio, detecto negotio deprehensisque veneficis, liberati sumus . . . .«

4) Vgl. Buch 10, Abschnitt 2, Kapitel 1.

5) SANUTO, tom. III, col. 58.

# Vierter Abschnitt.

# Berichte über Vergiftungen von Päpsten aus dem 16. bis 18. Jahrhundert.

## Erstes Kapitel.

### LEO X. HADRIAN VI. MARCELLUS II. SIXTUS V.

### Leo X.

1. Im Beginne des 16. Jahrhunderts wurde wieder der höchste kirchliche Würdenträger, und diesmal einer der glänzendsten Repräsentanten des Papsttums, LEO X., in Beziehung zu Gift gebracht. Was Geist und vollendetes Können der Hand an Schönstem, Bewundernswertestem in Kunst und Wissenschaft damals und für alle Zeiten geschaffen — vom Hofe dieses MEDICI bekam es die Impulse für sein Werden. Nur acht Jahre währte jedoch dieser Einfluß. Schon im Alter von 46 Jahren, im Jahre 1521, starb dieser Sohn LORENZOs nach kaum viertägigem Kranksein. Gar mancher, wie der zeitgenössische MARINO SANUTO haben ihm über das Grab hinaus übel nachgeredet und von ihm, übertreibend, gesagt, daß nie ein Papst mit schlimmerem Rufe gestorben sei. Ein so jähes Ende mußte die Vermutung an einen nicht natürlichen Ablauf seines Lebens aufkommen lassen. Der Gründe für eine solche gab es mehrere:

a) Es wurde berichtet[1]), daß der Papst tags zuvor, ehe er schwer krank wurde, bei der Abendmahlzeit dem Mundschenk Marchese RICCARDO MALASPINA Vorwürfe gemacht habe, daß er ihm einen so bitteren, schlechten Wein eingeschenkt habe.

b) MALASPINA machte sich dadurch verdächtig, daß er am frühen Morgen, kurz nach des Papstes Tode, mit Jagdhunden an der Porta Castello erschien, wo die Wache ihn anhielt, da man es nicht verstehen konnte, daß ein so hoher Hofbeamter, kaum daß der Papst kalt geworden, einem solchen Vergnügen nachgehen mochte.

c) Der Zeremonienmeister des Papstes, der Bischof PARIS CRASSI, gewann, wie alle anderen am Hofe, aus dem schnellen Verlauf des Krankseins bis zum Tode den allgemeinen Eindruck, daß eine Vergiftung vorliege.

d) Wie es scheint, ist der Papst kurze Zeit vor seinem Tode, als er in der Villa Magliana bei Rom war, vor einer Vergiftung gewarnt worden. CRASSI berichtet, daß ein Mann zu dem Kloster St. Hieronymus kam

---

[1]) PAULUS JOVIUS, *Vita Leonis X*, lib. IV, Florentin. 1549, p. 108: ». . . . conjectus est in carcerem Barnabos Malaspina, minister a poculis, non obscuro indicio, quod Leonem, pridie quam decumberet, in coena post haustum vini calicem, statim obducta et tristi fronte ab eo quaesivisse constabat, unde nam sibi adeo amarum et insuave vinum propinasset . . . .«

und einen Bruder aufforderte, zum Papste zu gehen und ihm zu sagen, daß ihm von einem Nahestehenden durch Gift Gefahr drohe — nicht in Speise oder Getränk, sondern in einem Schnupftuche (?). Der Mönch gab die Nachricht an den päpstlichen Kanzler weiter. Sie gelangte zu dem Papst. Er ließ sich von dem herbeigeholten Mönch persönlich berichten, erschrak über das Gehörte und versprach sich vorzusehen[1]).

Die Ärzte, die auf den Vorschlag CRASSIs im Kardinalskollegium zur Vornahme der Obduktion herbeigeholt wurden, fanden die Leiche schwärzlich angegangen und geschwollen, »das Herz dunkel gefleckt und die Milz welk oder verätzt« — was sie, entsprechend der damals üblichen falschen Annahmen für Folgen von Gift erklärten[2]).

2. Der Papst hatte während des ländlichen Aufenthalts in Magliana einen Katarrh bekommen. Die Ärzte hielten dies für eine leichte Affektion[3]). Einige Tage nach der angeblichen Warnung vor Vergiftung kehrte LEO wieder nach Rom zurück und wurde krank. Oft klagte er, daß er »innerlich Brennen verspüre — oder, wie die Ärzte aussagten — daß er innerlich wie vom Feuer verzehrt werde, und kurz vor seinem Tode äußerte er, daß man ihn getötet habe«[4]). Eine Lungenentzündung, an der er gelitten haben soll[5]), ist sicher auszuschließen, ebenso ein Herzleiden. Nicht einmal das Bestandenhaben von Fieber neben dem Katarrh ist in zeitgenössischen Nachrichten erweislich.

Als das Volk die Nachricht von der Erkrankung vernahm, meinte es — oder es wurde unter ihm verbreitet —, der Papst sei vor großer Freude über die Erfolge seines Verbündeten, KARLs V., gegen die Franzosen im Mailändischen krank geworden. Diese Ursache ist abzuweisen. Mit Recht wurde schon vor langer Zeit darauf aufmerksam gemacht[6]), daß schwere seelische Affekte, wenn sie es tun, jedenfalls nicht erst nach Tagen töten.

Das tödlich endende Leiden des Papstes mußte schon schwerere materielle Grundlagen gehabt haben, um einen Mann so schnell zu vernichten, der nach Angabe des zeitgenössischen JOVIO eine starke Kon-

---

1) PARIDIS CRASSI *Diarium Curiae romanae*, in: *Nova scriptor. ac monument. Collectio*, tom. I, Lips. 1731, p. 477: ». . . . et inde vocato certo fratre dixit ei quod cras omnino iret ad Papam et significaret ei qualiter venenum paratum erit sibi de proximo a quodam ejus intrinseco, non in cibo aut potu sed aut in nasitergio aut in Camisiase mappula.« (Den letzteren Ausdruck vermag ich nicht zu deuten.)

2) CRASSI, l. c.: »Et videntes chirurgi et medici dixerunt pro certo illum fuisse toxicatum et maxime quia ipse infelix Papa ante obitum saepe doluerit sentire interiora sua quasi ex igne comburi.« — PAUL. JOVIUS, l. c.: »cor ejus atri livoris maculas ostendit, et lien prodigiosae tenuitatis est repertus.«

3) CRASSI, l. c.: »medici ipsum leviter aegrotare dicebant ex catarrho concepto in villa Magliana.«

4) Ibid.: »et cum aegrotaret, saepe dicebat, solens quod interius ardebat, et in finalibus suis verbis dixit, *quod verum erat, se occisum esse.*«

5) ANGELUS FABRONI, *Leonis X vita*, Pisis 1797, p. 237: »cum febri quidem et cum catarrho rure domum redierat, quod initio medici contempserunt, sed ejus tanta vis in pulmones erupit ut illi vitae finiendae necessitatem attulerit.«

6) DE BREQUIGNY, tom. II, p. 596. — Auch ROSCOE, The life and pontificate of Leo the Tenth, London 1806, vol. IV, p. 430, scheint an alles andere eher als an eine solche Todesursache geglaubt zu haben.

stitution gehabt hat, der »an Leib und Seele so viele Kräfte besaß, daß er ein Fieber, woran er gestorben sein sollte, wie ungewöhnlich es auch gewesen sein mochte, hätte aushalten können«. Diese Meinung steht freilich im Gegensatz zu derjenigen von VETTORI, der angibt, daß es bei LEOs Körperbeschaffenheit und schlechter Diät ein Wunder gewesen sei, daß er so lange gelebt habe. Am hartnäckigsten hat sich die Ansicht gehalten, daß Gift seines Todes Ursache gewesen sei. Über die Art desselben läßt sich kaum eine Vermutung aussprechen, da über auffällige Symptome — bis auf das Brennen in den Eingeweiden — keine weiteren Angaben gemacht worden sind. Als Gerücht führte JOVIO an, daß das Gift dem Papst in Aloepillen beigebracht worden sei, deren er sich wochenlang bediente, um offenen Leib zu haben. Ein Silberdiener, der davon nur zwei genommen, sei dadurch gestorben. Von dem Vorliegen einer Vergiftung war auch BALDASSARE CASTIGLIONE, der ihm so nahestand, überzeugt. Er berichtete dies an den Markgrafen von Mantua.

Der Verdacht, die Vergiftung bewerkstelligt zu haben, konzentrierte sich auf RICCARDO MALASPINA, der mit dem Kellermeister in das Kastell gebracht wurde. Er sollte entweder auf das Betreiben des Königs von Frankreich, der ja durch das Bündnis des Papstes mit KARL V. in arge Bedrängnis gekommen war, oder durch den Herzog von Urbino oder den von Ferrara zu der Tat veranlaßt worden sein. Es gibt aber einen Beweggrund, der triftiger als alle genannten erscheinen kann. Der Vater RICCARDOS [1]), BARNABO MALASPINA, war in Voghera auf Befehl der SFORZA gevierteilt worden. Der Sohn konnte nur mit Genugtuung sehen ,daß die Familie, die seinen Vater getötet hatte, von FRANZ I. von Frankreich infolge der Schlacht von Marignano ihrer Herrschaft entsetzt wurde. Als die Verhältnisse sich wieder änderten und LEO X. ein Bündnis mit KARL V. gegen FRANZ I. einging, auch mit dem Zwecke der Wiedereinsetzung der SFORZA, mußte MALASPINA darüber Verdruß und vielleicht auch Sorge für das Wohlergehen seiner Familie empfinden. Auch Rache könnte seine Hand geführt haben, als er, wie man annahm, Gift in das Glas des Papstes tat. Er wollte wohl am nächsten Morgen Rom den Rücken kehren, als man ihn verhaftete. GIULIANO MEDICI ließ ihn jedoch bald wieder frei, wahrscheinlich um politisch unbequeme Nachforschungen und Aussagen zu unterdrücken. Einmal frei, ließ RICCARDO es sich angeblich angelegen sein, viel Schlimmes gegen die SFORZA zu verüben. Zu seinem Unglück bekamen sie ihn nach neun Jahren in ihre Gewalt und ließen ihn wegen Brandstiftung, Raub usw. enthaupten.

Nicht unwichtig ist es darauf hinzuweisen, daß, falls bei LEO X. eine Vergiftung vorliegen sollte — was möglich ist —, es nicht das erstemal gewesen wäre, daß man gegen ihn eine solche geplant hätte. Ich habe schon angeführt, daß in einer sehr bekannt gewordenen Verschwörung gegen ihn, an der Kardinäle beteiligt gewesen waren, geplant worden war, durch einen Arzt von einer Fistel aus Gift in seinen Körper zu bringen [2]).

---

[1]) Dies ist sein Vorname und nicht, wie man überall liest: BARNABO.

[2]) Vgl. Buch 5, Kapitel 2.

Es mag hier daran erinnert sein, daß ein Verwandter RICCARDOS, der Benediktinermönch BARNABO MALASPINA, der spätere Bischof von Luni, etwa zweihundert Jahre vorher das Opfer von Gift geworden war. Er war mehr ein tapferer Krieger als Bischof und verteidigte deswegen seine Besitztümer erfolgreich gegen die Pisaner, zeitweilig von den Skaligern, den Florentinern und von LUCHINO VISCONTI, dem Herrn von Mailand, unterstützt. Schließlich sollen ihn die Pisaner, als sie nichts gegen ihn, der sie bedrängte, ausrichten konnten, haben vergiften lassen.

## Hadrian VI.

3. Der Nachfolger LEOS X. wurde der flämische Kardinal HADRIAN FLORENT, als Papst HADRIAN VI., der frühere Lehrer und Minister KARLS V., ein hervorragender Theolog und Scholastiker. Der päpstliche Hof bekam ein anderes Gesicht als er unter LEO X. hatte — welches? ergibt sich am besten aus der Äußerung HADRIANS, als ihm der Laokoon gezeigt wurde. Er wandte die Augen ab und rief voll Entrüstung: »Dies sind Götzenbildnisse der Heiden!« Man fürchtete, daß er vielleicht eines Tages die Marmordenkmäler, die von Roms Ruhm und Größe erzählen, zu Kalk brennen lassen könnte[1]). Mitten in seinen erfolgreichen Bestrebungen, die Liga der italienischen Staaten mit KARL V. gegen FRANZ I. in Tätigkeit treten zu lassen, und mitten in der Ausführung der schlimmsten Judenverfolgungspläne, von denen besonders die vor der Inquisition nach Rom geflohenen Marannen getroffen werden sollten, starb er. Am 4. August hatte er eine Messe zelebriert und dann in großer Feierlichkeit das Bündnis mit KARL V. verkündet. Danach wurde er leicht krank. Weder er noch seine Ärzte legten diesem Kranksein eine Bedeutung bei. Es verschlimmerte sich jedoch und führte nach zwölf Tagen, im Jahre 1523, zum unerwarteten Tode.

Es entstand das Gerücht, daß dieser durch unnatürliche Gründe herbeigeführt worden sei. Mehrere Geschichtschreiber gaben davon Kunde: »Die Spanier beschuldigten die Flanderer nicht genügend Obacht auf den Papst gegeben zu haben, der ihrer Sorgfalt anvertraut war. Köche und Küchendiener waren Franzosen, und da gerade der Krieg mit Frankreich ausgebrochen war, nahm man an, daß diese den Papst aus Rache vergiftet hätten. Falls *Aconit* dem Papst beigebracht worden sein sollte, so mußte es sehr geschickt gemacht worden sein, da *alle Speisen vorgekostet wurden*[2]).«

Als zweiter Grund für die mutmaßliche Vergiftung werden des Papstes

---

[1]) *Delle lettere di principi*, Venetia 1581, tom. I, fol. 113: GIRCLAMO NEGRO a M. MARC' ANTONIO MICHELI, 1523, Marzo: »Et essendoli ancora monstrato in Belvedere il Laocoonte per una cosa eccellente, et mirabile, disse: Sunt idola antiquorum. Di modo che dubito molto, un di non faccia quel che dice haver fatto gi à San Gregorio, et che di tutte queste statue, viva memoria della grandezza et gloria Romana, non faccia calce per la fabrica di San Pietro.«

[2]) ORTIZ, *Itinerarium Hadriani VI*, in: BURMANNUS, *Hadrianus VI*, Traject. ad Rhen. 1727, p. 219: ». . . cum eo tempore praefata bella exarderent, suspicabantur omnes ab illis toxicatum pontificem. Non puto Flandros adeo ignavos ut tales reciperent, a quibus simile flagitium perpetraretur. Si enim *aconiti potione pontifex fuit interremptus*, subtili ore ingenio commissum est facinus. Omnia namque edulia praegustabantur . . . .«

kirchliche Reformen und vor allem die Furcht vor den bevorstehenden Änderungen in der Kurie selbst angeführt[1]).

Die Leiche des Papstes schwoll bei der Sommerhitze ungemein auf, so stark, daß keiner aus den Gesichtszügen ihn erkannt haben würde. Diese Veränderung gab ebenfalls Anlaß an eine Vergiftung zu glauben[2]). Daß sie nichts derartiges beweist, sondern von natürlichen Einflüssen abhängt, habe ich bereits mehrfach begründet. Die Leichenöffnung konnte über eine eventuell stattgehabte Vergiftung keine Auskunft geben. Deshalb ist auch das in bezug auf eine solche mitgeteilte negative Ergebnis belanglos. Trotzdem halte ich das Vorliegen einer Vergiftung für unwahrscheinlich, dagegen sehr möglich, was ein alter Chronist schrieb, daß der Papst ein Nierenleiden mit Schmerzen in den Weichen gehabt habe[3]).

## Marcellus II.

4. Die Meinungen über die Todesursache des Papstes MARCELLUS II. gehen gleichfalls auseinander. Nach dem Tode des Papstes JULIUS III. war er am 10. April 1555 gewählt worden und hatte alsbald eine außergewöhnliche Lebhaftigkeit in der Reformierung gewisser kirchlicher Einrichtungen entfaltet. Nur 21 Tage durfte er sich indessen seiner Macht freuen, weil er — auffällig genug — schnell, in seinem 54. Lebensjahre starb. Um seinen Tod zu erklären, nahm man zuvörderst eine schwache Konstitution und seine vorherige dauernde Kränklichkeit als Grund an[4]). Die Krankheit, die ihn schnell zugrunde richtete, wurde anfangs für leicht genommen und tötete doch unerwartet[5]). JAKOB RIBALLUS schrieb, daß, als er Fußwaschungen, der Sitte nach, an 13 Armen vorgenommen hatte, er plötzlich Fieber bekommen habe, matt und blaß geworden sei, kaum habe sehen können und zu Bett habe gebracht werden müssen. Dann sei er verschleimt geworden und habe gehustet und gefiebert. Ein Aderlaß sei erfolglos gewesen. Nach weiteren drei Tagen hätte er eine ungewöhnliche Körperschwäche gefühlt, einen Schlaganfall bekommen und sei gestorben[6]).

Daß er *nicht* an einer Apoplexie gestorben ist, halte ich für sicher. So leitet eine Apoplexie sich nicht ein. Nicht bei allen kirchlichen Historikern findet sich dieser Todesgrund angegeben. Aus den Briefen des ALEX. CERVINUS an RIBALLUS und umgekehrt ist zu ersehen, daß etwa einen

---

1) JACOBUS ARMINIUS, in: *Epistol. Eccl. et Theolog.*, CXVIII, p. 212: »Creditur autem veneno sublatus esse ab iis, qui reformationem ecclesiae et praesertim curiae romanae ab illo futuram metuebant.« — MALINKROT, *De archicancellariis S. Romani imperii,* Argentor. 1715: »Obiit ann. 1523 non sine veneni ut aliqui voluere suspicione.«

2) GER. MORINGI, *Vita Hadriani VI,* in: BURMANN, l. c., p. 79: »adeo facies deformata fuit ut Hadriani esse vix agnosceretur, ut inde plerique suspicionem caperent sublatum veneno.«

3) SANUTO, *I Diarii,* Venezia 1892, tom. XXXIV, p. 439: »Questo papa è morto da renelle e doia di fianco.«

4) PETRI POLIDORI, *De vita Marcelli II,* Romae 1744, p. 133. Aus einem Briefe des DIONYSIUS ATHANASIUS: »Tenui est natura et corpore minus valido, non aetatis causa sed frequentibus morbis quibus laborare solet.«

5) »At vero morbus ipse qui principio levis censebatur inopinato auctus Pontifici mortem attulit.«

6) POLIDORUS, l. c. — RAYNALDUS, Annales ecclesiasticae, tom. XIV, p. 533.

Monat nach des Papstes Tod — woher wußte man nicht — das Gerücht aufkam, er sei vergiftet worden[1]). Ein verbrecherischer Arzt hätte auf eine Wunde, die der Papst sich angeblich durch Sturz von einem Pferde am Bein zugezogen, und die, wie es scheint, schon lange bestanden hatte, Gift getan[2]). Diese Nachricht wurde als erdichtet bezeichnet. Die Obduktion ergab nicht eine »Apoplexie«, wie Neuere irrtümlich drucken hießen, weil man damals an der Leiche eine solche Diagnose noch nicht stellen konnte. Es wird tatsächlich nur angegeben, daß man kein Zeichen von Vergiftung gefunden habe — was natürlich gar nichts besagen will. Man kann nicht mit Sicherheit eine Vergiftung ablehnen. Die Möglichkeit ist vorhanden. Verdächtig erscheinen die akut aufgetretenen Sehstörungen, die nicht von einem Kollaps herrührten.

## Sixtus V.

5. Das Jahr 1585 brachte FELICE PERETTI als SIXTUS V. auf den päpstlichen Stuhl, einen ungemein energischen Mann, in dem diejenigen, die ihn gewählt hatten, gemäß seinem früheren Auftreten als Kardinal, nicht einen mit so fester Hand zugreifenden Ordner römischer und päpstlicher Verhältnisse vermutet hatten. Jeder erreichbare Missetäter sowie jeder Helfer und Begünstiger eines solchen wurde gestraft. Von dem Erfolge sprachen die vielen besetzten Galgen im Kirchenstaat. Nebenher bereicherte er Rom mit Schätzen der Kunst und der Wissenschaft, ließ eine Druckerei errichten und reformierte viel innerhalb der kirchlichen Organisationen. Den Juden erpreßte er unglaubliche Summen. »Er sprach es als Prinzip aus, daß man den Juden die Beutelchen öffnen müsse, um die christlichen Untertanen zu schützen.« Während seiner Regierungszeit ließ er deswegen auch nur einen Juden am Leben strafen, verstand es aber meisterlich, ihnen das Blut aus den Goldadern zu zapfen! Nebenher strafte er auch Fürsten, wie HEINRICH VON NAVARRA, HEINRICH III. von Frankreich und andere durch die Exkommunikation, den letzteren wegen der Ermordung des Herzogs und des Kardinals GUISE, und rühmte im Konsistorium JACQUES CLÉMENT, der HEINRICH III. den Dolch in den Leib gestoßen hatte. Mit HEINRICH IV. stellte er sich besonders gut und durchkreuzte dadurch die Pläne PHILIPPS II. von Spanien auf seinem ganzen politischen Wirkungsfelde. Dieser haßte ihn deswegen. Und als der Papst im 69. Jahre gestorben war, verfehlte der spanische Gesandte, der Graf OLIVARES, nicht, der Freude darüber in der Depesche an seinen Monarchen Ausdruck zu geben: »Der Anfall, den Seine Heiligkeit hatte, war so stark, daß er ohne Beichte schied, und noch viel schlimmer, schlimmer, schlimmer (peor, peor, peor)!« Man hat oft den Tod dieses Papstes als Folge der Umsetzung des Hasses der Spanier in eine Vergiftungstat angesehen, und, wie es scheint,

1) POLIDORUS, l. c., p. 137: »Non defuerunt qui Pontificem ipsum veneno sublatum suspicarentur, quod nefarius Chirurgus a tantae virtutis hostibus sollicitatus, occulto illevisset ulceri, quo crus ipsius jam pridem infestabatur.«

2) D'AUBIGNÉ, *L'histoire universelle*, livre I, chap. IX, 1616, tom. I, p. 23: »Marcel esleu fut empoisonné le 22. jour de son eslection, pourcequ'il vouloit reformer l'Eglise ....«

hatte der Papst die Überzeugung von spanischen, gegen ihn gerichteten Nachstellungen. Die Kopfschmerzen, die ihn vor seinem Tode quälten, waren ihm bedenklich vorgekommen. Deshalb sagte er eines Tages zu seinem Arzte: »Die Spanier scheinen meiner so überdrüssig zu sein, daß sie mich und mein Papsttum je eher je lieber beseitigen wollen[1].« Man beschuldigte direkt PHILIPP II. ihm Gift beibringen gelassen zu haben, jenes Gift, das dieser König in seinen geheimen Instruktionen an Gesandte sein »requiescat in pace« genannt haben soll. Einige Zeit vor seinem Tode sagte der Papst, der von diesem Gifte Kunde hatte, zum Grafen OLIVARES, der eine noch herausforderndere Sprache als gewöhnlich sich ihm gegenüber erlaubt hatte: »Herr Gesandter, sie mögen wissen, daß ich von ihrem Herrn nur sein ‚requiescat in pace' fürchte[2].« Allgemein, auch am päpstlichen Hofe, wurde eine Vergiftung als vorliegend angenommen. Man dachte auch später noch an ein Gift, das mit der Berechnung eingegeben war, in einem bestimmten Zeitraum zu wirken[3]. Daß es solche Gifte nicht gibt, habe ich bereits auseinandergesetzt. Immerhin lohnt es sich die Krankheit näher zu verfolgen, um ein Urteil über die Berechtigung der Vergiftungsannahme gewinnen zu können.

Am Sonntag den 18. August 1590 ging der Papst anscheinend gesund in die Kirche Santa Maria dei Tedeschi wegen einer öffentlichen Danksagung.

Am 19. August empfing er die spanische Gesandtschaft, wobei er sich sehr aufregte.

Am 20. August hatte er Fieber mit Frost.

Am Dienstag den 21. August wohnte er einer Kongregationssitzung bei, gab Audienzen, erteilte Befehle. Am Tage und in der folgenden Nacht hatte er heftige »Anfälle«.

Am 22. August stand er auf, nahm eine Melone und einige Gläser Wein zu sich[4] und arbeitete sodann lange mit dem Kardinal-Detar, dem Gouverneur von Rom und anderen.

Am 23. August stand er früh auf, las die Messe und präsidierte vier Stunden lang der Kongregation der Inquisition, wobei er lange und eingehend verhandelte. Am Abend stellte sich wieder ein Fieberanfall mit Übelkeiten und Frostschauer für eine Stunde ein.

Am 24. August fühlte er sich so unwohl, daß die Empfänge abgesagt wurden. Die Ärzte erklärten, daß das Fieber kontinuierlich geworden sei, aber mit periodischen, dreitägigen Verschlimmerungen[5]. Die Unfolgsamkeit des Papstes fürchteten sie mehr als sein Leiden.

---

[1]) LETI, *Vita di Sisto V,* part. III, lib. V, Amstelod. 1721, p. 466: »Noi dubitiamo che gli Spagnoli quali non ci vogliono più Papa, ci vogliono levar dal mondo prima di finire 'l nostro Papato.«

[2]) DUMESNIL, Histoire de Philippe II, Paris 1822, p. 309.

[3]) LETI, l. c.: ». . . . fu trovato la sua morte esser violente e cagionata d'un veleno terminativo e temporane.« — TEMPESTI, Storia della vita di Sisto V, Roma 1754, p. 270, spricht nur von einer Tertiana, die bald in eine Continua übergegangen sei.

[4]) Depesche des venezianischen Gesandten BADOER an den Dogen vom 25. August 1590: »volse la Santita Sua levar del letto, disnar in piedi, mangar melon, bever non poco . . . .«

[5]) BADOER, Depesche vom 25. August 1590: ». . . . e li medici dicono la febre essere continua, ma con accessione maggiore di terzo in terzo, et ancor che non sia accompagnata da mali accidenti temono assai, più per il mal governo della Santita Sua, che per il male stesso.«

Am 26. August war das Leiden schwerer geworden. Die Kräfte schwanden zusehends. Die Ärzte verordneten ihm Manna, die mehrmals ausgebrochen, aber nach wiederholtem Eingeben behalten wurde und Erleichterung verschaffte. Er nahm eine Rahmspeise und etwas Geflügel zu sich, dreimal Wein und arbeitete die ganze Nacht hindurch[1]).

Am 27. August in aller Frühe aß er zwei frische Eier und hörte dann die Messe. Um Mittag bekam er wieder einen »Anfall«. Eine Stunde lang hielt man ihn für tot[2]). Wein wurde mit augenblicklichem Erfolge gereicht. Indessen wiederholten sich die Anfälle in immer stärkerem Maße. Zeitweilig kam der Kranke für Augenblicke zu sich, stieß Seufzer aus und öffnete die Augen, um sie alsbald wieder zu schließen. Abends 7 Uhr starb er.

Bei der Obduktion soll nach einem Bericht, der im Vatikan ist[3]), der Körper sich in normalem Zustande befunden haben. In einer Darstellung, die etwa 79 Jahre später veröffentlicht wurde[4]), wird dagegen angegeben, daß die Ärzte das Gehirn beschädigt gefunden hätten, was die dauernden Kopfschmerzen des Papstes zu erklären geeignet gewesen sei. Es ist jedenfalls freie Phantasie, was in dem gleichen Berichte vermeldet wird, daß nämlich die Ärzte ein im Gehirn verbreitetes, tödliches Gift gefunden und als Ursache des Fiebers erkannt hätten[5]).

Die Meinung, daß eine Vergiftung, eventuell durch die von den Ärzten verordnete Manna vorläge, kam erst Jahrzehnte nach dem Tode des Papstes literarisch zum Ausdruck. In den Gesandtschaftsberichten und in den Berichten seines Geheimkämmerers SANGALETTO ist nichts davon zu finden. Wohl wurde in dem oben zitierten vatikanischen Dokument in Hinsicht auf das Vergnügen, das der Papst an Wein empfand, gesagt, daß »seine Krankheit durch den übermäßigen Genuß von reinem und jungem Wein verursacht worden sei«, indessen ist dies wohl mehr als eine Bosheit denn als wirkliche Meinung aufzufassen. Um an Alkoholismus zugrunde zu gehen, bedarf es ganz anderer Bedingungen in der Zeit und in dem körperlichen und geistigen Verhalten des Säufers.

Die Symptome und der Verlauf des etwa achttägigen Krankseins machen — vorausgesetzt, daß nicht noch andere auffällige Zeichen verschwiegen worden sind — nicht den Eindruck einer Vergiftung. Mineralische Gifte sind von vornherein auszuschließen, weil ihr Einfluß sich gröber bemerkbar gemacht haben würde. Wäre z. B. Arsenik wiederholt in kleinen Mengen verabfolgt worden, so würde wohl Fieber, sogar auch mit Frost haben auftreten können, es wäre jedoch unmöglich gewesen, daß der Papst,

---

1) BADOER, l. c.: »li diedero una medicina la quale, sebene restituì poco dopo presa, li operò nondimeno cinque volte e pareva che si fosse alquanto sollevato ....«

2) BADOER, Depesche vom 27. August 1590: ».... et hoggi alle 16 nel principio della nova accessione li venne un' accidente così fatto, che per un' hora fu tenuto morto ....«

3) Biblioth. Vaticana Ms 1050, in: DE HÜBNER, Sixte-Quint, 1870, tom. II, p. 370.

4) LETI, l. c.: ».... e cosi lo dissero li medici quali trovarono nell' apertura del corpo guasto il cervello che l'haveva cagionato quel continuo mal di testa ....«

5) LETI, l. c.: »Medici trovarono che nel celebro era stato seminato qualche mortifero tosco, che sueglio poi la febre.« — RANKE, Die römischen Päpste im 16. und 17. Jahrhundert, 5. Aufl., 1867, Bd. 4, Anhang S. 87, spricht dem Werke von LETI, dessen Inhalt die allgemeine Meinung der Welt über SIXTUS V. beherrschte, jede Selbständigkeit ab.

abgesehen von anderem, wegen der dadurch bedingten Reizbarkeit des Magens Nahrung bei sich behalten hätte. Und er nahm doch noch am frühen Morgen seines Todestages zwei Eier zu sich und wahrscheinlich noch anderes, ohne es wieder von sich gegeben zu haben! Auch narkotische Gifte können nicht in Frage kommen, weil ihr Einfluß auf das Gehirn sich schwer und grob auffallend kundgegeben haben würde. Falls überhaupt von einem Gifte die Rede sein könnte, so würde vielleicht nur an ein Herzgift, wie Helleborus, zu denken sein. Aber auch dabei hätten bestimmte Begleitsymptome seitens des Magen-Darmkanals und des Gehirns erscheinen müssen, die hier fehlten. Es liegt meiner Überzeugung nach keine Vergiftung vor. Es handelte sich wahrscheinlich um ein Gehirnleiden.

6. Dem Nachfolger von SIXTUS V., URBAN VII., wurde gleichfalls nachgesagt, daß er einen Gifttod erlitten habe. Am 15. September 1590 erwählt, starb er schon am 25. September im Alter von 69 Jahren. Gleich am Tage nach seiner Erwählung wurde er krank. Er soll selbst die Überzeugung gehabt haben, durch Gift krank geworden zu sein.

### Der Kardinal Bérulle.

7. RICHELIEU,, der während seiner achtzehnjährigen Herrschaft in Frankreich viele Köpfe durch Geburt hervorragender Männer durch den Scharfrichter fällen ließ, soll auch den Tod des Kardinals und Staatsmanns BÉRULLE durch Gift verursacht haben, weil er auf dessen Erfolge, sein Ansehen und die Hochschätzung, die er bei LUDWIG XIII. und seiner Mutter MARIA VON MEDICI, die kurz vor seiner Ernennung zum Gesandten in Spanien zu versöhnen ihm gelungen war, sowie beim französischen Volke genoß, eifersüchtig und neidisch war. Es läßt sich rein psychologisch auch verstehen, daß Abneigung und Haß, die er gegen den Prälaten hegte, um so stärker waren, je mehr er erkannte, daß die großen Erfolge dieses Mannes, ungleich den seinigen, durch ehrliches offenes Handeln auf geraden Wegen erzielt worden waren. Es gelang ihm, dem Kardinal seine Stellung so zu verekeln, daß er sich von den Staatsgeschäften zurückzog und nur dem von ihm gestifteten Orden lebte. Diese Ruhe genoß er nicht lange. Am 28. September 1629 erkrankte er, nachdem er am 27. September bei RICHELIEU in Fontainebleau gespeist hatte, auf der Reise zum Herzog von Orléans, die LUDWIG XIII. gewünscht hatte. Er bekam so heftiges Fieber, Schwäche und Brustbeklemmungen, daß er, schon in Paris, nicht direkt bis zu seiner Wohnung gelangen und erst am nächsten Tage dorthin gebracht werden konnte. Mit Anstrengung las er noch am 1. Oktober die Messe. Das Atmen wurde ihm immer beschwerlicher, so daß er zwischen jedem Wort in der Unterhaltung eine Pause machen mußte. Als er trotzdem wieder die Messe las, brach er zusammen, erlangte noch einmal das Bewußtsein für kurze Zeit und starb am 2. Oktober 1629[1]), im Alter von nur 54 Jahren. Nach einer anderen Darstellung sei er beim Zelebrieren der Messe durch Gift gestorben, das sich in der Hostie befand.

---

[1]) HOUSSAYE, Le Cardinal de Bérulle et le Cardinal de Richelieu, Paris 1875, p. 491.

Nicht nur im stillen verbreitete sich das Gerücht, daß RICHELIEU an dem vorzeitigen Tod nicht unbeteiligt gewesen sei, sondern so öffentlich wurde dies unter anderem auch in einem Manifest des Herzogs von Orléans angedeutet, daß RICHELIEU selbst den Verdacht zurückweisen mußte, mit der nicht gerade glücklichen Begründung, daß gerade er ihm zu seiner hohen Stellung verholfen habe. BÉRULLE sei seiner Meinung nach an den Folgen einer Indigestion zugrunde gegangen. Der Verdacht gegen RICHELIEU bekam noch durch die allenthalben von ihm und seinem Anhange unverhohlen zur Schau getragene Freude über diesen Tod Nahrung. Es ist aber sehr unwahrscheinlich, daß er ihn veranlaßt hat. An sich würde die Art des Entstehens und der geschilderte so kurze tödliche Verlauf der Krankheit ein Vergiftungsleiden durch Arsenik möglich sein lassen. Die auch angenommene Vergiftung durch eine Hostie wäre auszuschließen.

## Zweites Kapitel.

### URBAN VIII. CLEMENS XIV.

1. In das gleiche Jahrhundert fällt ein Vergiftungsversuch, oder besser die Absicht einer Vergiftung des Papstes URBAN VIII. Im Jahre 1640 lernte THOMAS ORSOLINI, der Sekretär des Grafen von Aglié, ein leichtsinniger, geldbedürftiger Mann, den Mönch BRANZA kennen. Dieser versprach ihn aus seinen Schuldennöten zu befreien. Er solle nach Neapel zum Vizekönig gehen und ihm mitteilen, daß ein Bündnis von Fürsten auf Betreiben des Papstes zustande gekommen sei, das darauf hinziele, das Königreich Neapel zu erobern. Stürbe der Papst, so sei auch die Absicht vereitelt. Falls man ihm sechstausend Scudi geben wolle, so würde er den Papst umbringen. BRANZA seinerseits versprach die Tötung zu übernehmen. Von dem Unternehmen erhielt der Gouverneur von Rom, SPADA, Kunde. Man ging ORSOLINI nach und erfuhr, daß er in Neapel mit dem ANTON NAVARRETO, dem Rate des Vizekönigs, eine Unterredung gehabt und wieder nach Rom abgereist sei. Hier wurde er ergriffen und in Ketten gelegt. Auf der Folter bekannte er seine Abmachung mit dem Augustinermönch BRANZA. Der Papst hätte durch die Hostie vergiftet werden sollen. Falls dies unter Mithilfe des bestochenen päpstlichen Sakristans nicht gelungen wäre, sollte der Apotheker CAVASSO in ein Mittel, das der Papst zur Heilung eines Geschwürs gebrauchte, Gift tun. ORSOLINI wurde gehängt, ebenso BRANZA, den man auf seiner Flucht in Triest verhaftet hatte[1]).

Die zweiundzwanzigjährige Regierung dieses Papstes dauerte vielen zu lang. Deshalb beschäftigte man sich nicht nur mit der Behexung durch die seine Person darstellenden Wachsfiguren[2]), sondern auch mit Voraussagungen über seine Lebensdauer. Dies tat auch HORATIUS MORANDI, der Prior des Klosters S. Prassede in Rom, der sich mit Astrologie abgab.

---

[1]) LE BRET, Magazin zum Gebrauch der Staaten- und Kirchengeschichte, Teil 4, 1774, S. 127.

[2]) Vgl. Buch 10, Abschnitt 2, Kapitel 1.

Als dies bekannt geworden war, wurde er zum Tode verurteilt und im Jahre 1630, wie GIACINTO GIGLI berichtet, durch vergiftete Speisen beseitigt. Das gleiche Schicksal teilte einer seiner Mitarbeiter.

### Der Tod des Papstes Clemens XIV.

2. Von nicht geringer Tragweite war der Tod eines der geistig bedeutendsten Päpste, die je gewirkt haben, CLEMENS XIV. GANGANELLI. Es ist bekannt, daß er unter sehr schwierigen Verhältnissen das Pontifikat übernahm. »Das große Gebäude der katholischen Hierarchie war bis in seine Tiefen erschüttert und fast zu einem Spielball des Sturmes geworden. Die Kirche bedurfte eines Engels, um, was in Gefahr war, zu retten, die Wunden der Gesellschaft zu heilen, Eintracht herzustellen und die Versöhnung der Kirche mit den Völkern und den Königen herbeizuführen. Er wurde ihr in der Person GANGANELLIS[1]).« Manches Bleibende zu schaffen gelang ihm, aber sehr vergänglich war sein Vorgehen gegen die Jesuiten. Laut wurde überall, auch von Staatsleitungen, die Aufhebung dieses Ordens verlangt. Nicht in Übereilung sondern nach langer Vorbereitung kam das Ereignis. Der Jesuitenorden hörte offiziell zu bestehen auf und verlor seinen Besitz, nach dem, freilich in nicht immer rücksichtsvoller und zu rechtfertigender Weise, gefahndet wurde. Was an beweglicher und unbeweglicher Habe ausfindig gemacht werden konnte, wurde ihm genommen. Der Jesuitengeneral RICCI wurde ohne Grund streng gefangengehalten und starb als Gefangener der Engelsburg im November 1775. Daß Haß gegen den Papst dadurch gesät wurde, ist begreiflich.

»Kluge Frauen« hatten schon vor der vollzogenen Tatsache allerlei Prophezeiungen lautbar werden lassen, die eine Abschreckung des Papstes zum Zweck hatten. Nach der Ordensaufhebung wurde weiter prophezeit, in der Absicht, dem Papst Kümmernis zu bereiten oder Fanatiker zu einem irgendwie gearteten Vorgehen gegen ihn zu veranlassen. Man verbreitete sogar durch Wort und Druck die Voraussage, daß er im September 1774 sterben würde. Zu der Zeit, als die Bulle »Dominus ac Redemptor«, die die Aufhebung des Ordens aussprach, verkündet wurde — am 27. Juli 1773 —, war der Papst angeblich gesund, und erst nach etwa sechs bis sieben Monaten sollten sich Krankheitszeichen bemerkbar gemacht haben. Sein Beichtvater MARZONI, der Ordensgeneral der Franziskaner, sagte in einem Rundschreiben an die Mitglieder des Ordens: »Die frische, feste Gesundheit wandelte sich in wenigen Monaten in eine heftige Krankheit; die, überaus schnell sich noch verschlimmernd, alle Voraussagungen Erfahrener und die guten Wünsche aller täuschte[2]).«

3. Zwei Originalberichte über die Krankheit des Papstes und ihren Verlauf, die auch in jener Zeit der Öffentlichkeit zugänglich gemacht

---

1) THEINER, Geschichte des Pontifikats Clemens XIV., S. 147.

2) CARACCIOLI, *Vita del Clemente IV*, Milano 1777, p. 146 ff.: »Valetudinem illam vegetam firmamque paucis abhinc mensibus acer intercepit morbus, qui raptim ingravescens peritorum artem omniumque vota fefellit.«

wurden, liegen zur kritischen Beurteilung vor. Der eine ist von SALICETI, dem Arzte des apostolischen Palastes und Arzte des Papstes, verfaßt und handelt über die Todesursache des Papstes[1]). Anamnestisch wird angegeben, daß der Papst viele Jahre »Flechten« im Gesicht und an den Händen gehabt habe, die in der Stärke ihres Auftretens wechselten. Außerdem waren die Zeichen von Skorbut vorhanden. Sein Zahnfleisch blutete zuweilen, es waren ihm schon einige Zähne ausgefallen und die verbliebenen waren schwarz und schmutzig[2]). Er hatte Jucken am Leib und an den Armen und gelegentlich Hämorrhoidalblutungen. Blieben sie aus, so stellten sich Kopfschmerzen ein: »In den letzten Tagen des Februar bemerkte er Störungen in seiner Gesundheit. Er ließ sich Blutegel an die Hämorrhoidalader anlegen. Danach wurde seine Stimme bald schwach. Er fing an, mager zu werden. Im Munde entstand Katarrh und eine kleine Geschwulst, die sich von selbst öffnete. Die Abmagerung wuchs im Sommer. Am 10. September wurde er von Fieber befallen. Aderlässe verschafften ihm Ruhe Nach neun Tagen kam von neuem Fieber. Dazu gesellten sich: Spannung in der Magengegend, Schmerzen im Leibe, Durst, Trockenheit der Zunge und ein harter, gespannter Puls. In den nächsten zwei Tagen wuchs das Fieber. Es schien sich eine bösartige Entzündung auszubilden[3]). Die Zufälle wurden bedenklicher. Der Kranke hatte Schluchzen, warf eine gallenartige Masse aus, bis endlich die Lunge angegriffen wurde und der Tod eintrat.«

Den zweiten Bericht, der in mancher Beziehung von dem vorstehenden abweicht und in Einzelheiten bestimmter klingt, erstattete der spanische Gesandte in Rom seinem Hofe. Danach bekam der Papst in der Osterwoche 1774 eine eigenartige Empfindung in Brust, Magen und Leib. Er legte nicht viel Wert darauf. Bald aber wurde seine Stimme schwach. Es folgten eigentümliche Entzündungen im Munde und Schlunde, die ihm Unruhe und Ekel verursachten. Man bemerkte, daß er den Mund fast immer offen hielt. Darauf stellten sich einige Male Erbrechen ein. Eine zunehmende Schwäche, auch in den Beinen, Schläfrigkeit, Schmerzen im Magen und im Unterleib und Harnverhaltung begleiteten den Zustand. Der Papst suchte lange Zeit hindurch alles dieses und auch die Kräfteabnahme zu verbergen. Im August wurde der Hautausschlag, an dem er litt, stärker. Die bisherigen Symptome, besonders die Mundentzündung, hielten an, und zu ihnen traten noch starke Schweiße. Seine Gemütsart änderte sich. Er wurde leicht zornig und unbeständig. Die erste akute Verschärfung des Leidens erfolgte am 10. September. Er bekam Fieber mit Ohnmacht und eine solche Entkräftung, daß man an seinen schnellen Tod glaubte. In den nächsten Tagen war Besserung eingetreten. Am 14. und 15. wollte er seine gewöhnlichen Spaziergänge machen. Am letzteren Tage stellte sich indessen wieder Schwäche ein. Der Kranke schlief Tag und Nacht bis zur Nacht des 18. September.

---

[1]) Parere del Dott. Saliceti sopra la cagion della morte del Clemente XIV.

[2]) ». . . . poiche le gengive talvolta versavano sangue; caduti gia erano alcuni denti, e gli altri si vedeano sordidi e neri.«

[3]) ». . . . e vie più spiegandosi la malvaggia indole del' accenata infiammazione coll' esasperazione de sintomi.«

Am 19. zeigte sich wieder Fieber, eine »große Entzündung« im Unterleib und Verhaltung des Harns. Der Unterleib war auf Druck nicht empfindlich. Die Brust und die Atmung waren frei. Nach wiederholten Aderlässen schien am 20. Besserung eintreten zu wollen. Die Hoffnung war trügerisch. Der Unterleib war so geschwollen, die Unruhe so stark, daß der Tod vorauszusehen war. Er erfolgte am 22. September.

Das Obduktionsergebnis der Ärzte des Apostolischen Palastes lautete: Starke Wasseransammlung in der Bauchhöhle, Verwachsung der an der Hinterfläche entzündeten Lunge mit dem Brustfell und Entzündung am unteren Ende der Speiseröhre — im Magen mit der »Tendenz zur Mortifikation« — und der oberen Därme. Der spanische Gesandte führt an: Verwachsung der linken Lunge mit dem Brustfell. Beide Lungen entzündet und »krebsartig«, ebenso die untere Speiseröhre. Auf den Händen fanden sich Blasen. Die Nägel der Finger lösten sich aus dem Falz und die Haare fanden sich reichlich auf dem Kopfkissen. Zwischen diesen beiden Auslassungen liegen im wesentlichen nur Differenzen in der Ausdrucksform.

4. Betrachtet man das ganze Krankheitsbild kritisch, so ergibt sich, daß das Krankgewordensein des Papstes nicht in den ersten Monaten des Jahres 1774 begonnen haben kann. Denn schon damals fing er an abzumagern, kraftlos und bleich zu werden. Dies sind Symptome, die nicht als erste Zeichen einer Krankheit angesehen werden dürfen. Sie entstehen nicht von heute auf morgen. Sie sind sekundäre Symptome eines Leidens. Man weiß, daß das, was die Ärzte in dieser Zeit anordneten: Bäder und eine Schwitzkur erfolglos blieb, jedenfalls die Weiterentwicklung des Leidens so wenig hemmte, daß der Papst gegen Ende Juli 1774 nur noch fast ein Schatten seiner selbst war. Im September kehrte er auf der Ärzte Rat von Kastell Gandolfo nach dem Quirinal zurück. Am 8. September kam der Zusammenbruch, als er in Santa Maria del Popolo die Seligsprechung des Franziskanermönchs Bonaventura Potentia verhandelte. Er mußte nach dem Quirinal zurückgetragen werden, und konnte von da an sein Zimmer nicht mehr verlassen. Es handelt sich mithin um ein Leiden mit langsamem Verlauf, das vielleicht gerade deswegen von Laien von Vergiftung abgeleitet wurde. Daß Vergeltungsgelüste, nahe und fern vom Papste, lebten, braucht nicht betont zu werden. Daß sie in der Form einer Vergiftung durch Jesuiten verwirklicht wurden, kann niemand beweisen und ist auch der Sachlage nach mehr als unwahrscheinlich, oder besser ganz abzuweisen. Die Worte, die Clemens vor seinem Tode sprach: »io me ne vado a l'eternità, e io so il perchè«, sind wohl auf Vergiftungsverdacht bezogen worden, beweisen aber nichts, ebensowenig wie der Umstand, daß der Biograph des Papstes, Theiner, nicht auf diese Frage einging. Auch daraus hat man den Jesuiten ungünstige Schlüsse gezogen[1]),

[1]) Cretineau-Joly, *Papa Clemente XIV,* seconda lettere al Padre Agostino Theiner, Modena 1854: ». . . . si è che Clemente XIV non fu da' Gesuiti avvelenato. Non osaste dire neppure una parola su di questo soggetto. Il vostro silenzio n'è la pruova la più convincente. Evvi, dice l'Ecclesiastico un tempo di tacere e un' altro di parlare.«

obschon THEINER ausdrücklich hervorhob, daß »nur Täuschung oder Leidenschaft zu der Annahme einer Vergiftung gelangen können«[1]).

Auf welchen Grundlagen sich die direkte Behauptung aufbaut, daß »am 2. April 1774 die beiden Exjesuiten ANDIANO und HORISTA, angeblich um ein Gesuch in der Jesuitenangelegenheit vorzubringen, frühmorgens, als er sein Frühstück einnahm, den Papst aufgesucht und ihm, als er zufällig einmal den Rücken gewandt habe, Gift aus einem Fläschchen in die gefüllte Kaffeetasse gegossen hätten«, ist unbekannt. Die ganze Erzählung macht den Eindruck des Ersonnenen, und dies steigert sich noch, wenn man weiter als sicher angeben hört, daß der General RICCI von der Engelsburg aus, wo er ja gefangen saß, den Befehl für die Vergiftung gegeben habe, zu deren Vollzug sich die beiden genannten Jesuiten freiwillig erboten hätten. Das leere Giftfläschchen sei dem General mit dem Bemerken, »es sei besorgt« gesandt worden. Das Gift wäre die Aqua Tofana gewesen und hätte aus Arsenik und Fliegenstein (Lapis cantharidum) bestanden[2]). Fliegenstein ist Arsen und die Erläuterung, die dazu als »Lapis cantharidum« gegeben wird, Unsinn.

Es ist toxikologisch nicht verständlich, daß ein Gift, und zwar Arsenik, das am 2. April gereicht wurde, wie der Erzähler angibt, nicht sofort, sondern »noch in demselben Monat gewirkt hat«. Hätte der Papst an dem besagten Tage Arsen in giftiger Dosis bekommen, vielleicht mit spanischem Fliegenextrakt gemischt — dies soll wohl gemeint sein —, so würde er unter allen Umständen alsbald auffällige Krankheitssymptome bekommen haben müssen. Wäre die Dosis hingegen, was nach der Schilderung auszuschließen ist, so klein gewesen, daß sie nicht starke oder gar keine bemerkenswerten Symptome hervorgerufen hätte, so war ein so bösartiges, chronisches Leiden und der Tod nach etwa sechs Monaten nicht durch sie zu erzielen. Sollten beide auf Vergiftung zurückgeführt werden, so würde als erste Bedingung angenommen werden müssen, daß Gift — und zwar käme nur Arsen in Frage, an das, ohne es zu nennen, sowohl die Leibärzte als auch Gesandte in ihren Berichten gedacht haben[3]) – *häufig* in kleinen, an sich nur geringen Eindruck machenden und erst durch chemische und funktionelle Kumulation im Körper giftig werdenden Mengen verabfolgt worden sei. Ich bezweifle, daß die Gelegenheit hierfür sich so bequem geboten haben könne. Wäre dies aber dennoch der Fall gewesen, so würde manches in dem Krankheitsbilde an Arsenvergiftung erinnern. Auch sie kann aufweisen: starken Durst, Magen-Darmstörungen, Fieber, später: Mattigkeit, Verfärbung der Haut, Kachexie, Hinfälligkeit, entzündliche Symptome im Munde, Rachen und ev. im Kehlkopf, Magenschmerzen, Oppressionsgefühl in der Brust und kann mit Wassersucht enden.

---

1) THEINER, l. c., Bd. 2, S. 518.

2) USCHNER, Klemens der Vierzehnte, 1866, S. 122.

3) Der Kardinal DE BERNIS schrieb an seinen König: »Le genre de maladie du Pape et surtout les circonstances de la mort font croire communément, qu'elle n'a pas été naturelle.« Dieses Glaubens scheint auch des Papstes Nachfolger PIUS VI. gewesen zu sein. Er soll dem Kardinal DE BERNIS zu verstehen gegeben haben, daß er wisse, wie CLEMENS gestorben sei, und daß er sich einem solchen Tode nicht aussetzen wolle.

Und doch *liegt hier keine Vergiftung, sondern ein chronisches natürliches Leiden vor.* Die Annahme der Leibärzte, daß als Leidens- und Todesursache Skorbut anzusehen sei, ist ebenso zurückzuweisen wie die Vermutung, daß ein Leberleiden oder eine primäre Nierenkrankheit vorgelegen habe. *Dagegen drängt sich die Diagnose eines Krebses eines der inneren Organe als unabweisbar auf.* In dem Obduktionsberichte verzeichnen die Leibärzte eine Entzündung der Speiseröhre, die in dem spanischen Bericht krebsige Veränderung genannt wird. Diese sei sogar auch im Magen und weiter noch zu finden gewesen. Auch ohne diese Angabe hätte man auf Krebs schließen müssen. Für dieses Leiden sprechen vor allem der starke körperliche Verfall, die Kräfteabnahme, die Abmagerung, die Verfärbung des Gesichts, das Erbrechen, die ziehenden Schmerzen im Körper, besonders in den Baucheingeweiden, die Wasseransammlung im Leibe, und anderes mehr. Wo der Krebs gesessen, läßt sich nicht mit Bestimmtheit angeben — jedenfalls nicht in der Speiseröhre, wohl aber entweder im Magen oder im Darm. In der Niere scheinen, wie man aus einzelnen Symptomen schließen kann, Krebsmetastasen vorhanden gewesen zu sein.

5. Die bisher behandelten Fälle betrafen in ihrer Zeit durch ihr Tun oder ihre Stellung der Öffentlichkeit bekannte Männer, deren Gedenken die Geschichte deswegen festgehalten hat. *Wie viele andere, unbekannte, von den Fluten der Zeit namenlos Verschlungene mag das Schicksal des Vergiftungstodes ereilt haben!* Nur hier und da taucht einmal die Erinnerung auch an solche Menschen auf. So haben einst Dominikaner in Bern einen der Ihrigen, einem Novizen, Gift in der Hostie beigebracht, damit er Schandtaten derselben nicht verraten könne. Er entging dem Tode dadurch, daß er alsbald das Gift ausbrach[1]). Wie manchem wird es nicht so gut gegangen sein!

In dem Kampfe der Vendeer gegen die Soldaten der französischen Republik kam es, zumal im Jahre 1794, von beiden Seiten zu den schlimmsten Grausamkeiten. Die Generale WESTERMANN, KLEBER, MARCEAU übten Repressalien aus, weil die Vendeer mit solchem fanatischen wilden Tun vorangegangen sein sollten. Priester predigten Mord, wie z. B. der von Saint-Legris, der, als Schmied verkleidet, den Truppen der »Weißen« folgte und mit seinem großen eisernen Kreuz den verwundeten »Blauen« den Garaus gab. Ein anderer, LAUSSAT, der Vikar von Saint-Paul-des-Bois, gab angeblich den kranken Patrioten vergiftete Hostien.

Manches andere Häßliche soll auch noch weiterhin geschehen sein, wann der Fanatismus auch elementarisches ethisches Empfinden hat erblinden lassen.

---

1) ZWINGER, Tractat. de festo corporis Christi, 1685, p. 288.

Zwölftes Buch.

# Gifte als Kriegsmittel.

## Erster Abschnitt.

## Die heimliche Beibringung von Gift in Feinde.

### Erstes Kapitel.

#### Betrachtungen über das Unmoralische der Giftverwendung für den Krieg.

1. Gifte stellen wegen ihrer hohen biochemischen Energie Mittel dar, denen die Fähigkeit zukommt, Menschen und Tiere in dem Leben einzelner ihrer Körperteile oder in ihrem Gesamtleben in irgendeinem Umfange schnell oder langsam für eine gewisse Zeit oder für immer, bis zur Vernichtung auf nicht mechanischem Wege zu schädigen. Die nächstliegende Nutzanwendung dieser Erkenntnis für Jagd, Kampf und Krieg haben die Menschen schon in frühesten Epochen ihres Daseins hier auf Erden gemacht. Deswegen haben sie zur Erhöhung der zerstörenden Kraft von körperverletzenden Waffen diese vielfach mit Giften versehen, die in die geschaffenen Wunden gelangen und von hier den Weg zu lebenswichtigen Organen finden sollten. Was so in Asien und Afrika heute noch reich in Übung ist, haben die frühesten Menschen europäischer Gebiete in viel geringerem Umfange getan, wesentlich wohl deswegen, weil ihnen das erforderliche Giftwissen fehlte. Mit der in Europa wachsenden Gesittung wuchs auch die instinktive Scheu vor dem Gifte als Kampfmittel: Römer und Griechen, Feldherren, Dichter, Philosophen und Geschichtschreiber konnten kaum genug warnende und verurteilende Worte finden, um schon nur den Gedanken als Beleidigung menschlicher Würde und Gesittung zurückzuweisen, daß man seinen Feind durch heimlich beigebrachtes Gift oder im offenen Kampfe durch den schwirrenden Pfeil als Giftträger töten sollte. Dies überließ man Verbrechern, die dafür mit ihrem Leben büßten, oder Szythen, Parthern, Medern und Äthiopiern, vor deren Tun man Abscheu, aber auch Furcht empfand. Es galt damals für mehr als schlecht, mit Hilfe von Gift Sieg zu erringen.

Und an Giften, die ihre zerstörende Energie im menschlichen Körper so stark wie möglich zu entfalten befähigt waren, hat es den alten zivilisierten Völkern doch wahrlich ebensowenig gefehlt wie an Gleichgültigkeit gegenüber dem Menschenleben oder an Erfindungskraft für die rohesten, entsetzlichsten Tötungsarten derer, die sie als ihre Feinde ansahen! Töteten die Römer doch sogar Feldherren, die ihnen im offenen, ehrlichen Kampf entgegengetreten waren, in feiger, grausamer Weise, nachdem sie dieselben im Triumphzuge aufgeführt hatten. So ermordeten sie den SIMON BAR JORAS, der mit einem umgelegten Strick auf das Forum geschleppt worden war, während die Wächter ihn geißelten. Daß ein trotz allen zivilisatorischen Schliffes in seinem Wesen so rohes Volk wie die Römer, wie lange vor ihnen schon die Juden und andere Völker des Orients, Gifte als Waffe verabscheuten, entsprang dem richtigen menschlichen Empfinden, in diesen Mitteln etwas Gesittungsfremdes zu erblicken. Diese Empfindung lebte innerlicher und hindernder als jedes geschriebene, gesetzliche Verbot. Und wenn in den vor etwa dreitausend Jahren verfaßten Vorschriften des MANU der Gebrauch von vergifteten Pfeilen untersagt ist, so deutet dies schon auf das Eingedrungensein des Abscheus vor der vergifteten Waffe in die weitesten Kreise. Das Christentum hat absolut keinen Einfluß auf dieses im Altertum allgemein verbreitete ethische Empfinden gehabt. Dies bestand lange vor ihm und fand seinen Betätigungsausdruck. Ja, man kann mehr sagen: Trotz ihm und unter ihm haben die verwerflichsten und grausamsten Kampfmittel, auch Gifte, ihre Stätte gehabt.

2. Außer dem von Menschen geschriebenen Recht, nach dessen Buchstaben der Richter urteilt, gab es, und wird es in allen Zeiten ein ungeschriebenes, in der Seele des Menschen erwachsenes und von ihr verlangtes Recht, und demnach auch das Gefühl für die besondere Verwerflichkeit gewisser Arten von Unrecht geben. Das kanonische Recht definiert diese beiden Arten von Recht: das eine als göttliches, das andere als menschliches. »Fas lex divina est, jus lex humana.« Hiermit kann man einverstanden sein. Nur in wirklich Gott, d. h. die sittliche Vollkommenheit empfindender Seele leben die Empfindungen auch für die erstere Art von ungeschriebenem Recht, das man auch als wahres Naturrecht bezeichnen kann. Es ist im besten Sinne ein Seelenrecht oder Humanitätsrecht. Nirgends tritt der Wirklichkeitsunterschied zwischen diesen beiden Gruppen von Recht so scharf hervor wie im Kriege, der ein besonderes Recht für sich in Anspruch nimmt und hat. Durch Übereinkommen am Kriege eventuell Beteiligter, durch »völkerrechtliches« Abkommen, ist Vereinzeltes, was als Kriegsrecht früher Geltung hatte, als Unrecht bezeichnet und in Akten als beseitigt aufgeführt, und was so mit dem Stempel des Unzulässigen versehen worden, ist in noch anderer Zeit als vorzügliches, zweckentsprechendes Tun gepriesen worden. Zeiten und Umstände haben hier in wechselndem Wirbel Recht zu Unrecht und Unrecht zu Recht gewandelt. Unberührt aber von solchen zeitlichen Nützlichkeitsgesichtspunkten bleibt das Naturrecht, das heißt das natürliche Sittengesetz. Wie oft es auch von »starken Männern« überlegen verhöhnt, mißachtet und in Staub und Schmutz getreten worden ist: es braucht nicht wieder rein zu erstehen, weil es rein blieb und seinen Wahrheitsglanz über die Welt der wirklich Gesitteten strahlen läßt.

Der Begriff des Naturrechts ist auch anders aufgefaßt worden. In seinem berühmten Werke »Über das Recht des Krieges und Friedens«, über das viele Kommentare geschrieben, und über das jahrhundertelang sogar Vorlesungen gehalten wurden, schließt HUGO GROTIUS in den genannten Begriff jede Willkür in der Handlung ein, die ohne Rücksicht auf sittliches Empfinden und positives Gesetz Menschen für ihr persönliches Bestes als gestattet üben zu dürfen glauben. In diesem, sophistischer Dialektik nicht ermangelndem, und von Sprüchen unverantwortlicher griechischer und römischer Schriftsteller überfließendem Werke feiert das nackte Utilitätsprinzip an vielen Stellen Triumphe. In ihm wird auch die Frage, ob der Feind durch Gift getötet werden dürfe, einer Beantwortung unterzogen. So heißt es dort: »Wenn man jemand töten darf, so ist es nach dem Naturrecht gleich, ob man dies durch das Schwert oder durch Gift bewirkt. Es ist edelmütiger, ihn so zu töten, daß er sich dagegen wehren kann; man ist dies jedoch niemand schuldig, der den Tod verdient hat. Aber das Völkerrecht — wenigstens der zivilsierten Völker — verbietet die Verwendung von Giften zur Tötung eines Feindes[1].« Diese Auseinandersetzung bezieht sich nur auf das direkte oder durch Verräter bewirkte Gifteingeben an Feinde, das, wie ich an anderer Stelle dieses Werkes dargelegt habe, von den Römern ohne weiteres als schimpflich abgelehnt wurde. Sie setzten nicht einmal, wie GROTIUS, voraus, daß ihnen nach dem »Naturrecht«, d. h. nach der selbsterteilten Rechtsbefugnis, gestattet sei zu vergiften. Gegen diese Auffassung von GROTIUS, daß der Gegner im feindlichen Heere schon an und für sich sein Leben verwirkt habe, wurde schon zu seiner Zeit, als einer besonders rückständigen, von Juristen Einspruch erhoben, und noch mehr gegen das Theorem, daß es gleichgültig sei, ob man einen Gefangenen durch grobe Gewalt oder durch Gift hinrichte. Zwischen Naturrecht in meinem Sinne und Völkerrecht kann hierin kein Unterschied obwalten. Tatsächlich ist auch dieses Vergiften in Europa im Kriege nicht vorgekommen — wenn nicht gerade einmal ein verbrecherisch veranlagter, grausamer Potentat einen in seine Hände gefallenen persönlichen Gegner auf dem Vergiftungswege hat beseitigen lassen.

Mit der Tatsache des Nichtvorgekommenseins rechnet auch GROTIUS, wenn er das Schießen mit vergifteten Pfeilen als dem »Völkerrecht« zuwiderlaufend bezeichnet. Nur von solcher Waffe spricht er, nicht von Giften, die, wie später dargelegt werden soll, in seiner Zeit reichlich für Feuerwaffen gebraucht worden sind. Es ist nicht anzunehmen, daß er, der nach Ausweis seiner Briefe über die Weltvorgänge gut unterrichtet gewesen sein muß, dies nicht gewußt haben sollte. Als Erklärung für das Verschweigen eines solchen offenkundigen Bruches mit der seit etwa anderthalb Jahrtausend bestanden habenden Ansicht, daß die Giftverwendung im Kriege aus sittlichen Gründen unzulässig sei, bzw. für das Nichtlautbarwerdenlassen eines öffentlichen Einspruches dagegen kann nur sein sententiöser, weicher Opportunitätsstandpunkt herangezogen werden, der auch sonst vielfach in seinem Werke sich bemerkbar macht und denjenigen

[1] GROTIUS, De jure belli et pacis, lib. III, cap. IV, § XV, 1 et seq.

unangenehm berühren muß, der gewohnt ist die Denkfolgen bis zur letzten Konsequenz auszusprechen.

3. Es kann bei der so großen Verschiedenheit im Denken der Menschen nicht wundernehmen, daß es auch Verteidiger der Anschauung gegeben hat, der Kriegsfeind dürfe auch vergiftet werden. Nur einige Rechtskundige und Militärs haben sich so vernehmen lassen: auch hier in allen möglichen Abstufungen des Temperaments und sittlichen Empfindens, von dem rohen BALDUS an, der die Grundsätze aufstellte: »Wo immer man den Feind tötet, ist es gut«, und: »Es ist erlaubt den Feind durch Gift zu töten«, oder einem anderen, der sich nicht entblödete zu sagen: »Nichts ist schimpflich, was dem Feinde Schaden bringt«[1]), bis zu jenem, der Gift gegen Mächtigere zu benutzen für gerechtfertigt hält[2]), bis schließlich zu denen, die noch andere kleine Kompromisse nach beiden Seiten hin geschlossen haben. Was so von wenigen in starren Schriftzeichen verewigt wurde, denken sehr viele andere, die im Besitze einer robusten Seelenkonstitution sind. Zumal in und nach Kriegszeiten offenbaren sie ohne Rückhalt die Ungeläutertheit ihrer rohen Instinkte. Ich habe selbst solche Menschen kennen gelernt. Sie richteten wohl auch an mich toxikologische Fragen, die die Gewißheitsform meiner Überzeugung bestätigten: daß wenn die Menschheit in sittlicher Beziehung Fortschritte gemacht haben sollte, sie doch sehr schwer zu erkennen seien.

Es ist behauptet worden, daß mit dem Zunehmen der Jahrhunderte in der Menschheitsgeschichte, zumal zwischen dem 11. und 15. Jahrhundert, die blutdürstigen Neigungen der Menschen gewachsen seien, und daß deswegen auch das Prinzip, Gifte im Kriege nicht zu gebrauchen, vernachlässigt wurde[3]). Man nahm eben an, daß, wenn der Tod der Feinde das wesentliche Ziel des Kampfes sei, es keine Bedeutung habe, auf welchem Wege man dies erreiche. Freilich war dies später nicht mehr die allgemeine Meinung. Es erhob sich Widerspruch gegen sie: »Die barbarischen Völker haben jederzeit in denen Gedanken gestanden, und stehen auch noch, daß man ohne Unterschied alles und jedes zu Waffen gebrauchen könnte, wodurch man seinen Feind schaden, verwunden oder um das Leben bringen könnte. Da sie aus abscheulicher Rachgierde angeflammet waren und an der Marter ihrer Feinde eine besondere Freude hatten, so war es ihnen angenehm, wenn ihre Feinde eines langsamen und martervollen Todes sterben kunten. Doch dieses ist jederzeit unter moralisierten Völkern vor höchst schädlich gehalten worden[4]).« Man zog, wie dies z. B. auch PUFENDORF tat, immer wieder die »Gesetze der Menschlichkeit« herbei, um erwägen

[1]) FOERSTNER, *Notae politicae in XVI libr. Annal. Taciti*, Francofurti 1662, tom. I ad libr. IV, p. 630: »Nihil turpe est quod inimico detrimentum afferat« (Achil. Tac. 7).

[2]) JOHANNES A FELDEN, *Annotat. in Grotium*, Amstelod. 1653, p. 135: »Adversus potentiores his remediis se tueri non puto prohibere posse, praesertim cum in vita conservanda nullum liceat alias vetitum ....«

[3]) ROBERT WARD, *Enquiry of the Law of Nations in Europe*, London 1795, vol. I, p. 252: »Another strong mark of defalcation of proper principles, rather than of mere bloodiness of disposition appears in the frequent use of poison.«

[4]) v. FLEMING, Der vollkommne teutsche Soldat, S. 199.

zu lassen »nicht nur dasjenige was ein Feind leiden könne, sondern auch was einem rechtschaffenen Überwinder vor anständig zu achten sei«. Man solle bedenken, »daß ihrer viele von denen Soldaten unschuldig sind und bloß gezwungener Weise auf Ordre des commandirenden Generals oder des Landesherrn die Waffe ergreifen müssen«.

4. Nennt man die Betätigung des Erreichungswillens Kriegsnotwendigkeit, so kann damit, wie es tatsächlich auch in neuester Zeit geschehen ist, alles, selbst das als erlaubt bezeichnet werden, was bisher als gesitteter Menschen unwürdig selbst bei denen galt, die ein schnelles Erreichen des Kriegszieles unter energischster Ausnutzung aller zulässigen Kriegsmittel ohne Rücksicht auf die Zahl der Menschenopfer zu verwirklichen bestrebt waren. Selbst dabei kann Menschlichkeitsgefühl walten. Am besten hat dies MOLTKE mit dem Ausspruch gekennzeichnet: »Die größte Wohltat im Kriege ist seine schnelle Beendigung. *Dafür müssen alle nicht geradezu verwerflichen Mittel freistehen*[1]).«

In mannigfachen Variationen haben das gleiche die assoziativen politischen Bestrebungen moderner Staaten, das Verwerfliche, Inhumane, Unerlaubte aus der Kriegführung auszuschalten, zum Ausdruck gebracht. In der Petersburger Deklaration von 1868 wird ausgesprochen, daß die Kriegsnotwendigkeit vor den Forderungen der Humanität haltzumachen habe. In der Brüsseler Deklaration vom Jahre 1874 heißt es: »Das Kriegsrecht erkennt den Kriegführenden nicht eine unbegrenzte Wahl in den Mitteln zu, den Feind zu schädigen«[2]), und die Haager Konferenz von 1899 spricht das gleiche aus[3]).

Ein solches Recht besteht am wenigsten auf Verwendung von Giften. Es ist erfreulich, daß bis auf einige wenige, bereits angeführte Ausnahmen, diejenigen, die sich mit den einschlägigen Fragen in alter und neuer Zeit beschäftigt haben, es ohne Umschweife für menschlich unerlaubt halten im Kriege absichtlich Gifte in Menschen zu bringen[4]), gleichgültig auf welche Art, ob mit Trinkwasser oder durch absichtliche Verbreitung von Infektionskrankheiten, z. B., wie es in alter Zeit geschehen sein soll, durch Übersendung von Pestkranken[5]), oder durch Beibringen in Nahrungs- und Genußmitteln, oder mit Kampfeswaffen in weitestem Sinne des Begriffes. COLBERT hat in dieser Beziehung die Begrenzung der Mittel zum Zwecke kriegerischer Unter-

---

1) BLUNTSCHLI, Gesammelte kleine Schriften, II, S. 272.

2) Art. XII: »Les lois de la guerre ne reconnaissent pas aux belligérants un pouvoir illimité quant aux choix des moyens de nuire à l'ennemi.«

3) Art. XXII: »Les belligérants n'ont pas un droit illimité quant aux choix des moyens de nuire à l'ennemi.«

4) Außer den an anderen Stellen zitierten römischen Schriftstellern noch: A. GENTILIS De jure belli, lib. II. — OSIANDER, Annotat. in Grotium, p. 1409. — DE GROT, Armorum tractatio, 1674. — GRASWINKEL, *Stricturae ad censuram Joann. a Felden*, Amstelod. 1654, p. 244: »Si populus de medio tollendus est, jure belli fieri debet, neque ex hoc veneno saevire licebit.« — Dissertation. G. HORNII ad cap. XII, Marci Zueri Boxhornii Instit. politic., Amstelod. 1678, p. 205 und viele andere.

5) Unwidersprochen ist es geblieben, daß früher Portugiesen in Brasilien Kleider von Pocken- und Scharlachkranken auf das Gebiet von Eingeborenen gelegt haben, um die Seuchen dort unter ihnen zu verbreiten.

nehmungen so scharf wie möglich zum Ausdruck gebracht: »Nie darf man ein Mittel, das ein Unternehmen zum Ziel führen kann, zu gebrauchen verabsäumen. *Ausgenommen hiervon sind: Gift und heimlicher Mord — zwei Dinge, die so niedrig stehen und so weit entfernt sind von den Empfindungen, die ein Fürst haben muß, daß er nur dazu greifen wird, wenn er sich verunehren will*[1]).«

Zu der moralischen Begründung der Verwerflichkeit der Giftverwendung, zumal für den Kampf, tritt eine Wahrheit, die in keiner der überaus vielen vorhandenen Auseinandersetzungen über diese Frage auch nur gestreift worden ist — nämlich *die toxikologische.* Daß sie nie berührt wurde, kann nicht wundernehmen, da vollständig Kundige in solchen entscheidenden, weltwichtigen Dingen nicht in gehöriger Weise gefragt werden. Auch ein bescheidenes medizinisches Eingreifen wurde hierbei bisher, wie es scheint, als überflüssig erachtet. Ein Blick in eines der Beratungsprotokolle der internationalen Kriegskonferenzen, z. B. in das der Haager Konferenz von 1899, oder in darüber räsonierende Werke, läßt die uralte Erfahrung wieder als Wahrheit hervorleuchten, daß nichts dem Laien so viel genugtuliche Befriedigung gewährt, als über medizinische Dinge zu sprechen und Rat zu erteilen. Deshalb wird ein Sachverständiger überflüssig. Er brächte durch Tatsachen Verwirrung in die Laienköpfe, auch Mißvergnügen und Unlustgefühle.

Gäbe es keine anderen Gründe für die Zurückweisung von Giften als Kampfmittel, *so wäre es die Erkenntnis, daß der menschliche Geist Mittel ersinnen kann, um sich vor der rohen Gewalt jeder anderen Art von Kriegsmittel in irgendeinem Umfange dinglich zu schützen oder ihr moralisch gewappnet entgegenzutreten, es aber, wie die Dinge wirklich liegen, dem Giftbedachten, und, wenn es sich z. B. um giftige Gase handelt, sehr oft auch dem Giftwerfenden trotz Maske und trotz Atmungsapparat schwer oder unmöglich ist, dem ausgesandten und ihn treffenden Gifte bzw. dessen Wirkungsfolgen zu entgehen,* daß sogar schwere Körperverletzungen durch mechanische Gewalt, wie Herz- und Gehirnschüsse noch ein medizinisches Eingreifen mit der Hoffnung auf einen Erfolg zulassen, daß aber das Schicksal des Vergifteten nicht nach Wunsch und Willen wesentlich beeinflußbar ist. Dies gilt sowohl für die akuten Folgen der Vergiftung als auch für die Nachleiden. Ich habe genug davon in meinem Leben zu sehen bekommen und auch von der Ratlosigkeit von Ärzten in der Vornahme des Notwendigsten, um mein Urteil für sicher auszugeben. Man braucht nur an die sogenannten Gegengifte, deren Wesen und Bedeutungslosigkeit ich an anderer Stelle geschildert habe, zu denken, um den Beweis dafür zu haben, daß viele Ärzte und immer Laien ihre Hoffnungen auf Hilfe bei Vergiftungen an dieses Schema hängen und meistens darüber unterlassen, Wichtigeres zu versuchen. Im Burenkriege, so schreibt ein Teilnehmer, glaubte man fälschlicherweise annehmen zu müssen, die Buren würden die Wasserstellen mit Zyankalium vergiften, das sie sich in großen Mengen aus Johannisburg

[1]) COLBERT, *Testament politique,* chap. III, La Haye 1694, p. 177: ». . . . J'en excepte le poison et l'assassinat, deux choses si basses et éloignées des sentimens, que doit avoir un prince, qu'il n'y doit jamais recourir à moins, que vouloir se déshonorer.«

angeblich für Goldgewinnungszwecke besorgt hatten. Man sei jedoch nicht in die Lage gekommen, die Gegengifte anzuwenden, die der medizinische Stab für solche Fälle gegeben hätte[1]). Es wäre ein solches Tun völlig überflüssig gewesen, da demjenigen, der viel Blausäure verschluckt hat, kein Arzt helfen kann, und wer wenig davon bekommen, ohne ärztliche Hilfe gesundet.

Ließen einem von Wunde und von Gift im Kampfe akut Heimgesuchten die erstere noch die Hoffnung auf Erhaltung des Lebens, so unterliegt er dem letzteren, ungreifbaren, unbindbaren, nach einem nur selten erkennbaren Plane im menschlichen Körper wirkenden. *Wer bewußt dies herbeizuführen bestrebt ist, handelt, nach dem Empfinden unzähliger Menschen der Vergangenheit und der Gegenwart, grausam.* Er ist inhuman und unzivilisiert, weil er sich mit dem zu erstrebenden Erfolge, den Gegner kampfunfähig zu machen, nicht begnügen, sondern unter allen Umständen töten will. Gifte sind illoyale Waffen, und wer sie, in der Absicht, mit ihnen dem Gegner einen vernichtenden Schaden zuzufügen, anwendet, ist ein illoyaler Feind, der sich außerhalb des Gesetzes stellt[2]). Der Begriff der illoyalen Waffe braucht ebensowenig begrifflich umgrenzt zu werden, wie der des Meuchelmordes, des Treubruchs, des Diebstahls oder der Notzucht. Würden einst die Menschen der Stimme ruhiger Prüfung und leidenschaftsloser, edler Empfindung Gehör geben — was leider undenkbar ist — dann würde Scham sie ergreifen ob alledem, was unter so mannigfaltigen Deckmänteln an Häßlichstem im Kriege verübt worden ist, vor allem mit der entehrenden Waffe Gift.

## Zweites Kapitel.

### Die direkte, innerliche Vergiftung von Kriegsfeinden.

1. Um sich des Feindes zu erwehren, ersann man schon im Altertum, wie ich an anderer Stelle bereits mitteilte, das scheinbar einfache und Erfolg versprechende Verfahren, den Führer heimlich zu vergiften. Die Römer hielten sich für besonders human, daß sie derartige Anträge abwiesen. Ihr Beispiel hat noch lange nachgewirkt.

Im Jahre 1673, als der Reichskrieg gegen Frankreich tobte, kam ein Überläufer VILLENEUVE zu FRIEDRICH WILHELM, dem Kurfürsten von Brandenburg und bot diesem an, den Marschall TURENNE durch Gift oder auf andere Weise zu töten, wenn er dafür genügend belohnt würde. Nicht nur wurde das Anerbieten abgelehnt, sondern, nach vorgängigen Beispielen berühmter Männer, TURENNE unter Beschreibung des VILLENEUVE vor ihm gewarnt[3]). Es hat immer Menschen gegeben, deren Seele rein blieb von

---

1) JOHN STUART, Pictures of War, Westminster 1901, p. 73.

2) BONFILS, *Manuel de droit international publ.*, 5. édit., Paris 1908, no. 1071: »L'emploi du poison de quelque manière que ce soit .... *est absolument proscrit* dans les guerres modernes. Celui qui y recourt se met lui-même hors la loi et les usages de la guerre.«

3) VALKENIER, Europae perturbat., pars IV, p. 489.

Gedanken der Begehung oder auch nur der Billigung einer Vergiftungstat an einem persönlichen oder politischen Feind: »Les hommes qui ont eu quelque peu de conscience ont tousiours abhorré les trahisons; mais entre toutes les espèces de trahison, ont estimé le poison si abominable qu'à l'endroit de leurs plus grands ennemis ils n'en ont voulu user.« So schrieb man in der Mitte des 16. Jahrhunderts, und anders haben stets nur der Religion im besten Sinne des Begriffes entbehrende Menschen gedacht, nur solche, die in jedem, auch kämpfenden Feind ein unter allen Umständen, mit jedem wirkenden Mittel zu vernichtendes Lebewesen erblickten, und die vielleicht nach erzielter Vergiftung Gott für den guten Ausgang öffentlich dankten. Nicht anders zu beurteilen ist das Verfahren, das unter der Signatur »Kriegslist« lief, geübt wurde und darin bestand, Soldaten durch vergiftete Getränke tief zu narkotisieren, um die so kampfunfähig gewordenen bequem töten zu können. Gewöhnlich starben von den anfangs nur in einen Dämmerzustand Verfallenen beim Weitergreifen der Giftwirkung vom Großhirn auf das Kleinhirn und das verlängerte Mark ein nicht geringer Teil.

2. Eine solche Tat kündet die Geschichte von MAHARBAL, dem karthagischen Feldherrn, der wohl um das Jahr 200 v. Chr. nach Afrika zurückberufen wurde. Man hatte ihn gegen einige in Afrika ansässige Völker, die den Trunk liebten, geschickt. Er nahm nach der ersten Begegnung mit ihnen die Flucht, gleichsam als wenn er Furcht hätte, und da er sich in der Nacht zurückzog, so hinterließ er im Lager Wein mit Mandragora, d. i. Alraun gemischt, um sie einzuschläfern. Sie tranken ungemein viel davon, wurden überfallen und schlafend getötet, weil sie regungslos dalagen[1]. Der gleichen Vergiftungsart bediente man sich angeblich später gegen die zilizischen Seeräuber. Auch ihnen mischte man wahrscheinlich ein Extrakt aus Mandragora mit Wein, den man, scheinbar wider Willen, den Feinden in die Hände fallen ließ[2].

3. Jahrhunderte waren über diese Vergiftungen hingegangen, ehe wieder eine durch ein Narkotikum gemeldet wurde. Man ersieht aus der folgenden Erzählung des PROCOP, daß die Kunst der Zweckvergiftung auch germanischen Völkern im 16. Jahrhundert nicht mehr fremd war.

WITTICHIS (WITIGES), der nach der Tötung THEODAHADS König der Ostgoten geworden war, belagerte Rom, in dem BELISAR, der Feldherr des oströmischen Kaisers JUSTINIAN, mit nur kleiner Truppenmacht lag, im Jahre 537 eine Zeitlang erfolglos. Ein Anschlag, durch die Wasserleitungskanäle in die Stadt zu dringen, mißlang. Da versuchte WITTICHIS mit List die Mauer zu nehmen, und zwar den Teil, der sich am Tiberufer erhob.

---

[1]) FRONTINUS, *Stratagematicon*, lib. II, cap. V, ex. XII, edit. OUDENDORP, p. 263: »Maharbal missus a Carthaginiensibus adversus Afros rebellos, quum sciret gentem avidam esse vini, magnum ejus modum mandragora permiscuit, cujus inter venenum ac soporem media vis est . . . . quumque barbari occupatis castris in gaudium effasi medicatum avide merum hausissent, et in modum defunctorum strati jacerent . . . .«

[2]) FRONTINUS, l. c., lib. V und VIII.

Er bestach zwei Römer, die an der Peterskirche wohnten, abends mit einem Schlauch Wein sich an die Wachen, die dort standen, zu machen und ihnen, wie aus Freundschaft, Wein zu schenken. Sie sollten ihnen fleißig zutrinken und schließlich einem jeden ein Schlafmittel, das er ihnen selbst übergab, in den Becher schütten[1]). WITTICHIS hielt Kähne zum Übersetzen und Sturmleitern bereit und harrte des Schlafes der Wächter. Es war aber vergebens; denn einer der Bestochenen ging von Gewissensbissen gepeinigt zu BELISAR und offenbarte ihm alles und verriet seinen Mitschuldigen, der, auf die Folter gespannt, alles zugab und auch den Schlaftrunk auslieferte. BELISAR ließ ihm Nase und Ohren abschneiden und schickte ihn dann auf einem Esel in das feindliche Lager.

4. Mit Vorliebe scheinen in frühen Zeiten Gifte aus der Familie der Nachtschattengewächse für Betäubungszwecke gewählt worden zu sein. Aus den vorhandenen Berichten geht hervor, daß man eine gute biologische Kenntnis dieser Pflanzengruppe besessen hat. Denn der Schritt von der Verwendung der *Atropa Mandragora* zur *Atropa Belladonna* als Gift ist kein geringer und setzt eine lange toxikologische Erfahrung voraus. Um die letztere, die Tollkirsche, oder auch, was wahrscheinlicher ist, um *Scopolina atropoides* Schult. (*Scopolia carniolica* Jacq.), den Walkenbaum, handelt es sich in einem Ereignis des elften Jahrhunderts. Es knüpft sich die erfolgreiche Massenvergiftung, die durch sie als Kriegslist bewerkstelligt wurde, an den bekannten König DUNCAN I., der später ein Opfer seines Vetters MACBETH wurde. DUNCAN, ein milder und gutmütiger Mann, mußte — vielleicht gerade wegen dieser Charaktereigenschaften erleben, daß in seinem Lande ein von MACDUGALD angezettelter und vorzugsweise mit beutelustigen Irländern durchgeführter Aufstand ausbrach. Der gegen die Aufständischen gesandte MALCOLM wurde geschlagen, gefangen und enthauptet. Um diese Schmach zu rächen, entsandte DUNCAN den Than von Loch Abyr, BANCO, und MACBETH gegen MACDUGALD. Der Erfolg war ein vollständiger. Kaum war nun DUNCAN von dieser Sorge befreit, so kam eine neue. SWEN, der Dänenkönig, dem auch England gehörte, landete mit seinen Normannen in Fifeshire, um sich auch noch Schottland zu erobern. MACBETH bekam den Auftrag, ein Heer zu sammeln und weitere Befehle abzuwarten. Der König DUNCAN selbst zog gegen SWEN, wurde jedoch bei Culross geschlagen und mußte sich nach Perth zurückziehen. Dies belagerten alsbald die Dänen. DUNCAN, der sich durchaus sicher fühlte, ließ MACBETH den Befehl zukommen, zu bleiben, wo er sei. Er selbst vertraute auf eine ihm geratene Kriegslist. Er sandte Boten zu SWEN, die wegen der Übergabe verhandeln sollten. Die Schotten verlangten freien Abzug. SWEN hielt dies Anerbieten für einen Akt völliger Schwäche und verlangte deshalb eine bedingungslose Übergabe. Ganz nebenbei hatten die Unterhändler verlauten lassen, daß ihr König während der weiteren Verhandlungen die Ernährungsnot der Belagerer

1) PROCOPIUS, *De bello Gothico*, lib. II, cap. XI, in: MURATORI, *Rer. ital. Script.*, tom. I, 1, p. 282: ».... Romanos duos .... pecunia inducit ut cum utre vini pleno custodes illic positos adeant, ac vino donent .... deinde, adulta nocte .... injecto in cujusque scyphum medicamine soporifero, quod ipse dedit.«

beseitigen wolle. Dies nahm man dankbar an, glaubte aber auch dieses Entgegenkommen dem Gefühle der Verzweiflung zuschreiben zu müssen. Die Schotten brachten nun viel Brot und Wein und ein starkes aus Gerste bereitetes spirituöses Getränk. In dieses hatten sie den Saft einer in Schottland stellenweise reichlich vorkommenden Giftpflanze getan, die schlafmachender Nachtschatten, »*Solanum somniferum*«, genannt wird[1]), deren schwarze Frucht, Wurzel und Samen Schlaf und, in größerer Menge genommen, Wahnsinn erzeugt[2]). Reichlich sprachen die nichtsahnenden Dänen der unerwarteten Gabe zu. Große Humpen leerten sie davon. Auch SWEN tat es, um damit sein Wohlwollen zu bekunden. DUNCAN, der genau wußte, wann die Wirkung dieses Mittels eintreten würde, hatte unterdes heimlich MACBETH mit seinen Truppen kommen und auf einem besonderen Wege in die Stadt eintreten lassen. Sobald als Kundschafter mitteilten, daß die Dänen in ihrem Lager in tiefem Schlafe lägen, sandte der König den BANCO, der in dem Lager Bescheid wußte, mit Truppen in dasselbe und seine, bzw. die Soldaten von MACBETH legte er in Hinterhalte. Die eingedrungenen Schotten erhoben das Kriegsgeschrei. Nur wenige Dänen liefen, wie geistesverwirrt, umher und wurden getötet. Die meisten wanderten aus dem Vergiftungsschlaf direkt in den Tod[3]). SWEN selbst taumelte wie halbtot und wurde von einigen wenigen der Seinigen, die nicht so stark vergiftet waren, glücklich auf ein Schiff gebracht und entkam.

Es ist bekannt, daß DUNCAN nicht lange nachher seinem schlimmsten Feinde unterliegen mußte. MACBETH ,von unbändigem Ehr- und Herrschgeist erfaßt, ermordete ihn im Jahre 1040 zu Inverness, und den BANCO zehn Jahre später, beim Fortgange von einem Mahle, zu dem er ihn geladen hatte. Das Gift, das DUNCAN in Verwendung bringen ließ, war nach der gegebenen Beschreibung und nach den Symptomen *Atropa Belladonna*, die Tollkirsche bzw. *Scopolina atropoides*. *Solanum nigrum*, das auch schwarze Früchte besitzt, kann es nicht gewesen sein, weil es nur Solanin besitzt, dem betäubende Wirkungen nicht zukommen.

5. Es kann nach alledem, was auf den vorstehenden Blättern über Vergiftungen durch byzantinische Fürsten berichtet wurde, nicht wundernehmen, daß sie diese Kunst auch für den Krieg verwertet haben. Als der Kaiser ALEXIUS I. COMNENUS durch viele Kunst ROBERT GUISCARD, den ungestümen und unaufhaltsamen, nach dem Kaiserpurpur lüsternen Normannen, um das Jahr 1082 sich dadurch vom Halse geschafft hatte, daß er HEINRICH IV. gegen den Papst, den Bundesgenossen GUISCARDS, ziehen ließ, hatte er mit dessen Sohn BOEMUND zu kämpfen. Dieser richtete aber

1) G. BUCHANAN, *Rerum Scoticarum Historia*, Francofurti 1624, p. 411: »Missa magna vis panis et vini, tum e vite, tum ex ordeo confecti, ac succo infecti herbae cujusdam veneficae cujus magna copia passim in Scotia nascitur. Vulgo Solanum somniferum vocant. Caulis ei, major bispedali, in ramos superne diffunditur: folia latiuscula, acuminata . . . . *acini praegrandes, ac nigri, cum maturuerunt, coloris* . . . .«

2) »Vis fructui, radici . . . . somnifera et quae in amentiam, si largius sumantur, agat.«

3) BUCHANAN, l. c.: »Pauci tumultu excitati, cum velut amentes temere discurrerent, ab obviis caeduntur. Reliquis fere mors cum somno continuata est.«

nichts aus, da die Normannen durch Hunger und Krankheiten heimgesucht wurden. Hauptsächlich scheint BOEMUND jedoch dadurch, auch bei der Belagerung von Larissa, erfolglos geblieben zu sein, daß der schlaue und listige Kaiser die normannischen Führer entweder durch Geld bestach und sie auf diese Weise BOEMUND abwendig machte, oder diejenigen, die sich nicht bestechen ließen, durch Gift umkommen ließ [1]).

6. Der Enkel von ALEXIUS I., der durch den zweiten Kreuzzug besonders bekannt gewordene MANUEL COMNENUS, ein in seinen Leidenschaften als boshaft, feig und hinterlistig gekennzeichneter Monarch, hat Jahrhunderte hindurch bis in unsere Zeit den Stempel eines Nahrungsmittelvergifters tragen müssen. Die abendländischen Monarchen hatten mit ihm sicheren Durchzug und Zufuhr von Nahrungsmitteln zu billigen Preisen im Lande ihrer christlichen Brüder bedungen. Der Vertrag war durch Eide besiegelt worden. Diese Verpflichtungen wurden verletzt. Die Tore der Städte in Europa und Kleinasien wurden den Kreuzzüglern verschlossen und die Nahrungsmittel nur spärlich in Körben von den Mauern herabgelassen. Freilich lag hierfür als Grund die rücksichtslose Zerstörungs- und Verwüstungswut der Kreuzfahrer vor. Und dabei lebte noch die Erinnerung an die Untaten der ersten Kreuzzügler lebendig genug im Gedenken der Menschen überall da fort, wo sie ihren Weg genommen hatten! Schlimmer als die genannten Vorwürfe ist der, daß den Truppen KONRADs III. und LUDWIG VII. im Jahre 1147 vergiftetes Mehl verkauft worden sei, mit Wissen oder auf Betreiben des Kaisers MANUEL. Es soll nach der einen Mitteilung Gips unter das Mehl gemischt worden sein, wodurch viele Tausende ihren Tod gefunden hätten [2]). *Ein solcher Erfolg ist undenkbar*, da die Soldaten ja nicht das Mehl roh in den Magen gebracht haben können. Keiner der Schriftsteller, die darüber kritiklos geschrieben haben, hat sich klargemacht, daß, wenn mit einem gegipsten Mehl Brot bereitet wurde, die Menschen ein solches ja gar nicht genießen konnten, und ebensowenig irgendeine andere Mehlspeise, weil ihre Zähne kaum imstande gewesen waren, die steinharte Masse zu zerkleinern. Selbst wenn aber einige Bröckel erhärteten Gipses in den Magen kommen, so bewirken sie höchstens eine mechanische Reizung, die belanglos ist.

Die späte Erzählung von der Mehlvergipsung stimmt auch nicht mit der ältesten überein, die aus dem zwölften Jahrhundert stammt, also zeitlich dem angeblichen Ereignisse naheliegt, und den byzantinischen Geschichtschreiber NICETAS CHONIATES [3]) zum Urheber hat. Dieser berichtet von dem Widerstande, den die schlechtgesinnten Landesbewohner geleistet haben, und fügt hinzu: »Einige mischten Kalk dem Mehle bei und machten dieses dadurch verderblich. Ob dies auf Befehl des Kaisers EMANUEL

---

[1]) WILLELMI *Malmesbiriensis monachi Gesta rerum Anglorum*, Lond. 1840, vol. II, p. 601: »parum et prope nihil gessit prospere, solertis imperatoris deceptus astutia, qui omnes duces ejus aut pecuniis obaeratos ab eo alienavit, aut veneno sustulit.«

[2]) SABELLICUS, Rhapsodiae historiar. enneades, lib. IV, ennead. IX, Basil. 1538, p. 705.

[3]) NICETAS CHONIATES, Genevae 1593, *Manuel Comnenus*, lib. I, cap. V, p. 74: »Εἰσὶ δὲ καὶ τοῖς ἀλφίτοις ἐμφύροντες τίτανον ἐποίουν τὰ σῖτα ὀλέθρια.«

geschehen ist, habe ich nicht in Erfahrung bringen können.« Das Wort »Kalk« ist als Ätzkalk gedeutet worden. Die Umstände ergeben aber, daß auch dadurch kein sonderlicher Schaden den Menschen zugefügt werden konnte. Denn, gleichgültig was aus einem mit solchem Kalk versetzten Mehle an Speise bereitet worden ist, — immer mußte der Wasserzusatz Calciumhydrat und kohlensauren Kalk entstehen lassen, von denen eine tödliche Wirkung absolut sicher nicht zu erwarten ist. Von Todesfällen spricht aber NICETAS überhaupt nicht, so daß alles, was nach ihm über die angebliche Vergiftung geschrieben worden ist, als übertrieben und entstellt angesehen werden muß. Kamen überhaupt Vergiftungen vor, so waren sie nicht umfangreich und hatten einen anderen als den bezeichneten Grund. Keine historische Berechtigung liegt ferner dafür vor zu sagen, daß Gips »oder andere giftige Bestandteile« dem Mehle absichtlich zugemischt worden seien, wie dies GIBBON tut.

Möglicherweise enthielt das Mehl mitvermahlenes Mutterkorn, das in größerer Menge Vergiftung erzeugen kann. Hier würde die Absichtlichkeit fortfallen. Noch in unserer Zeit sind Massenvergiftungen mit so verunreinigtem Mehl in Deutschland vorgekommen.

7. In einer dem Jahre 1245 zugehörenden Erzählung wird das falsche Gerücht von einer epidemischen Massenvergiftung durch ein Genußmittel auf eine sehr eigentümliche Ursache zurückgeführt. Es sollten nämlich die Sarazenen Pfeffer vergiftet und in die Abendländer gebracht haben. Dadurch seien viele in Frankreich gestorben. Man verkündete deswegen in England und Frankreich öffentlich Vorsicht gegenüber diesem Produkte. Das Ganze scheint aber, nach dem Chronisten, nur ein Manöver der Kaufleute gewesen zu sein, um alte Pfefferbestände besser losschlagen zu können[1]).

8. Die Fabel von der Vergiftung des Mehles durch Gips ist weitere Jahrhunderte später, gelegentlich der Belagerung von Neapel im Jahre 1495, wiedererstanden. Die Spanier, so heißt es, in allen Künsten und Listen der Kriegführung erfahren, sahen sich einer unbesiegbaren Übermacht der Franzosen gegenüber. Um dieser zu schaden, verließen sie nachts die Stadt und vergifteten die Brunnen, und überdies bestachen sie Bäcker im feindlichen Heere, um Gips dem Brote zuzumischen[2]). Keine der damals bekannt gewesenen Kalkverbindungen vermochte das ausgebackene Brot ernstlich schädlich zu machen.

---

1) MATTHAEI PARISIENSIS *Chronica majora*, edit. RICH. LUARD, London 1877, vol. IV, p. 490, ad ann. 1245: ».... Sarraceni sese muniunt multiformiter, et argumenta malitiae excogitantes, piper quod noverant in partes Christianorum intoxicant deferendum, unde multi in partibus Franciae, hujus ignari malitiae, perierunt. Sed postquam compertum est, acclamatum est voce praeconia in civitatibus sollempnibus, tam in Anglia quam Francia, ut hujusmodi periculum cautius vitaretur. Haec fecerunt mercatores, ut vetus piper, diu reservatum, melius venderetur.«

2) FALLOPIUS, *De morbo gallico Tractatus*, in: *Aphrodisiacus*, Lugdun. 1728, cap. I, p. 762: »Hispani callidissimi atque cauti milites qui gladiis hostes, dolis et arte offendunt cum ipsi essent pauci Gallorum vero numerus propemodum infinitus, nocte egrediebantur relinquentes propria praesidia et puteos venenabant. Nec satis hoc erat. Itales Pistores in exercitu adverso degentes pretio corrupuerunt qui gypsum pani admiscebant.«

Unter das Mehl mag wohl anderes als Kalk gemischt worden sein, um Menschen auszurotten. So wurde in neuerer Zeit angegeben, daß zu Hungerszeiten die Ansiedelungsfrauen Australiens *arsenikhaltiges Mehl* bettelnden Ureinwohnern geschenkt hätten.

## Drittes Kapitel.

### Die Vergiftung des Feindes durch Trinkwasser.

1. Als bequemes Mittel den zumal in einer Stadt eingeschlossenen Feinden Schaden an Leib und Leben zuzufügen, wurde viele Jahrhunderte hindurch die Vergiftung des Trinkwassers angesehen. Quellen, Brunnen, Bäche und größere Flußläufe suchte man verderblich zu machen. Daß dies im fließenden Wasser nicht ohne weiteres zu bewerkstelligen ist, hat ein kritischer Kopf schon im 16. Jahrhundert auseinandergesetzt[1]), und im 18. Jahrhundert schrieb man: »Ein Irrtum ist es anzunehmen, man könne Quellen infizieren oder giftig machen, wie man dies zu Zeiten Kaiser KARLS IV. annahm, als die Pest wütete und den Juden die Quellenvergiftung zugeschrieben wurde[2]).« Es liegt auf der Hand, daß bei einigermaßen starkem Gefälle so große Mengen von giftigen Stoffen gar nicht aufzutreiben sind, um das Wasser dauernd schlecht zu machen — ganz abgesehen von der starken bis zur Unschädlichmachung gehen könnenden Verdünnung, die jedes Gift dabei erfahren muß, und abgesehen von der sogenannten Selbstreinigung der Flüsse, besonders für infektiöse Stoffe. Nur Brunnen, Quellenreservoire, Wasserlöcher und Bäche, die geschickt abgedämmt werden, also Wässer mit gar keinem oder sehr schwachem Gefälle, sind vergiftbar. Ich sage vergiftbar und *verstehe darunter in toxikologischer Auffassung, die sich völlig mit den Wirklichkeitsverhältnissen deckt, jede Art, das Wasser durch Zusatz chemischer Stoffe, zersetzter organischer Massen oder von giftliefernden krankmachenden niederen Lebewesen fur den menschlichen Gebrauch untauglich zu machen.* Unter »untauglich machenden Stoffen« sind nicht nur an sich giftige, sondern aus medizinischen Gründen auch Ekel erregende zu begreifen.

Die Kriegsnotwendigkeit kann an der Verwerflichkeit dieses Mittels der Feindesvernichtung nichts ändern. Sie ist vielleicht noch tückischer als die Verwendung von giftigen Gasen in Geschossen. Das mohammedanische Rechtswerk des EL NOHEKKIK bezeichnet in amüsantem Opportunismus als muselmanische Rechtsübung das Vergiften von Quellen und Wasserläufen für verboten — oder mindestens für nicht wohlanständig, hält es aber für durchaus zulässig, falls der Sieg auf andere Weise nicht zu erzielen ist[3]).

---

[1]) ». . . . in magnis bellis patrari solitum stratagema: sed operosum, nec durabile et irritum. nam fontes, ac flumina in continuo fluxu cum sint, defluxa illa per res injectas colluvie et omnem amittent vim nocendi.«

[2]) SCHIRMER, De laesionibus externis, Halae 1729.

[3]) A. QVERRY, Droit Musulman, livr. IX, chap. II, art. 41, tom. I, p. 326.

2. Erlaubt kann nur die Verhinderung der Wasserversorgung eines Ortes durch Ablenkung eines Wasserlaufes oder einer Wasserquelle oder die Zerstörung von Zuleitungen oder die Verschüttung von Brunnen sein[1]). Der Burenführer DE WETT hat am 29. März 1900 die Wasserwerke von Bloomfontein abgeschnitten, so daß die Einwohner auf schmutziges Brunnenwasser angewiesen waren. Es ist der Zusammenhang dieser Tat mit dem danach erfolgten Ausbruch einer Typhusepidemie wahrscheinlich, aber nicht absolut sicher. Aber selbst wenn es der Fall gewesen sein sollte, so war das Vorgehen von DE WETT durchaus eine loyale Form der Kriegführung und ohne Tadel. Dagegen liegt ein Stück Heuchelei oder Unwissenheit in der eigenmächtigen Entscheidung: daß es nicht erlaubt sei, des Feindes Trinkwasser zu vergiften, man es aber wohl mit toten Körpern oder durch andere abstoßende Mittel ungenießbar machen dürfe, weil dies das einzige Mittel sei, das der Wasserabschneidung gleichkomme[2]). Dieser Sophistik macht die Wissenschaft schnell den Garaus, da sie Wasser, das mit faulenden Kadavern verunreinigt ist, durchaus als vergiftetes Wasser anspricht. Aus diesem Grunde ist derjenige, der eine solche Tat bewußt ausführt, als Vergifter anzusehen. Dies trifft z. B. auf den südstaatlichen Führer JOHNSTON zu, der im amerikanischen Sezessionskrieg, im Juli 1863, auf seinem Rückzuge von Vicksburg, hart verfolgt vom General SHERMANN, Rinder, Schweine, Schafe in die Wasserteiche treiben und dort niederschießen ließ. Die nachfolgenden nordamerikanischen Truppen mußten die stinkenden Kadaver aus dem Wasser werfen, um es trinken zu können[3]). Wenn die naive Frage, ob man dies Vergiftung nennen könne, verneint und das Vorgehen sogar als erlaubter Kriegsakt bezeichnet wird, doppelt erlaubt, nicht nur nach des Fragestellers Ansicht, sondern weil es auch in einem in der amerikanischen Armee verbreiteten Leitfaden so angesehen wird[4]), so sind beide, der Frager und der Verfasser, zu bedauern, daß sie sich nicht besseren Rat erholt haben.

In das Vorbeisehen am richtigen Ziel gehört auch die Rechtfertigung des Generals CRONJE aus dem Burenkrieg. Er war von KITCHENERs Truppen im Februar 1901 in Pardeberg umzingelt. Viele seiner Pferde waren durch englische Bomben krepiert. Er warf die Leichname in den Oranjefluß, auf den die britischen Soldaten angewiesen waren. Kindlich naiv ist die Entschuldigung hierfür: Es sei ein Akt der Notwendigkeit gewesen und kein überlegter Vergiftungsversuch, weil er die Tiere in der Umgebung seines Lagers nicht hätte vergraben lassen können. Es würde »fast sicher« Typhus daraus entstanden sein[5]). Die Konsequenz dieser Meinung würde sein, daß man Kirchhöfe in der Nähe bewohnter Flächen nicht anlegen

---

1) BONFILS, l. c., p. 660: ». . . . mais il est permis de détourner le cours d'une rivière, de tarir les sources, qui alimentent l'ennemi.«

2) FARRER, Military manners and customs, p. 29.

3) W. T. SHERMANN, *Memoirs*, vol. I, New York 1875, p. 331: »Johnston had marched rapidly, and in retreating had caused cattle, hogs, and sheep, to be driven into the ponds of water, and there shot down; so that we had to haul their dead and stinking carcasses out to use the water.«

4) SPAIGHT, War rights on Land, London 1911, p. 83.

5) SPAIGHT, l. c., p. 84.

dürfe, weil die Leichen »fast sicher« Typhus erzeugen würden. Und doch stehen in Großstädten vielfach Häuser fast Wand an Wand mit Kirchhöfen. Derartige, völlig schiefe Urteile würden nicht noch durch den Druck Dauer erhalten können, wenn ihre Kundgeber vor ihrem literarischen Tun einen Sachverständigen befragen wollten. Das, was CRONJE tat, war ein beabsichtigter Vergiftungsversuch, der unter den damaligen Umständen unbefriedigend ausfallen mußte. Erfolgreich wird er dagegen, wenn man ein Wasserloch in der Kalahari oder sonstwo schändlicherweise vergiftet, ohne die nachfolgenden Truppen wissen zu lassen, daß Gift in das Loch getan worden ist.

Am Ende des 16. Jahrhunderts wurde in einem Werke das Vergiften von Brunnen und der Luft als eine Tat angesehen, die das Gewissen nicht zu beschweren brauche: »Allerley mittel fürzunemen, damit der Feind unterthenig gemacht werde ... Als: wo müglich die Profiand abschneiden, Brunnen abgraben, die Wehren und Thürnen zu untergraben, unnd mit darein gefülltem Pulver zersprengen, mit aller fort eingeworffnen Feuerwerken einer oder mehr Brand anrichten ... Es möchten die sachen und der Feind (in deme man allweg eine unterscheid halten soll — zwischen Christen und unglaubigen) dermassen beschaffen sein, daß *mit recht und gutem gewissen, Brunnen unnd Lufft vergifftet*, und in summa, alles was nur der Widerpart zum höchsten schädlich volbracht werden köndte .....

3. Wieder waren es aber Römer, die auch diese Art der Giftbeibringung als unehrenhaft ansahen. Sie verstieß nicht nur gegen der Väter Sitte, sondern auch gegen göttliches Recht. Man erinnerte sich sogar, daß einst durch Übereinkommen in Griechenland festgesetzt worden war, daß keine Stadt der Amphiktyonen sogar nur vom Quellwasser abgeschnitten werden dürfe. Dies trug AISCHINES in seiner Rede über die Truggesandtschaft öffentlich vor, indem er dem König PHILIPP, der über hellenische Heiligtümer Maßregeln treffen wollte, riet, die Pflichten gegen die Götter zu beachten und die Eide der alten Volksgenossen zu respektieren. Dazu gehörte auch: keine Stadt der Amphiktyonen vom Quellwasser abzuschließen[1]).

Bei den Persern galt die absichtliche Verunreinigung des Flußwassers als einer der schwersten Vorwürfe, der einem Menschen gemacht werden konnte[2]).

Trotz der Abweisung einer solchen Schädigungsart eines Feindes in alter Zeit ist im 16. und 17. Jahrhundert die Frage ihrer Berechtigung immer wieder von neuem von Juristen untersucht worden. HUGO GROTIUS sucht in seiner bereits gekennzeichneten Art beiden Auffassungen gerecht zu werden. Er gibt zu, daß, wie der Historiker FLORUS meint, Brunnen zu vergiften gegen göttliches Recht verstoße, hält es aber für erlaubt, das

---

1) AESCHINES, *Orationes*, edit. TEUBNER, II 115, p. 142: ».... καὶ τοὺς ὅρκους αὐτῶν ἀνέγνων, ἐν οἷς ἔνορκον ἦν τοῖς ἀρχαίοις, μηδεμίαν πόλιν τῶν Ἀμφικτυονίδων ἀνάστατον ποιήσειν, μηδ᾽ ὑδάτων ναματιαίων εἴρξειν μήτ᾽ ἐν πολέμῳ μητ᾽ ἐν εἰρήνῃ ....«

2) SANTES ARDOYNUS, De venenis, Basileae 1562.

Wasser derselben so zu verderben, daß es untrinkbar wird[1]). Diese feine Distinktion ist selbstverständlich wertlos, da jede Art des Verderbens des Wassers, auch die durch hineingeworfene Kadaver oder untrinkbare Masse, wie Erdöle, Farbstoffe, übelriechende Substanzen die Vergiftungsmöglichkeit in sich trägt. Andere, wie der Jesuit und Kardinal TOLETUS, haben kurzweg die Verwendung von Gift für Quellen als statthaft erklärt, »um den Feind, der mit Unrecht ein fremdes Land besetzt halte, zu töten[2])«. Diese starre Stellungnahme trifft man auch sonst in alten juristischen Abhandlungen, aber mindestens ebensooft ihre herbe Verurteilung. Ich halte diese Art von gewollter Vergiftung, soweit sie sich überhaupt erfolgreich erzielen läßt, *in ihrem moralischen Unwerte der feigen, heimlichen Vergiftung eines persönlichen Feindes für gleichstehend.*

Es ist erfreulich, daß diese Auffassung, wie es scheint, in weiten Kreisen geteilt wird. Dies kann man wenigstens noch für die ersten anderthalb Jahrzehnte dieses Jahrhunderts annehmen. In den Kommissionsverhandlungen der Haager Konferenz vom Juli 1899 brachte der Vertreter Rußlands zum Ausdruck, daß die Verwendung von gasigen Giften im Kriege mit der Vergiftung des Trinkwassers auf einer Stufe stände. Der Präsident der Kommission hielt *die Brunnenvergiftung für eine meuchlerische, hinterlistige Tat*[3]). Der Artikel 23 des Haager Abkommens, der in Ziffer 1 die Verwendung von Gift oder vergifteten Waffen untersagt, schließt selbstverständlich auch das Verbot ein, Flüsse, Brunnen, Wasserleitungen durch Infektionsstoffe irgendwelcher Art zu vergiften.

4. Die älteste Nachricht über eine derartige erfolgreiche Vergiftung stammt aus der Zeit SOLONS, also etwa um 600 v. Chr. Er hatte den Rat erteilt, das kirrhaiische Gebiet dem Apollo zu heiligen, um einem Orakelspruch zu genügen. In dem gegen Kirrha oder Krissa ausgebrochenen Kampfe ließ er das Flüßchen Pleisthenes, das in einem Kanal durch die Stadt ging, davon ableiten. Die Belagerten behalfen sich mit Brunnen- und Regenwasser. Nun ließ er viele Wurzeln von *Helleborus*, der reichlich und in bester Beschaffenheit in Antikyra in Phokis wuchs, in den Pleisthenes werfen, und als er glaubte, das Wasser habe genug Gift daraus extrahiert, ließ er es wieder in den Stadtkanal laufen. Nachdem die Kirrhaier, erfreut über den Wasserzufluß, reichlich davon getrunken hatten, bekamen sie so heftige, unaufhörliche Durchfälle, daß sie die Bewachung der Mauern unterlassen mußten. So unterlagen sie[4]).

---

[1]) HUGO GROTIUS, l. c., lib. III, cap. IV, § XVI, 2 und XVII: »Nam et fontes veneno inficere.... Florus ait esse non tantum contra morem majorum sed et contra fas Deûm. Caeterum non idem statuendum de aquis sine veneno ita corrumpendis ut bibi nequeant.«

[2]) FRANC. TOLETUS, *Instruct. sacerdot.*, lib. VIII, cap. XLV, Antverp. 1609, p. 1143: »Et hoc modo licet venenum imponere fontibus ut bibentes inde inimici pereant, cum ipsi injuste invadant terras aliorum.« — BALDUS, den ich wegen seiner Auffassung der Giftverwendung schon erwähnte, sagt auch in bezug auf Wasservergiftung kurz und einsinnig: »Si effusio sanguinis est permissa, multo magis concessa erit haec fluviorum corruptio.«

[3]) MEURER, Die Haager Friedenskonferenz, 1907, Bd. 2, S. 472.

[4]) PAUSANIAS, *Graeciae descriptio*, lib. X, cap. XXXVII, edit. SIEBELIS, vol. IV, p. 346: »ὁ δὲ τοῦ ἑλληβόρου τὰς ῥίζας ἐμβαλὼν ἐς τὸν Πλεῖστον ἐπειδὴ ἱκανῶς τοῦ φαρμάκου

5. Als Beweis dafür, wie schlecht man Jahrhunderte nach dem erzählten Ereignis in Rom einen Feldherrn beurteilte, der Quellen vergiftete, kann MANIUS AQUILIUS dienen, der sich durch ein solches Vorgehen einen schlimmen Namen schuf. Er war nach Asien gezogen, um an dem Kriege des PERPENNA gegen ARISTONIKOS, den natürlichen Sohn des EUMENES, Königs von Pontus, teilzunehmen. Da ARISTONIKOS aber schon gefangen war, blieb dem Konsul zu tun kaum noch etwas übrig. Um einige Städte zur Übergabe zu zwingen, vergiftete er im Jahre 130 v. Chr. ihre Wasserquellen. Diesen Sieg sah man als einen üblen an, weil er die reinen Waffen Roms gegen göttliches Recht und im Widerspruch mit den Sitten der Vorfahren durch unreine Gifte beschmutzt hatte[1]).

6. Etwa zweihundert Jahre später wurden römische Soldaten in Nordafrika in einer Weise vergiftet, die ein ganz besonderes toxikologisches Interesse darbietet.

In dem beginnenden Ringen zwischen CAESAR und den Optimaten bzw. POMPEJUS im Jahre 49 v. Chr. war es CAESAR gelungen, durch eine ungeheure Summe den Volkstribunen C. SCRIBONIUS CURIO, bisher eine, vielleicht die stärkste Stütze der pompejanischen Partei zu erkaufen. Als sein Legat unterwarf dieser Sizilien und setzte dann nach Afrika über, um den Pompejanern das Land zu entreißen. Dort, in Libyen, befehligte auf POMPEJUS' Seite VARUS ATTIUS die Truppen, im Bündnisse mit JUBA, dem König von Numidien. Nach der Landung erzielte CURIO bei Utica einen Vorteil. »Er ließ sich als Imperator ausrufen — eine Ehrenbezeugung, die Heerführer bei außerordentlichen Taten annahmen. CURIO ließ sich bald verleiten, einen ungeeigneten Kampfplatz am Flusse Bagradas zu wählen. Dort wurde er von den libyschen Reitern umzingelt und mit seinen Scharen niedergemacht. Der Geschichtschreiber APPIAN meldet noch Näheres über die Ungunst des von CURIO gewählten Platzes: »Die in Libyen hatten, in der Meinung, er werde sein Lager bei dem Walle SCIPIOs aufschlagen, das Wasser vergiftet. Als wirklich CURIO dort Fuß gefaßt hatte, erkrankte sein Heer sogleich. Wenn die Leute tranken, wurde es ihnen trüb vor den Augen, wie bei einem Nebel, und ein unüberwindlicher Schlaf überfiel sie. Danach erfolgte häufiges Erbrechen und Zuckungen am ganzen Körper[2]).« Das Vergiftungsbild: die Akkommodationslähmung,

---

τὸ ὕδωρ ᾔσθετο ἔχον ἀντέστρεψεν αὖθις ἐς τὸν ὀχετόν, καὶ οἱ μὲν ὑπὸ ἀπαύστου τῆς διαῤῥοίας ἐξέλιπον.« — Wahrscheinlich die gleiche Begebenheit bei FRONTIN, *Stratagematicon*, lib. III, cap. VII, § 6, edit. OUDENDORP, p. 385: »Clisthenes Sicyonicus ductum aquarum in oppidum Crisaeorum ferentem rupit, mox adfectis siti restituit aquam elleboro corruptam qua usos profluvio ventris decipiens, cepit.« — Auch POLYAENUS, lib. VI, cap. 13, edit. MELBER, p. 291, läßt den EURYLOCHOS, den Kirrha belagernden Amphiktyonen, den Rat geben, eine geheime Wasserleitung, die Quellwasser lieferte, durch Helleborus aus Antikyra zu vergiften. »Die davon tranken, verdarben sich die Mägen und alle lagen krank danieder«: »πιόντες διαφθείρονται τὰς γαστέρας καὶ πάντες ἐκλυθέντες ἔκειντο.«

1) ANNAEI FLORI, *Rerum romanarum libri IV*, lib. II, cap. XX: »mixtis (nefas) veneno fontibus ad deditionem quarundam urbium. Quae res ita infamem fecit victoriam: quippe quum contra fas Deorum, moresque majorum, medicaminibus impuris in id tempus sacrosancta Romana arma violasset.«

2) APPIANI *Roman. historia. De bellis civilib.*, lib. II, cap. XLIV, edit. SCHWEIGHÄUSER,

die Schlafsucht und die Muskelerregung ist zu gut gezeichnet, um eine Vergiftung mit einer Pflanze aus der Familie der Nachtschattengewächse verkennen zu können. Ich halte es für sicher, daß in das durch Abdämmen, oder auf sonst eine Art zum Stehen gebrachte Wasser *Hyoscyamus muticus* L. (*Scopolia mutica*), oder *Hyoscyamus Falezlez* Coss. in großen Massen geworfen worden ist. Beide kommen in Nordafrika vor. Die erste heißt arabisch »ssakaran« d. i. die Berauschende. Mit der letzteren hat noch in unserer Zeit der Stamm der Tuareg die FLATTERsche Expedition vergiftet.

7. Ein ähnliches Ereignis wie das eben gemeldete fällt gleichfalls in die Zeit des Bürgerkrieges zwischen CAESAR und POMPEJUS. Der erstere hatte im Jahre 49 den Rubikon überschritten, war nach Rom marschiert, hatte dort Anordnungen für den Krieg getroffen und war dann mit seinen Truppen auf dem Landwege über Gallien nach Spanien aufgebrochen, um die Legaten des POMPEJUS, L. AFRANIUS und M. PETREIUS, zu bekämpfen. Er bemächtigte sich der Pyrenäenzugänge und drang bis zur Stadt Ilerda (Lerida) vor, in deren Nähe die Pompejaner lagerten. Er richtete anfangs aber nicht nur nichts aus, sondern kam durch Mangel an Lebensmitteln, und Krankheit unter seinen Truppen so sehr in Not, daß, wenn AFRANIUS diese arge Verlegenheit durch starke Angriffe ausgenutzt hätte, es CAESAR übel ergangen wäre. So gelang es diesem jedoch, eine Brücke über den Sicoris (Segre) zu schlagen und zu schützen, wodurch die Verbindung mit Gallien, die ganz abgeschnitten war, wiederhergestellt und die Ernährung des Heeres gesichert wurde. Nun versuchte er die Gegner in die Lage zu bringen, aus der er sich eben befreit hatte. Seine Reiterei schnitt jenem die Zufuhren ab. Die beiden Legaten versuchten der Umstrickung zu entgehen und über den Ebro mit ihren Scharen zu entkommen. Diesem Plane kam CAESAR dadurch zuvor, daß er, geführt von einem Eingeborenen, die den Ebro beherrschenden Höhen besetzte. Nun begann bei den Gegnern Mangel an Nahrung und vor allem an Wasser einzutreten. Ein Ausweichen nach Ilerda wurde verhindert. So wuchs die Not aufs äußerste, zumal CAESARs Truppen dauernd Angriffe vornahmen. Der Dichter LUCAN[1]) hat in seiner Dichtung »Pharsalia«, die den Bürgerkrieg zwischen CAESAR und POMPEJUS schildert, die Qualen des Durstes gemalt, die die Umstellten aushalten mußten, wie sie über jeden stillen Pfuhl herfielen, um den garstigen Trank gierig zu schlucken, und wie sie von tauigen Gräsern und Laub die karge Feuchtigkeit ableckten. Mit offensichtlich zu großer dichterischer Freiheit sagt er CAESAR nach, daß er die vorhandenen Wässer noch über-

---

tom. II, p. 235: »καὶ ὁ στρατὸς εὐθὺς ἐνόσει· πιοῦσί τε τὸ βλέμμα ἀμαυρὸν ἦν, ὥσπερ ἐν ὀμίχλῃ, καὶ ὕπνος ἐπεγίγνετο σὺν κάρῳ· μετὰ δ' αὐτὸν ἔμετοι τροφῆς ποικίλοι, καὶ σπασμὸς ὅλου τοῦ σώματος·«

1) LUCAN, *Pharsalia*, lib. IV, vers 318:

»*O fortunati, fugiens quos barbarus hostis*
*Fontibus immisto stravit per rura veneno.*
*Hos licet in fluvios saniem, tabemque ferarum,*
*Pallida Dictaeis, Caesar, nascentia saxis*
*Infundas aconita palam* . . . .«

dies habe vergiften lassen: »O, ihr Glücklichen, die im Entfliehen ein barbarischer Feind durch Gift enden ließ, das den Quellen er mischte. Offen hast du, o Cäsar, den Wässern Eiter und faulendes Wild zugemischt und Eisenhut, der bleich an kretischen Felsen gewachsen.«

Es blieb dem AFRANIUS in seiner großen Notlage nichts anderes übrig, als zu kapitulieren.

8. Jahrhunderte waren über dieses Ereignis dahingegangen, als BELISAR, der byzantinische Feldherr, die Wasservergiftung zur Niederzwingung von Ostgoten anwandte. Er lag lange vor Auximum, dem heutigen Osimo, in dem die Goten für ihre Existenz kämpften. Vergeblich warteten sie auf ein Ersatzheer von Ravenna, das WITTICHIS (VITIGIS) senden sollte. Die Qualen des Hungers wuchsen täglich. Sie aßen schließlich Gras, das auf den Mauern wuchs, aber selbst dies war nur kämpfend zu holen. Als BELISAR sah, daß er nicht zum Ziele kam, die Barbaren vielmehr trotz allen Ungemachs aushielten, versuchte er ihnen das Wasser abzuschneiden. An einem Felsabhang war eine Quelle, nur einen Steinwurf von der Mauer entfernt, deren Wasser langsam in eine überwölbte Zisterne floß. Obgleich der Zufluß nur spärlich war, war die Zisterne stets voll. BELISAR ließ die Truppen wie zum Angriffe antreten, und während die Goten kampfbereit auf den Mauern standen, versuchten fünf isaurische Bauleute die Zisterne zu zerstören. Sie war aber so fest gebaut, daß sie nichts an ihr ausrichteten, zumal bald die Goten, die das Vorhaben merkten, die Römer aus der Stellung im Kampfe verjagten.

Da auf diese Weise das Wasser den Goten nicht genommen werden konnte, ließ BELISAR in die Zisterne Tierleichen, giftige Kräuter und ungelöschten Kalk werfen. Das Wasser war so ungenießbar geworden. Die Belagerten benutzten nun einen Brunnen in der Stadt, der nur sehr kleine Rationen für den einzelnen gestattete. Schließlich ergaben sich die Goten unter Zusicherung ihres Lebens und ihrer halben Habe[1]).

9. So sicher wie das eben vermeldete Vergiftungsereignis sind diejenigen nicht, die aus der Zeit der Kreuzzüge berichtet worden sind. Die Bedingungen für Massenerkrankungen der unter ungewohnte klimatische Aufenthalts- und Ernährungsverhältnisse versetzten Scharen waren so überaus günstig, daß endemische Leiden fast unausbleiblich sein mußten. Bei dem Mangel an jeglicher Prophylaxis und ärztlicher Hilfe war das Schicksal vieler von vornherein besiegelt. Es ist weiter verständlich, daß bei der Rückständigkeit jener Menschen in bezug auf die Verknüpfung von Ursachen und Wirkungen und in ihrer Leidensverzweiflung alles andere eher als Grund für ihr Kranksein herangezogen wurde, z. B. Vergiftungen, als die Verhältnisse, unter denen zu leben sie freiwillig auf sich genommen hatten.

---

[1]) PROCOPII *De bello Gothico,* in: MURATORI, *Rer. ital. Script.*, tom. I, 1, p. 297: ». . . imperavit Belisarius, ut cadavera pecudum, herbasque homini nocentissimas in aquam jacerent et summe combustum igne lapidem, qui quondam Calx hodie Asbestus vulgo dicitur, immitterent, extinguerentque.«

Als die Kreuzzügler im Jahre 1099 vor Jerusalem lagen, litten sie an Wassermangel. Der Durst war schlimm und wurde noch durch die Hitze des Sommers gesteigert. Bei allen Quellen und Zisternen, die nicht verschüttet waren, lagerten Sarazenen, die nur durch siegreichen Kampf das Wasser freigaben. TASSO hat in dichterischem Schauen die Schauer des Verdurstens in dem trockenen, dürren Gebiete ausgemalt:

*»So lechzt die Erde, solcher Qual erliegen*
*Die armen Menschen, unerhört zuvor.«*

So wahr seine Schilderung sein mag — eines wird sonst nicht berichtet, daß nämlich die Sarazenen Gift in die Bäche und Quellen geworfen hätten:

*»Er [Aladin] wandelt alles um in Schutt und Graus.*
*Er trübt die Bäch' und Quellen in den Triften*
*Und mischt die klare Flut mit bösen Giften*[1]).«

Und weiter:

*»Macht auch die Glut nicht alle Quellen stocken,*
*So ließ Judäas Herrscher insgemein*
*Durch unheilvollre Gifte sie besudeln,*
*Als die im Styx und im Avernus sprudeln*[2]).«

Besonders laut wurden die Klagen über Vergiftung von Trinkwasser im zweiten Kreuzzug KONRADS III. und LUDWIGS VII. im Jahre 1147. Hier wurde aber die Schuld nicht auf Mohammedaner, sondern auf Christen gelastet. So schrieb ein alter Chronist um das Jahr 1200: »Die Griechen wurden Verräter am ganzen Heer der Kreuzfahrer, indem sie ihnen die Quellen vergifteten und sie auf Irrwegen in jene fürchterliche Einöde führten. So nahm jene ganze ungeheure Unternehmung ein klägliches Ende[3]).«

Mit dem griechischen Kaiser MANUEL, dem während des zweiten Kreuzzuges Schlimmes, gegen die Kreuzfahrer Verübtes zur Last gelegt worden ist, verbindet sich auch die Bezeichnung als Trinkwasservergifter. Er war um das Jahr 1173 mit den Venezianern, die früher seine Verbündeten gewesen waren, in Zwistigkeiten und Krieg geraten, weil er Eigentum venezianischer Leute konfisziert hatte. Auf der Insel Chios, wo die gegnerische Flotte unter der Führung von VITALIS MICHAELIS längere Zeit verweilte, soll er die Flüsse, aus denen die Venezianer ihr Wasser schöpften, so haben vergiften lassen, daß ein großer Teil des Heeres zugrunde ge-

---

1) TASSO, cant. 1, stan. 89:

*»Turba le fonti e i rivi, e le pure onde*
*Di veneni mortiferi confonde.«*

2) Ibid.:

*»Però che di Giudea l'iniquo donno*
*Con veni e con succhi aspri e mortali*
*Più de l'inferna Stige, ò d'Acheronte*
*Torbido fece, e livido ogni fonte.«*

3) *Chronica Slavorum* HELMOLDI *et* ARNOLDI, *Abbatis Lubecensis*, lib. I, cap. IX, Lubec. 1702, p. 255: »[Graeci] quia vires Teutonicorum timebant omnes, exercitum illum peregrinum Graeci tradiderunt, miscentes eis venenum in fontibus ....«

gangen sei[1]). Hier scheinen ganz andere Umstände das Sterben der Menschen bedingt zu haben.

In die Regierungszeit des vierten Nachfolgers des Kaisers EMANUEL, des ALEXIUS III. ANGELUS, der seinen Bruder, den Kaiser ISAAC ANGELUS blenden lassen hatte, um sich selbst im Jahre 1195 zum Kaiser zu machen, fällt ein Krieg der Perser gegen die Griechen. Die ersteren belagerten die Stadt Dadibra vier Monate lang. Niemand war ihr zu Hilfe geeilt, und auch der Kaiser konnte sein Versprechen, dies tun zu wollen, nicht halten. Der Feind bedrängte sie nicht nur mit Maschinen, sondern auch durch Gifte. Kalk und »was sonst immer dem Leben der Menschen feindlich ist« warfen sie von einer beherrschenden Höhe in die Stadt und infizierten die Brunnen[2]).

10. Eine der schlimmsten Quellenvergiftungen nicht nur jenes, sondern auch der folgenden Jahrhunderte fällt dem Kaiser FRIEDRICH I. BARBAROSSA, der in seinen Kampfmitteln nicht wählerisch war, und in dessen Brust Mitleid mit von ihm selbst herbeigeführtem Unglück keine Stätte hatte, zur Last. Er führte sie gegen ein machtloses Städtchen aus. Besonders auf seinem zweiten Zuge nach Italien verwüstete er, was immer sich ihm widersetzte. Seine Wege waren durch geplünderte und verbrannte Städte gekennzeichnet. »Er sehnte sich nämlich nach dem Empfang der Krone der Herrschaft über den Erdkreis«, und jedes Hindernis, das Verzögerung brachte, wurde mit Grausamkeit beseitigt. Zumal die Mailänder reizten seine Wut. Nachdem er im Jahre 1154 den Ticin überschritten, zerstörte er Torre di Momo, Galliate, Trecate. Auf dem Wege nach Pavia, im Beginn des Jahres 1155, ächtete er die Bewohner von Chieri und Asti. Beide Städte ließ er plündern und verbrennen. Tortona schloß er ein und beschoß es. Aber, obschon von den Kriegskundigsten bedrängt, spotteten die Belagerten des großen Kaisers, der, wen immer er von ihnen fing, an den Galgen hängen ließ. Um der Stadt Herr zu werden — auch mit Minengängen konnte man ihr nicht beikommen — kam man auf die Idee, ihr das Wasser abzuschneiden. Sie war auf einen Quell angewiesen, um den nun gekämpft wurde. Da beschloß FRIEDRICH, ihn vergiften zu lassen. Er ließ faulende und stinkende Leichen von Menschen und Tieren hineinwerfen. Die Durstqualen zwangen die Städter auch solches Wasser zu trinken. So verfiel er auf andere Mittel. Er ließ brennende Fackeln aus Schwefel und Pech in das Wasser werfen, es also mit schwefliger Säure und Teerderivaten vergiften. Das Wasser war nun ungenießbar geworden[3]).

---

1) PETRUS MARCELLUS, *De vita ducum Venetorum*, 1574, *Vita Vitalis Michaelis*, fol. 45: »Interim pestis atrocissima ingentem vim hominum oppressit fama tenet ab Hemanuele proxima flumina, unde Veneti aquabantur, infecta fuisse, ex eoque perniciosum morbum tota classe contractum.«

2) NICETAE CHONIATAE *Historia*, edit. BEKKER, Bonnae 1835. *De Alexio Isaaci Angeli Fr.*, lib. I, cap. 7, p. 625: »τοὺς γὰρ λίθους ἐκ τῶν ἔξωθεν γηλόφων κατὰ τὸ μέσον ἀφιεῖσαι τῆς πόλεως τὰς οἰκίας κατήρειπον, τίτανά τε διακοντίζουσαι καὶ πᾶν ἕτερον ἀνθρώποις ἐπίβουλον ἀκροβολίζουσαι τὰ δοχεῖα τῶν ὑδάτων ἠφάνιζον καὶ τὰ ποτὰ ἠχρείουν ἑστῶτα ὄντα καὶ μὴ πλανώμενα·«

3) OTTO FRISINGENSIS, *De gestis Friderici I*, lib. II, cap. XVII, in: MURATORI, l. c., tom. VI, p. 714: »Post haec rex naturam naturae opere vincere volens, idest ut naturae praesidiis

Kleriker und Mönche zogen aus der Stadt zu ihm, um seine Barmherzigkeit für sie zu erlangen. Ihnen, den Waffenlosen und »infolge des Pestgestankes Kranken und dem Tode schon sehr Nahen« sollte er erlauben die Stadt zu verlassen. Dies lehnte er ab. »Er lachte des Geschickes des stolzen Volkes, das, wie er durch diese Gesandtschaft erkannte, schon fast in Verzweiflung und der Vernichtung nahe sei.« Der Kampf, der einige Tage geruht, begann von neuem. Schließlich zwang der Durst die tapferen Tortonenser zur Übergabe. Der grausame Mann ließ nach seiner beliebten Manier die Stadt plündern und dann in Flammen aufgehen.

Er, der Italien so schlimm heimgesucht hatte, schickte dem Papst LUCIUS III., der im Jahre 1181 erwählt worden war, Schutztruppen, weil die Römer, die mit ihm unzufrieden waren, ihn verjagt hatten. Mit Hilfe des Erzbischofs CHRISTIAN von Mainz und Kanzlers des Kaisers konnte er nach Rom zurückkehren. Als aber CHRISTIAN 1183 gestorben war, mußten die deutschen Truppen sich zurückziehen. Die Römer vergifteten — so berichtet eine Chronik — die Brunnen, auf die jene angewiesen waren, »davon über tausend Landsknechte starben. Also musten die übrigen abziehen, dann sie sich besorgten sie möchten der Suppen mehr fressen müssen«. Wahrscheinlich hat es sich hier um eine epidemische Erkrankung infektiöser Natur gehandelt.

11. Immer wieder lebte in der Zeiten Lauf die Brunnenvergiftung als ein Mittel der Kriegführung auf. Fast jedes frühere Jahrhundert lehrt ihr Vorkommen. Ohne Rücksicht auf das Urteil der Mitlebenden wurde sie mit härtester Grausamkeit durchgeführt. Absicht oder Zufall ließen gelegentlich aus ihr Infektionskrankheiten werden, die einen großen Umfang annahmen. Dies scheint auch der Fall gewesen zu sein, als PETER III. von Aragonien in seinen Kämpfen gegen Frankreich sich diese Waffe zunutze machte. Die Artung dieses Mannes war hierfür geeignet: brutal, grausam, selbst vor der Ermordung seines leiblichen Bruders nicht zurückschreckend — er ließ ihn ertränken —, landgierig, dabei listig und unsäglich feige. Als Schwiegersohn König MANFREDs machte er Anspruch auf Sizilien, das KARL VON ANJOU im Besitze hatte. Er rüstete angeblich gegen die Mauren, fiel in Sizilien ein und bemächtigte sich des Landes. Der Papst MARTIN IV. erklärte ihn in den Bann und predigte den Kreuzzug gegen diesen Landräuber. KARL VON ANJOU tat mehr. Er forderte ihn öffentlich, ritterlich zum Zweikampfe heraus, der am 1. Juni 1283 in Bordeaux stattfinden sollte. Die Welt war auf dieses Duell gespannt, und viele waren nach Bordeaux geeilt, um Zeugen des Ereignisses zu sein. PETER erschien nicht. Verschiedene Lesarten gibt es über die von ihm angewendete List. Eine lautet, daß er verkleidet und unkenntlich mit einer Lanze in der Hand dreimal den Kampfplatz umritten und sich dann, ohne erkannt worden

septos per inopiam cogeret potus, praedictum fontem humanis usibus inutilem facere disponit. Injiciuntur ibi hominum, pecorum foetida et putrescentia cadavera. Sed nec sic repelli poterat misera oppidanorum aviditas. Aliud itidem invenitur ingenium. Incutiuntur praedicto fonti ardentes faculae, sulphureas et piceas flammas ferentes, sicque aquae ipsae, humanis usibus deinceps inutiles, amaricantur.«

zu sein, schleunigst aus dem Staube gemacht habe. Mittlerweile war in Aragonien ein Aufstand ausgebrochen. Der Papst hatte KARL VON VALOIS mit diesem Lande in Rom feierlich belehnt. So kam es zum Kriege mit ihm, oder besser, mit dessen Vater PHILIPP III. von Frankreich. Dieser hatte wenig Glück. Die Hälfte seines großen Heeres, das sich aus Spanien zurückziehen mußte, ging zugrunde, zum Teil durch Krankheiten. Die Wasserläufe scheinen — so weit dies möglich ist — durch Gift unbrauchbar gemacht worden zu sein. Auch von Hunger wurden die Truppen gequält. In der österreichischen Reimchronik OTTOKARS[1]) wird dem König PETER die Wasservergiftung als eine besondere Kriegstüchtigkeit angerechnet.

»*Daz kom in ze guote.*
*Kunig Peter der fruote*[2])
*einen list im erdahte,*
*dâmit er in schaden brâhte*
*den kunic von Francrîchen.*
*er hiez listiclichen*
*sînem nâchgebur*[3])
*ein bitter gift sûr*[4])
*in daz wazzer senken,*
*daran si solden trenken.*
*und swelh ros des enphant,*
*daz verdarp sâ zehant*[5]).
*der sturben mit der zal*
*drîzic tûsent über al,*
*ê si wurden inne*
*der grôzen numinne,*
*die in kunic Peter erbôt.*«
. . . . . . . . . . . . . . . .

12. Die Vergiftung von Trinkwasser und dadurch entstandene Leiden sollen, nach alten Erzählungen, den auf immer neuen Landerwerb versessenen Kaiser ALBRECHT im Jahre 1304 einen Strich durch seine Absichten gemacht haben. Er, im Bunde mit mordendem, schändendem, Gut und Menschen raubendem Gesindel aus den Donauländern, suchte Böhmen heim. Er wollte es für »seine Hausmacht« gewinnen. Auf Kuttenberg und das benachbarte reiche Elbgebiet war es besonders abgesehen. Der König WENZEL schützte Städte und Land so gut er konnte, und ließ sich nicht auf das Schlachtenglück ein. ALBRECHT begann Kuttenberg zu belagern, gab es aber bald auf und zog sengend, brennend und plündernd nach seinem Österreich, weil, wie ein moderner Historiker sagt, »er die Treue und Tapferkeit der Besatzung und der Bürger erkannt hatte«. Das schmähliche Zurückweichen dieses so unternehmenden Mannes vor einigen Handvoll Leuten, die in einer Provinzialstadt eingeschlossen waren, hatte noch einen besonderen Grund. Er zog ab, weil zahlreiche Erkrankungen unter seinen Truppen auftraten. Als Grund derselben wird die Vergiftung

---

1) Monument. German. hist. Reimchronik, Bd. 5, Vers 3763 u. ff., S. 50, 51.
2) klug. 3) Nachbar. 4) schädlich. 5) sogleich.

des Wassers seitens der Kuttenberger in zeitgenössischen Berichten angegeben. Sie hätten, da es manchen bequemer schien zu vergiften als sich der persönlichen Gefahr auszusetzen, Bergwerksabfälle und Unrat in das den Belagerern allein zur Verfügung stehende Wasser geworfen. Menschen und Tiere, die davon tranken, seien zahlreich ohne Schwertstreich dadurch hingestreckt worden[1]). Es mag sein, daß zu diesem Übel unter anderem noch die Folgen der späten Jahreszeit, kalte Witterung[2]) — die Berennung der Stadt hatte am 18. Oktober begonnen — noch begünstigend für den Entschluß ALBRECHTs, das Weite zu suchen, gewirkt haben. Man darf aber nicht, wie es geschehen ist, die Abwehrversuche durch Verunreinigung des Wassers eines Flüßchens ableugnen wollen, vielleicht nur, weil das beeilte Abziehen des Kaisers vor verschmutztem Wasser nicht gerade sehr für seine Umsicht und Kriegstüchtigkeit spricht. Die leichtfertige Begründung einer solchen Ableugnung: daß die Elbe mehrere Stunden von Kuttenberg entfernt liege, also nicht in Frage kommen könne[3]), wird dadurch hinfällig, daß es sich gar nicht um diesen Fluß handelt. Eine mehr gewissenhafte Nachforschung hätte Aufklärung gegeben. Das Flüßchen, das in Frage kommt, ein Waldbach, ist auch heute noch vorhanden und auf Karten verzeichnet. Es heißt Pach (= Bach), böhmisch Vrchlice (Wrchlitze), entspringt im Dorfe Hetlin und mündet nach einem Lauf von 20 km bei der Eisenbahnstation Alt-Kolin in die Elbe. Zur Zeit des Bischofs DUBRAVIUS, wo dort der Bau auf Silber noch reichlich blühte, erhielt das Flüßchen von den deutschen Bergarbeitern den Namen Bach. Heute werden, wie mir von sachkundiger, ortsangehöriger Seite mitgeteilt wurde, die Dejekte der Stadt Kuttenberg durch Kanalisation in dasselbe eingeleitet. Daß das Wasser eines solchen Baches untrinkbar und giftig gemacht werden kann, bedarf keiner Begründung. Es ist auch der weitere Einwand[3]), daß die Truppen »im Oktober nicht Flußwasser zu trinken brauchten«, ganz haltlos; denn selbst wenn es geregnet hätte, was man nicht weiß, so hätte dieses Regenwasser für eine größere Truppenmacht nicht ausgereicht.

Die absichtliche Flußverunreinigung ist nicht nur durch den oben angeführten Bericht des Bischofs von Olmütz, sondern auch sonst sicher belegt[4]).

---

1) J. DUBRAVII *Olomuzensis Episcopi Historia Boiemica*, lib. XVIII, Basil. 1575, p. 175: »Interim Germani, qui praedandi in Boiemia gratia suo sumptu Caesaris castra sequebantur, cognito, non ita longe distare montes illos Cuthnenses retineri non potuerunt, quin illo praedatum celeri gradu praeirent. Satis quidem virium, operae, quae in metallis fodiendis operabantur, ad prodromos illos manu arcendos habebant, sed plerisque eorum ut in turba hominum promiscua et servili, veneno magis in hostes grassari quam virtute placuit. Corrupto igitur scoria, et aliis purgamentis atque spurcitiis metallicis, virus letale continentibus, Pacho fluvio, qui interfluebat, quicumque inde aquas hauriebant, sive homines sive equi, misere magna strage sine ullo gladio prosternebantur.«

2) HUBER, Geschichte Oesterreichs, Bd. II, S. 86.

3) BACHMANN, Geschichte Böhmens, Bd. I, S. 707.

4) *Chronicon Aulae regiae*, cap. LXXI [Die Königsaaler Geschichtsquellen, herausgegeben von LOSERTH, 1875], p. 176: »Videns autem rex Bohemiae, quod adversarii tam expensarum defectu, quam ex potu infecti fluminis vim viscerum egerentis deficerent, nec propter frigus instans diutius jacere valerent, totam sui populi multitudinem admovit ad Cuthnam.«

13. War es hier nur eine Handvoll Leute, deren vergiftendes Tun man nicht billigen kann, so weist die spätere Zeit Belagerte oder Belagerer mit viel größeren Machtmitteln auf, die sich nach den, freilich nicht immer nachprüfbaren Nachrichten der Wasservergiftung schuldig gemacht haben. Als z. B. König KARL VI. von Frankreich im Kriege mit den Engländern im Jahre 1412 vor Bourges in Berry lag, herrschte Wassernot. Diejenigen, die das aus dem Brunnen heraufgezogene Wasser tranken, sollen sofort krank geworden sein. Man erkannte bald, so schreibt der alte Chronist, daß die Erkrankung durch heimtückische Wasservergiftung bedingt gewesen sei. Unter Trompetenschall wurde auf Befehl des Königs verkündet, daß niemand das Brunnenwasser trinken dürfe, vielmehr der Bedarf aus Quellen und fließenden Bächen zu entnehmen sei. Als wahr wurde behauptet, daß man in die Brunnen ein Kraut geworfen hätte, das die Griechen »Ysatis« und die Lateiner »Gesdo« nannten[1]). Es besteht nicht die Wahrscheinlichkeit, sondern nur die Möglichkeit des Zusammenhanges der bezeichneten Erkrankungen mit einer Brunnenvergiftung, da die letztere im 15. Jahrhundert ja geradezu als Kriegsmittel galt. Die Deutung der Pflanzenbezeichnung ist mir nicht möglich geworden. Um *Isatis tinctoria* kann es sich nicht handeln, weil sie ungiftig ist.

14. Während der berühmt gewordenen Belagerung von Neapel durch LAUTREC im Jahre 1495 sollen auch die Spanier unlautere Mittel für ihre Verteidigung gebraucht haben. Daß sie Mehl vergiftet hätten, erwähnte ich bereits. Es wird ihnen aber auch Wasservergiftung zur Last gelegt. Das einzige, was sie gegen die Franzosen unternehmen konnten, waren nächtliche Expeditionen nach den Vorstädten oder entfernteren Ortschaften, um zu rauben, was ihnen in die Hände fiel, zumal Lebensmittel. In dem Lager der Franzosen herrschten Krankheiten aller Art, besonders Fieber und Darmleiden. Dazu kam, daß der Befehlshaber LAUTREC, auf schlechten Rat hin, die Wasserleitung, die von Poggio Reale zur Stadt führte[2]), hatte vernichten lassen, so daß das Wasser das Lagergebiet bald in eine modrige, faulende Fläche verwandelt hatte. Auch sollten »bösartige Spanier maurischen Stammes und Deutsche jüdischer Sekte« durch Säfte giftiger Pflanzen mit Leinsamen und verdorbenen Getreideabfällen die Brunnen und Zisternen vergiftet haben. Als Folgen hiervon seien die Leiber und die Schenkel angeschwollen und die Gesichter so verfallen und bleich geworden, daß man die einzelnen kaum noch hätte erkennen können[3]). Es mag die berüch-

---

[1]) MONSTRELET, *Chronique* ad ann. 1412, édit. DOUET-D'ARCQ, Paris 1858, tom. II, p. 273: »Et est vérité que aucuns pour la grant soif qu'ilz avoient tirèrent de l'eaue des puys qui estoient desdiz faulxbourgs, mais quiconques en buvoit ilz mouroient soudainement, jusques à ce que l'on s'apperceut de la mauvaistié et fraude. Et adonques fist-on crier à son de trompe et défendre de par le roy, qu'il ne feust homme nul qui tirast ne beust eaue du puis, et qu'elle estoit empoisonnée ....«

[2]) GUICCIARDINI, Historiae sui temporis, Basil. 1567, tom. II, p. 873.

[3]) PAULI JOVII *Histor. sui tempor.*, tom. II, Basil. 1567, p. 119: »Ferebant etiam tum nonnulli (quod vix credibile videtur), quosdam impiae malignitatis milites, cum ex ipsis Hispanis, qui Maurorum stirpis essent, tum ex Germanis Judaicae sectae virosis herbarum succis, multoque lini semine indito, superjectisque item corrupti tritici quisquiliis, vicinos castris hostium puteos et cisternas ferme singulas infecisse ....«

tigte Masseninfektion an Syphilis, die damals zum ersten Male in einem so großen Umfange Platz griff, oder ein anderes Infektionsleiden an den Erkrankungen mehr als die fragliche Vergiftung durch Wasser — wahrscheinlich sogar ausschließlich — beteiligt gewesen sein. Man nahm doch sogar an, daß, um die Infektion, die als »pestilentia« bezeichnet wird, zu verbreiten, damit Behaftete aus Neapel in das französische Lager geschickt worden seien[1]).

15. Gegen ALPHONS II., der bald nach seiner Krönung zum König von Neapel im Jahre 1494 mannigfache Beweise seiner Habsucht und Grausamkeit im Kampfe gegen den Papst PAUL II., die Florentiner und Venezianer gegeben hatte, wurde von den letzteren die öffentliche Bezichtigung erhoben, unter anderem auch Quellen vergiftet zu haben, was den Umständen nach von diesem feigen Manne angenommen werden darf. Schon beim Herannahen der Truppen von KARL VIII. wurde er so von Schrecken ergriffen, daß er sofort abdankte und Mönch werden wollte. Er konnte aber dieses Vorhaben nicht ausführen, da er plötzlich starb.

16. Zu den Vergiftern von Wassern wurde auch der im Jahre 1557 gestorbene Marschall BLAISE DE MONTLUC, der seine Taten selbst aufgezeichnet hat, gerechnet. Er erzählt viel, auch wie er ohne Zag und Zügel, zumal gegen die Hugenotten, die Befehle seines Königs HEINRICH III. ausgeführt habe — ein nicht ganz ungewöhnlicher Deckschutz für das Begehen von Schändlichkeiten. Dieser königliche Henker, wie ihn seine Zeit nannte, tötete durch Schwert und noch mehr durch Strick, wer immer in seine Hände fiel. Seine Wege waren, wie er selbst sagte, deutlich durch die an den Bäumen Hängenden gezeichnet. In den Jahren 1560—1564 wütete er in Guyenne. Bei der Belagerung des Kastells Granum, in dem hundert Protestanten lagen, schnitt er die Quellleitung ab und vergiftete auch das Wasser, so daß die Belagerten sich nach 13 Tagen ergeben mußten[2]).

17. Etwas später als MONTLUC hat auch der Erzherzog ALBERT von Österreich, der Schwiegersohn PHILIPPS II. von Spanien, in seinem Kampf gegen Holland den Wiener JOHANNES STORMS beauftragt, das Wasser, das die mutigen Einwohner von Ostende brauchten, zu vergiften. »Dazu stand ihm ein schlimmes, krankmachendes Gift zur Verfügung. Der Dampf desselben, von Menschen eingeatmet, vermochte zu töten[3]).« Wahrscheinlich handelte es sich um verbrennenden Schwefel, also schweflige Säure. Außerdem käme vielleicht noch die arsenige Säure in Frage. Die Belagerung dieser Stadt dauerte drei Jahre und drei Monate bis zum 22. September 1604, und kostete mehr als hunderttausend Menschen das Leben.

---

1) GUICCIARDINI, l. c.: ». . . . his accessit pestilentia, cujus contagio per nonnullos ea infectos studio Neapoli in castra missos ad eos penetravit.«

2) THUANUS, *Historia. tempor. sui,* lib. XXXIII, ad ann. 1562, Aurel. 1620, p. 187: ». . . . praecisis aut infectis fontium ductibus penuria aquae deditionem facere compulsus est.«

3) ZEVECOTII *Observationes in lib. II, cap. XX,* ANNAEI FLORI, *Rerum romanar. libri IV,* Hardervici 1633: »ut aquas inficeret tam diro et pestilenti veneno, ut si combustum fuisset, solus illius fumus praesentissimo adstantibus omnibus fuisset exitio.«

18. Der Berichte über absichtliche Vergiftungen von Trinkwasser gibt es aus dem 16. und 17. Jahrhundert mehr. Im Jahre 1590 belagerte HEINRICH IV. Paris. Ob er nun nicht genug Kanonen hatte, um dessen Mauern zu brechen, oder ob er sein kleines Heer nicht der Gefahr aussetzen wollte, von der tapferen Bürgermiliz überwältigt zu werden, oder ob er schließlich die Stadt vor einer Plünderung bewahren wollte[1]), muß dahingestellt bleiben. Jedenfalls machte er eine Diversion gegen Saint-Denis und gab den Verteidigern ganz besonders gute Kapitulationsbedingungen. Als Dank dafür vergifteten sie, wie erzählt wird, mit allerlei Giften die Brunnen und warfen die vorhandenen Leichname hinein[2]). In Paris herrschte damals eine solche Hungersnot, wie nie zuvor, so daß das Volk, wie auch manchmal in späteren Geschichtszeiten unter ähnlichen Verhältnissen, auf die Straße zog und trotz der herrschenden Militärgewalt schrie: »Du pain ou la paix!«

19. Auch die folgenden Jahrhunderte bis zu den unsrigen weisen mancherlei Absichten, Versuche oder Ausführungen von Massenvergiftungen auf. So sollen die Brunnen in der Wüste Utahs mit Strychnin vergiftet worden sein, um die mehr als lästigen Indianer zu töten — eine Behauptung, die deswegen unwahrscheinlich klingt, weil kein Mensch unfreiwillig das so überaus bitter schmeckende Strychnin nehmen wird. Es müßte sich schon um ein anderes Gift gehandelt haben.

Während des russisch-japanischen Krieges kam der japanische Geheimagent in Tschefou mit der Meldung, daß nach der Schlacht bei Tsuschima ein russischer Offizier FERIVRA einen chinesischen Spion gemietet habe mit dem Befehl, nach Mukden zu gehen, um alle Quellen zu vergiften, die die japanische Armee benutzte. Auf diesen Bericht wird kein Wert gelegt, weil die chinesischen Spione wenig glaubwürdig sind[3]). Ein zweiter, von Japanern ausgehender Versuch wurde verhindert[3]). Zwei Lazarettgehilfen waren verschwunden. Man suchte sie nach einigen Tagen, sah ihr Gepäck nach und fand darin einen an ihren Vorgesetzten gerichteten Brief, in dem sie angaben, sie wären nordwärts gezogen, um im Quartier des Generals KUROPATKIN die von diesem benutzte Quelle zu vergiften. Man sandte sofort ein Kavalleriedetachement ab, fing die Leute und bestrafte sie nach dem japanischen Militärgesetz. Dies erzählte der General KODAMA dem amerikanischen Militärarzt, der Mukden während des Krieges besuchte. Dieser Arzt hat es auch drucken lassen[3]).

---

[1]) DE SISMONDI, Histoire des Français, tom. XXI, p. 72.

[2]) D'AUBIGNÉ, *L'histoire universelle,* livre III, chap. VI, Maille 1620, p. 234: ». . . . et avant sortir pour rembourrcer telle courtoisie, ils empoisonnerent avec segle et autre artifice les puits, et en remplirent la plus part de corps morts.«

[3]) NAGAO ARIGA, La guerre Russo-Japonaise, 1908, p. 258.

## Zweiter Abschnitt.

# Gifte als fernwirkende Kriegsmittel.

## Erstes Kapitel.

### Die Pfeilgifte.

Aus drei Weltteilen haben uns Griechen und Römer die Nachricht über Gifte, die auf Wurfgeschosse aufgetragen wurden, übermittelt. *Kelten*, *Gallier*, *Belgier*, *Dazier*, *Dalmatiner* gebrauchten solche Pfeilgifte, ebenso wie jene asiatischen Völker, die in dem Gebiete zwischen Schwarzem und Kaspischem Meer, östlich des letzteren und im alten Ariana, und weiter südlich über das alte Afghanistan und Beludschistan hinaus bis zur Küste des Arabischen Meeres und teilweise in Persien wohnten.

ARISTOTELES kannte manche wertvolle Einzelheiten über solche Gifte der *Szythen*; der an den Pontus Euxinus verbannte OVID klagt beweglich an mehr als einer Stelle seiner Episteln über diese grausigen Geschosse; STRABO berichtet über einen solchen Gebrauch von den *Soanen* und mit den *Oriten* verbindet sich, wie wir im CURTIUS RUFUS lesen, die Erinnerung an die Verwundung des Freundes ALEXANDERS DES GROSSEN, PTOLEMAEUS, der durch einen vergifteten Pfeil in Lebensgefahr gebracht wurde. Nicht minder verbreitet war im Altertum der Gebrauch solcher Geschosse in den damals bekannten afrikanischen Gebieten, besonders in Äthiopien. Und wenn in allen jenen Gegenden, in welchen in alter Zeit Giftpfeile schwirrten, heute kaum noch die Erinnerung an eine solche Waffe lebt, so ist in der Gegend des alten Meroe ein solcher Gebrauch auch heute noch vorhanden, und manches Volk des Nilotenstammes sendet jetzt wie in uralter Zeit den giftgetränkten Pfeil.

Die Vorstellung von etwas besonders Furchtbarem verband sich bei den alten Völkern mit dem Pfeilgifte und das Bestreben, das auch wir heute haben, die Zusammensetzung desselben und Hilfe dagegen zu erkunden: wir begegnen ihm allenthalben in Schriften des Altertums und in denen, die aus dem Mittelalter, ja selbst noch aus dem 15. und 16. Jahrhundert die Verwendung solcher Waffen erwähnen.

Mit den Entdeckungsreisen von etwa der Mitte des 15. Jahrhunderts an findet man in Reiseberichten wieder zahlreicher die Pfeilgifte erwähnt. Südlich vom Kap Verde, beim Landen an der Gambiamündung, mußte der von einem Giftpfeile getroffene NUNO TRISTAN 1447 sein Leben lassen, und manchen anderen Europäer ereilte in jenen nordwestlichen Küstenstrichen Afrikas ein solches Geschick.

Nur wenige Rassen und Völker haben in den Zeiten, wo nur die körperliche Kraft oder die Geschicklichkeit im Pfeilschuß im Kampf gegen Tier und Mensch Gewähr für Erfolg gab, nicht versucht, in der sie umgebenden Natur Mittel zu finden, wodurch sie ihre Waffe gefährlicher machen könnten. Es erregt immer wieder von neuem das Erstaunen des Forschers wahrzunehmen, wie gut fast immer die Auswahl hierbei getroffen wurde. Auf diesem Gebiete, wie auf dem der Auswahl narkotischer Genußmittel feierte das Streben nach Zweckmäßigkeit und das instinktive Finden der geeigneten Stoffe Triumphe. Denn hier spielten mechanisches Talent, Überlegung und Schlußfolgerung, wie sie für die Konstruktion der Waffe selbst erforderlich sind, keine Rolle. Noch fehlt eine zusammenfassende Systematik der vorhandenen Pfeilkonstruktionen[1]). Aber schon aus dem größeren Teile des vorliegenden Materials ersieht man das Bestreben, den Bau so einzurichten, daß die erteilte Fluggeschwindigkeit möglichst wenig leidet, die gegebene Richtung beibehalten wird, das Eindringen in den getroffenen Körperteil möglichst tief erfolge, die Berührungsfläche des Giftes mit der Wunde denkbar groß und das Ausziehen des Pfeiles erschwert werde.

Schlimm genug kann schon eine Pfeilwunde an sich werden, wenn sie nicht nur Muskeln, sondern lebenswichtige Organe trifft. Die Bedeutung der Wunde aber tritt bei den Giftpfeilen zurück gegenüber den örtlichen, bzw. allgemeinen Vergiftungssymptomen. Schon ein Schmerz, der durch einen ätzenden Stoff in einem Muskel erzeugt wird, vermag einen Gegner kampfschwach und eine im Laufe einer Stunde oder später entstehende Entzündung ihn kampfunfähig zu machen. Der Giftpfeilschütze verlangt aber mehr: schnelle Kampfunfähigkeit bzw. schnellen Tod seines Feindes durch in die Säftebahnen des Körpers eingetretenes Gift. Wo aber hierzu geeignete Mittel nicht wachsen, oder die Tradition nichts Besseres gelehrt hat, da sind auch Schmerzen und Entzündung bereitende Gifte willkommen.

## 1. Örtlich entzündende Gifte.

Es besteht die Vermutung, daß ein Pfeilgift der alten *Gallier* aus *Ranunculus Thora* bestanden habe, einem Gifte, das eitrige Entzündung hervorzurufen vermag. Heute findet man vorzugsweise auf dem afrikanischen Kontinent den Gebrauch derartig wirkender Stoffe. Hauptsächlich ist es die Familie der Wolfsmilchgewächse, die benutzt wird. Die ätzende Eigenschaft derselben ist bei tropischen Arten besonders groß. Brauche ich doch nur daran zu erinnern, daß sogar eine stark milchende und leicht brechende Art, die *Euphorbia Tirucalli*, in Asien vielfach zur Umfriedigung der Behausungen benutzt wird, damit ein unberufener Eindringling seine nackten Glieder daran verätze.

In Südafrika werden u. a. gebraucht: *Euphorbia cereiformis*, *E. virosa* und *E. arborescens*, und *E. Dinteri*, der gemeinsten der unter dem Sammelnamen »Kandelaber-Euphorbien« bekannten Euphorbiaarten.

Die nördlich von Dahome im Dassagebirge hausenden *Annagos* gelten für besonders gute Giftkenner. Sie bereiten ihr Pfeilgift aus einer »Kandelaber«-*Euphorbia*. Daß, wie angegeben wurde, der in das Auge gebrachte

---

[1]) WEULE hat auf meinen Rat den ersten derartigen Versuch für afrikanische Pfeile gemacht.

Saft derselben Blindheit durch die Folgen der Entzündung erzeugen könne, ist verständlich.

Eine ganz ähnliche Angabe findet man über die *Bari*, die ihre Pfeile mit dem entzündungserregenden, aber nur selten tötenden Safte einer »Kandelaber«-*Euphorbia* tränken.

Auch andere *Völker der Äquatorialprovinz* greifen zu diesem Gifte, das, ungleich anderen, besonderer Zubereitungen, wie Auspressen, Abkochen, Eindicken usw. nicht bedarf. Von den *Kalikâ* wurde der Gebrauch eines Pfeilgiftes berichtet, das sie aus den fleischigen Blättern einer im Habitus der Kandelaber-*Euphorbia* ähnelnden, aber sonst verschiedenen *Euphorbia* gewinnen. In gleicher Weise greifen die Bewohner des Tabigebirges, die *Hammeg-Fungi* und *Burum*, zu dem Milchsafte der »*Euphorbia venenifica*«. Sie schmieren ihn auf die mit tiefen Kerben versehene, aus Ebenholz gefertigte Pfeilspitze.

Aus einer anderen Pflanzenfamilie, welche Milchsäfte in ihren Arten aufweist, den Asclepiadeen, nehmen die *Danoâ* oder *Haddâd* im südöstlichen Kanêm am Tsadsee ihr Pfeilgift. Sie benutzen den Saft der *Calotropis procera*, jener bekannten Pflanze, die in Ostindien unter dem Namen Mudar arzneilich benutzt wird. Sie besitzt nur in geringem Grade örtlich Entzündung erregende Eigenschaften, stark dagegen die später auseinanderzusetzenden Herzwirkungen. Statt ihrer nimmt man dort auch gelegentlich eine Euphorbia, die in der Bornusprache »Gururu« heißt.

In Surinam wird das ätzende *Arum venenatum* und auf Malakka vereinzelt eine andere Aroidee, vielleicht *Dieffenbachia seguine*, siv. *Caladium seguinum* gebraucht.

Ätzende Stoffe finden sich aber, leicht erlangbar, nicht nur im Pflanzen-, sondern auch im Tierreiche. Braucht doch nur daran erinnert zu werden, daß die *Ameisensäure* in letzterem weit verbreitet und damit die Möglichkeit gegeben ist, durch Auskochen derselben in Öl oder Zerstampfen ein hervorragendes schmerzhaftes Entzündungsmittel für tierische Gewebe herzustellen. Stanley berichtet über Angriffe, denen er am Aruwimiufer ausgesetzt war, und denen er den Verlust mehrerer Menschenleben zuzuschreiben hatte. In Ari-Sibba fand er dann mehrere Pakete getrockneter Ameisen, die nach Angabe der Eingeborenen — was keinesfalls richtig ist — das tödliche Gift darstellen sollten.

Von den nahe am Quellengebiete des Brahmaputra wohnenden *Abor* wird angegeben, daß sie für ihr Pfeilgift *Croton Tiglium* benutzen. Das Crotonöl besitzt stark gewebsreizende Eigenschaften. In Burma soll *Hippomane Mancinella* gebraucht werden, das ähnlich wirkt, und auf Malakka finden, wie weiterhin angegeben wird, Stoffe von solchem Wirkungshabitus neben anderen reichlich Verwendung.

### 2. Gifte, die allgemeine Vergiftungssymptome erzeugen.

Die Wirkungsbreite der bisher skizzierten Giftgruppe ist beengt. Ihr Eintritt in das Blut vollzieht sich, besonders wenn es sich um zähe Pflanzensäfte handelt, nur langsam, und selbst wenn größere Mengen des Giftes in ihm kreisen, sind schwere Symptome nicht oder erst nach langer Zeit zu erwarten. Eine ganz andere Gestaltung erlangt die Vergiftung, wenn Stoffe eingeführt werden, die auf lebenswichtige Organe oder Gehirnzentra einwirken, welchen die Funktionsregulierung solcher Organe obliegt. Die Kriterien solcher Wirkungen sind: Schnelligkeit und Lebensgefährdung. Reichlich verfügen wilde Völkerstämme noch über solche Mittel, und besonders da haben sie sich erhalten, wo europäische Mächte als Herren der betreffenden Gebiete und Völker die Einfuhr von Feuerwaffen und deren Erwerb seitens der Eingeborenen zu verhindern suchen.

### a) Atmungsgifte.

Einige solcher mögen hier geschildert werden. Eine der am meisten im Altertume gefürchteten Pflanzen, *Aconit*, unser Sturmhut, von dem die Sage erzählt, daß es dem Geifer des Zerberus entsprossen sei, ist in Spanien zweifellos zur Jagd und von den *Mauren*, die dasselbe »Schießkraut« nannten, in ihren blutigen Kriegen als Pfeilgift noch um die Mitte des 16. Jahrhunderts benutzt worden. Wahrscheinlich war es Aconit, durch das der byzantinische Kaiser JOHANNES II. COMNENUS, dem man aus Ironie wegen seiner auffälligen Häßlichkeit den Namen des Schönen, KALO-JOHANNES, gegeben hatte, zugrunde gegangen ist. Im Frühjahr 1143 ging dieser durch die Kämpfe gegen Türken, Serben und Ungarn berühmt gewordene Mann auf die Jagd, griff einen Eber an und durchbohrte ihn mit seinem Schwerte. In dem Kampf zerbrach sein Köcher und ein vergifteter Pfeil verletzte ihm leicht die Hand. Da er »die Hand sich nicht abnehmen lassen wollte, starb er an der Vergiftung«. Die Möglichkeit besteht natürlich, daß dieser Ausgang durch eine Infektion zustande gekommen ist.

Heute greifen nur noch ostasiatische Stämme zum Aconit, um ihre Waffen tödlich zu machen. Hoch oben im östlichen Teile des Himalajagebirges, etwa vom 82° östl. Länge an, in Nepal, Assam, bei den *Abors*, südlich bei den *Katschin* oder *Tsching-po* in Birma und bei *Stämmen am Lan-tsan-ki-ang*, im äußersten Westen von Yünnan, trifft man einen solchen Gebrauch für Jagd und Kampf. Wohl sind die bei uns vorkommenden Aconitarten, wie *Aconitum Napellus* reichlich mit jenem giftigen Bestandteile, dem Aconitin versehen, von dem schon $^1/_5$ mg schwere Vergiftungssymptome erzeugen kann. Aber in den erstgenannten Gebieten, in einer Seehöhe von 10—14000 Fuß, findet sich eine wegen der Intensität ihrer Wirkung noch mehr berüchtigte Art, *Aconitum ferox*, das »Mishmi Bish« oder »Bikh« der *Assamesen* und der *Abors*. Alles, was diese an höchster Giftigkeit einer Substanz zuerteilen, konzentriert sich in dieser Pflanze, die deswegen auch »Bish« (Virus), d. h. Gift κατ᾽ ἐξοχήν, heißt. Und die Truppen der früheren Ostindischen Kompagnie haben oft genug das Verderbliche dieses Gewächses erfahren müssen, als sie gegen die *Abors* zogen! Ja, das Gift soll angeblich so stark sein, daß es auch für die Elefantenjagd benutzt werden kann, und ein davon getroffener Elefant nicht mehr weit laufe.

Auch die *Aka*, ein Stamm Assams, benutzen eine *Aconitum*-Art zu Pfeilgiften. Ein weiter Raum trennt die obengenannten Gebiete von den letzten Anwendungsorten des Aconits als Pfeilgift: Die *Ainos* auf Jesso und Sachalin bereiten aus den Nebenwurzeln von *Aconitum ferox* und *Aconitum japonicum* jenes Gift, mit dem sie auf die Bärenjagd gehen.

Menschen und Tiere enden durch Erstickung, falls genügend davon in den Kreislauf eintritt. Das Herz bleibt natürlich nicht von der Wirkung unberührt. Aber daß es nicht primär in Mitleidenschaft gezogen wird, ist für die Heilung solcher Vergiftungen von besonderer Wichtigkeit. Schon vor 40 Jahren wies ich nach, daß die künstliche Atmung, die man, selbst bei tödlichen Dosen, lange genug fortsetzt, lebensrettend wirken kann.

### b) Herzgifte.

Noch anders gestalten sich die Verhältnisse, wenn ein Gift eingeführt wird, das die Herztätigkeit primär zu lähmen vermag. Der überwiegend größte Teil der Pfeilgifte stellt Herzgifte dar und es ist bemerkenswert, daß das instinktive Finden solcher Stoffe seitens der Naturvölker sich gerade auf die verderblichsten von allen erstreckt hat. Afrika und Ostasien partizipieren an dieser Giftgruppe.

Nach alten Mitteilungen bedienten sich bereits die *Gallier* des *Helleborus*, eines ausgesprochenen, wenn auch nicht zu den kraftvollsten gehörenden Herzgiftes, und auch die *spanischen Mauren* sollen diesen Pflanzenstoff bisweilen gebraucht haben.

Heute findet man die mächtigsten dieser Mittel in Ostasien und Afrika im Gebrauch. Da ist die altbekannte *Antiaris toxicaria*, der javanische Giftbaum, durch dessen Rindenverletzung ein giftiger Milchsaft gewonnen wird. Schon aus der Mitte des 18. Jahrhunderts besitzen wir Angaben, die auf einen ausgedehnten Gebrauch dieses Giftes schließen lassen. Das daraus hergestellte »Macassargift« fand sich schon um jene Zeit in den Sammlungen des British Museum in London. Das wirksame Prinzip des Saftes stellt das kristallinische Antiarin dar, von dem etwa 0,000009 g ausreichen, um einen Frosch in 24 Stunden durch Herzlähmung zu töten.

Zahlreiche Volksstämme Ostasiens machen sich die herzlähmenden Eigenschaften dieses Baumes zunutzen, z. B. die *Mon* in Pegu, die *Karen* in Tenasserim, die *Naga*-Stämme im Manipurgebiet, die *Muong* in Tonking und Cochinchina, die *Moi* im Nordosten von Cochinchina, die z. T. wahrscheinlich noch ein anderes Herzgift aus einer *Strophantus*-Art verwenden.

Auf der Malayischen Halbinsel, wo die Verwendung des Antiarissaftes, des Ipo-Kayu, d. h. Baumsaftes, noch in ziemlich großem Umfange stattfindet, nimmt man etwa 90 g desselben für 100 Pfeile. Ein mit einem solchen Pfeile in den Schenkel getroffener Affe, der sich sofort selbst den Pfeil auszog, aber nicht verhindern konnte, daß die 2—3 mm lange Spitze steckenblieb, fiel nach $2^1/_2$ Minuten tot von dem Baume herab. Als Gebraucher des Saftes kommen dort in Frage: 1. die *Sakai*, 2. die *Mantra*, 3. die *Jakun*, 4. die *Besisi*, 5. die *Benua*, 6. die *Semang*, 7. die *Pangghan*. Alle diese Stämme bestreichen mit dem Milchsafte vor allem ihre Blasrohrpfeile. Es werden aber auch von berufsmäßigen Giftbereitern oder von nicht so guten Sachverständigen gemischte Gifte hergestellt. Man fügt

Entzündung erregende Stoffe aus *Amorphophallus Prainii*, oder *Epipremnum giganteum* oder *Excoecaria Agallocha* oder das Gift von Skorpionen und Hundertfüßern hinzu. Zur Verstärkung der Allgemeinvergiftung werden *Strychnos*-Arten, z. B. *Strychnos lanceolaris* (Blay Hitam bei den *Semang* und *Pangghan*) oder *Strychnos Maingayi* (Aker Campong) oder *Strychnos Wallichiana* (Ipoh aker) oder auch ein weiteres Herzgift, die *Thevetia neriifolia* benutzt. Als Zusätze dienen ferner z. B. *Colocasia indica*, in dem ich ein Alkaloid nachwies, *Alocasia*-Arten, *Dioscorea*-Arten, *Derris elliptica*, das Gift giftiger Fische aus der Gruppe der Scorpaeniden *Synanceia*, *Plotosus*, *Trygon*, *Tetrodon*, Schlangengift usw.

Auch der Ostindische Archipel stellt ein Verwendungsgebiet von Pfeilgift dar, sehr viel weniger ausgedehnt gegenüber früheren Zeiten, aber immer noch merklich groß. Es nehmen an dem Gebrauche von *Antiaris toxicaria*, als Hauptbestandteil des Giftes, z. B. teil: die *Batak* auf Sumatra, die Bewohner des Batamarchipels, von Nias, den Mentaweiinseln, Banka, Bali, Timor, Celebes. Auf Borneo werden Antiaris mit anderen Zusätzen oder auch nur *Strychnos*-Arten verwendet.

Ein weiteres Herzgift findet auf den Philippinen bei den *Ygorroten* Benutzung. Es ist die *Rabelaisia philippensis*, ein zu den Rautengewächsen gehöriger Baum, von dem die Bastschicht in entsprechender Weise als Giftmaterial hergerichtet wird. Ich habe daraus ein Alkaloid Lunasin gewonnen, das herzlähmend wirkt.

Eine noch stärkere Wirkung als das Antiarin äußert das wirksame Prinzip einer in Ostafrika vorkommenden giftigen Pflanzengattung, der *Acokanthera*. Auf dem ungeheuren Gebiete, das von Erithräa beginnend, sich über das Abessinische Hochland nach Südosten, Südwesten und Süden über einen großen Teil von Ostafrika, vielleicht sogar bis zu dem Wendekreise erstreckt, bei den *Somali*, *Wataita*, *Wakamba*, *Wanika*, *Wa-Gyriama*, *Waschamba*, *Massai*, *Wapare* und vielen anderen mehr findet sich hauptsächlich *Acokanthera Schimperi*. Sie enthält das von mir in reinem Zustande gewonnene amorphe Glykosid Ouabaïn, einen in Wasser löslichen Körper, dem zwei Eigenschaften zukommen: das Herz zu lähmen und an den Schleimhäuten, an die er gelangt, örtliche, langdauernde Unempfindlichkeit hervorzurufen. Die erstere Einwirkung bedingt, daß auch sehr große Tiere der verderblichen Kraft dieses Giftes unterliegen, selbst wenn nur ein durch langdauerndes Einkochen des Holzes hergestelltes Extrakt auf den Pfeil oder den eisernen Speer aufgetragen wird. Nicht lange mehr leben Flußpferde oder Elefanten, denen, z. B. von den mutigen *Wanderobo*, ein derartig giftgetränkter Speer in die Weichteile gestoßen wird. Die Herztätigkeit sinkt schnell, und dadurch wird, wie man dies bei Pflanzen- und Fleischfressern verfolgen kann[1]), in einem bestimmten Zeitpunkte auch sekundär die Atmung leiden. Dieselbe wird giemend; weit sperrt das Tier bei jedem Atemzuge das Maul auf, bis es unter Krämpfen endet. Man findet bei der sofortigen Sektion das Herz meistens stillstehend.

---

1) L. Lewin, Arch. f. path. Anatomie, Bd. CXXXIV, Heft 2. — Botanische Jahrbücher, Bd. XVII, Heft 3 und 4, Beiblatt Nr. 41. — Lehrbuch der Toxikologie, 1897. — L. Lewin und Stadelmann, Berliner klinische Wochenschrift, 1906, Nr. 50.

Man kann nach dem Mitgeteilten verstehen, welche furchtbare Waffe dieses, von vielen Tausenden benutzte Gift darstellt, und auch ermessen, welcher Gefahr sich diejenigen aussetzen, die mit solchen Geschossen in einem Kampfe zu rechnen haben. Und die Gelegenheit dazu ist, mit Rücksicht auf das große Gebiet, in dem sich jenes Gift von Natur findet oder durch Kauf in die Hände der Bewohner kommt, reichlich vorhanden. Die weittragenden Geschosse der Europäer sind sehr oft bei in hohem Grase versteckt liegenden Feinden von keinem Nutzen, so daß ein Abhalten der Gefahr nicht immer zu ermöglichen ist. Wehe dem, der mit einem Pfeil angeschossen wird, auf dem sich 2, 4 oder gar 10 g des sich leicht in der Wunde lösenden, extraktförmigen Giftes finden. Genug Europäer sind dadurch zugrunde gegangen. Wird das Geschoß nicht unmittelbar nach dem Einschusse rücksichtslos so herausgeschnitten, daß auch alle mit dem Gifte in Berührung gekommenen Weichteile entfernt werden, so verringert jede Minute die Hoffnung, den Betreffenden seine Heimat wiedersehen zu lassen. Kein Herzreizmittel, keine Maßregel, um den zur Erstickung führenden, qualvollen Lufthunger zu mildern, ist imstande, bei einer genügenden Dosis den endlichen traurigen Ausgang hintanzuhalten. Wohl kommt es einmal vor, daß die Bereitung des Giftes schlecht ausgeführt wurde und dasselbe infolge der Zersetzung des wirksamen Prinzipes an Verderblichkeit abnahm — im ganzen ist dieser glückliche Fall aber selten.

Ähnlich, wenn auch nicht so stark auf das Herz wirkt ein anderes Pfeilgift, Kombi, Kombé, Gombi, das durch LIVINGSTONE bzw. KIRK zu unserer Kenntnis kam. Sie fanden es im Hochland des Shire, des nördlichen Nebenflusses des Sambesi, und weiter herauf an der Ostküste des Nyassasees, bei den *Mangandja*. Hier wird dasselbe auf hölzerne Pfeile geschmiert und ausschließlich zur Tötung von Menschen gebraucht. Die Pflanze, die das Gift liefert, ist ein Kletterstrauch, der an mehreren Punkten oberhalb der Viktoriafälle des Sambesi, zwischen der Küste und dem Innern des Kontinents in Tal- und Bergwäldern vorkommt. Es ist eine Strophantus-Art, *Strophantus Kombé* Oliv., eine Varietät der in Afrika von Senegambien bis zum Sambesigebiete verbreiteten Apocynacee, *Strophantus hispidus*. Die erstere wie die letztere enthält als wirksames Prinzip das Strophantin, das wie Ouabaïn ein Herzgift darstellt. Nach der Vergiftung verfallen die willkürlichen Muskeln in einen Zustand von Starre.

Wer möchte es zu erkunden versuchen, warum auch in Westafrika vielfach gerade dieses Gift zu Giftpfeilen benutzt wird? Jener im Stromgebiete des Ogowe hausende Zwergstamm der *Abongo* gebraucht es, wie meine Untersuchungen es mehr als wahrscheinlich machten, für ihre winzigen Holzpfeile in derselben Weise wie die in Gabun gefürchteten Anthropophagen, die *Fan* (Pahouin) und die Völker im Hinterlande von Togo. Von den letzteren vermochte ich es an einem Präparate zu erweisen. In Joruba und bei den *Mandingos* wird gleichfalls Gift aus *Strophantus hispidus* oder einer verwandten Art benutzt.

Auch von diesen Giften reichen sehr kleine Mengen aus, um schwere Vergiftung oder den Tod zu veranlassen, und sehr viele afrikanische Stämme nehmen in reichem Maße an der Verwendung der verschiedenen Strophantus-

Arten teil, zu denen sich im Kongogebiete noch *Strophantus sarmentosus*, *Strophantus bracteatus* oder *Strophantus Preussii* und andere gesellen.

Wie weit die jetzt als Herzgift erkannte[1]) Asclepiadee *Calotropis procera*, die Mudar- oder Madarpflanze der *Indier*, Oschar oder Ushâr der *Araber*, als Pfeilgift in Afrika Verwendung findet, läßt sich mit Sicherheit noch nicht feststellen. Sie findet sich u. a. am Senegal, vom Tsadsee bis nach Lagos, in Nubien, Uganda, im Sudan und in Ostafrika. Trägerin des Giftes, des Calotropin, ist die aus verletzten Stellen der Pflanze ausfließende, der Tiermilch gleichende Milch, die sich jahrelang unverändert wirkungsvoll hält. Im Bornugebiet und in Kanem dient sie eingedickt als Pfeilgift. Die *Danoâ* oder *Haddâd*, die jetzt das Land N'Gouri einnehmen, sowie die *Bagáraaraber* in Darfur benutzen sie gleichfalls für diesen Zweck — wie die Beobachtung W. von Müllers lehrte — mit dem Erfolge der Menschentötung.

Im Südwesten Afrikas findet sich ein anderes, nicht minder verderbliches, glücklicherweise nicht sehr verbreitetes Gift in Gebrauch, das *Echuja*, das Gift aus dem Safte von *Adenium Boehmianum*, einem Strauche, der in Upingtonia und im Norden und Nordosten des Hererolandes vorkommt. Das wirksame Prinzip Echujin tötet durch Herzlähmung. Nebenbei entstehen aber noch Krämpfe. Ich vermochte dasselbe auch in dem Gifte der *Berg-Dammara* nachzuweisen.

Mancher andere Volksstamm benutzt noch, wie ich nachwies, Herzgifte, z. B. die den Zwergen stammverwandten *Wahoko* und *Wawira*, die *Wanyamwési*, *Wasongóra*, die *Wabujwe* am Tanganikasee und viele andere. Schon vor mehreren Jahren vermochte ich in einem afrikanischen Pfeilgifte die Anwesenheit des wirksamen Prinzipes von *Erythrophloeum judiciale*, einem im Westen von Afrika auch zu Gottesgerichten verwandten Baume, nachzuweisen. Das darin enthaltene Erythrophläin bewirkt, wie Echujin, Krämpfe und Herzlähmung, sowie örtliche Empfindungslosigkeit der Wunden, mit denen es in direkte Berührung gebracht wird. Die *Monbuttuzwerge* benutzen diese Pflanze, wie wahrscheinlich auch die *Futa Diola* und andere Stämme.

## c) Krampfgifte.

Die Hoffnung, Menschen retten zu können, welche von Pfeilen getroffen wurden, die ein Krampfgift trugen, ist sehr viel größer, als bei Atmungs- und Herzgiften. Denn über zahlreiche narkotische Mittel verfügen wir, um Krämpfe zu beseitigen, ja so lange selbst nicht auftreten zu lassen, als bis das in die Blutbahn eingetretene, krampferzeugende Gift den Körper durch Harn, Kot usw. wieder verlassen hat. Kann eine solche Hilfe geleistet werden, dann ist sie auch aussichtsvoll, und wir fürchten nicht sehr das Geschoß mit seiner giftbewehrten schwarzen oder braunen oder grauen Spitze.

Malakka stellt ein förmliches Pfeilgiftreservoir dar. Außer den bereits angeführten Herzgiften werden auch Krampfgifte von den zahlreichen

[1]) L. Lewin, Archiv für exper. Pathologie und Pharmakologie, Bd. 71, 1913, S. 142. — Medizinische Klinik, 1913, Nr. 6.

wilden Stämmen benutzt. So enthält das Pfeilgift der *Panggahn*, eines Stammes der Orang Hûtan, Brucin, ein krampferzeugendes Alkaloid, das sich allein oder in Begleitung von Strychnin in manchen Strychnos-Arten findet. Keinenfalls kann es *Strychnos Tieuté*, das Upas Radja oder königliche Gift sein, da dieses bis zu 60% Strychnin aber kein Brucin enthält.

Aber *Strychnos Tieuté* wird im Malayischen Archipel noch viel für diesen Zweck benutzt. Ehemals sollen Verbrecher auf Java mit Dolchen getötet worden sein, die Upas Radja trugen. Bei den *Dajak* wird, wie ich durch Analysen nachweisen konnte, *Strychnos Tieuté* viel gebraucht. In ein Palmblatt gewickelt und mit Faserschnur umschnürt, wird eine solche Gifttüte für den privaten Gebrauch, vielleicht auch für den Handel dargestellt. Sie ist gefüllt mit einem braunen, krümligen Pulver, dem Dekokt von *Strychnos Tieuté* und angeblich *Cocculus crispus*. Leicht vermochte ich daraus kristallinisches Strychnin darzustellen. Ebenso gewann ich solches aus einem anderen, nicht in der geschilderten Weise verpackten Dajakgifte.

Ganz anderer Herkunft ist ein Krampfgift, das *Buschmänner* Südafrikas zur Herstellung ihres Pfeilgiftes verwenden. Außer *Euphorbia*-Saft und Schlangengift fügen sie demselben *Haemanthus toxicarius*, die Giftzwiebel, hinzu. Das Gemisch bringen sie auf ihre mit Knochenspitze versehenen Pfeile, bei denen ein widerhakendes Federplättchen für das Zurückhalten der giftigen Spitze in der Wunde sorgt. Dieses Gift, dort »Malkopvergif«, d.h. den Kopf wirr machendes Gift genannt, wirkt anfangs erregend, später lähmend auf Rückenmark, Gehirn und Atmungszentrum. Ein wesentlicher Bestandteil ist die Giftzwiebel, die an der Entstehung der Krämpfe beteiligt ist. Tiere, die erbrechen können, tun dies anhaltend und bis zur Erschöpfung, wenn auch nur kleine Mengen davon von Wunden aus in das Blut eintreten. Die Haltbarkeit dieses Buschmanngiftes ist eine besonders große. Ich habe solche Giftpfeile untersucht, die etwa 90 Jahre zuvor von LICHTENSTEIN aus Südafrika mitgebracht, unter wechselnden äußeren Verhältnissen hier in Berlin in diesem Zeitraume in Museen lagerten. Das an ihnen haftende Gift wirkte wie frisch dargestelltes; ja es gelang mir, selbst jene Wirkung zur Darstellung zu bringen, die sich auf eine Störung psychischer Funktionen bezieht. Meine erneuten Untersuchungen der Zwiebel selbst[1]) führten zur Gewinnung eines Alkaloids Hämanthin, das die Wirkung der Pflanze trägt: Zitterbewegungen, Muskelkrämpfe sowie schwere Atmungsstörungen.

Dem Tierreich entnehmen, wie ich durch meine Forschungen erwiesen habe[2]), die *Buschmänner* des Kalaharigebietes ihre Pfeilgifte. Mehrere, den Chrysomeliden zugehörende Käfer liefern das Material. Als ersten lehrte ich die *Diamphidia simplex* Péring kennen, von der unter dem Namen »Nga« schon LIVINGSTONE oberflächlich berichtete. Die Larve dieser Coleoptere, die sich in der Erde einpuppt und mit einem Erdkokon umgibt, wird zerdrückt und der farblose Leibessaft auf die Pfeilspitze geträufelt.

---

1) L. LEWIN, Archiv für exper. Pathologie und Pharmakologie, Bd. 68, 1912.
2) L. LEWIN, Archiv für pathol. Anatomie, Bd. 136, 1894.

Oft werden 15, 20 und mehr dieser Larven für einen Pfeil benutzt. Als wirksames Prinzip spreche ich einen Eiweißkörper an, der sich mit Wasser aus der Larve extrahieren läßt. Die roten Blutkörperchen werden durch das Gift aufgelöst und Gewebe zur Entzündung, Schwellung und Blutung gebracht. Es können blutige Durchfälle und Nierenblutungen entstehen. Atmungsstörungen und Krämpfe sind die am meisten in die Augen fallenden, nach schneller Giftresorption entstehenden Symptome.

Ein zweiter für Pfeilgift von *Buschmännern* benutzter Käfer ist die *Blepharida evanida*. Sie erzeugt bei Tieren Benommenheitszustände, Erbrechen, Durchfälle und nach Stunden den Tod unter Atmungsstörungen und lähmungsartiger Schwäche. Der Darm erweist sich oft als entzündet. Unverändertes Blut und Methämoglobin kommen im Harn vor[1]).

Ein dritter Pfeilgiftkäfer ist die *Blepharidella Lewini* Weise, die wahrscheinlich, wie es von den beiden vorgenannten feststeht, durch einen oder mehrere Eiweißkörper ihre Giftwirkungen entfaltet[2]).

Stark in der Wirkung ist ein ebenfalls zu den Krampfgiften gehörendes Pfeilgift, das die *Baroa*, ein Basutostamm, darstellt. Tiere, die auch nur sehr kleine Mengen davon bekommen, gehen schnell unter Krämpfen zugrunde. Basische Stoffe bedingen die Wirkung. Diese Krämpfe tragen nicht den Charakter jener, die durch Strychnin erzeugt werden, die wir als Tetanus bezeichnen und die sich meistens mit Kinnbackenkrampf vergesellschaften.

Aber auch solche werden gelegentlich durch angebliche Pfeilgifte erzeugt, für die sogar nachweislich kein Pflanzenstoff benutzt wurde. Seit lange ist es bekannt, daß auf den Hebriden Pfeile geschossen werden, auf deren Knochenspitze eine Substanz aufgetragen ist. Versuche, die ich anstellte, ein wirksames Prinzip aus diesem Belag zu gewinnen, scheiterten. Keine irgendwie die Funktionen des Tierkörpers ändernden Stoffe sind durch andere Lösungsmittel herauslösbar. Die Vermutung, daß durch Einstecken solcher Pfeile in ein Erdreich, das Tetanusbazillen enthält, diese an die Pfeile gelangen, dort durch einen vorhandenen Saft festgeklebt werden, um nachher im menschlichen Organismus frei zu werden und das verderbliche Tetanusgift zu erzeugen, ergab in Impfversuchen, die ich an Mäusen anstellen ließ, keine Bestätigung. Eine französische Kommission, die sich auf Neukaledonien mit dieser Frage beschäftigte, kam zu dem gleichen Resultate. Der nach der Verwundung von Menschen mit solchen Pfeilen auftretende Tetanus ist ein zufälliger, wie er, freilich sehr viel seltener, auch nach andersartiger Verwundung vorkommen kann.

Nichtsdestoweniger werden auf manchen dieser Inseln doch wirkliche Gifte noch auf die Knochenspitze aufgetragen, z. B. *in Mota* auf den Banksinseln, das Gift aus der Wurzel einer Kletterpflanze, oder auch Euphorbiaceensäfte. Vielfach findet sich auf jenen Inseln, wie auch auf den Fidschiinseln, die Euphorbiacee: *Excoecaria Agallocha*, die wegen der heftigen Entzündung erregenden Eigenschaften ihres Saftes seit lange berüchtigt ist. Auch daß

---

[1]) L. LEWIN, Archiv für exper. Pathologie, 1912, Bd. 69, S. 59.
[2]) L. LEWIN, ibid., S. 62.

die so behandelten Pfeile in Krabbenlöcher gesteckt und dann an der Luft getrocknet werden, wird behauptet.

So kann also gelegentlich aus der örtlichen Entzündung und den gleichzeitig an der Pfeilspitze vorhandenen, und auf die entzündete Basis einwirkenden fauligen, oder mit gewissen pathogenen Mikroorganismen versehenen Stoffen ein Starrkrampf resultieren. Derselbe wird von jenen Pfeilgiftschützen erwartet, und auch Europäer gingen durch solche Schüsse unter diesem Symptome bei mangelnder geeigneter Hilfe zugrunde. Damit stimmt eine andere, freilich alleinstehende Angabe überein, wonach die Pfeile auf den Neuhebriden in das verwesende Fleisch eines etwa acht Tage alten menschlichen Leichnams eingestoßen und dann mit dem Safte der *Derris uliginosa* getränkt würden. Der Saft dieser Pflanze stellt aber für sich allein schon ein bösartiges Gift dar.

Die Eingeborenen von *Bougainville* (Salomonarchipel) sollen ebenfalls die Gewohnheit haben, die Pfeilspitze in einen verwesenden Leichnam einzustoßen. Aus Neuguinea ist mir das gleiche mitgeteilt worden.

Wer denkt bei diesen Berichten nicht an die Erzählung von ARISTOTELES und AELIAN, wonach die Szythen ihr Pfeilgift aus einem Gemisch von faulenden Schlangen und faulendem menschlichem Blute darstellten?

Die giftigen Eigenschaften faulender tierischer Teile sind seit Jahrtausenden bekannt, und selbst da, wo man Giftpfeile nicht schießt, z. B. in Australien — die Torrestraße stellt nach Süden die Grenze für den Gebrauch solcher Geschosse dar — bedient man sich dieses Giftes in anderer Weise zum Töten. So wird von den *Narrinjeri* am unteren Murray in Südaustralien angegeben, daß sie Knochensplitter in die jauchige Masse von Leichen tauchen und diese Waffe zum Verwunden benutzen.

### d) Lähmungsgifte.

Ziemlich scharf läßt sich von den bisher erörterten Gruppen diejenige abtrennen, die primär die peripherischen Bewegungsnerven in den Muskeln lähmen. Bewegungsunfähigkeit und auch Atmungsstörungen, eventuell Erstickung durch Untätigkeit der für den Atmungsprozeß notwendigen Muskeln sind die Folgen, welche die Aufnahme eines solchen Giftes in die Blutbahn zeitigen muß. WALTER RALEIGH brachte im Jahre 1595 ein solches Gift aus Amerika. Es ist das unter dem Namen *Kurare* oder *Worara* berühmt gewordene und auch heute noch am Amazonenstrom, am Orinoko, in Französisch-Guyana, am Ucayale, Rio Negro, Tapajoz usw. von überaus zahlreichen Stämmen, z. B. den *Ticunas*, *Arecunas*, *Macusi*, *Mesaya*, *Jipurina*, *Wapisiana*, *Atorai* gebrauchte Pfeilgift, das Frösche zu 0,00002 g lähmt. Strychnos-Arten liefern dieses Gift, zu dem freilich hier und da auch Zusätze wie *Cocculus toxiferus*, Schlangen u. a. m. gemacht werden. Ein ziemlich umfangreicher Tauschhandel findet innerhalb der angegebenen Gebiete mit demselben statt. Dieses Gift lehrte zuerst, wie innerhalb der sonst krampferregenden Strychnos-Gruppe Spezies vorkommen, welche die gegenteilige Wirkung, d. h. Lähmung zu äußern vermögen. Regungs- und bewegungslos liegen die damit vergifteten Tiere da, und ihre Atembewegungen, die immer schwächer werden, drohen ganz aufzuhören; aber ihr Leben kann dennoch lange erhalten, ja die Tiere gerettet werden, wenn die künstliche Atmung energisch und lange gehandhabt wird. Schnell wird das Gift aus dem Körper ausgeschieden, und wenn trotzdem die Vergiftungssymptome noch lange anhalten, so zeigt dies, wie schwer die Nerven durch die Vergiftung gelitten haben, schließt aber nicht aus, daß man, wenn die freiwillige Atmung wieder halbwegs in Gang gekommen ist, der weiteren Störungen auch Herr wird.

In Neugranada werden von den *Chocoindianern* wie Kurare wirkende Tiergifte aus den Batrachiern: *Phyllobates melanorhinus* (*Phyllobates bicolor*, *Phyllobates chocoensis*) und aus *Dendrobates tinctorius* zu Pfeilgiften gebraucht. Das erstere Tier hauptsächlich. Es findet sich in den heißen Kordillerenwäldern. Man fängt es und führt ihm ein zugespitztes Stöckchen schräg durch das Maul in ein hinteres Bein, um es so besser halten zu können. Alsdann nähert man es dem Feuer. Durch die Hitze sezerniert es ein leicht gelbliches, milchiges Sekret, in das die Pfeile getaucht werden. Die Wirkungen sind denen des Schlangengiftes ähnlich.

## Zweites Kapitel.

### Giftige lebende Tiere als Fernwaffe.

Eine Entschuldigung dafür, daß die Menschen »mit fremdem Gifte stritten« fand AELIAN darin, daß sie dies von den Wespen gelernt hätten, die ihren Stachel mit dem Gifte toter Vipern netzten. Man wußte natürlich aus der täglichen Erfahrung mehr und Richtigeres als dies. Man kannte die Wirkungen von Gifttieren, von Insekten an bis zu den Schlangen, und so kann es nicht wundernehmen, daß auch zu solchen, freilich schwächlichen Hifsmitteln im Kriege Bedrängte griffen. Man ersieht dies aus jenem Bericht des HERODIAN, der sich auf die belagerten Atrener bezieht. Weil BARSENIUS, der König der Atrener, freundschaftlich mit PESCENNIUS NIGER verbunden war, der römischer Kaiser hatte werden wollen, aber unterlegen war und sein Leben eingebüßt hatte, zog SEPTIMIUS SEVERUS gegen ihn. Es war ein Vorwand, wie deren landgierige Eroberer immer einen oder den anderen zur Verfügung haben. Er belagerte Atra, das auf der Spitze eines hohen Berges gelegen und mit einer starken Mauer umgeben war. Alle damals bekannten Belagerungskünste wurden an dieser Stadt erfolglos erschöpft. Die Atrener wehrten sich tapfer und unter anderem dadurch, daß sie auf die Anstürmenden Steine herabwälzten und irdene Gefäße schleuderten, die mit kleinen, fliegenden, giftigen Insekten angefüllt waren. Diese stachen die Römer im Gesicht oder krochen an andere entblößte Körperteile und verursachten dort unangenehme Belästigungen[1]). SEVERUS, gewohnt in allen Schlachten zu siegen, mußte unverrichteter Dinge abziehen.

---

1) HERODIANI *Historiar. libri octo*, lib. III, cap. IX, edit. IRMISCH, Lips. 1773, p. 649:

Eine weitere, hierhergehörende, eigentümliche Giftverwendung im Kriege benutzte HANNIBAL. Er war zum König PRUSIAS von Bithynien geflohen. Dort brachte er eine mächtige Koalition gegen die Römer und gegen EUMENES, den König von Pergamon, zustande. Er errang mannigfache Vorteile in den nun folgenden Kämpfen. Eine Seeschlacht gewann er dadurch, daß er giftige Schlangen sammeln, in Tongefäße einsperren und mitten in der Schlacht auf die feindlichen Schiffe werfen ließ. Es erschien dem Feinde anfangs lächerlich, gegen Töpfe zu kämpfen, sehr bald aber, als die Schlangen sich über das Schiff zu verbreiten begannen, wurden sie so bestürzt, daß HANNIBAL den Sieg davontragen konnte[1]). Er hat seinen eigenen tragischen Gifttod reichlich verdient, wenn man daran denkt, daß er auch bei einer anderen Gelegenheit viele Menschen durch Gift tötete. Ließ er doch die Einwohner von Nuceria in besonders dafür hergerichteten Badstuben »durch Dampf und Rauch«, d. h. durch Kohlendunst tückisch ersticken[2])!

## Dritter Abschnitt.

# Giftliefernde Feuerwaffen und ausgesandte Gasgifte.

## Erstes Kapitel.

### Die Sittlichkeit des Menschen und des Krieges.

»Nunc non uno mortis genere sed triplici mori necesse est: perimus ferro aut plumbo, veneno et igni.«

»Im Krieg stirbt man jetzt nicht nur auf eine, sondern auf eine dreifache Art: durch Eisen oder Blei, durch Gift und durch Feuer.« So schrieb um die Mitte des 17. Jahrhunderts der General-Feldzeugmeister-Leutnant SIEMIENOVICZ und fügte hinzu, daß es die schlechteste Art von Menschen sei, die Gift für den Krieg gebrauche. Solche, die damals und später anders dachten, haben, um derartiges Tun zu rechtfertigen, bis zum Überdruß oft den Vers VIRGILS[3]) als Beschönigung angeführt:

». . . *Dolus, an virtus, quis in hoste requirat?*«

und ihn inhaltlich als das freie Gestattetsein gedeutet, jedes Mittel gegenüber dem Feinde zu gebrauchen. So sicher dieser Sinn den Worten nicht

---

»σκεύη τὲ, κεράμου πεποιημένα, πληροῦντες πτηνῶν, μικρῶν μὲν, ἰοβόλων δὲ θηρίων, ἐπέβαλλον αὐτοῖς. τὰ δὲ ἐμπίπτοντα ταῖς ὄψεσι, καὶ εἴ τι ποὺ παραγεγύμνωτο τοῦ σώματος λανθάνοντα καὶ παρεισιόντα τιτρώσκοντά τε αὐτοὺς ἐλυμαίνετο.«

1) JUSTINI *Historiae Philippicae*, lib. XXXII, cap. IV: »Quippe omne serpentium genus in fictiles lagenas conjici jussit, medioque praelio in naves hostium mitti.«

2) VALERIUS MAXIMUS, lib. IX, cap. 6, 2: »Hannibal Nucerinos hortatu suo cum binis vestimentis urbem egressos vapore et fumo balineorum strangulavit.«

3) VIRGIL, Aeneis, lib. II, vers. 390.

zukommt, ebenso sicher ist es, daß VIRGIL nach seinen sonstigen Äußerungen über Gifte als Kampfmittel der Parther usw. an solche hierbei nicht gedacht haben kann. Er würde sich andererseits auch zu den Anschauungen seiner Zeit in den schroffsten Gegensatz gestellt haben. Giftverwendung für Geschosse galt als ein Attribut des Barbarentums, und als ein Akt besonderer Grausamkeit in Kriegen, die in jeder Epoche der Menschengeschichte im Gegensatz zu der elementarsten und zugleich höchsten sittlichen Forderung: der Nächstenliebe standen. Ein alter Weltweiser OCELLUS von Lukanien, ein Vorgänger PLATOs und von diesem hochgeschätzt, hielt den Menschen unter allen Tieren für das sanftmütigste und beste[1]). Mit Recht hat schon vor langer Zeit D'ARGENS hiergegen Einspruch erhoben und behauptet, daß der Mensch nicht nur nicht das beste, sondern sogar das schlimmste Tier sei, ja, daß es Menschen gäbe, die so verderbt und verächtlich wären, als alle Tiere zusammengenommen. Der dies aussprach, war zwar Mitglied der Berliner Akademie, aber nicht ganz so berühmt wie der heilige CHRYSOSTOMOS, der lange vor ihm das gleiche in noch viel stärkerer Form zum Ausdruck gebracht hat.

Man mag, wie dies — freilich nur in der neuesten Zeit — geschehen ist, dem Krieg die Offenbarung »der edelsten menschlichen Tugenden: Mut, Entsagung, Pflichttreue, Opferwilligkeit mit Einsetzung des Lebens«[2]) zuschreiben und den Frieden als eine sumpfige Stagnation bezeichnen, in der solche Tugenden verkommen — *mindestens ebenso wahr, nein! viel wahrer war es stets und bleibt es, daß die gleichen und noch viel mehr der herrlichsten Tugenden der Menschen sich im Frieden mit weniger oder keinem Rühmen auch in stillen Hütten offenbaren.* Wäre es anders, dann möchte man nicht in die Welt gekommen sein, für andere gelebt und selbstlos gestrebt haben. Es bleibt wahr, daß die Verurteilung, die der heilige CHRYSOSTOMOS und nach ihm unzählige Nichtheilige aller häßlichen, die Seele erschütternden Bekundung menschlichen Tuns zuteil werden läßt, auch auf das zutrifft, was der Krieg an solchem, auch gute Instinkte Vernichtendem zutage fördert.

*Und der Menschen zerstörender Mittel häßlichstes ist das Gift*, das in Europa als fernwirkende Kriegswaffe wiedererschien, nachdem Jahrhunderte hindurch aus moralischer Scheu heraus vergiftete Pfeile verschwunden waren. Es ist absolut falsch, daß die Tötung durch Gift in Europa als unzulässig galt, »weil nach dem Charakter der in Europa auftretenden indogermanischen Völker, bei denen Tapferkeit, Mut und Mannhaftigkeit so hoch geehrte Tugenden waren, Gift als das Mittel der Feigheit von selbst verachtet und ausgeschlossen blieb«[3]). Diese Meinung ist ohne jegliche Kenntnis der Kriegstätigkeit vergangener Zeiten gekündet worden. Sie ist eine hohle Schreibtischphraseologie, die zwiefach von der alten und der jetzigen Zeit Lügen gestraft wird. Gifte für Pfeile sind von germanischen Stämmen jahrhundertelang gebraucht worden. Gab es doch sogar Gesetze,

[1]) Ὄκελλος Λευκανός, Περὶ τῆς τοῦ παντὸς γενέσεος, trad. par d'Argens 1763, p. 263: »ἡμερώτατον γὰρ πάντων καὶ βέλτιστον ζῶον ὁ ἄνθρωπος.«

[2]) v. MOLTKE, bei BLUNTSCHLI, Gesammelte kleine Schriften, Bd. 2, 1881, S. 271.

[3]) v. KIRCHMANN, Hugo Grotius, Bd. 2, S. 248.

die sich auf Verletzung mittels vergifteter Pfeile bezogen. In den Kapitularien der fränkischen Kriege werden Geldstrafen dafür festgesetzt — in der Lex Bajuvariorum weniger als im Salischen Gesetz. Die *Vandalen* schleuderten vergiftete Wurfspeere, und *Angelsachsen* hatten giftgenetzte Schwerter, wie aus dem BEOWULF-Epos zu ersehen ist. *Dazier*, *Dalmatier* sandten vergiftete Wurfgeschosse. Im Beginn des 13. Jahrhunderts waren Giftpfeile und vergiftete Speere — die »geluppeten« Waffen — beliebt, wie aus dem Ritterepos TRISTAN und ISOLDE und seinen Fortsetzungen hervorgeht. Im 15. Jahrhundert beschäftigt sich noch die Chirurgie mit der Heilung von Wunden, die durch vergiftete Geschosse verursacht worden sind.

## Zweites Kapitel.

### Die Einführung von giftliefernden und gifttragenden Geschossen. Die internationalen Abmachungen über solche.

1. Eine Zeitlang nachdem die Feuerwaffen die Pfeile und Ähnliches verdrängt hatten, begann man Gifte mit ihnen zu verbinden. Man vergiftete die Geschosse, um Gift direkt in den Körper zu bringen, und man versuchte die Luft, die der Feind atmen mußte, zu vergiften. Daher die lauten Klagen darüber im 16. und 17. Jahrhundert:

»So kann auch der Name ‚Waffe' keinem Menschen tötenden Gifte zugebilligt werden[1]). Da diese durch göttliche und menschliche Gesetze im bürgerlichen Wandel verboten sind und den Übertreter schwere Strafen treffen, so sollte man auch im Kriege von ihnen Abstand nehmen: Es geziemt nicht einem guten Soldaten und einem rechten Christen seinen Nächsten mit Gift aus dem Wege zu räumen; denn es ist an vielerlei mächtigen und wunderbaren Waffen kein Mangel[2]).« Ein anderer ließ sich so vernehmen: »Gleichwie es aber einer honeten, geschweige christlichen Nation unanständig ist sich der gleichen Mittel [Gifte] zu bedienen seinen Nächsten auf eine so schändliche Art ums Leben zu bringen, zumal man ohne dem genug Manieren hat dem Feinde zu schaden.« Und schließlich darf noch JUSTUS LIPSIUS erwähnt werden, der denjenigen »für niedrig und verworfen« erklärte, der einen anderen durch Gift umzubringen sich bestrebt[3]). Nicht nur Klagen über gifttragende oder giftentwickelnde Feuerwaffen der verschiedensten Gestaltung und Zweckbestimmung wurden laut, sondern auch Verordnungen erlassen, um deren Herstellung zu verhindern:

»Wiewol inn den alten Teutsche kriegsordnungen, den büchsenmeistern über ire besondere Artickel, darauf sie schweren müssen, unterweilen dises

---

1) CASIMIR SIEMIENOVICZ, *Artis magnae artilleriae pars prima*, Amsterodami 1650, p. 107: »sed nec vocabulum armorum ulli veneficio quod hominem vita spoliat ex aequo congruere potest.«

2) Ibid.: »cum et bonum militem et verum Christianum minime deceat proximum venenis tollere e medio viventium: sufficiunt namque tot ac tam varia, tam vehementia et mirabilium effectuum telorum armorumque genera ....«

3) LIPSIUS, Politicorum sive civilis doctrinae libri sex, lib. V, § 23.

auch untersaget und eingebunden worden ist, Nemlich, daß sie kein heimlich feuer einlegen, kein außfarend oder schlagend feuer gebrauchen, des nachts nit schiessen, *auch kein vergiffte Kugel* oder feuerwerck *werffen wolt.* Denn solches alles haben die alten auffrichtigen und redlichen Teutschen kriegsleut, zur selbigen zeit, für unbillich, unrecht, unnd dem Mannlichen Kriegsgebrauch, zu wider und ungemeß geachtet. So ist es doch leider nunmehr dahin kommen, daß wir erzeltes alles (weil sich die gegenpart solcher ding gebrauchet) auch mit guten ehrn unnd rechten, wo nicht gern, doch gezwungener weiß gebrauchen müssen ...[1]).«

Es ist sehr fraglich, ob der letztere Beweggrund das allein Veranlassende war, daß von deutschen Soldaten Vergiftung in die Ferne durch Geschosse verübt oder zu verüben versucht worden ist. Die Priorität ist nicht feststellbar. Beiderseits war der Wille vorhanden, auch Gifte für die Verteidigung zu benutzen. »Jedes ersinnbare Mittel wird benutzt, um die Anstrengungen des Feindes in einer Bresche zu vereiteln[2]).« Die Vergiftungen durch die später zu erwähnenden Verfahrungsweisen müssen einen sehr beträchtlichen Umfang angenommen haben, sonst wäre das Zustandekommen der im Jahre 1675 zwischen Deutschen und Franzosen in Straßburg geschlossenen Übereinkunft nicht verständlich:

»Vergleich so zwischen der Kayserlichen und Frantzösischen Armeen, so wol auch beiderseits Aliirten die die Außwechsel und racionirung der gefangenen betreffend, ist auffgerichtet worden in der Statt Straßburg den 27. Aug. 1675. *Art.* 57. So sol auch hiemit beiderseits ernstlich und scharff verbotten seyn, *sich keiner Drat- vergiffteten- gestirnten, und mehrerley ungewöhnlich figurirt- und formirter Kuglen NB. inskünfftig zugebrauchen:* bei dem derley verbotener Zeug wird gefunden werden, der soll auff gesinnen vom der Parthey, zu welcher er gehöret, exemplarisch gestrafft werden.«

2. Es ist dies Abkommen meines Wissens das erste derartige und für lange Zeit einzig gebliebene. Trotzdem darf nach gelegentlichen Äußerungen in späteren kriegswissenschaftlichen Werken angenommen werden, daß die »Giftkugeln« nicht mit einem Male dadurch ihr Ende gefunden haben. Unsere Zeit hat wieder eine Diskussion über Gift tragende, fernwirkende Feuergeschosse entstehen lassen — keine theoretischen sondern auf Wirklichkeitsverhältnissen begründete Auseinandersetzungen. Sie lehren dringlich genug, daß die vor wenigen Jahrzehnten noch geäußerte Überzeugung[3]) wertlos geworden ist, daß nämlich »gerade wegen der Fortschritte der modernen Kriegstechnik und der Vollendung der gegenwärtig üblichen Vernichtungswerkzeuge die meisten der vom früheren Recht verbotenen Waffen überhaupt nicht mehr praktisch, und ihre Verbote deshalb überflüssig und antiquiert sind, so daß sie aus dem Völkerrechtssystem

---

1) J. BRECHTEL, Büchsenmeisterei, Das ander theil, das ander capitel, Nürnberg 1591.

2) THYBOUREL et APPIER, Recueil de plusieurs machines militaires, 1620, liv. IV, chap. XIV, p. 53.

3) LÜDER, Krieg und Kriegsrecht, 1899, S. 391, in: v. HOLTZENDORFF, Handbuch des Völkerrechts, Bd. IV.

mehr als bisher verschwinden könnten«. Es hat sich ferner als irrig erwiesen zu glauben, daß die Wahl der im Kriege verwendbaren Mittel außer von den Fortschritten der Kriegskunst noch von dem Grade der Zivilisation und der moralischen Höhe der kriegführenden Parteien abhinge[1]). Und unverwirklicht ist geblieben, was MOLTKE aussprach: »daß die allmählich fortschreitende Gesittung sich auch in der Kriegführung abspiegeln müsse«[2]). Dies kann gar nicht anders sein, weil die Prämisse unerfüllbar ist; *denn die Gesittung im besten Sinne des Begriffes schreitet*, wie mir scheinen will, *nicht fort*. Deshalb hat die modernste Kriegführung nicht nur nicht von böser Art gelassen, sondern ist zu einem Grade der Wildheit ausgewachsen, der den Wissenden mit Schaudern erfüllt.

3. Man schien noch vor etwa einem Jahrzehnt zu meinen, daß Verbote für häßliche Giftkriegsmittel als überlebt keine Bedeutung mehr hätten, angesichts des Gebrauches von Petroleumbomben oder von Sprengstoffen, wie Pikrinsäure, Melinit, Lyddit usw.[3]). Auch der Gebrauch derartiger Stoffe stellt, meiner Überzeugung nach, nur eine Etappe dar. Nicht so ist es, »daß heutzutage keine zivilisierte Macht ihren Truppen erlauben würde, Gift zu gebrauchen«[4]), vielmehr wird es ihnen zum Gebrauchenmüssen wahrscheinlich gegeben werden, und in späteren Kriegen sehr wahrscheinlich in noch viel verderblicherer Form als heute der Fall ist. Und kein internationales Abkommen wird und kann dies verhindern, weil das Siegen trotz des lebhaftesten Wollens immer schwieriger sich gestaltet, und deswegen die Kampfmittel immer schlimmer werden müssen. Dies sind innere Notwendigkeiten — Gifte nicht! Aber sie drängen sich auf, und finden unter den Zweckmitteln ihren Platz. Mit der Absicht zu vergiften werden sie in Apparaten in die Nähe oder die Ferne geschickt, trotz aller bevollmächtigten Minister, die die Akte der Friedenskonferenzen unterzeichneten und trotz allen Abscheus, den dieses Kampfmittel bei Seelengebildeten von jeher erregt hat.

Es war Vorahnung oder Voraussicht, die Veranlassung gaben, auf den internationalen Staatenkonferenzen in Petersburg, Brüssel und besonders im Haag (1899 und 1907) den schrankenlosen Gebrauch von Kriegsmitteln als unzulässig zu bezeichnen und unter anderem auch die Verwendung von Giften oder vergifteten Waffen zu verbieten[5]). Im Haag, im Jahre 1899, hatte der russische Vertreter den Auftrag erhalten, das Verbot einer neuen Art von Sprengstoffen, deren Erfindung möglich erscheine, anzuregen[6]) Es handelte sich darum, die Verwendung von Geschossen zu untersagen, die mit Sprengstoffen geladen seien, welche erstickende oder giftige Gase verbreiten. Der Präsident erläuterte den Antrag dahin, daß nur solche

---

1) MÉRIGNHAC, Les lois et coutumes de la guerre sur terre, Paris 1903, p. 149. — DE MARTENS, Traité du droit internat., III, § 110.

2) v. MOLTKE, bei BLUNTSCHLI, l. c.

3) MÉRIGNHAC, l. c.

4) SPAIGHT, *War rights on Land,* London 1911, p. 85: »It is safe that no civiled Power would allow its troops to use poison to day.«

5) Haager Konferenzen, Sektion II, Kap. I, Art. 22 (1899) und Art. 23 (1899 und 1907).

6) MEURER, Die Haager Konferenz, Bd. II, S. 472.

Geschosse gemeint seien, deren Zweck es sei, giftige Gase zu verbreiten, nicht auch solche Geschosse, deren Platzen zufällig Gase freimache. Man einigte sich zu folgender Erklärung:

»Die unterzeichneten Bevollmächtigten der auf der internationalen Friedenskonferenz im Haag vertretenen Mächte, von dem Gedanken geleitet, der in der Deklaration von St. Petersburg vom 29. November, 11. Dezember 1868 Ausdruck gefunden hat, erklären: Die vertragschließenden Mächte unterwerfen sich gegenseitig dem Verbote, solche Geschosse zu verwenden, deren einziger Zweck ist, erstickende oder tödlich wirkende Gase zu verbreiten[1]).«

Diese Fassung, so absolut klar sie ist, ist doch von manchen Beurteilern nicht richtig gewürdigt worden. Man hat sie für bedeutungslos erklären wollen, weil man dadurch die Lydditgranaten völkerrechtlich nicht für unzulässig stempeln könne, obschon sie auch erstickende Gase liefern[2]). Schon die Verhandlungen der Konferenz widerlegen diesen Einwurf. Mit Recht ist hervorgehoben worden[3]), daß die Militärmächte einem Verbote von Geschossen, die außer der Sprengwirkung nebenher giftige Gase entwickeln, nicht zugestimmt haben würden. Ein solches Verbot würde aber auch an der Unmöglichkeit, ein nicht schädliche Gase entwickelndes Sprenggeschoß herzustellen, zerschellen.

## Drittes Kapitel.

### Die Giftwirkung von explodierenden Geschossen. Definition eines illoyalen Geschosses. Schilderung der Vergiftung durch erstickend wirkende Gase.

1. Ich habe die Grundlagen für die Beurteilung der Vergiftungsverhältnisse durch krepierende Geschosse im chemischen und toxikologischen Experiment mit den Hilfsmitteln der modernen kriegswissenschaftlichen Untersuchungen geliefert[4]). Es hat lange gedauert, bis man erkannte, daß die bei der Explosion kohlenstoffhaltiger Sprengkörper entstehenden Gase wesentlich durch ihren hohen Kohlenoxydgehalt giftig wirkende Energieträger sind. Die aus der Explosionsbombe entnommenen Gasprodukte enthielten an Kohlenoxyd z. B. — um nur zwei kriegsgemäß verwendete Stoffe anzuführen — von:

| | |
|---|---|
| Pikrinsäure . . . . | 61,05 v. H., |
| Trinitrotoluol . . . | 57,01 v. H. |

---

1) »Les puissances contractantes s'interdisent l'emploi de projectiles qui ont pour but unique de répandre des gaz asphyxiants ou délétères.«

2) Niemeyer, Deutsche Juristenzeitung, X, S. 39.

3) A. Zorn, Das Kriegsrecht zu Lande, 1906, S. 143.

4) L. Lewin und O. Poppenberg, Archiv für exper. Pathol. und Pharmak., Bd. 60, 1909, S. 433. — Zeitschrift für das gesamte Schieß- und Sprengstoffwesen, 1910. — L. Lewin, Amtliche Nachrichten aus dem Reichsversicherungsamt, 1908, Nr. 12. — L. Lewin, Obergutachten über Unfallvergiftungen, 1912. — Münchener Mediz. Wochenschrift, 1915, S. 465.

Wenn man bedenkt, daß der Kohlendunst nur etwa 0,3—0,5 v. H., das Leuchtgas durchschnittlich 6 v. H. Kohlenoxyd enthält und schon so verderblich wirken kann, wie es fast täglich geschieht, und wenn man weiter bedenkt, daß schon bei einer Anwesenheit von nur 0,25 v. H. dieses Gases in der Atmungsluft schon 60 v. H. des lebenswichtigen roten Blutfarbstoffes, in Kohlenoxydhämoglobin umgewandelt, für die Atmung unbrauchbar gemacht wird, so begreift man, wie auch nur eine kleine Zahl von Atemzügen in einer Atmosphäre der genannten Explosionsgase wird wirken können.

Als begünstigend für das Zustandekommen einer Vergiftung durch Explosionsgase kommt ihr Gehalt an Kohlensäure in Frage, die ja beträchtlich schwerer als die atmosphärische Luft ist. Je größer der Gehalt an Kohlensäure unter solchen Bedingungen ist, um so schwerer erfolgt die Diffusion des Kohlenoxyds. Sprengungen mit Nitroglyzerin enthaltenden Sprengstoffen stellen dadurch eine höhere Gefahrenklasse dar. Finden sich doch nach meinen Untersuchungen in den nach der Explosion von Gelatinedynamit entstehenden Gasen neben 34 v. H. Kohlenoxyd noch 32,68 Kohlensäure und in den aus Karbonit sich entwickelnden Sprenggasen 36 v. H. Kohlenoxyd neben 19,2 v. H. Kohlensäure.

So schwer ist ein solches Gasgemisch und so lagert es sich am Boden bzw. bis zu einer Schicht, in die die Atmungsorgane des Menschen heranreichen, daß, wie man es öfters im Bergwerksbetrieb sah, ein Entweichen aus dieser Schicht unmöglich, und der Tod zur Notwendigkeit wird.

Was an vernichtenden Wirkungen das Kohlenoxydgas mit seiner Beschwerung durch Kohlensäure auch weit über den eigentlichen Ort seines Entstehens hinaus leisten kann, ersieht man aus den Befunden an Leichen nach schlagenden Wettern, in denen dieses Gas eine heute noch nicht genügend berücksichtigte Rolle spielt. Fand man doch bei der großen Grubenexplosion in Courrières überall die Zeichen seiner unheilvollen biologischen Energie. Noch mehrere Kilometer entfernt von dem Orte der Explosion sah man Leichen, in deren rosigem Aussehen schon äußerlich der Stempel dieses Gases erkennbar war. Ähnliches war in den Tylerstowngruben der Fall, wo von 57 durch schlagende Wetter getöteten Bergleuten 52 direkt durch Kohlenoxyd in den Tod gebracht worden sind.

Sieht man von solchen Explosionen ab, so handelt es sich bei den sonst im Bergwerksbetriebe oder bei anderen Sprengungsarbeiten erfolgenden um *Betriebsnotwendigkeiten. Eine solche stellt auch der Krieg dar.* Ungeheure, unberechenbare Mengen von Kohlenoxyd entstehen durch Krepieren von Explosionskörpern. Es ist ein Irrtum zu glauben, daß eine Giftwirkung dann unberücksichtigt bleiben kann, *wenn seine Entwicklung im Freien erfolgt.* Dagegen sprechen mehr noch als die theoretischen Erwägungen die praktischen Erfahrungen. Meiner Meinung nach beruhte, abgesehen von der Inbrandsetzung der Erfolg des berühmten und in seiner Zusammensetzung so sehr in Byzanz als Geheimnis gehüteten *griechischen Feuers* (Feu grégeois) auf seiner Erstickungswirkung durch Kohlenoxyd.

2. Außer Kohlenoxyd und Kohlensäure können noch andere mit den Sprengstoffen in Beziehung stehende Substanzen bei der Explosion mitwirken, vor allem unzersetzter Sprengstoff. So sind die Explosionsprodukte von viel Pikrinsäure besitzenden Geschossen oft gelb gefärbt, schmecken bitter und enthalten freie Pikrinsäure. Auch die nicht quantitative Umsetzung des Sprengstoffs bei der Detonation des Trinitrotoluols, Dinitrotoluols und Dinitrobenzols läßt sich erweisen. Sprengstoffe, die Nitroglyzerin enthalten, lassen bei der Explosion Nitroglyzerindampf frei werden. Alle solche unzersetzten Sprengstoffteile können in die Atemluft gelangen, ohne freilich sonderlich den Verlauf der Kohlenoxydwirkung zu beeinflussen.

Bei der normalen Energieentfaltung der modernen Explosionsstoffe durch die Knallquecksilberinitialzündung sollen eigentlich keine Stickoxyde in den Schwaden auftreten. In der Praxis entstehen manchmal auch solche, besonders beim Auskochen des Sprengschusses, verstärken die Kohlenoxydwirkung beträchtlich, und können durch Bildung von »nitrosen Gasen« zu meist erst nach Stunden erfolgenden Erstickungszuständen führen.

Mannigfach sind die Vergiftungssymptome, die das Kohlenoxyd erzeugt.

Chemische Forschungen, Experimente an Tieren und überreiche Erfahrungen an Menschen haben die breitesten Grundlagen für das Verständnis dafür geliefert, daß die aus explodierenden organischen Verbindungen frei werdenden kohlenoxydhaltigen Gase Menschen in ebenso verschiedenartiger Weise vergiften können, wie das aus anderen Quellen stammende Kohlenoxyd es tut und zwar: schnell oder — bisweilen sogar nach einer scheinbaren Inkubation — in langsamer Entwicklung von irgendwelchen körperlichen Funktionsstörungen, stark: mit den heftigsten, das Leben bedrohenden oder das Leben raubenden Symptomen oder nur schwach: mit Erkrankungsäußerungen, die dem Individuum noch Arbeit zu leisten gestatten, es aber doch für eine gewisse Zeit zu einem minderwertigen stempeln, und schließlich kann die Vergiftung die Hoffnung auf Genesung vermuten lassen, oder die völlige Hoffnungslosigkeit, die einmal vorhandenen Störungen schwinden zu sehen, zur Gewißheit machen.

Es gibt kein Gift unter den vielen Tausenden der vorhandenen, das so mannigfaltig in der Gestaltung der Vergiftungsäußerungen ist, das so tückisch seine Energie an fast allem, was da lebt, entfaltet, das in ihrem Ausgange so unberechenbare, funktionelle Wunden schlagen kann, das alljährlich so viele Menschen an Seele und Leib schädigt wie Kohlenoxyd und — trotz alledem noch nicht so als eines der bekämpfenswertesten Weltübel in weitesten Kreisen eingeschätzt wird, wie man es erwarten müßte.

Es würde zu weit führen, auf die zentralen und peripherischen nervösen Störungen einschließlich der Geistesstörungen und des Verlustes des Gedächtnisses, ferner auf die mit starker Vermehrung der Schläge einhergehenden Herzstörungen, oder die schweren Kollapse oder auf die leider so häufig eintretenden und nicht immer ätiologisch richtig erkannten, entzündlichen Zustände an den Lungen, auch auf die so sehr verschiedenartig auftretenden Bewegungsstörungen einschließlich derjenigen am Auge usw. an dieser Stelle einzugehen. Eigene und fremde Erfahrungen lehrten, worauf es hier besonders ankommt:

1) daß die Vielfältigkeit der möglichen Vergiftungssymptome derartig groß ist, daß, falls die Kohlenoxydaufnahme feststeht, die danach beobachteten Krankheitssymptome jedesmal auf die Kongruenz mit analogen der Kohlenoxydvergiftung geprüft werden müssen, und

2) daß auch schwere Funktionsstörungen sich in allmählicher Fortentwicklung einstellen können, selbst wenn die akute Einwirkung nur sehr wenig auffällige Erscheinungen bedingt hatte.

Von Wichtigkeit ist ferner, darauf hinzuweisen, daß nicht nur in der Nähe des Krepierens eines Explosionsgeschosses Menschen durch Kohlenoxyd vergiftet werden können, sondern daß auch die Aufnahme von Gasen durch die Bedienungsmannschaft von Geschützen möglich ist. Nur toxikologisch Unerfahrene, deren es ja leider in allen Graden so viele gibt, verkennen die Vergiftungsbilder. Was mir von Wissenden aus eigenem Erleben und Sehen aus dem letzten Kriege mitgeteilt worden ist, würde für die Verarbeitung allein ein bändereiches Werk beanspruchen.

3. Die geschilderten Nebenwirkungen der *Sprenggeschosse* sind innere Notwendigkeiten. Sie gehören zur Explosion. Damit muß man sich abfinden. ***Deshalb sind Explosionsgeschosse, die den Zweck verfolgen mechanisch zu zerstören, wie stark auch immer die Gasentwicklung aus ihnen sein mag, nicht illoyal.***

Der Begriff einer illoyalen Waffe, so meinte man, ließe sich nicht feststellen. Dies ist ein Irrtum. *Illoyal sind Geschosse oder anderweitige Kampfvorrichtungen, in die nur oder auch Stoffe für den Vergiftungszweck eingebracht worden sind.* Dies besagt zugleich, daß als Giftgeschosse alle diejenigen anzusehen sind, die andere giftige Stoffe als diejenigen versenden, die sie eventuell, ihrer Natur nach, z. B. als Explosionsgeschosse, sonst zu liefern imstande sind.

Hiermit sind die Gasbomben und ähnliches als das gekennzeichnet was sie sind: als Kriegsmittel, die den Gebraucher jetzt, wenn nicht tiefer, so doch auf die Höhe des Giftpfeile mittels Bogen, Gewehr oder durch Wurf versendenden Wilden stellen. So wie der Giftpfeil als Giftträger nur oder wesentlich als Beförderer des Giftes in die Wunde hinein dient und dienen soll, so ist das giftgeladene Geschoß nur Träger des für die Lungen oder für andere Körperorgane des Gegners bestimmten Giftes. Hieran ändert keine diplomatische oder juristische Spitzfindigkeit etwas. Man kann dem Gift versendenden Gefäß als Schädiger keine dem Gifte gleichkommende oder es gar überwiegende Rolle in der Schädigungsmöglichkeit zuerteilen, weil sie nicht besteht und nicht beabsichtigt ist. Denn um durch ein explodierendes Stahlgefäß und einen Sprengstoff mit seinen sich entwickelnden Gasen zu wirken, hat man andere Vorrichtungen. Eine Giftbombe soll durch das in ihr enthaltene Gift wirken, gleichgültig ob sie aus Metall oder aus Glas oder Ton gefertigt ist. Ebensowenig wie man ernstlich einer mit Gift gefüllten und unter die Feinde geworfenen Glaskugel, wie man deren früher gebraucht hat, den speziellen Charakter des Giftapparates fortdeduzieren kann, obschon die Glassplitter verletzen, ebensowenig einer Giftgasbombe. Was man auf der Haager Konferenz voraussah, und was in dem Verwendungsverbot von Geschossen, »deren einziger Zweck« ist, giftige Gase zu verbreiten, seinen Ausdruck fand, ist trotz alledem verwirklicht worden. *Die Jahrtausende alte Giftwoge hat eine neue, ungeahnte Höhe gewonnen*, von der sie so bald nicht wieder weichen wird.

Im Kampfe zu töten ist, wenn es nicht anders geht, erlaubt, auch den Feind zum Gliederkrüppel, oder blind, oder durch Gehirnverletzung, oder durch Verschüttung geisteskrank zu machen — aber nicht den Nichtsahnenden durch eine Gaswelle zu vergiften. *An der Vergiftung klebt der Fluch vergangener Zeiten, klebt die Verachtung aller zivilisierten Völker, die bisher diesen Erdball bewohnt haben.*

4. Der Laie vermag sich nicht vorzustellen, was eine Vergiftung durch ein körperfeindliches Gas oder einen Dampf, die aus Geschossen oder aus giftgetränktem Boden aufsteigen, bedeutet. Dies trat schon auf der Haager Konferenz zutage, als der amerikanische Marinebevollmächtigte aussprach: 1. daß es solche Geschosse, wie sie einem Verbote unterliegen sollten, überhaupt nicht gäbe, und 2. daß unter dem Gesichtspunkte der Menschlichkeit auch der Erstickungstod durch Gas keineswegs grausamer sei als durch Wasser oder durch Ertrinken, wenn ein Fahrzeug durch ein Torpedo in den Grund gebohrt werde[1]). Hierbei verblieb der sonderbare »Sachverständige« trotz aller Einwendungen und trotzdem der Vertreter Rußlands betonte, daß die Menschlichkeit verlange, den Feind möglichst kampfunfähig zu machen, ohne ihn zu töten. Aber solche unglaublichen, dem elementarsten toxikologischen Wissen ins Gesicht schlagenden Urteile sind bei dieser Gelegenheit wiederholt geäußert worden. So findet man z. B. den Satz: »Der Erstickungstod [durch Gift] ist gewiß nicht *ohne weiteres* grausamer als ein anderer. Wer mit zerschmetterten Armen und Beinen langsam seine Seele aushaucht, hat nichts voraus[1]).« Wer mag diesen »Sachverständigen« instruiert haben? Selbst nur das Lesen eines Berichtes über den Verlauf einer Vergiftung durch Phosgen oder Chlorgas oder Bromdampf oder Blausäure usw. würde eine derartige Unmöglichkeit, noch dazu mit dem Tone großer Sicherheit hinzuschreiben verhindert haben. Die schnell eintretende, oder bei scheinbar auch nur leicht vergifteten Soldaten langsam in Stunden wachsende, qualvollste Atemnot mit Blauwerden des Gesichts, die Angstzustände, die den aus vollster Bewegungsfreiheit auf den Boden gedrückten Mann erfüllen *und ihn, da er bei vollem Bewußtsein ist, hundert Tode in jeder Stunde sterben lassen*, haben sich vielen empfindenden Ärzten, die von solcher tückischen Energie von Giften bisher nichts wußten, schmerzlich in die Seele gegraben. Die Leidensbilder, die sie im Kriege sahen, waren nicht neu; denn das große Betriebsleben im Frieden birgt auch solche gasigen und dampfförmigen Gifte, die man bezeichnenderweise jetzt »Kampfgasgifte« nennt, reichlich in sich, die durch allmählich fortschreitende Lähmung des Atmungszentrums im verlängerten Mark oder durch fortschreitende Entzündung und Verlegung der tieferen Luftkanälchen in der Lunge die langsame Erstickung

1) MEURER, l. c., S. 474 und 478.

bedingen. In der Friedensarbeit fallen nur gelegentlich einige Menschen solchen Gasen zum Opfer[1]), weil Vorbeugungsmittel gegen sie zu treffen Menschlichkeit und Gesetz gebieten. Die »Kampfgasgifte« haben sie hekatombenweise das Leben unter Martern aushauchen lassen.

Auch aus allem diesem läßt sich erkennen, in welche Leidensnot ein Vergifteter gerät, wie unglücklich *er* ist und wie glücklich der durch einen Kugelschuß jäh Dahinsterbende, oder der durch seine Verwundung um das Bewußtsein Gebrachte, der, wenn er wieder zum Bewußtsein gekommen ist, sich doch immer noch an die Hoffnung auf Leben anklammern kann. Wer will dem im Kampfe, z. B. durch Phosgengas Vergifteten helfen? Prophylaktisch lassen sich Hilfsmaßregeln treffen. Ich habe jedoch unter dem vielen, was mir von meinen alten Schülern und anderen in dieser Beziehung aus der Kriegstätigkeit mitgeteilt worden ist — abgesehen von den Atmungsapparaten — solche Maßnahmen vermißt. Dem in der Entwicklung begriffenen Vergiftungsleiden ist nur schwer beizukommen. Daher die vielen Gifttode[2])! Und wer von den Vergifteten mit dem Leben davonzukommen das Glück hat, der wird die materiellen Eindrücke, die das Gift in seinem Körper gemacht hat, — wenn überhaupt ganz — so doch jedenfalls nicht gar schnell verlieren, und die seelischen Eindrücke, die er während seines Leidens empfangen, werden ihn davon überzeugt haben, daß Gift eine kampfentwürdigende Waffe ist, die vielleicht gebraucht werden mag, um, wie die Japaner es mit Strychnin taten, Hunde, die zum Aufsuchen des Feindes benutzt wurden, zu vergiften[3]), aber im Kampfe gegen Menschen keine Stätte haben dürften.

Die Giftverwendung im Kriege widerspricht aus diesen Gründen auch dem bis vor kurzem in der Theorie allgemein anerkannten Prinzipe, die Waffe nicht so zu gestalten, daß überflüssige Leiden durch sie erzeugt werden. Ja, die Kirche verbot deswegen schon vor mehr als achthundert Jahren eine Waffe, von der man annahm, daß sie dem widerspräche. Die Armbrust (Arbalète), die man in Frankreich schon im neunten Jahrhundert kannte, war bald so vernichtend entwickelt worden, daß ihr Gebrauch gegen Christen vom zweiten lateranischen Konzil im Jahre 1139 verboten wurde. Dieses Verbot erneuerte der Papst INNOCENZ III. im Jahre 1215.

Ich betone noch ausdrücklich, daß nach meiner Auffassung *die Verwendung von Giften niemals eine militärische Notwendigkeit werden kann*, die etwa eine Entkräftung kriegsrechtlicher Normen oder eine Durchbrechung internationaler Abkommen begründen dürfte. Es kann auch kein militärischer Notstand erdacht werden, bei dem dieses Kampfmittel unerläßlich wäre. Selbst der gedankliche Inhalt des § 54 des Deutschen Strafgesetzbuches, der als Strafausschließungsgrund, außer der Notwehr, eine sonst

[1]) L. LEWIN, Obergutachten über Unfallvergiftungen, Leipzig 1912.

[2]) Manches von dem, was trotzdem notwendig geschehen mußte, habe ich in offiziellen Belehrungen leider nicht gefunden.

[3]) NAGAO ARIGA, La guerre Russo-Japonaise, 1908, p. 258. In dem kriegsministeriellen Befehl wurde die tödliche Strychnindose für einen Hund auf 0,3 g bezeichnet und davor gewarnt, Menschen und Tiere dadurch schädigen zu lassen. — VALERIUS FLACCUS, JULIUS POLLUX und PLINIUS berichten von der Verwendung von Hunden für den Kampf bei den kaspischen Völkern, den Magnesiern und Kolophoniern.

strafbare Handlung bezeichnet, die einen Notstand zur Rettung aus einer Gefahr für Leib und Leben des Täters beseitigt, kann in übertragenem Sinne für Giftverwendung im Kriege nicht Geltung haben, weil es immer eine andere Weise geben wird, um einen solchen Notstand zu beseitigen. Wollte man *damit* die Gifte als Kampfmittel legitimieren, dann ließen sich auch die politischen Giftmorde an Fürsten, Staatsmännern und Heerführern und anderes Naheliegendes dadurch rechtfertigen. Sollte dies vielleicht sogar schon versucht worden sein?

Es ist ein undankbares Beginnen vorauszusagen, was in bezug auf die Kriegsverwendung von Giften in Zukunft wird geschehen können. Mir will nach alledem, was ich gesehen und erfahren habe, fast scheinen, daß trotz allem bisher Ausgeführten nicht nur internationale Abkommen über den Nichtgebrauch von Giften in Zukunft unterbleiben werden, sondern daß in ihnen sogar ein neuer Zweig der Kriegswissenschaft hervorgesproßt ist, der sich vielleicht sogar kräftiger Pflege erfreuen wird. Denn ich darf es hier zum Ausdruck bringen, daß, was bisher, selbst unter Berücksichtigung der vielen Giftopfer, auf dem Gebiete der »Kriegstoxikologie« mit verschiedenen Giften geleistet worden ist, stümperhaft gegenüber dem ist, was mit Giften in Granaten, Handgranaten, Wolken usw. an Menschenverderben erzielt werden könnte. Es ist als ein großes Glück zu bezeichnen, daß es in dieser Beziehung bisher so viele Nichtwisser, medizinische und noch mehr anmaßliche Nichtmediziner, als Giftempfehler gegeben hat.

## Viertes Kapitel.

### Wie man früher für den Fern- und Nahekampf Gift in Geschossen verwandte.

1. Es ist nicht ohne Interesse, die Gifte kennen zu lernen, die für Geschosse in alten Zeiten gebraucht worden sind. Immer war das Bestreben deutlich, was auch in neuerer Zeit bestätigt wurde, dem Gegner die Atemluft zu vergiften. Die Meinungen über die Tragweite solchen Tuns waren geteilt, aber trotzdem wurde es verwirklicht: »Nun wöllen wir noch kürtzlich hinzu thun das jenig, davon vil verstendige Büchsenmeister, wenig oder gar nichts halten, andere aber hergegen, überkünstlich unn himmelhoch achten, nemlich *die vergifftung des luffts*[1]).«

Brechtel erzählt, daß, als einmal »ein frommer Mann etliche gesammelte Ertzstuffen und Handstein« besichtigt hätte, ihm auch ein sonderlicher Stein, oder was es sonst gewesen sein mag, in die Hände gekommen wäre, womit er »inn die ferne den lufft vergifften könne«. Man habe ihn ausgelacht und besonders als er behauptete, daß, wenn man ihn entsprechend belohnen wolle, er »one grossen unkosten, den Türcken genzlich vertilgen und ausrotten« wolle. »Ich aber frag einen jeglichen was nutz hat man hievon? Ja, sprechen etliche, das mit hilff diser kunst die Türckische rott,

[1]) Brechtel, Büchsenmeisterei, l. c.

so one dz vil Christlichs blut kostet, unterdruckt werden köndte, mein antwort aber darauff ist fragweiß, nemlich, Ob es bey dem Türcken allein bleiben, und nachmals *nicht weitter umb sich fressen, unnd gedachte vergiftung wider Christen menschen gebraucht würde?*«

Es hat in der Tat »um sich gefressen«, und als Objekte der Verwendung kommt nicht mehr allein die »Türckische Rott« in Frage. Um *giftigen Dampf in der Ferne wirken zu lassen*, wurden Kugeln mit Giftstofflagen versehen. Man nahm rein mineralische, oder mit giftigen Pflanzen oder giftigen Tieren gemischte. Statt des metallischen Quecksilbers verarbeitete man Sublimat. Trotz der darauf verwandten Mühe kann ein Geschoß, wie das gleich zu schildernde, nur unter bestimmten, nur selten zu erzielenden Bedingungen wirken:

»Damit man aber sehe, das die alten eben so wol die vergifftung des luffts gesuchet, und etwan Feuerkugeln, die dasselbige verrichten sollen, gemachet und gebraucht haben, wöllen wir eine derselbigen hieher setzen[1]).« »Nimm gut Büchsenpulver, darunter mische *mercurium sublimatum*, das feuchte an mit Brandtwein, solcher massen, das es sich zu hauff ballen lasse, daraus mache eine runde Kugel. Demnach nimme schleg oder kegel von zehem eisen gemachet, da in eines jeden boden ein rechtmessig zündloch sey, die fülle anfangs, mit ein wenig sublimirten Salmiac, unnd als vil quecksilber, das übrige aber mit dem besten Schießpulver, solche schleg oder kegel, stosse in die kugel, also daß die zündlöcher außwartz kommen, laß ertrucknen, volgends stecke in jedes zündloch des schlags einen langen drath, nun mische abermal unter gutes pulver mercurium sublimatum, das feucht gar wol an mit leinöl, dises gefeuchten pulvers schlage umb die Kugel anderthalb finger dick, das es wohl daran haffte.« »Ferner zerlasse in einem Tigel guten geleuterten Saliter, darein wirffe etlich der vergifften roten Regenmollen[2]), und gleich so vil großer Haußspinnen, wann diese nun wol darinn versotten sein, so faime den Saliter [Salpeter] mit einem löffel, damit kommen die heutlein von den Regenmollen und spinnen herauß, darein streue *Arsenicum*, nach dem augenmaß, rürs wol durcheinander, so zeucht der Salpeter den gifft an sich, als dann geuß den Salpeter auf einen saubern stein, wann er nun erkaltet, so zerstoße jn gantz klein, darauß mache ein pulver mit schwefel und koln. Folgends seud [siede] Gaffer[3]) inn essig, den stosse und mische in ehegemachtes pulver, feuchte dasselbe wohl an mit essig. Solch jetzt bereit pulver schlage umb die vorgemachte Kugel zweier finger dick, darein stecke vil spitzig eisen. Wann dann die kugel ertrucknet, so umbwind sie creutzweiß mit eisernen dräten, damit sie beyeinander unzerfallen bleibt, volgends ziehe die lange drät auß den kegeln, und fülle inn die selben löcher zündpulver mit leinöl angefeucht, auch nimm gemeinpulver, das gefeuchtet sey, schlags umb die kugel, endlich überzeuch sie mit barchent ... Zum gebrauch mache mit einem holpörer [Hohlbohrer] ein zündloch, darein fülle zündpulver, lad sie in die Feuerbüchsen oder Mörser und scheuß oder wirff sie.«

---

[1]) BRECHTEL, l. c.

[2]) Regenmolle = Molch, der sich nach dem Regen zeigt: Salamandra maculata.

[3]) Gaffer = Kampfer.

2. Es würde zu weit führen, die sonst noch vorhandenen Vorschriften anzugeben, die alle darauf hinauslaufen, dem »Feuerballensatz« Gifte hinzuzufügen. Aus dem Beginn des 18. Jahrhunderts stammt eine solche[1]: außerordentlich große Mengen von Arsenik und Auripigment — für das Geschoß von jedem 1,5 kg — und dazu noch Bilsenkraut, »weißen und blauen Eisenhütlein, Wolfswurzel[2]) und Meerzwiebel«. Zu den genannten mineralischen Giften, den Quecksilber- und Arsenpräparaten, fügte man sogar auch Bleiverbindungen: Mennige und Glätte, die freilich nicht geeignet sind, akute zur Kampfunfähigkeit führende Störungen zu veranlassen. Eine größere, aber ganz nutzlose, Mannigfaltigkeit lieferten die Zusätze von pflanzlichen und tierischen Giften. Außer den genannten wurden auch andere Nachtschattengewächse, wie *Belladonna* und *Mandragora*, verwendet, überdies gelegentlich noch: Schierling und verschiedene *Ranunculus*-Arten, *Taxus*, *Helleborus niger* und sogar Semina Strychni. Beliebt war als Zusatz ferner noch, in Verkennung der Schädigungsunmöglichkeit damit, das Krötengift. Man erhielt es dadurch, daß man, der Beschreibung nach, *Bufo calamita* in ein Gefäß sperrte und durch Erwärmen desselben mittels glühender, in geeignete Entfernung gelegter Kohlen die Tiere zur Abgabe ihres giftigen Sekretes nötigte, das in besonderer Art aufgefangen wurde. Man vermeinte sogar auch den Vergiftungszweck zu erreichen, wenn man nur Salpeter mit einer Kröte einen halben Monat lang in Pferdemist beließe und mit dem dann giftig gewordenen Salpeter Pulver herstellte. Es ist selbstverständlich, daß das Gift beim Schusse vernichtet wurde, ebenso wie jedes pflanzliche Gift zerstört wird, das der Entzündungstemperatur des Pulvers ausgesetzt wird. Das gleiche mußte stattfinden, wenn man jene abergläubischen Mittel wie Menstruationsblut von Frauen, Mäuse- und Katzengehirn oder Öl, in dem man Spinnen ertränkt hatte, in die Giftgeschosse einführte.

Reichlich scheint man zu gewissen Zeiten von derartigen Geschossen Gebrauch gemacht zu haben. So beschossen damit z. B. die Soldaten des Bischofs von Münster am 29. Juli 1672 Groningen. »Sie beschädigten St. Martini Kirche und Turn gewaltig mit glüenden Kugeln und einige Häuser mit vergifffteten Feuer-Wercken wodurch gleichwoll keine oder wenig Menschen getroffen wurden[3]).« Die Erfolglosigkeit der klüglich ersonnenen, aber unvollkommenen Vergiftungsmachinationen mußte natürlich oft festgestellt werden. Deswegen ist gegen den Gebrauch der »Giftkugeln« schon frühzeitig außer dem unwirksam ethischen Moment das rein praktische betont worden. »Gesetzt man wolle dergleichen Kugeln nicht gegen Christen sondern gegen die ungläubigen Türcken, Tartarn und andere Heiden und abgesagte Feinde des Christen-Namens senden, so wäre nicht einzusehen, wie ein großer Schaden dadurch entstehen könnte in freier und offner Luft. Allein in einem gedeckten Raum kann der giftige Dampf schädlich sein[4]).«

[1]) v. FLEMING, Der vollkommne teutsche Soldat, 1726, S. 72.
[2]) Aconitum lycoctonum.
[3]) VALCKENIER, Das verwirte Europa, Amsterdam 1677, Bd. I, S. 418.
[4]) SIEMIENOVICZ, l. c.: »Sed id nihilominus in loco quopiam angusto, desuper et a lateribus tecto et occluso, praestari potest; quomodo autem in aëre libero et aperto .... effici

Nur diese Schwierigkeit brachte die Gift-Fernwirkungsgeschosse im 18. und 19. Jahrhundert außer Gebrauch. »Sie prästiren nicht was man sich von ihnen verspricht, da der giftige Dampf alsbald in die Höhe steigt und sich durch die Luft ausbreitet.« Um diesen Übelstand zu vermeiden, wählte man welke Blätter und trockene Wurzeln von Giftpflanzen, weil ihr Rauch nicht hoch in die Luft ginge. Man meinte, daß nebliges oder regnerisches Wetter die Verbreitung des Giftes zum Feinde begünstige.

3. Die Erfolglosigkeit gegenüber dem Feinde war nicht das schlimmste, was sich ereignen konnte: *Äußere Umstände können nämlich den Giftsender durch sein eigenes Gift umkommen lassen.* »Man muß auch gut achtgeben, damit nicht dasjenige, womit wir anderen zu schaden vermeinen, uns selbst zum Nachteil gereicht[1]).« *Daß dies Selbstverständliche häufig genug sich damals so, wie in unseren Tagen mit den Gasbomben, ereignet haben wird, liegt in der Natur der Verhältnisse: Ein konträrer Wind bringt die giftigen Dämpfe oder Gase auf den Verursacher.* Deswegen wird schon in einer der frühesten Vorschriften kurz bemerkt, daß man die Giftkugel nur bei günstigem Winde werfen dürfe[2]). Und trotzdem scheiterte das Beginnen, ungeachtet der Kriegsmeteorologen, oft genug und gebar, trotz Masken und Zubehör, Unheil für sehr viele Soldaten, die in Schützengräben oft auch ihren Gaserstickungstod fanden. Und es wäre doch technisch und medizinisch möglich gewesen, dies in vielen Fällen zu verhindern!

Ohne jede Bedeutung waren und müssen die sogenannten *Stinkkugeln, Stinkbomben* oder *Stinktöpfe* sein, deren man sich noch reichlich im Dreißigjährigen Kriege bediente. Für ihre Bereitung wurden geraspelte Pferde-, Maultier- und Eselhufe, Ziegenbockhörner, *Asa foetida* neben Pech und anderem gebraucht[3]), ein Fortschritt gegenüber der noch älteren Methode, mit Wurfmaschinen tote Soldaten, Pferde, Menschenkot in großen Fässern unter die Feinde zu werfen.

4. So wenig sicher und ergiebig sich alles in allem die bisherigen Fernwirkungsgifte im Kriege erwiesen haben, *so erfolgreich müssen Gifte im Nahekampf sein.* Falls die Giftverwendung durch die Wirklichkeit legitimiert sein und wachsen sollte, dann werden sie in ihm Schamröte erzeugende Triumphe feiern. Der Weg ist seit langem eröffnet! Alt ist der Giftgebrauch für diesen Zweck: ». . . laß einen Töpffer oder Hafner von daher ein summa handkugel oder krüglein, wie es etliche nennen, mit langen hälsen machen, die wol gebrennt seyen, die fülle unten mit folgendem zeuge: Nimm ein pfund . . . Handbüchsenpulver, bolum Armenum und *quecksilber*

---

queat, difficile pronunciare. — BUCHNER, Theoria et praxis artilleriae, Nürnberg 1683, Teil 2, S. 69.

1) SIEMIENOVICZ, l. c., p. 212: »Diligenter animadvertendum, ne id quod in alterius destinas damnum, in tuam propriam reflectatur perniciem.«

2) THYBOUREL et APPIER, l. c., livre IV, chap. XIV: »il faut auoir bon vent pour la jetter alumee.«

3) v. FLEMING, Der vollkommne teutsche Soldat, 1726, S. 72.

jedes ein lot, mische es wol durcheinander, den halß aber fülle mit tregem zeug, zünde es oben an, unnd würffs unter die feind[1]). Dergleichen Sturmkrüglein werden auch von eisen plechen gemachet, unn mit zweyen eisen raifen umbbunden, unnd allerdings, wie die vorgemelten gefüllet.«

Der Quecksilberdampf, der sich beim Werfen des entzündeten Topfinhalts entwickeln muß, kann ohne Zweifel dem Einatmenden akut und später noch mehr als unangenehm werden, aber ihn kaum vom Weiterkämpfen abhalten. Aber schon aus dieser Bereitungsart des Giftgefäßes geht hervor, daß das Quecksilber, als anorganisches Gift, für besonders wirkungsvoll angesehen wurde. Man vergrößerte aber auch die toxische Energie durch Hinzufügen von Arsenik, der aus der brennenden Masse eines Sturmfasses als Dampf in die Atmungsluft übergehen kann:

»Nimm ein wolgebunden Faß, darein setze inn die mitten ein aichen runden stock ... solchen stock lasse einen wagner außborn, von oben an hinabwartz ... also das dessen boden ... drei zwerch finger dick sey. Als dann nimm 3. *lot quecksilber*, 1. *lot Arsenicum*, 1. lot bolum Armenum, 2. lot *Assa foetida* oder teufelsdreck, das mische unter des besten und sterckſten Pulvers, mit solchem fülle den stock, daß er oben etwann vier zwerchfinger leer bleib, darauff schlage einen klotz, der in der mitten ein zündloch habe ..., fülle das Faß ganz und gar auß mit kißlingstein, und inn die lücken streue allemal abgeleschten Kalk ...«

Sind bei dieser Vorschrift noch Giftmengen genannt, die als mäßig zu bezeichnen sind, so scheinen in der folgenden, die dazu dienen soll, »vergifften Rauch« zu erzeugen, beliebige und sehr große Mengen genommen worden zu sein. Hier fällt die Hauptrolle als Gift dem Arsenik in Verbindung mit Schwefelarsen zu. Außerdem aber fügte man große Mengen von Bilsenkrautsamen hinzu, die mit großer Wahrscheinlichkeit ihre Tropeine in den Rauch übergehen lassen. Darum ist es auch als richtig anzusehen, was am Ende der Vorschrift gesagt wird, daß die Menschen dadurch stundenlang sinnlos würden: »Sie haben genommen ein Bierfaß, das haben sie gefüllet, eines theils mit wickenstro, darüber die roß zu mehrmalen gestallet [uriniert] Item dürr Attichkraut[2]), so den Schweinen zuvor untergestreuet gewest, *pilsensamen* oder das kraut, gedörrte Kügallen, faul und stinckende Schleyen, zu stücken zerhauet, darzu haben sie noch gethan ein pfund wachs, ein pfund unßlit und Speck, treg Pulver, *Operment* und *Hüttrauch*, solches alles ist durch sie untereinander gemenget unnd das Faß darmit gefüllet worden. Wann sies nun gebrauchen wöllen, haben sie es auff einen karren geladen, unnd den geöffneten boden gegen dem Feind gewendet, alsdann die materi angezündet und den Karren zur Wagenburg oder zum Läger geschoben, unnd hat fürnemlich zu solcher zeit geschehen müssen, wenn der wind gegen dem feind gewähet hat. Dann, wie sie schreiben, solle der rauch hievon, den Menschen geschwollen, und *biß in drey stund, sinnloß machen*, ja etliche gar ertödten.«

---

1) Brechtel, Büchsenmeisterei, 1691, Teil 2, Kap. IV. Eine zweite Vorschrift läßt sehr viel mehr Quecksilber und »kleine eiserne schröt« in die Handbombe tun.

2) *Sambucus ebulus* L.

Im Anfang des 17. Jahrhunderts empfahl man für den Nahekampf eine Kugel, die unter anderem neben dem Pulver noch in bestimmten Mengenverhältnissen — durchschnittlich je 0,18 kg auf ein Geschoß — Auripigment, Antimon und Arsenik, oder: Grünspan, Antimon und Auripigment, und als Zusatz je 120 g Aconit- und Bilsenkrautblätter und je 45 g von den Samen beider Pflanzen enthielt. Das Ganze wurde mit Petroleum oder Leinöl gemischt und zur Kugel geformt. Der Rauch solcher »Hand-Feuerkugeln« wurde als tödlich bezeichnet — was ausnahmsweise wohl einmal der Fall sein könnte.

Man suchte auch vielfach *die zugänglichen Schleimhäute akut so zu schädigen*, daß der Betroffene z. B. nicht sehen konnte oder starkes Augentränen bekam oder dauernd husten mußte, weil seine Luftwege von einem Entzündungsreiz getroffen worden waren, der später eventuell auch zu Lungenentzündungen Veranlassung geben konnte. Solcher chemischer Stoffe gibt es eine große Zahl. Der älteste ist der Kalk. Aus dem Jahre 1284 berichten die Annalen von Genua, daß in dem Krieg dieser Stadt mit Pisa »von beiden Seiten ein schrecklicher und harter Kampf begann. Dabei kamen so vielerlei Geschosse, Kalk und Seife, Wurfmaschinen und anderes zur Anwendung, daß es schien, als wäre niemand zugegen«, d. h. man konnte niemand mehr sehen. Im Dreißigjährigen Kriege benutzte man »Sturmfässer« folgender Beschickung: »dann umbläge das Pulver-Fäßlein mit allerhand Hagel, das vacuum zwischen dem Hagel schütte voll *ungelöschten Kalks*«. Wer in einen solchen Kalkstaubnebel geriet, wurde für eine gewisse Zeit kampfunfähig.

Man warf auch Gefäße mit anderen, dem Ätzkalk zugemischten Stoffen, oder schoß aus solchem Material gefertigte Kugeln, die hauptsächlich Reizung an den Augen veranlassen sollten: »les soldat seront plus empechez à se torcher les yeux qu'à penser à vous nuire«. Hierfür wurde empfohlen eine mit drei Löchern für den Zünder versehene Kugel aus feinem Pulver, Schwefel, Salpeter, Euphorbium, Ätzkalk, Pfeffer und Weinrebenasche zu machen. Sie wurde mit Pfeffer bestreut, mit geschmolzenem Schwefel bedeckt und dann nochmals in heißem Zustande in gekörntem Pulver gerollt. Wir erlebten andersartige Nutzbarmachungen des hier in Frage kommenden Prinzipes durch Entzündung erregende Stoffe, die zugänglichen Schleimhäute so akut und grob zu schädigen, daß zeitweilige oder dauernde Kampfunfähigkeit erzielt wird.

So primitiv uns heute das Werfen von Gift *auf Schiffe* als Kampfmittel erscheinen mag, so hat es doch in alter Zeit nicht gar so selten den beabsichtigten Zweck erfüllt. Dies war auch der Fall, als unter HEINRICH III. von England im Jahre 1216 eine französische Flotte, die dem nach dem englischen Königsthron strebenden und mit Truppen in England befindlichen französischen Königssohn LUDWIG Verstärkungen bringen sollte, an der Küste von Kent von der englischen Flotte angegriffen wurde. Deren Befehlshaber PHILIPP VON ALBINI (PHILIPPUS DE ALBINETO) bediente sich einer »Kriegslist«, welche zum Siege beitrug. Nachdem er den französischen Schiffen den Wind abgewonnen hatte, segelte er direkt auf sie zu und ließ aus einer entsprechenden Entfernung große Mengen feingepulverten ungelöschten Kalks, den er für diesen Zweck an Bord genommen hatte, werfen. Dadurch und durch andere Manöver wurde die Besatzung, denen der Staub auch in die Augen flog, unfähig, sich zu verteidigen[1]).

5. Eine dritte Art, Gift im Kriege zu verwenden, bestand darin, *Kugeln mit Gift zu versehen*: »Es sind Giftkugeln bei den Feuerwerkern und die vergifteten Bleikugeln bei den neuen Musketieren aufgekommen[2]).« Man tauchte die Kugeln »in giftige Liquores«, oder brachte auf andere Art Gift daran zum Haften. Wiederholt sind schlimme Geschoßwirkungen an einzelnen Personen darauf bezogen worden. So sollte AMBROSE, der Earl von Warwick, an den Folgen einer vergifteten Kugel gestorben sein, die ihm bei der Belagerung von Newhaven in den Schenkel geschossen war[3]), und viele solcher Geschosse sollen in der Schlacht bei Narwa im Jahre 1700 Menschen vergiftet haben. Meiner Überzeugung nach ist alles dies mit Unrecht behauptet worden. Es könnte sich überhaupt nur um Gifte handeln, die durch die hohe Temperatur, die das Geschoß erhält, unverändert bleiben. Pflanzenextrakte oder Säfte müssen, allem Ermessen nach, hierbei eine Veränderung bis zur Ungiftigkeit erfahren, ebenso Alkaloide oder vielleicht giftige Cyanverbindungen, die in geschickter Weise als Hülle der Kugeln (Schrapnellkugeln usw.) angebracht worden sind. Sollte die Giftlage sehr dick gemacht worden sein und sie wirklich die giftabreibenden Hindernisse des Gewehrlaufes oder einer anderen Umgebung und die der Einschußstelle überwunden haben, so könnte vielleicht etwas von dem Gifte in die Säftebahnen gelangen, falls das Projektil im Körper verbleibt. Die Wahrscheinlichkeit, alle diese Voraussetzungen erfüllt zu sehen, liegt nicht weit von ihrer Unmöglichkeit.

Der Einfluß der hohen Temperatur, die das Geschoß erhält, fällt als verändernder Faktor bei anorganischen Giften, wie Arsenik, Sublimat usw. gänzlich fort, und es bleibt somit nur die Frage übrig, ob so viel Gift an oder in der Kugel *unlegiert* fixiert werden kann, daß eine *akute Wirkung* nach ihrer Deponierung im Körper dadurch gewährleistet wird. Es wird festgestellt werden können, ob man z. B. vermag in einem Vollmantel- oder Halbmantel- oder Bleispitzengeschoß überhaupt und so viel Gift unterzubringen, daß nach dem Platzen des Geschosses beim Aufschlagen und seiner Zerteilung nach hinten bzw. nach der Stauchung und der Zersprengung des Bleikerns (Dum-Dum-Geschosse) ein Wirken mit Kampfunfähigmachen bzw. Tötung möglich ist. Ich bezweifle das letztere, soweit es durch Gift bewirkt werden soll.

Die Frage, ob z. B. ein Gift wie Arsen, das absichtlich Bleigeschossen hinzugefügt worden ist, oder unabsichtlich *durch Legierung* sich in solchen

---

1) MATTH. PARIS, *Historia Anglorum*, edit. MADDEN, vol. II, p. 219: »Habuerunt Angli galeas ferro rostratas, quibus naves adversantium perforantes, multos in momento submerserunt. Calcem quoque vivam in altum projicientes, vento illam agitante oculos Francorum excaecarunt.«

2) SIEMIENOVICZ, l. c.

3) THOM. BIRCH, *Memoirs of the Queen Elizabeth*, London 1754, tom. I, p. 6: »Ambrose, earl of Warwick .... He died without issue in 1589, of the consequences of a wound which he had received in his leg in the defence of Newhaven by a poisoned bullet.«

findet, in Konkurrenz mit dem Blei eine Schädigung der Gesundheit zu veranlassen vermag, falls das Geschoß eine Zeitlang im Körper verweilt, habe ich an der Löslichkeit von Arsen in Mengen von 0,008 bis 0,042 enthaltenden Schrapnellkugeln analytisch zu beantworten gesucht. Ich kam zu dem Ergebnisse[1]), daß die Spuren oder Bruchteile von Milligrammen von Arsen, die der Chemismus der Lebensvorgänge an der Lagerungsstelle einer solchen, in der Legierung arsenhaltigen Kugel schlimmstenfalls in Lösung überführen kann, von keiner Körperstelle so zurückgehalten würden, daß es im Laufe etwa von Monaten zu ihrer Summierung kommen könnte — falls man aus einem triftigen Grunde die elementare Forderung der Kugelextraktion nicht hat erfüllen können. Auch ein größerer Gehalt an Arsen als der angegebene darf als unbedenklich anzusehen, d. h. eine Arsenvergiftung nicht zu befürchten sein.

Für *durchschlagende Geschosse* ist an eine Giftwirkung durch Vergiften der äußeren Fläche nicht zu denken. Im Jahre 1614 wurde die Überzeugung geäußert, daß die an ihrer Oberfläche vergiftete Kugel bei ihrem Ein- oder Durchdringen und noch mehr, wenn sie im Körper verbliebe, giftig wirken könne. Die schlechten Wunden, die Ärzte damals zu Gesicht bekamen und deren Zustand sie auf vergiftete Kugeln bezogen — »propter globulum veneno delibutum« — entstanden durch Infektion infolge schlechter Wundbehandlung und hatten keine Giftursache.

Es ist selbstverständlich, daß die modernen *Brandbomben*, die u. a. von Flugzeugen herabgeworfen werden, bei entsprechender Füllung durch ihre Dämpfe Vergiftung veranlassen können. Das in alter Zeit von Griechen benutzte, allenthalben Schrecken erregende Kampfmittel des »griechischen Feuers«, dessen Vorschrift in Konstantinopel als Palladium des Staates aufbewahrt und so gehütet wurde, daß es etwa vierhundert Jahre alleiniger Besitz Ostroms blieb, bis die Mohammedaner seine Bereitung durch List erfuhren, lieferte ungemein viel Rauch und konnte deswegen, unbeabsichtigt, Kohlenoxydvergiftungen bedingen. Es läßt sich sehr wohl denken, daß sogar die Einwohner einer ganzen Stadt unter solchen starken Rauchmengen toxisch leiden mußten, wenn die Windbewegung eine schnelle Entfernung der schweren Rauchwolken nicht begünstigte. Als Akkon oder Ptolemais im Jahre 1289 belagert wurde, ließ der Sultan dreihundert Schleudermaschinen fortwährend das griechische Feuer in die Stadt werfen, bis alles in Flammen aufging. Viele Menschen werden dabei durch Rauch, d. h. durch Kohlenoxyd erstickt sein.

Die Untersuchung einer blindgegangenen modernen Fliegerbombe ergab als Brandladung gelben Phosphor, dessen Dämpfe wohlgeeignet sind, wo immer sie in größeren Mengen eingeatmet werden, Menschen akut zu vergiften.

---

[1]) L. Lewin, München. Med. Wochenschrift, 1916, Nr. 47, S. 1649.

# Schlußwort.

»Im Schlusse der Rede wird das Ganze erkannt.« Und die lange Rede heischt kurzen Schluß! Der vielen Menschenplagen eine, und keine kleine ist Gift. Widerspruchslos, weil durch Schicksal geschickt, muß der Mensch Leiden hinnehmen, die in natürlichen Krankheitsgiften ihre Quelle haben und durch Krankheitsgifte immer wieder von neuem genährt werden — oft so lange, bis der Körper ihnen unterliegt. Was ich vor Jahrzehnten aussprach, hat sich von Jahr zu Jahr immer mehr durch die Forschung bestätigt: »Die Zeit wird kommen, wo der Satz ganz erwiesen sein wird: Vergiftung ist eine örtliche oder allgemeine Krankheit, und eine natürliche Krankheit ist eine örtliche oder allgemeine Vergiftung.« Dauer und Glück des Lebens haben so im Krankheitsgift ihren unversöhnlichen, in aller Zeit unausrottbaren Feind. Daher ist schon der Begriff Gift, in seiner ganzen Tragweite auf Menschen bezogen, der schlimmste von allen, den die Sprachen der Erde bergen.

Diesem Unheil der Menschen, das in der Hand des Schicksals unübersehbar großes Ungemach in der Gestalt von Körpernot auf dem ganzen Erdenrund in jeder Minute erzeugt, haben Menschen zu allen Zeiten eine gewollte weitere Wirkungsfläche gegeben. Die Beweggründe hierfür künden laut die vorstehenden Blätter. Keiner von ihnen hält stand vor der Beurteilung der Verwerflichkeit und als noch Schlimmerem. Für keinen Zweck haben deshalb Gifte, Menschen gegenüber, die Berechtigung einer beabsichtigten Verwendung als Zerstörer der Gesundheit und des Lebens. Nichts, selbst nicht die Notwehr, gestattet und entschuldigt hierfür ihren Gebrauch. Sie sind nun einmal in der Welt wie mancher andere unheilvolle Energieträger, den man missen möchte, an dem aber nicht alles jene Häßliche haftet, wie an ihnen, wenn das böse Wollen der Menschen sie zu Tod und Verderben bestimmt. Hierfür haben sie keine Daseinsberechtigung. Wie manche andere Energie kann vielfach die ihrige durch die sie meisternde Hand von der Menschen gefährdenden oder vernichtenden zu Menschenleiden segensvoll beeinflussenden, oder technische Fortschritte fördernden gewandelt werden. Hierin liegt ihre einzige Daseinsberechtigung.

Ὥσπερ ξένοι χαίρουσι πάτριδα βλέπειν

οὕτως καὶ οἱ γράφουσι

τέλος βιβλίου.

# Register